Surgical Robotics
Navigation and Control

手术机器人导航与控制

王君臣 | 著

人 民 邮 电 出 版 社
北 京

图书在版编目（CIP）数据

手术机器人导航与控制 / 王君臣著. -- 北京 : 人民邮电出版社, 2024.10
ISBN 978-7-115-64527-2

Ⅰ. ①手… Ⅱ. ①王… Ⅲ. ①机器人技术－应用－外科手术 Ⅳ. ①R61-39

中国国家版本馆CIP数据核字(2024)第107704号

内 容 提 要

最近十几年，手术机器人技术发展迅速，在学术界和产业界都出现了一大批代表性成果。本书以手术机器人为研究对象，介绍了作者在这一领域近 20 年的所学所得和研究成果。本书共 9 章，内容包含手术机器人概述、医学影像智能分析、术中定位与多源感知、空间配准与手术导航、手术机械臂运动学与标定、手术机械臂的线性控制、手术机械臂的非线性控制、手术机械臂的力控制以及手术机器人系统开发与实验。本书详细阐述了相关的理论模型和技术细节，并提供仿真结果或应用实例。

本书既可以作为机器人工程相关专业研究生的教学参考用书，也可以作为从事手术机器人研究的工程技术人员的参考资料。

◆ 著　　　王君臣
责任编辑　刘盛平
责任印制　马振武
◆ 人民邮电出版社出版发行　　北京市丰台区成寿寺路 11 号
邮编　100164　　电子邮件　315@ptpress.com.cn
网址　https://www.ptpress.com.cn
涿州市般润文化传播有限公司印刷
◆ 开本：787×1092　1/16
印张：23.25　　　　2024 年 10 月第 1 版
字数：610 千字　　　2024 年 10 月河北第 1 次印刷

定价：169.80 元

读者服务热线：(010)81055410　印装质量热线：(010)81055316
反盗版热线：(010)81055315
广告经营许可证：京东市监广登字 20170147 号

前言
FOREWORD

笔者自2005年以本科毕业设计为契机开始进入手术机器人领域，至今已近20年。在这近20年里，笔者有幸见证了手术机器人在国内的蓬勃发展和里程碑式的节点，例如国内第一台神经外科手术机器人和第一台骨科手术机器人的成功研制；见证了手术机器人从一台实验室样机变成商业化产品；见证了医生从一开始的怀疑到慢慢接受再到会用、爱用以及参与研发手术机器人的历程；见证了手术机器人研发从最初的星星之火到现在的燎原之势；见证了手术机器人商品化的中国速度。手术机器人也从当初十分简单的体外辅助定位到现在能够穿过人体复杂结构到达病灶完成灵巧的手术操作，在结构和功能上都有了质的飞跃。

手术机器人不是一个简单的机械实体，而是一种综合型软硬件系统，涉及医学影像、人工智能、机构设计与综合、智能材料、传感与感知、自动控制、计算机图形学等多个领域的前沿技术，还需要和医学临床深度结合。结合笔者近20年的研究经验和手术机器人的技术路线，本书尝试从技术角度对手术机器人涉及的理论和技术体系进行一次较为全面的梳理和介绍。本书共9章，按照“医学影像建模→术中测量感知→可视化导航→手术机械臂控制”的逻辑先后顺序介绍手术机器人系统涉及的“技能树”和“技术栈”。第1章对手术机器人的概念、发展简史和分类进行介绍，为不熟悉这个领域的读者能快速了解手术机器人的内涵和外延打下基础。第2章介绍以深度学习为工具的医学影像智能分析方法，为手术机器人提供术前先验模型与数据。第3章介绍基于光学和超声的术中定位和多源感知，为手术机器人提供术中实时传感和测量数据。第4章主要介绍术前先验模型和术中测量数据的空间配准和融合，为实现手术机器人的可视化导航打下基础。第5章以冗余自由度手术机械臂为对象，采用旋量理论、李群与李代数方法介绍手术机器人的运动学建模和标定方法，为后续控制系统设计打基础。第6章将手术机械臂的每个关节看成一个独立的速度控制单元，介绍手术机械臂的线性控制方法。第7章基于手术机械臂的动力学模型，将它的控制解耦为零空间和任务空间，介绍它的非线性控制方法。特别地，针对动力学参数和外部干扰的不确定性，重点介绍鲁棒控制、自适应控制、无源控制和干扰观测器等高级控制方法。第8章针对手术机器人的人机协同控制和交互问题，介绍手术机械臂的力控制，包括力－位混合控制、阻抗控制、导纳控制、六维力传感器的标定、虚拟夹具约束等。第 9 章介绍了笔者研究团队近 3 年开发的一些手术机器人系统样机和原理样机，并从中选取了 3 种典型的系统。本书每章既包含理论介绍，也包含仿真验证或应用实例。

本书得到了国家自然科学基金（62173014、U22A2051）、国家重点研发计划课题（2022YFC2405401）、北京市自然科学基金（L232037）、北京市科技计划（Z231100004823011、Z221100007422013）的资助。

笔者的研究工作得到了王田苗教授、廖洪恩教授的指导和帮助，在此深表感谢。在本书写作过程中，苏柏泉教授、匡绍龙教授、胡磊研究员、李长胜副教授提出了许多建议，并给予了帮助，在此一并致谢。感谢笔者的研究生张润世、卢春姮、竺佳宇、杨斯钦、邓颖言、莫昊、罗学劲、韩润哲在资料整理和文字校对方面给予的帮助。特别感谢人民邮电出版社的刘盛平编辑，正是在他的鼓励下，笔者才能够下定决心撰写本书。

最后，感谢笔者家人的支持，正是有了他（她）们的无私付出，笔者才能够专心完成本书的撰写。

写一本兼顾广度和深度的手术机器人专著是一项充满挑战性的工作。由于笔者水平有限，书中难免存在不足之处，恳请读者批评指正。

王君臣

北京航空航天大学新主楼 A317

2024 年 2 月 23 日

目录
CONTENTS

01 第1章 手术机器人概述

02 第2章 医学影像智能分析

03 第 3 章 术中定位与多源感知

04 第 4 章 空间配准与手术导航

05 第 5 章 手术机械臂运动学与标定

06 第 6 章 手术机械臂的线性控制

08 第 8 章 手术机械臂的力控制

09 第9章 手术机器人系统开发与实验

第 1 章

手术机器人概述

人类的健康与幸福离不开医学的进步和外科技术的发展。1543 年，维萨里出版了《人体的构造》，这是现代解剖学的奠基之作，也为外科学的发展奠定了基础。1895 年，伦琴发现了 X 射线，随后 CT、核磁成像的发明引发了近代第一次医学革命，医学从此进入了影像时代。1953 年，DNA 双螺旋结构的发现让人类重新认识了生命，引发了医学从基因角度预防、治疗疾病的第二次革命。时至今日，医学和工学的结合正在引发以手术机器人、人工智能诊疗为代表的第三次医学革命。在不远的未来，人类是否能够实现在电影《普罗米修斯》里描述的那样：在一个手术方舱中，由多个机械臂为患者自主完成“端到端”的外科手术的全过程？让我们拭目以待。

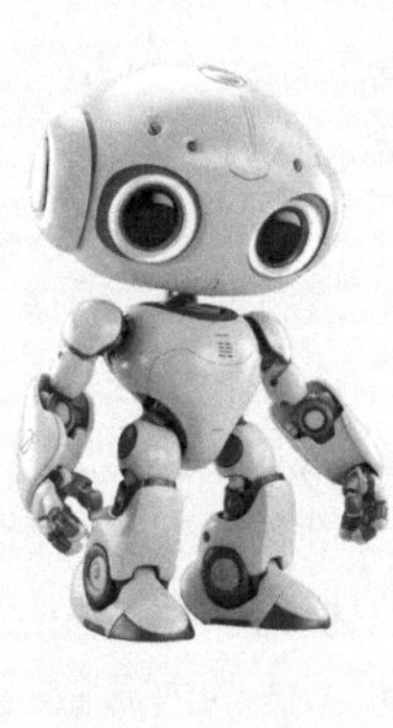

1.1 手术机器人的概念

1.1.1 外科手术的发展趋势与挑战

1987 年，外科医生 Mouret 实施了世界上第一例腹腔镜胆囊切除术，开创了微创外科手术的先河，外科手术自此从开放手术（open surgery）进入微创外科手术（minimally invasive surgery，MIS）的新时代[1]。现如今，微创外科手术已经在多种外科手术中占据了大部分比例，极大地减少了患者的痛苦，缩短了入院及康复时间，降低了并发症的发生率，提高了患者的生活质量。微创外科手术的核心在于通过人体的自然腔道或人体表面微小切口将手术器械引导并放置到人体内的手术部位进行外科手术操作，从而避免大切口对患者造成较大的创伤。和开放手术相比，无法肉眼直接观察手术部位、器械如何通过曲折的人体腔道到达手术部位以及操作空间受限是微创外科手术面临的巨大挑战，如图 1-1 所示。

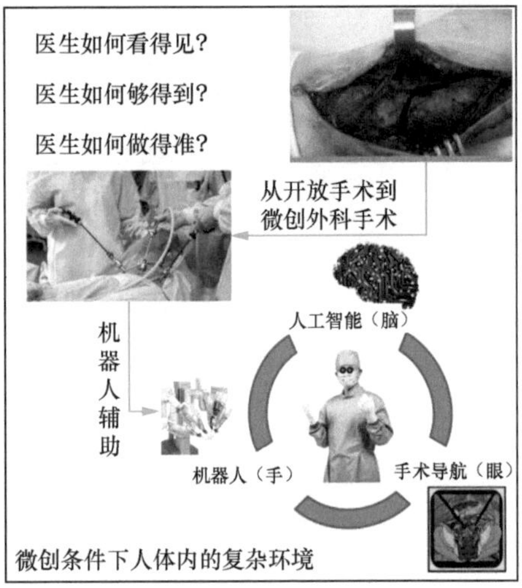

图1-1 外科手术的发展趋势与微创外科手术面临的挑战

近年来，医学成像技术以及手术器械装备的快速发展，极大地拓展了微创外科手术的深度和广度。微创外科治疗是一类技术，更是一种理念，即“在精确去除病变组织的前提下，将对正常组织的伤害降到最低”。在这种理念的牵引下，微创外科手术已经成为外科手术的主流发展方向。在计算机科学、信息科学、材料科学、生物科学、医学成像技术以及机器人技术等相关科学技术的驱动下，外科手术方式正在掀起一场革命性变革，这种变革以手术机器人的快速发展和应用最为典型。

1.1.2 手术机器人的定义

手术机器人作为智能化高端医疗外科手术器械的代表，已经逐渐走进各大医院，成为一种自动、高效、精准、安全的微创外科治疗手段。手术机器人是一种通俗的叫法，并没有一个严格的定义，它较为正式的名称是“机器人辅助手术系统”（robot-assisted surgical system），来源于“机器人辅助手术”（robot-assisted surgery 或者 robotic surgery）这个概念。

机器人辅助手术是指医生在自动化、智能化的机械或机电一体化设备 / 工具的辅助下进行的手术操作，使医生能够比传统术式更精确、更灵活、更可控地到达患处并进行精准的手术操作。这种用于手术辅助的自动化或智能化可控工具被称为手术机器人。在学术界和产业界，手术机器人的外延十分广泛，从术中辅助医生操作的多自由度刚性机械臂、有源驱动的刚 / 柔 / 软手术器械、内窥镜光纤成像系统、导航定位机构、靶向能量投递装置等宏观设备，到体内微型磁驱动可控元件、微纳米靶向药物投递系统等微型装置，都可以被称为手术机器人，这些手术机器人在复杂性、结构尺寸、外形之间的差异非常大。如果让笔者对手术机器人的内涵做一个表述，则是：用于术中辅助医生操作，能够提高手术某方面效能（例如减小创口、减少辐射、缩短手术时间、提高手术精度、降低手术难度、缓解医生负担等）的可控设备或装置，它至少应该包含机构、驱动、传感、控制、智能这几个技术属性之一。手术机器人可以是一个简单的可控装置，也可以是一个非常复杂的系统。

1.1.3 手术机器人系统的组成

手术机器人至少要有一个可驱动的机构（机械臂系统）作为实物载体。为了和手术器械区分，机器人系统至少要有一定的自动化能力和可控性，这就需要手术机器人具有传感测量系统和控制系统。主从操作手术机器人还需要有人机交互系统（内窥镜成像与交互主手）、末端执行器系统（执行手术操作）等为医生提供实时的术中视野和控制交互，如图 1-2 所示。

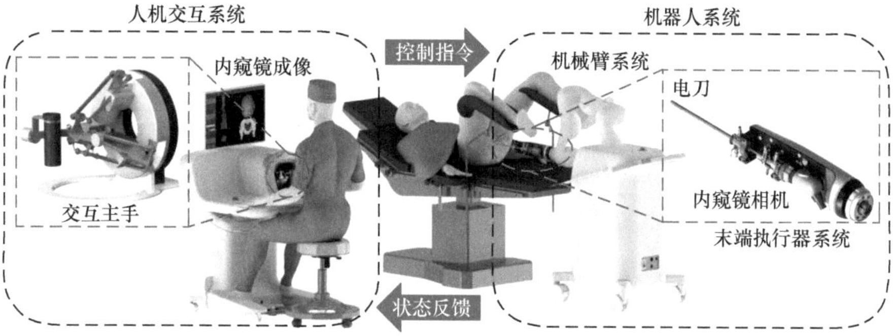

图1-2　主从操作手术机器人的组成

对于导航定位手术机器人，除了手术机器人本体，还需要有手术规划系统和术中导航系统提供机器人的路径规划和术中实时位置跟踪监测，保障手术的精度和安全性，如图 1-3 所示。手术规划系统通常采用人工智能技术，从患者的三维医学影像中智能分割手术对象组织器官和周边区域，形成手术地图。医生可以在手术地图上通过用户界面或自动化算法确定手术路径，如穿刺位置、角度，截骨平面、深度，磨削范围，安全区域等。术中导航系统通过空间配准，将术前规划信息映射到机器人操作空间，控制机器人精确执行手术操作。与此同时，术中导航系统通过视觉定位等手段实时检测手术机器人末端执行器相对于手术对象的位置和姿态，并显示在手术地图上，使整个手术过程可视化。在图 1-3 中，只有手术规划系统和术中导航系统的手术一般被称为数字化导航手术，术中导航系统只提供可视化信息给医生，手术的实际执行还是完全依靠医生的操作，有了手术机械臂系统来代替或辅助医生操作的手术才被称为机器人手术。

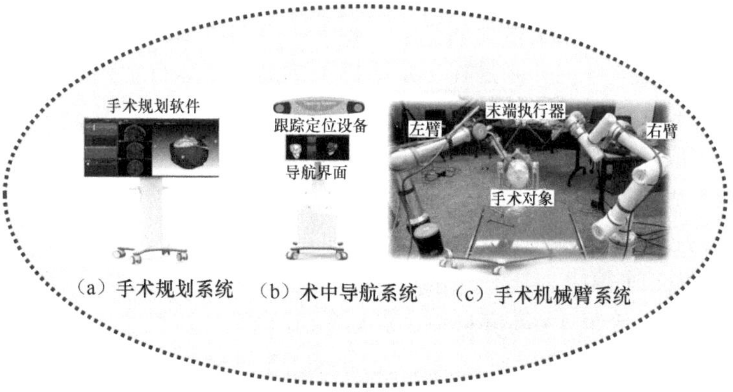

图1-3　导航定位手术机器人的组成

1.1.4 手术机器人的控制方式

手术机器人的控制方式主要有 4 种：主从控制、规划 – 轨迹控制、人机协同控制和自主控制。

1. 主从控制

在主从控制中，操作者在主端通过人机交互设备给从端的机器人发送控制指令，从端机器人执行相应的动作来复现操作者的动作。其中，人作为控制系统的一环发挥了主观能动性作用，可以根据视觉反馈等信息调节机器人的输入指令，达到期望的动作结果。主从控制多用于腹腔镜手术机器人、胸腔镜手术机器人、经自然腔道手术机器人等以软组织操作为主的腔镜类系统。由于人在环的视觉反馈，主从控制对机器人本体的运动学建模精度要求相对不高，操作灵活性、手眼协调性以及主从延迟是评价主从控制的指标。非线性误差补偿与力触觉反馈是主从控制中的关键技术。

2. 规划 – 轨迹控制

规划 – 轨迹控制是指预先在患者的三维影像上规划机器人的路径和目标位置姿态，在术中由程序控制机器人跟踪指定轨迹的控制方式。这种控制方式多用于导航定位类手术机器人（如神经外科手术机器人、脊柱穿刺手术机器人、骨创伤复位手术机器人、口腔种植手术机器人），以解决手术中精确定位和精准切削的问题。规划 – 轨迹控制的核心是精度，因此多采用闭环位置控制算法，要求被控制的机器人具有较高的运动学建模精度和高精度的位置传感器。自动路径规划、患者动态随动、周期性运动补偿等是这种控制方式需要解决的问题。

3. 人机协同控制

在规划 – 轨迹控制方式中，机器人按照程序设定的轨迹运动，其行为对术中动态环境的突发变化无法做出及时调整。当机器人执行手术操作时，医生的参与程度较低，可能会存在一些安全隐患与风险，毕竟机器人的感知能力要弱于经验丰富的医生。为了将机器人的高精度、高稳定性优势和医生的感知、经验融合，人机协同控制被提出。在人机协同控制框架中，医生可以和机器人进行柔顺交互，机器人通过力控和虚拟夹具约束增强医生的操作能力。两者协作共同为患者进行手术，既发挥了机器人的精度和稳定性优势，又发挥了医生的经验优势，使得机器人手术更加可控和安全。

4. 自主控制

完全自主控制是手术机器人追求的终极目标：在不需要医生参与的情况下能够应对各种术中环境变化和外界干扰，最终安全地完成整个手术过程。目前来看，这个目标还很遥远，它的实现需要手术机器人具备优于人类的视觉、触觉、力觉传感，精确的控制，以及相当程度的智能。目前能够实现的自主控制是在一定条件下的简单任务自主操作[2]。在一般的文献资料中，自主机器人和自动机器人之间的界限比较模糊，没有明确的定义区分。笔者认为，自主是指机器人在完成任务的过程中能够抵抗不可预期的外界干扰的能力，自主机器人可以根据当前的环境状态做出新的最优决策（自我学习）。这就要求自主控制的机器人具有足够的领域知识和复杂的逻辑推理能力。Yang 等[3]借助自动驾驶的分类方法将手术机器人的自主性（autonomy）分为 6 个等级。其中，等级 0：无自主；等级 1：机器人辅助；等级 2：任务自主；等级 3：条件自主；等级 4：高度自主；等级 5：完全自主。目前，几乎所有的商业化手术机器人系统都处在等级 0 和等级 1 的水平。Attanasio 等[4]较为全面地综述了手术机器人的自主性。

1.2 手术机器人的发展简史

本节按照大致时间顺序介绍手术机器人的发展历史，并以一些已获得认证的具有代表性的商业化手术机器人系统为例，介绍手术机器人的功能、特点和临床应用领域。

1.2.1 国外手术机器人的发展简史

1985 年，Kwoh 等[5] 使用 PUMA 200 工业机器人完成了机器人辅助神经外科立体定向术，大大提高了脑部活检手术的穿刺精度及稳定性，从此打开了手术机器人时代的大门。工业机器人具有高稳定和高精度特点，结合 X 射线计算机断层成像（X-ray computerized tomography，X-CT）很适合用于神经外科手术中的定位，可以消除人手操作的不稳定性和经验依赖的精度不确定性。1990 年，美国 Integrated Surgical Solutions 公司和 IBM 公司开始联合研发用于关节置换的 ROBODOC 手术机器人[6]，并于 1992 年成功地在人类受试者的髋关节置换术中完成了股骨的磨削成形。1992 年，英国帝国理工学院开始研发前列腺切除手术机器人，于 1996 年研制了 Probot 机器人并开展了临床实验[7]。Probot 机器人采用弧形导轨提供器械的定点转动，通过超声图像引导，控制电机确定电切镜在人体内的位置，从而减轻医生的体力负担。

之后，机器人系统在腹腔镜手术中的应用逐步被发掘，最开始只是用机器人来辅助“持镜”，并按照主刀医生的指令进行简单的位置调整。美国 Computer Motion 公司的 AESOP 机器人［见图 1-4(a)］[8] 是最早获得美国食品和药物管理局（Food and Drug Administration，FDA）认证的腹腔镜手术机器人(1994 年)。AESOP 机器人的机械臂可以用来替代医生或助手把持内窥镜，并根据需要调整镜子的运动。Computer Motion 公司在 AESOP 机器人系统的基础上进一步开发了 ZEUS 机器人［见图 1-4(b)］，并于 2001 年获得了美国 FDA 认证。ZEUS 机器人由两个子系统构成：医生控制台和患者操作台[9-10]。医生控制台包含内窥镜图像监视器和两个主控制臂。患者操作台主要包含 3 个从端机械臂，其中两个为持械臂，一个为持镜臂。机械臂有 6 个关节，其中 4 个是主动关节，两个为被动关节，用于实现定点自由旋转[11]。ZEUS 机器人不仅实现了手术室中的主从操作，还是世界上第一台实现跨洋远程操作的手术系统，具备手部抖动滤除、主从操作精确缩放控制等功能。受限于机械臂的结构设计，ZEUS 机器人的工作空间有限且灵活度不高。

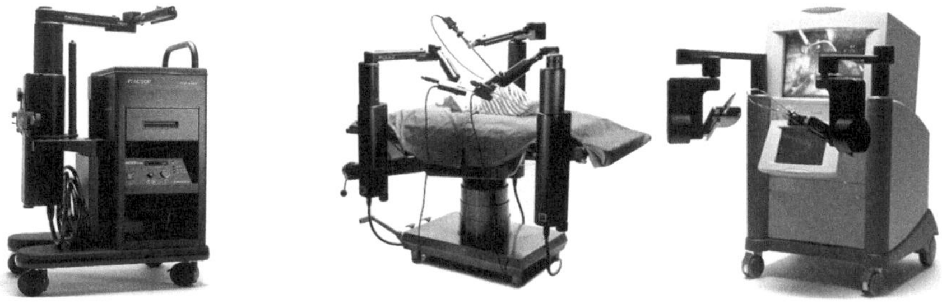

（a）AESOP机器人　　（b）ZEUS机器人

图1-4　早期的腹腔镜手术机器人

在这之后，美国 Intuitive Surgical 公司收购了 Computer Motion 公司，并于 1998 年推出了 da Vinci(达·芬奇) 手术机器人[12-13]，且通过了美国 FDA 认证。da Vinci 手术机器人不仅能够实施腹腔内的微创手术（肝脏、肾脏、胰脏、前列腺、膀胱等手术），还可以实施胸腔镜手术、心脏手术、妇科手术等。该机器人包含医生操作台、机械臂系统以及视觉与交互系统。最新一代的 da Vinci Xi 手术机器人[14]（见图 1-5）的 4 条机械臂集成在一个可旋转的平台上，在术前可以通过调整平台的整体姿态以适应不同类型的手术体位。此外，da Vinci Xi 手术机器人还可与电动手术床联动，从而实现在术中调整患者体位而不需重新布置体表的切口点。da Vinci 手术机器人的机械臂系统是采用绳驱动的双平行四边形机构，能够保障手术器械关于腹腔壁切口的远端运动中心（remote center of motion，RCM）约束。它的优点包括：机器人末端器械自由度多达 7 个，足够灵活，能够实现比人手还灵活的复杂手术操作；机器人可以滤除医生在操作时的手部颤抖，实现稳定操作；主从操作模式减轻了医生的体力负担；采用高清立体腹腔镜成像，术野更清晰；适用于多种手术适应证，全手术流程基本覆盖。da Vinci 手术机器人已经成为全球装机量最多、适用范围最广、目前为止商业化最成功的腹腔镜手术机器人。

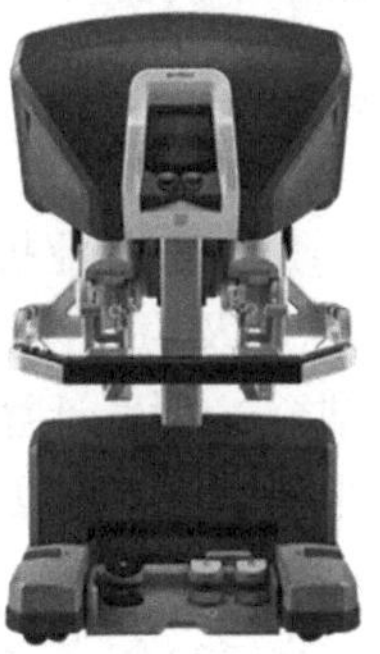
（a）医生端视觉与交互系统（主端）

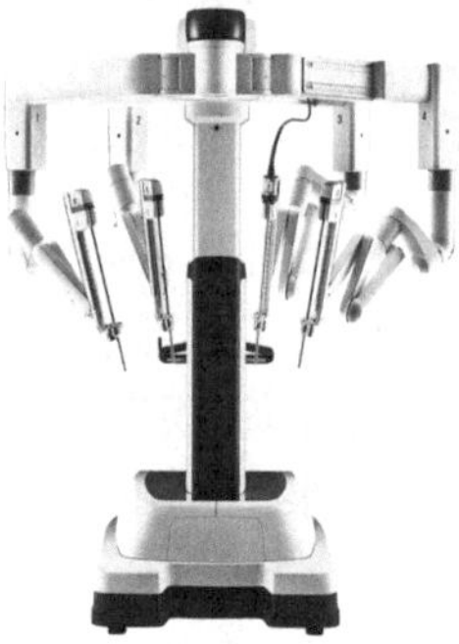
（b）患者端机械臂系统（从端）

图1-5　da Vinci Xi手术机器人

2014 年，Intuitive Surgical 公司研发了单孔（single port，SP）微创手术机器人 da Vinci SP[15]（见图 1-6），并于 2019 年获得用于经口喉部手术的美国 FDA 认证。该机器人依然采用主从控制方式，包括外科医生控制台、患侧机械臂系统和视觉成像系统。由于采用单孔入路，机械臂只有一条，da Vinci SP 同样采用平行四边形 RCM 机构以保证末端执行器刚性本体的 RCM 约束。与 da Vinci 手术机器人不同的是，da Vinci SP 末端执行器的刚性套管（直径为 25 mm）插入腹腔后，从空腔中可以伸出 4 条连续体机构。其中，3 条是柔性操作臂，1 条是用来提供视觉反馈的柔性内窥镜。这 4 条连续体机构可以展开，从而创造操作空间，并能够进行切割、缝合、打结等灵活操作。由于切口从以前的 3～4 个变为 1 个，因此更适合微创手术。2023 年，da Vinci SP 又获得了用于前列腺切除手术的美国 FDA 认证。截至本书成稿时，FDA 尚未批准 da Vinci SP 开展一般的腹腔镜手术。类似的单孔腹腔镜机器人还有加拿大 Titan Medical 公司的 Enos 手术机器人[16]（同样采用柔性连续体末端，从外径为 25 mm 的刚性套管中伸出进行手术）。但是因为种种原因，Enos 手术机器人尚未取得美国 FDA 认证。

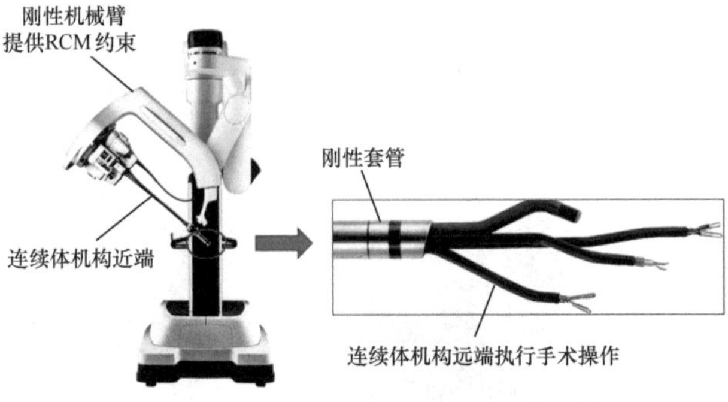

图1-6　da Vinci SP单孔微创手术机器人

da Vinci 手术机器人的 4 条机械臂采用一体式布局，本体庞大，从而带来了手术室空间占用较大的问题。美国美敦力（Medtronic）公司的 Hugo RAS 手术机器人（见图 1-7）采用分体式布局和模块化设计，每条机械臂固定在一个小型台车上，机械臂的结构与 da Vinci 手术机器人机械臂结构类似，末端安装腕式器械进行灵巧手术操作。Hugo RAS 机器人于 2021 年获得了欧洲统一（Conformite Europeenne，CE）认证，允许用于泌尿外科和妇科手术[17]。Hugo RAS 机器人的优势除了机械臂利用率的提高，还将人工智能技术引入图像识别系统，为医生提供辅助信息。

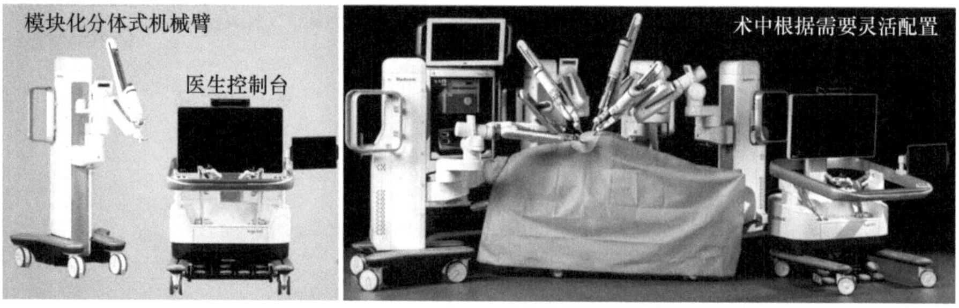

图1-7 Hugo RAS手术机器人

针对 da Vinci 手术机器人体积庞大的问题，2019 年，英国 CMR Surgical 公司推出了敏捷型模块化的 Versius 手术机器人 [18-19]［见图 1-8(a)］，并获欧盟 CE 认证。该机器人同样采用主从控制模式，从端机械臂系统采用便携式模块化设计，每个手臂是一个带有独立台车的七自由度串联机械臂，机械臂腕部可实现 360° 旋转，机械臂的数量可根据手术类型进行增减。机械臂末端安装刚性手术钳，可在医生操控下实现腔镜下手术，目前已经用于胸外科、普外科、妇科、结直肠、泌尿外科手术。Versius 手术机器人没有采用机械式 RCM 机构，而是通过运动控制算法实现 RCM 约束。类似采用多个串联机械臂进行腔镜下手术的机器人系统还有美国 Asensus Surgical 公司的 Senhance 手术机器人 [20]，如图 1-8(b) 所示，它的独特之处在于增加了基于眼球追踪的镜头控制和触觉传感，改善了人机交互的体验。Senhance 手术机器人于 2017 年获得美国 FDA 认证，但在 2023 年由于可能导致非预期运动的故障被 FDA 实施了 Ⅰ 类召回。

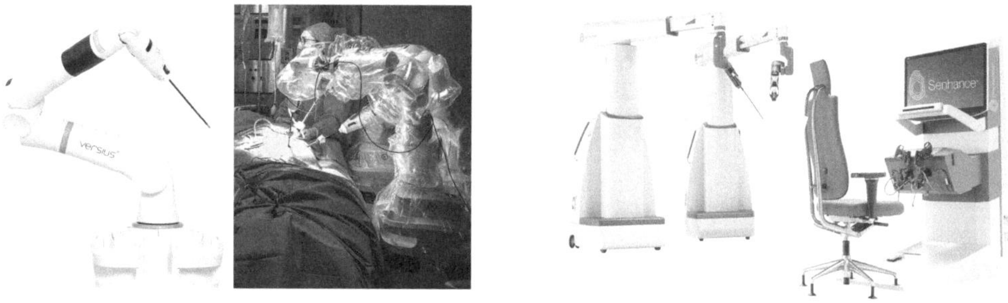

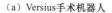

（a）Versius手术机器人　　（b）Senhance手术机器人

图1-8 基于串联机械臂的腔镜手术机器人

在经自然腔道手术方面，美国 Medrobotics 公司研发的 Flex 柔性手术机器人［见图 1-9(a)］是第一个获得美国 FDA 认证(2015 年，用于耳鼻喉手术)的具有大范围曲折腔道内移动能力的商业化柔性手术机器人 [21]。其本体具有像蛇一样的外形，可以在弯曲腔道内灵活运动，到达手术位置后锁定形状，建立手术通道，器械可以沿着它建立的通道到达手术位置展开手术操作。目前，Flex 柔性手术机器人已经用于经肛门直肠手术（2017 年获得美国 FDA 认证）和妇科手术（2018 年获得美国 FDA 认证）。美国 Intuitive Surgical 公司开发了针对肺部活检的支气管镜手术机器人 Ion［见图 1-9(b)］，并于 2019 年获得美国 FDA 认证。Ion 手术机器人末端是一个外径为 3.5 mm 的可控柔性导管，导管上集成有成像光纤和穿刺通道，可以进入曲折的呼吸道；采用形状感应技术，实时测量导管的整体形状并显示在导航界面上；到达活检位置后，柔性穿刺针通过导管的穿刺通道执行穿刺操作。除了上述两个手术机器人，目前通过美国 FDA 认证的经自然腔道手术机器人还有美国强生公司的 Monarch 柔性穿刺平台（2018 年获得美国 FDA 认证，可用于支气管镜肺部穿刺和泌尿系统取石）以及以色列 Momentis Surgical 公司的 Anovo 经阴道手术机器人（2021 年获得美国 FDA 认证，可用于经阴道子宫切除术）。

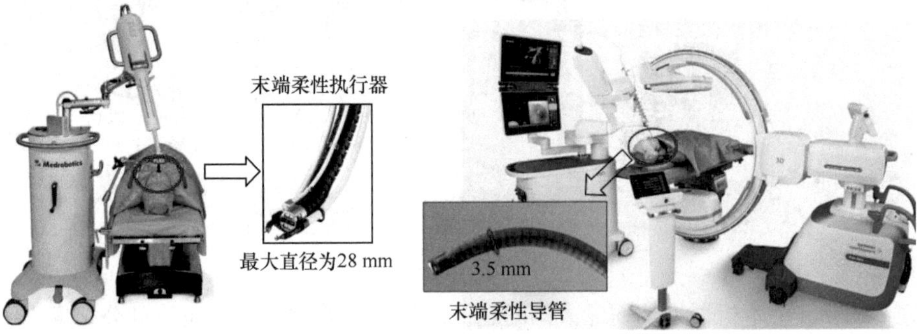

（a）Flex柔性手术机器人　　（b）Ion手术机器人

图1-9　商业化的经自然腔道手术机器人

在关节外科领域，美国 Mako 公司于 2006 年研发成功 Mako 手术机器人［见图 1-10（a）］，并实施了首例单髁膝关节置换手术。美国史赛克（Stryker）公司于 2013 年将 Mako 公司收购，并在 2015 年推出了第三代 Mako 智能骨科机器人系统。Mako 手术机器人使用串联机械臂加末端执行器作为执行系统，按照术前规划—术中导航—人机协同操作的模式进行精确截骨和假体安装，采用基于主动约束的人机协同控制方式，能够辅助医生完成全髋、全膝以及单髁关节置换术，具有精准规划、精准执行、精准评估的优点，在临床上已经得到了广泛应用[22]。

在神经外科和脊柱外科领域，法国 Medtech 公司（2016 年被美国 Zimmer Biomet 公司收购）开发了 ROSA Brain 神经外科手术机器人（2007 年）和 ROSA Spine 脊柱手术机器人（2014 年）。随后这两款机器人被统合到一起，推出了 ROSA 手术机器人，如图 1-10（b）所示。ROSA 手术机器人分别于 2019 年 2 月和 3 月获得了美国 FDA 认证，用于神经外科和脊柱外科手术[23-24]。ROSA 手术机器人同样采用串联机械臂构型，主要解决神经外科和脊柱外科手术中精准定位的问题。美敦力公司收购了以色列的 Mazor Robotics 公司后，推出了手术机器人 Mazor X，并于 2018 年获得美国 FDA 认证。Mazor X 手术机器人［见图 1-10（c）］主要解决脊柱手术中植入物（如椎弓根螺钉）的精准植入问题，由一个定位引导机械臂和规划导航软件组成。手术计划在患者的术前 X-CT 或术中 O 形臂影像上完成，通过配准将规划路径转为机械臂的路径。当机械臂到达指定位置后，植入过程在可视化导航下就可以精准实施[25]。

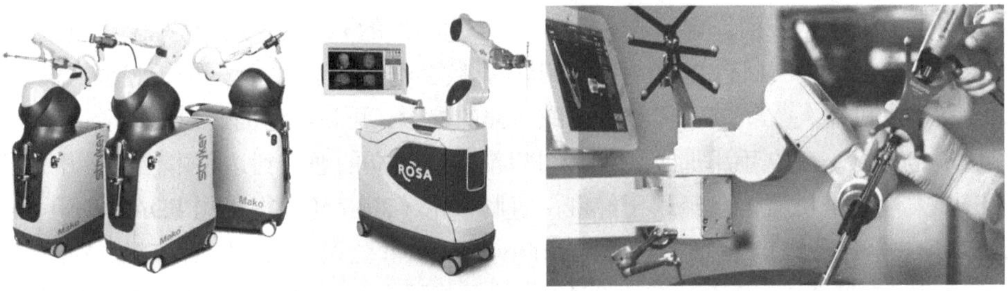

（a）Mako手术机器人　　（b）ROSA手术机器人　　（c）Mazor X 手术机器人

图1-10　Mako、ROSA和Mazor X手术机器人

1.2.2　国内手术机器人的发展简史

1997 年，北京航空航天大学联合中国人民解放军海军总医院开发了神经外科手术机器人，

实现了 X-CT 引导下机器人辅助颅内可视化微创穿刺活检和肿瘤消融。2002 年，北京航空航天大学联合北京积水潭医院开发了双平面骨科定位机器人，实现了北京—延安远程骨创伤髓内钉植入手术。基于这两个手术机器人，北京天智航医疗科技股份有限公司和北京柏惠维康科技股份有限公司分别实现了骨科手术机器人（天玑骨科手术机器人）和神经外科手术机器人（睿米神经外科手术机器人）的产业化，如图 1-11 所示。以机器人导航定位为核心技术，北京航空航天大学相继研发了脊柱手术机器人（2016 年）、骨盆复位手术机器人（2017 年）和口腔种植手术机器人（2017 年），如图 1-12 所示，分别由苏州铸正机器人有限公司、北京罗森博特科技有限公司和雅客智慧（北京）科技有限公司完成了产业化。以上手术机器人全部获得了我国的第三类医疗器械注册证，其中北京天智航医疗科技股份有限公司是国内首家取得手术机器人注册许可证的企业（2010 年）。

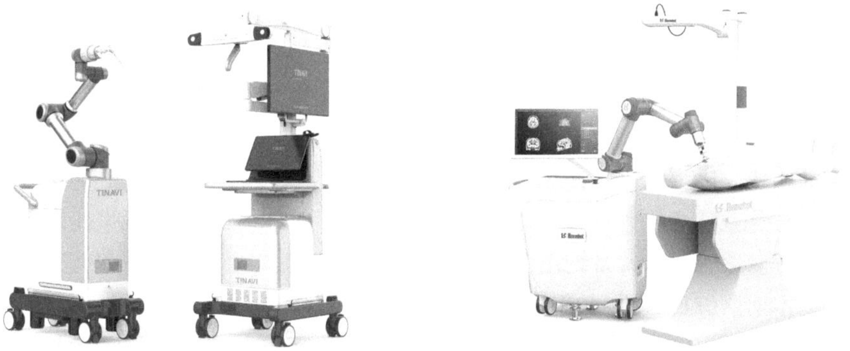

（a）天玑骨科手术机器人　　（b）睿米神经外科手术机器人

图1-11　国产产业化的骨科和神经外科手术机器人

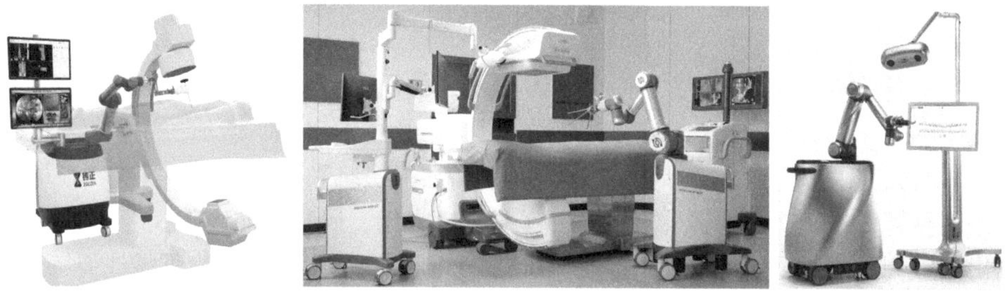

（a）脊柱手术机器人　　（b）骨盆复位手术机器人　　（c）口腔种植手术机器人

图1-12　北京航空航天大学研发并产业化的手术机器人

2020 年，由北京协和医院参与研制、北京和华瑞博科技有限公司完成产品转化的 HURWA 关节置换手术机器人［见图 1-13(a)］完成了首台国产机器人全膝关节置换手术，并于 2023 年获得了我国第三类医疗器械注册证。类似的还有上海交通大学研制的鸿鹄关节置换手术机器人［见图 1-13(b)］，其采用自主研发的机械臂，由上海微创医疗机器人(集团)股份有限公司进行了产业化，并于 2022 年 4 月获得了我国第三类医疗器械注册证。除此之外，元化智能科技(深圳）有限公司研发的锟铻骨科手术机器人分别于 2022 年 4 月和 2023 年 3 月获得了我国第三类医疗器械注册证，获批膝关节和髋关节置换的临床应用。

为了对标国外商业化十分成功的 da Vinci 手术机器人，国内各大高校(如哈尔滨工业大学、天津大学、上海交通大学等）和国内三甲医院、医疗高科技企业深入合作，在科研和临床上十几年来不断创新、厚积薄发，近两三年在腔镜类手术机器人产品的研制方面取得了爆发式的突破。

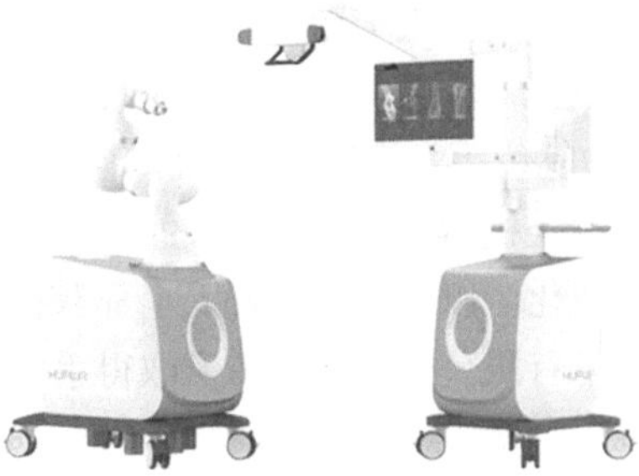

（a）HURWA关节置换手术机器人

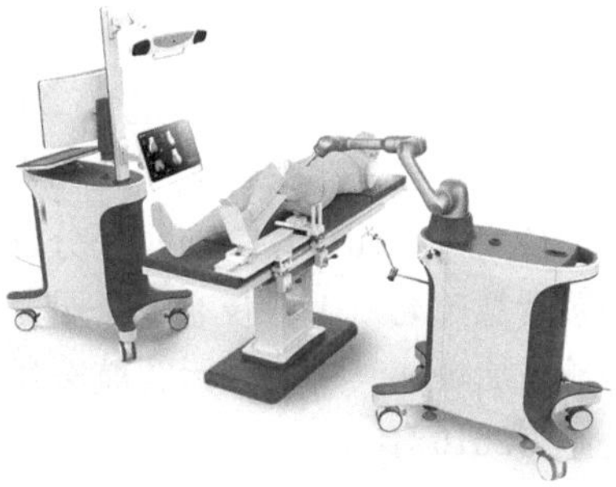

（b）鸿鹄关节置换手术机器人

图1-13 国产关节置换手术机器人

2022 年 1 月，上海微创医疗机器人（集团）股份有限公司历时 8 年自主研发的图迈腔镜手术机器人［见图 1-14(a)］获批我国第三类医疗器械注册证，成为我国第一款由中国企业研发并获准上市的四臂腔镜手术机器人。

2013 年，哈尔滨工业大学研制了腹腔微创手术机器人[26-29]，它包括医生控制台系统和从端手术机械臂系统。手术机械臂系统由两个持械臂和一个持镜臂组成。持械臂共有 11 个自由度，包括 4 个被动术前摆位自由度、4 个 RCM 运动自由度以及 3 个末端器械自由度。之后，该机器人系统由哈尔滨思哲睿公司进行了产业化，取名为康多手术机器人［见图 1-14(b)］，并于 2022 年 6 月获得了我国第三类医疗器械注册证。

2022 年 12 月，深圳市精锋医疗科技股份有限公司研发的精锋多孔腔镜手术机器人［见图 1-14(c)］获得了我国第三类医疗器械注册证，并于 2024 年 1 月进行了北京—三亚之间的远程妇科手术，展示了其在远程手术方面的性能。

天津大学从 2001 年起开展了对微创手术机器人的研究，研制了国内第一台腹腔镜手术机器人系统样机——“妙手”（MicroHand）机器人[30-32]，如图 1-14(d) 所示；2010 年，研制了用于胸腹腔手术的微创手术机器人“妙手 A”[33-34]，该机器人系统采用主从控制方式，在端台车上安装了 3 条机械臂，包括 2 条器械臂和 1 条持镜臂；2016 年，研制了“妙手 S”手术机器人[35-36]，随后由山东威高集团进行了产业化并于 2023 年 6 月获批我国第三类医疗器械注册证。

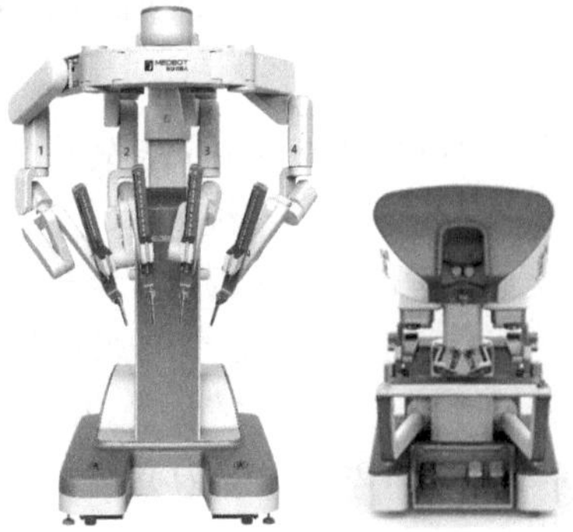

（a）图迈腔镜手术机器人

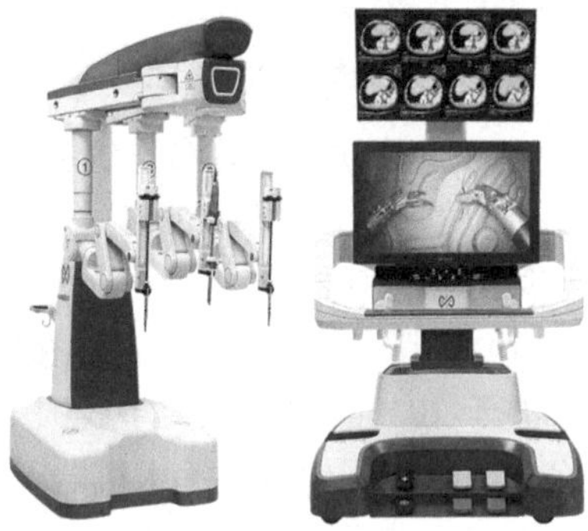

（b）康多手术机器人

图1-14 国产商业化腔镜手术机器人

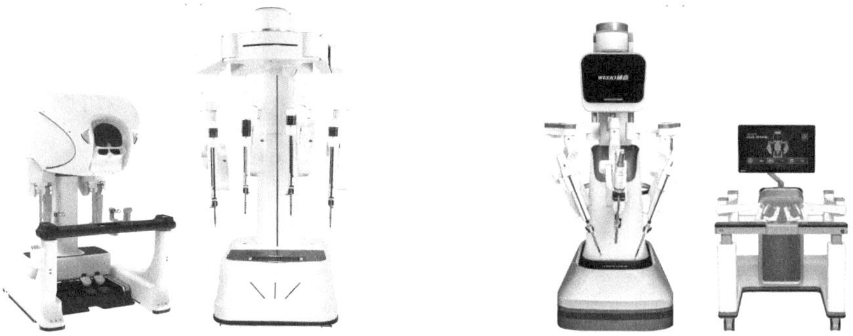

（c）精锋多孔腔镜手术机器人　　（d）“妙手”机器人

图1-14　国产商业化腔镜手术机器人（续）

在单孔腹腔镜手术机器人方面，上海交通大学研发的单孔腹腔镜手术机器人（见图 1-15），采用基于对偶连续体机构的蛇形可形变手术器械关键技术，在外径为 25 mm 的多通道鞘管内置入 1 支内窥镜、3 支手术器械协同实施精准手术操作，解决了传统单孔腹腔镜手动操作时运动不灵活、器械相互干扰的难题。该机器人由北京术锐机器人股份有限公司进行了产业化，并于 2023 年 6 月获得我国第三类医疗器械注册证。

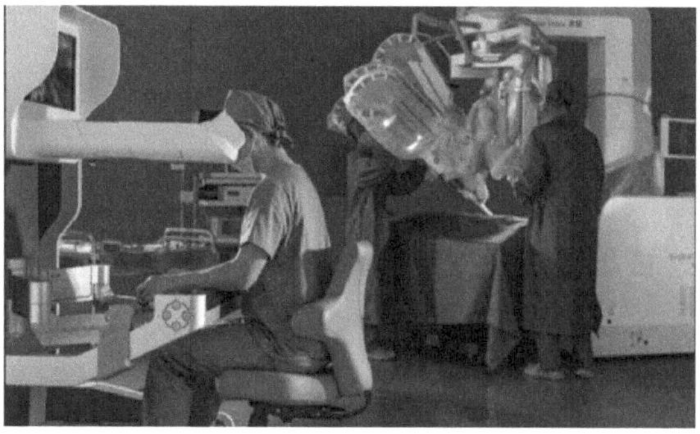

图1-15　单孔腹腔镜手术机器人

随着机器人技术、智能材料、传感技术等多学科领域的快速发展，机器人辅助外科手术在安全性、手术效率、手术精度以及患者预后等方面都有进一步提高。最近几年，我国手术机器人行业呈现出蓬勃发展的趋势，许多方面实现了从无到有、从跟跑到领跑的突破，涌现出了许多优秀的手术机器人公司。如今，手术机器人的临床应用已经十分广泛，涉及神经外科、普外科、胸外科、泌尿科、骨科、口腔科、整形科、关节外科、介入科、放化疗科等多个临床方向。这些手术机器人在每个临床方向上解决的痛点可能各不相同，例如，在神经外科领域，解决的痛点是精准定位的问题；在普外科、胸外科等软组织手术领域，解决的痛点是微创入路、灵巧操作和医生疲劳的问题；在骨科、整形科、口腔颅颌面外科领域，解决的痛点是精准植入、闭合复位、精确截骨的问题；在介入科，解决的痛点是 X 射线辐射的问题。正因为临床适应证和解决的痛点不同，所以不同手术机器人在形态和结构上的区别很大。本章从本体结构上将手术机器人分为两大类：刚性手术机器人和连续体手术机器人。

1.3 刚性手术机器人

刚性手术机器人，顾名思义由刚性的构件和关节组成，具有有限个运动自由度，例如串联机械臂、直线运动机构、平行四边形 RCM 机构、弧形机构、球形机构、多自由度手术钳以及上述机构的组合体。刚性手术机器人（如骨科手术机器人、神经外科手术机器人、穿刺手术机器人、腹腔镜手术机器人等）具有运动精度高、负载大、速度快等优点，常用于需要精准定位以及较大作用力输出的手术操作。因为刚性手术机器人具有有限的自由度和相对较大的尺寸，无法在狭小不规则空间内提供足够的可达性，因此需要手术部位能够较为容易地暴露，或者体外到体内手术部位之间能够建立直达的通道。刚性手术机器人按照操作对象可以分为 3 类：软组织主从操作手术机器人、硬组织导航定位手术机器人和穿刺手术机器人。

1.3.1 软组织主从操作手术机器人

软组织主从操作手术机器人是指由医生通过控制台远程控制手术机械臂，完成内窥镜下的软组织切除微创手术的机器人系统，又叫腔镜类手术机器人。其核心思想是用多自由度手术机械臂代替人手，通过人机交互设备控制机械臂末端执行器复现医生的手术操作，例如切开、缝合、止血、灼烧、夹持等。该手术机器人的机械臂与末端执行器具有很高的自由度和灵活性，同时又能消除人手抖动，实现运动等比例缩小，使手术操作更加微创、精准和安全，同时又能使医生以比较舒服的姿势进行手术，减轻了医生的体力负担。

da Vinci Xi 手术机器人就是一种刚性软组织主从操作手术机器人，它有 4 条机械臂，每一条机械臂是一种刚性平行四边形 RCM 机构，如图 1-16 所示。RCM 机构在运动时，可以始终保证器械的轴线经过空间一点（RCM 点）。机械臂本体在 RCM 约束下具有 4 个自由度，再加上末端钳子的 3 个自由度，一共具有 7 个操作自由度。由于刚性手术机器人的自由度有限，da Vinci Xi 手术机器人主要用于腹腔、胸腔等能通过套管（trocar）建立直连通道的手术部位。在机械臂到达手术部位之后，RCM 点和套管点重合，保证机械臂运动过程中不会挤压和撕裂套管点。由于 7 个自由度能够提供灵活的操作空间，因此 da Vinci Xi 手术机器人可以在主从操作下完成复杂的手术操作，例如软组织切除、缝合、止血、打结等。在临床使用时，一般会在患者腹部切开 3 个切口，插入套管建立通道（中间放置腔镜，两边插入操作器械）。套管的分布呈三角状，确保机械臂末端器械在腹腔内操作时不会互相干涉。

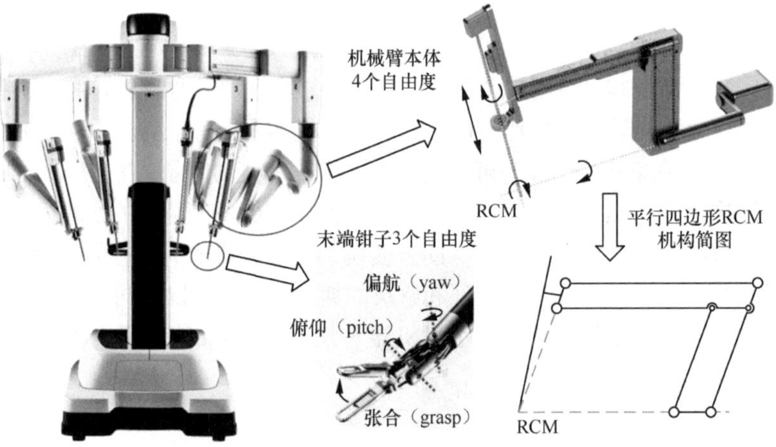

图1-16 da Vinci Xi手术机器人的机械臂结构

除了像 da Vinci Xi 手术机器人采用机械式双平行四边形 RCM 机构作机械臂本体，还有一些腔镜类手术机器人采用多自由度（6 个或 7 个）串联机械臂作本体，加持末端执行器进行软组织手术。每一条串联机械臂操纵一个手术器械，多条机械臂联合进行手术操作，例如前面介绍的 Versius 和 Senhance 手术机器人。采用串联机械臂的方式，需要通过 RCM 控制算法实现“软”RCM 约束，以保证机械臂本体在运动过程中不会撕裂腹腔壁上的切口。相比专用的 RCM

机构，串联机械臂在构型上更灵活，可以实现基于冗余自由度的额外任务，例如避障等。另外，串联机械臂可以进行模块化的组合以适应不同的临床需求，达到便携、敏捷、一机多用的目的。

根据人体结构和微创的要求，软组织主从操作手术机器人的运动特点是要满足 RCM 约束。目前，手术机器人实现 RCM 约束的方法主要分为两类：一类是机械式 RCM 机构，通过机械结构保证 RCM 约束，具有精度高的优点和通用性差的缺点；另一类是通过编程实现 RCM 控制，主要用于通用型串联机械臂，这类方法的优点是通用性好，缺点是 RCM 精度受算法和控制性能的影响较大。如图 1-17 所示，机械式 RCM 机构又分为以下 3 种：双平行四边形机构[37]、弧形导轨机构[38]以及球形机构[39-40]（包含串联和并联两种）。其中，双平行四边形机构具有结构简单、精度较高、加工制造相对容易的优点，被软组织主从操作手术机器人广泛采用。

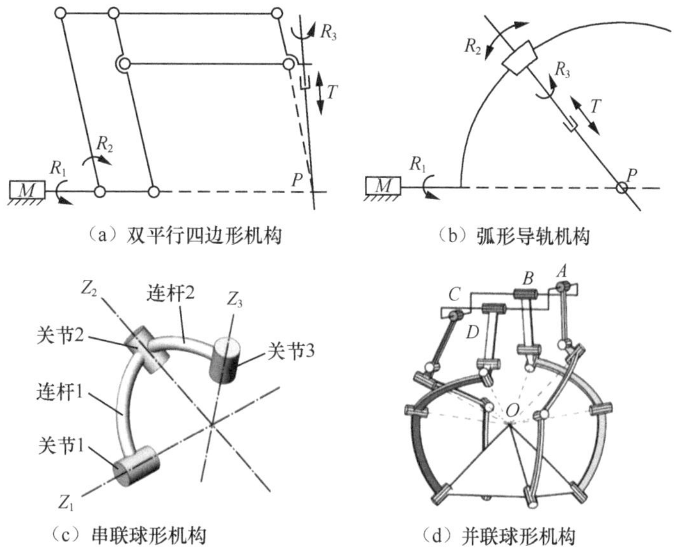

图1-17　机械式RCM机构

软组织主从操作手术机器人的研究热点包括：多自由度末端执行器设计、软组织交互力测量与传感、人机交互过程中的触力觉反馈、基于腔镜视觉的手术场景感知、增强现实手术可视化等。

1.3.2　硬组织导航定位手术机器人

刚性手术机器人的重要应用是解决手术中的目标定位和组织精准去除问题，一般针对的是硬组织或不易发生变形的组织器官。刚性手术机器人结合刚性手术末端执行器，利用刚性机器人重复和绝对定位精度高、负载大的优势，可满足手术对精准定位和操作稳定性的需求，降低对医生的经验依赖。同时，利用机器人的自动化能力可以将医生从复杂或重复性的体力劳动中解放出来。这类手术机器人在神经外科、骨科、口腔颅颌面外科、整形科等领域获得了大量的关注和应用，被称为硬组织导航定位手术机器人。

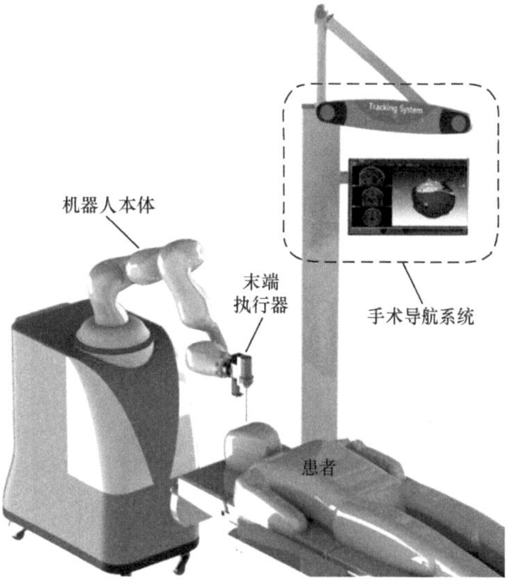

图1-18　硬组织导航定位手术机器人的组成

硬组织导航定位手术机器人的组成如图 1-18 所示，包括机器人本体、末端执行器和手术导航系统。机器人本体构型可以是串联结构，也可以是并联结构，还可以是串并联混合构型。串联结构具有较大的工作空间，但是刚度和负载能力相对较弱；并联结构具有更好的精度和更大的负载，但是工作空间较小；串并联混合构型可以在两者之间进行折中和平衡，但是结构设计会变得复杂。

硬组织导航定位手术机器人的工作过程大多遵循术前规划—术中导航—机器人自动操作或人机协同操作的模式。由于硬组织不易变形，因此术中几何形状和术前影像的一致性好。医生在患者术前医学影像上完成手术规划，例如设定目标路径 / 位置、钻孔角度、切削范围等。术中通过手术导航技术对机器人、末端器械和人体组织之间的相对关系进行实时可视化。

在自动操作模式下，将规划结果通过空间配准转换到机器人操作空间，驱动机器人按照指定轨迹运动。机器人的运动可以只是在体外辅助定位，也可直接进行钻孔、磨削、植入等手术操作。在人机协同控制模式下，医生和机器人系统可以通过阻抗控制直接进行物理交互，例如拖曳和牵引。机器人系统基于术前规划结果确定手术路径和危险边界，采用虚拟夹具技术将医生与机器人的交互限制在允许路径上。一旦手术机器人在医生的牵引下将要进入危险区域，手术机器人会主动施加给医生抵抗力，阻止这种行为的发生。

硬组织导航定位手术机器人在人机交互时，应该具有良好的交互柔顺性；在执行手术操作时，应该具有良好的轨迹运动精度。手术机器人的精度和很多因素有关，最直接相关的有机器人本体的重复定位精度、本体刚度、运动学建模精度和空间配准精度。术中患者的移动、周期性的呼吸运动、组织交互变形等都会降低手术机器人的操作精度，如何识别、补偿这些误差是一个研究热点。在手术机器人与人体组织交互的过程中（如截骨、钻孔、磨削），寻找智能化的感知与控制算法实现安全、高效、微创的介入过程也是一个研究热点。此外，由于硬组织天然适合导航手术，机器人的操作过程通常伴有导航系统的可视化。导航系统最初的目的是给医生提供信息，机器人理论上不需要可视化。但是，目前医生在操作过程中仍然占有主导地位，需要导航可视化系统给医生提供监督信息。

硬组织导航定位手术机器人的研究热点还包括：智能路径规划、术中多源信息感知、机器人力控制、奇异点规避和冗余空间避障、空间配准与增强现实导航。

1.3.3 穿刺手术机器人

将导航定位技术用于软组织，也就是穿刺手术机器人。因此，穿刺手术机器人在系统组成上和硬组织导航定位手术机器人是类似的，只是机器人的末端执行装置变成了穿刺针。穿刺手术机器人不像软组织操作手术机器人那样需要具备复杂灵巧的手术操作功能，它的主要目的是实现精准穿刺（活检或消融），也就是目标定位，本质上就是把穿刺针或消融针经皮插入人体，放置到指定位置的过程。因为穿刺的目标通常位于软组织结构上，例如肺、肝、肾、甲状腺、前列腺、乳房、眼球等部位[41]，所以它和硬组织导航定位手术机器人相比，最大的难点是穿刺过程中目标的变形和移动。这类手术机器人的操作通常在实时成像（如超声）的引导下，由医生主导进行。虽然穿刺针一般是由刚性材料制成的，但由于其直径很细，在插入人体的过程中很容易发生变形从而偏离预期轨迹。穿刺针插入人体之后，对它的轨迹进行操纵（steering）是个很大的挑战，因此对穿刺针进入人体的过程进行建模，根据进针角度、穿刺针旋转角度、人体组织的属性和穿刺针受力分析预测以及调整它的轨迹是一个研究热点[42-43]。此外，周期性呼吸运动会导致穿刺目标移动，因此如何跟踪人体的运动并进行误差补偿，或者选择合适的穿刺时机，也吸引了许多研究者的注意。在绝大多数临床场景下，穿刺针相对于人体的期望轨迹是直线，但也有一些特殊情况需要绕开直线路径中的障碍，这就需要在穿刺过程中能够操纵穿刺针的穿刺轨迹[44-45]。

笔者认为，穿刺手术机器人未来可以在以下 3 个方向取得突破：一是可操纵穿刺机构（steerable needle），通过增加穿刺针的自由度能够在穿刺过程中主动调节穿刺轨迹；二是基于超声的术中实时三维重建，给医生创造一个实时的三维可视化术中地图，为穿刺手术机器人提供全面的实时目标引导；三是基于声、光、电、力等多模态信息融合的机器人穿刺伺服控制，通过实时测量针尖与目标之间的位置关系不断调整机器人的进针控制变量，使在机器人的自主操控下，穿刺针能精确到达穿刺目标。

1.4 连续体手术机器人

连续体机器人（continuum robot）和软体机器人（soft robot）目前没有严格的定义区分，在大多数语境下可以认为二者相同。在更广的机器人领域，使用“软体机器人”术语更强调由软材料或物理化学属性实现的本体柔性[46]；在手术机器人领域，使用“连续体机器人”术语更突出机器人的柔性结构设计。连续体机器人的定义并没有一个统一的标准，有的学者将连续体机器人定义为“具有无限多个自由度的可连续弯曲机器人”，也有学者将其定义为“不含刚性连杆和关节的机器人”。Burgner-Kahrs 等[47]在面向医疗的连续体机器人的综述中将其定义为“一个可驱动、能够形成具有连续切向量的曲线形状的结构”。介于刚性机器人和连续体机器人之间，还有一类多关节铰接的蛇形机器人（snake-like robot），如图 1-19 所示，它具有很多关节和自由度，具有弯曲等柔性能力。当然，关节的构型和铰接的形式可以多样。严格意义上讲，这类超冗余（hyper-redundant）机器人并不属于连续体机器人，因为它的形状不能连续变化，但随着自由度的增多，它们之间的界限也变得越来越模糊，毕竟现实世界中不存在理想的“连续”。因此，本章后续也将它归类为连续体机器人。

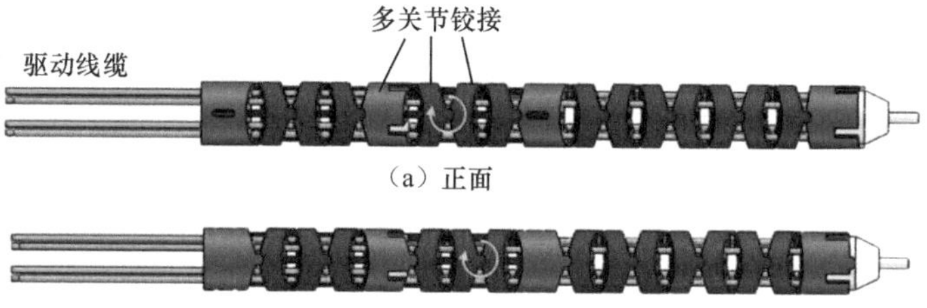

图1-19 多关节铰接的蛇形机器人

连续体机器人由于能改变自身形状，理论上具有无限个自由度，因此具有很好的灵活性，特别适合在狭窄区域和非线性曲折路径内运动。然而，连续体机器人柔性结构的本质，使其运动学建模精度和传感手段不如刚性机器人，同时负载能力也大大低于同质量的刚性机器人，这使得它们在工业领域的应用发展较慢。但是在医疗领域，特别是微创手术领域，由于微创条件下很多手术部位很难直接到达（非线性曲折路径），因此连续体手术机器人灵活的优势就凸显出来了。通过驱动和结构分离的设计，可以大大缩小连续体手术机器人执行端的尺寸（mm 尺度），适合微创手术。连续体机器人负载小和运动精度不高的缺点可以通过以下两个事实得到缓和：① 软组织手术场景需要的负载不是特别大（N 尺度）；② 人在环主从操作的交互方式可以补偿控制精度。连续体手术机器人细长的曲线形状使它们非常适合穿过身体管腔、自然腔道或很小的切口进入人体到达病灶并进行手术操作。基于上述原因，连续体手术机器人在过去的十几年得到了迅速的发展和高度的关注。

除了多关节铰接的形式，连续体手术机器人的结构形式主要有 3 种：单骨架（single backbone）、多骨架（multiple backbone）和同心管（concentric tube）。

1.4.1 结构形式

1. 单骨架

单骨架结构连续体手术机器人（见图 1-20）有一个中心弹性结构作骨架，骨架一般是用镍钛合金制作的具有槽口（notch）结构的弹性杆 [48] 或中空管 [49]，用于支撑整个连续体手术机器人的形状。骨架内部或周边有驱动机构（一般是绳驱动）和手术器械的通道。在近端给驱动绳施加拉力，拉力通过绳子传递到远端，从而改变手术机器人的形状。

2. 多骨架

多骨架结构连续体手术机器人（见图 1-21）采用多个弹性骨架（多为镍钛合金管或梁）平行配置，主骨架的一端连接在基盘（base disk）上，另一端连接在末端盘（end disk）上。骨架可以有主次之分，也可以平行对等 [50-51]。骨架之间通过间隔盘（spacer disk）或导向盘（guide disk）或互锁（interlocking）机制固定和约束 [52]。通过推拉近端骨架传递拉力和压力到连续体手术机器人的远端（又叫杆驱动），从而改变手术机器人的形状。和单骨架结构连续体手术机器人相比，多骨架结构连续体手术机器人具有更好的输出刚度（output stiffness）。

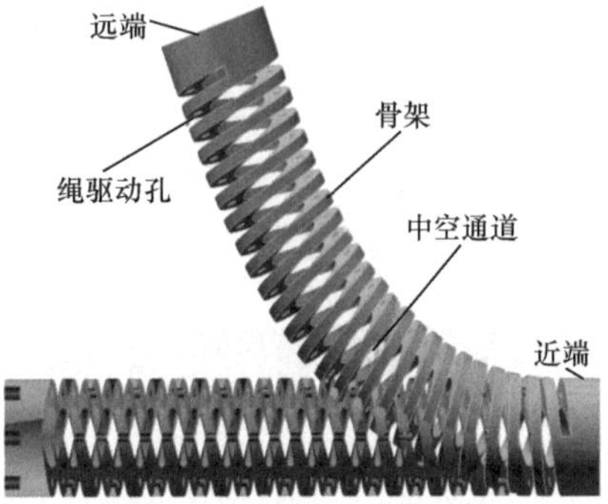

图1-20 单骨架结构连续体手术机器人

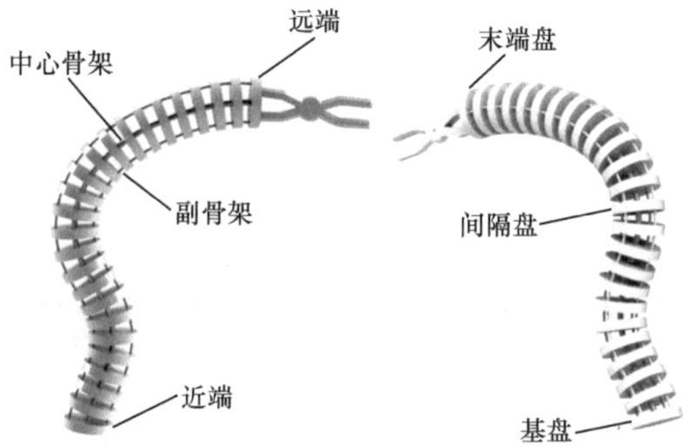

图1-21 多骨架结构连续体手术机器人

3. 同心管

同心管结构连续体手术机器人（见图 1-22）由多个预先弯曲的超弹性镍钛合金管嵌套组合而成 [53-54]。嵌套的超弹性镍钛合金管之间可以相对平移和旋转，通过改变镍钛合金管曲率的叠加方向从而改变连续体手术机器人的形状。由于不需要额外的绳驱动机构，同心管结构连续体手术机器人和单骨架、多骨架结构连续体手术机器人相比具有更小的尺寸半径，特别适合在非常狭窄细长的曲折通道中运动。

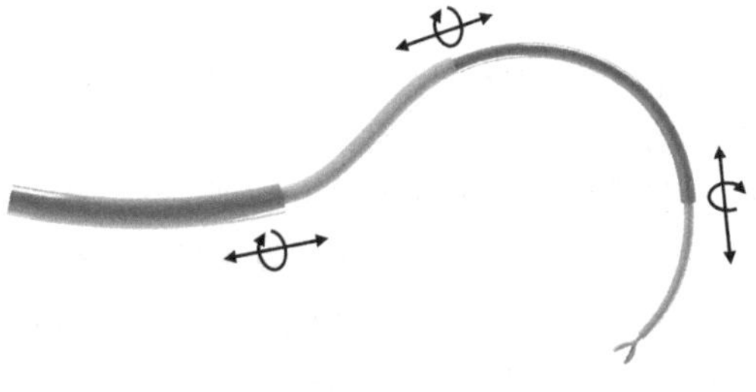
图1-22 同心管结构连续体手术机器人

1.4.2 驱动方式

连续体手术机器人的驱动方式根据执行器（actuator）的位置位于连续体结构的内部还是外部可以分为内部驱动和外部驱动两大类。外部驱动方式可以实现执行器（例如电机）和本体结构的分离，能够实现连续体手术机器人本体的微小型化，因此是连续体手术机器人广泛采用的驱动方式。但是能量的传递需要通过传动机构从连续体手术机器人的近端（体外部分）传递到远端（体内部分），这个过程会造成较大的摩擦损失和迟滞效应，导致系统带宽下降、末端负载能力较弱以及运动学建模的不确定性。根据执行器的能量转换原理不同，连续体手术机器人的驱动形式又分为电动 [55-56]、气动 [57]、液动 [58-59]、磁场驱动 [60]、形状记忆合金驱动 [61] 等。基于电机和绳驱动机构（tendon/cable-driven mechanism）的外部驱动方式是连续体手术机器人广泛采用的形式 [62-65]，如图 1-23 所示。需要说明的是，绳只能传递拉力（pull），有时候绳也被替换成柔性杆（rod），这样它既能传递拉力又能传递推力（pull and push）。

在绳子拉力的作用下，连续体手术机器人会发生弯曲和轴向压缩。Camarillo 等 [48] 将绳驱动的连续体手术机器人看作由内部绳牵引的悬臂梁，建立了绳与悬臂梁之间交互的力学模型，如图 1-24 所示。在绳子拉力 $\boldsymbol{F}_T$ 的作用下（拉力大小为 T），悬臂梁远端直接受到绳子施加的作用力 $\boldsymbol{F}_T$；在横截面方向还受到绳子施加的载荷分布 $\boldsymbol{W}(s)$，s 为弧长。在 $\boldsymbol{F}_T$ 和 $\boldsymbol{W}(s)$ 的作用下，在梁的任意横截面上会产生抵抗的轴向力 $F_r=T$ 和弯矩 $M_r=-Td$（d 为细绳与悬臂梁中心线之间的距离）。F_r 使悬臂梁压缩，M_r 使其弯曲。给出材料的力学参数，可以计算出悬臂梁中性面的弯曲角度。Camarillo 还给出了多个线绳作用下绳长变化量和绳子拉力的关系，为基于运动学的连续体手术机器人形状控制奠定了基础。需要说明的是，单段连续体的弯曲角度和绳子位移之间存在映射关系，这个映射关系与连续体手术机器人的具体结构及材料属性有关。

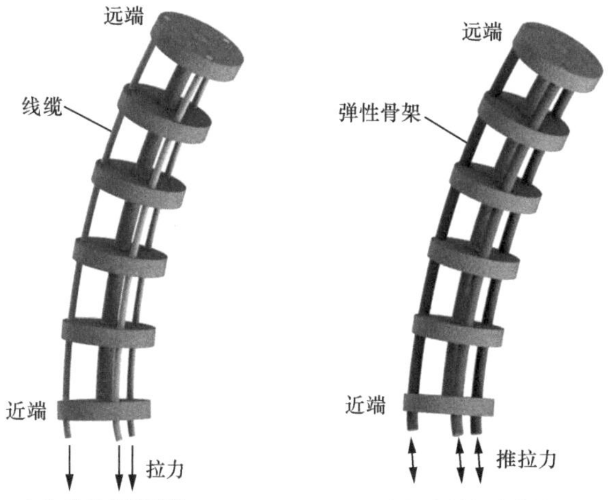

（a）单骨架连续体 （b）多骨架连续体

图1-23 绳/杆驱动机构

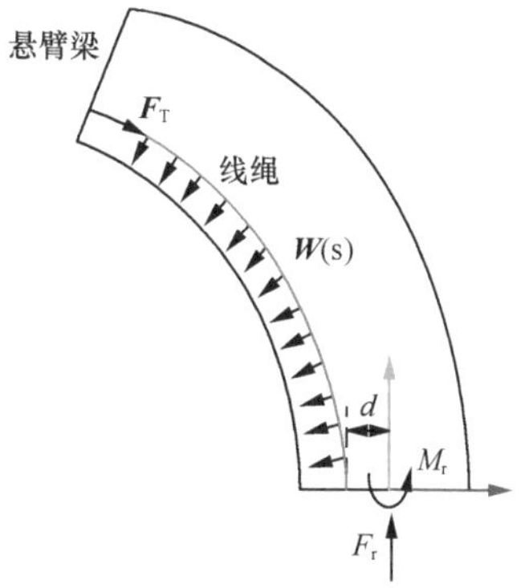

图1-24 绳与悬臂梁之间交互的力学模型

为了将绳子的拉力和位移从近端的驱动器传递到远端的连续体，受到人体驱动肌肉运动的腱鞘结构的启发，腱鞘机构（tendon sheath mechanism，TSM）被提出并得到广泛采用 [66]。TSM 是一个具有外部柔性保护套（鞘）的线绳（腱），可以远距离传递力和位移，如图 1-25 所示。鞘可以被动弯曲和变形，具有很好的形状适应性。随着传动路径长度的增加，TSM 会产生非线性摩擦损耗以及反向迟滞现象，这影响了运动和力的精确传输，进而给连续体手术机器人的控制带来误差。如何对 TSM 的非线性摩擦损耗和运动损失进行建模和参数辨识是一个研究热点 [67-69]。

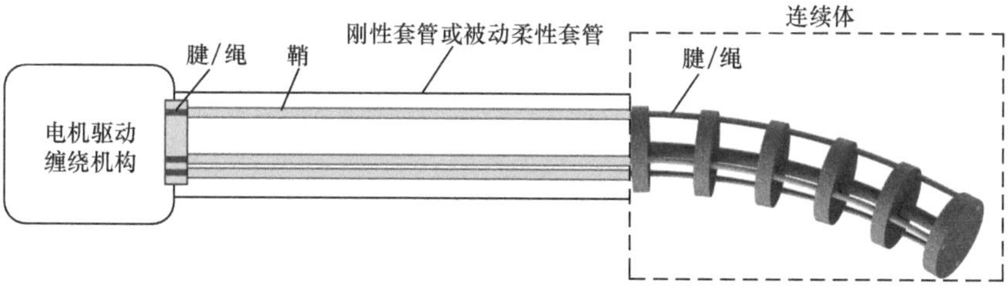

图1-25 TSM

1.4.3 运动学模型

运动学模型是连续体手术机器人控制的基础。刚性手术机器人的运动学建模可以通过 D-H 参数或关节旋量来精确描述，已知关节变量，可以计算出刚性手术机器人上任何一个坐标系的位置和姿态。由于连续体具有无限个自由度，而且会发生弹性变形，因此不能直接使用刚性手术机器人成熟的运动学建模方法。连续体手术机器人存在 3 个运动学相关的空间，分别是驱动空间（actuation space）、构型空间（configuration space）以及任务空间（task space），如图 1-26 所示。驱动空间和机器人的设计相关，不同驱动原理的机器人驱动空间变量不同。以 TSM 驱动的连续体手术机器人为例，驱动空间变量就是绳长，可以等效为电机旋转。构型空间是描述连续体手术机器人形状的变量集合，对于所有的连续体手术机器人都可以采用相同的描述方法。任务空间是指连续体手术机器人末端的位置和姿态空间，也就是常说的笛卡儿空间。驱动空间和构型空间之间的映射与机器人具体的结构和驱动方式有关。从构型空间到任务空间，存在一个独立于机器人结构的普适性映射方法，其中分段常曲率（piecewise constant curvature）模型[70-72]是一种常用的建模方法。

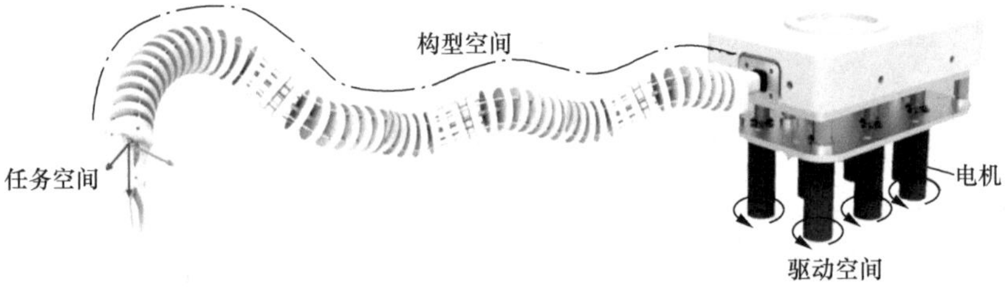

图1-26　连续体手术机器人运动学相关的3个空间

如图 1-27 所示，连续体手术机器人的分段常曲率模型用许多分段的圆弧（每一段的曲率在同一时刻是相同的）来近似表示连续体手术机器人的形状，第 i 段圆弧的几何形状可以用曲率 κ_i、弧长 l_i、弯曲平面角 ϕ_i 来表示（最多 3 个自由度），这样相邻两段圆弧之间的齐次变换矩阵可由上述 3 个参数计算。整个机器人的自由度等于段数（sections）与每段自由度的乘积。进一步地，圆弧参数又是驱动空间变量（例如线绳长度）的函数，从而最终构建的连续体手术机器人运动学相关空间映射如图 1-28 所示[73]。如果驱动空间的自由度（例如独立电机的个数）小于（大于）连续体手术机器人的自由度，则该机器人被称为欠（过）驱动机器人。在控制该机器人时，给定任务空间姿态，通过两重逆映射过程得到驱动空间变量的目标值，采用位置控制方式跟踪期望的目标值。

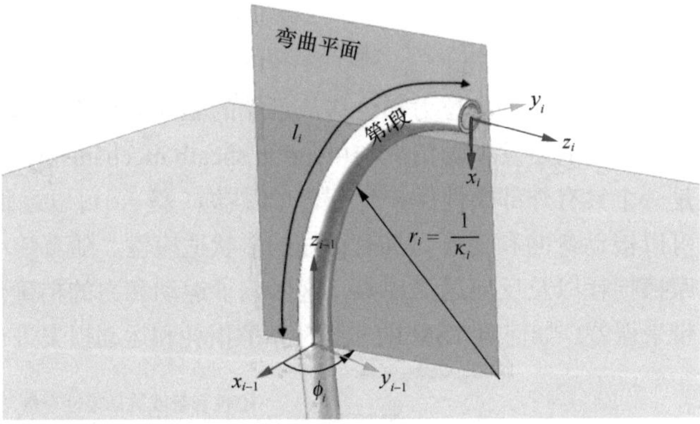

图1-27　连续体手术机器人的分段常曲率模型

分段常曲率模型描述连续体手术机器人段与段之间的齐次变换关系，是一种离散近似表示。为了能连续描述连续体手术机器人的形状，基于 Cosserat 杆模型[74-75]的变曲率建模方法被提出。该方法将连续体手术机器人看成一个柔性杆，杆的形状用一个空间曲线描述。空间曲线上每个点的位置和姿态为关于弧长 s 的函数 $\boldsymbol{p}(s)$ 和 $\boldsymbol{R}(s)$，且满足微分方程：

$\mathrm{d}\boldsymbol{R}/\mathrm{d}s=\boldsymbol{R}(s)[\boldsymbol{u}(s)]$，$\mathrm{d}\boldsymbol{p}/\mathrm{d}s=\boldsymbol{R}(s)\boldsymbol{v}(s)$。其中，[ ] 表示反对称矩阵，$\boldsymbol{u}(s)$ 和 $\boldsymbol{v}(s)$ 类比于角速度和线速度（关于弧长而不是时间）。如果已知 $\boldsymbol{u}(s)$ 和 $\boldsymbol{v}(s)$，根据初始条件进行积分就可以求出连续体的形状。实际上，$\boldsymbol{u}(s)$ 和 $\boldsymbol{v}(s)$ 与连续体的受力和材料属性有关，因此这种运动学建模方法多用于求解静力学平衡问题。

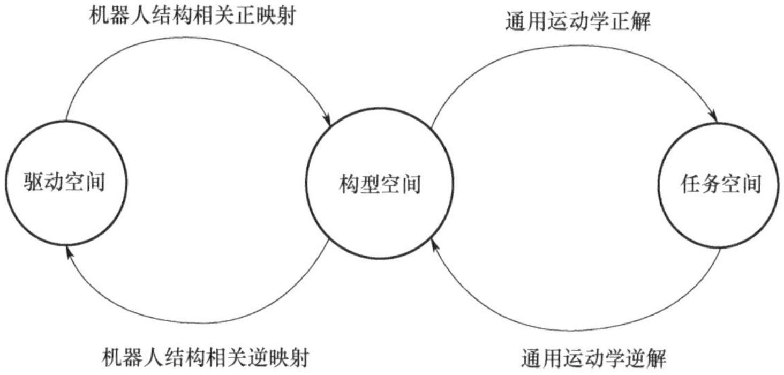

图1-28　连续体机器人运动学相关的空间映射

1.4.4　动力学模型

基于 TSM 和运动学模型的连续体手术机器人控制是目前最常采用的方法，但控制带宽较低导致的响应较慢和安全性较低是它的主要问题。基于动力学模型的控制具有响应快、动态性能好的优点，但建模困难、参数的不确定性、计算量大以及未知干扰是它的主要难点。动力学模型描述力和连续体手术机器人运动之间的关系，此时 TSM 的作用是传递力。最直接的一种近似动力学建模方法是借鉴离散的刚性手术机器人，将连续体看作常曲率的多段，采用牛顿 - 欧拉方程计算段与段之间的正向运动传递和反向力 / 力矩传递。一般来说，采用分段常曲率正向运动学建模方法得到的是一种集成参数模型（lumped parameter model）[76]。其他常用的建模方法还有基于虚功原理（principle of virtual work）的能量法和基于弹性理论的方法。

Rucker 等 [65] 采用 Cosserat rod 弹性理论建立了由一组耦合的偏微分方程描述的绳驱动连续体手术机器人动力学模型。Rone 等 [77] 基于虚功原理和变曲率运动学建模方法给出了由一阶常微分方程描述的绳驱动连续体手术机器人动力学模型，可以通过积分求解机器人的动态响应。Boyer 等 [78] 将连续体手术机器人看作内部驱动的 Cosserat 梁，采用非线性参数化的应变来描述梁的形状，在保持几何精确性的同时，用一组拉格朗日矩阵形式的常微分方程描述动力学模型，便于机器人的形状分析和控制设计。Wang 等 [66] 采用能量法对一个 TSM 驱动的简单 1 自由度弯曲连续体进行了能量计算，使用拉格朗日方程推导了集成形式（lumped formulation）的动力学方程，并考虑 TSM 的迟滞效应和其他建模不确定性，采用自适应控制律控制连续体的弯曲角度。对于一个实际的机器人系统，动力学参数辨识较为困难、外力无法测量或测量精度低以及未建模的干扰都会对动力学模型的精度产生影响。因此，对于一个多自由度的连续体手术机器人，基于动力学模型控制的实用性在手术机器人领域还有待提高。

1.4.5　应用场景

相比刚性手术机器人具有较为完备的理论基础和成熟的应用实践，连续体手术机器人还处在迅速发展的阶段，相关的理论和实践正在一步一步走向成熟，因此实现商业化的系统相对较少，大部分特别新的构型和建模方法还处于实验室样机和动物实验验证阶段。目前，连续体手术机器人的主要应用领域有：经自然腔道（鼻腔、耳道、喉部、消化道、尿道、支气管等）手术、血管介入手术、腔镜（胸腔镜、腹腔镜、关节镜、脊柱内镜）手术和穿刺介入（柔性穿刺）。以下进行简单的举例介绍。

美国 Medrobotics 公司研发的 Flex 柔性手术机器人［见图 1-9(a)］，采用蛇骨连续体构型，连续体部分最大直径为 28 mm，单臂直径为 3.5 mm，具有两个运动自由度，可以在末端柔性体内窥镜的带动下前进和弯曲并适应人体腔道形状，到达手术部位后锁定本体位置，由两侧柔性操作臂进行手术。该手术机器人获得了美国 FDA 认证，用于经口咽喉手术和经肛门直结肠手术。

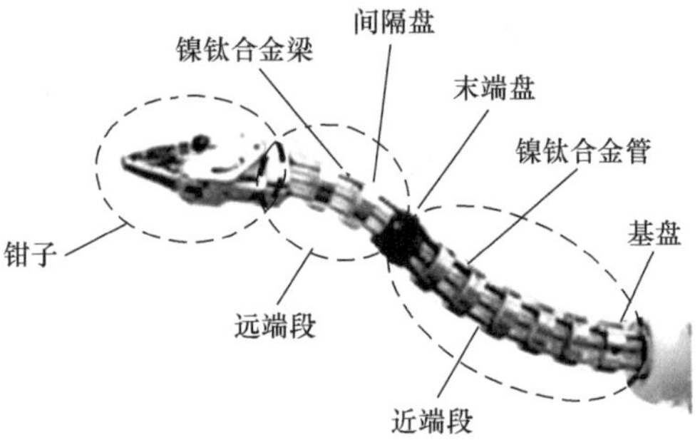

图1-29 经口喉部手术的连续体手术机器人

哥伦比亚大学的 Simaan 等研发了用于经口喉部手术的连续体手术机器人[51]（见图 1-29），由两个柔性段组成，每个柔性段采用多骨架结构，由 3 根均布的柔性杆（副骨架）驱动，具有两个弯曲自由度。两段共提供 4 个运动自由度，再加上近端段用于支撑的插入杆（insertion shaft）提供的旋转和平移两个自由度，使得连续体手术机器人末端具有完全的 6 个自由度，可以实现在喉部狭窄空间的缝合任务。

天津大学左思洋团队研发了小型化刚柔耦合消化道柔性手术机器人[79]（见图 1-30），整体外径为 10 mm，连续体操作臂采用绳驱动的多关节铰接骨架，外径只有 2.8 mm，具有 6 个自由度。该手术机器人集成刚柔耦合变刚度机构、视觉导航、多模态显微成像等技术，用软镜实现了硬镜手术操作。

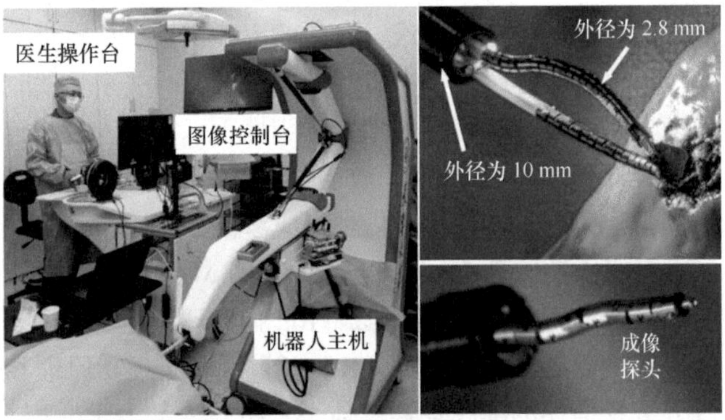

图1-30 小型化刚柔耦合消化道柔性手术机器人（图片来源：左思洋团队）

韩国科学技术院 Kwon 团队开发了 K-FLEX 经自然腔道的柔性手术机器人平台[80]（见图 1-31），其插入体内部分总体直径为 17 mm，包括两个柔性操作臂和内窥镜相机。柔性操作臂采用多关节构型，直径为 3.7 mm，可 ±90° 弯曲，负载 300 g。

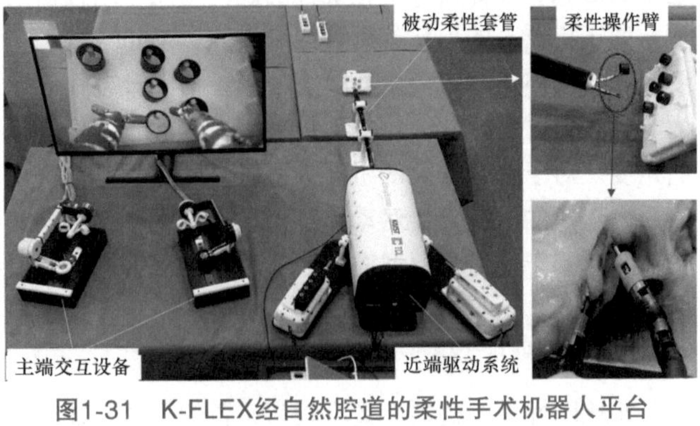

图1-31 K-FLEX经自然腔道的柔性手术机器人平台

北京理工大学段星光、李长胜团队研发了用于微小肺结节活检的支气管镜手术机器人（见图 1-32），采用可变刚度、可变弯曲半径的切槽镍钛合金末端连续体执行器（外径为 3.2 mm，一个主动连续体弯曲自由度，两个由被动柔性套管提供的旋转和平移自由度），通过术中虚实结合内窥镜实时引导和检测，结合人机协作的共享控制技术，实现了经支气管的肺部微小结节活检穿刺。

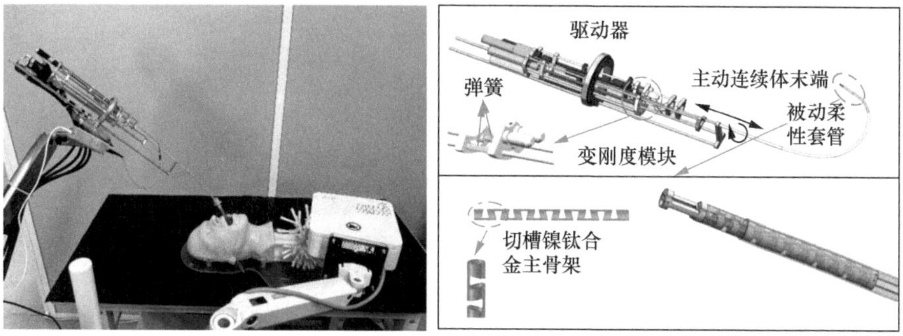

图1-32 用于微小肺结节活检的支气管镜手术机器人（图片来源：段星光、李长胜团队）

美国范德比尔特大学的Simaan团队开发了经尿道膀胱肿瘤切除连续体手术机器人TURBot[81]（见图1-33），其插入端是一个放在直线导轨上的刚性内窥镜，从尿道插入膀胱。末端主动弯曲部分外径为5 mm，由3段多骨干连续体组成，提供6个自由度，用于在膀胱内探查和定位。连续体中间设计有3个器械通道，可放置一个用于提供图像的光纤（直径为1.6 mm）、一个夹钳（直径为1 mm）和一个单段二自由度连续体（直径为1.65 mm）用于加持激光光纤进行肿瘤消融。

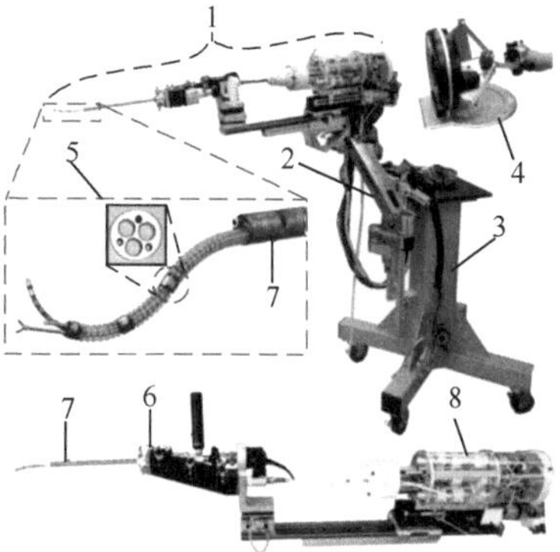

图1-33 经尿道膀胱肿瘤切除连续体手术机器人TURBot

1—手术执行端；2—用于支撑的被动臂；3—台车；4—操作主手；5—3段连续体机器人；6—电切镜相机；7—电切镜外鞘；8—连续体手术机器人驱动器

美国强生公司的Monarch支气管镜手术机器人[82]如图1-34所示，其末端采用直径为4.2 mm的主动弯曲铰接式支气管镜和直径为6 mm的主动弯曲铰接式外鞘。外鞘和支气管镜分别用4根绳进行驱动，可以实现相对运动。外鞘和内部嵌套的支气管镜可以分别伸缩以及向两个方向弯曲。

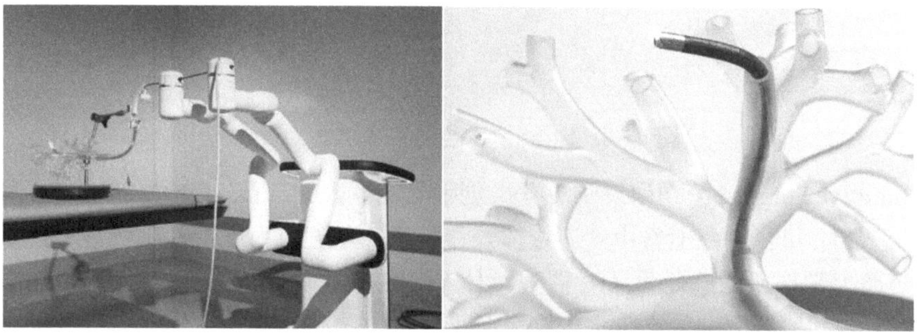

图1-34 Monarch支气管镜手术机器人

哈佛大学医学院的Gao等[83]针对神经内镜下的脑室穿刺手术，设计了一个外径为3.4 mm、长度为60 mm的神经内镜脑室穿刺连续体手术机器人（见图1-35）。该机器人由6段结构组成，每段的骨架是一个切槽式弹性镍钛合金管，由一根推拉式不锈钢细杆（直径为0.15 mm）驱动。整个连续体机器人由6根细杆驱动，通过改变驱动杆的推拉位移提供6个运动自由度，以便在曲折穿刺路径中迂回到达穿刺目标。

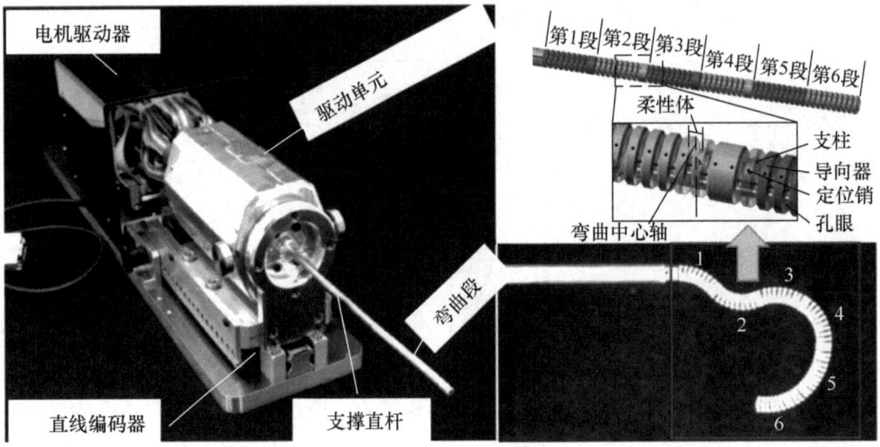

图1-35　神经内镜脑室穿刺连续体手术机器人

除了经自然腔道，连续体机器人还可以用于腔镜手术。多条细长的连续体操作臂可以通过刚性套管插入人体，从套管内伸出后三角展开，进行软组织切除、缝合等手术操作。和刚性腔镜手术机器人相比，所有的器械只需要通过一个孔进入人体，减少了人体表面的切口数量，从美容和微创的角度来讲具有一定优势，这样的系统也叫单孔腔镜手术机器人。

加拿大TITAN公司的Enos单孔腔镜手术机器人系统如图1-36所示，它集成了两条七自由度的直径为8 mm的连续体关节铰接型操作臂、二维摄像头与可转向的三维内窥镜，插入管最大外径为25 mm。它的操作臂最大负载能力可达3.25 N，灵巧度较高，可进行缝合、打结等手术操作。

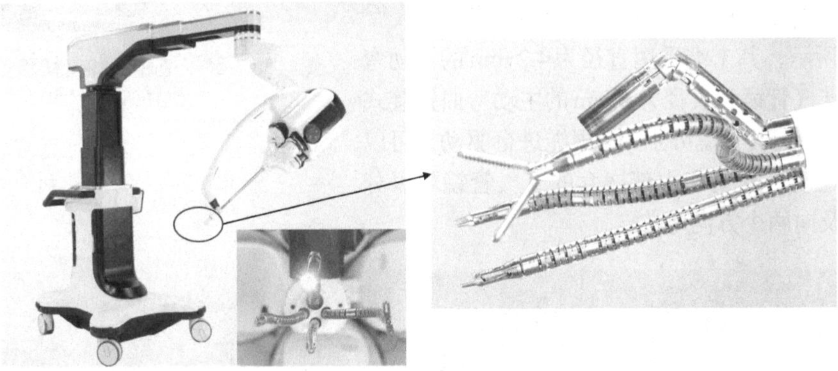

图1-36　Enos单孔腔镜手术机器人系统

美国Intuitive Surgical公司研发了单孔微创手术机器人da Vinci SP（见图1-6），其末端插入管直径为25 mm，可供3条七自由度连续体操作臂及一条五自由度柔性内窥镜通过。

上海交通大学徐凯团队研发了对偶连续体SURS单孔机器人系统[50]，其柔性操作臂的远端连续体部分由两段杆驱动的三自由度弹性骨架组成，提供六自由度运动。插入管最大外径为12 mm，内部在折叠状态下可以插入一个三自由度内窥镜臂与两条六自由度连续体操作臂。操作臂直径为6.35 mm，可90°弯曲，负载能力2 N。北京术锐机器人股份有限公司基于SURS机器人完成了产品转化，开发了术锐单孔腔镜手术机器人系统，已在临床上完成超400例手术，在泌尿外科、妇科、普外科、儿外科和胸外科都开展了临床应用。

综上所述，连续体手术机器人的形状通常为细长状，由远端（末端）的主动柔性体（可以由多段连续体组成）、中间的刚性或被动柔性套筒以及近端的驱动单元组成。远端的运动自由度通常由近端的驱动单元通过线绳或弹性杆远距离传递运动或力来实现。连续体手术机器人内部有器械通道，可以放置成像光纤或者外径更细的连续体操作臂。连续体手术机器人的最大优势就是可以在曲折迂回的腔道内运动，以无创或微创的方式到达手术目标区域。到达目标区域后，通过内部通道伸出柔性操作器械进行手术操作。如果说内窥镜技术是将医生的眼睛扩展到患者的体内，那么连续体手术机器人就是将医生灵巧的手延伸到了患者体内。随着新材料和传感技术的不断进步，连续体手术机器人的形状感知和力感知能力会得到进一步加强，变刚度能力和负载能力将进一步提高，手术的适应证范围会进一步扩大。随着人工智能技术的发展，连续体手术机器人的自主性会进一步提高。基于物理智能的本体性能提升和基于人工智能的场景理解与行动是连续体手术机器人的发展趋势和研究热点。

本章小结

本章首先介绍了微创手术的概念，指出在微创环境下需要解决医生如何看得见、如何够得到、如何做得准这三个挑战。手术机器人作为高端医疗装备可以极大增强医生体能的物理极限，减少手术的侵袭性，提高手术的安全性、精准性和效率，给患者、医生都带来极大的益处。手术机器人技术作为机器人领域的研究热点，在近 20 年里获得了极大的关注，产生了大量的成果。本章简单地回顾了手术机器人的历史，从技术角度将手术机器人分为刚性手术机器人和连续体手术机器人，并对每一类手术机器人的技术特点、应用场景和发展趋势进行了阐述和总结。

参考文献

[1] VIERRA M. Minimally invasive surgery[J]. Annual Review of Medicine, 1995, 46: 147-158.

[2] SAEIDI H, OPFERMANN J D, KAM M, et al. Autonomous robotic laparoscopic surgery for intestinal anastomosis[J]. Science Robotics, 2022, 7(62): eabj2908.

[3] YANG G Z, CAMBIAS J, CLEARY K, et al. Medical robotics—regulatory, ethical, and legal considerations for increasing levels of autonomy[J]. Science Robotics, 2017, 2(4): eaam8638.

[4] ATTANASIO A, SCAGLIONI B, MOMI E D, et al. Autonomy in surgical robotics[J]. Annual Review of Control, Robotics, and Autonomous Systems, 2021, 4(1): 651-679.

[5] KWOH Y S, HOU J, JONCKHEERE E A, et al. A robot with improved absolute positioning accuracy for CT guided stereotactic brain surgery[J]. IEEE Transactions on Biomedical Engineering, 1988, 35(2): 153-160.

[6] PRANSKY J. ROBODOC—surgical robot success story[J]. Industrial Robot: An International Journal, 1997, 24(3): 231-233.

[7] HARRIS S J, ARAMBULA-COSIO F, MEI Q, et al. The Probot—an active robot for prostate resection[J]. Proceedings of the Institution of Mechanical Engineers, Part H: Journal of Engineering in Medicine, 1997, 211(4): 317-325.

[8] PUGIN F, BUCHER P, MOREL P. History of robotic surgery: from AESOP® and ZEUS® to da Vinci®[J]. Journal of Visceral Surgery, 2011, 148(5): e3-e8.

[9] MARESCAUX J, RUBINO F. The ZEUS robotic system: experimental and clinical applications[J]. Surgical Clinics of North America, 2003, 83(6): 1305-1315.

[10] BUTNER S E, GHODOUSSI M. Transforming a surgical robot for human telesurgery[J]. IEEE

Transactions on Robotics and Automation, 2003, 19(5): 818-824.
[11] GHODOUSSI M, BUTNER S E, WANG Y L. Robotic surgery—the transatlantic case[C]. 2002 IEEE International Conference on Robotics and Automation (ICRA), 2002: 1882-1888.
[12] TIERNEY M J, COOPER T G, JULIAN C A, et al. Mechanical actuator interface system for robotic surgical tools, USA: 7524320[P]. 2002-12-10.
[13] NIEMEYER G D. Aspects of a control system of a minimally invasive surgical apparatus, USA: 6493608[P]. 2002-12-10.
[14] YU D Y, CHANG Y W, LEE H Y, et al. Detailed comparison of the da Vinci Xi and S surgical systems for transaxillary thyroidectomy[J]. Medicine, 2021, 100(3): e24370.
[15] KAOUK J H, HABER G P, AUTORINO R, et al. A novel robotic system for single-port urologic surgery: first clinical investigation[J]. European Urology, 2014, 66(6): 1033-1043.
[16] SEELIGER B, DIANA M, RUURDA J P, et al. Enabling single-site laparoscopy: the SPORT platform[J]. Surgical Endoscopy, 2019, 33(11): 3696-3703.
[17] RAGAVAN N, BHARATHKUMAR S, CHIRRAVUR P, et al. Evaluation of Hugo RAS system in major urologic surgery: our initial experience[J]. Journal of Endourology, 2022, 36(8): 1029-1035.
[18] HARES L, ROBERTS P, MARSHALL K, et al. Using end-user feedback to optimize the design of the Versius Surgical System, a new robot-assisted device for use in minimal access surgery[J]. BMJ Surgery, Interventions, & Health Technologies, 2019, 1(1): e000019.
[19] ARESU G, DUNNING J, ROUTLEDGE T, et al. Preclinical evaluation of Versius, an innovative device for use in robot-assisted thoracic surgery[J]. European Journal of Cardio-Thoracic Surgery, 2022, 62(3): ezac178.
[20] FANFANI F, RESTAINO S, ROSSITTO C, et al. Total Laparoscopic (S-LPS) versus TELELAP ALF-X robotic-assisted hysterectomy: a case-control study[J]. Journal of Minimally Invasive Gynecology, 2016, 23(6): 933-938.
[21] REMACLE M, PRASAD V M N, LAWSON G, et al. Transoral robotic surgery (TORS) with the Medrobotics Flex™ System: first surgical application on humans[J]. European Archives of Oto-Rhino-Laryngology, 2015, 272(6): 1451-1455.
[22] SIRES J D, CRAIK J D, WILSON C J. Accuracy of bone resection in Mako total knee robotic-assisted surgery[J]. Journal of Knee Surgery, 2019, 34(7): 745-748.
[23] LIU L, MARIANI S G, DE SCHLICHTING E, et al. Frameless ROSA® robot-assisted lead implantation for deep brain stimulation: Technique and accuracy[J]. Operative Neurosurgery, 2020, 19(1): 57-64.
[24] LEFRANC M, PELTIER J. Evaluation of the ROSA™ Spine robot for minimally invasive surgical procedures[J]. Expert Review of Medical Devices, 2016, 13(10): 899-906.
[25] O'CONNOR T E, O'HEHIR M M, KHAN A, et al. Mazor X stealth robotic technology: a technical note[J]. World Neurosurgery, 2021, 145: 435-442.
[26] 马如奇. 微创腹腔外科手术机器人执行系统研制及其控制算法研究[D]. 哈尔滨: 哈尔滨工业大学, 2013.
[27] 马如奇, 王伟东, 董为, 等. 一种新型机器人微创手术微器械的机构设计及运动学分析[J]. 机器人, 2013, 35(4): 402-409.
[28] MA R, WANG W, DU Z, et al. Design and optimization of manipulator for laparoscopic minimally invasive surgical robotic system[C]//2012 IEEE International Conference on Mechatronics and Automation. Piscataway, USA: IEEE, 2012: 598-603.
[29] FAN S B, ZHANG Z Y, WANG J, et al. Robot-assisted radical prostatectomy using the KangDuo surgical Robot-01 system: a prospective, single-center, single-arm clinical study[J]. Journal of Urology, 2022, 208(1): 119-126.
[30] 丁杰男. 显微外科手术机器人系统（MicroHand）的研究与开发[D]. 天津: 天津大学, 2004.
[31] WANG S, DING J, YUN J, et al. A robotic system with force feedback for micro-surgery[C]//2005 IEEE

International Conference on Robotics and Automation (ICRA). Piscataway, USA: IEEE, 2005: 199-204.
[32] WANG S, YUE L, LI Q, et al. Conceptual design and dimensional synthesis of "MicroHand" [J]. Mechanism and Machine Theory, 2008, 43(9): 1186-1197.
[33] 李建民. 微创机器人机构设计方法与主从映射策略研究[D]. 天津: 天津大学, 2012.
[34] LI J M, WANG S X, WANG X F, et al. Optimization of a novel mechanism for a minimally invasive surgery robot[J]. International Journal of Medical Robotics and Computer Assisted Surgery, 2010, 6(1): 83-90.
[35] YI B, WANG G, LI J, et al. The first clinical use of domestically produced Chinese minimally invasive surgical robot system "Micro Hand S" [J]. Surgical Endoscopy, 2016, 30(6): 2649-2655.
[36] YI B, WANG G, LI J, et al. Domestically produced Chinese minimally invasive surgical robot system "Micro Hand S" is applied to clinical surgery preliminarily in China[J]. Surgical Endoscopy, 2017, 31(1): 487-493.
[37] ZONG G, PEI X, YU J, et al. Classification and type synthesis of 1-DOF remote center of motion mechanisms[J]. Mechanism and Machine Theory, 2008, 43(12): 1585-1595.
[38] SHIM S, JI D, LEE S, et al. Compact bone surgery robot with a high-resolution and high-rigidity remote center of motion mechanism[J]. IEEE Transactions on Biomedical Engineering, 2020, 67(9): 2497-2506.
[39] LUM M J H, ROSEN J, SINANAN M N, et al. Optimization of a spherical mechanism for a minimally invasive surgical robot: theoretical and experimental approaches[J]. IEEE Transactions on Biomedical Engineering, 2006, 53(7): 1440-1445.
[40] ZOPPI M, ZLATANOV D, GOSSELIN C M. Analytical kinematics models and special geometries of a class of 4-DOF parallel mechanisms[J]. IEEE Transactions on Robotics, 2005, 21(6): 1046-1055.
[41] SIEPEL F J, MARIS B, WELLEWEERD M K, et al. Needle and biopsy robots: a review[J]. Current Robotics Reports, 2021, 2(1): 73-84.
[42] OKAZAWA S, EBRAHIMI R, CHUANG J, et al. Hand-held steerable needle device[J]. IEEE/ASME Transactions on Mechatronics, 2005, 10(3): 285-296.
[43] KALLEM V, COWAN N J. Image guidance of flexible tip-steerable needles[J]. IEEE Transactions on Robotics, 2009, 25(1): 191-196.
[44] SU B, YU S, YAN H, et al. Biopsy needle system with a steerable concentric tube and online monitoring of electrical resistivity and insertion forces[J]. IEEE Trans Biomed Eng, 2021, 68(5): 1702-1713.
[45] SWANEY P J, BURGNER J, GILBERT H B, et al. A flexure-based steerable needle: high curvature with reduced tissue damage[J]. IEEE Transactions on Biomedical Engineering, 2013, 60(4): 906-909.
[46] 王田苗, 郝杨文. 软体机器人：结构、驱动、传感与控制[J]. 机械工程学报, 2017, 53(13): 1-13.
[47] BURGNER-KAHRS J, RUCKER D C, CHOSET H. Continuum robots for medical applications: a survey[J]. IEEE Transactions on Robotics, 2015, 31(6): 1261-1280.
[48] CAMARILLO D B, MILNE C F, CARLSON C R, et al. Mechanics modeling of tendon-driven continuum manipulators[J]. IEEE Transactions on Robotics, 2008, 24(6): 1262-1273.
[49] KUTZER M D M, SEGRETI S M, BROWN C Y, et al. Design of a new cable-driven manipulator with a large open lumen: preliminary applications in the minimally-invasive removal of osteolysis[C]//2011 IEEE International Conference on Robotics and Automation. Piscataway, USA: IEEE, 2011: 2913-2920.
[50] XU K, ZHAO J, FU M. Development of the SJTU unfoldable robotic system (SURS) for single port laparoscopy[J]. IEEE/ASME Transactions on Mechatronics, 2015, 20(5): 2133-2145.
[51] SIMAAN N, XU K, WEI W, et al. Design and integration of a telerobotic system for minimally invasive surgery of the throat[J]. The International Journal of Robotics Research, 2009, 28(9): 1134-1153.
[52] MOSES M S, KUTZER M D M, HANS M, et al. A continuum manipulator made of interlocking fibers[C]//2013 IEEE International Conference on Robotics and Automation. Piscataway, USA: IEEE, 2013: 4008-4015.

[53] DUPONT P E, LOCK J, ITKOWITZ B, et al. Design and control of concentric-tube robots[J]. IEEE Transactions on Robotics, 2010, 26(2): 209-225.

[54] WEBSTER R J, ROMANO J M, COWAN N J. Mechanics of precurved-tube continuum robots[J]. IEEE Transactions on Robotics, 2009, 25(1): 67-78.

[55] OLIVER-BUTLER K, TILL J, RUCKER C. Continuum robot stiffness under external loads and prescribed tendon displacements[J]. IEEE Transactions on Robotics, 2019, 35(2): 403-419.

[56] NGUYEN T D, BURGNER-KAHRS J. A tendon-driven continuum robot with extensible sections[C]// 2015 IEEE/RSJ International Conference on Intelligent Robots and Systems (IROS). Piscataway, USA: IEEE, 2015: 2130-2135.

[57] KANG R, GUO Y, CHEN L, et al. Design of a pneumatic muscle based continuum robot with embedded tendons[J]. IEEE/ASME Transactions on Mechatronics, 2017, 22(2): 751-761.

[58] IKUTA K, MATSUDA Y, YAJIMA D, et al. Pressure pulse drive: a control method for the precise bending of hydraulic active catheters[J]. IEEE/ASME Transactions on Mechatronics, 2012, 17(5): 876-883.

[59] YANG H D, ASBECK A T. Design and characterization of a modular hybrid continuum robotic manipulator[J]. IEEE/ASME Transactions on Mechatronics, 2020, 25(6): 2812-2823.

[60] KIM Y, PARADA G A, LIU S, et al. Ferromagnetic soft continuum robots[J]. Science Robotics, 2019, 4(33): eaax7329.

[61] KIM Y, CHENG S S, DESAI J P. Active stiffness tuning of a spring-based continuum robot for MRI-Guided neurosurgery[J]. IEEE Transactions on Robotics, 2018, 34(1): 18-28.

[62] ZHANG X, LI W, CHIU P W Y, et al. A novel flexible robotic endoscope with constrained tendon-driven continuum mechanism[J]. IEEE Robotics and Automation Letters, 2020, 5(2): 1366-1372.

[63] WANG F, WANG H, LUO J, et al. FIORA: a flexible tendon-driven continuum manipulator for laparoscopic surgery[J]. IEEE Robotics and Automation Letters, 2022, 7(2): 1166-1173.

[64] DUPONT P E, SIMAAN N, CHOSET H, et al. Continuum robots for medical interventions[J]. Proceedings of the IEEE, 2022, 110(7): 847-870.

[65] RUCKER D C, WEBSTER R J. Statics and dynamics of continuum robots with general tendon routing and external loading[J]. IEEE Transactions on Robotics, 2011, 27(6): 1033-1044.

[66] WANG X, YU N, HAN J, et al. Modeling and adaptive control for tendon sheath artificial muscle actuated bending-tip systems with unknown parameters and input hysteresis: An experimental research[J]. IEEE Transactions on Industrial Electronics, 2023, 70(10): 10588-10597.

[67] DO T N, TJAHJOWIDODO T, LAU M W S, et al. Hysteresis modeling and position control of tendon-sheath mechanism in flexible endoscopic systems[J]. Mechatronics, 2014, 24(1): 12-22.

[68] DO T N, TJAHJOWIDODO T, LAU M W S, et al. Adaptive control for enhancing tracking performances of flexible tendon–sheath mechanism in natural orifice transluminal endoscopic surgery (NOTES)[J]. Mechatronics, 2015(28): 67-78.

[69] GAO H, HAO R, YANG X, et al. Modeling and compensation of stiffness-dependent hysteresis for stiffness-tunable tendon-sheath mechanism in flexible endoscopic robots[J]. IEEE Transactions on Industrial Electronics, 2023: 1-11.

[70] WEBSTER R J, JONES B A. Design and kinematic modeling of constant curvature continuum robots: a review[J]. The International Journal of Robotics Research, 2010, 29(13): 1661-1683.

[71] CHITALIA Y, JEONG S, DEATON N, et al. Design and kinematics analysis of a robotic pediatric neuroendoscope tool body[J]. IEEE/ASME Transactions on Mechatronics, 2020, 25(2): 985-995.

[72] LOSCHAK P M, BRATTAIN L J, HOWE R D. Algorithms for automatically pointing ultrasound imaging catheters[J]. IEEE Transactions on Robotics, 2017, 33(1): 81-91.

[73] JONES B A, WALKER I D. Kinematics for multisection continuum robots[J]. IEEE Transactions on Robotics, 2006, 22(1): 43-55.

[74] TRIVEDI D, LOTFI A, RAHN C D. Geometrically exact models for soft robotic manipulators[J]. IEEE Transactions on Robotics, 2008, 24(4): 773-780.
[75] PAI D K. STRANDS: Interactive simulation of thin solids using cosserat models[J]. Computer Graphics Forum, 2002, 21(3): 347-352.
[76] PENNING R S, JUNG J, BORGSTADT J A, et al. Towards closed loop control of a continuum robotic manipulator for medical applications[C]//2011 IEEE International Conference on Robotics and Automation. Piscataway, USA: IEEE, 2011: 4822-4827.
[77] RONE W S, BEN-TZVI P. Continuum robot dynamics utilizing the principle of virtual power[J]. IEEE Transactions on Robotics, 2014, 30(1): 275-287.
[78] BOYER F, LEBASTARD V, CANDELIER F, et al. Dynamics of continuum and soft robots: a strain parameterization based approach[J]. IEEE Transactions on Robotics, 2021, 37(3): 847-863.
[79] ZHANG C, WANG Y, LIANG T, et al. A novel miniature flexible instrument with unfolding and decoupling design for endoscopic surgery[J]. IEEE Robotics and Automation Letters, 2024, 9(1): 787-794.
[80] HWANG M, KWON D-S. K-FLEX: a flexible robotic platform for scar-free endoscopic surgery[J]. International Journal of Medical Robotics and Computer Assisted Surgery, 2020, 16(2): e2078.
[81] SARLI N, GIUDICE G D, DE S, et al. TURBot: a system for robot-assisted transurethral bladder tumor resection[J]. IEEE/ASME Transactions on Mechatronics, 2019, 24(4): 1452-1463.
[82] GRAETZEL C F, SHEEHY A, NOONAN D P. Robotic bronchoscopy drive mode of the Auris Monarch platform[C]//2019 International Conference on Robotics and Automation (ICRA). Piscataway, USA: IEEE, 2019: 3895-3901.
[83] GAO Y, TAKAGI K, KATO T, et al. Continuum robot with follow-the-leader motion for endoscopic third ventriculostomy and tumor biopsy[J]. IEEE Transactions on Biomedical Engineering, 2020, 67(2): 379-390.

第2章 医学影像智能分析

现代医学的诊断与治疗离不开医学影像。为了医学诊断或研究，采用某种能量方式以非侵入手段取得人体内部器官或组织的形态结构、生理功能、病理状态的成像技术称为医学成像技术。利用医学成像技术所得的图像，则称为医学影像（medical images）。X射线的发现使观察人体内部成为可能，自此开启了医学影像和诊断技术的崭新一页。随着计算机断层成像（computed tomography，CT）、磁共振成像（magnetic resonance imaging，MRI）等技术的发展，医生可以获取人体内部高分辨率的医学影像，从而极大提高疾病诊断的效率。这些高分辨率的医学影像被广泛应用于术前诊断、手术规划、术中导航和机器人手术引导中，促进了数字化外科和微创手术机器人技术的不断发展，为手术导航和手术机器人提供了细节丰富的人体先验模型。再结合本书后续将要介绍的空间配准技术，将先验模型与患者物理空间进行配准，就可以实现微创手术的可视化、手术机器人导航定位等功能，使得手术更加微创、安全。医学影像作为患者个性化数据的源头，具有非常重要的作用。然而，医学影像包含了扫描范围内的所有信息，数据量非常大。手动处理和人工识别与手术或者疾病相关的特征目标会花费大量的时间和精力，结果也过于依赖医生的个人水平和经验。如何采用人工智能的方法对大量的医学影像进行智能分析和处理，得到感兴趣的重要特征区域，实现自动建模与可视化、智能识别与辅助诊断等目标是当前医学影像的研究热点。本章围绕医学影像的智能分析，重点介绍智能诊断、医学影像智能分割、图像配准、标志点检测等技术。

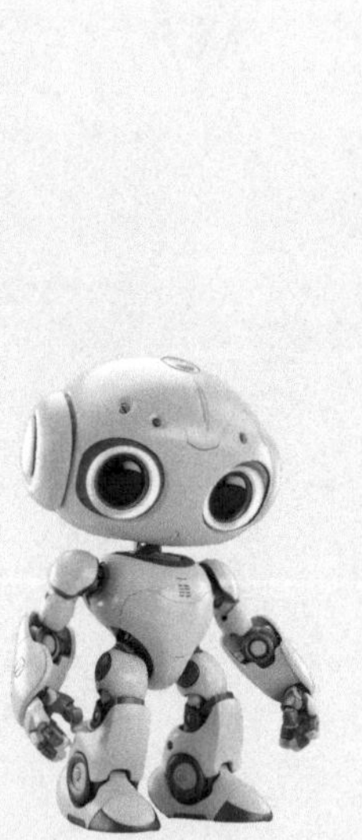

2.1 常用医学影像模态及其特点

医学影像其实是一种伪像，是对被成像物体某种性质空间分布的一种量化反映。常用的医学成像技术有 X 射线成像、X 射线计算机断层成像、磁共振成像、超声成像（ultrasound imaging）等。

2.1.1 X射线成像

X 射线成像利用人体不同组织密度对 X 射线的吸收（能量衰减）程度不同的原理进行成像。当X射线透过人体各种不同组织结构时，它被吸收的程度不同，所以到达接收器上的X射线的量存在差异，会形成黑白对比不同的影像。对于人体的软组织，X 射线的衰减很低，绝大部分能直接穿过，但X射线在骨骼中的衰减相对较高，因此X射线成像经常被用来检查骨骼结构的异常和损伤，如图 2-1 所示。此外，结合造影技术还可以对血管进行成像——数字减影血管造影（digital subtraction angiography，DSA）。X 射线图像一般是二维图像，成像原理满足透视投影几何规律。如今的数字化 X 射线成像设备可以将穿过人体的 X 射线能量由图像增强器（image intensifier）或者 X 射线检测器（X-ray detector）转换为电信号，输出数字灰度图像。由于 X 射线能量较大，具有电离辐射，因此大剂量或频繁的 X 射线照射对人体有害。

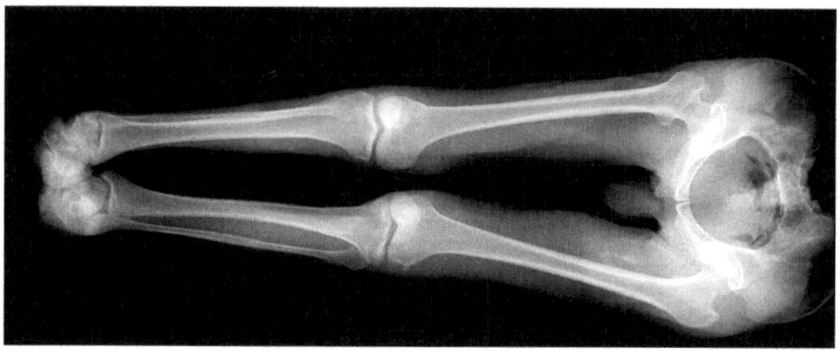

图2-1 下肢X射线成像

2.1.2 X射线计算机断层成像

X 射线计算机断层成像（X-CT）是指利用精确准直的 X 射线与高灵敏度的探测器，围绕人体的某一部位采集数据，并根据需要重建断面影像的一种成像方法。通过从多个方向发射 X 射线得到多个视点的图像，然后利用断层成像算法重建切片图像，得到一个规则的三维图像。类比于二维图像的像素概念，三维图像的数据点称为体素（voxel），体素值反映了该位置处对 X 射线的吸收程度。在可视化时，X-CT 将不同的体素值映射为灰度值。如图 2-2 所示，颅颌面三维 X-CT 图像中的灰黑色部分表示低密度组织，如软组织和空腔；亮白色部分表示高密度组织，如骨骼。X-CT 在临床上应用十分广泛，包括头颈部、胸部、腹部等几乎全身主要器官和组织的检查。由于 X-CT 在临床上的普遍性，大多数场合也将它简称为 CT。

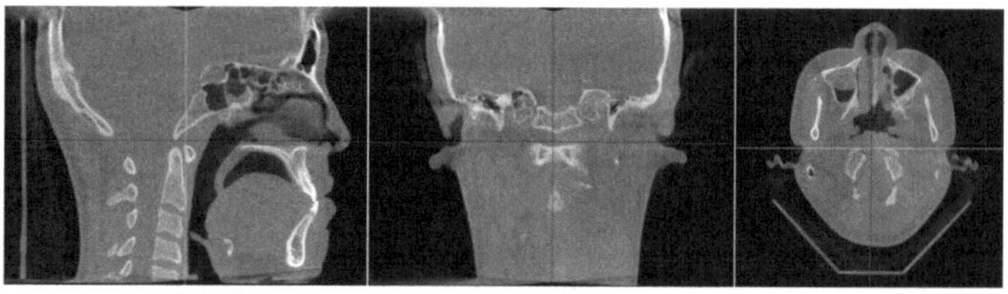

（a）矢状位　（b）冠状位　（c）轴状位

图2-2 颅颌面三维X-CT图像

2.1.3 磁共振成像

核磁共振成像（nuclear magnetic resonance imaging，NMRI）也称磁共振成像（MRI），其中的核是指氢原子核，MRI 对人体中含水（约占人体的 70%）的组织具有很好的分辨能力。将成像对象放置于梯度编码磁场中，用适当的电磁波照射，以改变氢原子的旋转排列方向，使之共振，然后释放出的电磁波。由于不同组织会产生不同电磁波信号，结合梯度编码磁场处理后就能知道构成这个物体的氢原子核的空间分布，据此即可绘制物体内部的三维图像。相比于 CT，MRI 对软组织有较好的分辨力，如图 2-3 所示。MRI 的体素值和其采用的成像序列有关，一般常用的成像序列有质子密度图像、T1 加权图像和 T2 加权图像。不管是 CT 图像还是 MRI 图像，在显示时，都是通过一种映射将体素值映射为灰度值，这个过程叫作窗宽窗位调节。

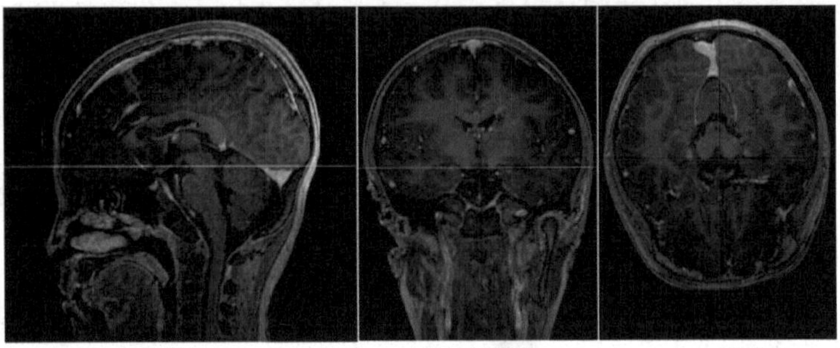

（a）矢状位　（b）冠状位　（c）轴状位

图2-3　脑部MRI图像

2.1.4 超声成像

超声成像的原理是使用超声换能器发射超声波到人体组织中，通过检测反射的回波信号从而得到人体内器官的断层影像。声波在密度较大介质中的声速比密度较小介质中的声速要快，定义声阻抗为介质密度和声速的乘积。人体中，高密度骨骼的声阻抗一般最大，其次是软组织，最后是空气（空腔）。频率高于 20 kHz 的声波为超声波（ultrasound），超声波在人体内传播时，遇到声阻抗不同的界面，会产生反射现象，并通过数字电路记录反射的回波形成图像。图像像素的值反映该位置的组织对声波的反射系数，反射的回波越强，则像素值越大，图像也就越亮。超声波在介质中传播也会发生衰减现象，可见穿透力是有限的。超声频率越高，衰减越大，穿透力越低，但成像的轴向分辨力越好。图 2-4 所示为常见的二维超声图像。超声成像是临床诊断、介入治疗的重要工具，具有无电离辐射、成本较低、实时性好、便携性高等优点。但是超声成像也面临一些挑战，例如分辨力低、成像质量不高、图像解释高度依赖于医生经验等。

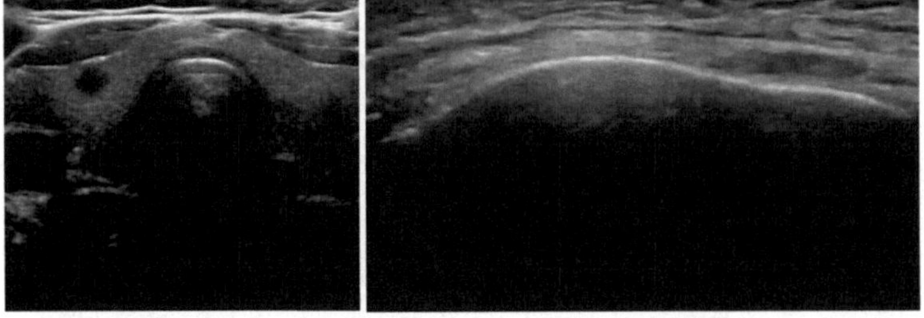

（a）甲状腺　（b）颧骨表面

图2-4　二维超声图像

2.2 深度学习

近年来，人工智能技术在医学影像分析的科学研究及临床实践中取得了大量成功应用，这主要得益于深度学习（deep learning, DL）的快速发展。所谓深度学习，就是构建很多层（深度的）神经网络（deep neural network, DNN）模型，并求解神经网络模型参数的技术。随着近年计算机硬件水平的发展，高端算力芯片和高容量存储设备的出现以及大量数据的产生，深度学习已经成为一种非常强大的机器学习算法，被广泛应用于各个领域。深度学习算法善于提取高维数据中的复杂特征，在众多任务中表现出了出色的性能，包括分类、目标检测、语义分割、实例分割等。深度学习利用了自然信号的组合层次结构，即通过组合较低级别的特征来获得较高级别的特征。在图像中，局部边缘组合成图案，图案组合成实例，实例形成图像。语音和文本也存在类似的层次结构。深度学习算法能够自动学习并选择数据中隐含的对任务有意义的特征。在详细介绍深度学习之前，先介绍以下基本概念。

2.2.1 张量

张量（tensor）就是多维数组。用$\mathcal{T} \in \mathbb{R}^{K_1 \times K_2 \times \cdots \times K_D}$表示一个$D$维张量，$D$是维度，$K_1 \times K_2 \times \cdots \times K_D$是它的形状，其中$K_i$表示第$i$个维度（轴）上的长度。$D$维张量还可以看作$D$维函数在$K_1 \times K_2 \times \cdots \times K_D$的$D$维网格上的采样。在深度学习网络中，输入输出数据和网络参数都可以用张量表示。下面举几个张量的例子。

1. 零维张量

零维张量就是标量。例如，$x \in \mathbb{R}$就是一个标量。机器学习算法中的损失函数通常是标量。

2. 一维张量

一维张量就是向量。例如，向量$\boldsymbol{x} \in \mathbb{R}^n$就是一个长度为$n$的一维张量。

3. 二维张量

二维张量就是矩阵。例如，矩阵$\boldsymbol{X} \in \mathbb{R}^{m \times n}$就是一个二维张量，第一维的长度为$m$，第二维的长度为$n$。二维灰度图像可以用一个二维张量表示。

4. 三维张量

将矩阵一层层叠加起来，就形成了三维张量$\mathcal{X} \in \mathbb{R}^{c \times m \times n}$，第一维的长度为$c$，第二维的长度为$m$，第三维的长度为$n$。二维彩色图像或者三维灰度图像可以用一个三维张量表示。

5. 四维张量

将三维张量一块块叠加起来，就形成了四维张量$\mathcal{T} \in \mathbb{R}^{k \times c \times m \times n}$。一批（$k$个）二维彩色图像或者三维灰度图像可以用一个四维张量表示。

张量的基本运算包括相同大小的张量对应元素（element-wise）的加、减、乘、除，结果是同样大小的张量。其他运算还有某个维度上的元素求和、求平均等，这些操作一般会导致张量的维度减小。

当两个张量进行对应元素运算的操作时，这两个张量应该满足以下两个条件之一：① 具有相同的形状；② 维度相同且长度不同的维度上的值是1。如果两个张量维度不同时，可以将维度小的张量形状通过在左侧添加长度为1的维度自动变为和另一个张量相同的维度。例如，$\mathcal{T}_1 \in \mathbb{R}^{m \times n}$和$\mathcal{T}_2 \in \mathbb{R}^n$进行对应元素加法运算时，可以将$\mathcal{T}_2 \in \mathbb{R}^n$看作$\mathcal{T}_2 \in \mathbb{R}^{1 \times n}$，使其满足条件②。条件②可以通过广播机制，在长度为1的维度上进行重复，使其长度与另一个张量相等。以$\mathcal{T}_2 \in \mathbb{R}^{1 \times n}$为例，可以重复$m$行，使$\mathcal{T}_2 \in \mathbb{R}^{m \times n}$，这样就可以与$\mathcal{T}_1$相加。最终的效果就是将原始

的 $\boldsymbol{T}_2$ 向量转置后加到 $\boldsymbol{T}_1$ 的每一行上。广播机制可以极大地节省内存空间，不用生成一个大量元素重复的临时对象。

2.2.2 自动求导

自动求导（automatic differentiation）是神经网络最核心的技术之一，是通过反向传播（back propagation）算法实现的。自动求导的目的是求解损失函数（标量）关于网络模型参数的导数（偏导数）。在优化模型参数时，根据模型参数的导数进行梯度下降法优化。

1. 雅可比矩阵

雅可比矩阵是向量对向量的导数。设 $\boldsymbol{f}(\boldsymbol{x}):\mathbb{R}^n \to \mathbb{R}^m$ 是一个向量函数，则 $\boldsymbol{f}(\boldsymbol{x})$ 关于 $\boldsymbol{x}=[x_1,x_2,\cdots x_n]^{\mathrm{T}}$ 的导数 $\partial \boldsymbol{f}/\partial \boldsymbol{x}$ 是一个 $m\times n$ 的矩阵：

$$\frac{\partial \boldsymbol{f}}{\partial \boldsymbol{x}}=\begin{bmatrix} \frac{\partial f_1}{\partial x_1} & \frac{\partial f_1}{\partial x_2} & \cdots & \frac{\partial f_1}{\partial x_n} \\ \frac{\partial f_2}{\partial x_1} & \frac{\partial f_2}{\partial x_2} & \cdots & \frac{\partial f_2}{\partial x_n} \\ \vdots & \vdots & & \vdots \\ \frac{\partial f_m}{\partial x_1} & \frac{\partial f_m}{\partial x_2} & \cdots & \frac{\partial f_m}{\partial x_n} \end{bmatrix} \tag{2-1}$$

设 $\boldsymbol{x}=\boldsymbol{g}(\boldsymbol{y})$，其中 $\boldsymbol{g}(\boldsymbol{y}):\mathbb{R}^k \to \mathbb{R}^n$，则根据链式法则，有

$$\frac{\partial \boldsymbol{f}}{\partial \boldsymbol{y}}=\frac{\partial \boldsymbol{f}}{\partial \boldsymbol{x}}\frac{\partial \boldsymbol{x}}{\partial \boldsymbol{y}} \tag{2-2}$$

设 $\boldsymbol{x}\in\mathbb{R}^n$，令 $\hat{\boldsymbol{x}}=\frac{\boldsymbol{x}}{\|\boldsymbol{x}\|}$，下面给出几种常见的雅可比矩阵。

$$\begin{gathered} \frac{\partial(\boldsymbol{x}^{\mathrm{T}}\boldsymbol{x})}{\partial \boldsymbol{x}}=2\boldsymbol{x}^{\mathrm{T}},\quad \frac{\partial\|\boldsymbol{x}\|}{\partial \boldsymbol{x}}=\frac{\boldsymbol{x}^{\mathrm{T}}}{\|\boldsymbol{x}\|} \\ \frac{\partial \hat{\boldsymbol{x}}}{\partial \boldsymbol{x}}=\frac{1}{\|\boldsymbol{x}\|^3}\begin{bmatrix} x_2^2+x_3^2 & -x_1x_2 & -x_1x_3 \\ -x_2x_1 & x_1^2+x_3^2 & -x_2x_3 \\ -x_3x_1 & -x_3x_2 & x_1^2+x_2^2 \end{bmatrix} \end{gathered} \tag{2-3}$$

2. 梯度向量

梯度（gradient）向量是标量对向量的导数。设 $f(\boldsymbol{x}):\mathbb{R}^n \to \mathbb{R}$ 是一个标量函数，则 $f(\boldsymbol{x})$ 关于 $\boldsymbol{x}$ 的导数 $\nabla f(\boldsymbol{x})$ 是一个长度为 n 的向量：

$$\nabla f(\boldsymbol{x})=\left[\frac{\partial f}{\partial x_1},\frac{\partial f}{\partial x_2},\cdots,\frac{\partial f}{\partial x_n}\right]^{\mathrm{T}} \tag{2-4}$$

如果将 $f(\boldsymbol{x})$ 看作长度为 1 的向量，则它的雅可比矩阵是梯度的转置，即 $\partial f/\partial \boldsymbol{x}=\nabla^{\mathrm{T}} f(\boldsymbol{x})$。设 $\boldsymbol{x}=\boldsymbol{g}(\boldsymbol{y})$，其中 $\boldsymbol{g}(\boldsymbol{y}):\mathbb{R}^m \to \mathbb{R}^n$，则根据链式法则，有

$$\nabla f(\boldsymbol{g}(\boldsymbol{y}))=\left(\frac{\partial \boldsymbol{x}}{\partial \boldsymbol{y}}\right)^{\mathrm{T}}\nabla f(\boldsymbol{x}) \tag{2-5}$$

将上式写成分量的形式，有

$$\frac{\partial f}{\partial y_i}=\sum_{j=1}^{n}\left(\frac{\partial f}{\partial x_j}\frac{\partial x_j}{\partial y_i}\right),\quad i=1,2,\cdots,m \tag{2-6}$$

3. 张量对标量的导数

张量 $\mathcal{T}$ 对标量 t 的导数记为 $\partial\mathcal{T}/\partial t$，是一个跟 $\mathcal{T}$ 形状相同的张量，$\partial\mathcal{T}/\partial t$ 的每个元素是 $\mathcal{T}$ 关于 t 的导数（偏导数）。

4. 标量对张量的导数

标量 l 关于张量 $\mathcal{T}$ 的导数记为 $\partial l/\partial\mathcal{T}$，是一个跟 $\mathcal{T}$ 同样形状的张量，$\partial l/\partial\mathcal{T}$ 的每个元素是 l 关于 $\mathcal{T}$ 对应元素的偏导数。在深度学习术语中，标量 l 通常代表网络模型的损失函数，也把 $\partial l/\partial\mathcal{T}$ 称为 $\mathcal{T}$ 的梯度。

5. 张量对张量的导数

张量 $\mathcal{T}_1$ 关于张量 $\mathcal{T}_2$ 的导数由张量 $\mathcal{T}_1$ 的每个元素（标量）关于 $\mathcal{T}_2$ 的导数组成。设 SZ_1 和 SZ_2 分别表示 $\mathcal{T}_1$ 和 $\mathcal{T}_2$ 的形状，则 $\partial\mathcal{T}_1/\partial\mathcal{T}_2$ 的形状为 $SZ_1 \times SZ_2$。

2.2.3 计算图与反向传播算法

主流的深度学习框架将神经网络模型表达为一个计算图（computational graph），这个图的每个节点是一个张量。多个张量的计算结果是它们的父节点，最终的根节点应该是网络的损失值，也就是要优化的目标。图 2-5（a）所示为一个非常简单的计算图示例，表达计算关系：

$$\begin{cases} z = y_1 y_2 \\ y_1 = x_1 x_2 \\ y_2 = x_2 + x_3 \end{cases} \tag{2-7}$$

当 $x_1 = 1$，$x_2 = 2$，$x_3 = 3$ 时，求解 z 关于 x_1、x_2 和 x_3 的偏导数。

面对这个问题，人们一般首先会直接将式（2-7）写为

$$z = x_1 x_2^2 + x_1 x_2 x_3 \tag{2-8}$$

然后得到

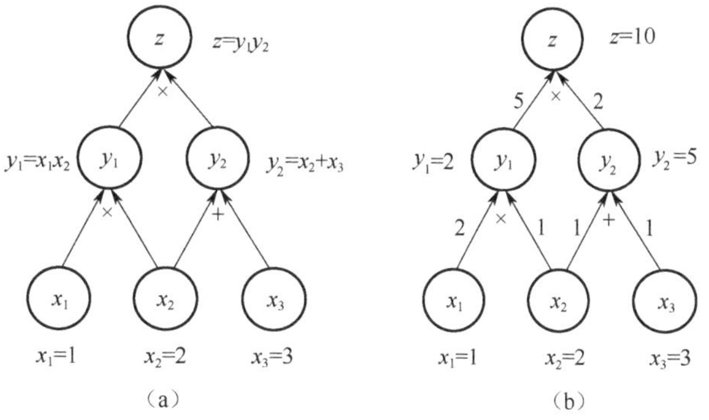

图2-5 计算图示例

$$\frac{\partial z}{\partial x_1} = x_2^2 + x_2 x_3 = 10,\ \frac{\partial z}{\partial x_2} = 2x_1 x_2 + x_1 x_3 = 7,\ \frac{\partial z}{\partial x_3} = x_1 x_2 = 2 \tag{2-9}$$

那么，人工智能神经网络是如何计算的呢？如图 2-5（b）所示，构建计算图的过程是一个正向计算过程，神经网络在计算父节点值的同时，也会计算父节点相对于子节点的偏导数，如边 y_1x_1 上的值就代表 $\partial y_1/\partial x_1$ 的值。正向计算最终会到根节点处，得到 $z=10$。之后，再进行反向传播过程：从根节点开始遍历到叶子节点的每一个路径（路径只能从父节点到子节点），将路径上的值相乘最后累加到叶子节点上，就得到了根节点变量关于叶子节点变量的偏导数。看一下这种方式的计算结果：

$$\frac{\partial z}{\partial x_1} = 5 \times 2 = 10,\ \frac{\partial z}{\partial x_2} = 5 \times 1 + 2 \times 1 = 7,\ \frac{\partial z}{\partial x_3} = 2 \times 1 = 2 \tag{2-10}$$

和式（2-9）的结果一致。不管是多么复杂的神经网络，只要它是通过可求导的运算连接成的计算图，就可以使用这种反向传播算法计算根节点损失函数相对于网络模型参数的梯度。

2.2.4 多层感知机

用$(\boldsymbol{x}_i,\boldsymbol{y}_i)_{i=1}^N$表示用于深度学习的数据集，其中样本$\boldsymbol{x}_i\in\mathbb{R}^n$表示特征数据（features 或 feature vector），$\boldsymbol{y}_i\in\mathbb{R}^m$是$\boldsymbol{x}_i$的标签（label）。对于回归（regression）问题，$\boldsymbol{y}_i$是数值向量；对于分类（classification）问题，$\boldsymbol{y}_i$可以是独热编码。

1. 网络结构

如图 2-6 所示，多层感知机（multiple layer perception，MLP）是一个多层的神经网络，将输入$\boldsymbol{x}=[x_1,x_2,\cdots,x_n]^{\mathrm{T}}$映射成输出标签$\boldsymbol{y}=[y_1,y_2,\cdots,y_m]^{\mathrm{T}}$。其映射过程如下。

$$\begin{cases}\boldsymbol{h}=\boldsymbol{W}_1\boldsymbol{x}+\boldsymbol{b}_1\\ \boldsymbol{y}=\boldsymbol{W}_2\boldsymbol{h}+\boldsymbol{b}_2\end{cases}\tag{2-11}$$

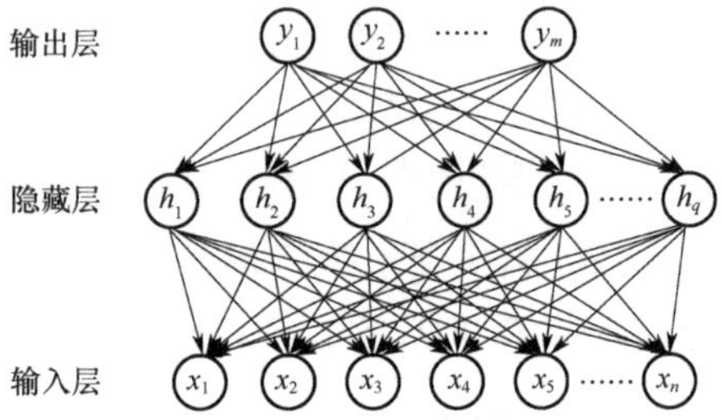

图2-6 多层感知机

其中，$\boldsymbol{W}_1\in\mathbb{R}^{q\times n}$；$\boldsymbol{b}_1\in\mathbb{R}^q$；$\boldsymbol{W}_2\in\mathbb{R}^{m\times q}$；$\boldsymbol{b}_2\in\mathbb{R}^m$。式（2-11）这种做法不利于批量处理数据，因为在训练神经网络时，通常取一个批次（batch）的数据同时输入网络。令$\boldsymbol{X}\in\mathbb{R}^{d\times n}$的每一行代表一个输入$\boldsymbol{x}^{\mathrm{T}}$，则$\boldsymbol{X}$可以表示一个批次的$d$个输入，称$d$为批大小（batch size）。式（2-11）可以写为

$$\begin{cases}\boldsymbol{H}=\boldsymbol{X}\boldsymbol{W}_1^{\mathrm{T}}+\boldsymbol{b}_1^{\mathrm{T}}\\ \boldsymbol{Y}=\boldsymbol{H}\boldsymbol{W}_2^{\mathrm{T}}+\boldsymbol{b}_2^{\mathrm{T}}\end{cases}\tag{2-12}$$

其中，$\boldsymbol{Y}\in\mathbb{R}^{d\times m}$的每一行是$\boldsymbol{X}$的每一行映射后的标签，张量加法运算支持广播机制。由于$\boldsymbol{W}_1$、$\boldsymbol{b}_1$、$\boldsymbol{W}_2$、$\boldsymbol{b}_2$本来就是网络的参数，因此可以将式（2-12）直接写为

$$\begin{cases}\boldsymbol{H}=\boldsymbol{X}\boldsymbol{W}_1+\boldsymbol{b}_1\\ \boldsymbol{Y}=\boldsymbol{H}\boldsymbol{W}_2+\boldsymbol{b}_2\end{cases}\tag{2-13}$$

其中，$\boldsymbol{W}_1\in\mathbb{R}^{n\times q}$；$\boldsymbol{W}_2\in\mathbb{R}^{q\times m}$。

2. 激活函数

为了增加神经网络对非线性关系的学习能力，在隐藏层上通常会加入非线性激活函数$\sigma(v)$，它作用于输入张量的每个元素v上，并返回元素的新值，且不会改变输出张量的形状。常用的激活函数有以下几个。

（1）ReLU 函数

$$\mathrm{ReLU}(v)=\max(v,0)\tag{2-14}$$

（2）Sigmoid 函数

$$\mathrm{Sigmoid}(v)=\frac{1}{1+\mathrm{e}^{-v}}\tag{2-15}$$

（3）tanh 函数

$$\tanh(v)=\frac{1-\mathrm{e}^{-2x}}{1+\mathrm{e}^{-2x}}\tag{2-16}$$

引入激活函数$\sigma(v)$后，式（2-13）变为

$$\begin{cases} \boldsymbol{H} = \sigma\left(\boldsymbol{X}\boldsymbol{W}_1 + \boldsymbol{b}_1\right) \\ \boldsymbol{Y} = \boldsymbol{H}\boldsymbol{W}_2 + \boldsymbol{b}_2 \end{cases} \tag{2-17}$$

最后，隐藏层可以有多层，即

$$\begin{cases} \boldsymbol{H}_1 = \sigma_1\left(\boldsymbol{X}\boldsymbol{W}_1 + \boldsymbol{b}_1\right) \\ \boldsymbol{H}_2 = \sigma_2\left(\boldsymbol{H}_1\boldsymbol{W}_2 + \boldsymbol{b}_2\right) \\ \quad\vdots \\ \boldsymbol{H}_n = \sigma_n\left(\boldsymbol{H}_{n-1}\boldsymbol{W}_n + \boldsymbol{b}_n\right) \\ \boldsymbol{Y} = \boldsymbol{H}_n\boldsymbol{W}_{n+1} + \boldsymbol{b}_{n+1} \end{cases} \tag{2-18}$$

这样就构成了一个多层感知机，记为 $\boldsymbol{Y} = \mathrm{MLP}(\boldsymbol{X})$，其中网络参数为 $\boldsymbol{W}_i, \boldsymbol{b}_i (i = 1, 2, \cdots, n+1)$。

3. Softmax 操作

对于回归问题，通过多层感知机的输出 $\boldsymbol{Y}$ 和训练数据的标签可以直接计算距离误差平方作为损失函数。对于分类问题，可以使用 Softmax 操作将 $\boldsymbol{Y}$ 在最后一个维度上变成概率分布后和标签数据计算交叉熵损失（cross entropy loss）。$\mathrm{Softmax}(\boldsymbol{Y})$ 与 $\boldsymbol{Y}$ 具有相同的形状，元素值为

$$\mathrm{Softmax}\left(\boldsymbol{Y}\right)_{ij} = \frac{\mathrm{e}^{Y_{ij}}}{\sum_j \mathrm{e}^{Y_{ij}}} \tag{2-19}$$

显然，$\mathrm{Softmax}(\boldsymbol{Y})$ 的每一行之和都为 1，符合概率分布的要求。

4. 批量标准化

为了减少深层网络训练中的内部协方差漂移（internal covariate shift，ICS）效应，批量标准化（batch normalization，BN）被提出用于加快网络训练，缓解梯度消失问题[1]。设 $\boldsymbol{X} \in \mathbb{R}^{d\times n}$ 表示从训练数据中采样的一个批次的 d 个特征向量，批量标准化操作 $\boldsymbol{Y} = \mathrm{BN}(\boldsymbol{X})$ 返回一个和 $\boldsymbol{X}$ 同样大小的张量 $\boldsymbol{Y}$。设 $\boldsymbol{Y}$ 的第 $m\,(m = 1, 2, \cdots, n)$ 列元素为 $y_1^m, y_2^m, \cdots, y_d^m$，其对应的 $\boldsymbol{X}$ 的第 m 列元素为 $x_1^m, x_2^m, \cdots, x_d^m$，则 BN 的计算过程为

$$y_i^m = \frac{x_i^m - \mu_m}{\sqrt{\sigma_m^2 + \varepsilon}}\gamma_m + \beta_m \tag{2-20}$$

其中，$\mu_m = \sum_{i=1}^{d} x_i^m / d$；$\sigma_m^2 = \sum_{i=1}^{d} (x_i^m - \mu_m)^2 / d$；$\varepsilon$ 是一个很小的正数，用于提高数值稳定性。γ_m 和 β_m 是可学习的参数。式（2-20）其实是对输入数据的每个特征维度沿着批次方向做可学习的标准化。在训练中，随着批次数据不断输入神经网络，μ_m 和 σ_m^2 的值被跟踪记忆。设最新批次的统计数据用上标 ′ 表示，则 μ_m 和 σ_m^2 的移动平均为

$$\begin{cases} \mathrm{average}(\mu_m) = (1 - \mathrm{momentum}) \cdot \mu_m + \mathrm{momentum} \cdot \mu_m' \\ \mathrm{average}(\sigma_m^2) = (1 - \mathrm{momentum}) \cdot \dfrac{d}{d-1}\sigma_m^2 + \mathrm{momentum} \cdot \dfrac{d}{d-1}\sigma_m'^2 \end{cases} \tag{2-21}$$

其中，momentum 是动量参数，一般为 0.1。μ_m 和 σ_m^2 的移动平均将用于网络的预测阶段。可见，BN 的输出结果在训练阶段和预测阶段是不同的。

5. 损失函数

损失函数是衡量神经网络预测值和真值之间误差的函数。损失函数有很多种，这里介绍几

种常见的损失函数。设 $(\boldsymbol{x}_i, \boldsymbol{y}_i)(i=1,2,\cdots,N)$ 为训练数据，$\hat{\boldsymbol{y}}_i(i=1,2,\cdots,N)$ 为神经网络的预测值，对于 C 分类问题，$\hat{\boldsymbol{y}}_i$ 是长度为 C 的概率向量（logits，其值无须为概率分布）。

（1）L1 损失

$$\ell_1 = \frac{1}{N}\sum_{i=1}^{N}\|\hat{\boldsymbol{y}}_i - \boldsymbol{y}_i\| \tag{2-22}$$

（2）L2 损失

$$\ell_2 = \frac{1}{N}\sum_{i=1}^{N}\|\hat{\boldsymbol{y}}_i - \boldsymbol{y}_i\|^2 \tag{2-23}$$

（3）交叉熵损失

交叉熵损失（cross entropy loss）是衡量分类网络误差的损失函数。对于 C 分类问题，标签 $\boldsymbol{y}_i(i=1,2,\cdots,N)$ 应该是长度为 C 的概率分布（非负且其和为 1），独热编码是它的一种特殊形式。用上标 c 表示向量的分量，则交叉熵损失为

$$\begin{aligned}\ell_{\text{cross\_entropy}} &= -\frac{1}{N}\sum_{i=1}^{N}\sum_{c=1}^{C}\hat{y}_i^c \log\frac{\mathrm{e}^{y_i^c}}{\sum_{c=1}^{C}\mathrm{e}^{y_i^c}} \\ &= -\frac{1}{N}\sum_{i=1}^{N}\sum_{c=1}^{C}\hat{y}_i^c\left(y_i^c - \log\sum_{c=1}^{C}\mathrm{e}^{y_i^c}\right) \\ &= -\frac{1}{N}\sum_{i=1}^{N}\sum_{c=1}^{C}\left(\hat{y}_i^c y_i^c - \hat{y}_i^c\log\sum_{c=1}^{C}\mathrm{e}^{y_i^c}\right) \\ &= \frac{1}{N}\sum_{i=1}^{N}\left(\log\sum_{c=1}^{C}\mathrm{e}^{y_i^c}\right)\sum_{c=1}^{C}\hat{y}_i^c - \frac{1}{N}\sum_{i=1}^{N}\sum_{c=1}^{C}\hat{y}_i^c y_i^c\end{aligned} \tag{2-24}$$

对于批量数据，式（2-24）可以高效地利用张量按元素运算求解。

（4）Dice 损失

Dice 损失（Dice loss）是 1 减去 Dice 系数（Dice coefficient）。Dice 系数是评价两个集合重合程度的指标。设 $\mathcal{A}$ 和 $\mathcal{B}$ 是两个集合，它们之间的 Dice 系数为

$$\text{Dice}(\mathcal{A},\mathcal{B}) = \frac{2|\mathcal{A}\cap\mathcal{B}|}{|\mathcal{A}|+|\mathcal{B}|} \tag{2-25}$$

因此，Dice 损失为

$$\ell_{\text{Dice}}(\mathcal{A},\mathcal{B}) = 1 - \frac{2|\mathcal{A}\cap\mathcal{B}|}{|\mathcal{A}|+|\mathcal{B}|} \tag{2-26}$$

Dice 损失和 Dice 系数主要用于训练和评价图像语义分割网络。

6. 网络训练

在训练多层感知机时：① 从训练数据 $(\boldsymbol{x}_i, \boldsymbol{y}_i)(i=1,2,\cdots,N)$ 中取 d 个样本构成一个批次数据 $\boldsymbol{X}$，记 $\boldsymbol{Y}$ 为对应的标签数据，$\hat{\boldsymbol{Y}} = \text{MLP}(\boldsymbol{X})$ 为多层感知机映射的标签；② 前向计算在本批次数据上的损失函数 $l(\boldsymbol{Y},\hat{\boldsymbol{Y}})$；③ 反向传播计算 $l(\boldsymbol{Y},\hat{\boldsymbol{Y}})$ 关于网络参数的梯度；④ 沿着负梯度方向更新网络参数。以上过程①～④不断重复，直到参数收敛或者达到设定迭代次数。

2.2.5 卷积神经网络

多层感知机很适合处理表格类的数据，表格的每行代表一个样本特征。多层感知机每一

层的输出特征和输入特征是全连接的关系，因此也叫全连接层（fully connected layer）。但是它并不适合处理具有空间结构的图像数据。为此，卷积神经网络（convolutional neural network，CNN）被提出，用于处理具有一定空间结构的图像数据，例如彩色或单色图像，三维 CT、MR 数据等。CNN 利用图像的空间特性设计了 4 个关键结构：局部连接、共享权重、池化和深层网络。CNN 的特征提取过程更接近人类的视觉处理系统，利用局部连接提高其网络泛化能力并降低训练难度，实现充分的局部特征提取。CNN 的池化层可以有效吸收图像形状变化，而权值共享机制显著降低了参数量。

典型的 CNN 架构由一系列层构成，层的作用是进行某种操作，将输入张量映射为输出张量。卷积层是 CNN 的核心，在卷积层的计算中，输入张量的局部结构通过权重连接（一个或多个卷积核）和非线性激活函数映射为输出张量。在图像数据中，局部结构之间往往高度相关，形成易于检测的独特局部特征。同时，图像的局部统计量不随位置变化，即如果一个局部特征可以出现在图像上，它就可以出现在图像的任何地方，因此不同位置的单元共享相同的权重，并在图像各个局部用相同的模式提取特征。这种滤波操作在数学上被称为离散卷积。单通道图像 $I(x,y)$ 和 $p\times q$ 的卷积核 w 进行卷积的结果可以表示为

$$I*w(x,y)=\sum_{i=0}^{p-1}\sum_{j=0}^{q-1}w(i,j)I\left(x-\frac{p-1}{2}+i,y-\frac{q-1}{2}+j\right) \tag{2-27}$$

卷积层的后面一般跟着池化层（pooling）。池化层的作用是合并相似的语义特征，典型的池化操作是计算一个特征图中局部结构最大值，从而降低图像分辨率。更重要的是池化对小位移和扭曲保证了局部不变性。CNN 通过叠加多个卷积层和池化层，最后根据具体的任务决定是否加入全连接层，以达到图像分类或分割的目的。

针对 CNN 模型结构的探索，已经有了大量研究成果。2012 年，Krizhevsky 等 [2] 提出了 AlexNet 模型，引入了 ReLU、dropout 和数据增强等技术，在 ImageNet 数据集分类中取得了误差率为 15.4% 的优异成绩，确立了 CNN 在计算机视觉领域的统治地位，自此，CNN 在视觉领域获得了大量应用。2015 年，He 等 [3] 提出的 ResNet 直接将深度做到了 152 层，图像分类效果非常突出，残差结构成为了深度学习的基础架构。之后提出的 InceptionNet[4] 引入了不同的卷积块，计算量与参数量显著下降，提高了数据分类精度和网络训练速度。2015 年，受全卷积网络（fully convolutional network，FCN）的启发，Ronneberger 等 [5] 提出的 U-Net 采用编码器-解码器结构，将下采样卷积块和上采样卷积块组合，使输出具有与输入相同的分辨率，提升了其上下文全局特征提取能力，在小规模医学数据中得到了大量的应用。在此基础上，U-Net++[6] 改进了 U-Net 的跳跃连接，使用不同级别的密集跳跃连接作为编码器和解码器之间的桥梁，使连接层能够充分集成不同分辨率的语义信息。Res-U-Net[7] 受残差连接的启发，用残差连接替换了 U-Net 的每个子模块，解决了梯度消失和梯度爆炸的问题。

目前，CNN 网络已经发展出一些成熟的模块（称为 backbone）用来提取特征，如 ResNet、ResNeXt[8]、ConvNeXt[9] 等。经典的 ResNet 提供了卷积结构的基本模块（block），包括卷积层、批量标准化层（BN layer）、激活函数 ReLU 层，其残差结构使能够训练的网络深度明显增加。ConvNeXt 受到 Swin Transformer[10]（Swin-T）的启发，吸取了之前卷积模块的优异性能设计经验，在与基于 Transformer 的网络竞争中取得了明显的性能优势。ConvNeXt 使用层标准化（layer normalization, LN）降低过拟合，同时使用 7×7 卷积核增大感受野，用 GELU（Gaussian error linear unit）[11] 激活函数代替 ReLU，优化了下采样操作和通道数设计。常用的 ResNet 和 ConvNeXt 卷积块结构如图 2-7 所示。

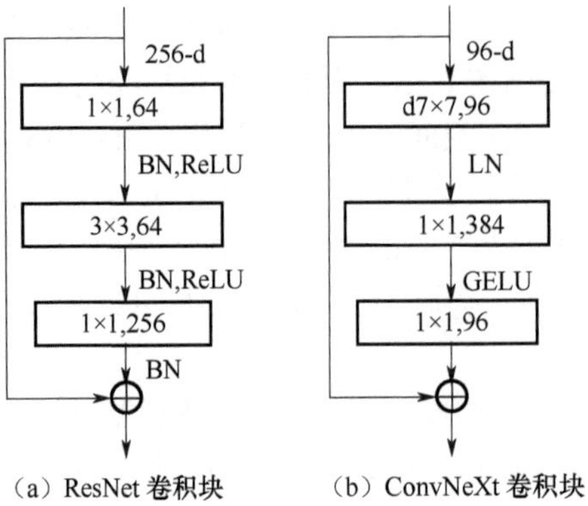

图2-7　常用的ResNet和ConvNeXt卷积块结构

2.2.6　循环神经网络

循环神经网络（recurrent neural network, RNN）用来学习时间序列数据。从数据结构的观点来看，时间序列数据包含了前驱和后继的关系，因此顺序不同但元素相同的序列不是同一个序列。例如，“狗咬人”和“人咬狗”，虽然汉字相同，但表达的意思却截然相反。为了挖掘序列中的前后依赖关系，循环神经网络被广泛用于对时间序列数据的建模和预测，例如天气预报、股市走势分析、房价预测、手术动作预测、人体意图识别、自然语言处理等。

设 $\boldsymbol{X}_1,\boldsymbol{X}_2,\cdots,\boldsymbol{X}_T$ 是一个长度为 $T\in\mathbb{Z}^+$ 的序列，其中 $\boldsymbol{X}_t\in\mathbb{R}^{d\times n}(t=1,2,\cdots,T)$ 是 t 时刻的特征。这里采用一个批次［d 为批大小（batch size）］的表达。一个单层 RNN 如图 2-8 所示。其中，$\boldsymbol{H}_t\in\mathbb{R}^{d\times h}$ 是循环神经网络的隐藏状态，它的计算沿时间轴是递归进行的：

$$\boldsymbol{H}_t=\sigma\left(\boldsymbol{X}_t\boldsymbol{W}_{nh}+\boldsymbol{H}_{t-1}\boldsymbol{W}_{hh}+\boldsymbol{b}_h\right) \tag{2-28}$$

其中，$\boldsymbol{W}_{nh}$、$\boldsymbol{W}_{hh}$ 和 $\boldsymbol{b}_h$ 是网络参数（沿时间轴共享）；$\sigma(\cdot)$ 是 Sigmoid 激活函数。对于单层 RNN，$\boldsymbol{H}_t$ 可以通过一个全连接层映射为输出序列 $\boldsymbol{Y}_t$：

$$\boldsymbol{Y}_t=\boldsymbol{H}_t\boldsymbol{W}_{hm}+\boldsymbol{b}_m \tag{2-29}$$

其中，$\boldsymbol{W}_{hm}$ 和 $\boldsymbol{b}_m$ 是输出层的共享网络参数。对于多层 RNN，前一层计算的 $\boldsymbol{H}_t^{l-1}(t=1,2,\cdots,T)$ 可以作为当前层的输入序列来计算当前层的隐藏状态 $\boldsymbol{H}_t^l$。最后一层的 $\boldsymbol{H}_t^L$ 通过一个全连接层映射为输出序列 $\boldsymbol{Y}_t$。第 l 层（$l=1,2,\cdots,L$）的共享权重为 $\boldsymbol{W}_{nh}^l$、$\boldsymbol{W}_{hh}^l$ 和 $\boldsymbol{b}_h^l$。

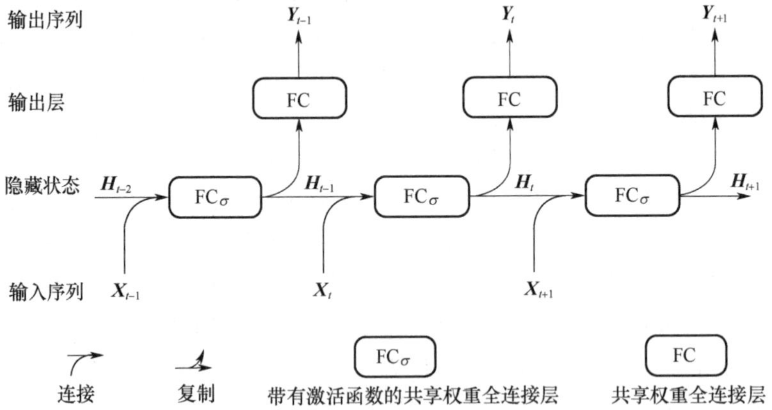

图2-8　单层RNN

RNN 通过递归计算的隐藏状态来捕获序列中的前后依赖关系，具有“长期记忆”能力，能够挖掘序列中蕴含的条件关系，因此对于序列处理有很好的效果。但是它面临一个问题：随着序列的增长，梯度会发生消失，导致长序列的 RNN 训练十分困难。因此，长短期记忆（long-short term memory, LSTM）网络被提出来克服这个问题。

LSTM 网络使用图 2-9 所示的结构单元来代替图 2-8 中的 FC_σ 层。该结构单元由遗忘门（forget gate）、输入门（input gate）、输出门（output gate）和记忆单元（memory cell）组成。它们的输出分别为

$$\begin{cases} \boldsymbol{F}_t = \sigma\left(\boldsymbol{X}_t\boldsymbol{W}_{\text{xf}} + \boldsymbol{H}_{t-1}\boldsymbol{W}_{\text{hf}} + \boldsymbol{b}_{\text{f}}\right) \\ \boldsymbol{I}_t = \sigma\left(\boldsymbol{X}_t\boldsymbol{W}_{\text{xi}} + \boldsymbol{H}_{t-1}\boldsymbol{W}_{\text{hi}} + \boldsymbol{b}_{\text{i}}\right) \\ \boldsymbol{O}_t = \sigma\left(\boldsymbol{X}_t\boldsymbol{W}_{\text{xo}} + \boldsymbol{H}_{t-1}\boldsymbol{W}_{\text{ho}} + \boldsymbol{b}_{\text{o}}\right) \\ \tilde{\boldsymbol{C}}_t = \tanh\left(\boldsymbol{X}_t\boldsymbol{W}_{\text{xc}} + \boldsymbol{H}_{t-1}\boldsymbol{W}_{\text{hc}} + \boldsymbol{b}_{\text{c}}\right) \end{cases} \tag{2-30}$$

其中，$\boldsymbol{W}_{\text{xf}}$、$\boldsymbol{W}_{\text{xi}}$、$\boldsymbol{W}_{\text{xo}}$、$\boldsymbol{W}_{\text{xc}} \in \mathbb{R}^{n\times h}$；$\boldsymbol{W}_{\text{hf}}$、$\boldsymbol{W}_{\text{hi}}$、$\boldsymbol{W}_{\text{ho}}$、$\boldsymbol{W}_{\text{he}} \in \mathbb{R}^{h\times h}$；$\boldsymbol{b}_{\text{f}}$、$\boldsymbol{b}_{\text{i}}$、$\boldsymbol{b}_{\text{o}}$、$\boldsymbol{b}_{\text{c}} \in \mathbb{R}^{h}$ 为网络参数。输入门和遗忘门分别控制如何根据当前的输入更新内部记忆状态 $\boldsymbol{C}_t$：

$$\boldsymbol{C}_t = \boldsymbol{F}_t \otimes \boldsymbol{C}_{t-1} + \boldsymbol{I}_t \otimes \tilde{\boldsymbol{C}}_t \tag{2-31}$$

最后的隐藏状态输出为

$$\boldsymbol{H}_t = \boldsymbol{O}_t \otimes \boldsymbol{C}_t \tag{2-32}$$

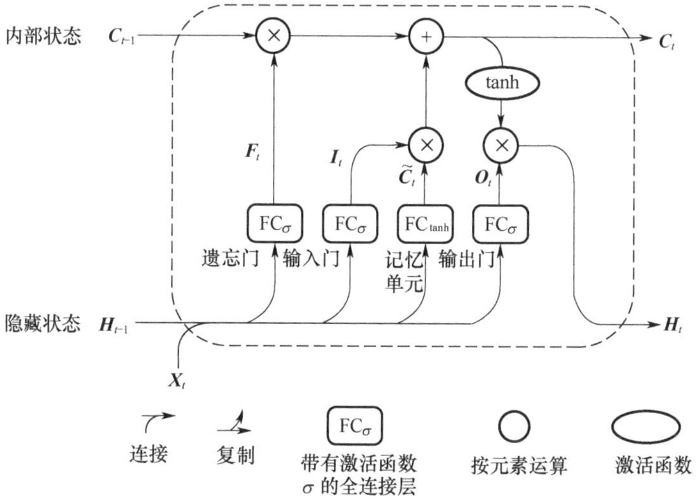

图2-9 LSTM网络结构单元

LSTM 网络结构单元允许学习何时记住和何时忘记相关信息，允许梯度在反向传播过程中保持不变，因此一定程度上缓解了梯度消失的问题。

2.2.7 编码器-解码器架构

编码器 - 解码器（encoder-decoder）架构最早用于自然语言处理中序列到序列的学习任务（比如机器翻译）。编码器负责将输入序列编码为隐藏状态，解码器负责将隐藏状态解码为目标序列。如图 2-10 所示，设源序列经过嵌入（embedding）操作后形成序列 $\boldsymbol{X}_t \in \mathbb{R}^{d\times n}(t=1,2,\cdots,S)$。其中，$d$ 为批大小。经过多层 RNN 后的输出为 $\boldsymbol{H}_t \in \mathbb{R}^{d\times h}(t=1,2,\cdots,S)$。其中，$h$ 为隐藏状态

的特征数量。在训练阶段，设目标序列经过嵌入操作后形成序列 $\boldsymbol{Y}_t \in \mathbb{R}^{d\times m}(t=1,2,\cdots,T)$，将 $\boldsymbol{Y}_t$ 与 $\boldsymbol{H}_S$（编码器最后一个隐藏状态）在特征维度上连接（concatenation）后输入到解码器的多层循环网络，再经过带有 Softmax 激活函数的全连接层，最终映射为概率分布。通过优化概率分布与标签序列（左移一位的目标序列）之间的交叉熵损失函数，可以对这个编码器-解码器架构进行训练。在预测阶段，将源序列输入到编码器中，得到编码后的隐藏状态 $\boldsymbol{H}_S$，然后将上一个预测值输入到解码器中，得到下一个预测值，以上解码过程不断递归循环直到序列处理结束，得到目标序列。

编码器-解码器架构目前已经广泛应用于深度学习任务中，可以将编码器看作对输入数据的特征提取过程，将解码器看作从特征到模型输出的映射过程。

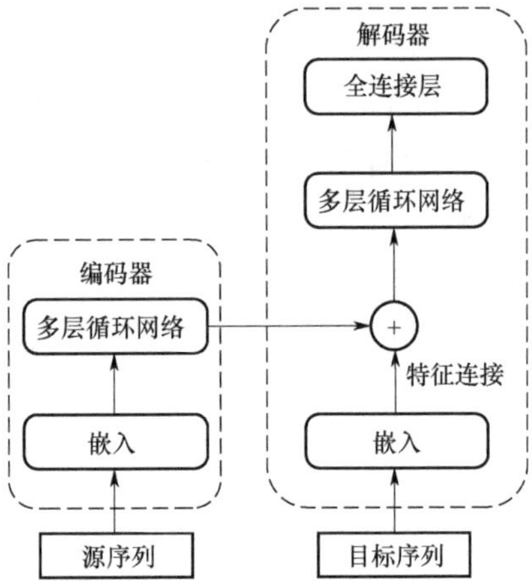

图2-10　编码器-解码器架构

2.2.8　Transformer

虽然 CNN 在医学图像处理领域取得了大量的成功应用，但是卷积核大小限制了其感受野，使其对长距离依赖效果较差。为了克服感受野限制，常用的方法有扩大卷积核大小、增加网络深度、引入递归或者跳跃连接、引入扩展卷积以及执行级联或两阶段框架。尽管这些尝试取得了一定的效果，但是仍然难以捕捉大范围空间的依赖关系。

近年来，Transformer 在医学图像处理中显示了巨大的潜力[12]。Transformer 的核心是自注意力机制（self-attention，SA），不受卷积的感受野限制，可以更好地捕获远程依赖关系，并易于处理多模态数据。Transformer 的优点对医学图像处理十分有效，因为医学图像不仅需要关注目标区域，周围的组织、器官对疾病诊断也十分重要。此外，Transformer 的多模态处理能力有助于充分利用医学图像的多模态特性。但是，Transformer 需要更大的计算量，再加上三维医学影像数据较大，因此 Transformer 模型需要更大的图形处理单元（graphics processing unit，GPU）显存以及更长的运行时间。

Transformer 最开始用于自然语言处理领域，以克服循环神经网络处理长文本时梯度消失、梯度爆炸等问题，随后 Transformer 在自然语言处理中的成功启发了它在视觉领域的应用。在视觉领域，Transformer 要么与卷积网络结合使用，要么用于替换卷积网络的某些组件。Dosovitskiy 等[13]提出的 Vision Transformer（ViT）首次使用全 Transformer 结构提取特征，取得了出色的分类结果。ViT 将图像平均划分为序列，并在序列中实现 Transformer 以建模视觉特征。ViT 的视觉处理范式启发了后续 Transformer 在视觉领域的应用。Swin-T 网络将自注意力计算限制在非重叠的本地窗口，允许跨窗口连接。这种网络结构提高了数据处理效率，具有通用性和可移植性。

1. 注意力机制

下面通过一个回归估计的例子介绍注意力机制。用 $(x_i, y_i)_{i=1}^N$ 表示数据集，其中 $x_i \in \mathbb{R}$，$y_i \in \mathbb{R}$ 是 x_i 的对应值。现在需要从 $(x_i, y_i)_{i=1}^N$ 中学习一个估计器 $f(x)$，使得给定新的 x 能预测 $y = f(x)$。一个简单的估计器为

$$f(x) = \frac{1}{N}\sum_{i=1}^{N} y_i \qquad (2\text{-}33)$$

即取所有样本的 y 值的平均值作为预测。显然对于非常量关系，这个估计器的误差会很大，因为它忽略了 (x_i, y_i) 的对应关系。为了体现 (x_i, y_i) 的对应关系对估计的影响，本章提出一个加权求和模型：

$$f(x)=\sum_{i=1}^{N}\alpha\left(x,x_i\right)y_i \tag{2-34}$$

其中，$\alpha\left(x,x_i\right)$ 是权重，符合概率分布（即非负且其和为 1）。显然，如果输入 x 越接近 x_i，分配给 y_i 的权重应该越大。以后称 x 为查询，x_i 为键，y_i 为值。(x_i, y_i) 是键值对。$\alpha\left(x,x_i\right)$ 一个合理的选择为

$$\alpha\left(x,x_i\right)=\frac{\mathrm{e}^{-\frac{1}{2}\left(x-x_i\right)^2}}{\sum_{i=1}^{N}\mathrm{e}^{-\frac{1}{2}\left(x-x_i\right)^2}} \tag{2-35}$$

当数据量越大时，由式（2-34）和式（2-35）给出的估计器越精确。$\alpha\left(x,x_i\right)$ 可以看作对于查询 x 分配给键值对 (x_i, y_i) 的注意力权重。

更一般地，设 $\boldsymbol{q}\in\mathbb{R}^q$ 为查询，$\mathcal{D}=\left(\boldsymbol{k}_i\in\mathbb{R}^k,\boldsymbol{v}_i\in\mathbb{R}^v\right)_{i=1}^{N}$ 为键值对集合。令

$$\alpha\left(\boldsymbol{q},\boldsymbol{k}_i\right)=\frac{\mathrm{e}^{a\left(\boldsymbol{q},\boldsymbol{k}_i\right)}}{\sum_{i=1}^{N}\mathrm{e}^{a\left(\boldsymbol{q},\boldsymbol{k}_i\right)}} \tag{2-36}$$

其中，$\alpha\left(\boldsymbol{q},\boldsymbol{k}\right)$ 是注意力评分函数（注意力权重），注意力机制如图 2-11 所示，输入为查询 $\boldsymbol{q}$，输出在 $\mathcal{D}$ 上的注意力为

$$\boldsymbol{f}(\boldsymbol{q},\mathcal{D})=\sum_{i=1}^{N}\alpha\left(\boldsymbol{q},\boldsymbol{k}_i\right)\boldsymbol{v}_i\in\mathbb{R}^v \tag{2-37}$$

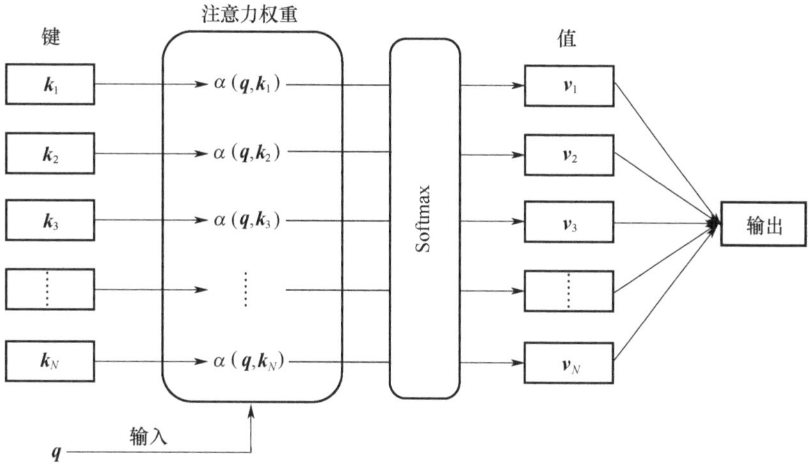

图2-11　注意力机制

$\alpha\left(\boldsymbol{q},\boldsymbol{k}\right)$ 的一种选择为

$$\alpha\left(\boldsymbol{q},\boldsymbol{k}\right)=\boldsymbol{w}_v^{\mathrm{T}}\tanh\left(\boldsymbol{W}_q\boldsymbol{q}+\boldsymbol{W}_k\boldsymbol{k}\right) \tag{2-38}$$

其中，$\boldsymbol{w}_v\in\mathbb{R}^h$、$\boldsymbol{W}_q\in\mathbb{R}^{h\times q}$、$\boldsymbol{W}_k\in\mathbb{R}^{h\times k}$ 为参数；h 为超参数（hyperparameter）。如果查询和键具有相同的向量长度 n，还有一种计算效率更高的注意力评分函数：

$$\alpha(\boldsymbol{q},\boldsymbol{k})=\boldsymbol{q}^{\mathrm{T}}\boldsymbol{k}/\sqrt{n} \tag{2-39}$$

如果用 $\boldsymbol{Q}\in\mathbb{R}^{l\times n}$ 表示 l 个查询组成的序列，$\boldsymbol{K}\in\mathbb{R}^{N\times n}$ 和 $\boldsymbol{V}\in\mathbb{R}^{N\times v}$ 表示 N 个键值对，则式（2-37）的序列输出为

$$\text{Attention}(\boldsymbol{Q},\boldsymbol{K},\boldsymbol{V})=\text{Softmax}\left(\frac{\boldsymbol{Q}\boldsymbol{K}^{\mathrm{T}}}{\sqrt{n}}\right)\boldsymbol{V}\in\mathbb{R}^{l\times v} \tag{2-40}$$

2. 多头注意力

多头注意力的思想就是通过多个注意力的线性组合实现更强大的特征提取，每个注意力头关注输入的不同部分。设 $\boldsymbol{q}\in\mathbb{R}^{q}$ 为查询，$\mathcal{D}=\left(\boldsymbol{k}_i\in\mathbb{R}^{k},\boldsymbol{v}_i\in\mathbb{R}^{v}\right)_{i=1}^{N}$ 为键值对集合，定义 $\mathcal{D}(\boldsymbol{W}_k,\boldsymbol{W}_v)=\left(\boldsymbol{W}_k\boldsymbol{k}_i,\boldsymbol{W}_v\boldsymbol{v}_i\right)_{i=1}^{N}$，则注意力头 $\boldsymbol{h}_i(i=1,2,\cdots,h)$ 定义为

$$\boldsymbol{h}_i=\boldsymbol{f}\left(\boldsymbol{W}_q^i\boldsymbol{q},\mathcal{D}\left(\boldsymbol{W}_k^i,\boldsymbol{W}_v^i\right)\right)\in\mathbb{R}^{d_v} \tag{2-41}$$

其中，$\boldsymbol{W}_q^i\in\mathbb{R}^{d_q\times q}$、$\boldsymbol{W}_k^i\in\mathbb{R}^{d_k\times k}$、$\boldsymbol{W}_v^i\in\mathbb{R}^{d_v\times v}(i=1,2,\cdots,h)$ 是可学习的参数。多头注意力最终的输出为

$$\boldsymbol{f}_{\text{MA}}(\boldsymbol{q},\mathcal{D})=\boldsymbol{W}_o\begin{bmatrix}\boldsymbol{h}_1\\\boldsymbol{h}_2\\\vdots\\\boldsymbol{h}_h\end{bmatrix}_o\in\mathbb{R}^{d_o} \tag{2-42}$$

其中，$\boldsymbol{W}_o\in\mathbb{R}^{d_o\times hd_v}$ 是可学习的参数。一般取 $d_o=q$ 且是 h 的整数倍，取 $d_q=d_k=d_v=q/h$。在这种情况下，令 $m=q/h$，则序列 $\boldsymbol{Q}\in\mathbb{R}^{l\times q}$ 在键值 $\boldsymbol{K}\in\mathbb{R}^{N\times k}$ 和 $\boldsymbol{V}\in\mathbb{R}^{N\times v}$ 上的序列输出为

$$\begin{cases}\text{MHA}(\boldsymbol{Q},\boldsymbol{K},\boldsymbol{V})=[\boldsymbol{H}_1,\boldsymbol{H}_2,\cdots,\boldsymbol{H}_h]\boldsymbol{W}^o\in\mathbb{R}^{l\times q}\\\boldsymbol{H}_i=\text{Attention}\left(\boldsymbol{Q}\boldsymbol{W}_i^q,\boldsymbol{K}\boldsymbol{W}_i^k,\boldsymbol{V}\boldsymbol{W}_i^v\right)\in\mathbb{R}^{l\times m}\end{cases} \tag{2-43}$$

其中，$\boldsymbol{W}_i^q\in\mathbb{R}^{q\times m}$、$\boldsymbol{W}_i^k\in\mathbb{R}^{k\times m}$、$\boldsymbol{W}_i^v\in\mathbb{R}^{v\times m}$、$\boldsymbol{W}^o\in\mathbb{R}^{q\times q}$ 是可学习的参数。

3. 自注意力

用矩阵 $\boldsymbol{X}\in\mathbb{R}^{l\times n}$ 来表示序列 $\boldsymbol{x}_i\in\mathbb{R}^{n}(i=1,2,\cdots,l)$，定义它的自注意力为

$$\text{SA}(\boldsymbol{X})=\text{Attention}(\boldsymbol{X},\boldsymbol{X},\boldsymbol{X})\in\mathbb{R}^{l\times n} \tag{2-44}$$

多头自注意力为

$$\text{MSA}(\boldsymbol{X})=\text{MHA}(\boldsymbol{X},\boldsymbol{X},\boldsymbol{X})\in\mathbb{R}^{l\times n} \tag{2-45}$$

4. 位置编码

有些应用场景需要保留序列的顺序关系，可以用一个同样形状的矩阵 $\boldsymbol{P}\in\mathbb{R}^{l\times n}$ 加到 $\boldsymbol{X}$ 上得到输出 $\boldsymbol{X}+\boldsymbol{P}$ 来编码位置信息，其中矩阵 $\boldsymbol{P}$ 第 i 行的奇偶列元素分别为

$$P_{i,2j}=\sin\left(\frac{i}{10\,000^{2j/n}}\right),\ P_{i,2j+1}=\cos\left(\frac{i}{10\,000^{2j/n}}\right) \tag{2-46}$$

上述过程称为固定位置编码（positional encoding）。除了固定位置编码，$\boldsymbol{P}$ 也可以是可学习的参数。

5.Transformer 的编码器－解码器架构

Transformer 总体架构（见图 2-12）为编码器－解码器架构。其中：LN 表示层标准化操作（layer normalization）；MLP 层由两层全连接层构成；嵌入操作将原始数据映射为特征空间序列

表示；位置编码可以是固定编码，也可以是可学习参数。编码器、解码器由重复的残差连接块构成。编码器的输出作解码器残差块中多头注意力模块的键值输入。

6. Vision Transformer(ViT)

为了在视觉任务中使用基于 Transformer 的编码器，需要对输入图像进行嵌入操作使其变为特征序列。具体做法为：将$H\times W\times C$的原图（H、W分别是图像的高度和宽度，C是图像的通道数）分割为N个分辨率为$P\times P$的子图；将这些子图展平成一维向量，看作长度为N的向量序列，并用矩阵$\boldsymbol{E}\in\mathbb{R}^{N\times CP^2}$表示；将$\boldsymbol{E}$通过线性变换投影到特征空间$\boldsymbol{F}=\boldsymbol{E}\boldsymbol{W}\in\mathbb{R}^{N\times n}$，其中$\boldsymbol{W}\in\mathbb{R}^{CP^2\times n}$，$n$为特征空间的特征数量。上述过程的结果可以使用一个二维卷积层，通过将卷积核大小和步长设为P得到。接下来，在$\boldsymbol{F}$上增加一行可学习的参数$\boldsymbol{c}\in\mathbb{R}^n$，用于提供图像分类的信息，得到序列$\boldsymbol{X}=[\boldsymbol{F};\boldsymbol{c}^{\mathrm{T}}]\in\mathbb{R}^{(N+1)\times n}$（“;” 号表示沿着行方向进行拼接）。最后，使用可学习的位置编码矩阵$\boldsymbol{P}$对$\boldsymbol{X}$进行位置嵌入后输入 ViT 的编码器，ViT 编码器结构如图 2-13 所示。设 ViT 编码器的输出$\boldsymbol{Y}\in\mathbb{R}^{(N+1)\times n}$，取它的第 1 行$\boldsymbol{y}_1\in\mathbb{R}^n$作为分类特征，输入 MLP 层映射为类别的概率分布。

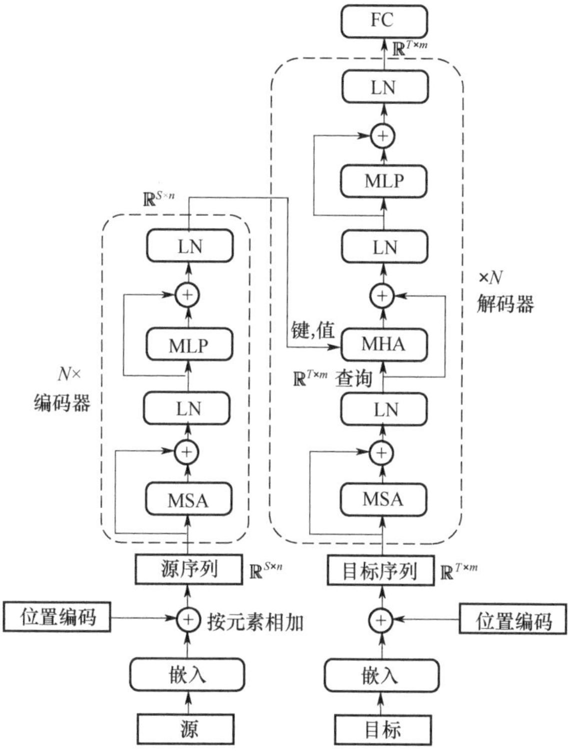

图2-12 Transformer总体架构

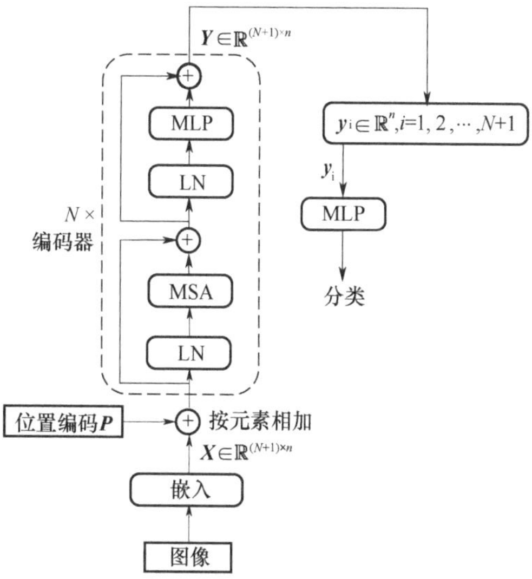

图2-13 ViT编码器结构

2.2.9 强化学习

强化学习（reinforcement learning, RL）是一种机器学习技术，用于训练一个模型进行顺序性决策（sequential decision）。例如，机器人控制就是一个顺序性决策的过程，需要根据机器人的当前状态决定控制信号，从而使得机器人被控量的误差收敛。强化学习模型与之前介绍的标准神经网络模型的最大不同是，它对当前数据的预测结果会影响之后的预测结果。本节以机器人的控制为例，介绍强化学习模型。

1. 状态与动作空间

用$\mathcal{S}$表示机器人的状态空间（state space），$\mathcal{A}$表示机器人的动作空间（action space），用$P(s'|s,a)$表示当机器人的状态为s且采用动作为a时，其状态转变为s'的概率，称$P(s'|s,a)$为状态转移概率函数。

2. 奖励与回报

用函数$r(s,a)$表示在状态s时采用动作a所得到的奖励（reward）。设机器人的状态和动作轨迹为

$$\mathcal{T}=(s_0,a_0,s_1,a_1,\cdots) \tag{2-47}$$

则该轨迹的回报（return）为

$$\mathcal{R}(\mathcal{T})=\sum_{i=0}^{\infty}\gamma^i r(s_i,a_i) \tag{2-48}$$

其中，常数$\gamma\leqslant 1$。

3. 策略

用函数$\pi(s,a)\equiv P(a|s)$表示在状态为s时采用动作a的概率，简记为$\pi(s)$，称π为所采取的策略（policy）。

4. 价值函数

设机器人处于初始状态s_0，在策略$\pi(s)$的作用下，产生了轨迹$\mathcal{T}=(s_0,a_0,s_1,a_1,\cdots)$，则这条轨迹的期望回报为

$$V^{\pi}(s_0)=E_{a_i\sim\pi(s_i)}\left(\sum_{i=0}^{\infty}\gamma^i r(s_i,a_i)\right) \tag{2-49}$$

其中，E表示数学期望。式（2-49）实际上是无法解算的，需要引入状态转移概率函数描述状态之间的转移：

$$\begin{aligned}V^{\pi}(s_0)&=E_{a\sim\pi(s_0)}\left(r(s_0,a)+\gamma\sum_{s'\in\mathcal{S}}P(s'|s_0,a)V^{\pi}(s')\right)\\&=\sum_{a\in\mathcal{A}}\pi(s_0,a)\left(r(s_0,a)+\gamma\sum_{s'\in\mathcal{S}}P(s'|s_0,a)V^{\pi}(s')\right)\end{aligned} \tag{2-50}$$

式（2-50）的含义为：机器人位于初始状态s_0且在策略$\pi(s)$的作用下的轨迹的平均回报$V^{\pi}(s_0)$由两部分构成：第一部分为在初始状态s_0下采取动作a所得到的奖励$r(s_0,a)$；第二部分为起始于状态动作(s_0,a)且在状态转移概率函数作用下产生的后续轨迹的平均回报。将式（2-50）中的s_0替换为s，可得起始于状态s的价值函数：

$$V^{\pi}(s)=\sum_{a\in\mathcal{A}}\pi(s,a)\left(r(s,a)+\gamma\sum_{s'\in\mathcal{S}}P(s'|s,a)V^{\pi}(s')\right) \tag{2-51}$$

给定策略$\pi(s,a)$，$V^{\pi}(s)$的求解方法如下：对于任意$s\in\mathcal{S}$初始化$V_0^{\pi}(s)$为任意值，设$k=0$，更新$V_{k+1}^{\pi}(s)$为

$$V_{k+1}^{\pi}(s)=\sum_{a\in\mathcal{A}}\pi(s,a)\left(r(s,a)+\gamma\sum_{s'\in\mathcal{S}}P(s'|s,a)V_k^{\pi}(s')\right) \tag{2-52}$$

当$k\to\infty$时，不管初值$V_0^{\pi}(s)$如何，都有$V_k^{\pi}(s)$收敛到$V^{\pi}(s)$。

5. 动作价值函数

如果起始于状态s且采取动作a，后续在策略$\pi(s)$以及状态转移概率函数作用下形成了轨

迹 $\mathcal{T}=(s,a,s_1,a_1,\cdots)$，它的期望回报为

$$Q^{\pi}(s,a)=r(s,a)+\gamma\sum_{s'\in\mathcal{S}}P(s'\mid s,a)\sum_{a'\in\mathcal{A}}\pi(s',a')Q^{\pi}(s',a') \tag{2-53}$$

称式（2-53）为起始于状态 s 且采取动作 a 的动作价值函数。给定策略 $\pi(s,a)$，$Q^{\pi}(s,a)$ 的求解方法与 $V^{\pi}(s)$ 类似。另外，不难发现有

$$V^{\pi}(s)=\sum_{a\in\mathcal{A}}\pi(s,a)Q^{\pi}(s,a) \tag{2-54}$$

6. 最优策略

可以看到，$V^{\pi}(s)$ 和 $Q^{\pi}(s,a)$ 都依赖于策略 $\pi(s)$。下一个问题是在初始状态 s 下，如何选择最优的策略 $\pi(s)$ 使轨迹的期望回报 $V^{\pi}(s)$ 最大。设最优的策略为 $\pi^*(s)$，即

$$\pi^*(s)=\arg\max_{\pi}V^{\pi}(s) \tag{2-55}$$

定义 $V^*(s)\equiv V^{\pi^*}(s)$，即采取最优策略的轨迹期望回报，它应该是所有策略中的最大期望回报。如果 $\pi(s)$ 是确定性策略，即状态对应的动作是确定的，则有

$$\pi^*(s)=\arg\max_{a\in\mathcal{A}}\left\{r(s,a)+\gamma\sum_{s'\in\mathcal{S}}P(s'\mid s,a)V^*(s')\right\} \tag{2-56}$$

即在状态 s 的最优策略，是选择动作 a，使得 $r(s,a)$ 和后续轨迹的期望回报之和最大化，此时有

$$V^*(s)=\max_{a\in\mathcal{A}}\left\{r(s,a)+\gamma\sum_{s'\in\mathcal{S}}P(s'\mid s,a)V^*(s')\right\} \tag{2-57}$$

式（2-57）是递归表达式，因此可以用动态规划算法（dynamic programming, DP）求解。以 $V^*(s)$ 为例，对于任意 $s\in\mathcal{S}$ 初始化 $V_0(s)$ 为任意值，设 $k=0$，更新 $V_{k+1}(s)$ 为

$$V_{k+1}(s)=\max_{a\in\mathcal{A}}\left\{r(s,a)+\gamma\sum_{s'\in\mathcal{S}}P(s'\mid s,a)V_k(s')\right\} \tag{2-58}$$

当 $k\to\infty$ 时，不管初值 $V_0(s)$ 如何，都有 $V_k(s)$ 收敛到 $V^*(s)$。

7.Q 学习

上述最优策略的确定以及最大回报的计算都依赖于状态转移概率函数 $P(s'\mid s,a)$，但它对于一个过程而言通常是未知的。通过 Q 学习（Q-learning）可以不依赖 $P(s'\mid s,a)$ 得到一个近似的最优策略。首先，用 $Q^*(s,a)$ 表示最优的动作价值函数（在所有策略当中），根据式（2-54）和式（2-55），在确定性策略下可以得到最优策略为

$$\pi^*(s)=\arg\max_{a\in\mathcal{A}}Q^*(s,a) \tag{2-59}$$

可见关键在于求解 $Q^*(s,a)$，根据式（2-53）有

$$\begin{aligned}Q^*(s,a)&=r(s,a)+\gamma\max_{a'\in\mathcal{A}}\left\{\sum_{s'\in\mathcal{S}}P(s'\mid s,a)Q^*(s',a')\right\}\\&=r(s,a)+\gamma\sum_{s'\in\mathcal{S}}P(s'\mid s,a)\max_{a'\in\mathcal{A}}Q^*(s',a')\end{aligned} \tag{2-60}$$

然而，式（2-60）仍然依赖 $P(s'\mid s,a)$，因此下面通过机器人的训练数据试图寻找 $Q^*(s,a)$ 的近似 $\hat{Q}(s,a)$。假设机器人使用初始策略 $\pi_0(s)$ 产生了 n 条轨迹：

$$\mathcal{T}_i=(s_0^i,a_0^i,\cdots,s_t^i,a_t^i,\cdots),i=1,2,\cdots,n \tag{2-61}$$

称 $T_i(i=1,2,\cdots,n)$ 为训练集，则 $\hat{Q}(s,a)$ 为

$$\hat{Q}(s,a)=\arg\min_{Q}\sum_{i=1}^{n}\sum_{t}\left(Q(s_t^i,a_t^i)-r(s_t^i,a_t^i)-\gamma\max_{a'\in\mathcal{A}}Q(s_{t+1}^i,a')\right)^2 \tag{2-62}$$

采用梯度下降法求解式（2-62），对于训练集中的每一对 (s_t^i,a_t^i)，得到更新律为

$$\begin{aligned}Q(s_t^i,a_t^i)&\leftarrow Q(s_t^i,a_t^i)-\alpha\left(Q(s_t^i,a_t^i)-r(s_t^i,a_t^i)-1\left[s_{t+1}^i\neq \mathrm{eot}\right]\gamma\max_{a'\in\mathcal{A}}Q(s_{t+1}^i,a')\right)\\&=(1-\alpha)Q(s_t^i,a_t^i)+\alpha\left(r(s_t^i,a_t^i)+1\left[s_{t+1}^i\neq \mathrm{eot}\right]\gamma\max_{a'\in\mathcal{A}}Q(s_{t+1}^i,a')\right)\end{aligned} \tag{2-63}$$

其中，α 为学习率；$1[s_{t+1}^i\neq \mathrm{eot}]$ 为示性函数；eot 表示轨迹终点（end of trajectory）。上述过程收敛后就得到了 $\hat{Q}(s,a)$。$\hat{Q}(s,a)$ 与 $Q^*(s,a)$ 的近似程度和初始策略 $\pi_0(s)$ 的选择有关，为了能够充分采样 $P(s'|s,a)$，可以让 $\pi_0(s)$ 完全随机地在 $\mathcal{A}$ 中采样，但这样会导致式（2-63）收敛较慢，因此可以采用第二种方法：

$$\pi_0(s)=\begin{cases}\arg\max_a \hat{Q}(s,a), & \text{以概率}1-\varepsilon\\ \sim U(\mathcal{A}), & \text{以概率}\varepsilon\end{cases} \tag{2-64}$$

其中，$U(\mathcal{A})$ 表示 $\mathcal{A}$ 中的均匀分布；ε 是一个常数，表示每次均匀采样的概率。

8. DQN

以上步骤中的状态空间 $\mathcal{S}$ 是离散的，对于连续的状态空间，$\hat{Q}(s,a)$ 无法用二维表来表示。此时可以构建一个深度神经网络（DNN）来学习 $\hat{Q}(s,a)$，即 deep Q-Net（DQN）。DQN 网络的训练本质也是 Q 学习，只不过用 DNN 构建一个从状态空间到动作价值函数的映射 $Q:\mathcal{S}\to\mathbb{R}^{|\mathcal{A}|}$。DQN 的形式跟具体的任务有关，一般包含卷积层和全连接层。DQN 的训练算法如算法 2-1 所示[14]。

算法2-1　深度Q学习

初始化回放缓冲区 D
初始化网络 $Q(s;\theta)$ 和 $\hat{Q}(s;\hat{\theta})$，两者具有相同的结构和各自独立的网络参数
初始化时令网络参数 $\theta=\hat{\theta}$
For ep=1 to M //周期数，一共训练 M 个周期
　初始化状态 s_0
　For t=0 to T // T 为轨迹最大长度
　　随机生成一个0～1均匀分布的数 e
　　如果 $e<\varepsilon$，选择一个随机的动作 a_t；否则，选择 $a_t=\arg\max_a Q(s_t;\theta)$
　　执行动作 a_t，计算回报 $r_t=r(s_t,a_t)$，并得到下一个状态 s_{t+1}
　　将四元组 (s_t,a_t,r_t,s_{t+1}) 放入 D
　　从 D 中随机采样一个批次（mini batch）的四元组 $(s_{t_i},a_{t_i},r_{t_i},s_{t_i+1})_{i=1}^N$
　　计算 $y_{t_i}=r(s_{t_i},a_{t_i})+1[s_{t_i+1}\neq \mathrm{eot}]\gamma\max\hat{Q}(s_{t_i+1};\hat{\theta}),i=1,2,\cdots,N$
　　利用反向梯度传播算法计算损失函数 $l(\theta)=\frac{1}{N}\sum_{i=1}^{N}(Q(s_{t_i};\theta)_{a_{t_i}}-y_{t_i})^2$ 的导数
　　采用最速下降法更新网络参数 θ
　　以上过程每隔 C 步令 $\hat{\theta}=\theta$
　End For
End For

算法 2-1 收敛后，网络 $Q(s;\theta)$ 的输出 $\boldsymbol{a}=[Q(s,a_1),Q(s,a_2),\cdots,Q(s,a_{|A|})]^{\mathrm{T}}\in\mathbb{R}^{|A|}$ 就是 $Q^*(s,a)$ 的近似。

2.2.10 生成对抗网络

目前介绍的深度神经网络，其核心作用是将数据映射为标签，属于判别模型（discriminative model），还有一类作用是从训练数据中合成出与原数据集具有相同分布的新的数据，例如自动生成具有照片真实程度的合成图像等。再例如，给出一种医学图像模态（MR），通过生成模型转变为另一种图像模态（CT），它能够生成与训练集相同分布的新数据的模型，称为生成模型（generative model）。如何训练一个好的生成模型，让它产生以假乱真的合成数据是一个关键问题。生成对抗网络（generative adversarial network，GAN）[15] 的提出，给出了一个极为明智的解决方案。

GAN 采用两个模型：一个是生成器 G，用于生成以假乱真的数据；另一个是判别器 D，用于判断输入数据是来自生成器 G 的，还是来自训练数据的。G 和 D 都可以是深度神经网络模型。GAN 的训练过程模拟一个双人极大极小游戏（two-player minimax game），两个绝对理性的人在玩一个具有收益的游戏，双方都采用最优策略，结果是游戏达到了纳什均衡，此时无论双方采用什么策略，都无法使自己的收益更大。

设 $\boldsymbol{x}\sim p_{\text{data}}(\boldsymbol{x})$ 来自真实的训练数据，$\boldsymbol{z}\sim p_z(\boldsymbol{z})$ 是隐变量，通过生成器 G 生成用于以假乱真的数据 $G(\boldsymbol{z})$。判别器 $D(\boldsymbol{x})$ 给出 $\boldsymbol{x}$ 来自真实数据的概率。训练 GAN 的步骤如下。

① 从 $p_{\text{data}}(\boldsymbol{x})$ 中采样一个批次的真实训练数据 $\boldsymbol{x}_1,\boldsymbol{x}_2,\cdots,\boldsymbol{x}_N$。

② 从 $p_z(\boldsymbol{z})$ 中采样 $\boldsymbol{z}_1,\boldsymbol{z}_2,\cdots,\boldsymbol{z}_N$。

③ 固定生成器 G，给 $\boldsymbol{x}_1,\boldsymbol{x}_2,\cdots,\boldsymbol{x}_N$ 赋值标签 1，给 $G(\boldsymbol{z}_1),G(\boldsymbol{z}_2),\cdots,G(\boldsymbol{z}_N)$ 赋值标签 0。

④ 计算交叉熵损失函数 $l_D=-\dfrac{1}{N}\sum_{i=1}^{N}(\log D(\boldsymbol{x}_i)+\log(1-D(G(\boldsymbol{z}_i))))$。

⑤ 使用反向梯度传播算法计算 l_D 的梯度并更新判别器 D 的网络参数。

⑥ 步骤①～⑤重复 k 次后转步骤⑦，k 为超参数。

⑦ 固定判别器 D，计算损失函数 $l_G=\dfrac{1}{N}\sum_{i=1}^{N}\log\left(1-D\left(G(\boldsymbol{z}_i)\right)\right)$。

⑧ 使用反向梯度传播算法计算 l_G 的梯度并更新生成器 G 的网络参数。

⑨ 从步骤①开始重复，直到网络收敛。

上述训练步骤是一个 G 和 D 博弈的过程，每人轮流采取策略，使自己的收益最大或者损失最小，可以用数学语言表示为

$$\min_G\max_D E_{\boldsymbol{x}\sim p_{\text{data}}(\boldsymbol{x})}\left[\log\left(D(\boldsymbol{x})\right)\right]+E_{\boldsymbol{z}\sim p_z(\boldsymbol{z})}\left[\log\left(1-D\left(G(\boldsymbol{z})\right)\right)\right] \tag{2-65}$$

其中，E 表示数学期望。当上述博弈达到纳什均衡时，生成器 G 就有了以假乱真的能力。

2.2.11 深度学习的学习方式

按照学习方式不同，深度学习分为有监督学习（supervised learning）、无监督学习（unsupervised learning）和弱监督学习（weakly supervised learning）。

1. 有监督学习

有监督学习是使用标注样本的一种学习形式，训练数据由数据和对应的标签组成。训练的

目标是使一个损失函数最小化，该损失函数反映了输出标签与期望标签之间的误差。训练的基本原理是通过反向传播算法计算损失函数关于网络参数的梯度，并采用梯度下降法更新网络参数。在训练之后，另一组样本被用来衡量模型的性能，称为测试集，用来测试网络模型的泛化能力。在过去的十年里，深度学习取得了巨大成功，特别是对于有标注数据的学习。这些具有强大表征学习（representation learning）能力的神经网络，在大量数据标注的助推下蓬勃发展，深刻改变了以计算机视觉、自然语言处理为代表的各个领域。但是图像数据尤其是三维医学图像的手工标注是极其昂贵和费力的。标注困难制约了深度学习算法对数据的有效利用，限制了深度学习的推广。因此，无监督学习和弱监督学习逐渐成为了深度学习领域研究的热点。

2. 无监督学习

无监督学习是指用于训练模型的数据不包含任何标签（无标注）。关于无监督学习有两种理解：一种是传统的聚类方法，挖掘数据之间的内在联系进行自动分类；另一种是自监督学习（self-supervised learning），通过定义辅助任务“自己给自己打标签”。在深度学习的大多数语境中可以认为自监督学习和无监督学习等价。由于没有提供监督，自监督学习的关键是获得自身的监督信息。早期的无监督聚类方法依靠人为设定的特征，进行内在关系的聚合，从而实现分类标注。现在的算法根据上文的启发式先验信息尝试从海量数据中自主挖掘自监督信号。自监督算法通常采用孪生网络（siamese networks）结构[16]和对比学习（contrastive learning）策略。孪生网络由两个共享权重的子网络构成，将输入的两个样本转换为嵌入空间中的两个可比较的编码。在对比学习的策略下，相似的样本（正样本对）被映射到嵌入空间中的接近位置，不相似的样本（负样本对）被映射到嵌入空间中的远离位置。基于对比学习的方法包括 MoCo[17]、SimCLR[18]、BYOL[19] 等。在对比学习中，给定一幅图像，采用数据增强生成它的两个视图，通过查询编码器和键值编码器将两个视图分别编码为 $\boldsymbol{q}$（称为查询）和 $\boldsymbol{k}$（称为键值），并将 $\boldsymbol{k}$ 放到键值队列中。设 $\boldsymbol{k}_0,\boldsymbol{k}_1,\cdots,\boldsymbol{k}_K$ 是键值队列中的元素，$\boldsymbol{q}$ 一定与其中的一个键值匹配，记这个键值为 $\boldsymbol{k}_+$，定义对比学习的损失函数为

$$\ell(\boldsymbol{q}) = -\log\frac{\mathrm{e}^{\boldsymbol{q}\cdot\boldsymbol{k}_+/\tau}}{\sum_{i=0}^{K}\mathrm{e}^{\boldsymbol{q}\cdot\boldsymbol{k}_i/\tau}} \tag{2-66}$$

其中，τ 是超参数。对于键值编码器，采用动量更新策略。对比学习的关键是如何获得不同视图以及如何确定正负样本。

需要强调的是，上述无监督学习中的“无监督”特指用于 backbone 网络的预训练阶段（pre-training）。将预训练好的模型用于下游任务时，还是需要标注数据，但是可以显著减少对标注数据数量的要求。因此，这些无监督学习其实是一种表征学习（或特征学习），学习数据中蕴藏的可迁移特征，用于下游具体的任务（下游具体任务一般是有监督的）。直接用于具体任务的无监督学习在性能上不如同等条件下的有监督学习。例如，Hwang 等[20]提出了用于图像语义分割的 SegSort，在传统全卷积网络的基础上得到每个像素的嵌入向量（embedding vector），之后进行聚类和度量学习形成最后的分割结果。Gansbeke 等[21]提出一种无监督图像语义分割方法 MaskContrast，从无标注图像数据中学习像素的嵌入向量表示，使其对于要分类的类别具有很好的区分度，然后通过聚类算法实现语义分类。这些方法的基本思想是通过无监督学习获取具有区分度的表征（属于同一个语义类别的像素的特征向量接近，反之偏离），之后利用启发式先验知识（例如标签间约束、像素间相似性等）生成自监督信号，最后采用聚类算法实现无监督分类或分割[22]。

3. 弱监督学习

弱监督学习又可以分为不完全监督学习、不确切监督学习和不准确监督学习[23-24]。以图像语义分割为例，不完全监督学习可以分为训练集中只有少量图像进行了像素级标注的半监督学习和特定标注域迁移到无标注数据集进行训练的域迁移学习。不确切监督学习是指图像标注不像逐像素标注那么细化，一般分为图像级标注、包围盒标注以及涂鸦标注等。不准确监督学习是指标注数据存在标注错误和噪声。不完全监督学习和不确切监督学习通常都会涉及不准确监督学习，因此下面不单独介绍不准确监督学习。

令 $\boldsymbol{X}$ 表示二维图像，$\mathcal{Y}$ 代表它的弱监督信号。训练集用 $\mathcal{T}=\{\boldsymbol{X}^{(n)},\mathcal{Y}^{(n)}\mid n\in\mathbb{N}\}$ 表示。弱监督学习的过程如下。首先需要一个神经网络 $\boldsymbol{f}(\boldsymbol{X};\boldsymbol{\theta})$ 将图像映射为特征图 $\boldsymbol{Z}^{(n)}=\boldsymbol{f}(\boldsymbol{X}^{(n)};\boldsymbol{\theta})$。接着需要一个神经网络 $\boldsymbol{g}(\boldsymbol{Z};\boldsymbol{\omega})$ 将特征映射为密集伪标签（pseudo labels）$\boldsymbol{P}^{(n)}=\boldsymbol{g}(\boldsymbol{Z}^{(n)};\boldsymbol{\omega})$。定义 $\boldsymbol{P}$ 与 $\mathcal{Y}$ 之间的损失函数 $\ell_{\mathrm{d}}(\boldsymbol{P},\mathcal{Y})$ 和 $\boldsymbol{P}$ 自身的正则化损失 $\ell_{\mathrm{r}}(\boldsymbol{P})$，计算一个批次训练数据的损失：

$$\ell(\boldsymbol{\theta},\boldsymbol{\omega})=\frac{1}{N}\sum_{n=1}^{N}\ell_{\mathrm{d}}(\boldsymbol{P}^{(n)},\mathcal{Y}^{(n)})+\ell_{\mathrm{r}}(\boldsymbol{P}^{(n)}) \tag{2-67}$$

通过随机梯度下降更新网络参数进行训练。得到密集伪标签后，可以用它作监督信息，采用有监督学习训练最终的分割模型。在实际应用中，如何生成密集伪标签以及如何定义 $\ell_{\mathrm{d}}(\boldsymbol{P},\mathcal{Y})$ 和 $\ell_{\mathrm{r}}(\boldsymbol{P})$ 是问题的关键。弱监督算法的挑战在于弱标签和密集伪标签之间的巨大差距。总结这些算法的策略，基本上都依靠启发式先验知识，例如，① 标签间约束：弱标签和密集伪标签之间存在自然约束，例如，图像级别的类别标签表明至少一个像素的标签应该与图像级别的分类标签相同；② 像素间相似性：具有高度相似的像素，比如颜色、亮度和纹理等特征，可能属于图像中的同一语义区域；③ 视图间一致性：同一图像的不同视图或者同一事物的其他模态之间的像素具有语义关系；④ 图像关联：不同图像的同一类别对象的像素具有语义一致性。

不完全监督学习利用已有的监督信息，通过部分数据或通过其他模态已有的监督数据，降低模型训练所需要的标注数据量，目标是以少量的监督数据达到跟完全监督学习一样的性能。半监督模型经常在教师模型中训练部分监督数据，在未标注数据中生成伪掩码，然后用来训练学生模型。伪标签不可避免地带有噪声，因此目前的半监督语义分割算法一方面需要重新定义伪掩码，根据图像之间关系隐式地提高其可靠性；另一方面通过不同视图间关系引入额外监督对模型进行正则化。域自适应算法通过对源域的图像标注，用源域的先验知识指导目标域上的任务，目标是迁移已训练模型到目标域。域自适应本质上类似于半监督算法，唯一的区别是标注图像和未标注图像之间是否存在域间隙。域自适应算法相比半监督算法多了一个要求：缩小域差距。这一额外步骤可以通过对抗学习来实现，即将源域和目标域映射到同一空间（增强的混合域）。不完全监督学习降低了训练图像的标注量，核心策略有两个：① 将在标注数据上训练的分割模型转换到未标注数据；② 对未标注数据执行自监督训练，在有标注数据上微调。如今，最先进的半监督算法在性能上与完全监督算法相当。然而，当标注数据和未标注数据之间存在明显的分布偏差（比如域自适应算法之间存在域偏差以及半监督中标注类别跟新数据类别之间不一致）时，自监督部分会出现严重的性能退化。因此，如何设计更有效的策略来迁移模型适应新的数据分布，从而在训练中充分利用未标注数据，仍需要进一步探索。

不确切监督学习一般分为两个阶段。第一阶段用图像级自监督算法训练模型，然后用伪标签再次训练模型（伪标签来自于种子点及区域生成算法）。第一阶段的目标是生成高质量的伪标签，根据第一阶段训练的分类模型中获得的语义先验，在每个训练图像中获得一些种子区域，种子区域覆盖每个图像中的判别语义区域。第二阶段通过将语义信息从种子区域传播到整个图像生成密集伪标签。这种伪标签的生成通常是迭代的，涉及对模型的重复自训练。现有方法通过总结常见先验知识，重新定义种子区域，使其更加准确和完整，生成可靠的伪标签。除了基于图像级的自监督算法之外，还有基于定位框和部分涂鸦的自监督学习算法。结合 Transformer 模型之后，引入提示工程，诞生了各种大模型算法，其中典型的就是通用分割大模型（segment anything model，SAM）[25]。SAM 构建了迄今为止最大的分割数据集，并构建了可训练的基于提示的模型。SAM 在诸多任务中实现了与之前完全监督学习相似的结果，甚至优于完全监督学习[26]。不确切监督学习的难点主要是如何通过区域生长等从种子区域生成伪标签，以及如何基于伪标签训练分割模型。

2.2.12 趋势和挑战

深度学习在医学影像处理中的应用包括医学图像分割、分类、目标检测、标志点检测、图像配准、三维重建和数据增强等，其发展的趋势和挑战简述如下。

1. 数据标注

广泛、大量的数据标注是保证监督学习算法性能的关键，但医学图像的标注费时费力。自监督学习是有前景的方法，通过对特征提取模块进行大规模无标注数据的预训练，在小规模标注数据集进行微调，能取得比拟甚至超越监督训练的性能。

2. 多模态跨域学习

Transformer 是解决医学领域多模态跨域转化的一种方法，能够提升模型的泛化能力。有学者将研究方向聚焦于数据跨域，克服源域与目标域之间的迁移，使一个领域成熟的模型、标注数据可以迁移到不易获取数据的领域。

3. 医学大模型

医学影像中充满了来自不同来源的领域先验知识，包括解剖结构、物理成像、几何约束、疾病知识库以及手术方案库等。医学大模型基于点、文本、实例框等的提示技术对多模态数据利用提供了新的视角，未来整合多任务、多领域的医学大模型是一个发展方向。

4. 可解释性

虽然 CNN 与 Transformer 等深度学习算法都模仿人类的部分生理现象，但其无法提供变量如何组合做出决策的解释。由于医学图像分析对模型的可解释性要求很高，因此对深度学习模型的可解释性进行研究显得十分重要。

2.3 智能诊断

计算机辅助诊断（computer-aided diagnosis，CADx）是医学图像智能处理中的关键一环，任务是从输入图像中区分恶性病变区域、良性病变区域或者识别某种疾病。基于深度学习的 CADx 方案在过去十年中取得了巨大的成功，它包括分类诊断和目标检测两大类。

2.3.1 分类诊断

1. 分类网络结构

图像分类问题作为计算机视觉的基本问题，已有大量的研究。其中，基本网络模型采用多阶段结构，每个阶段包含多个卷积块或 Transformer 来提取图像特征。在每个卷积块或 Transformer 内部采用不同的卷积核或注意力机制、激活函数、标准化层进行叠加运算，以充分提取各个阶段的特征。深度学习算法是特征级任务，所以用于提取特征的 backbone 网络是深度学习的核心。现有文献中提出了很多 backbone，比如基于卷积的有 ResNet、ResNeXt、RegNet、ShuffleNet、MobileNet、CSPNet、HRNet、ConvNeXt 等，基于 Transformer 的有 ViT、Swin-T、Transformer in Transformer、PoolFormer 等。针对图像分类网络，输入图像在 backbone 提取特征后生成特征图，再输入全连接层输出类别信息，如图 2-14 所示。

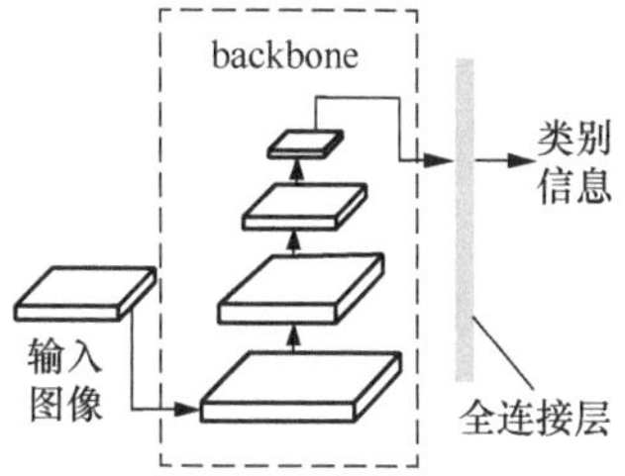

图2-14 图像分类网络

2. 医疗领域应用

医学图像分类分为有监督分类、无监督分类和半监督分类 3 种。有监督分类[27]通过堆叠 CNN 或者 Transformer 提取图像特征，之后使用全连接层将特征图映射为类别信息。注意力块也经常被添加在模型中，用于提高分类性能以及增加模型的可解释性。三维医学影像标注较为困难，建立高质量的大规模数据集具有挑战性，为了克服这个困难，基于分类思想的无监督模型也有大量研究，以生成数据或预训练模型。经典的数据增强方法（如旋转、缩放、翻转、平移等）能简单、有效地创建更多的训练实例以获得更好的性能。然而，它不能给现有的训练样本带来更多新信息。鉴于 GAN 具有学习隐藏数据分布和生成真实图像的优势，它已被用作医学图像的数据增强方法。Frid-Adar 等[28]利用 GAN 合成高质量的样本，在有限的数据集上改进了肝脏病变分类。该数据集仅包含 182 个肝脏病变，包括囊肿、血管瘤等。训练 GAN 通常需要大量的标准样本，因此用经典的数据增强方法（如旋转、翻转、平移、缩放）来创建近 90 000 个标准样本。基于 GAN 的合成数据增强方法显著提高了分类性能，分类精度从 78.6% 提高到 85.7%。

基于 Transformer 的分类模型是当下的研究热点，然而其较弱的归纳偏差使纯 ViT 比 CNN 模型需要更多的标注数据。但是很多情况下获得大量标注数据非常困难，此时自监督学习方法显示出巨大的潜力。相应地，基于 Transformer 的分类模型优化分为两个步骤：即自监督预训练和监督微调。最初使用未标注的图像进行自监督预训练，以有效地学习图像语义特征。之后对自监督预训练模型进行监督微调，使其在下游任务中获得更快、更好的性能。实现自监督的一个重要范式是对比学习，输入数据经过数据增强生成不同图像，经过特征提取生成特征图，通过对比两者的损失，拉近正样本，推开负样本，实现特征提取模块对输入数据的表征能力。Azizi 等[29]采用自监督学习框架 SimCLR 训练模型（ResNet-50、ResNet-152）用于皮肤病分类和胸部 X 光片分类。依次使用未标注的自然图像、未标注的皮肤科图像和胸部 X 光片对模型进行预训练，最大化正图像对之间的一致性。正图像对要么是同一图像的两个增强视图，要么是来自同一患者的多个图像。预训练后的模型使用较少的有标注图像进行微调。模型在胸部 X 光片上的平均分类精度比使用 ImageNet 预训练模型高 1.1%，比皮肤病分类的评价指标 top-1准确率高 6.7%。

总体而言，基于 CNN 的医学图像诊断分类已经有了大量的应用，随着 Transformer 在视觉领域的成功，为医学图像分类提供了新的思路。但无论是有监督分类还是无监督分类，基于 Transformer 的医学图像分类仍然严重依赖于大规模数据集。在没有预训练和大规模训练数据的情况下，Transformer 在医学图像分类方面可能不会比 CNN 更有效。此外，大多数现有的基于 Transformer 的模型都专注于平面应用，这主要是为了降低计算复杂度和可以直接使用预训练模型（在大规模自然图像上预训练模型，如 ImageNet）。随着对 Transformer 研究的深入，预计将出现更多的用于三维图像分类的 Transformer 模型。

2.3.2 目标检测

一幅图像可能包含属于不同类别的对象，每个对象类别可能包含几个实例。在计算机视觉领域，目标检测算法用于检测和识别图像中是否存在某些对象类别的任何实例。

1. 目标检测网络结构

目标检测网络结构包括 3 个模块：backbone、neck 和 head，如图 2-15 所示。输入图像经 backbone 提取生成特征图。其中，深层特征图包含更多的类别信息，而浅层特征图具有更多的位置信息。由于目标检测需要预测实例框的位置和类别信息，所以利用 backbone 各个阶段生成的不同分辨率的特征是十分重要的。neck 常用来融合低维、高维特征图。在融合后的特征图上逐像素直接回归实例框位置和类别的算法被称为单阶段检测算法，属于密集预测。双阶段检测算法通过一个提出建议框的模块生成实例对象区域建议，之后在框内进行类别预测和边界框坐标回归，属于稀疏预测。head 基于特征融合的结果实现具体的分类和回归任务。

双阶段检测追求高精度，常用的 backbone 有 ResNet、ConvNeXt、Swin-T 等，这些 backbone 拥有更大的感受野、更多的卷积块或 Transformer 块。单阶段检测追求实时性，最具代表性的是 YOLO 系列检测框架，其 backbone 采用 Cross Stage Partial Network（CSPNet）的 CSP 层。CSP 层不同于 ResNet 的密集堆叠架构，它将输入分为两部分：一部分输入密集卷积块；另一部分输入集成到输出的特征图中，聚合后，再输入下一阶段，如图 2-16 所示。CSP 相比于 ResNet 明显降低了计算量和显存占用。

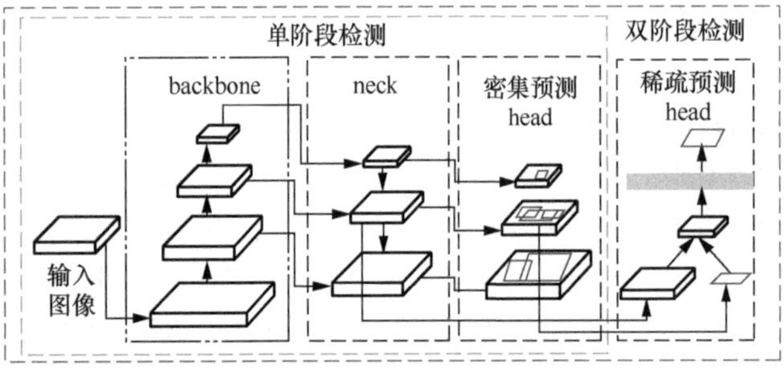

图2-15 目标检测网络结构

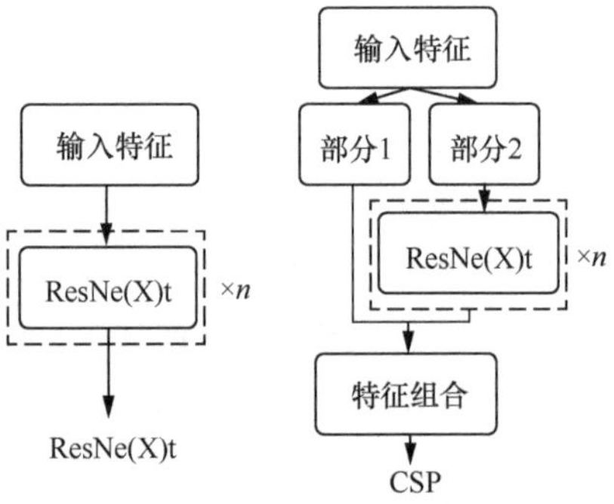

图2-16 ResNe(X)t与CSP

neck 从高维细粒度特征逐步向上融合，在双阶段检测中常用的 neck 有特征金字塔（feature pyramid networks，FPN）及其变形体 PA-FPN 等。FPN 通过对 backbone 特征图的高维度特征进行上采样，与上一级 backbone 特征图进行融合，产生新的包含多层信息的特征图。由于其形似金字塔结构，故被称为特征金字塔，如图 2-17（a）所示。特征金字塔结构也是一种特殊的跳跃连接结构，但是它节省显存。FPN 的变形体 PA-FPN 是大部分单阶段检测采用的 neck，其拥有更多的融合模块，对较少阶段的 backbone 仍然有优秀的特征提取能力，如图 2-17（b）所示。

最新的模型放弃了单阶段、双阶段检测，采用 Transformer 重构了目标检测算法，将在后面进行介绍。

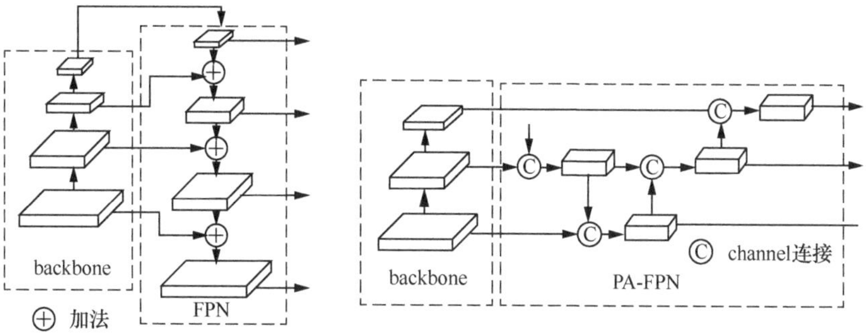

（a）FPN （b）PA-FPN

图2-17 特征金字塔结构

2. 双阶段检测算法

R-CNN（region-based CNN）[30] 是目标识别领域的基础框架，取得了大量应用。但是提取区域建议框的过程会占用显存空间和耗费时间，导致实时检测难以实现。与 R-CNN 不同，Fast R-CNN[31] 是一个端到端的检测算法，采用多任务损失来分类区域建议框和回归边界框。Fast R-CNN 的区域建议在特征图上生成（不在原始图像上生成），因此加快了计算速度。这些改善提升了 Fast R-CNN 的检测性能，但计算区域建议依然是算法的瓶颈。在 Faster R-CNN[32]（见图 2-18）中，区域建议网络（region proposal network，RPN）取代了选择性搜索方法，可有效地生成高质量的区域建议。

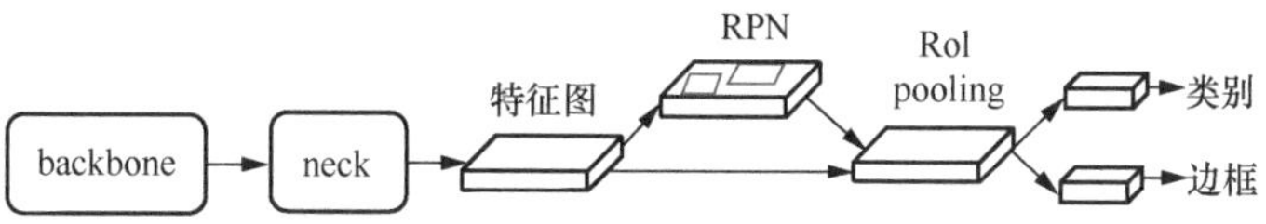

图2-18 Faster R-CNN

在此基础上，Cascade R-CNN[33] 由一系列交并比（intersection over union，IoU）阈值训练检测器组成。检测器按顺序进行训练，上一个检测器的输出作为下一个检测器的输入。这种重采样逐渐提高了检测器质量，保证了所有检测器都有一个等效大小的正样本训练集输入，最大限度地减少了过拟合。顺序训练检测器最小化过拟合，多次修正区域建议框精确定位目标位置，优化了 Faster R-CNN 的性能。在推理时应用相同的级联设置，以消除标注和检测器之间的不匹配。Cascade R-CNN 实现了在 COCO 数据集上的卓越性能，并显著提高了对通用和特定对象数据集的高质量检测，包括 VOC、KITTI、CityPerson 和 WiderFace。之后出现的 Sparse R-CNN[34] 是用于图像目标检测的纯稀疏方法。现有的目标检测工作严重依赖于密集的候选对象，例如在大小为 $W\times H$ 的特征图的所有网格上预定义 k 个锚框。在 Sparse R-CNN 的方法中，向 head 提供了一组固定的稀疏学习对象建议框，总长度为 N，以执行分类和定位。Sparse R-CNN 通过将 $H\times W\times k$ 个（多达数十万个）手工设计的候选建议框减少到 N 个（如 100 个）可学习建议框，大大提高了检测效率。

3. 单阶段检测算法

现代主流的单阶段检测算法在密集的特征图上预先定义锚框，并预测对象的缩放尺度和边界框的偏移量，以及对象的类别信息。典型的单阶段检测算法有 OverFeat[35]、YOLO[36]、SSD[37] 和 RetinaNet[38] 等。在工业应用及实时性检测场景中，YOLO 系列算法具有较高的精度以及准确性。YOLOv1-3[36, 39-40] 是 YOLO 系列算法的开创性工作，开辟了单阶段检测的新道路。YOLO 将对象检测框定为空间分离的边界框和相关类别概率的回归问题，单个网络模块直接从完整图像预测边界框和类别概率。由于整个检测管道是一个单一的网络，因此可以直接对检测性能进行端到端优化。YOLOv4[41] 将检测框架重组为几个独立的部分（backbone、neck 和 head），通过对不同 backbone 的性能分析，发现 YOLOv4 的 CSPDarknet53[42] 取得了最优的性能。目前，YOLOv5、YOLOX、PPYOLOE 和 YOLOv7 都是高效的特征检测算法。

4. Transformer 目标检测算法

不同于单、双阶段目标检测算法，Carion 等 [43] 在 DEtection TRansformer（DETR）中率先使用 Transformer 实现了自然图像的目标检测。以 DETR 为代表的 Transformer 结构采用 backbone 网络、编码器 - 解码器以及全连接层实现目标检测。backbone 常用较深的网络，具有更强的特征提取能力。Transformer 编码器采用全连接层和多头自注意力模块对特征图进行位置编码。Transformer 解码器对多个对象查询进行并行解码，输入是编码器映射的位置编码，输出将多个对象查询转换为输出嵌入。最终通过全连接层将输出进行独立解码，生成框位置坐标和类别标签。该模型使用编码器 - 解码器针对所有位置嵌入和所有对象进行全局推理，同时利用整个图像的上下文信息。DETR 利用 Transformer 解码器进行直接预测，抑制重复的边界框，去除了复杂的后处理过程（例如非最大化抑制）。在医学影像检测领域，基于 DETR 已经开发了一些目标检测方法。然而，与基于 CNN 的模型相比，DETR 需要更长的训练时间才能收敛。对此，迁移学习可以加速 Transformer 的训练过程。Transformer 在目标检测方面的优势是：自注意力机制使得 Transformer 更适合理解图像中的上下文信息，这对目标检测至关重要。

5. 医疗领域的应用

常见的计算机辅助诊断任务包括检测肺结节、乳腺肿块、淋巴结、硬化症病变等。检测框架最初是为自然图像中的目标检测设计的，不能保证医学图像中病灶检测的性能。主要有两个原因：① 与自然物体相比，病变可能非常小；② 病变和非病变通常具有相似的外观（例如纹理和强度）。关于肺结节智能检测，Mei 等 [44] 建立了一个超过 40 000 个标注的肺结节大型数据集，用于训练基于 CNN 的模型。通过利用多个连续 CT 切片之间的相关性，提高了检测肺结节的能力。针对一组切片，采用全局特征提取模块来获取特征映射中不同位置和不同通道之间的远程依赖关系。每个浅层 ResNet 块可以在同一尺度上生成携带空间信息的特征图，再合并 3 个不同 ResNet 块产生的多尺度特征来减少假阳性结节。

在组织病理学领域，Rijthoven 等 [45] 提出了一种改进版本的算法 YOLOv2，用于全量影像（whole-slide images，WSI）中的淋巴细胞检测。由于事先知道 WSI 中无淋巴细胞的棕色区域包含许多负样本，因此设计了一种采样策略，以强制模型在训练过程中关注这些负样本。该方法将 F1 分数提高了 3%，检测速度提高了 4.3 倍。

总体而言，双阶段检测算法由于其精确检出率和高鲁棒性取得了普遍应用。但最新的一些研究表明，单阶段检测器也可以获得良好的检测性能。由于目标检测对远距离信息的依赖，可以肯定基于 Transformer 的模型会获得大量关注。传统的病变检测专注于特定类型的病变，而大模型的发展为通用病变检测提供了途径，可实现一次性从整个人体中识别、定位不同类型的病变，这也是未来的研究方向。

2.4 医学影像智能分割

医学图像语义分割，即从图像中识别病变、器官和其他子结构的像素或体素集，是医学图像分析中的一项常见且具有挑战性的任务，也是自动化三维器官建模的基础。相比于分类、检测等任务，分割需要更强的监督（大量高质量的标注）。常用的医学影像分割技术包括语义分割网络（全卷积网络、编码器－解码器网络）、实例分割网络、Transformer 分割网络等。这些技术受其他算法的启发，采用了跳跃连接、多尺度算法、扩展卷积、稀疏卷积等方法。

2.4.1 分割网络基本结构

分割任务主要包括语义分割、实例分割、全景分割。医学影像领域常用的为语义分割及实例分割。实例分割算法常在目标检测算法基础上添加输出掩码模块，完成掩码预测，核心是目标检测算法。本节详细介绍语义分割网络的基本结构，两种典型的结构为 backbone-neck-上采样结构和类 U-Net 结构。

backbone-neck-上采样结构采用常规的 backbone 提取各分辨率特征图，再利用 neck 融合各尺度特征，最后利用上采样层从细粒度特征图获得预测掩码（mask），如图 2-19 所示。因为语义分割问题需要对输入图像的每一个像素进行分类，属于像素级分类问题，而 backbone 深层特征图含有更多的分类信息，所以语义分割网络经常需要依赖更深的 backbone。对于语义分割的 neck，如何有效利用粗粒度特征及细粒度特征，突出分类信息，兼顾位置信息是研究的重点。上采样层有基于卷积的转置卷积和基于 Transformer 的上采样算法等，其中转置卷积采用周围填充再预测的方式生成更大分辨率的特征图，而基于 Transformer 的上采样算法是一个快速发展的研究方向。

类 U-Net 语义分割算法采用编码器提取特征，采用解码器生成预测掩码，如图 2-20 所示。类 U-Net 结构是一种典型的跳跃连接结构（与 FPN 不同），它逐步将深层特征上采样后与浅一层解码器特征图进行叠加融合，最终生成输出掩码。在医学图像领域，类 U-Net 结构由于其对小规模数据集的优异性能获得了大量的应用。由于 backbone 的快速迭代发展，类 U-Net 结构的编码器模块也进行了各种优化研究，如 ResNet、Swin-T 等，明显提升了其提取特征能力。在解码器结构上，采用 Transformer 上采样结构取得了优异性能。对于跳跃连接也有大量研究，典型的就是 U-Net+ 与 U-Net++，采用更加丰富的跳跃连接方式，明显提升了特征融合能力。

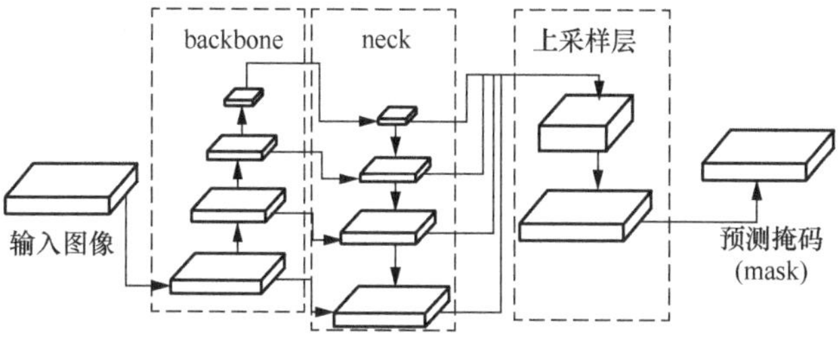

图2-19　backbone-neck-上采样结构

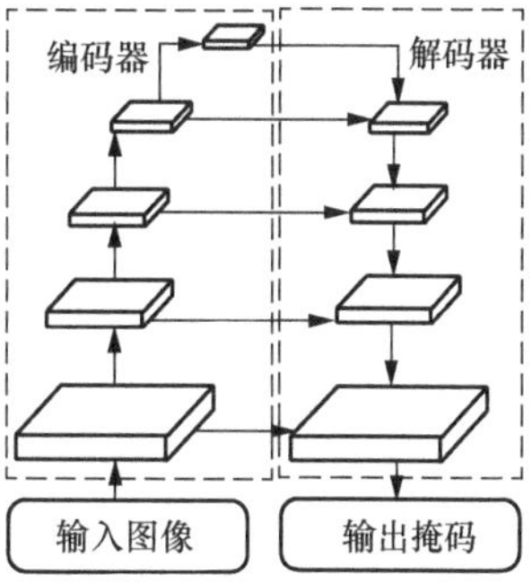

图2-20　类U-Net语义分割算法

2.4.2 典型语义分割网络

Long 等[46]提出的全卷积网络（FCN）是图像语义分割中里程碑式的算法。通过丢弃全连接层和使用上采样，FCN 模型可以输出与输入图像分辨率大小相同的空间分割图。FCN 使用跳跃连接，将浅层特征图中的位置信息与深层特征图中的类别信息融合，再进行上采样以实现精确分割。FCN 证明了多层 CNN 能够在可变大小的输入上执行语义分割，浅层的卷积层感受野较小，可以学习到局部特征；深层的卷积层感受野较大，可以学习到类别特征。FCN 作为图像语义分割的开山之作，开创了全卷积神经网络分割图像的模型范式。

大多数流行的语义分割模型都采用编码器－解码器架构，典型模型包括 U-Net、nnU-Net 以及 V-Net 等。卷积网络模型中，深层卷积块学习到的高粗粒度特征捕获了整个图像分类的语义。浅层卷积块学习到的低细粒度特征包含了位置信息。Ronneberger 等 [5] 提出的 U-Net 是图像语义分割的另一个里程碑式算法。如图 2-21 所示，U-Net 编码器用于捕获上下文的特征，解码器利用上采样产生掩码图。U-Net 的关键创新是在对应的卷积层和上采样层之间建立跳跃连接，将不同层次的特征连接在一起，从而提高分割性能。跳跃连接可以将网络的输出恢复到与输入相同的空间分辨率。U-Net 训练策略依赖数据增强实现少量标注图像的有效学习。Isensee[47] 提出的 nnU-Net 通过关注网络输入预处理和输出后处理，在没有改变 U-Net 网络结构的情况下取得了分割效果的显著提升。nnU-Net 的成功证明了数据预处理和后处理在医学图像分割中的关键作用。Zhou 等 [6] 发现 U-Net 的编码器和解码器之间的跳跃连接可以使不同语义特征融合，提出了 U-Net++ 模型。在该模型中，简单的跳跃连接被嵌套的密集跳跃连接所取代。该架构在 4 种不同的医学图像分割任务中的表现优于 U-Net。Diakogiannis[7] 等提出的 ResU-Net-a 使用 U-Net 结构，结合了残差结构、金字塔场景池化和多任务推理，用残差连接替换了 U-Net 的每个子模块，解决了梯度消失和梯度爆炸的问题。

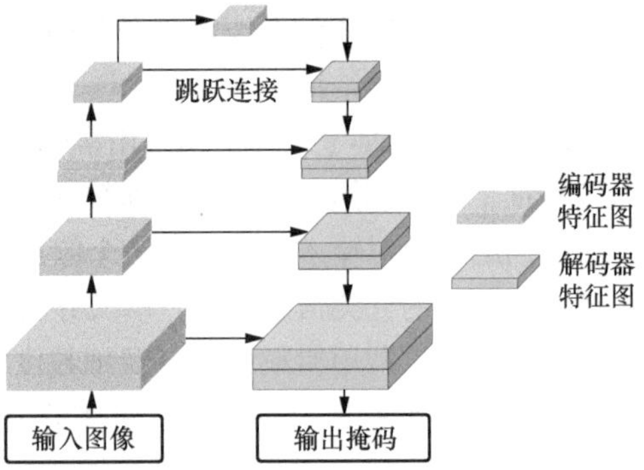

图2-21　U-Net

Milletari 等 [48] 提出了用于三维医学图像分割的 V-Net。V-Net 和 U-Net 在架构上的主要区别除了前者适用于三维图像外，还将前向卷积单元变为残差卷积单元，因此 V-Net 也被称为残差 U-Net。此外，V-Net 还引入了一个基于 Dice 系数的损失函数，使模型能够处理前景和背景体素数量不平衡的问题。

2.4.3　实例分割网络

R-CNN 及其变形体在目标识别领域取得了广泛应用，其一些扩展被用来解决实例分割问题，即同时执行目标检测和语义分割任务。He 等 [49] 提出的 Mask R-CNN 是具有 3 个输出分支的 Faster R-CNN，分别输出目标的边界框、类别以及对象的分割掩码（mask），如图 2-22 所示。目标检测算法提取特征图上的感兴趣区域（region of interest，RoI）与预测框之间存在量化误差，Faster R-CNN 提出的 RoI pooling 加剧了量化误差，Mask R-CNN 提出的 RoIAlign 采用双线性插值解决了量化误差，取得了巨大改进。之后基于 R-CNN 的各种实例分割模型不断被提出，它们在医学图像处理中获得了大量的应用。Lang 等 [50] 利用 Mask R-CNN 设计了正则化损失函数以及网络模型，对二维超声图像上的甲状腺结节进行检测，取得了优异的效果。

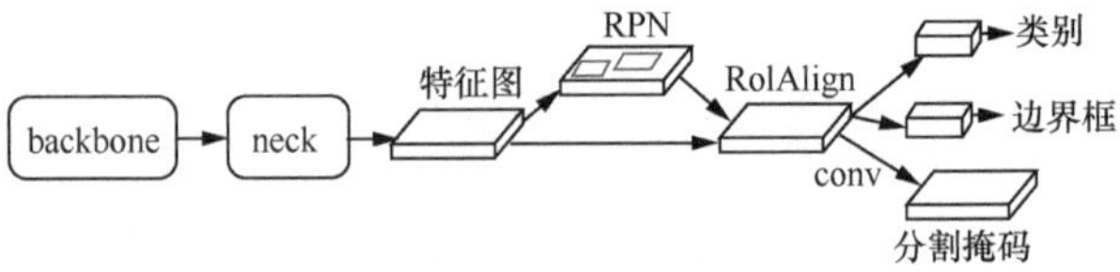

图2-22　Mask R-CNN

基于 R-CNN 的网络由于需要 RPN 结构提出建议框，因此耗费了检测时间。有研究聚焦在单阶段检测模型，以提高网络实时性，其中最有代表性的就是 YOLO 系列算法[51]。总体而言，实例分割网络需要依靠目标检测网络输出实例位置，在此基础上添加分割头，针对实例框内的每个像素进行分类，输出其掩码图。

2.4.4 Transformer分割网络

相比于 CNN，Transformer 分割网络取得了有竞争力的分割精度，其优势在于能在高维、高分辨率医学图像中考虑更远距离的上下文依赖关系。Transformer 分割网络将分割问题重构为序列到序列的推理任务。与 CNN 相比，序列到序列建模策略的主要优势是具有更大的感受野，从而具有更强的表示能力和长距离依赖。Tang 等[52]提出了一种新的三维 Transformer 分割网络，称为 Swin U-NEt TRansformers（Swin UNETR），将 Swin-T 集成在 U-Net 的解码器中，并具有自监督预训练的分层编码器，用于学习人体解剖特征。Swin UNETR 在来自不同身体器官的 5050 张公开 CT 图像上进行预训练，微调预训练模型后，在两个公开数据集的测试排行榜上取得了第一。

全部使用 Transformer 分割网络已经被证明在密集预测（分割）方面是有效的。Zhou 等[53]提出了基于三维 Transformer 分割网络的 nnFormer 模型，利用交错卷积和自注意力模块的组合构建编码器、解码器。nnFormer 模型还用跳跃注意力机制取代了跳跃连接，它的性能明显优于 nnU-Net。

Transformer 分割网络通常需要大规模的数据进行预训练。然而，由于数据对象差异明显，故将自然图像迁移到医学领域仍然是一个挑战。此外，医学图像的标注是困难、昂贵和耗时的。为了进一步提高 Transformer 分割网络在医学图像分割中的鲁棒性和准确性，自监督方法是必需的。可以预见，医学图像多模态通用分割是未来的发展方向。

2.5 图像配准

图像配准是将两幅或多幅图像进行空间坐标对齐的过程。对齐后的图像的对应点具有相同的空间坐标，因此可以实现两幅不同模态图像的融合，例如，提供全面的诊疗信息。图像配准的核心是求解两幅图像对应像素（体素）之间的空间变换关系。根据空间变换关系模型，图像配准可以分为刚性配准和非刚性配准。在刚性配准中，空间变换关系满足距离不变性，可以用旋转和平移描述。非刚性配准的映射关系包括仿射变换、投影变换、样条变换等，最一般的映射关系可以通过变形场来描述。图像配准技术可以分为两大类，即基于优化算法的传统图像配准方法和基于深度学习的图像配准方法。传统图像配准框架如图 2-23 所示，待配准的两幅图像一个称为固定图像 I_f，另一个称为移动图像 I_m。配准的目的是找到一个变形场 ϕ，使得 I_f 空间中的点通过变形场 ϕ 映射到 I_m 空间中的对应点。对于一般的刚性变换、仿射变换、投影变换、样条变换等参数化的变换关系，ϕ 可以通过空间变换参数来表征。传统图像配准框架的效果目前已被基于深度学习的方法超越，本节重点介绍基于深度学习的图像配准方法。

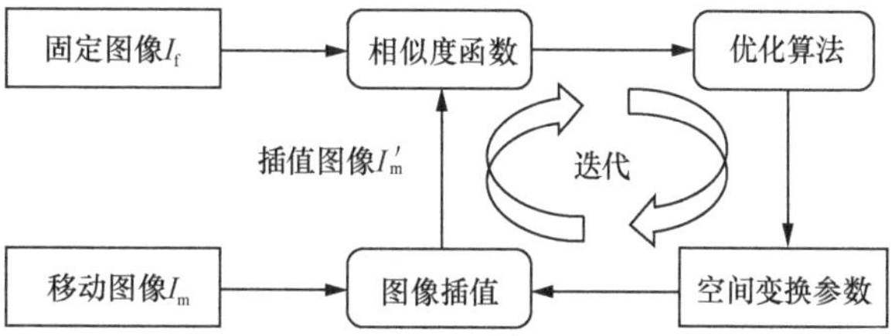

图2-23 传统图像配准框架

2.5.1 有监督图像配准

早期用于图像配准的深度学习技术聚焦于学习量化目标，即移动图像与固定图像之间的相似度函数，然后将学习到的相似度函数与传统优化算法结合使用，本质上还是属于传统图像配准框架。例如，Simonovsky 等[54]使用 5 层 CNN 学习三维大脑 MRI 图像 T1 序列和 T2 序列图像之间的相似度。这种基于深度学习的相似度（深度相似性）优于人为定义的相似度。深度相似性对于建立像素到像素和体素到体素的对应关系十分有价值，目前仍然是一个重要的研究方向。

尽管深度迭代配准取得了成功，但传统图像配准框架中迭代优化的过程对于实时配准而言太慢。相比之下，一些有监督图像配准方法可直接预测变形场。这些方法需要真实变形场，可以通过合成、模拟、手动标注或通过传统图像配准算法获得。Fan 等[55]开发了一种双监督训练策略，用于大脑 MRI 图像配准。该策略利用现有图像配准算法获得的变形场作为真值，计算真值场与预测变形场的差值，在相似度驱动下，利用预测变形场计算固定图像与插值图像之间的差异，得到图像配准结果。然而，有监督图像配准需要监督信息，也就是需要用变形场的真值来训练，这就产生了先有鸡还是先有蛋的问题，因此深度学习方法的重点是解决无监督图像配准问题。

2.5.2 无监督图像配准

1. 无监督图像配准框架

无监督图像配准的典型框架如图 2-24 所示，利用深度神经网络处理移动图像和固定图像，提取像素级匹配特征，生成对应变形场 ϕ。使用变形场 ϕ 对移动图像进行图像插值，生成配准结果。无监督图像配准的核心是深度神经网络。U-Net 及其变形体取得了大量的应用，能有效利用两个图像的像素间关系，生成对应像素间的变形场。GAN 也是无监督图像配准的常用模块，其生成器可以用来生成对应变形场，而鉴别器可以用来衡量变形后的移动图像与固定图像的相似性关系。

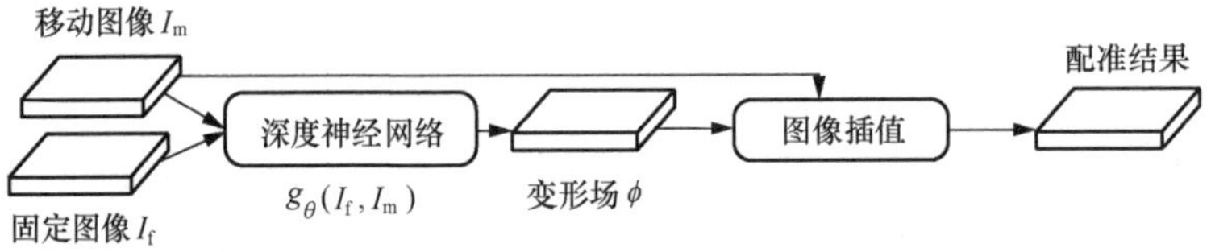

图2-24　无监督图像配准的典型框架

2. 无监督图像配准的应用

基于无监督学习的配准近年来受到了广泛关注，主要有两个原因：一是通过传统的图像配准方法获得真值变形场费时费力；二是用于模型训练的形变类型有限，导致模型泛化能力低。Balakrishnan 等[56-57]提出了一种无监督图像配准模型 VoxelMorph 用于大脑 MRI 图像配准。如图 2-25 所示，VoxelMorph 使用 U-Net 架构，编码器的输入是移动图像和固定图像的拼接，解码器输出变形场 ϕ。利用解码器输出的变形场 ϕ 对移动图像进行图像插值，得到变换后的图像。通过最小化插值图像与固定图像之间的差异，更新网络参数以生成精确的变形场。这种无监督的图像配准框架在预测时具有更快的运算速度。

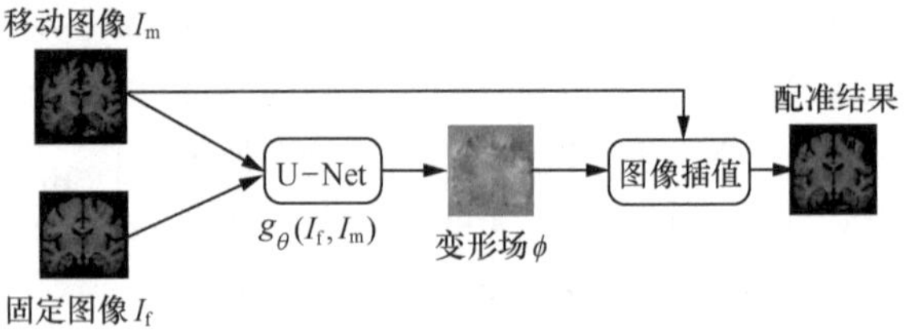

图2-25　VoxelMorph图像配准框架

基于 Transformer 的配准网络主要采用混合架构，编码阶段使用 Transformer 来捕获输入移动图像和固定图像之间的空间对应关系，使用 CNN 解码器来生成变形场。Chen 等[58]扩展了 VoxelMorph，提出了 TransMorph，编码器用 Swin Transformer。TransMorph 还有微分变体和贝叶斯变体，微分变体保证了拓扑变形，而贝叶斯变体能对配准不确定性进行估计。

上述的无监督图像配准框架都是利用人工定义的相似度指标和正则化项来设计损失函数。例如，VoxelMorph 的损失函数包括一个相似度函数（均方误差、互相关），用于量化插值图像与固定图像之间的体素对应关系，以及一个正则化项，用于调控变形图像的空间平滑。尽管经典的相似度函数在单模态图像配准中是有效的，但在大多数多模态图像配准中，其成功率低于深度相似度。为改善多模态图像配准结果，Fan 等[59]提出了一个无监督对抗网络，具有 U-Net 结构的生成器和 CNN 结构的判别器。生成器接受两个输入图像（移动图像和固定图像）并输出一个变形场，而判别器通过将负图像对（固定图像和使用预测场生成的插值图像）与正图像对（固定图像和参考图像）进行相似性比较，输出其配准准确度。利用判别器的反馈来训练生成器，使其生成尽可能精确的变形，以欺骗判别器。这种无监督的对抗网络在单模态大脑 MRI 图像配准和多模态骨盆图像配准方面取得了令人满意的结果。

2.6 标志点检测

标志点（landmark）又称为关键点（key point），通常用来表示图像中的特征点。医学图像标志点检测（landmark detection）对于智能诊断、手术规划和术中导航十分重要。此外，标志点还常用于计算器官的几何特性（宽度、长度、大小等），并引导其他的计算密集型医学图像的智能分析任务。例如，在多模态图像配准或后续术中导航中，可以通过标志点的位置初始化或引导多幅图像的配准。人工标注标志点是一项烦琐、费力的任务，并容易出现人为错误，因此需要开发高效的自动化定位方法。标志点检测一般有两种算法：坐标回归与热图（heat map）预测。

2.6.1 坐标回归

坐标回归算法依赖 backbone 提取特征图，再采用全连接层回归坐标，其基本结构如图 2-26 所示。首个利用深度学习的标志点定位方法是 DeepPose[60]，该方法使用一系列全连接层来回归坐标。坐标回归方法通常用于密集坐标检测，比如面部标志点检测、密集下颌骨标志点检测等。由于捕捉的空间知识较少，坐标回归方法的准确性一般较低。从最大似然估计角度出发，不同的回归损失是对输出密度函数做出的不同假设，更接近真实分布的密度函数会显著降低回归损失。鉴于此，Li 等[61]提出一种新的回归范式和残差对数似然估计，以捕捉潜在的输出分布，取得了不错的精度。基于坐标回归的深度学习算法在医学影像处理中应用较少，但其占用显存较少，是一个有前景的研究方向。

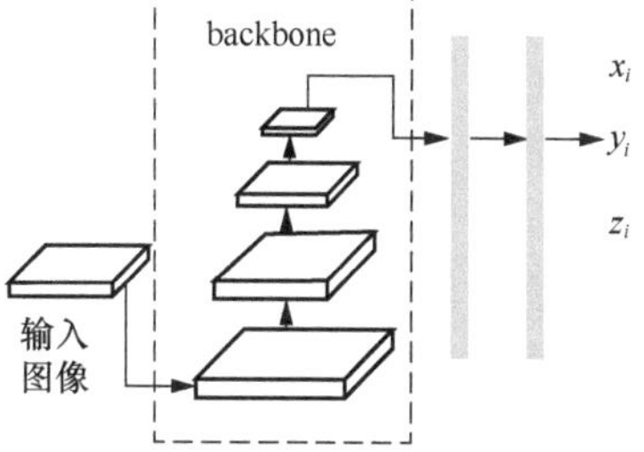

图2-26 坐标回归算法的基本结构

2.6.2 热图预测

基于热图预测算法的基本结构如图 2-27 所示，输入图像通过深度神经网络映射为 k 个预测热图（k 为待检测的标志点个数）。在训练阶段，标志点的真值通过热图编码形成监督信息用来训练网络。在预测阶段，神经网络直接输出输入图像的热图，从热图中解码标志点的位置。用于热图预测的深度神经网络的常用结构也是 backbone-neck-上采样模型或者 U-Net 变体。常用的标志点编码策略有两种：一种是采用高斯函数进行编码，另一种是采用无偏位移图进行编码。解码常利用预测热图峰值周围像素加权优化其峰值位置。可以预见，针对热图预测算法的研究会趋向于更高分辨率特征图的利用以及基于 Transformer 的各个模块重构。

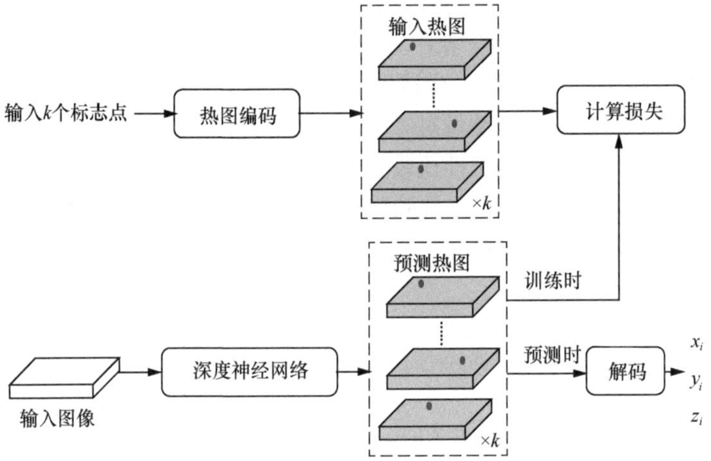

图2-27　基于热图预测算法的基本结构

由标志点坐标 $\boldsymbol{\mu}_i \in \mathbb{R}^n$ 到热图 H_i 的一种高斯编码方式如下。

$$H_i(\boldsymbol{x}) = \frac{1}{(2\pi)^{\frac{n}{2}} \, |\boldsymbol{\Sigma}_i|^{\frac{1}{2}}} \mathrm{e}^{-\frac{1}{2}(\boldsymbol{x}-\boldsymbol{\mu}_i)^{\mathrm{T}} \boldsymbol{\Sigma}_i^{-1} (\boldsymbol{x}-\boldsymbol{\mu}_i)} \tag{2-68}$$

其中，$\boldsymbol{x}$ 是热图像素坐标，$\boldsymbol{\Sigma}_i$ 是对应 $\boldsymbol{\mu}_i$ 的协方差矩阵。输入图像经过热图预测网络后，得到预测热图 $\hat{H}_i$。最简单的解码方式是使用 $\hat{H}_i$ 的峰值对应的坐标作为预测的标志点坐标。

Lang 等[50]使用 3D Mask R-CNN 提取低分辨率原图中的全局上下文信息，经过裁剪感兴趣区域后，在高分辨率裁剪补丁图像中检测标志点。Chen 等[62]提出了双阶段检测框架，使用热图预测获得下采样 CT 中的粗略位置，然后使用高分辨率裁剪补丁图像，通过长短期记忆框架获取精确的位置。Chen 等[63]使用 3D Faster R-CNN 粗略检测低分辨率图像中的标志点感兴趣区域。裁剪目标框后，通过多尺度 U-Net 对框中的热图进行回归，以输出精确坐标。Torosdagli 等[64]通过全卷积网络对下颌骨进行分割并学习空间信息，然后通过长短期记忆框架定位标志点。Zhang 等[65]提出了一个两阶段 FCN 框架，阶段一学习从标志点坐标到每个像素的位移图，阶段二使用 FCN 来聚合分割任务和标志点定位任务。

高分辨率影像对标志点的定位精度影响很大，因此经常应用分割算法或者目标识别算法作为前置阶段任务，提取包含标志点的感兴趣区域，然后再聚合多尺度特征进行精准定位。最近一些新的研究也在探索自监督学习方法的应用，例如 Suwajanakorn 等[66]提出了一种端到端的几何推理框架，用于学习三维标志点。这个框架可以发现跨视角、跨对象的几何、语义一致性。这个端到端的检测框架使用非真实标注数据的训练效果要优于使用相同框架的有监督网络。Reddy 等[67]还提出了一种基于图编码器的框架，使用自监督的方法来预测遮挡标志点的平面和空间位置。

2.7 应用举例

笔者团队围绕医学影像智能分析，提出了基于主动轮廓模型的影像自动标注方法和各种深度卷积神经网络，实现了人体各部分结构的自动分割，包括大脑皮层组织提取[68]、耳蜗结构自动分割[69]、膝关节软组织分割[70]、腹部多器官自动分割、颅颌面多组织结构自动分割与标志点自动精确定位[71]等；基于自动分割针对多种临床适应证开发了自动化手术规划方法[72]。本节介绍一些这方面的应用。

2.7.1 耳蜗结构自动分割

1. 临床需求

人工耳蜗植入手术是治疗中重度听力残疾的一种有效方法。从常规颞骨 CT 图像中分割出颞骨结构，如耳蜗迷路、听骨链和面神经，在图像引导的人工耳蜗植入手术中起着重要作用。手动分割颞骨结构是人工耳蜗手术术前规划中最耗时、最费力的步骤。根据分割结果，医生可以在术前规划出一条通向耳蜗而不损伤面神经及听骨链的通路，在术中指导耳蜗植入物的放置。图 2-28 所示为颞骨 CT 图像以及耳蜗迷路、听骨链和面神经的结构。

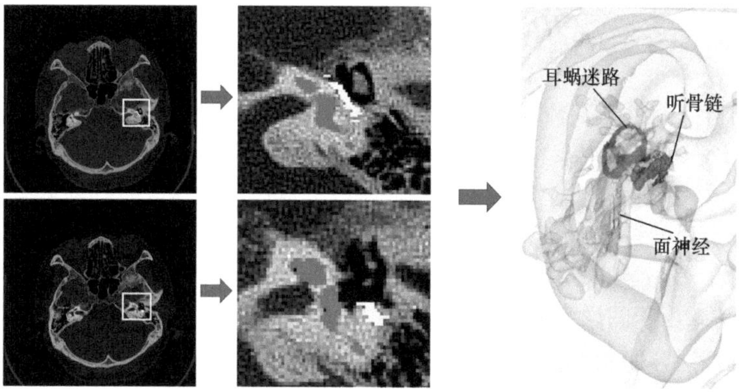

图2-28 颞骨CT图像以及耳蜗迷路、听骨链和面神经的结构

2. 网络结构

笔者团队提出了交叉反馈分割网络 W-Net。与经典 U 型网络结构不同，W-Net 具有两个编码路径和两个解码路径。其中，卷积的内核大小为 $3 \times 3 \times 3$，填充（padding）为 1 个像素。转置卷积的内核大小为 $2 \times 2 \times 2$，步长为 2。W-Net 网络结构如图 2-29 所示，图中通过虚线连接的卷积层共享相同的卷积核权重值。在算法实际训练过程中，网络的输入和输出形状均设置为 $64 \times 64 \times 80$。W-Net 充分利用了三维图像的浅层特征，且保留了 3 个跳跃连接层。W-Net 的参数量为 2.01 M，只有 3D U-Net 参数量 23.71 M 的不到 1/10，节省了大量计算资源。

3. 组合损失函数

损失函数的选择对神经网络的分割精度有很大影响。由于耳蜗目标结构非常微小，以听骨链为例，其体积仅占输入体积的 0.1% ～ 0.2%。因此，为了使神经网络达到更高的精度，设计如下损失函数：

$$\text{loss} = \text{loss}_{\text{wce}} + \lambda \cdot \text{loss}_{\text{dice}} \tag{2-69}$$

其中，λ 为权重参数；loss_{wce} 和 $\text{loss}_{\text{dice}}$ 分别代表加权交叉熵（WCE）损失函数和 Dice 损失函数。

使用 WCE 损失函数一方面使网络更容易拟合，另一方面能够解决颞骨中的几个结构在 CT 序列中所占体积差异过大的问题；使用 Dice 损失函数可以使网络针对 Dice 系数精度进行学习，并取得比 Dice 系数精度更高的结果。对于单个体素，二者的具体表达如下。

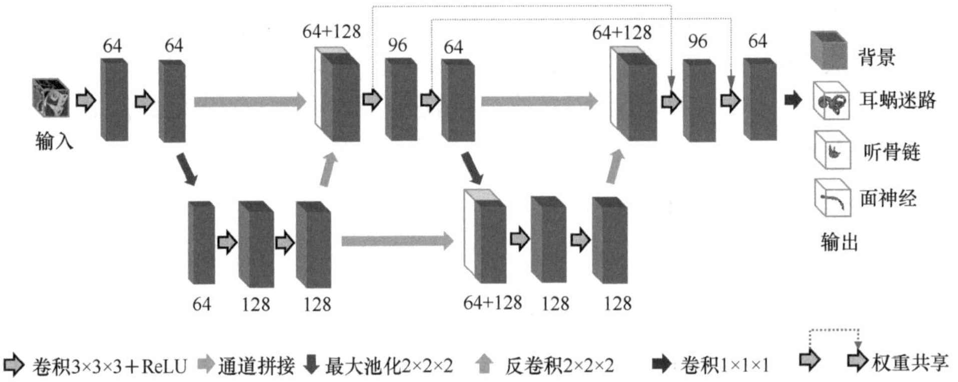

图2-29　W-Net网络结构

$$\mathrm{loss}_{\mathrm{wce}}=-\sum_{i=1}^{T}w_i p_{\mathrm{gt}}^{i}\log(p_{\mathrm{pred}}^{i}),\quad \mathrm{loss}_{\mathrm{dice}}=1-\frac{\sum_{i=1}^{T}2p_{\mathrm{gt}}^{i}p_{\mathrm{pred}}^{i}}{\sum_{i=1}^{T}(p_{\mathrm{gt}}^{i}+p_{\mathrm{pred}}^{i})} \tag{2-70}$$

其中，T 是分割目标的总类别数；p_{gt}^{i} 和 p_{pred}^{i} 分别是第 i 类真实标签值和网络预测的概率；w_i 是 WCE 计算中赋予第 i 类的权重。

4. 面神经形态学增强

针对颞骨数据集的特性，除了使用随机翻转、缩放、旋转与平移来生成新的训练样本，还针对面神经设计了形态学增强算法。面神经是半径非常小的细长管状结构，在大部分 CT 层中只有 1～2 个像素。由于图像分辨率低，一些 CT 切片中面神经消失的情况并不罕见。为了增强神经网络对面神经这样的微小管状结构的识别能力，在数据增强过程中对面神经进行膨胀，在保证空间位置不变的前提下，整体形态变粗。这样处理有一举两得的作用：一方面，由于面神经是手术中医生需要避开的结构，因此形态学增强算法可以更好地保护面神经；另一方面，通过形态学增强处理，避免了神经网络预测细长管状结构时不连续的问题。

5. 耳蜗多组织分割实验

（1）数据集与实现细节

数据集有两类：正常耳蜗微结构数据集与颞骨扩展结构数据集。正常耳蜗微结构数据集由 30 例单侧颞骨结构临床 CT 数据组成，CT 体素尺寸为 0.4～0.5 mm，层厚为 0.6 mm。带有 3 个手动标注的标签：耳蜗迷路、听骨链及面神经。颞骨扩展结构数据集对正常耳蜗微结构数据集中耳蜗内部结构进行手动细分，得到 7 个标签：耳蜗、前庭、半规管、内耳道、颈动脉、颈静脉球和外耳道。在神经网络预处理算法方面，采用三维数据增强算法增加整体数据集多样性，并使用形态学增强算法对面神经数据进行增强，最后将两种算法结合应用作为数据前处理算法。在神经网络后处理方面，采用最大连通域算法对分割结果中产生的杂质进行优化处理。

（2）分割精度对比实验

在正常耳蜗微结构数据集对比 W-Net、3D U-Net 以及 V-Net 的分割精度，指标包括 Dice 系数、平均表面距离（average symmetric surface distance，ASSD）和表面距离标准差（surface distance deviation，SDD）。数据集 80% 的数据用于训练，20% 的数据作为测试集进行精度评价。算法分割结果还和两位医生之间的标注结果进行了对比，结果如表 2-1 所示。从结果中可以看出，在 Dice 系数与平均表面距离指标方面，W-Net 的分割结果均非常接近医生间的标注结果精度，达到了医生级的水平。图 2-30 所示为 W-Net 分割结果与医生标注结果的三维形状对比，从图中可以看出，W-Net 分割结果与医生标注结果的差异非常小，可以满足临床需求。

表2-1　W-Net、3D U-Net、V-Net与医生标注者在Dice系数和平均表面距离指标上的精度比较

方法	耳蜗迷路			听骨链			面神经		
	Dice系数	ASSD	SDD	Dice系数	ASSD	SDD	Dice系数	ASSD	SDD
W-Net	0.903	0.066	0.135	0.849	0.100	0.212	0.771	0.154	0.235
3D U-Net	0.892	0.077	0.145	0.838	0.103	0.192	0.769	0.171	0.262
V-Net	0.878	0.091	0.159	0.827	0.114	0.206	0.736	0.220	0.301
医生间	0.907	0.073	0.177	0.906	0.100	0.313	0.715	0.205	0.328

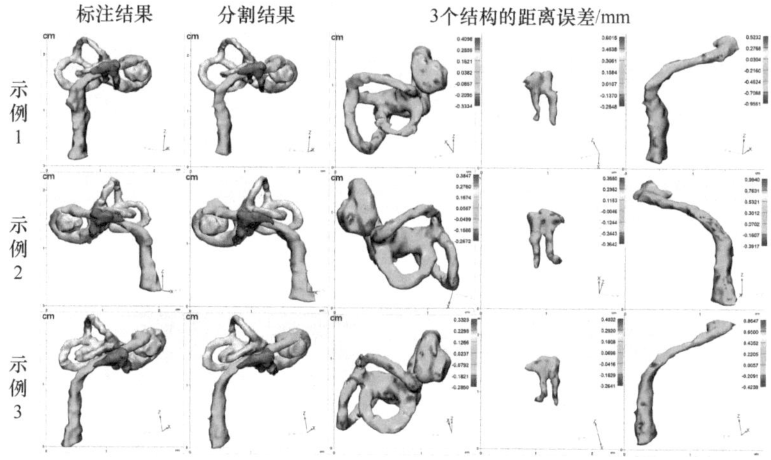

图2-30　W-Net分割结果与医生标注结果的三维形状对比

（3）颞骨扩展结构分割实验

使用颞骨扩展结构数据集对 W-Net 进行进一步测试，实验结果如表 2-2 所示。由于 7 个结构的分布不均，根据就近原则分别训练了 3 个 W-Net 神经网络，采用 5 折交叉验证的方式进行实验。实验结果表明，W-Net 在大部分结构上的 Dice 系数精度都达到了 0.8 以上，除了颈静脉球以外，其他结构整体标准差都非常低，说明 W-Net 在多目标分割上仍然可以保持较高的精度与鲁棒性。自动分割结果与手动分割结果的三维对比如图 2-31 所示。

表2-2　W-Net在颞骨扩展结构数据集上的分割精度

Dice系数	耳蜗	前庭	半规管	内耳道	颈动脉	颈静脉球	外耳道
平均值	0.91	0.89	0.85	0.90	0.90	0.78	0.88
标准差	0.01	0.02	0.01	0.03	0.01	0.11	0.01

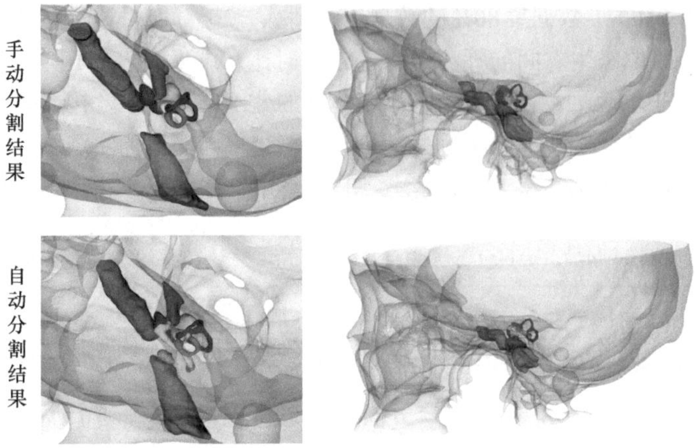

图2-31　自动分割结果与手动分割结果的三维对比

2.7.2　腹部多器官自动分割

1. 临床需求

腹部器官自动分割与三维重建是近年来医学图像分割领域的研究热点之一，如图 2-32 所示。腹部 CT 图像通常具有较高分辨率与较大的图像尺寸，因此现有基于深度学习的腹部器官自动分割方法往往需要较高的硬件配置与较长的运算时间。例如，大多数深度学习算法需要不少于 10 GB 的 GPU 显存来保存庞大的卷积特征图。笔者团队提出了由粗到精的分割框架，采用轻量级架构实现了腹部多器官的自动分割。

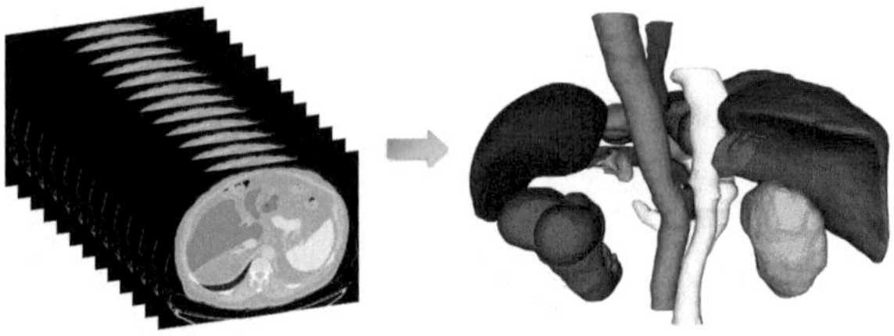

图2-32　腹部器官自动分割与三维重建

2. 由粗到精的分割策略

由粗到精的自动分割策略分为 3 个阶段，如图 2-33 所示，前两个阶段进行粗分割来定位每个器官，最后一个阶段对每个器官进行精分割。将粗分割阶段分为全局定位与器官定位阶段。在全局定位阶段，首先将原始 CT 图像切割成多个感兴趣区域，然后使用训练的神经网络对每个感兴趣区域进行分割。在器官定位阶段，首先根据阶段 1 的结果定位整个 CT 图像中腹部器官所在的区域，然后以更高的分辨率保存该区域，并使用训练的神经网络对其进行分割。在器官精分割阶段，根据阶段 2 的结果定位并裁剪每个器官，然后使用相应的网络对每个器官进行精分割。最后，将每个器官的分割结果叠加到相应的位置，最终生成完整 CT 图像的分割结果特征图。

分割网络结构如图 2-34 所示，基于标准 3D U-Net 架构，包含编码路径和解码路径，每个路径具有 4 个分辨率级别，编码路径的每一层包含两个 $3 \times 3 \times 3$ 卷积层与 ReLU 层。此外在网络中加入了 BN 层以提升鲁棒性。网络的输入为一个通道，输出通道数量与分割类别数相同。

在每个转置卷积层之前，网络包含一个步长为 1 的填充操作，使输入和输出的特征图可以保持相同的大小。该网络模型的参数量为 1.328 M。

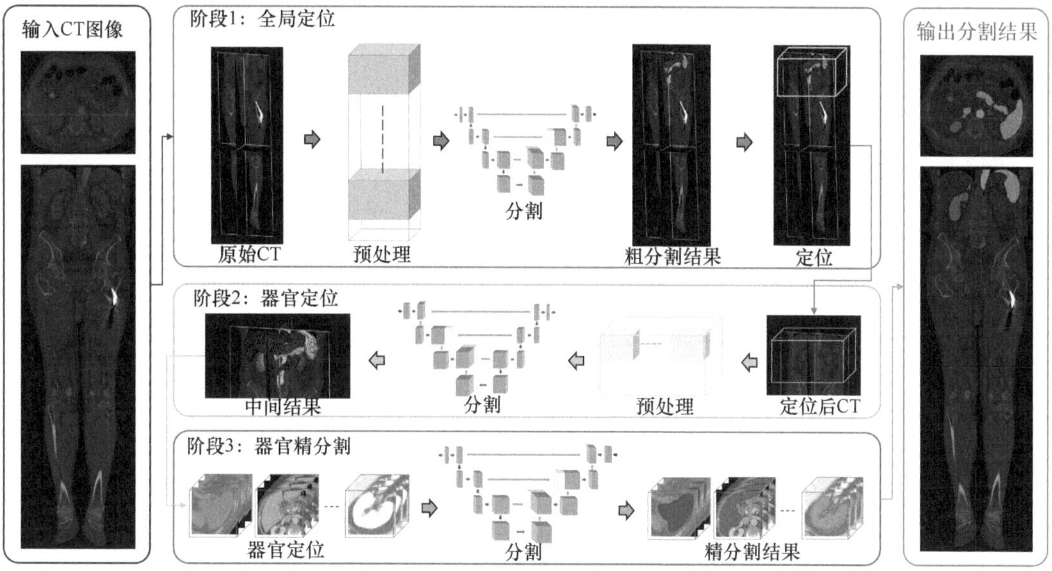

图2-33 由粗到精的自动分割策略

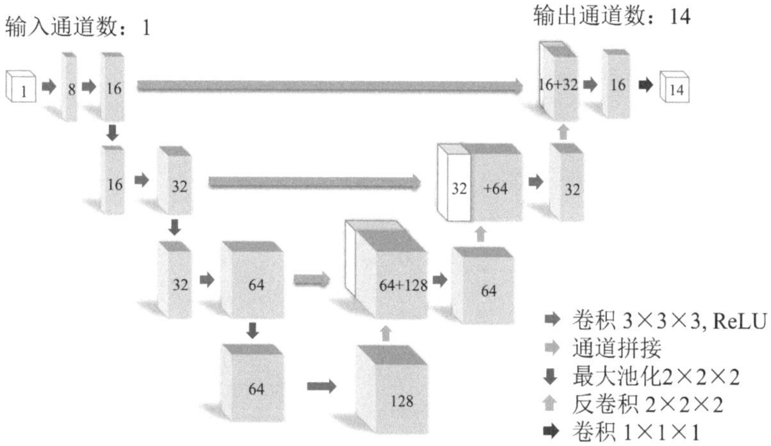

图2-34 分割网络结构

针对腹部 CT 图像尺寸大、分辨率高的特性，在粗分割阶段与精分割阶段分别设计了预处理算法。在粗分割阶段，首先对 CT 图像进行重采样，将体素间距重采样为 4.4 mm × 2.5 mm × 2.5 mm。体素间距标准化后，将 CT 图像分辨率设置为 128 像素 × 176 像素，以防止原始间距大的数据在间距标准化之后过大，导致分割时间显著增加。最后，将处理后的 CT 图像体积裁剪成若干个 64 × 128 × 176 数据块作为网络输入。在精分割阶段，根据粗分割结果定位和裁剪每个器官的感兴趣区域，将感兴趣区域重采样为合适大小输入至精分割的神经网络中。

3. 腹部多器官分割实验

（1）数据集与实现细节

数据集使用 FLARE 2022 公开数据集。FLARE 2022 数据集由 20 多个医疗数据集组合而成，包括 MSD、KiTS、AbdomenCT-1K 和 TCIA。FLARE 2022 数据集包含 50 个腹部多器官标注的

CT 图像和 2000 个无标注的 CT 图像，每例数据包含 13 个标注器官，包括肝、脾、胰腺、右肾、左肾、胃、胆囊、食管、主动脉、下腔静脉、右肾上腺、左肾上腺和十二指肠。选择 Dice 损失和交叉熵损失之和作为损失函数，使用自适应矩估计（adaptive moment estimation, Adam）作为优化器，训练的 batch size 设置为 2，学习率设置为 1×10^{-3}，并在每 5 个周期后将学习率降低 0.99 倍，直到达到 1×10^{-6}。为了进一步提高网络对不同数据的鲁棒性，实验采用半监督学习的训练策略。实验使用 40 个标注数据和 50 个未标注数据作为全局定位和器官定位阶段的训练集。

（2）分割精度对比实验

表 2-3 比较了 3 个阶段中 13 种器官的分割 Dice 系数精度结果。在全局定位、器官定位和器官分割阶段，分别获得 0.630、0.731 和 0.765 的平均 Dice 系数。从表 2-3 中可以看出，阶段 3 中的 Dice 系数结果明显高于之前的阶段。此外，阶段 1 和阶段 2 中的模型为使用无标注数据进行半监督训练的模型，因此还测试了半监督学习对神经网络精度的影响。表 2-4 对比了使用和不使用半监督学习情况下的 Dice 系数精度。可以看到，采用半监督学习的方法使网络精度得到了有效的提高。

表2-3　3个阶段中13种器官的分割Dice系数精度结果

器官	阶段1	阶段2	阶段3
肝	0.902	0.868	0.903
右肾	0.798	0.864	0.896
脾	0.802	0.898	0.926
胰腺	0.497	0.708	0.683
主动脉	0.837	0.911	0.930
下腔静脉	0.710	0.802	0.846
右肾上腺	0.490	0.600	0.653
左肾上腺	0.354	0.528	0.610
胆囊	0.393	0.463	0.562
食管	0.573	0.652	0.671
胃	0.672	0.780	0.799
十二指肠	0.379	0.577	0.593
左肾	0.789	0.856	0.867

表2-4　使用和不使用半监督学习的方法精度对比

方法	平均Dice系数精度	Dice系数精度标准差
使用半监督学习	0.731	0.142
不使用半监督学习	0.678	0.186

图 2-35 所示为腹部 CT 分割结果的 3 个案例，该方法的 GPU 显存占用为 1953 MB，平均每一例数据完成三阶段粗到精分割所需时间为 81.42 s。

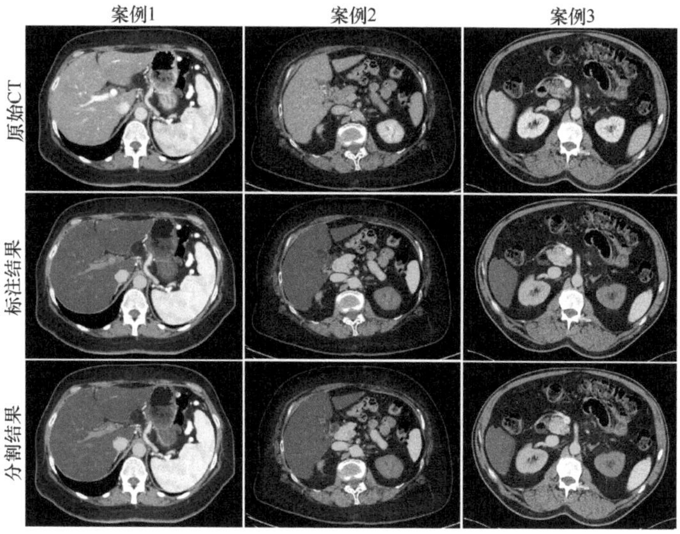

图2-35 腹部CT分割结果的3个案例

2.7.3 颅颌面多组织结构自动分割

1. 多尺度特征融合分割网络

笔者团队提出的颅颌面多尺度特征融合分割网络如图 2-36 所示，采用编码器 - 解码器结构。通过编码器提取输入图像的高维特征，并用解码器上采样 + 卷积块特征图生成分割掩码。为了降低显存占用量，采用基于卷积的模型。网络的输入形状为 1 × 128 × 128 × 128。编码器采用四阶段三维 ConvNeXt 卷积块（见图 2-7），深度为 [3, 3, 27, 3]，通道数为 [128, 256, 512, 1024]。卷积核大小为 7 × 7 × 7 和 1 × 1 × 1，标准化层为 3D Layer Normalization（LN）。

语义分割依赖多尺度特征，所以模型采用特征金字塔网络（FPN）融合编码器 4 个阶段的特征，构建具有多尺度语义信息的特征金字塔模块。上下文语义缺乏和感受野限制会降低网络分割性能，为了克服这个问题，采用金字塔池化模块（pooling pyramid module，PPM）来获取分层的全局先验知识。在 PPM 中，对最高维特征图 1024×4×4×4 采用三维自适应平均池化，再将池化后的特征调整为 512 × 4 × 4 × 4。将最高维特征和多尺度池化层的输出连接起来生成特征图 3072 × 4 × 4 × 4。特征金字塔通道数为 [128, 256, 512, 1024]，标准化层为 3D Batch Normalization（BN），最后获得的融合特征图形状为 2048 × 32 × 32 × 32。

解码器通过对融合特征图进行上采样来生成预测掩码图，之后计算损失函数。具体地，融合特征图采用 1 × 1 卷积层映射为 512 通道，再通过转置卷积模块上采样生成预测掩码。添加一个辅助分割头模块处理次高维特征图（512×8×8×8），并映射到 256×8×8×8，再上采样获得辅助掩码图（1×128×128×128），并计算辅助损失。使用在线硬样本挖掘（online hard example mining，OHEM）采样器增大难分割样本的损失，提升其对损失的贡献。损失函数包括 Dice 损失和交叉熵损失：

$$\mathcal{L} = \lambda_{\text{fc}} \cdot \mathcal{L}_{\text{fc}} + \lambda_{\text{fd}} \cdot \mathcal{L}_{\text{fd}} + \lambda_{\text{ac}} \cdot \mathcal{L}_{\text{ac}} + \lambda_{\text{ad}} \cdot \mathcal{L}_{\text{ad}} \tag{2-71}$$

其中，$\mathcal{L}_{\text{fc}}$、$\mathcal{L}_{\text{fd}}$ 分别是全卷积网络模块的交叉熵损失和 Dice 损失；$\mathcal{L}_{\text{ac}}$、$\mathcal{L}_{\text{ad}}$ 分别是辅助分割头模块的交叉熵损失和 Dice 损失；λ_{fc}、λ_{fd}、λ_{ac}、λ_{ad} 是权重，一般而言，辅助分割头模块的权重小于全卷积网络模块的权重。

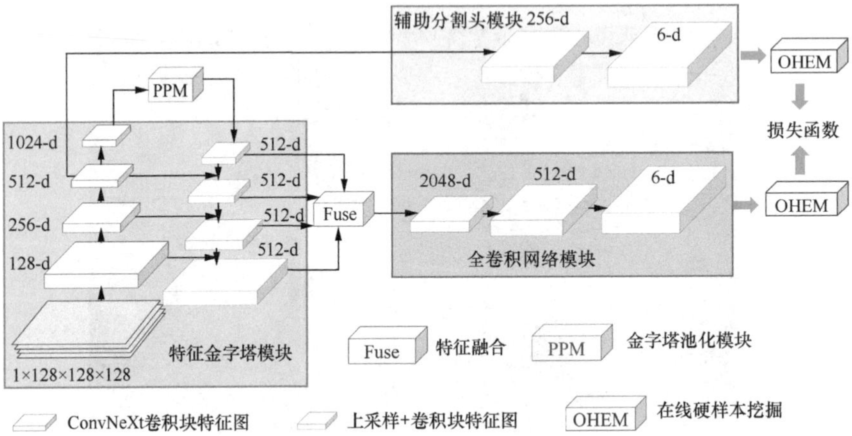

图2-36　颅颌面多尺度特征融合分割网络

2. 稀疏卷积编码的无监督预训练

无监督学习在计算机视觉领域取得了许多成功。该学习方法利用大量未标注的数据对网络进行预训练，增强网络的特征提取能力。预训练的模型可以通过微调用于下游任务。无监督/自监督方法是训练高性能深度学习模型的关键。本节提出了一种依靠稀疏卷积的无监督学习算法，用来对基于卷积的编码器进行预训练。

无监督预训练具体实现如下。在对输入图像内部进行随机遮蔽时（遮蔽位置数值 0），如果用一般的卷积操作，大量的 0 值输入卷积层会改变输入图像的分布，造成未编码区域的值经过多层卷积后趋向于 0，使得高维特征丢失。稀疏卷积可以有效解决高维特征丢失的问题。对输入无监督框架的未标注图像进行随机遮掩，并使用稀疏卷积来提取特征。在编码时，稀疏卷积可以计算未遮蔽像素来生成特征图，并跳过遮蔽像素。这确保了未遮蔽图案在卷积过程中不会消失。更重要的是，在下游任务微调时，由于正常输入是稀疏图像的特殊情况，未遮蔽图像可以正常输入到下游任务的编码器中，如图 2-37 所示。

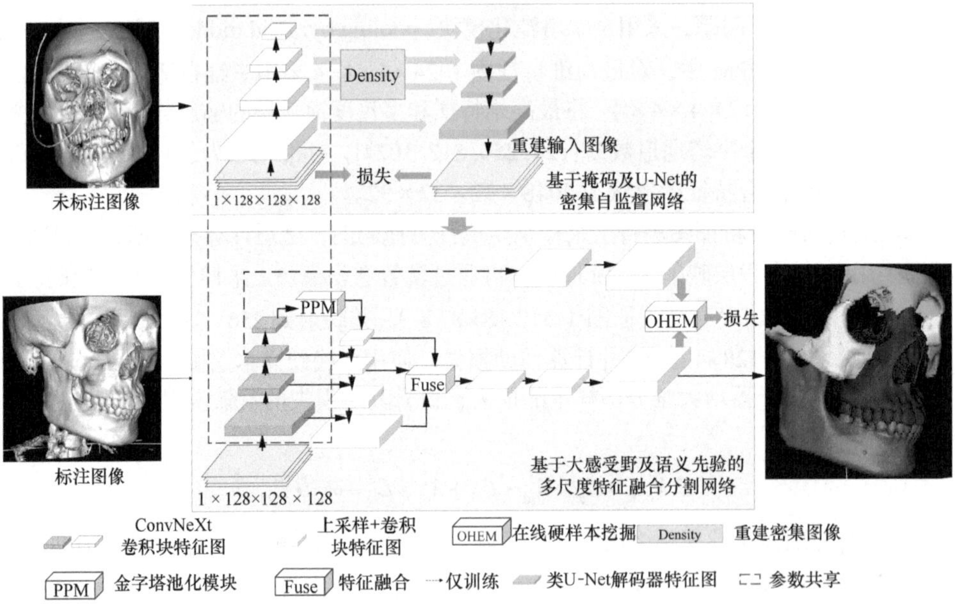

图2-37　基于无监督预训练的颅颌面多组织结构影像自动分割框架

无监督算法解码器采用 U-Net 结构，编码器的稀疏特征图上的空点在跳跃连接前进行填充，称为“Density”。上采样后获得重建结果，采用 L2 损失函数计算重建结果中遮蔽像素和原始输入像素之间的距离。经过无监督预训练后，生成的密集特征编码器作为分割网络的编码器进行网络整体微调。

3. 颅颌面多组织分割实验

（1）数据集与实现细节

数据集由颅颌面患者的 CT 数据构成。其中，未标注 CT 数据 689 例，主要是骨折患者；标注 CT 数据 186 例，其中男性 106 例，女性 80 例，健康人 CT 数据 100 例，患者数据 86 例。患病种类包括肿瘤、骨畸形和炎症。年龄范围为 16 ～ 77 岁，平均年龄 33 岁。CT 数据通过合作医院进行多中心收集，标注数据由专业颅颌面外科医生对上颌骨、下颌骨、颧骨、颧弓和额骨共 5 个结构进行标注。CT 层间距范围为 0.28 ～ 1.25 mm，CT 切片数量为 107 ～ 511，切片分辨率为 512 像素 ×512 像素，像素大小为 0.35 ～ 0.62 mm。

标注数据集中的 149 例（≈ 80%）用于训练，37 例（≈ 20%）用于测试。数据增强采用空间变换和像素变换。空间变换包括随机裁剪、缩放、旋转等。随机裁剪使用类似 nnU-Net 的策略，随机在掩码图上取像素位置，保证 1/3 的概率取到前景，之后以其为中心裁剪切片，切片大小由旋转、缩放参数确定。缩放比例为 0.7 ～ 1.43。旋转为从冠状面、矢状面、轴状面随机选择轴进行的 −30° 旋转。像素变换包括高斯模糊、亮度变换、伽马变换等。高斯模糊和伽马变换的 σ 范围分别为 0.5 ～ 1 和 0.7 ～ 1.5，亮度变换的尺度范围为 0.75 ～ 1.25。网络优化器为 AdamW（Adam weight decay regularization），权重衰减为 0.05，一阶、二阶动量参数 β 分别为 0.9 和 0.999。采用混合精度训练策略来调整编码器 - 解码器模块的学习率。初始学习率为 0.0001，开始的 1500 次迭代学习率线性增长，然后线性下降。OHEM 的阈值为 0.7，即保留预测精度小于 0.7 的前景像素。损失函数中的 $\lambda_{fc}=\lambda_{fd}=1$，$\lambda_{ac}=\lambda_{ad}=0.4$。

在测试阶段，CT 数据采用均值 2050.64 和标准差 570.58 进行归一化。分割利用滑动窗口策略进行预测，窗口设置为 128×128×128，步长为 85，掩码重合部分取平均，最终得到整体的分割掩码。使用前景的平均精度（mean accuracy，MAcc）和 Dice 系数来评价整体分割性能。在无监督预训练模块，使用像素变换及随机裁剪生成输入。使用 LAMB（layer-wise adaptive moments optimizer for batching training）作为无监督网络的优化器，训练的最大周期数（epoch）为 800。批大小为 8，初始学习率为 0.0002 × 8/256。学习率在第 1 ～ 40 个周期之间线性增长，然后使用余弦退火学习率（cosine-annealing learning rate）降低学习率。

（2）分割精度对比实验

参与对比实验的模型有 nnU-Net、U-Net+、U-Net++、DeepLab v3、DeepLab v3+、FPN、ViT、Swin-T、Swin-U-Net、ResU-Net。受显存容量大小限制，基于 U-Net 的模型不得不降低输入尺寸或者批大小，一定程度上影响了其分割精度。所有模型采用 AdamW 作为网络优化器，并且学习率和数据预处理方式都相同。各个模型的训练参数及测试性能（时间、显存占用）如表 2-5 所示，各个模型的精度比较如表 2-6 所示。

表2-5 各个模型的训练参数及测试性能

方法	输入	批大小	迭代次数	时间/s	显存占用/GB
nnU-Net	128×128×128	2	N/A	10.59	14.49
U-Net+	64×64×64	2	40 000	31.41	10.95

续表

方法	输入	批大小	迭代次数	时间/s	显存占用/GB
U-Net++	64×64×64	2	40 000	39.54	12.21
DeepLab v3	128×128×128	4	20 000	3.32	8.04
DeepLab v3+	128×128×128	4	20 000	2.73	8.05
FPN	128×128×128	4	40 000	1.95	6.37
ViT	128×128×128	4	40 000	6.20	13.09
Swin-T	128×128×128	4	40 000	11.49	21.22
Swin-U-Net	128×128×128	4	40 000	3.17	10.20
ResU-Net	128×128×128	4	40 000	1.51	7.15
本团队方法	128×128×128	4	40 000	4.70	10.75

表2-6　各个模型的精度比较　（%）

方法	上颌骨	下颌骨	颧骨	颧弓	额骨	平均Dice系数	MAcc
nnU-Net	88.33	92.96	86.65	81.71	72.34	84.40	81.15
U-Net+	86.67	94.37	87.51	78.13	72.05	83.75	82.01
U-Net++	87.23	94.45	87.60	77.62	76.26	84.63	82.62
DeepLab v3	84.37	93.96	87.98	81.56	79.65	85.50	86.28
DeepLab v3+	87.87	94.69	89.27	83.22	83.38	87.68	88.19
FPN	86.60	93.94	86.42	79.71	79.22	85.18	85.52
ViT	83.92	93.57	87.67	81.59	79.19	85.19	85.91
Swin-T	87.57	94.47	88.19	81.02	81.62	86.57	86.44
Swin-U-Net	87.92	94.63	88.16	81.77	80.41	86.58	86.95
ResU-Net	87.30	94.46	87.49	80.19	80.60	86.01	86.21
本团队方法	88.45	94.96	89.38	83.24	84.08	88.02	89.49

本团队方法的平均Dice系数为88.02%，特别是下颌骨的精度为94.96%，平均精度接近90%，取得了理想结果。其中一例测试数据的颅颌面多组织分割结果如图2-38所示。分割结果表明该框架能够准确地获得分割掩码。分割一例CT数据的时间为4.7 s，显存占用为10.75 GB。

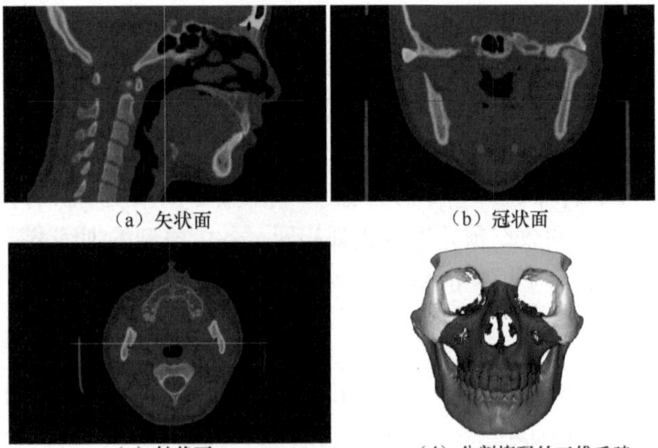

（a）矢状面　（b）冠状面　（c）轴状面　（d）分割掩码的三维重建

图2-38　颅颌面多组织分割结果

（3）无监督模块消融实验

无监督模块的消融实验结果如表2-7所示。在同样的迭代次数下，无监督预训练改善了平均Dice系数和

MAcc，分别提升了 1.2% 和 2.01%。虽然提高迭代次数可以提升分割性能，但是一方面迭代次数提高会造成过拟合，另一方面增加迭代次数对性能提升也是有限的。相比而言，无监督预训练在广泛的无标注数据集上进行预训练，提升了模型在未标注数据上的特征提取能力，对精度的改善更加明显，在微调后可以达到较高的性能。

表2-7 无监督模块的消融实验结果

无监督	迭代次数	上颌骨/%	下颌骨/%	颧骨/%	颧弓/%	额骨/%	Dice系数/%	MAcc/%
×	20 000	87.60	94.60	88.48	82.23	81.79	86.94	87.30
×	40 000	88.45	94.96	89.38	83.24	84.08	88.02	89.49
√	20 000	88.59	94.95	89.51	83.23	84.40	88.14	89.31

2.7.4 颅颌面标志点自动精确定位

1. 热图编码及解码

三维医学影像中标注的标志点坐标 $\boldsymbol{Q}$ 是重建 CT 模型上的坐标，一般为浮点数（不是整数）。采用前面的分割先验信息提取骨组织区域，裁剪生成感兴趣区域。设在感兴趣区域中对应的标志点坐标为 $\boldsymbol{Q}'$，利用 CT 数据的体素大小 $\boldsymbol{s}$ 生成无偏热图：

$$H(\boldsymbol{x},\boldsymbol{Q}',\boldsymbol{\Sigma})=\frac{1}{(2\pi)|\boldsymbol{\Sigma}|^{\frac{1}{2}}}\exp\left(-\frac{1}{2}(\boldsymbol{xs}-\boldsymbol{Q}')^{\mathrm{T}}\boldsymbol{\Sigma}^{-1}(\boldsymbol{xs}-\boldsymbol{Q}')\right) \tag{2-72}$$

其中，$\boldsymbol{x}$ 是热图像素坐标；$\boldsymbol{\Sigma}=\mathrm{diag}(\sigma^2,\sigma^2,\sigma^2)$ 为协方差矩阵。

在解码阶段，设网络输出的预测热图为 $H_{\mathrm{pre}}(\boldsymbol{x},\boldsymbol{Q}',\boldsymbol{\Sigma})$，高斯滤波去除多峰噪声后对其求对数：

$$\begin{aligned}H_{\log}(\boldsymbol{x},\boldsymbol{Q}',\boldsymbol{\Sigma})&=\ln(H_{\mathrm{pre}}(\boldsymbol{x},\boldsymbol{Q}',\boldsymbol{\Sigma}))\\&=-\ln(2\pi)-\frac{1}{2}\ln(|\boldsymbol{\Sigma}|)-\frac{1}{2}(\boldsymbol{xs}-\boldsymbol{Q}')^{\mathrm{T}}\boldsymbol{\Sigma}^{-1}(\boldsymbol{xs}-\boldsymbol{Q}')\end{aligned} \tag{2-73}$$

$H_{\log}$ 的一阶导数 $\boldsymbol{D}'(\boldsymbol{x})$ 和二阶导数 $\boldsymbol{D}''(\boldsymbol{x})$ 分别为

$$\boldsymbol{D}'(\boldsymbol{x})=-\boldsymbol{\Sigma}^{-1}\boldsymbol{s}(\boldsymbol{xs}-\boldsymbol{Q}') \tag{2-74}$$

$$\boldsymbol{D}''(\boldsymbol{x})=-\boldsymbol{s}^2\boldsymbol{\Sigma}^{-1} \tag{2-75}$$

设 $\boldsymbol{p}$ 为 $H_{\log}$ 的最大值（波峰），将 $H_{\log}$ 在 $\boldsymbol{p}$ 点附近二阶泰勒展开：

$$H_{\log}(\boldsymbol{\mu})=H_{\log}(\boldsymbol{p})+(\boldsymbol{\mu}-\boldsymbol{p})^{\mathrm{T}}\boldsymbol{D}'(\boldsymbol{p})+\frac{1}{2}(\boldsymbol{\mu}-\boldsymbol{p})^{\mathrm{T}}\boldsymbol{D}''(\boldsymbol{p})(\boldsymbol{\mu}-\boldsymbol{p}) \tag{2-76}$$

则最终解码后的标志点坐标 $\boldsymbol{\mu}$ 为

$$\boldsymbol{\mu}=\boldsymbol{p}-(\boldsymbol{D}''(\boldsymbol{p}))^{-1}\boldsymbol{D}'(\boldsymbol{p}) \tag{2-77}$$

在具体实现时，$\boldsymbol{D}'(\boldsymbol{x})$ 和 $\boldsymbol{D}''(\boldsymbol{x})$ 可以使用 Sobel 算子和拉普拉斯（Laplance）算子获得。

2. 标志点检测网络

标志点检测网络类似于分割网络，其结构如图 2-39 所示。网络输入是 $1\times T'\times H'\times W'$，每个标志点对应一个热图，总共 K 个标志点，输出为 $K\times T'\times H'\times W'$。使用均方误差（mean square error，MSE）作为预测热图和编码热图之间的损失函数。由于标志点附着于颅颌面骨组织上，骨信息对标志点检测的贡献大，在分割模块中获得的骨信息是标志点检测的先验知识，可以用来指导标志点检测。在训练过程中，骨骼掩码用于对 MSE 损失进行加权：

$$\mathcal{L} = \mathcal{L}_{K\times T'\times H'\times W'} * M_{K\times T'\times H'\times W'} \tag{2-78}$$

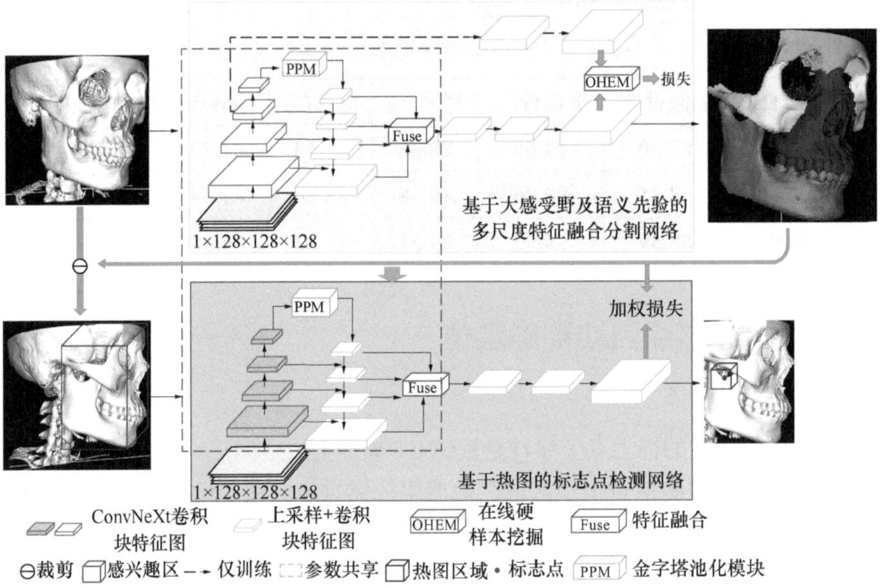

图2-39　标志点检测网络结构

共检测 18 个标志点（详细名称见后文），因此 $K=18$。$\mathcal{L}_{K\times T'\times H'\times W'}$ 是预测热图跟编码热图之间的损失。在 $M_{K\times T'\times H'\times W'}$ 中，标志点周围的骨权值为 θ（超参数），剩余的背景权值为 1。各个标志点附着的骨骼类型如表 2-8 所示。表中，k 是第 k 个标志点，骨骼类型分别为 1：上颌骨，2：下颌骨，3：颧骨，4：颧弓，5：额骨。

表2-8　各个标志点附着的骨骼类型

k	1, 2	3, 4, 5, 6	7, 10	8, 9	11, 12	13, 14, 15, 16, 17, 18
骨骼类型	3, 5	1, 3	2, 4	3, 4	1, 2	2

3. 颅颌面标志点检测实验

（1）数据集与评价指标

标志点检测任务数据来源于分割任务的 CT 数据集，过滤掉标志点缺失的数据，剩余的 CT 数据包含 138 例（≈80%）用于训练、31 例（≈20%）用于测试。标志点检测网络使用像素变换来增强数据。在标志点检测中，专业的外科医生标注 18 个颅颌面标志点，如图 2-40 所示。

标志点检测网络的学习率和网络优化器与分割模块一致，批大小设置为 2，迭代次数为 10 000。颅颌面分割后，通过分割掩码获取颅颌面骨组织最小边界框，提取感兴趣区域。重采样调整大小后，将数据输入标志点检测网络。对输出的预测热图进行解码获取标志点坐标，然后坐标再变换回原始 CT 中。使用平均误差（mean distance，MD）、标准差（standard deviation，STD）和成功检出率（successful detection rate，SDR）来评估标志点检测网络的性能。SDR 用于评估标志点成功检出的概率，与真值之间的距离小于 ε 被认为成功检出。在当前的临床实践中，医生人工标注的平均误差为 2.73 mm ± 1.57 mm，因此 ε 可选取 1 mm、2 mm、3 mm、4 mm 来评估模型的 SDR。1 mm 和 2 mm 代表智能检测精度高于人工标注；3 mm 代表智能检测结果与人工标注结果相似；误差在 4 mm 以内是可以接受的；误差大于 4 mm 的称为离群点。

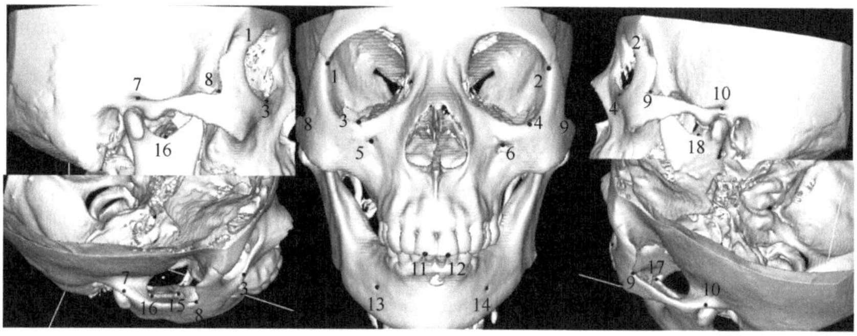

图2-40　18个颅颌面标志点（标注数据）

1—眶额颧点-右；2—眶额颧点-左；3—眶下缘点-右；4—眶下缘点-左；5—眶下孔-右；6—眶下孔-左；7—颧弓根-右；8—颧骨点-右；9—颧骨点-左；10—颧弓根-左；11—上中切牙中点-右；12—上中切牙中点-左；13—下颌孔-右；14—下颌孔-左；15—喙突-右；16—乙状切迹最下点-右；17—喙突-左；18—乙状切迹最下点-左

（2）超参数与消融实验

原始 CT 数据降采样后，直接输入标志点检测网络的结果为 MD ± STD =4.95 mm ± 4.12 mm。利用分割模块的输出裁剪骨组织生成感兴趣区域后，输入标志点检测网络的 MD ± STD =3.54 mm ± 4.04 mm。这体现了标志点检测网络需要高分辨力的输入。图 2-41 所示为编码参数 σ 及加权参数 θ 对误差的影响。其中，编码标准差 $\sigma = 3$ 时误差最小，加权损失的参数 $\theta = 64$ 时误差最小。

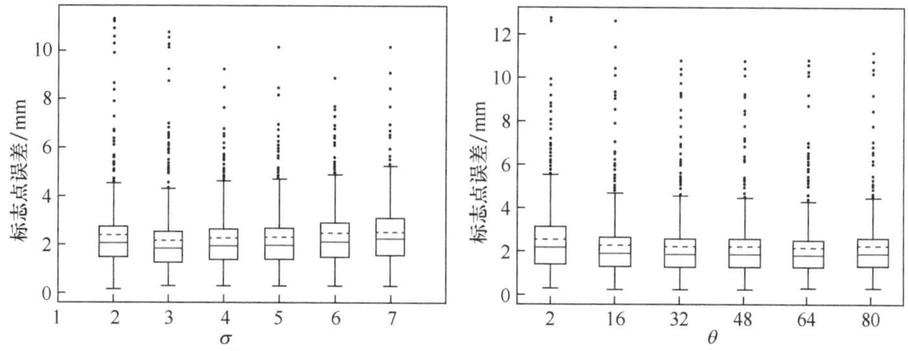

（a）　（b）

图2-41　编码参数σ及加权参数θ对误差的影响

编解码及加权损失消融实验结果如表 2-9 所示。结果表明利用分割模块的先验知识对损失函数进行加权可以有效减少背景信息，突出标志点周围骨信息，促使标志点附着在骨表面，实现更高的检测精度。无偏热图编码可以显著减少异常值数量。在热图解码阶段，和直接取峰值相比，泰勒二次展开解码后的 SDR 得到显著改善，特别是对采用加权损失后 ε =1 mm 和 ε =2 mm 的 SDR。

表2-9　编解码及加权损失消融实验结果

策略组合			（MD ± STD）/mm	SDR/%			
无偏编码	解码	加权损失		1 mm	2 mm	3 mm	4 mm
×	×	×	3.00 ± 2.10	7.35	38.71	64.34	78.32
×	√	×	2.90 ± 1.93	8.96	38.89	63.26	79.39

续表

策略组合			(MD ± STD) /mm	SDR/%			
无偏编码	解码	加权损失		1 mm	2 mm	3 mm	4 mm
√	×	×	2.70 ± 1.71	7.53	40.86	69.35	84.05
√	√	×	2.59 ± 1.59	8.60	42.29	71.50	84.23
×	×	√	2.17 ± 1.78	14.87	60.04	84.95	91.76
√	×	√	2.10 ± 1.39	12.37	59.85	86.02	93.01
×	√	√	1.89 ± 1.68	25.27	69.35	87.63	91.76
√	√	√	1.84 ± 1.32	21.86	69.00	87.10	94.09

（3）标志点检测算法实验

常用标志点检测算法对比结果如表2-10所示，对比算法包括MobileNet、SCNet、ViTPose以及HRNet。结果表明本团队算法的检测误差最小，并且检出率也高于其他网络。标志点检测的可视化结果如图2-42所示。在预测热图的解码方面，本团队算法和已有解码算法进行了对比，包括Subpixel Heatmap Regression（SHR）和Randomized Rounding（RR）等SOTA算法。SHR的参数τ和d分别设置为10和7。RR通过对预测热图的前K个最大值进行加权修正生成预测坐标，K设置为9。不同解码算法的对比结果如表2-11所示。结果表明，最大峰值法（用高斯分布修正峰值坐标的解码方法）可以有效降低量化误差。SHR使用预测峰值周围值进行加权偏移修正，因此当热图峰值预测准确时，精度更高，但在远离实际标志点的预测热图上表现不佳。RR使用高峰和几个次高峰进行加权平均，由于输出的多峰现象，其局部稀疏信息降低了性能。本团队算法利用高斯核平滑多峰，之后利用泰勒估算得到精确的标志点坐标，取得了理想结果。

表2-10　常用标志点检测算法对比结果

算法	(MD ± STD) /mm	SDR/%				时间/s
		1 mm	2 mm	3 mm	4 mm	
MobileNet	3.86±1.79	2.15	13.44	34.95	57.35	3.10
SCNet	2.9±1.57	6.81	31.9	58.6	81.18	3.32
ViTPose	2.64±3.85	10.57	42.47	70.61	87.63	3.19
HRNet	2.04±1.24	16.49	56.81	83.87	93.19	4.97
本团队算法	1.84±1.32	21.86	69.00	87.10	94.09	3.16

表2-11　不同解码算法的对比结果

解码算法	MD/mm	STD/mm	SDR/%			
			1 mm	2 mm	3 mm	4 mm
最大峰值法	2.1	1.39	12.37	59.86	86.02	93.01
SHR	1.9	1.48	25.27	69.18	85.12	91.93
RR	1.95	1.39	17.56	67.2	86.56	93.73
本团队算法	1.84	1.32	21.86	69.00	87.10	94.09

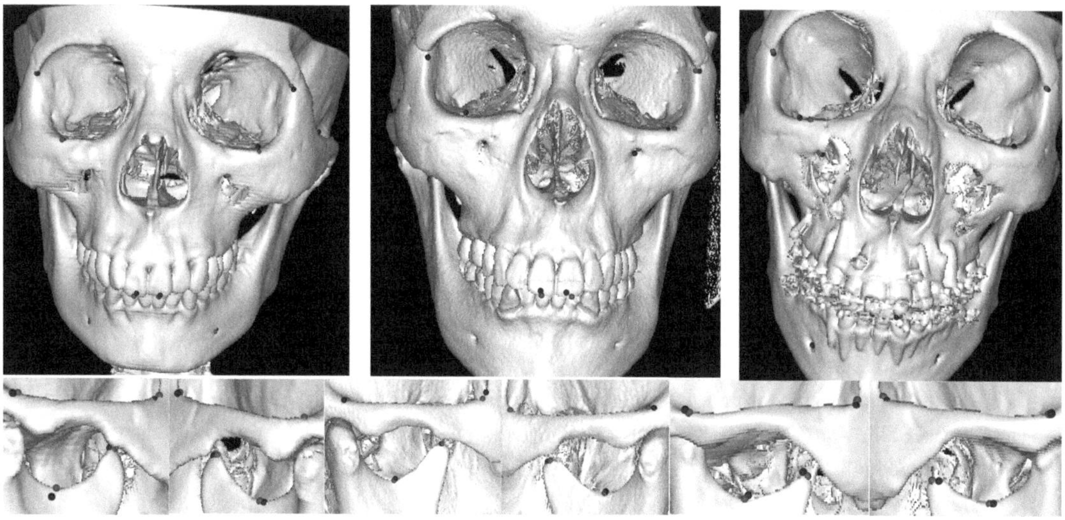

图2-42 标志点检测的可视化结果［蓝色点为人工标注的标志点（真值），红色点为自动检测的标志点（预测）］

本章小结

本章首先介绍了常用的医学影像模态和深度学习的基本技术，然后介绍了深度学习在智能诊断、图像分割、图像配准和标志点检测方面的最新技术，最后通过笔者团队的工作举例阐述了这些技术的应用。

参考文献

[1] IOFFE S, SZEGEDY C. Batch normalization: accelerating deep network training by reducing internal covariate shift[C]//32nd International Conference on Machine Learning. New York: ACM, 2015: 448-456.

[2] KRIZHEVSKY A, SUTSKEVER I, HINTON G E. Imagenet classification with deep convolutional neural networks[J]. Communications of the ACM, 2017, 60(6): 84-90.

[3] HE K, ZHANG X, REN S, et al. Deep residual learning for image recognition[C]//2016 IEEE Conference on Computer Vision and Pattern Recognition. Piscataway, USA: IEEE, 2016: 770-778.

[4] SZEGEDY C, LIU W, JIA Y, et al. Going deeper with convolutions[C]//2015 IEEE Conference on Computer Vision and Pattern Recognition. Piscataway, USA: IEEE, 2015: 1-9.

[5] RONNEBERGER O, FISCHER P, BROX T. U-net: convolutional networks for biomedical image segmentation[C]//International Conference on Medical Image Computing and Computer-Assisted Intervention. Berlin, Heidelberg: Springer, 2015: 234-241.

[6] ZHOU Z, SIDDIQUEE M M R, TAJBAKHSH N, et al. UNet++: a nested U-Net architecture for medical image segmentation[C]//Deep Learning in Medical Image Analysis and Multimodal Learning for Clinical Decision Support. Berlin, Heidelberg: Springer, 2018: 3-11.

[7] DIAKOGIANNIS F I, WALDNER F, CACCETTA P, et al. ResUNet-a: a deep learning framework for semantic segmentation of remotely sensed data[J]. ISPRS Journal of Photogrammetry Remote Sensing, 2020(162): 94-114.

[8] XIE S, GIRSHICK R, DOLLÁR P, et al. Aggregated residual transformations for deep neural networks[C]//2017 IEEE Conference on Computer Vision and Pattern Recognition. Piscataway, USA: IEEE, 2017: 1492-1500.

[9] LIU Z, MAO H, WU C-Y, et al. A convnet for the 2020s[C]//2022 IEEE/CVF Conference on Computer Vision and Pattern Recognition. Piscataway, USA: IEEE, 2022: 11976-11986.

[10] LIU Z, LIN Y, CAO Y, et al. Swin transformer: hierarchical vision transformer using shifted windows[C]//2021 IEEE/CVF Conference on Computer Vision and Pattern Recognition. Piscataway, USA: IEEE, 2021: 10012-10022.

[11] HENDRYCKS D, GIMPEL K. Gaussian error linear units (GELUS)[J]. arXiv preprint arXiv:1606.08415, 2016.

[12] VASWANI A, SHAZEER N, PARMAR N, et al. Attention is all you need[C]// 31st International Conference on Neural Information Processing Systems. New York: ACM, 2017: 6000-6010.

[13] DOSOVITSKIY A, BEYER L, KOLESNIKOV A, et al. An image is worth 16 × 16 words: transformers for image recognition at scale[J]. arXiv preprint arXiv: 2010.11929, 2020.

[14] MNIH V, KAVUKCUOGLU K, SILVER D, et al. Human-level control through deep reinforcement learning[J]. Nature, 2015, 518(7540): 529-533.

[15] GOODFELLOW I, POUGET-ABADIE J, MIRZA M, et al. Generative adversarial nets[C]// 27th International Conference on Neural Information Processing Systems. New York: ACM, 2014(2): 2672-2680.

[16] CHICCO D. Siamese neural networks: an overview[M]// CARTWRIGHT H. Artificial neural networks. New York, NY: Springer US, 2021: 73-94.

[17] HE K, FAN H, WU Y, et al. Momentum contrast for unsupervised visual representation learning[C]//2020 IEEE/CVF Conference on Computer Vision and Pattern Recognition. Piscataway, USA: IEEE, 2020: 9729-9738.

[18] CHEN T, KORNBLITH S, NOROUZI M, et al. A simple framework for contrastive learning of visual representations[C]// 37th International Conference on Machine Learning. New York: ACM, 2020: 1597-1607.

[19] GRILL J-B, STRUB F, ALTCHÉ F, et al. Bootstrap your own latent: a new approach to self-supervised learning[C]//34th International Conference on Neural Information Processing Systems. New York: ACM, 2020: 21271-21284.

[20] HWANG J-J, YU S, SHI J, et al. SegSort: segmentation by discriminative sorting of segments[C]//2019 IEEE/CVF International Conference on Computer Vision. Piscataway, USA: IEEE, 2019: 7333-7343.

[21] VAN GANSBEKE W, VANDENHENDE S, GEORGOULIS S, et al. Unsupervised semantic segmentation by contrasting object mask proposals[C]//2021 IEEE/CVF International Conference on Computer Vision. Piscataway, USA: IEEE, 2021: 10052-10062.

[22] JI X, HENRIQUES J F, VEDALDI A. Invariant information clustering for unsupervised image classification and segmentation[C]//2019 IEEE/CVF International Conference on Computer Vision. Piscataway, USA: IEEE, 2019: 9865-9874.

[23] SHEN W, PENG Z, WANG X, et al. A survey on label-efficient deep image segmentation: bridging the gap between weak supervision and dense prediction[J]. IEEE Transactions on Pattern Analysis Machine Intelligence, 2023, 45(8): 9284-9305.

[24] ZHOU Z-H. A brief introduction to weakly supervised learning[J]. National Science Review, 2017, 5(1): 44-53.

[25] KIRILLOV A, MINTUN E, RAVI N, et al. Segment anything[J]. arXiv preprint arXiv: 2304.02643, 2023.

[26] CHENG J, YE J, DENG Z, et al. SAM-Med2D[J]. arXiv e-prints, 2023: arXiv: 2308.16184.

[27] ANWAR S M, MAJID M, QAYYUM A, et al. Medical image analysis using convolutional neural

networks: A review[J]. Journal of Medical Systems, 2018(42): 1-13.
[28] FRID-ADAR M, KLANG E, AMITAI M, et al. Synthetic data augmentation using GAN for improved liver lesion classification[C]//2018 IEEE 15th International Symposium on Biomedical Imaging (ISBI 2018). Piscataway, USA: IEEE, 2018: 289-293.
[29] AZIZI S, MUSTAFA B, RYAN F, et al. Big self-supervised models advance medical image classification[C]//2021 IEEE/CVF International Conference on Computer Vision. Piscataway, USA: IEEE, 2021: 3478-3488.
[30] GIRSHICK R, DONAHUE J, DARRELL T, et al. Rich feature hierarchies for accurate object detection and semantic segmentation[C]//2014 IEEE Conference on Computer Vision and Pattern Recognition. Piscataway, USA: IEEE, 2014: 580-587.
[31] GIRSHICK R. Fast R-CNN[C]//2015 IEEE International Conference on Computer Vision. Piscataway, USA: IEEE, 2015: 1440-1448.
[32] REN S, HE K, GIRSHICK R, et al. Faster R-CNN: towards real-time object detection with region proposal networks[J]. IEEE Transactions on Pattern Analysis and Machine Intelligence, 2017, 39(6): 1137-1149.
[33] CAI Z, VASCONCELOS N. Cascade R-CNN: delving into high quality object detection[C]// 2018 IEEE/CVF Conference on Computer Vision and Pattern Recognition. Piscataway, USA: IEEE, 2018: 6154-6162.
[34] SUN P, ZHANG R, JIANG Y, et al. Sparse R-CNN: end-to-end object detection with learnable proposals[C]//2021 IEEE/CVF Conference on Computer Vision and Pattern Recognition. Piscataway, USA: IEEE, 2021: 14454-14463.
[35] CIOMPI F, DE HOOP B, VAN RIEL S J, et al. Automatic classification of pulmonary peri-fissural nodules in computed tomography using an ensemble of 2D views and a convolutional neural network out-of-the-box[J]. Medical image analysis, 2015, 26(1): 195-202.
[36] REDMON J, DIVVALA S, GIRSHICK R, et al. You only look once: unified, real-time object detection[C]//2016 IEEE Conference on Computer Vision and Pattern Recognition. Piscataway, USA: IEEE, 2016: 779-788.
[37] LIU W, ANGUELOV D, ERHAN D, et al. SSD: single shot multibox detector[C]// European Conference on Computer Vision. Berlin, Heidelberg: Springer, 2016: 21-37.
[38] LIN T-Y, GOYAL P, GIRSHICK R, et al. Focal loss for dense object detection[J]. IEEE Transactions on Pattern Analysis and Machine Intelligence, 2017, 42(2): 2980-2988.
[39] REDMON J, FARHADI A. YOLO9000: better, faster, stronger[C]//2017 IEEE Conference on Computer Vision and Pattern Recognition. Piscataway, USA: IEEE, 2017: 7263-7271.
[40] REDMON J, FARHADI A. YOLOv3: an incremental improvement[J]. arXiv preprint arXiv:1804.02767, 2018.
[41] BOCHKOVSKIY A, WANG C-Y, LIAO H-Y M. YOLOv4: optimal speed and accuracy of object detection[J]. arXiv preprint arXiv:2004.10934, 2020.
[42] WANG C-Y, LIAO H-Y M, WU Y-H, et al. CSPNet: a new backbone that can enhance learning capability of CNN[C]//2020 IEEE/CVF Conference on Computer Vision and Pattern Recognition Workshops. Piscataway, USA: IEEE, 2020: 390-391.
[43] CARION N, MASSA F, SYNNAEVE G, et al. End-to-end object detection with transformers[C]// European Conference on Computer Vision. Berlin, Heidelberg: Springer, 2020: 213-229.
[44] MEI J, CHENG M-M, XU G, et al. SANet: a slice-aware network for pulmonary nodule detection[J]. IEEE Transactions on Pattern Analysis Machine Intelligence, 2021, 44(8): 4374-4387.
[45] VAN RIJTHOVEN M, SWIDERSKA-CHADAJ Z, SEELIGER K, et al. You only look on lymphocytes once[C]// Medical Imaging with Deep Learning, 2018: 1-15.
[46] LONG J, SHELHAMER E, DARRELL T. Fully convolutional networks for semantic segmentation[C]//

2015 IEEE Conference on Computer Vision and Pattern Recognition. Piscataway, USA: IEEE, 2015: 3431-3440.

[47] ISENSEE F, JAEGER P F, KOHL S A, et al. nnU-Net: a self-configuring method for deep learning-based biomedical image segmentation[J]. Nature methods, 2021, 18(2): 203-211.

[48] MILLETARI F, NAVAB N, AHMADI S-A. V-Net: fully convolutional neural networks for volumetric medical image segmentation[C]//2016 Fourth International Conference on 3D Vision (3DV). Piscataway, USA: IEEE, 2016: 565-571.

[49] HE K, GKIOXARI G, DOLLÁR P, et al. Mask R-CNN[C]//2017 IEEE International Conference on Computer Vision. Piscataway, USA: IEEE, 2017: 2961-2969.

[50] LANG Y, LIAN C, XIAO D, et al. Localization of craniomaxillofacial landmarks on CBCT images using 3D mask R-CNN and local dependency learning[J]. IEEE Transactions on Medical Imaging, 2022, 41(10): 2856-2866.

[51] LYU C, ZHANG W, HUANG H, et al. Rtmdet: an empirical study of designing real-time object detectors[J]. arXiv preprint arXiv:2212.07784, 2022.

[52] TANG Y, YANG D, LI W, et al. Self-supervised pre-training of swin transformers for 3D medical image analysis[C]//2022 IEEE/CVF Conference on Computer Vision and Pattern Recognition. Piscataway, USA: IEEE, 2022: 20730-20740.

[53] ZHOU H-Y, GUO J, ZHANG Y, et al. nnFormer: volumetric medical image segmentation via a 3D transformer[J]. IEEE Transactions on Image Processing, 2023(32): 4036-4045.

[54] SIMONOVSKY M, GUTIÉRREZ-BECKER B, MATEUS D, et al. A deep metric for multimodal registration[C]// International Conference on Medical Image Computing and Computer-Assisted Intervention. Berlin, Heidelberg: Springer, 2016: 10-18.

[55] FAN J, CAO X, YAP P-T, et al. BIRNet: brain image registration using dual-supervised fully convolutional networks[J]. Medical Image Analysis, 2019(54): 193-206.

[56] BALAKRISHNAN G, ZHAO A, SABUNCU M R, et al. An unsupervised learning model for deformable medical image registration[C]//2018 IEEE Conference on Computer Vision and Pattern Recognition. Piscataway, USA: IEEE, 2018: 9252-9260.

[57] BALAKRISHNAN G, ZHAO A, SABUNCU M R, et al. VoxelMorph: a learning framework for deformable medical image registration[J]. IEEE Transactions on Medical Imaging, 2019, 38(8): 1788-1800.

[58] CHEN J, FREY E C, HE Y, et al. Transmorph: transformer for unsupervised medical image registration[J]. Medical Image Analysis, 2022(82). DOI: 10.1016/j.media.2022.102615.

[59] FAN J, CAO X, WANG Q, et al. Adversarial learning for mono- or multi-modal registration[J]. Medical Image Analysis, 2019(58). DOI: 10.1016/j.media.2019.101545.

[60] TOSHEV A, SZEGEDY C. DeepPose: human pose estimation via deep neural networks[C]//2014 IEEE Conference on Computer Vision and Pattern Recognition. Piscataway, USA: IEEE, 2014: 1653-1660.

[61] LI J, BIAN S, ZENG A, et al. Human pose regression with residual log-likelihood estimation[C]//2021 IEEE/CVF International Conference on Computer Vision. Piscataway, USA: IEEE, 2021: 11025-11034.

[62] CHEN R, MA Y, CHEN N, et al. Structure-aware long short-term memory network for 3D cephalometric landmark detection[J]. IEEE Transactions on Medical Imaging, 2022, 41(7): 1791-1801.

[63] CHEN X, LIAN C, DENG H H, et al. Fast and accurate craniomaxillofacial landmark detection via 3D faster R-CNN[J]. IEEE Transactions on Medical Imaging, 2021, 40(12): 3867-3878.

[64] TOROSDAGLI N, LIBERTON D K, VERMA P, et al. Deep geodesic learning for segmentation and anatomical landmarking[J]. IEEE Transactions on Medical Imaging, 2018, 38(4): 919-931.

[65] ZHANG J, LIU M, WANG L, et al. Context-guided fully convolutional networks for joint craniomaxillofacial bone segmentation and landmark digitization[J]. Medical Image Analysis, 2020(60). DOI: 10.1016/j.media.2019.101621.

[66] SUWAJANAKORN S, SNAVELY N, TOMPSON J, et al. Discovery of latent 3D keypoints via end-to-end geometric reasoning[C]//32nd International Conference on Neural Information Processing Systems. New York: ACM, 2018: 2063-2074.

[67] REDDY N D, VO M, NARASIMHAN S G. Occlusion-net: 2D/3D occluded keypoint localization using graph networks[C]//2019 IEEE/CVF Conference on Computer Vision and Pattern Recognition. Piscataway, USA: IEEE, 2019: 7326-7335.

[68] WANG J, SUN Z, JI H, et al. A fast 3D brain extraction and visualization framework using active contour and modern OpenGL pipelines[J]. IEEE Access, 2019(7): 156097-156109.

[69] LV Y, KE J, XU Y, et al. Automatic segmentation of temporal bone structures from clinical conventional CT using a CNN approach[J]. International Journal of Medical Robotics and Computer Assisted Surgery, 2021, 17(2). DOI: 10.1002/rcs.2229.

[70] CHEN J, YUAN F, SHEN Y, et al. Multimodality-based knee joint modelling method with bone and cartilage structures for total knee arthroplasty[J]. International Journal of Medical Robotics and Computer Assisted Surgery, 2021, 17(6). DOI: 10.1002/rcs.2316.

[71] ZHANG R, JIE B, HE Y, et al. Craniomaxillofacial bone segmentation and landmark detection using semantic segmentation networks and an unbiased heatmap[J]. IEEE Journal of Biomedical and Health Informatics, 2024, 28(1): 427-437.

[72] ZHANG R, WANG J, CHEN C. Automatic implant shape design for minimally invasive repair of pectus excavatum using deep learning and shape registration[J]. Computers in Biology and Medicine, 2023(158). DOI: 10.1016/j.compbiomed.2023.106806.

第3章 术中定位与多源感知

手术机器人的导航和控制离不开术中测量与感知。第2章介绍了基于深度学习技术的医学影像智能分析，为手术部位先验模型的建立和手术路径规划奠定了基础。为了将这些先验模型用于术中引导，需要采用术中定位和多源感知，获取术中实际的环境信息，通过空间配准和术前先验环境进行融合从而建立不同空间之间的映射关系。如何采用低侵袭手段对术中机器人或手术器械进行定位和环境感知是本章要阐述的内容。

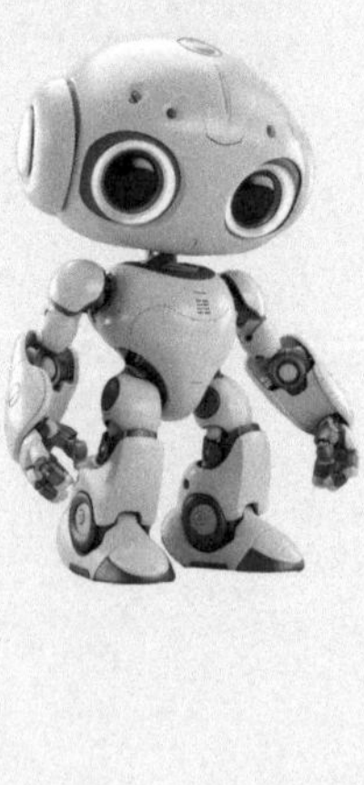

3.1 相机标定

相机成像从数学模型的角度来看其实是一种从三维空间到平面的映射，由于现实中绝大多数的相机模型都属于中心投影（central projection）模型，即三维空间点 X 通过相机中心点 c（光心）和成像平面 π 映射到平面点 x（成像点）（过 c 与三维空间点的直线与 π 的交点），如图 3-1 所示。在该模型下，三维空间点和它所对应的图像上的平面点通过投影矩阵（projection matrix）关联：

$$\boldsymbol{x}=\boldsymbol{P}\boldsymbol{X} \tag{3-1}$$

其中，$\boldsymbol{X}$ 是三维空间点 X 的 4×1 齐次坐标（homogeneous coordinates）；$\boldsymbol{x}$ 是与 X 对应的平面点 x 的 3×1 齐次坐标；$\boldsymbol{P}$ 是一个秩为 3 的 3×4 矩阵，称为相机的投影矩阵。齐次坐标具有比例不变性，即乘以一个比例因子后仍与原值等价（表示同一个点），因此投影矩阵也具有比例不变性。把在比例不变意义下的方程称为齐次方程（homogeneous equation），因此式（3-1）是一个齐次方程。投影矩阵 $\boldsymbol{P}$ 能够完全描述相机成像的几何模型，因此也被称作相机模型（camera model）。将 $\boldsymbol{P}$ 写成分块矩阵的形式 $\boldsymbol{P}=[\boldsymbol{M},\boldsymbol{p}_4]$，其中 $\boldsymbol{M}$ 是 3×3 方阵，$\boldsymbol{p}_4$ 是 $\boldsymbol{P}$ 的第 4 列。如果 $\mathrm{rank}(\boldsymbol{M})=3$，则称对应的相机模型为有限中心相机模型，即相机的中心在有限远处；如果 $\mathrm{rank}(\boldsymbol{M})<3$，则称相机模型为无限中心相机模型，即相机的中心在无限远处。相机标定就是估计相机成像模型的参数。

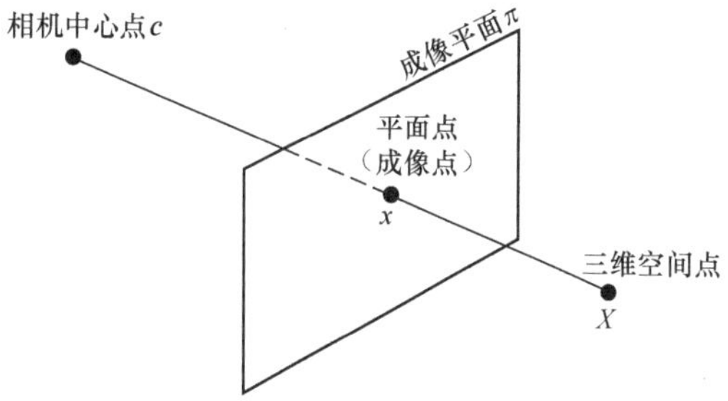

图3-1 中心投影模型

3.1.1 针孔成像模型

对于图 3-2 所示的针孔成像模型，世界坐标系相对于相机坐标系的位姿矩阵为 $(\boldsymbol{R},\boldsymbol{t})$[1]；相机的成像平面与相机的主轴（principal axis）z_{cam} 垂直，且 x_{I}、y_{I} 轴分别与相机的 x_{cam}、y_{cam} 轴平行；相机主轴与成像平面（焦平面）的交点 p_0 叫主点（principal point），它在图像坐标系下的坐标为 (c_x,c_y)；相机中心点 c 与主点 p_0 之间的距离叫作焦距，记为 f；将 f 在图像测度空间 x 轴方向上对应的距离（像素数）记为 f_x，y 轴方向上对应的距离记为 f_y，那么针孔相机模型的投影矩阵为

$$\boldsymbol{P}=\boldsymbol{K}[\boldsymbol{R},\boldsymbol{t}] \tag{3-2}$$

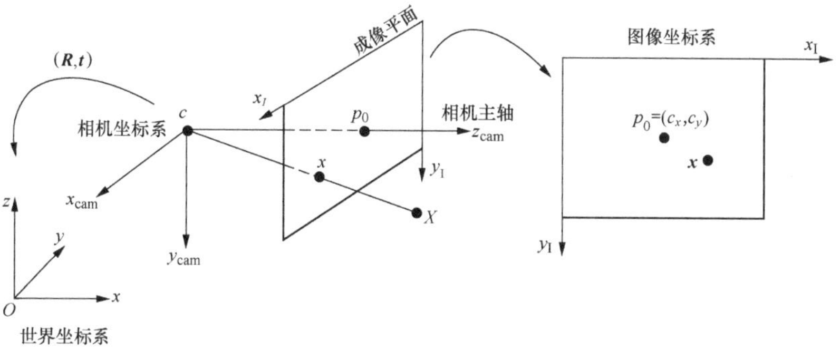

图3-2 针孔成像模型

[1] 使用$(\boldsymbol{R},\boldsymbol{t})=\begin{bmatrix}\boldsymbol{R} & \boldsymbol{T}\\ \boldsymbol{0}^{\mathrm{T}} & 1\end{bmatrix}$表示一个$4\times4$齐次变换矩阵，$\boldsymbol{R}$是$3\times3$旋转矩阵部分，$\boldsymbol{t}$是$3\times1$平移向量部分。

其中，

$$K=\begin{bmatrix} f_x & 0 & c_x \\ 0 & f_y & c_y \\ 0 & 0 & 1 \end{bmatrix} \tag{3-3}$$

称 $\boldsymbol{K}$ 为相机的内参数矩阵，$(\boldsymbol{R},\boldsymbol{t})$ 为相机的外参数矩阵。在相机及镜头物理结构不发生变化的前提下，内参数矩阵 $\boldsymbol{K}$ 保持不变；外参数矩阵描述了相机和世界坐标系的相对位姿。

3.1.2 相机内参数推定

相机内参数推定问题是给定数学模型：

$$\boldsymbol{x}=\boldsymbol{K}[\boldsymbol{R},\boldsymbol{t}]\boldsymbol{X} \tag{3-4}$$

求解 $\boldsymbol{K}$ 和 $(\boldsymbol{R},\boldsymbol{t})$。为此需要对模型（3-4）进行测量，通过测量数据估计未知参数。目前，关于相机标定的方法可以分成下面 3 类。

① 基于三维标定物的相机标定[1-2]。该类方法首先对一个具有精确几何尺寸的三维标定物体进行成像，获得若干 $\boldsymbol{x}_i$-$\boldsymbol{X}_i$ 的对应关系，然后通过这些对应关系计算相机的内外参数。其优点在于精度高，但是三维标定物制造过程复杂（精度要求高）。

② 相机自主标定[3-5]。该类方法不需要标定物体，仅通过移动相机获取关于场景的多幅视图，从视图中提取特征，这些特征构成了关于相机内参数的约束方程，从而求解 $\boldsymbol{K}$。其优点在于不需要标定物，缺点是精度不高，标定结果不稳定。

③ 基于平面标定物的相机标定[6]。如果 $\boldsymbol{x}_i$-$\boldsymbol{X}_i$ 分布在同一个平面内，第一类方法就会失效，基于平面标定物的相机标定通过对平面标定图案从不同位置拍摄多幅图像来建立 $\boldsymbol{x}_i$-$\boldsymbol{X}_i$ 的对应关系，并基于这些对应关系对内外参数矩阵做最大似然估计。该类方法简单灵活，精度较高，如果多幅图像拍摄位置分布合理，得到的标定结果也比较稳定。本节介绍第一类标定方法，常用的第三类标定方法将在 3.1.4 节介绍。

首先定义符号：$\tilde{\boldsymbol{X}}_i=\left[X_i,Y_i,Z_i\right]^{\mathrm{T}}$ 和 $\tilde{\boldsymbol{x}}_i=[x_i,y_i]^{\mathrm{T}}$ 分别表示三维点 X_i 和对应的平面点 x_i 的实际坐标；$\boldsymbol{X}_i=[\tilde{\boldsymbol{X}}_i^{\mathrm{T}},1]^{\mathrm{T}}$ 和 $\boldsymbol{x}_i=[\tilde{\boldsymbol{x}}_i^{\mathrm{T}},1]^{\mathrm{T}}$ 表示它们的齐次坐标；$\boldsymbol{p}^i$（$i=1,2,3$）表示由投影矩阵 $\boldsymbol{P}$ 第 i 行构成的列向量；$\boldsymbol{p}_j$（$j=1,2,3,4$）表示投影矩阵 $\boldsymbol{P}$ 的第 j 列；P_{ij} 表示投影矩阵 $\boldsymbol{P}$ 的第 i 行第 j 列的元素。

1. 标定物与对应特征点提取

第一类标定方法使用的标定物是一个夹角为 90° 的二面角，两个正交平面上分别贴有间距为 10 mm 的黑白棋格图案，如图 3-3（a）所示。黑白棋格的角点在标定物坐标系下的坐标 $\boldsymbol{X}_i$ 精确可知，在图像上它所对应点 x_i［见图 3-3（b）］的 $\boldsymbol{x}_i$ 可以通过角点检测算法得到[7]。$\boldsymbol{x}_i$-$\boldsymbol{X}_i$ 对应关系的匹配全部自动进行，无须人工干预。

（a）标定物

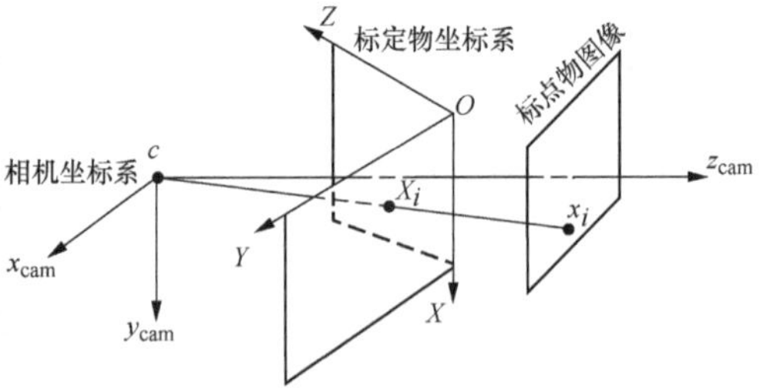

（b）标定物成像过程

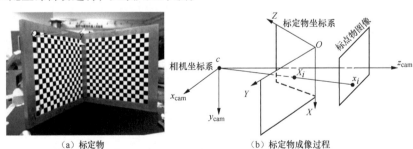

图3-3 标定物及标定物的成像

2. 内、外参数的粗估计

式（3-1）是一个齐次方程，它等价于

$$\boldsymbol{x}\times(\boldsymbol{PX})=\boldsymbol{0} \tag{3-5}$$

其中，× 是向量的叉乘运算。对每一个对应关系 $\boldsymbol{x}_i$-$\boldsymbol{X}_i$，将式（3-5）展开写成关于 $\boldsymbol{P}$ 矩阵元素的线性方程组：

$$\begin{bmatrix} \boldsymbol{0}^{\mathrm{T}} & -\boldsymbol{X}_i^{\mathrm{T}} & y_i\boldsymbol{X}_i^{\mathrm{T}} \\ \boldsymbol{X}_i^{\mathrm{T}} & \boldsymbol{0}^{\mathrm{T}} & -x_i\boldsymbol{X}_i^{\mathrm{T}} \\ -y_i\boldsymbol{X}_i^{\mathrm{T}} & x_i\boldsymbol{X}_i^{\mathrm{T}} & \boldsymbol{0}^{\mathrm{T}} \end{bmatrix}\begin{bmatrix} \boldsymbol{p}^1 \\ \boldsymbol{p}^2 \\ \boldsymbol{p}^3 \end{bmatrix}=\boldsymbol{0} \tag{3-6}$$

将式（3-6）看成 $\boldsymbol{Ap}=\boldsymbol{0}$ 的形式，由于 $\boldsymbol{p}$ 具有比例不变性，因此限定 $\|\boldsymbol{p}\|=1$。如果有 N 个对应关系，则 $\boldsymbol{A}$ 是一个 $3N\times12$ 的矩阵，理论上只需要 4 个对应点关系就可以求出 $\boldsymbol{p}$，进而得到 $\boldsymbol{P}$ 矩阵。当 $N\geqslant4$ 时，如果观测点没有误差，则 $\mathrm{rank}(\boldsymbol{A})=11$，$\boldsymbol{p}$ 就是 $\boldsymbol{A}$ 矩阵零空间（null space）中的单位向量。然而由于观测点存在噪声，一般情况下 $\mathrm{rank}(\boldsymbol{A})=12$，即 $\boldsymbol{Ap}=\boldsymbol{0}$ 只有零解，这显然不是想要的解。因此，转而求解如下问题：

$$\min_{\boldsymbol{p}}\|\boldsymbol{Ap}\|,\ \text{s.t.}\ \|\boldsymbol{p}\|=1 \tag{3-7}$$

设 $\boldsymbol{A}$ 的奇异值分解（singular value decomposition, SVD）为 $\boldsymbol{A}=\boldsymbol{UDV}^{\mathrm{T}}$，矩阵 $\boldsymbol{D}$ 对角线上的奇异值按降序排列，则式（3-7）的解就是矩阵 $\boldsymbol{V}$ 的最后一列。得到矩阵 $\boldsymbol{P}$ 后，由于 $\boldsymbol{P}=[\boldsymbol{M},\boldsymbol{p}_4]=[\boldsymbol{KR},\boldsymbol{Kt}]$，对 $\boldsymbol{M}$ 进行 RQ 分解得到 $\boldsymbol{K}$ 和 $\boldsymbol{R}$，则 $\boldsymbol{t}=\boldsymbol{K}^{-1}\boldsymbol{p}_4$。这样就得到了相机内外参数的粗估计，粗估计值可以用作之后精估计迭代算法的初始值。

3. 内、外参数的最大似然估计（精估计）

由于 $\tilde{\boldsymbol{X}}_i$ 可以认为没有误差，在 $\tilde{\boldsymbol{x}}_i$ 受到等方向性高斯噪声干扰的假设下，内、外参数的最大似然估计可以通过求解以下最优化问题得到。

$$\min_{<\boldsymbol{K},\boldsymbol{R},\boldsymbol{t}>}\sum_i d^2(\boldsymbol{x}_i,\boldsymbol{PX}_i) \tag{3-8}$$

其中，$\boldsymbol{P}=\boldsymbol{K}[\boldsymbol{R},\boldsymbol{t}]$；$d(,)$ 表示两点之间的距离，即

$$d(\boldsymbol{x}_i,\boldsymbol{PX}_i)=\sqrt{\left(x_i-\frac{P_{11}X_i+P_{12}Y_i+P_{13}Z_i+P_{14}}{P_{31}X_i+P_{32}Y_i+P_{33}Z_i+P_{34}}\right)^2+\left(y_i-\frac{P_{21}X_i+P_{22}Y_i+P_{23}Z_i+P_{24}}{P_{31}X_i+P_{32}Y_i+P_{33}Z_i+P_{34}}\right)^2} \tag{3-9}$$

使用 3×1 旋转向量 $\boldsymbol{r}=\theta\boldsymbol{n}$ 表示旋转矩阵 $\boldsymbol{R}$。$\boldsymbol{r}$ 的方向 $\boldsymbol{n}$ 是单位旋转轴，$\boldsymbol{r}$ 的模 θ（$\theta\in[0,\pi]$）是旋转角度，$\boldsymbol{r}$ 与 $\boldsymbol{R}$ 的关系由罗德里格斯公式给出：

$$\boldsymbol{R}(\boldsymbol{r})=\cos\theta\boldsymbol{I}+\sin\theta[\boldsymbol{n}]+(1-\cos\theta)\boldsymbol{nn}^{\mathrm{T}} \tag{3-10}$$

令 $\boldsymbol{r}=\log\boldsymbol{R}$ 表示旋转矩阵 $\boldsymbol{R}$ 对应的旋转向量，其具体计算过程在本书第 5 章有详细介绍。式（3-8）是要优化一个以 $\boldsymbol{\theta}_{\mathrm{cam}}=[f_x,f_y,c_x,c_y,\boldsymbol{r}^{\mathrm{T}},\boldsymbol{t}^{\mathrm{T}}]^{\mathrm{T}}$ 为参数的非线性函数。特别地，大多数的相机成像在 x 轴和 y 轴方向上具有相同的 CCD 采样间隔以保证成像不会失真，因此限制 $f_x=f_y=f$（正方形像素），即 $\boldsymbol{\theta}_{\mathrm{cam}}=[f,c_x,c_y,\boldsymbol{r}^{\mathrm{T}},\boldsymbol{t}^{\mathrm{T}}]^{\mathrm{T}}$。用 Levenberg-Marquardt（LM）算法可以求解式（3-8）。

4. 实现问题

令

$$F_x^i = x_i - \frac{P_{11}X_i + P_{12}Y_i + P_{13}Z_i + P_{14}}{P_{31}X_i + P_{32}Y_i + P_{33}Z_i + P_{34}} \tag{3-11}$$

$$F_y^i = y_i - \frac{P_{21}X_i + P_{22}Y_i + P_{23}Z_i + P_{24}}{P_{31}X_i + P_{32}Y_i + P_{33}Z_i + P_{34}} \tag{3-12}$$

$$\boldsymbol{F} = [F_x^1; F_y^1; \cdots; F_x^N; F_y^N] \tag{3-13}$$

则式（3-8）等价于 $\min\|\boldsymbol{F}(\boldsymbol{\theta}_{\text{cam}})\|^2$，为了使用 LM 算法进行有效迭代，需要给出 $\boldsymbol{F}$ 的雅可比矩阵。从 $\boldsymbol{F}$ 的构成来看，最优化问题求解的关键在于求出 $\partial F_x^i / \partial \boldsymbol{\theta}_{\text{cam}}$ 和 $\partial F_y^i / \partial \boldsymbol{\theta}_{\text{cam}}$。以 $\partial F_x^i / \partial \boldsymbol{\theta}_{\text{cam}}$ 为例，将投影矩阵 $\boldsymbol{P}$ 按行展开写成向量的形式：

$$\boldsymbol{p} = \left[P_{11}, P_{12}, P_{13}, P_{14}, P_{21}, P_{22}, P_{23}, P_{24}, P_{31}, P_{32}, P_{33}, P_{34}\right]^{\text{T}}$$

则有

$$\frac{\partial F_x^i}{\partial \boldsymbol{\theta}_{\text{cam}}} = \frac{\partial F_x^i}{\partial \boldsymbol{p}} \cdot \frac{\partial \boldsymbol{p}}{\partial \boldsymbol{\theta}_{\text{cam}}}$$

根据式（3-11）很容易求出 $\partial F_x^i / \partial \boldsymbol{p}$，于是问题在于求解 $\partial \boldsymbol{p} / \partial \boldsymbol{\theta}_{\text{cam}}$。后者可以通过结合式（3-10）将式（3-2）展开，分步求解 P_{ij} 对各个参数的偏导数得到。

5. 鲁棒性考虑

不同于其他的 CCD 相机（例如机器人上广泛使用的高分辨率相机），手术中经常使用的内窥镜相机，由于尺寸的限制，大多数的 CCD 传感器很小，图像分辨率较低，在非近距离观察时的图像质量较差。因此，有必要针对内窥镜图像的特点，改善算法的鲁棒性。在相机标定过程中，受到噪声干扰的数据是图像上三维特征点的坐标，尤其是棋格图案在图像上的成像较小时，角点的提取有较大的误差，可以通过两次精估计的方法判断并去掉误差较大的角点：使用第 1 次精估计的内、外参数结果将特征点的三维坐标反投影到图像上，计算这些反投影点与对应角点的距离，如果距离大于 1 个像素，则将该对应关系标记为异常值并从对应点集合中去除；使用去除了异常值的对应点集合再次进行精估计得到最终的参数估计结果。

3.1.3 相机外参数推定

相机外参数推定特指在已知内参数矩阵 $\boldsymbol{K}$ 的前提下，通过对应关系 $\boldsymbol{x}_i$-$\boldsymbol{X}_i$ 推定相机的位置和姿态，也就是外参数矩阵 $(\boldsymbol{R}, \boldsymbol{t})$。需要注意的是，相机外参数矩阵描述的是世界坐标系在相机坐标系下的位姿，对它取逆就可以得到相机的位置和姿态。本节的问题其实只是上一节中 $\boldsymbol{K}$ 已知的一种特殊情况，因此可以按照上一节中对参数进行最大似然估计的方法求解。本节介绍如何通过一幅平面标定物的图像估计外参数矩阵 $(\boldsymbol{R}, \boldsymbol{t})$。

和三维标定物不同，实际使用中多利用平面标定物（棋格图案）来推定相机的外参数。对于平面标定物，由于特征点分布在同一平面上，因此无法通过式（3-7）唯一确定投影矩阵 $\boldsymbol{P}$，从而不能通过 RQ 分解得到外参数的迭代初始值。对于平面标定物，不失一般性，设 $\boldsymbol{X} = [X, Y, 0, 1]^{\text{T}}$，$\boldsymbol{x} = [x, y, 1]^{\text{T}}$，$\boldsymbol{R} = [\boldsymbol{r}_1, \boldsymbol{r}_2, \boldsymbol{r}_3]$，则有

$$s\begin{bmatrix}x\\y\\1\end{bmatrix}=\boldsymbol{K}\left[\boldsymbol{r}_1,\boldsymbol{r}_2,\boldsymbol{r}_3,\boldsymbol{t}\right]\begin{bmatrix}X\\Y\\0\\1\end{bmatrix}=\boldsymbol{K}\left[\boldsymbol{r}_1,\boldsymbol{r}_2,\boldsymbol{t}\right]\begin{bmatrix}X\\Y\\1\end{bmatrix} \tag{3-14}$$

其中，s 是比例因子。从式（3-14）可以看出，$\boldsymbol{K}\left[\boldsymbol{r}_1,\boldsymbol{r}_2,\boldsymbol{t}\right]$ 是平面标定物与图像之间的 3×3 单应性矩阵（homography matrix）。根据对应关系 $(x_i,y_i)^{\mathrm{T}}\sim(X_i,Y_i)^{\mathrm{T}}$ 可以求出这个矩阵[8]，记为 $\boldsymbol{H}$，则有

$$\boldsymbol{H}=\left[\boldsymbol{h}_1,\boldsymbol{h}_2,\boldsymbol{h}_3\right]=s\boldsymbol{K}\left[\boldsymbol{r}_1,\boldsymbol{r}_2,\boldsymbol{t}\right] \tag{3-15}$$

即有 $\boldsymbol{r}_1=(1/s)\boldsymbol{K}^{-1}\boldsymbol{h}_1$，$\boldsymbol{r}_2=(1/s)\boldsymbol{K}^{-1}\boldsymbol{h}_2$，$\boldsymbol{t}=(1/s)\boldsymbol{K}^{-1}\boldsymbol{h}_3$。令 $\|\boldsymbol{r}_1\|=1$，得到 $s=\pm\left\|\boldsymbol{K}^{-1}\boldsymbol{h}_1\right\|$，选择 s 的符号使得 $\boldsymbol{t}$ 的 z 坐标为正。令 $\boldsymbol{r}_3=\boldsymbol{r}_1\times\boldsymbol{r}_2$，这样就求出了全部的外参数。同样，由于存在测量噪声，计算出的 $\boldsymbol{R}=\left[\boldsymbol{r}_1,\boldsymbol{r}_2,\boldsymbol{r}_3\right]$ 一般不严格满足旋转矩阵的特性，可以通过 SVD 分解法将其正交化：对 $\boldsymbol{R}$ 进行 SVD 分解 $\boldsymbol{R}=\boldsymbol{UDV}^{\mathrm{T}}$ 并令 $\boldsymbol{D}=\boldsymbol{I}$ 即可。

3.1.4 镜头畸变建模与校正

以上参数标定算法并未考虑到镜头畸变。实际的相机镜头存在畸变，即光线不是沿直线通过光心的。尤其是手术机器人中经常使用的腹腔镜的镜头，通常设计成具有较大的径向畸变，从而能够观察更大的范围。为了对镜头畸变进行建模，将式（3-4）表示的相机成像过程分为以下 4 个步骤。

（1）从世界坐标 $[X,Y,Z]^{\mathrm{T}}$ 到相机坐标 $[X_{\mathrm{c}},Y_{\mathrm{c}},Z_{\mathrm{c}}]^{\mathrm{T}}$：

$$\begin{bmatrix}X_{\mathrm{c}}\\Y_{\mathrm{c}}\\Z_{\mathrm{c}}\end{bmatrix}=\boldsymbol{R}\begin{bmatrix}X\\Y\\Z\end{bmatrix}+\boldsymbol{t} \tag{3-16}$$

（2）从相机坐标 $[X_{\mathrm{c}},Y_{\mathrm{c}},Z_{\mathrm{c}}]^{\mathrm{T}}$ 到归一化图像坐标 $[x_{\mathrm{n}},y_{\mathrm{n}}]^{\mathrm{T}}$：

$$\begin{bmatrix}x_{\mathrm{n}}\\y_{\mathrm{n}}\end{bmatrix}=\begin{bmatrix}\dfrac{X_{\mathrm{c}}}{Z_{\mathrm{c}}}\\\dfrac{Y_{\mathrm{c}}}{Z_{\mathrm{c}}}\end{bmatrix} \tag{3-17}$$

（3）从未变形的归一化坐标 $[x_{\mathrm{n}},y_{\mathrm{n}}]^{\mathrm{T}}$ 到径向畸变后的归一化坐标 $[x_{\mathrm{d}},y_{\mathrm{d}}]^{\mathrm{T}}$：

$$\begin{cases}x_{\mathrm{d}}=x_{\mathrm{n}}(1+k_1r_{\mathrm{n}}^2+k_2r_{\mathrm{n}}^4+k_3r_{\mathrm{n}}^6)\\y_{\mathrm{d}}=y_{\mathrm{n}}(1+k_1r_{\mathrm{n}}^2+k_2r_{\mathrm{n}}^4+k_3r_{\mathrm{n}}^6)\\r_{\mathrm{n}}^2=x_{\mathrm{n}}^2+y_{\mathrm{n}}^2\end{cases} \tag{3-18}$$

（4）从径向畸变后的归一化坐标 $[x_{\mathrm{d}},y_{\mathrm{d}}]^{\mathrm{T}}$ 到图像坐标 $[x,y]^{\mathrm{T}}$：

$$\begin{cases}x=f_xx_{\mathrm{d}}+c_x\\y=f_yy_{\mathrm{d}}+c_y\end{cases} \tag{3-19}$$

用旋转向量 $\boldsymbol{r}$ 表示旋转矩阵 $\boldsymbol{R}$，通过反向传播算法可以得到图像坐标 $[x,y]^{\mathrm{T}}$ 关于 $\boldsymbol{r}$、$\boldsymbol{t}$、k_1、

k_2、k_3、f_x、f_y、c_x、c_y所有参数的偏导数。

在进行带有镜头畸变的相机标定时，可以采用张正友标定算法[9]。从不同角度对一个平面棋盘格标定板拍摄 N 幅图像，如图 3-4 所示。图像 $i(i=1,2,\cdots,N)$ 对应外参数 $\boldsymbol{r}_i,\boldsymbol{t}_i$。平面棋盘格标定板上的棋盘格所有角点的三维坐标 $\tilde{\boldsymbol{X}}_j(j=1,2,\cdots,M)$ 是已知的。用 $\tilde{\boldsymbol{x}}_{i,j}(i=1,2,\cdots,N;j=1,2,\cdots,M)$ 表示 $\tilde{\boldsymbol{X}}_j(j=1,2,\cdots,M)$ 在图像 i 上的平面图像坐标，它们可以通过角点检测得到，也是已知的。

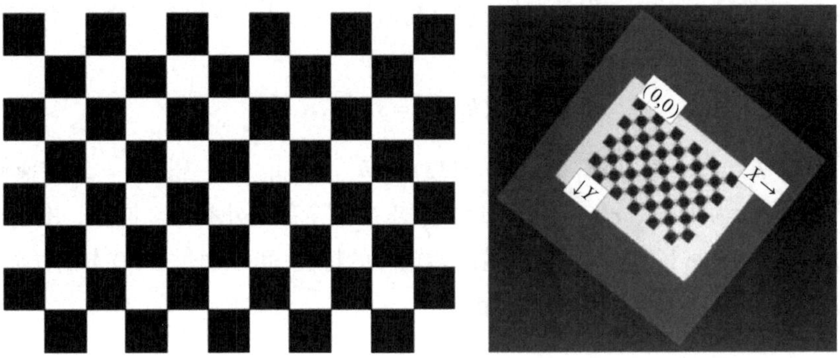

（a）平面棋盘格标定板　　（b）相机拍摄图像以及角点检测

图3-4　平面棋盘格标定板及拍摄图像

用 $\boldsymbol{F}_{i,j}\left(f_x,f_y,c_x,c_y,k_1,k_2,k_3,\boldsymbol{r}_i,\boldsymbol{t}_i\right)$ 表示通过上述步骤（1）到步骤（4）计算的理论平面图像坐标，则求解以下最小二乘问题就可以求出所有的未知参数，包括内参数和 N 个外参数矩阵。

$$\min \sum_{\substack{i=1,2,\cdots,N \\ j=1,2,\cdots,M}} \left\| \tilde{\boldsymbol{x}}_{i,j} - \boldsymbol{F}_{i,j}\left(f_x,f_y,c_x,c_y,k_1,k_2,k_3,\boldsymbol{r}_i,\boldsymbol{t}_i\right) \right\|^2 \tag{3-20}$$

求出包含畸变参数的内参数后，可以通过以下映射将未变形图像上的每一个像素点 $[x,y]^{\mathrm{T}}$ 映射到变形后的图像上的像素坐标 $[x',y']^{\mathrm{T}}$，再通过图像插值还原未变形的图像。

$$\begin{cases} x_{\mathrm{n}} = \dfrac{x-c_x}{f_x},\ y_{\mathrm{n}} = \dfrac{y-c_y}{f_y},\ r_{\mathrm{n}}^2 = x_{\mathrm{n}}^2 + y_{\mathrm{n}}^2 \\ x_{\mathrm{d}} = x_{\mathrm{n}}(1+k_1 r_{\mathrm{n}}^2 + k_2 r_{\mathrm{n}}^4 + k_3 r_{\mathrm{n}}^6),\ y_{\mathrm{d}} = y_{\mathrm{n}}(1+k_1 r_{\mathrm{n}}^2 + k_2 r_{\mathrm{n}}^4 + k_3 r_{\mathrm{n}}^6) \\ x' = f_x x_{\mathrm{d}} + c_x,\ y' = f_y y_{\mathrm{d}} + c_y \end{cases} \tag{3-21}$$

上述步骤也表明，如果知道了一个相机的内参数，就可以通过图像变形的方式，等价地修改它的内参数为任意值（当然要在合理范围，否则大量图像信息会丢失）。这种方法可以用在双目相机标定中，通过对图像进行等价变形，让两个相机的内参数相等。

3.1.5　立体视觉标定

标定后的单目相机可以看作一个角度测量器，因为图像上一个像素对应一个方向，所有沿着该方向射入光心（相机中心）的光线都对应该像素，因此无法知道像素点的距离信息。这就是为什么单幅图像是丢失尺度的。立体视觉（stereo vision）通过两个或多个视图能够恢复目标的空间三维信息。双目视觉是最典型的立体视觉，它通过两个相对空间关系已知的相机拍摄两个视图，从这两个视图中可以恢复同一个目标点的三维信息。同样，在使用双目视觉技术之前必须对双目相机进行标定，从而得到左右两个相机的内参数和它们之间的相对位姿变换矩阵。

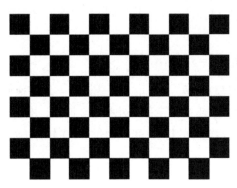

用 $\tilde{\boldsymbol{x}}_{i,j}^{\mathrm{l}}$ 和 $\tilde{\boldsymbol{x}}_{i,j}^{\mathrm{r}}(i=1,2,\cdots,N; j=1,2,\cdots,M)$ 表示 $\tilde{\boldsymbol{X}}_j(j=1,2,\cdots,M)$ 分别在左、右图像上的平面图像坐标，用 $\boldsymbol{r}$ 和 $\boldsymbol{t}$ 参数化左相机相对于右相机的变换矩阵，则立体视觉标定就是求解以下最小二乘问题。

$$\begin{aligned}\min \sum_{\substack{i=1,2,\cdots,N\\ j=1,2,\cdots,M}} &\left\|\tilde{\boldsymbol{x}}_{i,j}^{\mathrm{l}}-\boldsymbol{F}_{i,j}\left(f_x^{\mathrm{l}}, f_y^{\mathrm{l}}, c_x^{\mathrm{l}}, c_y^{\mathrm{l}}, k_1^{\mathrm{l}}, k_2^{\mathrm{l}}, k_3^{\mathrm{l}}, \boldsymbol{r}_i^{\mathrm{l}}, \boldsymbol{t}_i^{\mathrm{l}}\right)\right\|^2 \\ &+\left\|\tilde{\boldsymbol{x}}_{i,j}^{\mathrm{r}}-\boldsymbol{F}_{i,j}\left(f_x^{\mathrm{r}}, f_y^{\mathrm{r}}, c_x^{\mathrm{r}}, c_y^{\mathrm{r}}, k_1^{\mathrm{r}}, k_2^{\mathrm{r}}, k_3^{\mathrm{r}}, \boldsymbol{r} \circ \boldsymbol{r}_i^{\mathrm{l}}, \boldsymbol{r} \circ \boldsymbol{t}_i^{\mathrm{l}}+\boldsymbol{t}\right)\right\|^2\end{aligned} \tag{3-22}$$

其中，$\boldsymbol{r} \circ \boldsymbol{r}_i^{\mathrm{l}} \equiv \boldsymbol{r}(\boldsymbol{q}(\boldsymbol{r}) * \boldsymbol{q}(\boldsymbol{r}_i^{\mathrm{l}}))$；$\boldsymbol{r} \circ \boldsymbol{t}_i^{\mathrm{l}} \equiv \boldsymbol{R}(\boldsymbol{r}) \boldsymbol{t}_i^{\mathrm{l}}$。$\boldsymbol{q}(\boldsymbol{r})$ 和 $\boldsymbol{r}(\boldsymbol{q})$ 是一对反函数，前者输入旋转向量、输出对应的单位四元数，后者输入单位四元数、输出对应的旋转向量。同样，目标函数相对于标定参数的导数可以通过式（3-16）～式（3-19）用反向传播算法计算。

3.1.6 立体视觉校正

立体视觉校正的目的有两个：一是去除镜头畸变，二是将左右视图的极线（epipolar line）调整至与图像 x 轴方向平行，且对应点具有相同的 y 坐标。如图 3-5 所示，双目立体视觉左（右）视图上的每个点，对应右（左）视图上一条线，称为极线。一个空间三维点 P，如果它在左（右）视图上的投影点为 $p(q)$，则它在右（左）视图上的投影点 $q(p)$ 一定在 $p(q)$ 所对应的极线上。

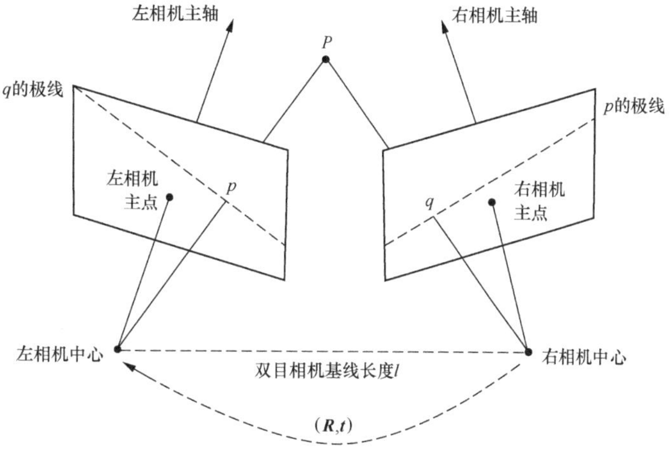

图3-5　双目立体视觉的极线

立体视觉校正的本质，是对左右相机的两个原始图像做变换，在效果上使两个相机虚拟对齐，并且具有相同的内参数，如图 3-6 所示。虚拟对齐指左右两个相机的姿态相同，且右相机相对左相机只在左相机的 x 轴正方向上平移了基线长度的距离。首先采用 3.1.4 节的方法对左右相机的原始图像进行畸变校正和内参数统一（新的内参数可以选择为左右相机对应内参数的平均值），即去除各自内参数中的变形系数，使得相机成像满足线性成像模型，并且两个相机具有相同的内参数。这一步的结果是一个空间映射，从未变形且新的内参空间（记为空间 $I_{K'}$）映射到原始图像空间（记为空间 I_K）。注意，左、右图像各有一个这样的空间映射关系。

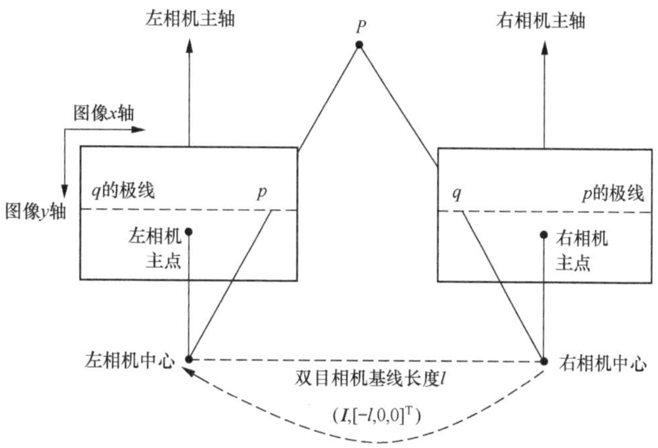

图3-6　双目立体视觉的校正

接下来，对左右相机分别进行虚拟纯旋转，使它们虚拟对齐。以左相机为例，设左相机新的内参矩阵为$\boldsymbol{K}'$，使它相对自己进行纯旋转$\boldsymbol{R}'$，则旋转后它所拍摄的图像与旋转前拍摄的图像上的对应点满足如下关系：

$$\boldsymbol{x} = \boldsymbol{K}'\boldsymbol{R}'\boldsymbol{K}'^{-1}\boldsymbol{x}' \tag{3-23}$$

其中，$\boldsymbol{x}'$和$\boldsymbol{x}$分别是同一个空间三维点在旋转后和旋转前图像上的投影点的齐次坐标。式（3-23）其实是一个映射关系，即从旋转后的图像空间（记为I_{rect}）到旋转前图像空间（也就是I_K）的映射。结合第一步的映射关系，可以得到$I_{\text{rect}} \to I_{K'} \to I_K$的映射。使用该映射关系对原始图像进行插值，就得到了校正后的双目图像。

最后一个问题是如何选择左右相机的虚拟旋转矩阵。选择原则是在两个相机对齐的要求下，旋转尽可能小，这样可以保证图像信息丢失少。使用 Bouguet 算法可以进行虚拟旋转。设未虚拟旋转前的状态如图 3-5 所示，设此时的右相机坐标系为世界坐标系。令$\boldsymbol{r}$为$\boldsymbol{R}$对应的旋转向量，让右相机相对自己旋转$\boldsymbol{R}(\boldsymbol{r}/2)$，让左相机相对自己旋转$\boldsymbol{R}(-\boldsymbol{r}/2)$，则旋转后的左右相机姿态相同。令$\boldsymbol{z} = [0,0,1]^{\text{T}}$，计算：

$$\begin{cases} \boldsymbol{e}_1 = -\boldsymbol{R}\left(-\boldsymbol{r}/2\right)\boldsymbol{t}/\left\|\boldsymbol{t}\right\| \\ \boldsymbol{e}_2 = \dfrac{\boldsymbol{z}\times\boldsymbol{e}_1}{\left\|\boldsymbol{z}\times\boldsymbol{e}_1\right\|} \\ \boldsymbol{e}_3 = \boldsymbol{e}_1\times\boldsymbol{e}_2 \end{cases} \tag{3-24}$$

则左、右相机最终的旋转矩阵$\boldsymbol{R}_{\text{l}}$和$\boldsymbol{R}_{\text{r}}$分别为

$$\begin{cases} \boldsymbol{R}_{\text{l}} = \boldsymbol{R}\left(-\boldsymbol{r}/2\right)\left[\boldsymbol{e}_1,\boldsymbol{e}_2,\boldsymbol{e}_3\right] \\ \boldsymbol{R}_{\text{r}} = \boldsymbol{R}\left(\boldsymbol{r}/2\right)\left[\boldsymbol{e}_1,\boldsymbol{e}_2,\boldsymbol{e}_3\right] \end{cases} \tag{3-25}$$

用它们代替式（3-23）中的$\boldsymbol{R}'$，最终就得到了$I_{\text{rect}} \to I_{K'} \to I_K$的映射关系。左、右相机的映射关系可以保存为和原始图像等大的图像，每个像素有两个浮点数分量，表示校正后的图像的像素点对应于原始图像上的像素坐标。在使用 OpenGL 等图形渲染引擎时，可以采用纹理映射的方式并行快速生成校正后的左右相机图像。使用校正后的图像在搜索立体匹配（stereo matching）对应点时，可以把搜索空间缩小到与目标具有相同y坐标的水平直线上，从而大大加快匹配速度。

3.2 基于双目视觉的目标跟踪

双目视觉系统是手术机器人导航中常用的定位系统，一般由两个相机构成，可以实时计算特定的视觉标志物的位置和姿态。利用双目视觉系统可以跟踪手术器械、机器人末端执行器以及患者解剖结构之间的空间关系，从而实现手术可视化导航、自动定位、视觉引导等功能。另外，随着 3D 腹腔镜和内镜技术的发展，在体内对软组织表面形状的自动测量和场景三维重建也成为可能。这些技术的核心就是双目视觉，本节聚焦基于双目视觉的体外高精度目标跟踪技术。双目视觉系统的本体由两个工业级数字相机构成，如图 3-7 所示。双目视觉系统在使用前首先完成相机标定和立体校正，得到对齐且无畸变的左右图像。

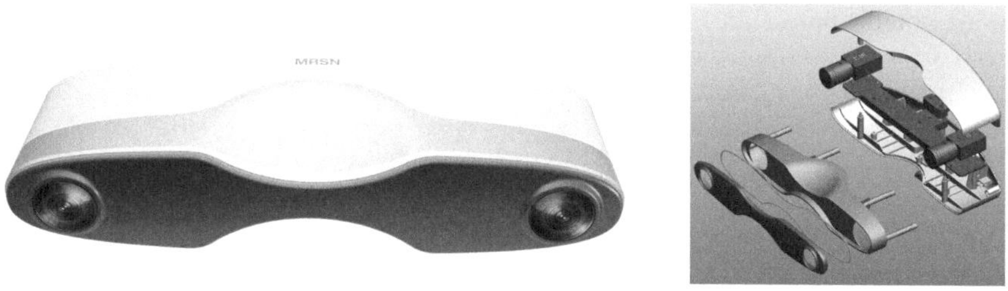

（a）外形　　（b）结构

图3-7　双目视觉系统

3.2.1　X角点与视觉标志物

本节介绍的双目视觉系统使用黑白相间的X角点作为视觉靶点，多个X角点构成一个视觉标志物，简称Marker，如图3-8所示。双目视觉系统首先计算视野中单个X角点的三维坐标，再将所有检测出的X角点与Marker模板进行比对，从而得到视野中Marker相对相机的位置和姿态。

首先介绍如何从左、右相机图像中检测X角点特征。思路是计算图像每个像素的角点响应值[10]。对每个像素点，选择以该像素点为圆心、半径为5个像素的圆上的16个点，以及上下左右4个点，并对每个点进行编号，如图3-9所示。然后根据这些点的像素值按照如下方法计算中心像素的角点响应值。考察圆周上编号为0～15的16个像素点，由于角点是对称的，故i（i=0,1,⋯,7）与i+8号像素点的灰度值理论上是相同的，也即灰度值相差最小。由于黑白扇形对应的圆心角均为90°，所以i（i=0, 1, ⋯, 11）与i+4号像素点的灰度值理论上相差是最大的。此外，角点的尺度大小不应该影响特征点的检测。基于上述分析，给出总响应值R_1、微分响应值R_2以及平均响应值R_3的定义：

（a）X角点　　（b）由多个X角点组成的视觉标志物（Marker）

图3-8　X角点与视觉标志物

$$\begin{cases} R_1 = \sum_{n=0}^{3} \left| (I_n + I_{n+8}) - (I_{n+4} + I_{n+12}) \right| \\ R_2 = \sum_{n=0}^{7} \left| I_n - I_{n+8} \right| \\ R_3 = \left| \frac{1}{16} \sum_{n=0}^{15} I_n - \frac{1}{5} \sum_{n=16}^{20} I_n \right| \end{cases} \tag{3-26}$$

其中，I_n代表编号为n的像素的灰度值；R_1代表了角点的差异性，该值越大则意味着该像素点越具备X角点的特征；R_2代表了角点的对称性，该值越小则意味着该像素点越具备X角点的特征；R_3代表了角点的尺度不变性，该值越小则意味着该像素点不同半径的圆上的像素点的平均值越相近，即该值越小越满足尺度不变性。最终的角点响应值R为

$$R = R_1 - R_2 - 16R_3 \tag{3-27}$$

遍历图像所有像素点并计算角点响应值，形成一个角点响应值热图。对热图进行非极大值

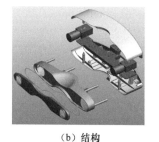

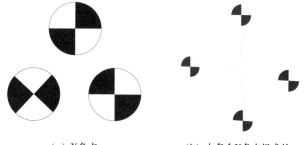

抑制（non-maximal suppression）和阈值分割（thresholding），最终得到图像中候选 X 角点的像素坐标。

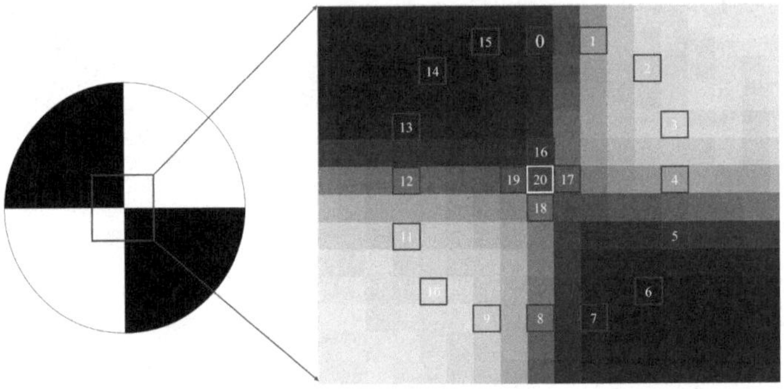

图3-9　X角点特征检测

3.2.2　SVM分类

为了减少 X 角点的误判率，可以训练一个支持向量机（support vector machine, SVM）进一步对候选 X 角点进行分类。为每一个候选 X 角点计算一个特征描述向量，并采用 SVM 分类器对特征描述向量进行分类，从而判断它对应的X角点是否为真。选择U-SURF[11]（upright version of speeded-up robust features）作为候选 X 角点的特征向量（因为它具有尺度、旋转和光照不变性，并且具有很快的计算速度）。设 $\{\boldsymbol{x}_i, y_i\}_{i=1}^{N}$ 是用于 X 角点分类的训练集，其中 $\boldsymbol{x}_i$ 是 64 维的 U-SURF 特征向量，y_i 是标签。$y_i=1$ 表明 $\boldsymbol{x}_i$ 对应的角点是X角点；$y_i=-1$ 代表非X角点。SVM 寻找一个最小化以下函数的软间隔超平面 $\boldsymbol{w}^{\mathrm{T}}\boldsymbol{x}+b=0$：

$$\Phi(\boldsymbol{w},b,\xi)=\frac{1}{2}\boldsymbol{w}^{\mathrm{T}}\boldsymbol{w}+C\sum_{i=1}^{N}\xi_i \tag{3-28}$$
$$\text{s.t. } \xi_i \geqslant 0,\ y_i(\boldsymbol{x}_i^{\mathrm{T}}\boldsymbol{w}+b)\geqslant 1-\xi_i$$

其中，C 是一个用于惩罚误分类的常数；$\boldsymbol{\xi}=[\xi_1,\xi_2,\cdots,\xi_N]^{\mathrm{T}}$ 是松弛变量。可以采用拉格朗日对偶方法求解问题（3-28）。内积运算可采用二次核函数 $K(\boldsymbol{u},\boldsymbol{v})=(\boldsymbol{u}^{\mathrm{T}}\boldsymbol{v}+1)^2$。

3.2.3　X角点亚像素定位

通过 SVM 分类后得到了 X 角点在图像上的整数像素坐标。但实际的 X 角点不一定落在整数像素点上，因此需要对X角点进行亚像素定位。考虑以一个理想 X 角点 $\boldsymbol{p}$ 为中心的 $w\times w$ 的像素区域，如图 3-10 所示。在理想情况下：除了位于黑白分界线上的像素，这个区域内所有的像素的梯度均为零；位于黑白分界线上的像素的梯度方向垂直于分界线。因此对于此区域内的任意像素 $\boldsymbol{q}_i$，设该点的梯度为 $\boldsymbol{g}_i$，则有下式成立：

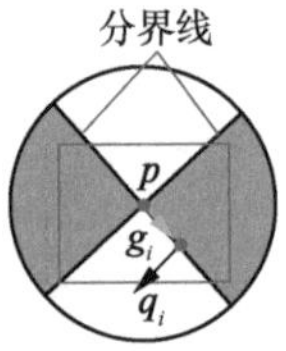

图3-10　X角点亚像素定位

$$\boldsymbol{g}_i^{\mathrm{T}}(\boldsymbol{q}_i-\boldsymbol{p})=0 \tag{3-29}$$

对于区域内的所有像素，式（3-29）都成立，因此写成矩阵形式为

$$\boldsymbol{G}\boldsymbol{p}=\boldsymbol{q} \tag{3-30}$$

其中，$\boldsymbol{G}=[\boldsymbol{g}_1,\boldsymbol{g}_2,\cdots,\boldsymbol{g}_N]^{\mathrm{T}}$；$\boldsymbol{q}=[\boldsymbol{g}_1^{\mathrm{T}}\boldsymbol{q}_1,\boldsymbol{g}_2^{\mathrm{T}}\boldsymbol{q}_2,\cdots,\boldsymbol{g}_N^{\mathrm{T}}\boldsymbol{q}_N]^{\mathrm{T}}$；$N=w^2$。由于存在图像噪声等原因，式

（3-30）的最小二乘解为

$$\boldsymbol{p}=(\boldsymbol{G}^{\mathrm{T}}\boldsymbol{G})\boldsymbol{G}^{\mathrm{T}}\boldsymbol{q} \tag{3-31}$$

从通过 SVM 分类器的 X 角点 $\boldsymbol{p}_0$ 出发，用以 $\boldsymbol{p}_0$ 为中心的 $w\times w$ 区域内所有的像素计算矩阵 $\boldsymbol{G}$ 和向量 $\boldsymbol{q}$ ，根据式(3-31)计算下一个迭代位置 $\boldsymbol{p}_1$ 。以上过程不断重复，直到位置变化步长小于一个阈值，或者迭代次数超过一个阈值。最终得到的位置 $\boldsymbol{p}_k$（k 为迭代次数）就是 $\boldsymbol{p}_0$ 对应的亚像素 X 角点位置。区域内的图像梯度可以通过 Sobel 算子卷积得到。在某些情况下，X 角点周边可能会有多个像素通过了 SVM 分类器，通过上述亚像素角点定位后它们会收敛到同一个 X 亚像素角点，此时需要一个聚类（clustering）操作消除重复的 X 角点。图 3-11 所示为完整的 X 角点检测框架。

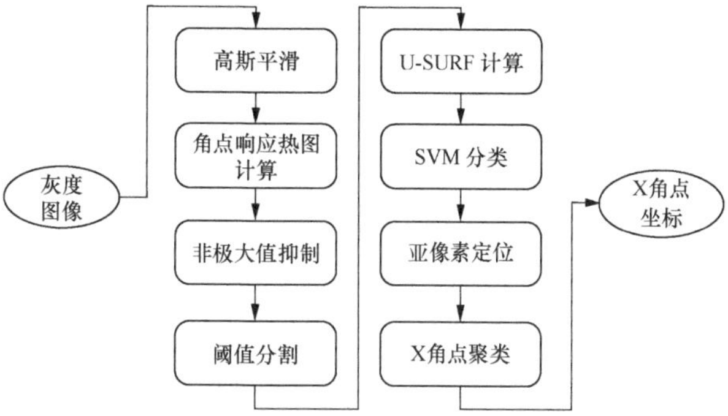

图3-11 完整的X角点检测框架

3.2.4 三维坐标计算

在左、右相机图像中分别检测出 X 角点后，由于双目立体相机已经进行了标定和立体校正，对于左相机图像中的 X 角点，可以在右相机图像中寻找和它具有相同 y 坐标的匹配点。如图 3-12 所示，设空间 X 角点在左、右相机图像上的坐标分别为 $(x_\mathrm{l},y_\mathrm{l})$ 和 $(x_\mathrm{r},y_\mathrm{r})$，设 f 和 (c_x,c_y) 分别是校正后的双目相机的焦距（像素单位）和主点坐标，则在双目相机坐标系下（位于左、右相机的中间位置）空间 X 角点的三维坐标 (X,Y,Z) 为

$$Z=\frac{fb}{d},\ X=\frac{Z}{f}\frac{x_\mathrm{l}+x_\mathrm{r}-2c_x}{2},\ Y=\frac{Z}{f}\frac{y_\mathrm{l}+y_\mathrm{r}-2c_y}{2} \tag{3-32}$$

其中，$d=x_\mathrm{l}-x_\mathrm{r}$ 为 X 角点的视差（disparity）；b 是双目视觉系统的基线长度。

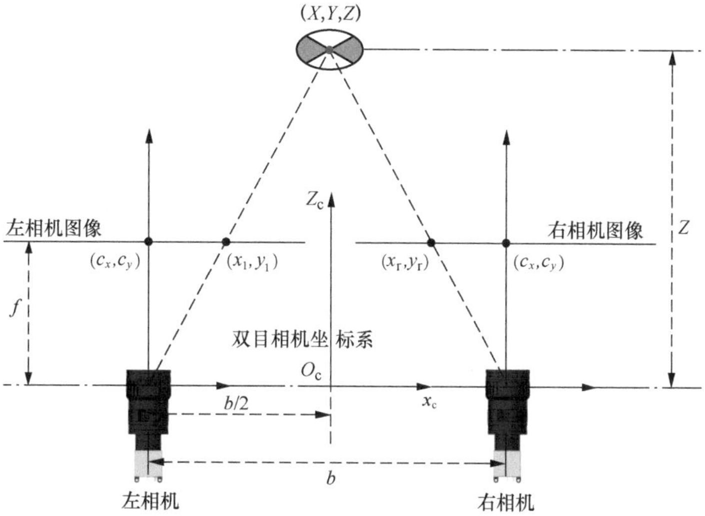

图3-12 X角点空间坐标计算

为了描述从图像上 X 角点的定位误差到最终 X 角点空间坐标计算误差的传递过程，令 σ_x

和 σ_y 分别表示图像上 X 角点在 x 轴和 y 轴方向上的定位不确定度（标准差）。σ_x 和 σ_y 可以通过实验重复测量的方法计算。令

$$\begin{cases} x_u = \dfrac{x_l + x_r - 2c_x}{2} \\ y_u = \dfrac{y_l + y_r - 2c_y}{2} \end{cases} \tag{3-33}$$

在一阶泰勒展开线性近似下计算各个变量的标准差：

$$\begin{cases} \sigma_d = \sqrt{2}\sigma_x, \sigma_{x_u} = \dfrac{\sqrt{2}}{2}\sigma_x, \sigma_{y_u} = \dfrac{\sqrt{2}}{2}\sigma_y \\ \sigma_Z = \left|\dfrac{\partial Z}{\partial d}\right|\sigma_d = \sqrt{2}\dfrac{Z^2}{fb}\sigma_x \\ \sigma_X = \sqrt{\dfrac{x_u^2}{f^2}\sigma_Z^2 + \dfrac{Z^2}{f^2}\sigma_{x_u}^2} = \left(\sqrt{\dfrac{2X^2Z^2}{f^2b^2} + \dfrac{Z^2}{2f^2}}\right)\sigma_x \\ \sigma_Y = \sqrt{\dfrac{y_u^2}{f^2}\sigma_Z^2 + \dfrac{Z^2}{f^2}\sigma_{y_u}^2} = \left(\sqrt{\dfrac{2Y^2Z^2}{f^2b^2} + \dfrac{Z^2}{2f^2}}\right)\sigma_y \end{cases} \tag{3-34}$$

式（3-34）给出了误差是如何从 X 角点图像定位不确定度（σ_x 和 σ_y）传播到空间定位不确定度（$\sigma_X, \sigma_X, \sigma_Y$）的。从式（3-34）可以看出，在深度方向上的定位不确定度 σ_Z 与深度 Z 的平方成正比，通俗地说，就是计算 X 角点三维坐标时在深度方向的误差要大于左右方向的误差。

3.2.5 姿态信息计算

3.2.4 节介绍了计算 X 角点在相机坐标系下三维坐标的方法，但是单个 X 角点的三维坐标无法提供位姿信息。需要将多个 X 角点组合成一个具有相对固定几何尺寸的视觉标志物（Marker），并将它们之间的相对位置关系保存成模板。在视觉跟踪过程中，对双目视野中检测到的特征 X 角点与 Marker 模板进行匹配，当匹配成功后就能计算该 Marker 的局部坐标系相对于相机坐标系的位置和姿态。

1. 模板注册

Marker 的外形如图 3-8（b）所示，由不共线的至少 3 个 X 角点构成。为了避免歧义，Marker 不能存在中心对称性，否则旋转 180° 后姿态会重合。在进行模板注册时，将被注册的 Marker 静止放置在双目视觉视野内，确保图像中被识别到的 X 角点全部属于该 Marker。连续采集 500 ～ 1000 帧图像，并记录该 Marker 所有 X 角点在相机坐标系下的坐标，然后将每个 X 角点坐标的平均值作为该角点的位置坐标，一共得到 N 个 X 角点坐标。接下来需要建立 Marker 的局部坐标系。以所有 X 角点的坐标重心作为局部坐标系的原点，使用主成分分析法（principal component analysis，PCA）[12] 对 N 个 X 角点的坐标值进行分析，将得到的第一主成分方向作为 Marker 局部坐标系的 x 轴方向，第二主成分方向为 y 轴方向，x 轴方向与 y 轴方向叉乘便可以得到 z 轴方向。选择的 z 轴方向应该朝向相机。这样就建立了 Marker 的局部右手笛卡儿坐标系。记坐标重心在相机坐标系下的坐标为 $\boldsymbol{o} = [o_x, o_y, o_z]^{\mathrm{T}}$，局部坐标系的 3 个轴在相机坐标系下的单位向量为 $\hat{\boldsymbol{x}}, \hat{\boldsymbol{y}}, \hat{\boldsymbol{z}}$，可以求得 Marker 局部坐标系相对于相机坐标系的齐次变换矩阵为 $\boldsymbol{T}_{\mathrm{CM}}$ 为

$$\boldsymbol{T}_{\mathrm{CM}} = \begin{bmatrix} \hat{\boldsymbol{x}} & \hat{\boldsymbol{y}} & \hat{\boldsymbol{z}} & \boldsymbol{o} \\ & \boldsymbol{0}^{\mathrm{T}} & & 1 \end{bmatrix} \tag{3-35}$$

利用 T_{CM} 的逆将 Marker 的 N 个 X 角点坐标转换到其局部坐标系下，并保存为模板文件。

2. 模板匹配

在视觉跟踪过程中，对双目视野中检测到的 X 角点与 Marker 模板进行匹配，具体步骤如下。

步骤 1：在双目视觉系统所有检测到的 X 角点中，按照排列组合顺序每次挑选 3 个 X 角点，与模板中保存的前 3 个点（在局部坐标系下的坐标）进行比对。

步骤 2：对步骤 1 中选出来的两组点的坐标，使用点对配准算法计算 Marker 局部坐标系与相机坐标系的旋转矩阵 $\boldsymbol{R}$ 与平移向量 $\boldsymbol{t}$。关于点对配准算法在本书 4.2 节有详细介绍。

步骤 3：利用步骤 2 计算出的旋转矩阵与平移向量将相机视野中检测到的特征点与模板中对应的局部坐标系下的点变换到同一坐标系下，计算平均距离误差。

步骤 4：若步骤 3 中的平均距离误差小于某个阈值，则认为匹配成功；否则认为匹配失败，返回步骤 1 并重复上述步骤，对下一个排列进行检测。

步骤 5：若步骤 4 匹配成功，则遍历所有视野中被检测到但尚未用于匹配的 X 角点，利用旋转矩阵 $\boldsymbol{R}$ 与平移向量 $\boldsymbol{t}$，将这些特征点映射到 Marker 局部坐标系下，并寻找与模板中其他 X 角点距离最近的点。目的是进一步优化旋转矩阵 $\boldsymbol{R}$ 与平移向量 $\boldsymbol{t}$。

上述方法需要不断地重复步骤 1 至步骤 4。以图 3-8（b）中的 4 个 X 角点为例，最坏的情况是最后一次才挑选出正确的排列方式，此时需要重复挑选 $A_4^3 = 24$ 次。并且在一般情况下，双目系统需要同时追踪多个 Marker，这种比对方法的时间复杂度是指数级的。为了解决这一问题，需要提出一些快速筛选策略。

3. 快速筛选

这里介绍一种快速三角形筛选（fast triangle screening, FTS）算法，该算法优化了模板匹配的过程，能够节省计算时间。

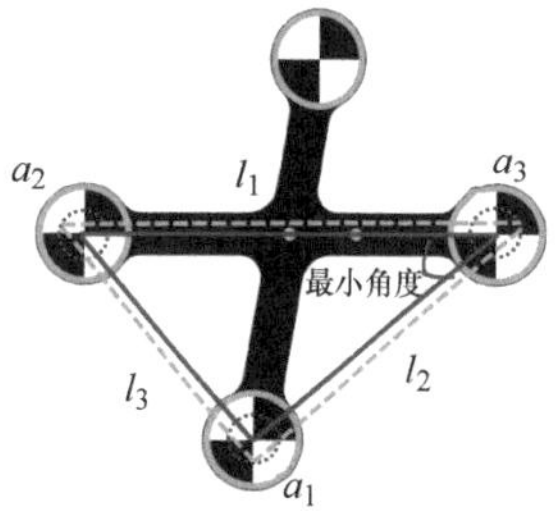

图3-13　特征三角形

已知至少 3 个非共线的点可以构建一个笛卡儿坐标系，在原始的模板匹配过程中每次都会选择 3 对点进行配准，然后通过点对配准的误差判断是否匹配成功。为了避免不断重复地进行点对配准，可以通过简单的方法来粗判是否匹配成功。如图 3-13 所示，选取 Marker 上面积最大的三角形作为主三角形。在双目视觉系统进行追踪时，会通过面积特征匹配主三角形，如果面积误差在允许的范围内，则说明选择的 3 个点的组合是正确的，但是 3 个点的排列顺序不一定正确，此时需要进一步通过最大角度、最小角度等特征来判断排列顺序是否正确。

在模板注册时会保存 Marker 的主三角形的面积 $S_{\max}$ 以及主三角形中的最大角度 $\theta_{\max}$、最小角度 $\theta_{\min}$，并且按照角度由大到小排列主三角形的 3 个顶点坐标值。以下是双目视觉系统追踪时 FTS 算法的具体实施步骤。

（1）特征点组合筛选

计算所有 X 角点在相机坐标系下的坐标，按排列组合顺序选取 3 个 X 角点 a_1、a_2、a_3，然后计算此 3 点构成的三角形的 3 条边的长度 l_1、l_2、l_3，通过海伦公式计算该三角形的面积 S_1。将 S_1 与模板中记录的面积 $S_{\max}$ 进行比较，如果二者的差值在某个阈值之内，则认为特征点组合选择正确。可以根据 X 角点定位的误差计算合理的阈值 S_{error}。若 $|S_{\max} - S_1| \geqslant S_{\text{error}}$，则意味着当前的特征点组合错误，应重新选择另外的特征点组合。若 $|S_{\max} - S_1| < S_{\text{error}}$，则说明所挑选的 3 个特征点的组合是正确的，此时可以进一步判断特征点排列顺序是否正确。

（2）特征点排列筛选

使用余弦公式计算通过特征点组合筛选三角形的 3 个内角，并按照从大到小排列，得到顶点与模板主三角形的对应关系。将最大、最小角度分别与模板中的最大、最小角度进行对比，可以进一步筛选特征点排列。最终通过的3个X角点，可以进入后续点对配准环节，实现精确匹配。在实际使用中，大量的组合会被以上两步过滤，只有少数组合能够进入精确匹配环节，从而大大加快了匹配速度。

3.2.6 跟踪稳定器

在使用双目视觉系统跟踪一个 Marker 时，由于图像噪声、光照变化等原因，会导致跟踪一个静态目标时得到的位置和姿态存在波动。波动的程度可以用来评价一个系统的跟踪精准度（precision）。如果这些位姿数据直接用来进行手术导航，会导致场景中的目标发生轻微抖动，影响视觉效果和目标对准。因此，通常采用一些滤波方法来稳定目标跟踪结果，常用的有移动均值滤波器等。但滤波会带来延迟，造成在动态跟踪时的效果不好。本节介绍一种基于卡尔曼滤波的跟踪稳定方法。

卡尔曼滤波[13]属于一种隐式马尔科夫模型，这种滤波方法本质上是数据融合的过程，即将卡尔曼滤波模型预测得到的数据与双目视觉系统采集到的观测数据进行融合，得到系统状态的最优估计值[14]。设 $\boldsymbol{x}=[\alpha,\beta,\gamma,x,y,z]^{\mathrm{T}}$ 表示 Marker 的状态，其中 α、β、γ 是表示 Marker 姿态的欧拉角，x、y、z 表示 Marker 的位置。卡尔曼滤波在应用时分为预测和更新两个步骤。

（1）根据状态转移矩阵由前一状态值预测当前时刻状态值，同时预测状态协方差矩阵。

$$\tilde{\boldsymbol{x}}_k^- = \boldsymbol{A}_k \tilde{\boldsymbol{x}}_{k-1} \tag{3-36}$$

$$\boldsymbol{P}_k^- = \boldsymbol{A}_k \boldsymbol{P}_{k-1} \boldsymbol{A}_k^{\mathrm{T}} + \boldsymbol{Q}_k \tag{3-37}$$

（2）根据双目视觉系统的测量值更新系统状态值、卡尔曼增益值以及状态协方差。

$$\tilde{\boldsymbol{x}}_k = \tilde{\boldsymbol{x}}_k^- + \boldsymbol{K}(\boldsymbol{z}_k - \boldsymbol{H}_k \tilde{\boldsymbol{x}}_k^-) \tag{3-38}$$

$$\boldsymbol{P}_k = (\boldsymbol{I} - \boldsymbol{K}\boldsymbol{H}_k)\boldsymbol{P}_k^- \tag{3-39}$$

$$\boldsymbol{K} = \boldsymbol{P}_k^- \boldsymbol{H}_k^{\mathrm{T}} (\boldsymbol{H}_k \boldsymbol{P}_k^- \boldsymbol{H}_k^{\mathrm{T}} + \boldsymbol{R}_k)^{-1} \tag{3-40}$$

其中，$\tilde{\boldsymbol{x}}_k$ 是当前时刻状态的最优估计值；$\tilde{\boldsymbol{x}}_k^-$ 是当前状态的先验预测值；$\boldsymbol{P}_{k-1}$ 为上一时刻状态的协方差矩阵；$\boldsymbol{P}_k^-$ 为当前时刻状态的先验协方差矩阵；$\boldsymbol{A}_k$ 为状态预测矩阵；$\boldsymbol{Q}_k$ 为状态噪声协方差矩阵；$\boldsymbol{H}_k$ 为观测矩阵；$\boldsymbol{R}_k$ 为观测噪声协方差矩阵；$\boldsymbol{z}_k$ 表示观测值；$\boldsymbol{K}$ 表示卡尔曼增益矩阵。

准静止状态下的状态预测矩阵和观测矩阵均为单位阵。$\boldsymbol{Q}_k$ 越小则越信任模型的预测值。$\boldsymbol{R}_k$ 代表了观测噪声的不确定性，双目相机测量的数据方差越大，则该值越大。卡尔曼增益矩阵 $\boldsymbol{K}$ 融合了模型预测值和系统的观测值，取它们分布中的公共部分。在调整参数时，选择将其中一个值固定，调整另外一个值。$\boldsymbol{Q}_k$ 选择由小到大，$\boldsymbol{R}_k$ 选择由大到小，根据收敛速度与静态误差来选择合适的参数。如果 Marker 在准静止状态下，则可以充分信任状态的预测值。令 $\boldsymbol{Q}_k=\sigma_1^2\boldsymbol{I}$，$\boldsymbol{R}_k=\sigma_2^2\boldsymbol{I}$，且 $\sigma_1 \ll \sigma_2$（例如 $\sigma_1=2\times10^{-4}$，$\sigma_2=0.1$），就可以很好地稳定静态目标跟踪结果。图 3-14 所示为使用双目视觉系统对一个静态 Marker 的三维位置的卡尔曼滤波效果。可以看出卡尔曼滤波

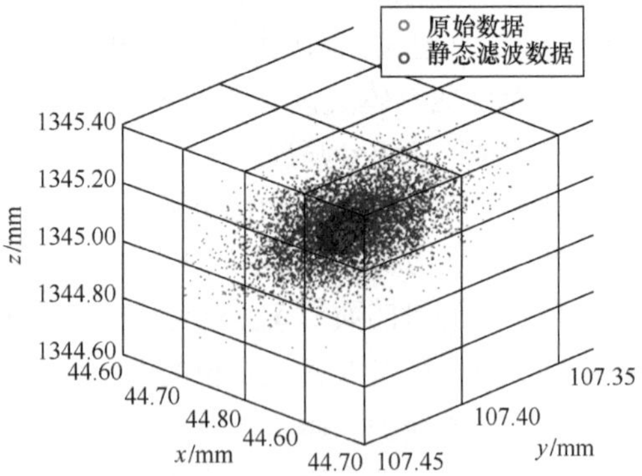

图3-14　卡尔曼滤波效果

能够有效抑制噪声，减小静态目标的跟踪波动。图 3-15 所示为卡尔曼滤波在 x、y、z 轴方向的滤波效果（橙色为滤波前数据，绿色为滤波后数据）。

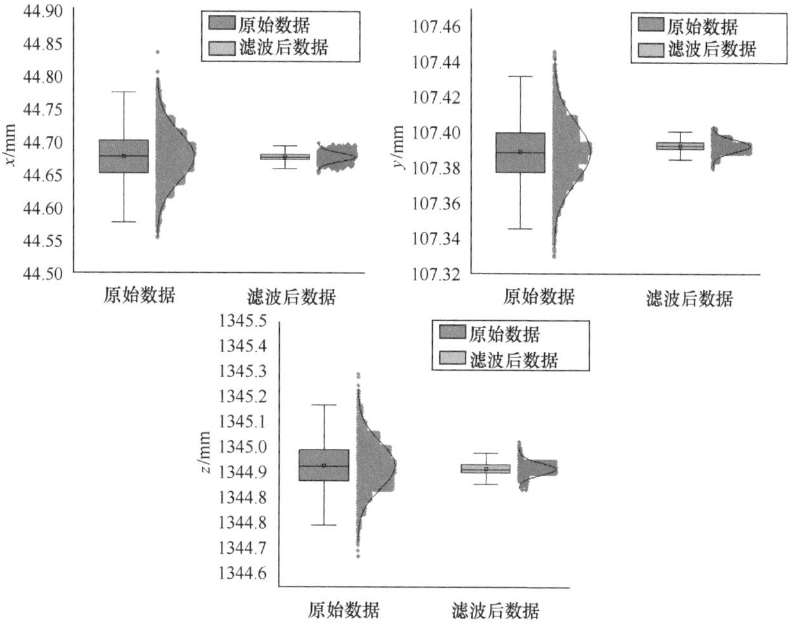

图3-15 卡尔曼滤波在x、y、z轴方向的滤波效果

3.2.7 工具末端标定

将 Marker 和手术器械固连在一起，就可以跟踪手术器械的位置和姿态。例如，在导航手术中经常使用一种叫作探针（probe）的工具，它是一种安装有视觉 Marker 的笔状刚体。为了能够准确追踪探针的末端位置，必须对探针进行末端标定，也就是估计末端点 O_{tip} 在自身坐标系 $OXYZ$ 下的偏移坐标，如图 3-16(a）所示。

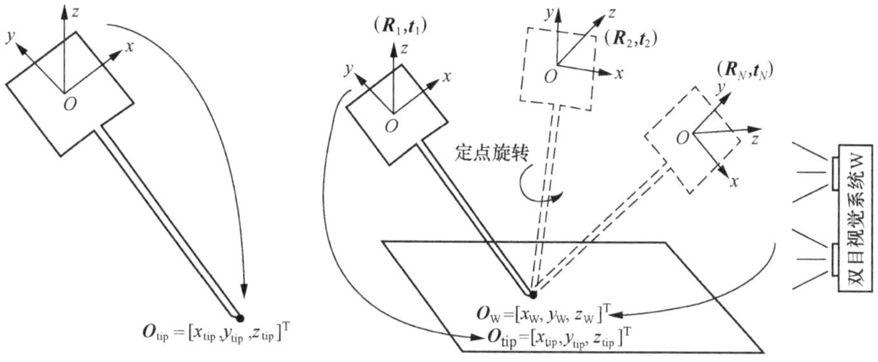

（a）末端相对自身坐标系的偏移　　（b）标定过程

图3-16 Marker工具末端标定

标定过程如图 3-16(b）所示，让探针围绕其末端点做定点旋转（pivot），整个转动过程中末端点不能发生移动，同时要保证探针上的 Marker 有尽可能大的运动变化。使用双目视觉系统记录运动过程中探针坐标系（记为 S）相对双目视觉系统（记为 W）的位姿，记为 $(\boldsymbol{R}_i,\boldsymbol{t}_i)$（$i=1,2,\cdots,N$）。设末端点在 W 坐标系中的坐标为 $\boldsymbol{O}_{\mathrm{W}}=[x_{\mathrm{W}},y_{\mathrm{W}},z_{\mathrm{W}}]^{\mathrm{T}}$，它在自身 S 坐标系中的

坐标为 $\boldsymbol{O}_{\text{tip}}=[x_{\text{tip}},y_{\text{tip}},z_{\text{tip}}]^{\text{T}}$，则有

$$\begin{bmatrix}\boldsymbol{R}_1\\\boldsymbol{R}_2\\\vdots\\\boldsymbol{R}_N\end{bmatrix}\boldsymbol{O}_{\text{tip}}+\begin{bmatrix}\boldsymbol{t}_1\\\boldsymbol{t}_2\\\vdots\\\boldsymbol{t}_N\end{bmatrix}=\begin{bmatrix}\boldsymbol{O}_{\text{W}}\\\boldsymbol{O}_{\text{W}}\\\vdots\\\boldsymbol{O}_{\text{W}}\end{bmatrix}\tag{3-41}$$

将式（3-41）重新整理为

$$\begin{bmatrix}\boldsymbol{R}_1 & -\boldsymbol{I}\\\boldsymbol{R}_2 & -\boldsymbol{I}\\\vdots & \vdots\\\boldsymbol{R}_N & -\boldsymbol{I}\end{bmatrix}\begin{bmatrix}\boldsymbol{O}_{\text{tip}}\\\boldsymbol{O}_{\text{W}}\end{bmatrix}=\begin{bmatrix}-\boldsymbol{t}_1\\-\boldsymbol{t}_2\\\vdots\\-\boldsymbol{t}_N\end{bmatrix}\tag{3-42}$$

即求解形如 $\boldsymbol{Ax}=\boldsymbol{b}$ 的最小二乘解，其中：

$$\boldsymbol{A}=\begin{bmatrix}\boldsymbol{R}_1 & -\boldsymbol{I}\\\boldsymbol{R}_2 & -\boldsymbol{I}\\\vdots & \vdots\\\boldsymbol{R}_N & -\boldsymbol{I}\end{bmatrix},\ \boldsymbol{x}=\begin{bmatrix}\boldsymbol{O}_{\text{tip}}\\\boldsymbol{O}_{\text{W}}\end{bmatrix},\ \boldsymbol{b}=\begin{bmatrix}-\boldsymbol{t}_1\\-\boldsymbol{t}_2\\\vdots\\-\boldsymbol{t}_N\end{bmatrix}$$

当 N 足够多时（理论上 $N\geqslant 3$，一般取 $N\geqslant 100$），$\boldsymbol{A}$ 为列满秩矩阵，则 $\boldsymbol{x}=(\boldsymbol{A}^{\text{T}}\boldsymbol{A})^{-1}\boldsymbol{A}^{\text{T}}\boldsymbol{b}$。

3.3 体内术野三维重建

微创手术始于腔镜技术，目前已经发展到腔镜手术机器人阶段，极大改善了医生的操作舒适性和手术器械的操控灵活性。然而，这类手术机器人本质上还是医生在操作，只是变革了操作方式，在智能性上和传统的腔镜手术相比并没有改善。例如，仍然存在术中视野受限、周边尤其是深度方向上关键目标感知困难，仍然高度依赖医生的个人经验。如果能将术前解剖模型和术中视野叠加，实现增强现实导航，将极大提高手术安全性和手术机器人的环境感知能力[15]。腔镜增强现实导航的第一步，是要对术野做实时深度图重建，获得术野内器官的表面三维形状。

目前的相关技术可以分为主动测量和被动测量两大类[16]。主动测量技术主要有结构光（structured light）[17] 和 ToF（time-of-flight）[18] 两类，但这些技术需要引入新的硬件系统，并不适用于临床。被动测量技术是通过分析腔镜图像进行三维重建的一类技术，不需要额外的硬件，因此成为了当前主流的体内术中光学重建方式，主要方法包括立体视觉（stereo vision）[19]、SLAM（simultaneous localization and mapping）[20]、SfM（structure from motion）[21] 以及 SfS（shape-from-shading）[22]。随着卷积神经网络和深度学习技术的发展，出现了大量基于深度学习的深度图重建算法，在特定数据集上表现出了很大的性能优势[23]。

在传统经典的被动测量算法中，立体视觉可以通过左、右图像的特征匹配完成深度图计算，与 SfM 和 SLAM 相比，不需要预设运动场景，实时性和精度更好。随着三维腹腔镜在临床的普及，腹腔镜立体视觉三维重建方法最有临床应用的潜力。然而，在湿滑、高反光和器械遮挡的腹腔镜视野环境下，如何实现密集的深度图重建至今充满挑战。Chang 等[24] 提出将零均值归一化互相关函数（ZNCC）数据项与 Huber-L1 平滑项结合建立能量函数实现像素点的密集匹配，实现了腹腔镜下肾脏组织密集平滑的三维重建。但该算法对仅含有白噪声的腹腔镜图像才具有明显的平滑作用，重建精度受匹配窗口影响较大。另外，对高反光、器械遮挡等造成的术

中组织表面重建缺失问题，目前仍没有合适的方法实现重建补偿。

本节介绍一种基于半全局匹配（semi-global matching，SGM）算法[25]的三维腹腔镜深度图实时三维重建方法，为实现增强现实导航和手术机器人自动感知奠定基础。三维腹腔镜立体视觉三维重建的基本步骤包括：相机标定、立体校正、立体匹配、三维点云坐标计算。其中，计算每个像素点视差值的立体匹配是最关键也是最耗时的步骤。用 I_l、I_r 分别表示左、右相机的图像，设相机已经经过了立体校正，则对于 I_l 上任意一个像素 p 的坐标向量 $\boldsymbol{p}=[p_x,p_y]^{\mathrm{T}}$，它在 I_r 上的对应像素 q 的坐标向量为 $\boldsymbol{q}=[p_x-d,p_y]^{\mathrm{T}}$，其中 d 为 p 点的视差（disparity）。立体匹配的目的就是给定 I_l、I_r，计算 I_l 的每个像素的视差，称为视差图重建或深度图重建。立体匹配主要包括像素匹配代价计算、代价聚合、视差图计算和视差优化 4 个步骤。

3.3.1 像素匹配代价计算

像素匹配代价是一个定义在三维网格上的标量数据场 $C(\boldsymbol{p}, d)$，其值越小表示 I_l 上的像素点 p 和其在 I_r 上的对应点 $q(d)$ 的匹配程度越高。最容易想到的是计算以 p 和 $q(d)$ 为中心的两个图像上的一块区域之间的非相似度（dissimilarity）作为 $C(\boldsymbol{p}, d)$ 的值，例如区域内像素灰度差的绝对值（absolute difference，AD）之和。但 AD 代价对光照变化十分敏感，鲁棒性较差。Birchfield 和 Tomasi 提出了一种对于图像采样不敏感的代价，简称 BT 代价[26]。BT 代价考虑两个对应像素及其周边 ±0.5 个像素上的图像灰度值的关系，从而计算对应像素的相似程度。优点是计算速度快，但其本质还是基于单个像素的代价，因此鲁棒性依然不高。本节介绍两种鲁棒性较好的 $C(\boldsymbol{p}, d)$。

1. 基于互信息的匹配代价

互信息（mutual information, MI）可以用来衡量两幅图像的相似程度，而且对光照、对比度不敏感，具有良好的鲁棒性。基于 MI 的匹配代价的计算过程如下。

首先假定 I_l 的深度图 D 已知，根据 D 对 I_r 进行插值得到变形后的图像 I'_r。计算 I_l 和 I'_r 的联合概率分布：

$$P(i,j)=\frac{1}{n}\sum_{p}1\left[\left(I_l(\boldsymbol{p}),I'_r(\boldsymbol{p})\right)=\left(i,j\right)\right] \tag{3-43}$$

其中，$I(\boldsymbol{p})$ 表示 p 点像素灰度值；$1[\cdot]$ 是示性函数，如果 $[\cdot]$ 内条件成立，其值为 1，否则为 0；n 为像素数量。定义：

$$h(i,j)=-\frac{1}{n}\log\left(P(i,j)\otimes g(i,j)\right)\otimes g(i,j) \tag{3-44}$$

其中，$g(i,j)$ 为二维高斯卷积核（例如 7×7），$\otimes$ 为卷积操作。卷积的目的是平滑去除噪声。定义：

$$\begin{cases} P_1(i)=\sum_{k}P(i,k) \\ P_2(j)=\sum_{k}P(k,j) \\ h_1(i)=-\frac{1}{n}\log\left(P_1(i)\otimes g(i)\right)\otimes g(i) \\ h_2(j)=-\frac{1}{n}\log\left(P_2(j)\otimes g(j)\right)\otimes g(j) \end{cases} \tag{3-45}$$

其中，$g(\cdot)$ 为一维高斯卷积核。那么，基于互信息的像素匹配代价为

$$C_{\mathrm{MI}}\left(\boldsymbol{p},d\right)=h\left(I_1(\boldsymbol{p}),I_r(\boldsymbol{q})\right)-h_1\left(I_1(\boldsymbol{p})\right)-h_2\left(I_r(\boldsymbol{q})\right) \tag{3-46}$$

有趣的是，为了计算式（3-46），需要提前知道深度图 D。这带来了一个无限循环矛盾，因为计算式（3-46）的目的是得到深度图 D。为了解决这个矛盾，可以初始化一个随机深度图 D_0，从 D_0 开始，重复 $C_{\mathrm{MI}}(\boldsymbol{p},d)$ 计算－代价聚合－视差图计算－视差优化的过程，从而得到下一个循环的 D。上述过程迭代进行若干次后就可以收敛。为了加快速度，可以采用图像金字塔，先从原始图像分辨率的 1/16 开始，每次分辨率增加 1 倍，迭代 5 次后就得到了原始图像分辨率下的深度图 D。

2. 中心对称的 Census 匹配代价函数

基于互信息的匹配代价函数运算量较大。相比之下，Census 变换 [27] 对图像中的亮度变化也具有很高的鲁棒性。对以待匹配点为中心的邻域做变换计算，将待匹配点表示为一串含有周围像素特征信息的 1/0 比特串，然后通过比较左、右图像待匹配点对应比特串的汉明距离（Hamming distance）计算匹配代价：

$$\boldsymbol{C}(\boldsymbol{p},d)=\mathrm{Hamming}\left(CT_{I_1}(\boldsymbol{p}),CT_{I_r}(\boldsymbol{q})\right) \tag{3-47}$$

其中，$\mathrm{Hamming}(\cdot,\cdot)$ 表示汉明距离；$CT_{I_1}(\boldsymbol{p})$ 和 $CT_{I_r}(\boldsymbol{q})$ 分别是以像素点 p 和 q 为中心在左、右图像中的 Census 变换。具体的变换规则是比较指定窗口邻域内像素点和中心点 p、q 的灰度大小关系，若邻域内像素点灰度值小于中心点灰度，则记为 1，否则记为 0。将这些 0/1 按顺序串联在一起得到一个 Census 向量比特串：

$$CT_I(x,y)=\mathop{\odot}_{i=-n'}^{n'}\mathop{\odot}_{j=-m}^{m'}\xi(I(x,y),I(x+i,y+j)) \tag{3-48}$$

其中，x, y 为中心像素点的坐标；n,m 为变换窗口的宽和高；$n'=n/2,m'=m/2$；$\odot$ 表示位串联操作；ξ 为判断关系函数：

$$\xi(I(x,y),I(x+i,y+j))=\begin{cases}1, & I(x,y)>I(x+i,x+j)\\ 0, & \text{其他}\end{cases} \tag{3-49}$$

Spangenberg 等对 Census 变换做出了改进，提出 Census 中心对称响应算子（CSCT）来代替 Census 变换 [28]。CSCT 的向量比特串编码是对变换窗口内关于中心元素对称的像素对进行比较得到的：

$$\mathrm{CSCT}_I(x,y)=\mathop{\odot}_{(i,j)\in L}\xi(I(x-i,y-j),I(x+i,y+j)) \tag{3-50}$$

其中，$L=L_1\cup L_2, L_1=R_{-n',0}\times R_{-m',0}\setminus\{(0,0)\}, L_2=R_{1,n'}\times R_{-m',1}, R_{a,b}=\{x\in\mathbb{Z}\mid a\leqslant x\leqslant b\}$。如图 3-17 所示，同样对于 7×9 的变换窗口，中心像素点 p 的 CSCT 编码为 $(7\times 9-1)/2=31$ 位（00000000000 11110111111110001110），但却同时考虑了窗口内 55 个像素的信息。即 CSCT 在不丢失变换信息量的同时，大大缩小了传统 Census 变换的计算复杂度，提高了算法效率。

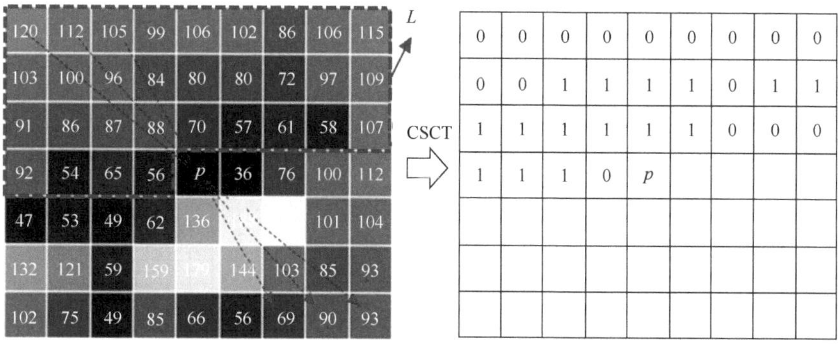

图3-17 Census中心对称响应算子（CSCT）

3.3.2 代价聚合与视差图计算

像素匹配代价计算完成后得到一个定义在三维网格上的标量数据场 $C(\boldsymbol{p},d)$。$C(\boldsymbol{p},d)$ 是一个 $W\times H\times D$ 的体数据，其中，W、H 分别是相机图像的宽度和高度，D 是视差范围，如图3-18（a）所示。接下来需要找到一个分段光滑的标记函数 $D(\boldsymbol{p})$ 作为视差图，使其最优化某种指标。最直接的思路是选择 $D(\boldsymbol{p})$ 使得 $C(\boldsymbol{p},D(\boldsymbol{p}))$ 的值最小。这种思路是局部最优思路，计算效率很高。但由于噪声等因素的干扰，$C(\boldsymbol{p},D(\boldsymbol{p}))$ 最小不代表是最优的匹配。因此需要增加平滑性约束，同时还能够保持物体边界的不连续性。一般通过最小化以下能量函数来获得 $D(\boldsymbol{p})$：

$$E(D)=\sum_{p}\left(C\left(\boldsymbol{p},D\left(\boldsymbol{p}\right)\right)+\sum_{\boldsymbol{r}\in N_p}P_1 1\left[\left|D\left(\boldsymbol{p}\right)-D\left(\boldsymbol{r}\right)\right|=1\right]+\sum_{\boldsymbol{r}\in N_p}P_2 1\left[\left|D\left(\boldsymbol{p}\right)-D\left(\boldsymbol{r}\right)\right|>1\right]\right) \tag{3-51}$$

其中，第一项是数据项，表示 $D(\boldsymbol{p})$ 与观测数据的一致程度；后两项是平滑项。P_1、P_2 是用来控制视差图分段平滑性的惩罚系数（$0\leqslant P_1\leqslant P_2$），$N_p$ 表示点 p 的相邻像素集合。具体地，P_1 是相邻视差的差值绝对值为 1 时的惩罚系数，较小的 P_1 允许具有连续变化的视差图。P_2 是相邻视差的差值绝对值大于 1 时的惩罚系数，它的作用是保持物体边界的不连续性。可以选择 P_2 与图像在该点的梯度成反比，梯度越大，物体边界的不连续性越显著，即

$$P_2=\max\left(P_1,\frac{P_2'}{\left|I_1(\boldsymbol{p})-I_1(\boldsymbol{r})\right|}\right) \tag{3-52}$$

在整个二维图像上寻找最小化式（3-51）的全局最优 $D(\boldsymbol{p})$ 是一个“NP-hard”问题[29]，实际上是不可能实现的。在一维方向上（例如沿 p 所在行）优化式（3-51），可以采用动态规划方法（dynamic programming，DP）在多项式时间内求解[30]。但一维方向上的优化没有考虑其他方向，视差图容易出现条纹状的噪声。Hirschmuller 在文献 [25] 中提出对每个像素 p，在以它为终点的 8 个均匀分布的一维方向路径上进行“最小代价路径”聚合，如图 3-18（b）所示，得到一个和原始代价 $C(\boldsymbol{p},d)$ 同样尺寸的新的代价函数 $S(\boldsymbol{p},d)$。对于新的代价函数 $S(\boldsymbol{p},d)$，选择 $D(\boldsymbol{p})$ 使得 $S(\boldsymbol{p},D(\boldsymbol{p}))$ 的值最小，这样就得到了最终的视差图。

下面介绍代价聚合的详细过程。以代价函数 $C(\boldsymbol{p},d)$ 中的 $(\boldsymbol{p},d)$ 点为例，它在二维图像空间的投影是像素点 p，如图 3-18（b）所示。从图像边缘到 p 点存在 8 条等间隔为 45° 的路径，记为 $L_1\sim L_8$。以 L_1 为例，它在 W-D 空间的投影如图 3-18（c）所示，所有路径的终点都是 $(\boldsymbol{p},d)$ 点。由于 L_1 在 W-D 空间的投影可以不止一个，因此选择代价最小路径投影，并将路径的最小代

价聚合到 $(\boldsymbol{p},d)$ 点。所有 8 条路径的最小代价之和就是 $S(\boldsymbol{p},d)$ 的值。这样就构建出了和原始代价 $C(\boldsymbol{p},d)$ 同样尺寸的新的代价函数 $S(\boldsymbol{p},d)$ 。

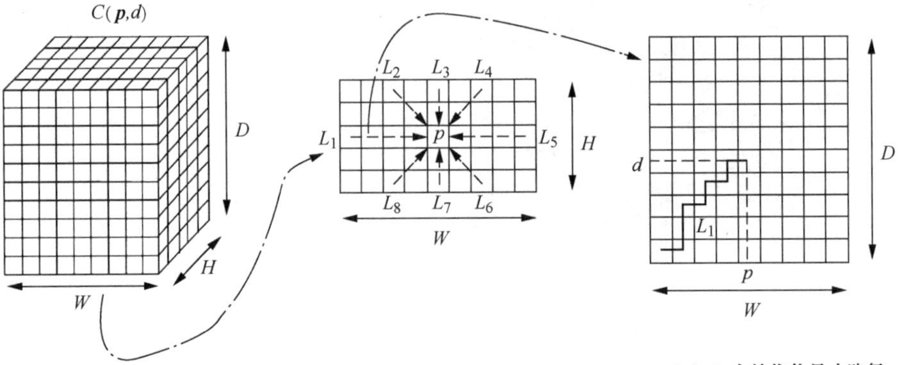

图3-18 代价聚合

最后介绍如何计算代价最小路径及其代价值。还是以 L_1 在 W-D 空间的投影为例，L_1 的最小路径代价定义为

$$L_1(\boldsymbol{p},d)=C(\boldsymbol{p},d)+\min\begin{pmatrix}L_1(\boldsymbol{p}-\boldsymbol{r}_1,d),\\ L_1(\boldsymbol{p}-\boldsymbol{r}_1,d-1)+P_1,\\ L_1(\boldsymbol{p}-\boldsymbol{r}_1,d+1)+P_1,\\ \min\limits_i L_1(\boldsymbol{p}-\boldsymbol{r}_1,i)+P_2\end{pmatrix}-\min_k L_1(\boldsymbol{p}-\boldsymbol{r}_1,k) \tag{3-53}$$

其中，$\boldsymbol{p}-\boldsymbol{r}_1$ 表示路径 L_1 上 p 点的前一个像素点；$\boldsymbol{r}_1$ 是路径 L_1 在图像空间的方向；P_1、P_2 的含义与式（3-51）相同。减掉最后一项是为了防止结果过大。式（3-53）是一个递归表达，可以用动态规划算法在线性时间内求解。聚合后的代价函数为

$$S(\boldsymbol{p},d)=\sum_{i=1}^{8}L_i(\boldsymbol{p},d) \tag{3-54}$$

p 点的视差为

$$D(\boldsymbol{p})=\arg\min_d S(\boldsymbol{p},d) \tag{3-55}$$

为了获得精确视差估计，可以用代价最小的整数视差值的两个相邻点及其代价拟合一个二次函数，从而确定代价最小值对应的实数视差值，如图 3-19 所示。

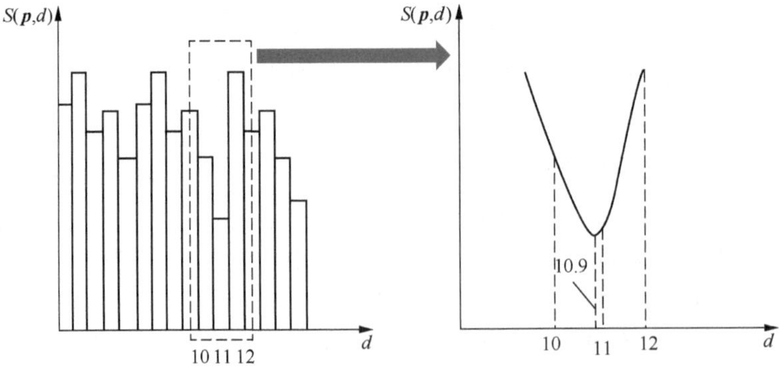

图3-19 确定代价最小值对应的实数视差值

通过上述过程可以计算出左相机图像的视差图 $D_l(\boldsymbol{p})$，采用完全相同的方法以右相机为基准可以计算出右相机的视差图 $D_r(\boldsymbol{q})$（视差绝对值）。如果 p 和 q 是对应点，则它们的视差应该一致，因此提出以下一致性检测：

$$D(\boldsymbol{p})=\begin{cases}D_l(\boldsymbol{p}), & |D_l(\boldsymbol{p})-D_r(\boldsymbol{q})|\leqslant 1\\ d_{inv}, & \text{其他}\end{cases} \tag{3-56}$$

其中，$\boldsymbol{q}$ 是 $\boldsymbol{p}$ 根据视差图 $D_l(\boldsymbol{p})$ 计算的在右相机图像中对应点的坐标；d_{inv} 表示无效标记。最后，根据场景特点对视差图进行噪声去除、弱纹理优化、遮挡 / 空洞插值以及中值滤波等后处理。

3.3.3 三维腹腔镜三维重建

三维腹腔镜双目相机基线短（约 5 mm），手术场景与日常场景有很大不同。本节针对腹腔镜手术场景，通过对比不同算法的立体匹配结果对算法进行评估。为了模拟术中场景，将猪心放置在人体的标准腹部模型中，使用 Karl Storz 三维腹腔镜拍摄术中视频，其帧率为 25 帧 /s，图像分辨率为 960 像素 ×540 像素。模仿医生手术角度与实际临床的工作空间（距离组织器官 2 ～ 15 cm），对体外心脏进行腹腔镜成像，获取腹腔镜下的心脏组织图像，如图 3-20 所示。

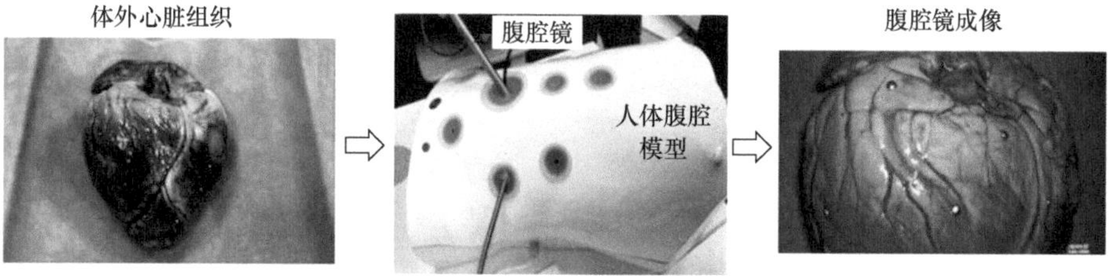

图3-20　实验场景

选择两种不同远近距离的两个角度共 4 组图像进行立体匹配算法评估，不同算法视差图结果如图 3-21 所示，从左到右依次是腹腔镜左相机图像、基于 BT 代价的半全局匹配算法视差图、基于 ZNCC 代价的块匹配算法视差图、基于 CSCT 代价的半全局匹配算法视差图。从视差图的完整性和平滑性可以看出基于 CSCT 代价的半全局匹配算法更有效。

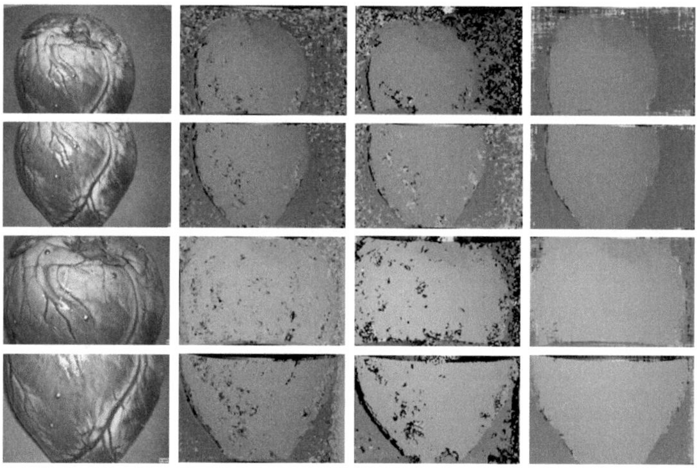

图3-21　不同算法视差图结果对比

基于视差图的结果，结合标定的相机参数计算心脏表面的三维点云。将重建的三维点云与心脏术前CT模型进行匹配，通过分析两者之间的距离来定量评估三维重建的误差。基于CSCT代价的半全局匹配算法生成的点云重建误差分布如图3-22所示，结果表明误差主要集中于边界部分，整体重建算法效果良好，误差分布在 ±2 mm 之间。

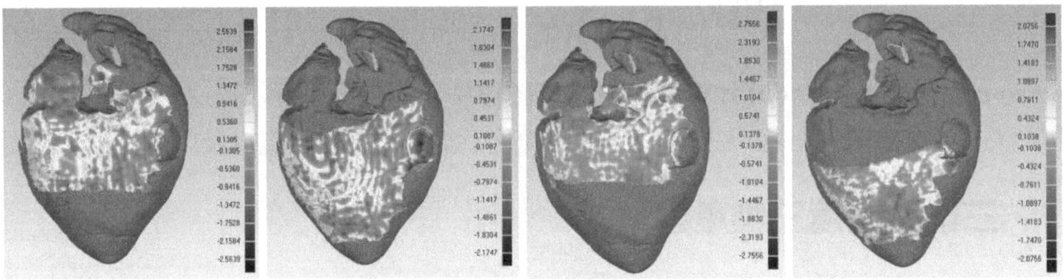

图3-22　三维重建点云误差分布

3.3.4　高光与器械遮挡的重绘补偿

由于腹腔内软组织表面湿滑，在光源照射下腹腔镜成像会有高反光现象，这会导致表面纹理缺失造成立体匹配失败。此外，术中器械交互会对目标组织产生遮挡，这阻碍了术中组织表面完整三维几何信息的获取。为进一步优化术中场景重建结果，本节介绍基于样例的图像重绘算法，对视差图中目标组织缺失及遮挡区域进行填充修复。

1. 基于样例的图像重绘算法

图像重绘算法能够对受损或信息缺失的图像进行修复，通常借助图像剩余部分的冗余信息对孔洞进行填充。传统的图像重绘算法分为两大类：基于马尔科夫随机场（Markov random field，MRF）模型的纹理约束合成算法[31]和基于偏微分方程的数字图像修复方法[32]。前者对纹理重复性高的图像有较好的修复效果，但对于线形（边缘）或几何结构较强的图像不太适用。后者能有效地保持原图像的线形结构，适合修复有裂痕等细长的结构缺失区域，但是在修复较大区域时，容易产生模糊区域。

基于样例的图像重绘（exemplar-based image inpainting）算法[33]同时包含了纹理及几何结构修复，其核心思想是基于等照度线驱动的样例图像修复。通过构建优先级，控制修复图像过程中的信息填充顺序，并通过基于块的补丁重绘实现缺失修复。基于样例的图像重绘流程如图 3-23 所示，其主要步骤包括区域标记、优先级构建、补丁块匹配及填补修复。

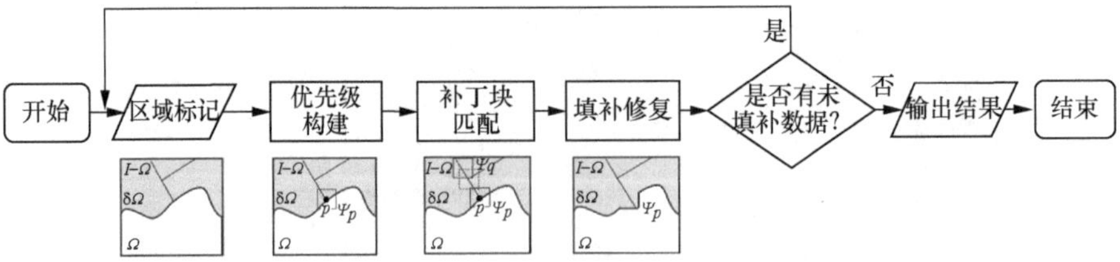

图3-23　基于样例的图像重绘流程

在图像修复领域中，缺失区域也称为目标区域（Ω），剩余区域为源区域（$I-\Omega$）。区域标记主要用来标记缺失区域，以获得源区域与目标区域的边界$\delta\Omega$。标记方式可以通过手动标记或自动算法生成掩码图像。以 $\delta\Omega$ 上每个像素 p 为中心建立正方形块 Ψ_p（如 9×9），按照优先级别的高低对边界点进行缺失填充，填充内容为源区域中暴力搜索下最相似于 Ψ_p 的补丁。将缺失部分对应的补丁块直接复制到相应匹配块内实现图像纹理及结构传播，同时将填充像素的置信度更新为 p 点的置信度。通过不断迭代上述步骤实现缺失区域的全部填充。块相似性的判断原则为两个块中像素差平方和最小，置信度用来计算优先级。给定一个以点 p 为中心的块，其优先级 $P(\boldsymbol{p})$ 为

$$P(\boldsymbol{p})=C(\boldsymbol{p})D(\boldsymbol{p}) \tag{3-57}$$

其中，$C(\boldsymbol{p})$ 为置信项，表示点 p 所在块内的可靠信息量，其值越大表示源像素量占比越大，在初始化时，已存在的像素点的置信度为 1，缺失的像素点的置信度为 0；$D(\boldsymbol{p})$ 为数据项，具体表达式为

$$C(\boldsymbol{p})=\frac{\sum_{q\in\Psi_p\cap(I-\Omega)}C(\boldsymbol{q})}{\left|\Psi_p\right|},D(\boldsymbol{p})=\frac{\left|\nabla I_p^{\perp}\cdot\boldsymbol{n}_p\right|}{\alpha} \tag{3-58}$$

其中，$|\Psi_p|$ 是块 Ψ_p 的面积；α 是归一化因子（对于灰度图像而言，一般设 $\alpha=255$）；$\boldsymbol{n}_p$ 是点 p 在边界 $\delta\Omega$ 的单位法向量；$\nabla I_p^{\perp}$ 是点 p 的等照度线方向。

2. 重绘补偿的实现与评估

以腹腔镜组织中的器械遮挡为例，采用基于样例的图像重绘实现对器械及高光缺失区域的修复，并在腹腔镜环境体外心脏数据及临床数据中进行评估验证。如图 3-24 所示，采用形态学开运算和最大连通区域提取算法，输出只含有肾脏组织的有效区域 S1，二值化处理获得其掩码 S1_M；对原视差图进行逐行阈值分割获取组织区域图 S2，每一行高、低阈值由 S1 对应行的视差范围设定；通过形态学开运算、最大连通区域提取算法及二值化处理，得到对含有器械及高光缺失的肾脏区域标记图 S2_M；最后，通过 S1_M 与 S2_M 的与运算，获取高光缺失部分和器械遮挡部分，并通过膨胀图像处理保证对重绘区域的完整覆盖，得到缺失区域掩码图像。

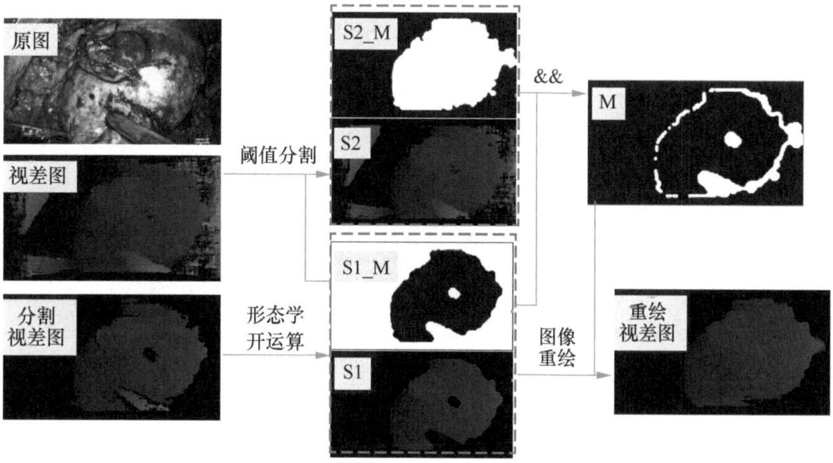

图3-24 重绘补偿算法流程

为了定量评估，采用猪离体心脏的腹腔镜视频数据，并人为制造遮挡，对视差图补偿进行误差评估。通过掩码图像与原视差图像的掩码操作，获得含有人为遮挡缺失区域的标记视差图，对标记视差图进行基于样例的图像重绘。计算重绘视差图与真值视差图（无遮挡情况）的差异作为补偿误差。对不同远近距离的 4 组图像进行评估，如图 3-25 所示，从左到右依次是真值视差图、标记视差图、重绘视差图和补偿误差示意图。其中，补偿误差示意图中的绿色区域为重绘视差图与真值视差图对应像素的视差值差异大于 1 且小于 3 的区域；红色区域为大于 3 的

区域。平均补偿误差为 1.28。

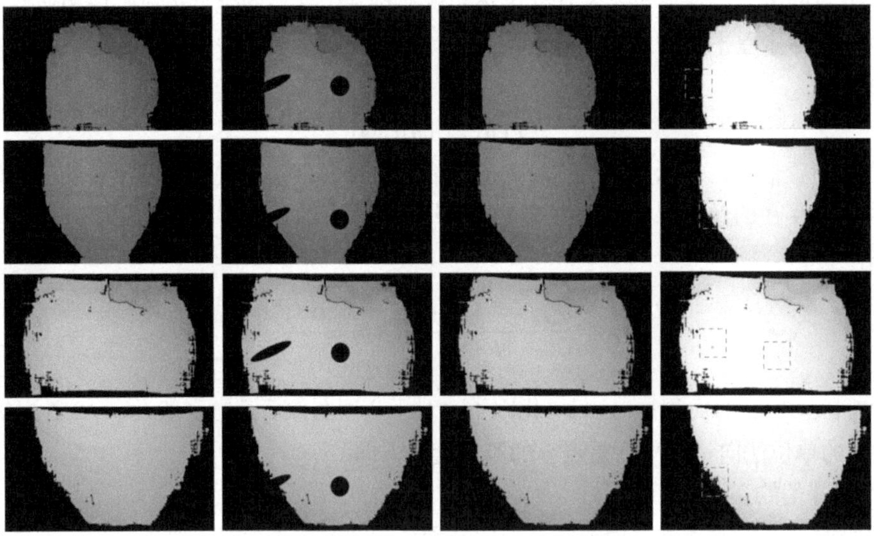

（a）真值视差图　（b）标记视差图　（c）重绘视差图　（d）补偿误差示意图

图3-25　猪离体心脏三维腹腔镜视差图补偿结果评估

同样地，在腹腔镜肾部分切除术的临床视频数据上也评估了重绘算法的可行性。这里同时给出了视差重绘结果及其对应的三维重建点云。如图 3-26 所示，可以看出高反光和器械遮挡的缺失部分得到了有效的补偿，验证了算法的可行性。

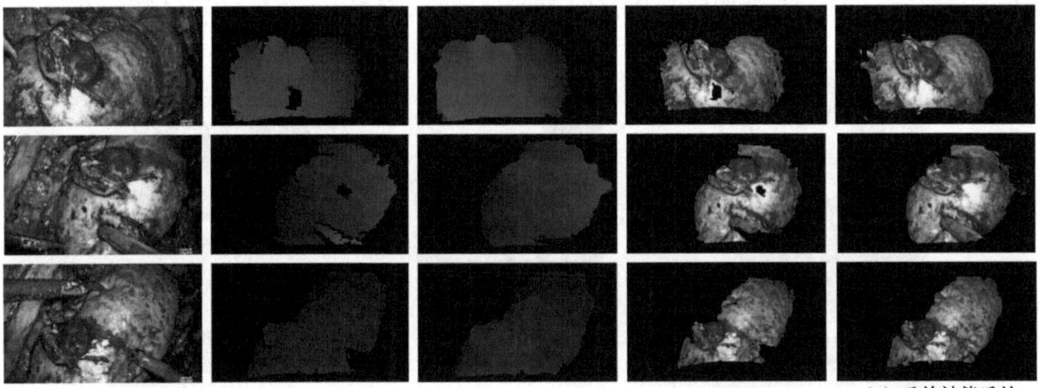

（a）腹腔镜左视图　（b）原肾脏视差图　（c）重绘肾脏视差图　（d）原肾脏量建点云　（e）重绘补偿后的肾脏点云

图3-26　临床数据的重绘补偿结果

3.4 基于超声信号的浅表器官三维重建

超声检查具有无创、实时、无电离辐射等特点，常用于心脏、甲状腺、颈动脉、肝胆、子宫等身体部位的临床检查。相比于 CT、MRI 等其他医疗成像方式，超声成像更适用于在术中实时感知和监测患者体内状况，辅助实时手术导航和手术效果评估。临床使用最为广泛的超声成像模式为 B 型（brightness modulation）超声，简称 B 超，可实时获得人体组织器官的二维切面图像。然而，传统的B超成像存在图像分辨率低、缺乏三维空间信息等问题，在需要三维解剖结构信息时，医生必须在大脑中对多幅二维图像进行合成，需要长时间的训练和经验积累，对医生的要求高，这使得超声诊断的准确性和一致性受限。随着超声技术的不断发展，三维超声成像可以解决传统二维超声成像的空间局限性，具备以下优势。① 更加直观：医生可以在屏幕上直观地看到脏器解剖结构的三维信息和与周围组织的空间关系，能够提高诊断的准确性；② 辅助手术规划：通过人-机交互，医生可以从不同的角度观察脏器的解剖结构与病灶情况，便于制定手术规划；③ 精准定量评估：在三维体数据中可以对器官、病灶的体积大小等参数进行更加精确的测量；④ 多模态配准：通过将三维超声体数据与其他模态（比如术前CT）配准，可以为医生提供术中导航。

如图3-27所示，三维超声成像技术可分为两大类：三维超声探头和基于二维超声图像的三维重建。三维超声探头包括二维阵列探头和机械三维探头，可以直接获得三维图像数据。但是三维超声探头成本高、功率大，采集的图像分辨率低、范围有限，并没有得到大规模普及和使用。基于二维超声图像的三维重建仍采用传统的一维阵列探头，通过图像计算或跟踪定位系统定位每幅二维超声图像的三维空间位姿，再通过三维重建算法重建出三维数据。基于图像计算的徒手（free hand）二维超声图像三维重建的核心是估计相邻二维超声图像之间的相对位姿关系，主要有散斑去相关和深度神经网络。然而，相比于使用跟踪定位系统，这些方法对帧间距离估计精度有限，无法重建出高精度的三维超声体，距离临床应用仍有距离。常用的跟踪定位方法包括基于机械、光学、电磁等方法。机械式定位系统占用空间大，缺乏灵活性。光学式定位系统采用双目视觉技术定位并跟踪超声探头上固连的视觉标志物（Marker），定位精度高且更稳定，但是存在视线遮挡问题。电磁式定位系统没有遮挡问题，但是精度较低且易受电磁干扰。本节介绍基于光学式定位系统的徒手二维超声图像三维重建方法。

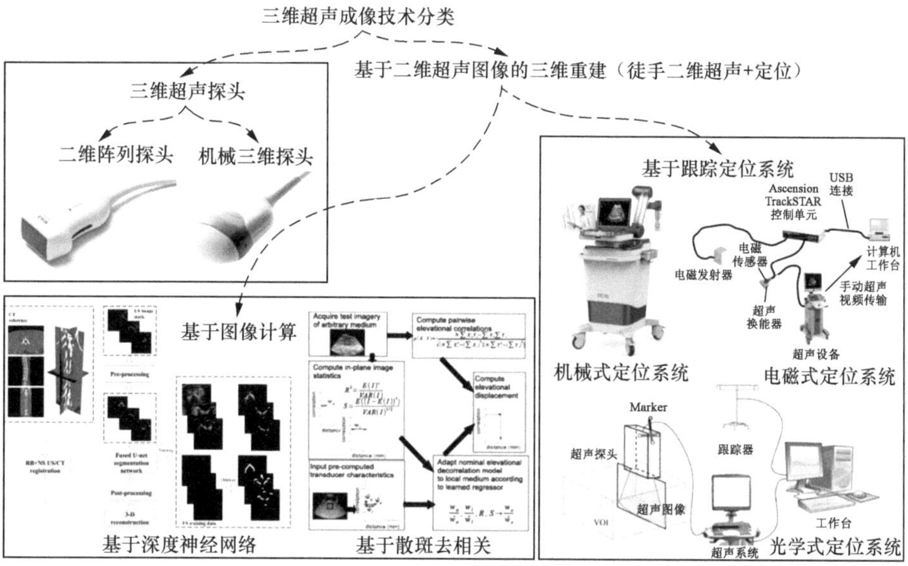

图3-27 三维超声成像技术分类

三维重建算法的目的是利用采集到的二维超声图像和对应的位姿数据重建出完整的三维超声体数据，其核心是像素到体素的映射方法以及空体素的填补。常用的三维重建算法可以分为

3 种：基于像素的重建算法、基于体素的重建算法和基于函数的重建算法。在采集图像和位姿数据之前，需要对超声探头进行标定。

3.4.1 超声探头标定

超声探头标定是求解超声探头上固连的 Marker 坐标系和二维超声图像坐标系之间的坐标变换关系的过程。一旦在超声探头上安装好 Marker，并且超声探头的成像参数也固定时，这个变换关系就是固定的，使用它可以将超声图像上的二维像素对应到三维空间中的点。

超声探头标定一般分为两步：第一步对一个已知几何尺寸的标定模型进行超声成像，提取超声图像中的特征，并与实际的三维特征对应；第二步采用最小二乘算法最优化特征之间的匹配损失函数，从而估计未知的变换关系。超声探头标定所涉及的坐标系如图 3-28 所示，分别是世界坐标系 {W}、探头上的 Marker 坐标系 {M}、图像坐标系 {I} 以及标定模型坐标系 {P}。其中，Marker 坐标系相对于世界坐标系的变换矩阵 $\boldsymbol{T}_{\mathrm{WM}}$ 和标定模型相对于世界坐标系的变换矩阵 $\boldsymbol{T}_{\mathrm{WP}}$ 由光学跟踪设备测量得到；图像坐标系相对于 Marker 坐标系的变换矩阵 $\boldsymbol{T}_{\mathrm{MI}}$ 是未知参数，连同超声图像像素大小 s_x 和 s_y 一起构成要求解的对象。设 (u, v) 是图像坐标系下的像素坐标，它对应的表达在模型坐标系下的三维坐标为 (x, y, z)，则有

$$\begin{bmatrix} x \\ y \\ z \\ 1 \end{bmatrix} = \boldsymbol{T}_{\mathrm{WP}}^{-1}\boldsymbol{T}_{\mathrm{WM}}\boldsymbol{T}_{\mathrm{MI}} \begin{bmatrix} s_x u \\ s_y v \\ 0 \\ 1 \end{bmatrix} \tag{3-59}$$

N 线模型是一种常用的超声探头标定模型，其形状如图 3-29(a) 所示。两条平行线和一条斜线组成一个“N”字，每个“N”都可以看作一个基本单元，超声成像平面与其相交于 3 个点，记为 P_1、P_2、P_3，如图 3-29(b)、(c) 所示。N 线的端点 A_1、A_2、B_1、B_2 在模型坐标系下的位置已知，分别记为向量 $\boldsymbol{P}_{A_1}, \boldsymbol{P}_{A_2}, \boldsymbol{P}_{B_1}, \boldsymbol{P}_{B_2} \in \mathbb{R}^3$。$P_1$、$P_2$、$P_3$ 在超声图像上的像素坐标可由手动选取或由图像处理的方式自动获得，分别记为 $\boldsymbol{p}_1, \boldsymbol{p}_2, \boldsymbol{p}_3 \in \mathbb{R}^2$。根据相似三角形原理可以计算出 P_2 点在模型坐标系下的坐标 $\boldsymbol{P}_2 \in \mathbb{R}^3$：

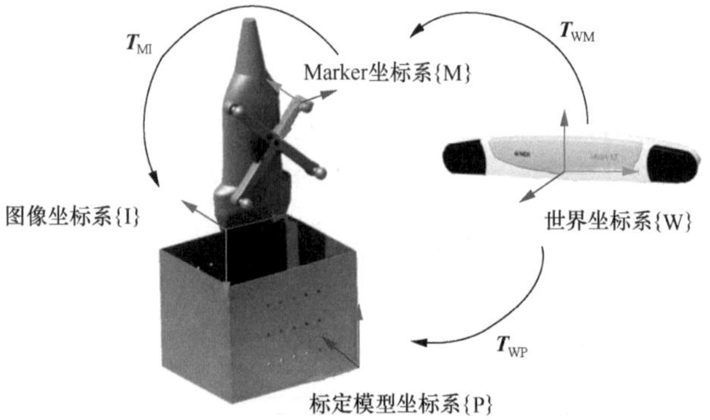

图3-28 超声探头标定所涉及的坐标系

$$\begin{cases} \boldsymbol{P}_2 = (1-\lambda)\boldsymbol{P}_{B_1} + \lambda \boldsymbol{P}_{A_2} \\ \lambda = \dfrac{\|\boldsymbol{p}_1 - \boldsymbol{p}_2\|}{\|\boldsymbol{p}_1 - \boldsymbol{p}_3\|} \end{cases} \tag{3-60}$$

图 3-29(a) 所示的标定模型有 3 行，每行由 4 个“N”组成，其实际超声图像如图 3-29(d) 所示。其中红点表示 P_1 和 P_3，蓝点表示 P_2。一幅超声图像可以提取 12 个 P_2 点，设在图像 k 中，它们的二维像素坐标和模型坐标系中的三维坐标分别为 $\boldsymbol{p}_i^k = [u_i^k, v_i^k]^{\mathrm{T}}$ 和 $\boldsymbol{P}_i^k$，$i = 1, 2, \cdots, 12$；$k = 1, 2, \cdots, K$，K 为总共采集的超声图像数。$\boldsymbol{P}_i^k$ 由式（3-60）计算。设 $\boldsymbol{R}_k, \boldsymbol{t}_k$ 分别是 $(\boldsymbol{T}_{WM}^k)^{-1}\boldsymbol{T}_{WP}^k$ 的旋转矩阵和平移向量，根据式（3-59）有

$$s_x u_i^k \boldsymbol{r}_1 + s_y v_i^k \boldsymbol{r}_2 + \boldsymbol{t} = \boldsymbol{y}_i^k \tag{3-61}$$

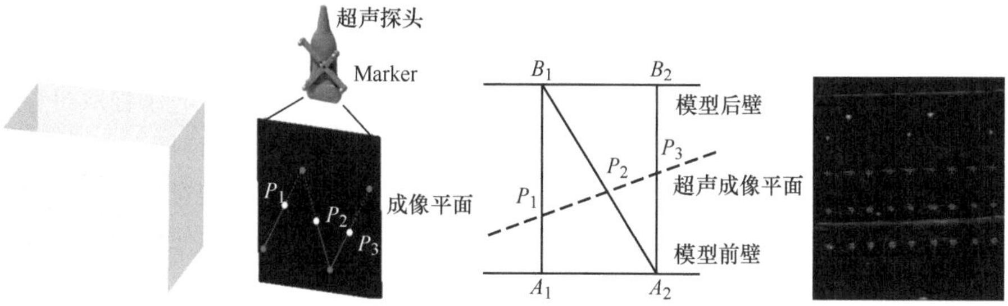

（a）N线模型　（b）超声图像与N线的交点　（c）相交关系的俯视图　（d）实际超声图像

图3-29　N线标定

其中，$\boldsymbol{r}_1$ 和 $\boldsymbol{r}_2$ 是未知矩阵 $\boldsymbol{T}_{\mathrm{MI}}$ 旋转部分 $\boldsymbol{R}$ 的前两列；$\boldsymbol{t}$ 是 $\boldsymbol{T}_{\mathrm{MI}}$ 的平移向量；$\boldsymbol{y}_i^k = \boldsymbol{R}_k \boldsymbol{P}_i^k + \boldsymbol{t}_k$。令 $\boldsymbol{a}_1 = s_x \boldsymbol{r}_1, \boldsymbol{a}_2 = s_y \boldsymbol{r}_2$，$\boldsymbol{x} = [\boldsymbol{a}_1^{\mathrm{T}}, \boldsymbol{a}_2^{\mathrm{T}}, \boldsymbol{t}^{\mathrm{T}}]^{\mathrm{T}}$，将式（3-61）写为矩阵形式：

$$\boldsymbol{A}_i^k \boldsymbol{x} = \boldsymbol{y}_i^k \tag{3-62}$$

其中：

$$\boldsymbol{A}_i^k = \begin{bmatrix} u_i^k & 0 & 0 & v_i^k & 0 & 0 & 1 & 0 & 0 \\ 0 & u_i^k & 0 & 0 & v_i^k & 0 & 0 & 1 & 0 \\ 0 & 0 & u_i^k & 0 & 0 & v_i^k & 0 & 0 & 1 \end{bmatrix} \tag{3-63}$$

将所有的 $\boldsymbol{A}_i^k$ 和 $\boldsymbol{y}_i^k$（$i = 1,2,\cdots,12$；$k = 1,2,\cdots,K$）沿行方向堆叠，形成最终的线性方程 $\boldsymbol{Ax} = \boldsymbol{y}$，它的最小二乘解为 $\boldsymbol{x} = (\boldsymbol{A}^{\mathrm{T}}\boldsymbol{A})^{-1}\boldsymbol{A}^{\mathrm{T}}\boldsymbol{y}$。求出 $\boldsymbol{x}$ 后，即得到了 $\boldsymbol{a}_1$、$\boldsymbol{a}_2$ 和 $\boldsymbol{t}$，进一步有 $s_x = \|\boldsymbol{a}_1\|$，$s_y = \|\boldsymbol{a}_2\|$，$\boldsymbol{r}_1 = \boldsymbol{a}_1 / s_x$，$\boldsymbol{r}_2 = \boldsymbol{a}_2 / s_y$，$\boldsymbol{r}_3 = \boldsymbol{r}_1 \times \boldsymbol{r}_2$。至此，就求出了所有的未知变换参数。

为了进一步提高精度，还可以继续优化结果。只采用以上步骤计算的 s_x 和 s_y 恢复超声图像上像素的尺度，即令 $\boldsymbol{x}_i^k = [s_x u_i^k, s_y v_i^k, 0]^{\mathrm{T}}$，它的对应点为 $\boldsymbol{y}_i^k$。根据 $12K$ 个对应点对关系，采用点对配准算法（详见 4.2 节）即可求出旋转矩阵 $\boldsymbol{R}$ 和平移向量 $\boldsymbol{t}$。得到标定参数后，通过光学跟踪定位设备就可以得到每一幅超声图像的三维位姿，进而将超声图像上的二维像素坐标转换为三维空间点坐标。

3.4.2 超声图像分割

在三维重建之前，可以对获取到的超声图像进行分割，得到感兴趣的器官或区域。这样可以减少背景的干扰。由于超声成像存在着如低对比度、噪声和伪影等问题，传统图像处理方法难以胜任分割任务，因此推荐采用基于深度学习的超声图像分割方法。在医学图像分割领域，主流的深度学习分割网络主要有 U-Net 及其衍生网络和基于 Transformer 的深度学习网络。本节介绍基于 nnU-Net[34] 的骨表面超声图像分割方法，并对其进行改进以适用于特定任务。

1. 超声图像分割网络

nnU-Net 对 U-Net 的改进主要在于数据预处理和基于数据集分析调整训练策略，而不是扩展和修改 U-Net 的网络结构。nnU-Net 提取数据集的“指纹”，并根据图像的特性和计算机硬件性能配置网络结构。它将大多数理论知识集成到启发式规则中，通过自动优化网络结构、调整超参数等适应不同的任务。此外，在预处理阶段还有各种数据增强方法，如旋转和缩放、高斯噪声、亮度调整、对比度调整、低分辨率模拟、伽马增强和镜像等。nnU-Net 网络结构如图 3-30 所示，由负责提取图像特征的编码器部分和将特征图还原为与输入相同大小的解码器部分组成。与其他编码器－解码器结构的深度学习网络的不同之处在于，U-Net 及其衍生网络在下采样与上采样阶段之间加入了特征连接通道，将下采样阶段获得的每一层特征图直接复制并粘贴到上采样阶段。卷积类分割网络往往具有丢失浅层细节特征的缺点，因为在特征提取过程中，网络通常采用多次池化操作来扩展感受野，以提取非局部语义信息和深层特征。相比之下，U-Net 的对称网络结构在上采样过程中与相应的下采样层建立连接层以合并特征，从而保留了更浅层的特征信息。这种特性正适合浅层特征与深层特征都十分重要的医学图像分割任务。

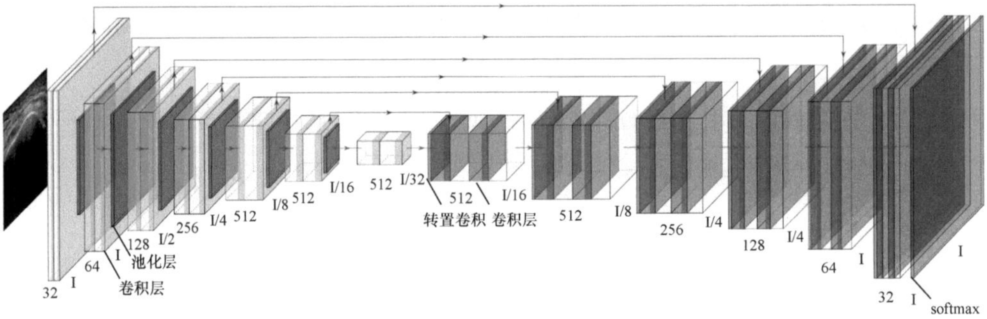

图3-30　nnU-Net网络结构

2.Tversky 损失函数

nnU-Net 使用 Dice 与交叉熵的混合损失函数。Dice 损失函数定义为

$$\text{Dice\_loss}(\boldsymbol{y},\hat{\boldsymbol{y}})=1-\frac{2\sum_{i=1}^{n}y_i\hat{y}_i}{\sum_{i=1}^{n}(y_i+\hat{y}_i)} \tag{3-64}$$

其中，$\boldsymbol{y}=[y_1,y_2,\cdots,y_n]^{\mathrm{T}}$ 与 $\hat{\boldsymbol{y}}=[\hat{y}_1,\hat{y}_2,\cdots,\hat{y}_n]^{\mathrm{T}}$ 分别表示标签分割掩码与网络输出的分割掩码；n 表示掩码图像的像素总数。Dice 损失函数还可以表示为

$$\text{Dice\_loss}=1-\frac{2\times\text{TP}}{\text{FP}+2\times\text{TP}+\text{FN}} \tag{3-65}$$

其中，TP 表示真阳性（true positive），即预测为真，实际也为真。同理，FP 表示假阳性（false positive，预测为真，实际为假），FN 表示假阴性（false negative，预测为假，实际为真）。使用 Dice 损失函数的目的是解决样本不平衡问题，但该损失函数仍然不够灵活。为了解决样本不平衡问题，更灵活地控制训练结果，本节将 Dice 损失改为 Tversky 损失[35]。Tversky 损失函数的定义为

$$\text{Tversky\_loss}=1-\frac{\text{TP}}{\text{TP}+\alpha\text{FP}+\beta\text{FN}} \tag{3-66}$$

Tversky 损失函数增加了 α 与 β 两个参数。在 $\alpha=\beta=0.5$ 的情况下，Tversky 损失函数与 Dice 损失函数相同。当 $\alpha=\beta=1$ 时，Tversky 系数变为谷本系数。控制 $\alpha+\beta=1$ 时，α 越大，表示对假阳性的惩罚越大，导向更高的查准率；较小的 α 表示对假阴性的惩罚更大，从而导向更高的查全率。将 nnU-Net 使用的 Dice+ 交叉熵损失中的 Dice 损失分量替换为 Tversky 损失，并用

多组 α 和 β 权重训练模型，比较模型的推理结果，以获得分割性能更高的超参数。

3. 超声图像骨表面分割

以髋骨超声图像为例，采用的超声设备型号为迈瑞 DC-M9T，探头型号为 L12-4s。采集图像数量 800 张，分辨率为 1260 像素 ×910 像素。训练前，从图像中去除无用部分，裁剪后的图像大小为 750 像素 ×644 像素，如图 3-31 所示。使用训练集 640 张、验证集 160 张、测试集 200 张，总共 1000 张图像。训练 1000 个周期(epoch)，其中每个周期包含 250 个批次(batch)。髋骨超声图像分割结果如表 3-1 所示，髋骨超声图像分割效果对比如图 3-32 所示。

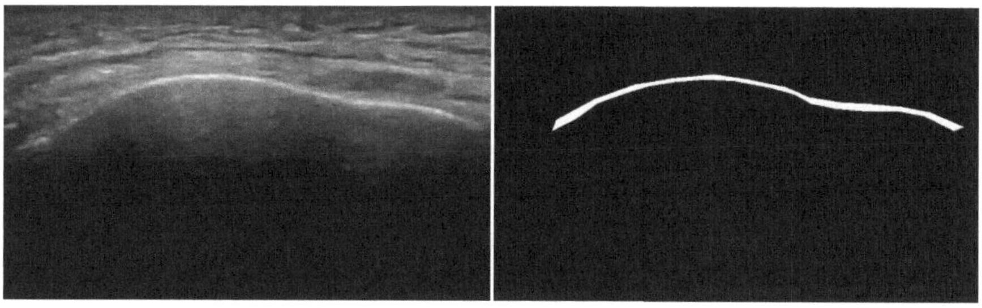

图3-31 髋骨超声图像

表3-1 髋骨超声图像分割结果

模型	Dice系数/%	IoU/%	精准率/%	召回率/%	灵敏性/%	特异性/%
U-Net	72.2 ± 9.4	57.4 ± 11.0	62.9 ± 13.2	89.3 ± 11.1	89.3 ± 11.1	99.4 ± 0.3
ConvNeXt	81.0 ± 11.5	69.5 ± 15.2	83.8 ± 13.1	80.7 ± 13.7	80.7 ± 13.7	99.8 ± 0.2
DDRNet	73.7 ± 10.0	59.3 ± 11.9	70.8 ± 13.6	79.8 ± 12.4	79.8 ± 12.4	99.7 ± 0.2
Mask2Former	81.8 ± 10.7	70.5 ± 14.1	81.2 ± 12.4	84.9 ± 13.3	84.9 ± 13.3	99.8 ± 0.2
SegFormer	80.3 ± 10.8	68.3 ± 13.7	82.2 ± 12.4	81.0 ± 13.6	81.0 ± 13.6	99.8 ± 0.2
nnU-Net	89.3 ± 13.6	83.0 ± 19.8	87.7 ± 16.4	92.8 ± 11.7	92.8 ± 11.7	99.9 ± 0.2

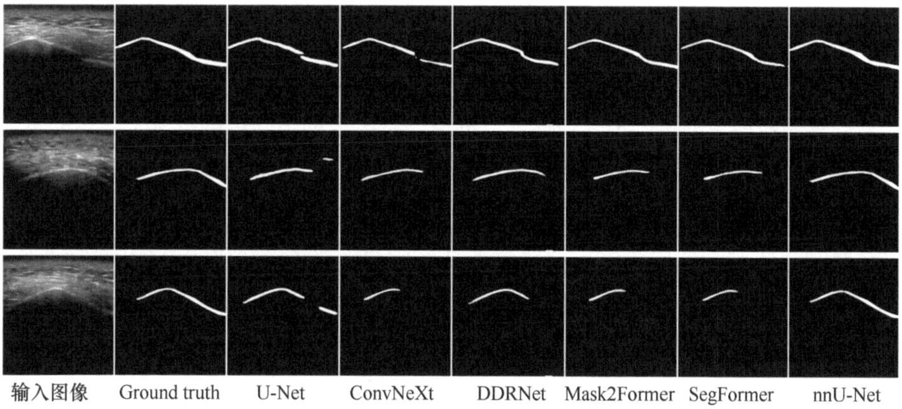

图3-32 髋骨超声图像分割效果对比

3.4.3 超声体数据三维重建

经过超声探头标定、超声图像空间定位和图像分割后，采用三维重建算法将每一张二维超声图像中的像素映射到三维空间，并经过空体素填补后转换为三维体数据，为医生提供三维信息，辅助诊断。常用的三维重建算法分为 3 种，包括基于像素的重建算法 [36]、基于体素的重建算法 [37] 以及基于函数的重建算法 [38]。

1. 基于像素的重建算法

基于像素的重建算法需要遍历二维超声图像中的全部像素点，计算其空间坐标并搜索三维网格中对应的体素为其赋值。像素最近邻（pixel nearest neighbor，PNN）算法是最简单的基于像素的重建算法，直接将像素值赋给对应位置的体素，如图 3-33（a）所示。如果一个体素对应多个像素，可选取平均值、最大值、最后一个值或者第一个值作为该体素的值。PNN 算法可以实现二维超声图像的逐帧单帧计算，不必存储所有二维超声图像，因此常常被应用于实时三维重建。

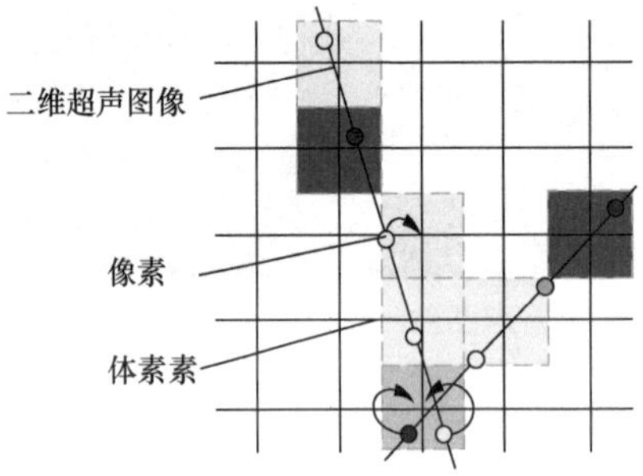

（a）PNN算法

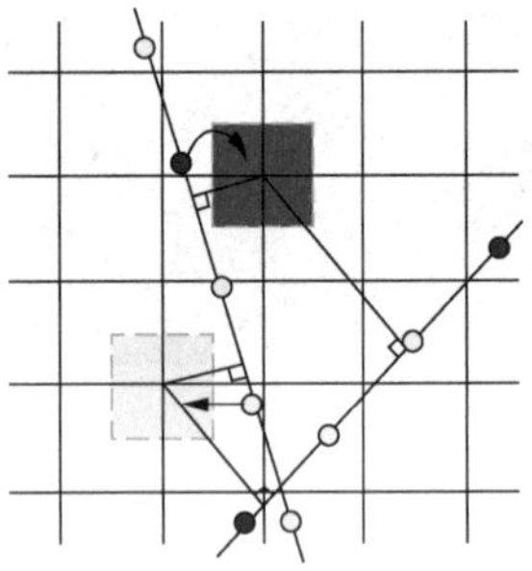

（b）VNN算法

图3-33　基于像素和体素的三维重建（网格线交点为体素中心）

采用 PNN 算法进行三维重建时，如果二维超声图像间距超过预定义的体素大小，三维网格中会存在没有被赋值的空体素，导致重建的三维图像不连续。为了解决这个问题，通常在像素赋值给体素后遍历所有空体素进行插值，比如将最近邻非空体素的值直接赋予空体素，或者将某一大小的三维邻域内所有非空体素的平均值赋予空体素。然而这种方法计算量较大，为了提高计算效率，有许多改进的空体素填补算法被提出 [39]。虽然空体素填补算法的效率在不断提高，但是依然难以达到实时成像的要求，因此现有的实时三维超声成像系统通常不使用空体素填补算法，而是通过增大预定义的体素大小或重复扫描来得到更高质量的三维重建结果。

2. 基于体素的重建算法

基于体素的重建算法需要遍历三维网格体中的全部体素，通过某种计算方法选取一个或多个像素点来计算当前体素的灰度值。根据选取的像素点个数的不同可以将基于体素的重建算法分为赋值方法和插值方法。赋值方法是从当前体素的邻域内选取一个符合要求的像素点，将该像素的灰度值赋给体素。其中，体素最近邻（voxel nearest neighbor, VNN）算法是最常用的赋值方法，其计算过程就是将距离当前体素最近的像素值直接作为该体素的灰度值，如图 3-33（b）所示。

插值方法是从当前体素的邻域内选取多个符合要求的像素点，插值得到体素的灰度值。目前在三维超声成像领域中常用的插值算法有 4 种：线性插值算法、距离加权算法、中值滤波算法和轨迹跟踪算法。线性插值算法可以分为一维线性插值算法和双线性插值算法两类。一维线性插值算法如图 3-34（a）所示，从当前体素向其相邻的几张二维超声图像作垂线，选取距离垂线和图像交点最近的像素，当前体素的灰度值即为这些像素灰度值的线性插值结果。图 3-34（b）所示为双线性插值算法，从当前体素向其相邻的几张二维超声图像作垂线，将每张图像上和垂线交点某一邻域内的所有像素的灰度值进行线性插值，最后将全部结果再进行线性插值作为该体素的灰度值。

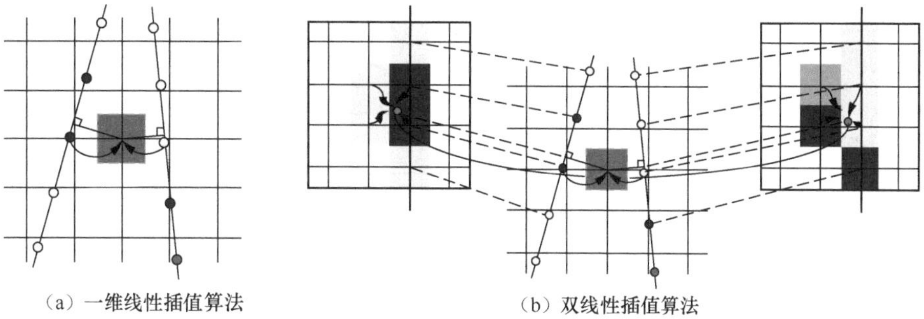

图3-34 线性插值算法

距离加权算法和中值滤波算法类似，选取的像素点为当前体素某一邻域内的全部像素点，如图 3-35(a) 所示。不同的是距离加权算法将全部像素点灰度值的加权平均值作为当前体素的灰度值，其权重通常是关于像素点和体素间距离的函数，比如距离的倒数；中值滤波算法是将全部像素点灰度值的中位数作为当前体素的灰度值。这两种方法的关键在于体素邻域范围的选择及像素的选取方法，如果邻域的范围选择较小，可能会导致存在空体素，还需要再进行空体素填补。如果范围选择过大，会导致重建的结果过于平滑，缺失表面纹路信息，使成像结果失真。

轨迹跟踪算法类似于线性插值算法，该算法的像素选取方法是首先估计该体素位置处超声探头的运动轨迹，将运动轨迹和相邻图像的交点作为选取的像素点，再对其灰度值进行插值作为该体素的灰度值，如图 3-35(b) 所示。这种方法提高了线性插值算法的准确性，比较适合扇形超声图像的三维重建。

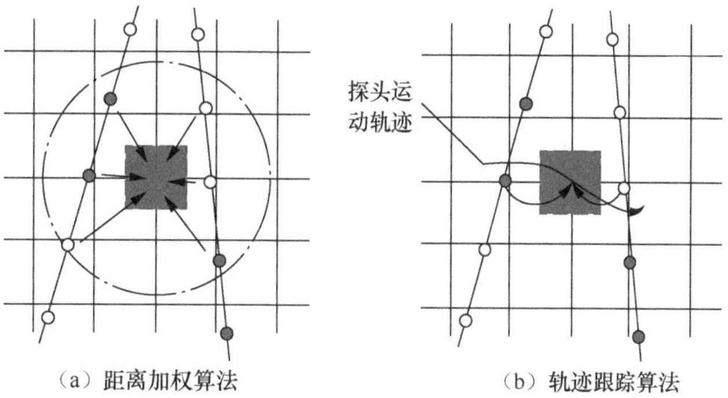

图3-35 距离加权算法和轨迹跟踪算法

3. 基于函数的重建算法

基于函数的重建算法根据图像序列对应位置像素的灰度值和位置拟合出函数，比如多项式函数和样条函数，然后计算预定义三维网格体中体素的空间位置对应的函数值，即为体素的灰度值。目前常用的基于函数的重建算法有如下几种：径向基函数算法将二维超声图像序列和三维体积网格划分成数个部分，分别对每一部分进行插值计算，在划分时相邻的部分均有重叠，从而保证三维重建结果的平滑性[40]。瑞利插值函数是在贝叶斯框架下使用瑞利分布插值计算三维图像数据，通过统计学方法确定组织器官的函数，同时使用从低分辨率到高分辨率的迭代方法加快了计算速度[41]。贝塞尔（Bézier）曲线插值方法在处理稀疏二维超声图像数据中发挥出了优异的性能，文献 [42] 利用三次贝塞尔曲线进行插值，通过 4 个控制点即可计算出路径上 4 个以上的体素灰度值，其结果表现出了较高的计算效率和精度，并且可以通过 GPU 计算等辅助加速手段实现实时重建。

3.4.4 基于贝塞尔曲线的实时三维重建

上述三维重建算法中，PNN 算法更加符合实时三维超声成像系统的刷新要求，但是由于图像像素点数量较多，单张图片的运算需要大量时间。针对实时性需求和 PNN 算法存在的空体素填补的问题，本节在 PNN 算法的基础上提出一种基于贝塞尔曲线的图像降采样加权 PNN 三维重建算法，以下简称 DS_Bézier 算法，其流程如图 3-36 所示。在图像像素实际尺寸远小于三维网格体素实际尺寸的情况下，首先对图像进行降采样处理，减少图像像素点数量，从而减小运算量，然后利用贝塞尔曲线插值出扫描路径上的体素灰度值，达到实时填补空体素的目的，另外对于一个体素被多次插值的情况，通过计算加权平均来更新体素灰度值。下面详细介绍基于贝塞尔曲线的超声图像实时三维重建方法。

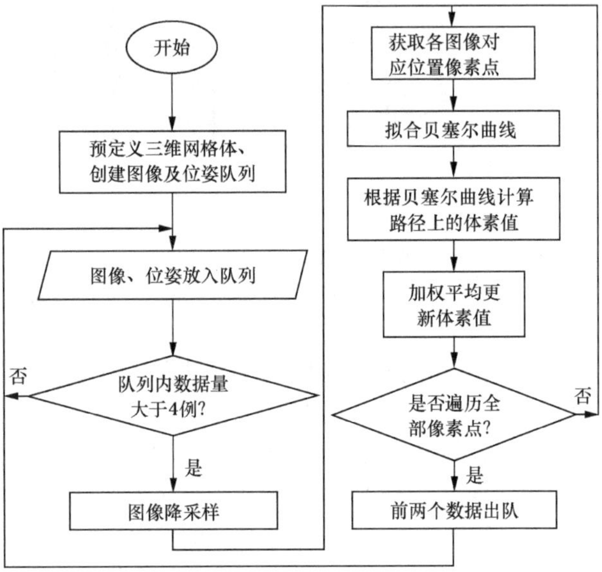

图3-36 DS_Bézier算法流程

设预定义在世界坐标系中的重建体三维网格为 V_{mesh}，体素边长为 s_v，三维网格在世界坐标系下的原点坐标为 (x_0,y_0,z_0)，三维网格尺寸为 $X_L \times Y_L \times Z_L$。同时定义一个和 V_{mesh} 同样大小的权重三维网格 W_{mesh}，用于储存体素赋值时的权重。对于一张采集到的二维超声图像及其空间位姿变换矩阵 $\boldsymbol{T}_{\text{WI}}$，已知超声图像像素大小为 $s_x \times s_y$，像素点 p(坐标 $\boldsymbol{p}=[u,v]^{\text{T}}$) 在图像坐标系下的齐次坐标为

$$^{\text{I}}\boldsymbol{P}=[s_x u, s_y v, 0, 1]^{\text{T}} \tag{3-67}$$

则它在世界坐标系下的齐次坐标为

$$\boldsymbol{P}=\boldsymbol{T}_{WI}\,^{\text{I}}\boldsymbol{P} \tag{3-68}$$

设 $\boldsymbol{P}$ 对应的实际坐标为 (x,y,z)，则该像素点对应的三维网格坐标（索引）为

$$X=\text{round}\left(\frac{x-x_0}{s_v}\right),\ Y=\text{round}\left(\frac{y-y_0}{s_v}\right),\ Z=\text{round}\left(\frac{z-z_0}{s_v}\right) \tag{3-69}$$

若该像素点在预定义的重建体三维网格范围内，则可为对应体素赋值。设 V_{mesh} 的对应体素已有值为 V，且 W_{mesh} 中对应权重为 W，则赋值公式为

$$V_{\text{mesh}}(X,Y,Z)=\frac{VW+v}{W+1} \tag{3-70}$$

其中，v 为像素点 p 的像素值。最后更新权重三维网格：

$$W_{\text{mesh}}(X,Y,Z)=W+1 \tag{3-71}$$

在 DS_Bézier 算法中，开始重建时创建一个队列用于储存输入的超声图像序列及其位姿，当队列内元素不少于 4 个时便可以进行体素的赋值计算。如图 3-37 所示，从队列中取队首的前 4 幅图像，设这 4 幅图像在像素 (u,v) 处的像素值分别为 v_1,v_2,v_3,v_4，对应的像素点在世界坐标系中的坐标分别为 $(x_i,y_i,z_i)(i=1,2,3,4)$。令 $\boldsymbol{P}_i=[x_i,y_i,z_i,v_i]^{\text{T}}(i=1,2,3,4)$，并将它们作为控制点拟合一个贝塞尔曲线：

$$\boldsymbol{P}(t)=\boldsymbol{P}_1(1-t)^3+3\boldsymbol{P}_2 t(1-t)^2+3\boldsymbol{P}_3 t^2(1-t)+\boldsymbol{P}_4 t^3 \quad t\in[0,1] \tag{3-72}$$

沿着 t 进行采样，得到一系列 $\big(x(t), y(t), z(t)\big)$ 和 $v(t)$，最后根据式（3-69）～式（3-71）对体素进行赋值。对图像上每个像素均执行以上过程，完成一次计算，然后从队列中出队两幅图像，再开始第二次计算。上述过程一直重复，直到队列为空。

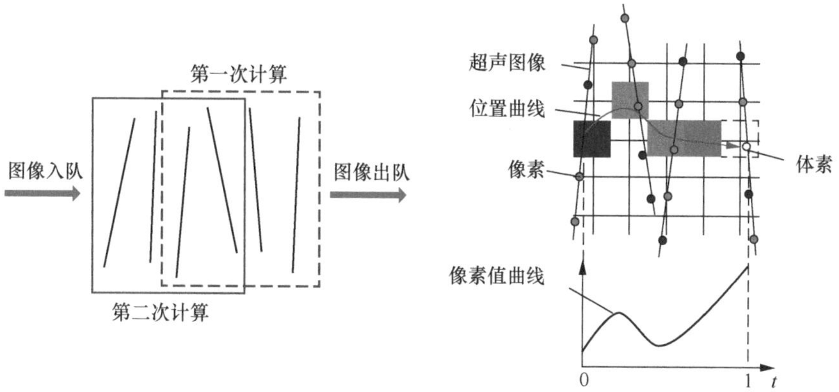

图3-37　基于贝塞尔曲线的体素赋值方法

3.4.5 实验验证

本节分别以颧骨、上颌骨、颈部模型作为扫描对象，结合上述基于深度学习的超声图像分割方法、超声探头标定方法以及基于贝塞尔曲线的实时三维重建算法分别对志愿者和模型仿体进行超声扫描和重建，通过将三维重建与术前 CT 配准来验证重建精度。

1. 人体颧骨、上颌骨表面重建实验

颧骨表面超声三维重建全流程如图 3-38 所示，上颌骨表面的重建流程同理。术前获取患者的 CT 数据，将其重建为三维模型，然后使用阈值分割方法提取 CT 数据中的颧骨区域。术中，使用超声设备和视觉跟踪设备获得具有位置和姿态信息的二维超声图像序列，采用基于深度学习的二维图像分割方法，对实时采集到的超声图像进行颧骨表面分割提取，再利用分割后的二维超声图像与对应的三维姿态信息进行三维重建，实现无侵袭骨表面提取。最后将三维重建后的表面与 CT 模型进行形状配准以验证重建精度。颧骨表面重建实验场景如图 3-39 所示，采用的设备包括光学跟踪设备（Polaris Vega，NDI Ontario，Canada）、图像采集卡（TC-UB 530，TCHD，China）、便携式超声仪器（M9T，Mindray，China）、线阵超声探头 L12-4S 以及运行数据采集软件的笔记本计算机。由颌面外科医生分别对头骨模型和志愿者进行徒手超声扫描，并分别进行三维重建，配准结果如图 3-40 所示，人体颧骨、人体上颌骨和模型上颌骨的配准均方根误差（root mean square error, RMSE）分别为 0.64 mm、0.74 mm 和 0.57 mm。

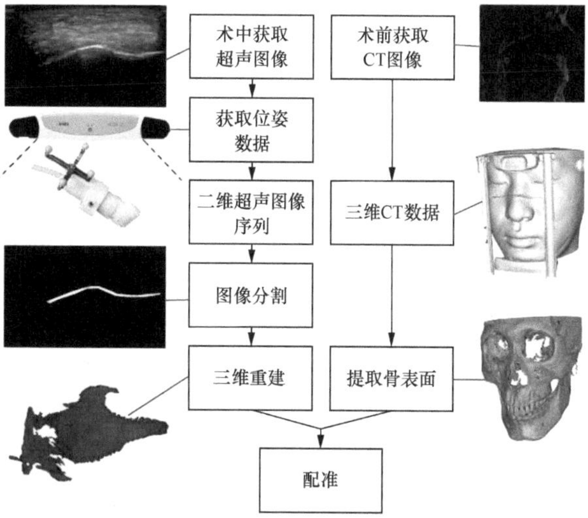

图3-38　颧骨表面超声三维重建全流程

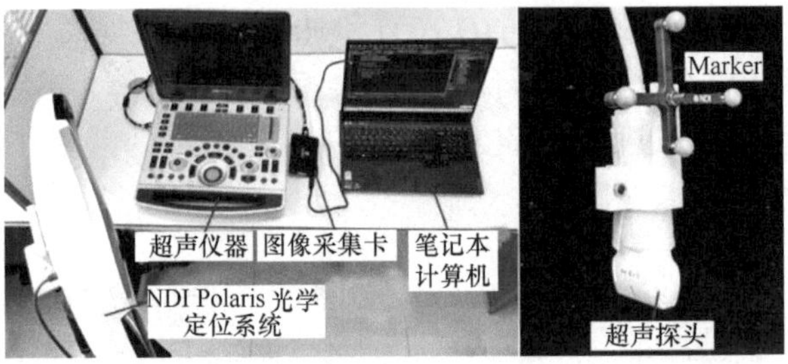

（a）实验设备　　（b）超声探头

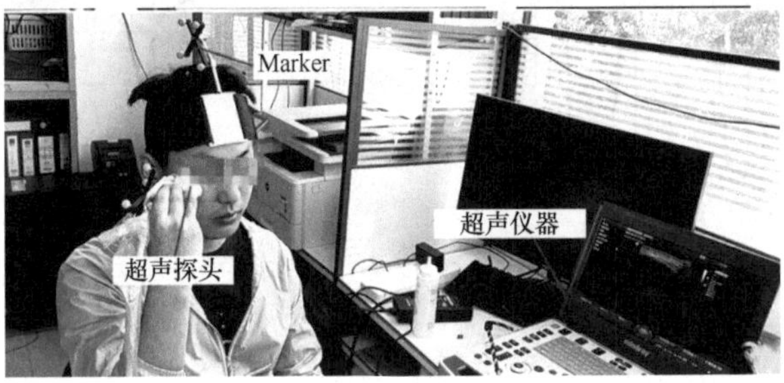

（c）操作场景

图3-39　颧骨表面重建实验场景

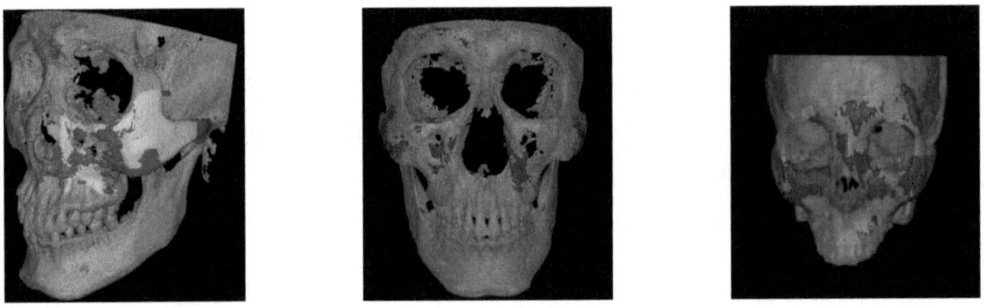

（a）人体颧骨重建和配准结果　（b）人体上颌骨重建和配准结果　（c）模型上颌骨重建和配准结果

图3-40　配准结果

2. 颈部模型三维重建实验

以颈部模型仿体为扫描对象，验证软组织的重建效果。颈部模型三维重建实验场景如图 3-41 所示，由操作者手持探头扫描颈部模型仿体，其三维模型已知。颈部模型三维重建配准结果如图 3-42 所示，红色为三维重建结果，配准均方根误差为 1.28 mm。实验验证了徒手二维超声图像三维重建方法用于软组织模型三维重建的可行性，可以直观地呈现组织的形状与相对位置，帮助医生更加直观地观察病变位置。

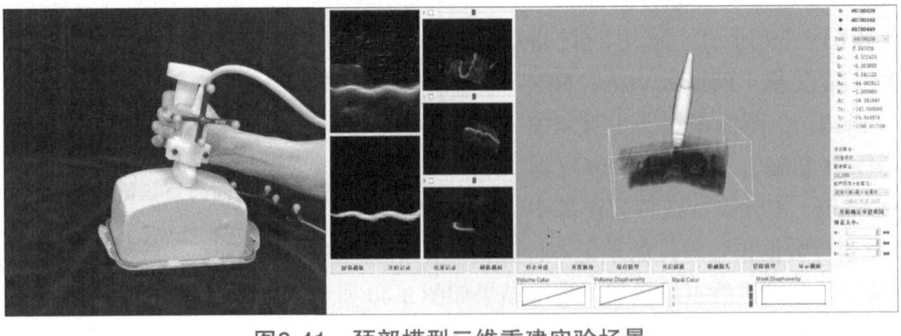

图3-41　颈部模型三维重建实验场景

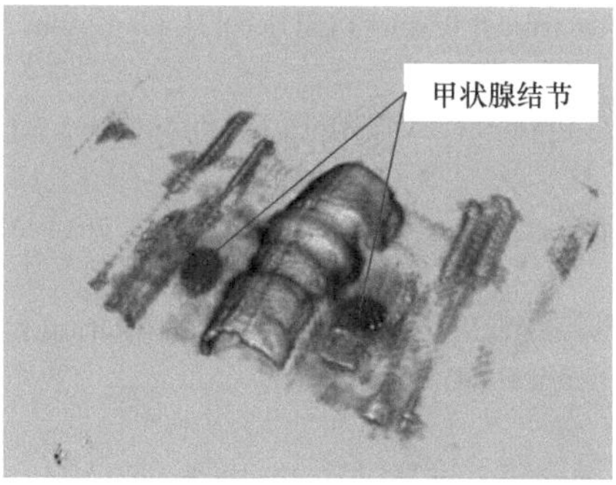

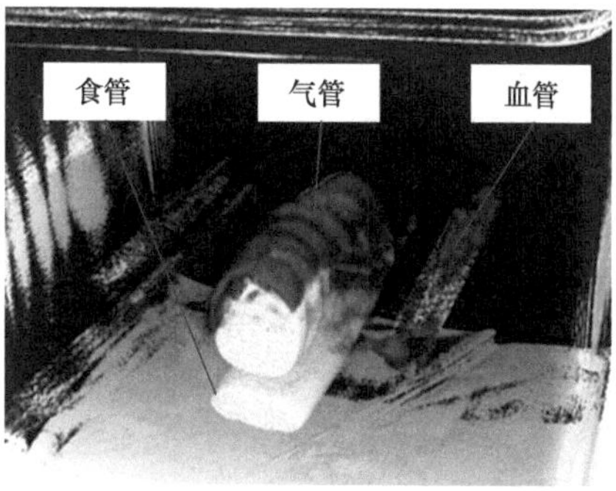

图3-42 颈部模型三维重建配准结果

本章小结

视觉反馈是外科手术依赖的主要信息源之一。本章首先介绍了相机成像模型和双目定位模型，给出了双目视觉跟踪定位的核心算法。针对术中器官表面三维密集重建问题，介绍了基于半全局像素立体匹配的视差图计算方法，并将其应用于软组织器官手术导航。最后，利用超声信号的低侵袭和穿透性优势，提出了基于B型超声三维重建的浅表器官几何形状实时扫描方法并进行了实验验证。

参考文献

[1] FAUGERAS O. Three-dimensional computer vision: a geometric viewpoint[M].Cambridge: MIT Press, 1993.

[2] TSAI R Y. A versatile camera calibration technique for high-accuracy 3D machine vision metrology using off-the-shelf TV cameras and lenses[J]. IEEE Journal of Robotics and Automation, 1987, 3(4): 323-344.

[3] MA Y Z, LIU W J, SUN Y N. A robust self-calibration algorithm based on three views[C]// Fourth International Conference on Computer and Information Technology.Piscataway, USA: IEEE, 2004: 741-746.

[4] LUONG Q T, FAUGERAS O. Self-calibration of a moving camera from point correspondences and fundamental matrices[J]. International Journal of Computer Vision, 1997, 22(3): 261-289.

[5] HARTLEY R I. An algorithm for self-calibration from several views[C]//1994 Proceedings of IEEE Conference on Computer Vision and Pattern Recognition. Piscataway, USA: IEEE, 1994: 908-912.

[6] ZHANG Z Y. A flexible new technique for camera calibration[J]. IEEE Transactions on Pattern Analysis and Machine Intelligence, 2000, 22(11): 1330-1334.

[7] WANG J, JI X, ZHANG X, et al. Real-time robust individual X point localization for stereoscopic tracking[J]. Pattern Recognition Letters, 2018(112): 138-144.

[8] HARTLEY R, ZISSERMAN A. Multiple view geometry in computer vision[M]. 2nd Edition. Cambridge: Cambridge University Press, 2004.

[9] ZHANG Z. A flexible new technique for camera calibration[J]. IEEE Transactions on Pattern Analysis and Machine Intelligence, 2000, 22(11): 1330-1334.

[10] BENNETT S, LASENBY J. ChESS—quick and robust detection of chess-board features[J]. Computer Vision & Image Understanding, 2014(118): 197-210.

[11] BAY H, ESS A, TUYTELAARS T, et al. Speeded-up robust features (SURF)[J]. Computer Vision and Image Understanding, 2008(110): 346-359.
[12] WOLD S, ESBENSEN K, GELADI P. Principal component analysis[J]. Chemometrics & Intelligent Laboratory Systems, 1987, 2(1-3): 37-52.
[13] KALMAN R E. A new approach to linear filtering and prediction problems[J]. Journal of Basic Engineering, 1960, 82(Series D): 35-45.
[14] ZHANG Y, SUN Z, LU C, et al. Stable binocular vision tracking based on kalman filtering with motion state estimation[C]//2021 WRC Symposium on Advanced Robotics and Automation (WRC SARA). Piscataway, USA: IEEE, 2021: 59-66.
[15] 王田苗, 张晓会, 张学斌, 等. 腹腔镜增强现实导航的研究进展综述[J]. 机器人, 2019, 41(1): 124-136.
[16] MAIER-HEIN L, MOUNTNEY P, BARTOLI A, et al. Optical techniques for 3D surface reconstruction in computer-assisted laparoscopic surgery[J]. Medical Image Analysis, 2013, 17(8): 974-996.
[17] FUSAGLIA M, HESS H, SCHWALBE M, et al. A clinically applicable laser-based image-guided system for laparoscopic liver procedures[J]. International Journal of Computer Assisted Radiology and Surgery, 2016, 11(8): 1499-1513.
[18] MAIER-HEIN L, GROCH A, BARTOLI A, et al. Comparative validation of single-shot optical techniques for laparoscopic 3-D surface reconstruction[J]. IEEE Transactions on Medical Imaging, 2014, 33(10): 1913-1930.
[19] STOYANOV D, SCARZANELLA M V, PRATT P, et al. Real-time stereo reconstruction in robotically assisted minimally invasive surgery[C]//International Conference on Medical Image Computing and Computer-Assisted Intervention. Berlin, Heidelberg: Springer, 2010, 13(Part 1): 275-282.
[20] CHEN L, TANG W, JOHN N W, et al. SLAM-based dense surface reconstruction in monocular minimally invasive surgery and its application to augmented reality[J]. Computer Methods and Programs in Biomedicine, 2018(158): 135-146.
[21] HU M, PENNEY G, FIGL M, et al. Reconstruction of a 3D surface from video that is robust to missing data and outliers: Application to minimally invasive surgery using stereo and mono endoscopes[J]. Medical Image Analysis, 2012, 16(3): 597-611.
[22] TAKESHITA T, NAKAJIMA Y, KIM M, et al. 3D shape reconstruction endoscope using shape from focus[C]//Fourth International Conference on Computer Vision Theory & Applications. Lisboa: INSTICC, 2009: 411-416.
[23] TAO R, HUANG B, ZOU X, et al. SVT-SDE: spatiotemporal vision transformers-based self-supervised depth estimation in stereoscopic surgical videos[J]. IEEE Transactions on Medical Robotics and Bionics, 2023, 5(1): 42-53.
[24] CHANG P-L, STOYANOV D, DAVISON A J, et al. Real-time dense stereo reconstruction using convex optimisation with a cost-volume for image-guided robotic surgery[C]//International Conference on Medical Image Computing and Computer-Assisted Intervention. Berlin, Heidelberg: Springer, 2013: 42-49.
[25] HIRSCHMULLER H. Stereo processing by semiglobal matching and mutual information[J]. IEEE Transactions on Pattern Analysis and Machine Intelligence, 2008, 30(2): 328-341.
[26] BIRCHFIELD S, TOMASI C. Depth discontinuities by pixel-to-pixel stereo[C]//Sixth International Conference on Computer Vision (IEEE Cat. No.98CH36271). Piscataway, USA: IEEE, 1998: 1073-1080.
[27] ZABIH R, WOODFILL J. Non-parametric local transforms for computing visual correspondence[C]// European Conference on Computer Vision. Berlin, Heidelberg: Springer, 1994: 151-158.
[28] SPANGENBERG R, LANGNER T, ROJAS R. Weighted semi-global matching and center-symmetric census transform for robust driver assistance[C]//Computer Analysis of Images and Patterns . Berlin,

Heidelberg: Springer, 2013: 34-41.
[29] BOYKOV Y, VEKSLER O, ZABIH R. Fast approximate energy minimization via graph cuts[J]. IEEE Transactions on Pattern Analysis and Machine Intelligence, 2001, 23(11): 1222-1239.
[30] AMINI A A, WEYMOUTH T E, JAIN R C. Using dynamic programming for solving variational problems in vision[J]. IEEE Transactions on Pattern Analysis and Machine Intelligence, 1990, 12(9): 855-867.
[31] RUŽIĆ T, PIŽURICA A. Context-aware patch-based image inpainting using Markov random field modeling[J]. IEEE Transactions on Image Processing, 2015, 24(1): 444-456.
[32] LI H, LUO W, HUANG J. Localization of diffusion-based inpainting in digital images[J]. IEEE Transactions on Information Forensics and Security, 2017, 12(12): 3050-3064.
[33] CRIMINISI A, PEREZ P, TOYAMA K. Region filling and object removal by exemplar-based image inpainting[J]. IEEE Transactions on Image Processing, 2004, 13(9): 1200-1212.
[34] ISENSEE F, JAEGER P F, KOHL S A A, et al. nnU-Net: a self-configuring method for deep learning-based biomedical image segmentation[J]. Nature Methods, 2021, 18(2): 203-211.
[35] SALEHI S S M, ERDOGMUS D, GHOLIPOUR A. Tversky loss function for image segmentation using 3D fully convolutional deep networks[J]. Machine Learning in Medical Imaging (MLMI 2017). Berlin, Heidelberg: Springer, 2017: 379-387.
[36] MCCANN H A, SHARP J C, KINTER T M, et al. Multidimensional ultrasonic imaging for cardiology[J]. Proceedings of the IEEE, 1988, 76(9): 1063-1073.
[37] PRAGER R W, GEE A, BERMAN L. Stradx: real-time acquisition and visualization of freehand three-dimensional ultrasound[J]. Medical Image Analysis, 1999, 3(2): 129-140.
[38] SHEREBRIN S, FENSTER A, RANKIN R N, et al. Freehand three-dimensional ultrasound: implementation and applications[C]//Medical Imaging. New York: SPIE, 1996. DOI: 10.1117/12.237790.
[39] SAN JOSÉ-ESTÉPAR R, MARTÍN-FERNÁNDEZ M, CABALLERO-MARTÍNEZ P P, et al. A theoretical framework to three-dimensional ultrasound reconstruction from irregularly sampled data[J]. Ultrasound in Medicine & Biology, 2003, 29(2): 255-269.
[40] ROHLING R, GEE A, BERMAN L. A comparison of freehand three-dimensional ultrasound reconstruction techniques[J]. Medical Image Analysis, 1999, 3(4): 339-359.
[41] SANCHES J M, MARQUES J S. A multiscale algorithm for three-dimensional free-hand ultrasound[J]. Ultrasound in Medicine & Biology, 2002, 28(8): 1029-1040.
[42] HUANG Q, HUANG Y, HU W, et al. Bezier interpolation for 3-D freehand ultrasound[J]. IEEE Transactions on Human-Machine Systems, 2015, 45(3): 385-392.

第4章 空间配准与手术导航

第2章介绍了医学影像智能分析方法，包括图像分割、三维重建、智能规划，由此可以得到患者的术前解剖模型，全局展现了手术部位及周边关键区域的三维结构。基于患者的个性化模型，通过手术规划确定了手术目标及定量化的手术路径，使医生能够提前对手术过程进行预演。本章解决如何将术前的手术规划与术中操作空间关联，以可视化的方式精准引导医生或手术机器人的操作，按照术前的规划完成手术过程。以全膝关节置换手术为例，术前医生在患者的下肢CT模型上按照力线等原则规划好了截骨路径，但术中如何引导医生在患者身上实际找到这个截骨路径是手术导航的目的之一。再例如，微创神经外科手术中，需要将穿刺针从颅外插入到颅内的肿瘤处进行消融。但颅内的肿瘤无法直视，如何实现穿刺针绕开脑部重要区域的定向引导也是手术导航常见的操作。本章将把术前影像信息和术中感知信息结合，通过空间配准将术中操作空间与术前医学影像空间进行统合，采用跟踪定位和可视化技术对手术器械和周边环境进行显示，从而实现手术导航的目的。这个过程有点类似车辆的GPS导航，但人体内部是个动态非结构化环境，如何克服软组织变形和术中运动，实现微创高精度实时配准是当前的研究热点。手术导航输出的信息如果直接用来引导医生操作，则称为导航手术；如果引导机器人操作，则称为机器人导航手术。

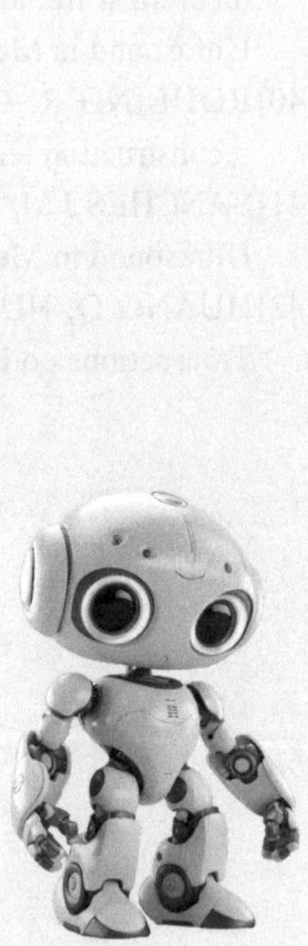

4.1 手术导航系统的组成

手术导航系统由 3 部分组成：跟踪定位仪、空间配准系统以及可视化显示系统。跟踪定位仪用于实时跟踪手术器械的位置和姿态，通过空间配准系统将手术器械的位置和姿态映射到图像空间（虚拟现实导航），或者将图像空间中的患者术前解剖模型映射到术中操作空间（增强现实导航）。可视化显示系统分为虚拟现实系统和增强现实系统，前者将导航信息通过计算机图形学技术（computer graphics，CG）可视化在计算机的二维屏幕上；后者利用二维投影叠加、视频叠加、光学透视叠加等形式将导航信息直接显示在操作空间手术视野上。

4.1.1 跟踪定位仪

如图 4-1 所示，手术导航中常用的跟踪定位仪主要有光学式和电磁式。光学式又分为基于红外光和基于可见光两种。光学式跟踪定位仪本质上是一个双目或多目相机，通过计算几何的原理定位靶标（红外反光 / 发光小球或者视觉角点）在相机坐标系下的三维位置。将多个靶标相对固定，组成一个形状唯一的视觉标记物（Marker）。Marker 具有自己的局部坐标系，它的每个靶标在其坐标系下的坐标是已知的。在实时跟踪中，将视野中多个靶标的三维位置与 Marker 模板的信息去匹配，一旦匹配成功，就得到了 Marker 坐标系相对于相机的位置和姿态。如果将 Marker 安装在手术器械或机器人末端上，就可以跟踪手术器械或机器人末端的位置姿态。本书第 3 章介绍了笔者团队研发的基于可见光的跟踪定位算法，形成了具有自主知识产权的跟踪定位仪。

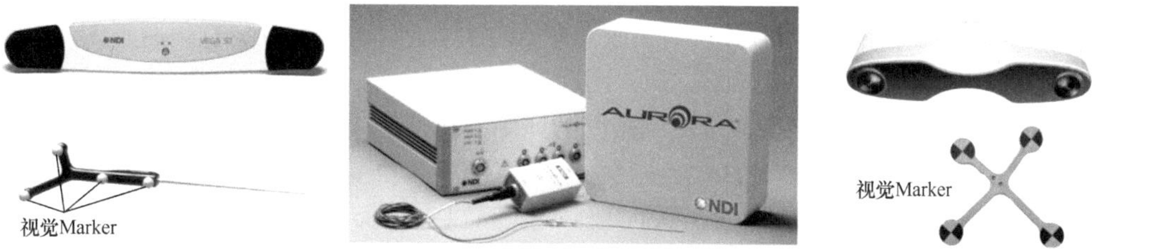

（a）NDI公司红外光跟踪定位仪　（b）NDI公司电磁式跟踪定位仪　（c）笔者团队研发的可见光跟踪定位仪

图4-1　跟踪定位仪

电磁式跟踪定位仪由一个磁场发生器和目标线圈组成。磁场发生器由一个三轴相互垂直的线圈构成，在一定范围内产生带有编码的正交磁场。目标线圈作为接收传感器，检测磁场的强度，经过处理计算就能得到目标线圈的位置和姿态信息。跟光学式跟踪定位仪相比，电磁式跟踪定位仪没有光线遮挡的问题，适合人体内封闭空间的位置跟踪，但容易受到铁磁性材料的干扰，定位精度一般低于光学式跟踪定位仪。

4.1.2 空间配准系统

空间配准（spatial registration）[1] 在手术导航系统中是必不可少的环节。从广义上讲，它建立了两个空间之间的映射关系，具体在导航手术中，可以是图像空间与任务空间之间的配准，也可以是不同模态图像之间、不同视图之间、图像时间序列之间的配准。空间配准系统是手术导航和图像融合的基础，它将分布在不同坐标系统中的信息统一起来，从而提供更具价值的信息。根据待配准的特征不同，空间配准又可以分为点集配准（point set registration）和图像配准（image registration），前者参与配准的对象是离散的点集，后者是结构化的图像数据。根据配准空间的维度不同，空间配准又可以分为三维 - 三维配准、二维 - 二维配准以及三维 - 二维配准。根据配准的变换模型不同，空间配准又可以分为刚性配准（rigid registration）和非刚性配准（non-rigid registration）。本章介绍的空间配准是指点集配准。

按照两个点集中的点的对应关系是否已知，点集配准可以分为基于点的配准方法（point-based registration）和基于形状的配准方法（shape-based registration）。基于点的配准方法实现简单、精度较高、可靠性较好，广泛应用于刚性组织（例如神经外科、骨科）的手术导航中。它利用人体解剖组织的特征点（anatomical landmark）或者人为在解剖结构周围放置的配准基准点（fiducial marker，FM）在术前图像与术中跟踪定位仪空间的坐标对应关系计算两者之间的刚性变换矩阵。基于点的配准问题在数学上被称为“绝对定向问题”（absolute orientation problem，AOP），很多学者都各自独立地给出了该问题的封闭解，但是它的封闭解只有在点集受到等方向性高斯噪声干扰下才是最优解，而等方向性高斯噪声是一个很强的条件，在实际应用中一般很难满足 [2]。此外，从包含噪声的点集中估计出的配准矩阵从概率论的角度看属于随机变量，它的方差反映了估计结果的可信度，并且它的误差如何影响目标点也是精度评价的重要内容。Fitzpatrick 等 [3] 给出了目标配准误差（target registration error，TRE）的传递公式，但仅适用于等方向性高斯噪声模型；Wiles 等 [4] 在文献 [5] 的基础上建立了非等方向性高斯噪声下 TRE 的统计模型，并推导出 TRE 数学期望的解析式，但是该方法并没有涉及配准矩阵的估计；Ma 等 [6] 研究了非等方向性高斯噪声下的 TRE 的分布，但计算 TRE 所依据的配准结果方差是通过 Moghari 提出的基于无迹卡尔曼滤波（UKF）的点对配准方法 [7] 得到的。在 Moghari 的 UKF 算法中，噪声方差的选择会影响最终估计结果的方差，从而影响 TRE 的计算。此外，UKF 算法要求有足够多的点对（>20）以保证滤波器收敛，而临床上常用的 FM 数目为 4 ～ 10，这限制了该方法的临床推广。

针对待配准的两个点集之间对应关系未知的问题，基于形状的配准算法在估计点集之间变换关系的同时也估计点集之间的对应关系。常用的有两大类算法：第一类是以最近点迭代（iterative closest point，ICP）算法为代表的“硬对应关系”（hard correspondence）算法 [8-9]；第二类是以一致点漂移（coherent point drift，CPD）算法为代表的“软对应关系”（soft correspondence）算法 [10-11]。ICP 算法每次迭代时，将最近点作为对应点进行变形参数计算，保证有局部最优解，但对初始状态很敏感。CPD 算法用概率描述点的对应关系，点集中的一个点以一定概率与另一个点集的所有点对应，这样能够提高算法的全局鲁棒性，但算法的时间复杂度较高。这两类算法都是迭代算法，一次迭代过程可以分为两大步，第一步估计对应关系，第二步更新变形参数。在 ICP 类算法中，第一步通过寻找最近点确定点集之间的对应关系；第二步根据确定的对应关系通过优化目标函数计算变形参数。CPD 类算法采用最大期望值法（expectation maximization，EM）思想：在 E 步中估计后验概率（软对应关系）；在 M 步中根据软对应关系通过优化目标函数计算变形参数。

在手术导航的配准中，基于形状的配准算法需要两个输入点集：一个来自术前图像空间，另一个来自操作空间。以全膝关节置换手术机器人为例，它的配准需要用一个视觉探针，利用跟踪定位仪在患者膝关节表面采集点云形状。将采集到的术中形状与该患者的术前膝关节模型表面进行匹配，从而计算图像空间到术中操作空间（跟踪定位仪空间或机器人空间）的配准矩阵 [12]。形状配准的另一个应用领域是软组织器官配准，多用于腹腔镜手术导航。为了应对软组织的变形，通过术中腹腔镜下的三维重建得到目标器官表面实时点云，并和术前模型做非刚性配准，从而将术前模型映射到术中腹腔镜视频上，形成视频叠加增强现实手术导航系统[13-15]。

4.1.3 可视化显示系统

导航信息的显示主要有虚拟现实（virtual reality，VR）和增强现实（augmented reality，AR）两种显示方式。虚拟现实显示是最常规的可视化方式，利用计算机图形学技术（例如 OpenGL 以及第三方可视化库 VTK 等）将手术器械和患者解剖结构之间的关系实时可视化显示在计算机的二维屏幕上，用于指导医生的操作。医生需要不断地将视线转移到屏幕去把握位置关系，又要切换视线到术野中防止其他意外。这就是所谓的注意力干扰问题。增强现实技术可以将信息直接投影到术野上，避免分散医生的注意力。增强现实显示方式可分为视频叠加、二维投影叠加和光学透视叠加 3 种形式。

视频叠加通常用于视野狭小的手术场景中，使用微型相机、腹腔镜等设备采集术中图像，将其与虚拟模型叠加融合之后显示在屏幕上。Kockro 等[16]提出了 DEX-Ray 增强现实系统，利用集成了微型摄像机的手持式探头，将患者术前影像与拍摄的视频流叠加显示，用于术中图像引导，如图 4-2（a）、（b）所示。Nakamura 等[17]将肾脏、肾血管的 CT 模型与术中视频融合，指导医生完成肾血管的治疗手术，如图 4-2（c）、（d）所示。Onda 等[18]通过点对配准将肿瘤、血管等组织模型与内窥镜的视频融合，指导胰十二指肠切除手术，如图 4-2（e）、（f）所示。王君臣等[19-20]首次提出了基于牙齿形状三维－二维实时配准的口腔颅颌面增强现实手术导航方法，将手术区域的关键结构以视频叠加的方式显示在视频图像上，并通过模型实验和临床实验验证了方法的有效性。视频叠加融合的增强现实显示方式适用于腔镜类手术，但其实质上还是二维显示的方式，无法呈现三维深度信息。

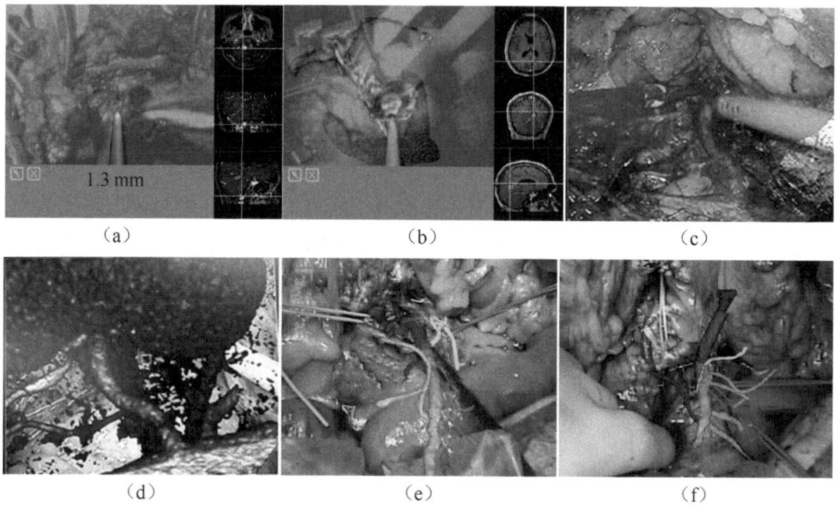

（a）（b）（c）（d）（e）（f）

图4-2 基于视频叠加显示的手术导航[16-18]

二维投影叠加是指使用投影仪设备直接将人体的三维模型投影到人体表面。Sugimoto 等[21]利用患者的肚脐、腹股沟等位置作为生理标记完成配准，将患者腹腔内的三维影像直接投影到皮肤表面，为医生提供视觉引导，如图 4-3（a）、（b）所示。Volonté 等[22]将 CT 模型投影到患者腹部，用于胆囊切除术、腹腔镜检查、胰腺体尾部切除术和机器人肝切除术，如图 4-3（c）、（d）所示。Hummelink 等[23]在深腹下穿孔皮瓣重建手术中使用投影技术显示动脉及皮下分支，如图 4-3(e)、(f) 所示。投影叠加增强现实显示方法适用于腹腔等部位的手术，一般投影显示在患者皮肤表面，存在配准误差较大，叠加显示精度不足等问题。

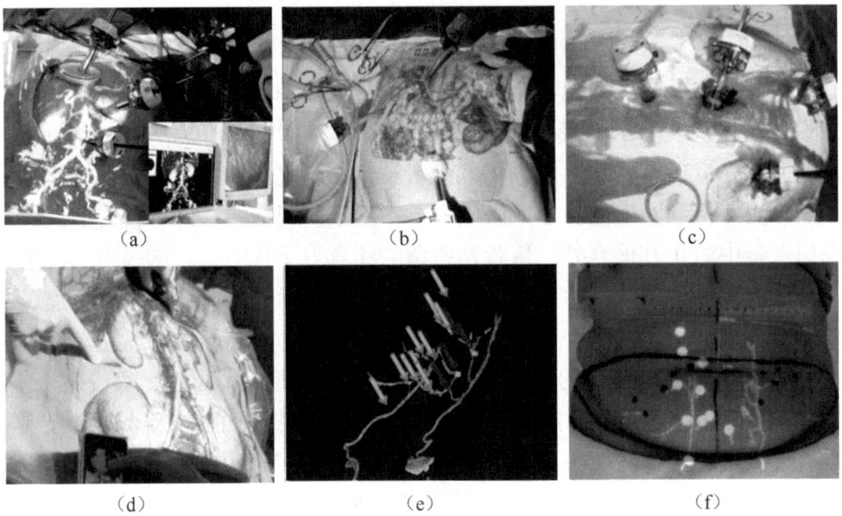

图4-3　基于二维投影叠加显示的手术导航[21-23]

光学透视叠加是指利用光学设备仿照人眼成像原理，合成相应的虚拟图像，并与真实世界的光线一起摄入人眼中，形成增强现实的显示效果。光学透视叠加显示设备主要分为两类：一类是裸眼三维显示设备，另一类是头戴式显示器（head-mounted display，HMD）。清华大学廖洪恩团队将实时动态裸眼三维显示技术引入微创手术导航系统中，提出了新型精准空间透视融合手术导航方法[24]，如图 4-4 所示。该方法能够显示具有立体视差、运动视差且空间位置准确的裸眼三维医学影像，将遮挡的解剖结构准确叠加融合到真实手术场景中，为医生提供精确直观的透视融合引导，达到了亚毫米的手术导航精度。王君臣等[25-26]提出了一种基于裸眼三维图像叠加显示的导航系统，如图 4-5 所示，医生可以裸眼观察到具有深度信息的三维图像，相比观察二维图像，医生能有更好的深度感知。如何实现高分辨率、大视野、实时可变形裸眼三维影像以及对应的高精度空间配准方法是当前研究的热点。

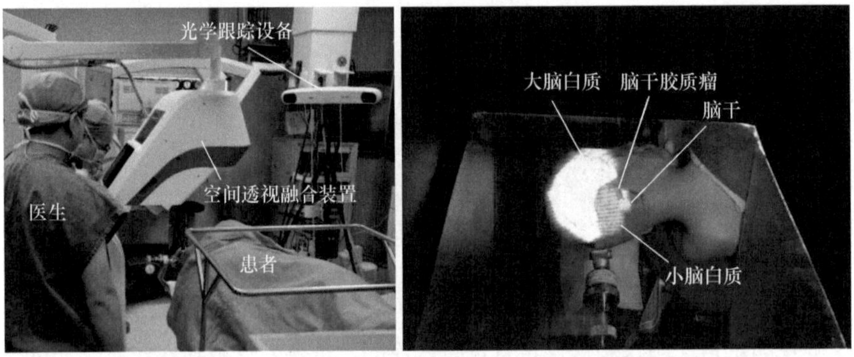

图4-4　新型精准空间透视融合手术导航方法（图片来源：廖洪恩团队）

近年，光学透视头戴式显示器（optical see-through head-mounted display，OST-HMD）开始应用于增强现实手术导航系统中。HoloLens 是微软公司的一款头戴式增强现实显示设备，利用同步定位与地图构建（simultaneous localization and mapping，SLAM）技术进行空间实时定位，并提供语音、手势等多种交互功能。Pratt 等 [27] 在腿部穿支皮瓣手术中使用 HoloLens 叠加显示骨骼、血管，有效定位穿孔血管，通过病例初步论证了 HoloLens 在手术导航中的可行性，如图 4-6(a) 所示。Gregory 等 [28] 利用 HoloLens 内置的语音、手势等交互功能将虚拟影像叠加显示在病灶区，完成了一例反向肩关节置换术，如图 4-6(b)所示。唐祖南等 [29] 使用 HoloLens 设备显示肿瘤、血管、骨骼等重要解剖结构，辅助完成了 8 例口腔颌面部肿瘤手术，如图 4-6(c)、(d) 所示。王君臣等 [30] 提出一种定量原位显示和漂移补偿方法，将 HoloLens 用于全膝关节置换手术机器人增强现实导航。相比于视频叠加显示和投影叠加显示方式，OST-HMD 设备体积小、可穿戴，而且能够提供三维的信息。如何实现自动、实时、精准的定量原位三维显示是一个非常有挑战的问题。

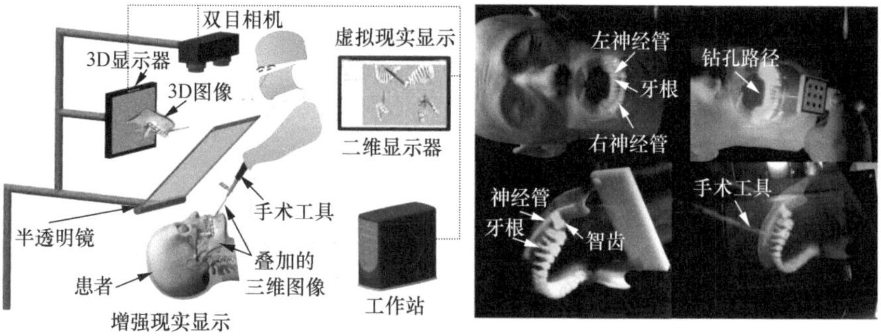

图4-5 基于裸眼三维图像叠加显示的导航系统[25-26]

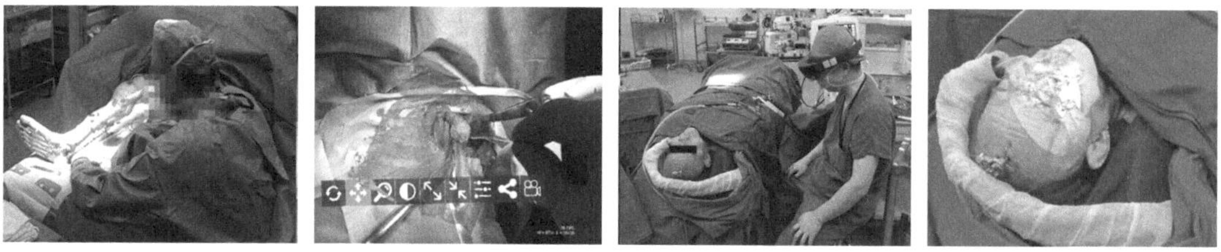

(a) (b) (c) (d)

图4-6 基于光学透视叠加显示的手术导航[27-29]

4.2 基于点的配准算法

4.2.1 问题描述

基于点的配准问题可以用数学语言描述为：给定两个三维点集

$$\boldsymbol{X}=\begin{bmatrix}\boldsymbol{x}_1^{\mathrm{T}}\\ \boldsymbol{x}_2^{\mathrm{T}}\\ \vdots\\ \boldsymbol{x}_N^{\mathrm{T}}\end{bmatrix}\in\mathbb{R}^{N\times 3},\boldsymbol{Y}=\begin{bmatrix}\boldsymbol{y}_1^{\mathrm{T}}\\ \boldsymbol{y}_2^{\mathrm{T}}\\ \vdots\\ \boldsymbol{y}_N^{\mathrm{T}}\end{bmatrix}\in\mathbb{R}^{N\times 3} \tag{4-1}$$

其中，$N\geqslant 3$ 是点数；$\boldsymbol{x}_i\leftrightarrow\boldsymbol{y}_i$ 是对应点，寻找旋转矩阵 $\boldsymbol{R}$ 和平移向量 $\boldsymbol{t}$ 使得对所有的 i 有

$$\boldsymbol{y}_i=\boldsymbol{R}\boldsymbol{x}_i+\boldsymbol{t} \tag{4-2}$$

然而实际应用中获取的点集 $\boldsymbol{X}$ 和 $\boldsymbol{Y}$ 会受到测量噪声的干扰，因此转而求解如下最小化问题：

$$\min_{\langle \boldsymbol{R},\boldsymbol{t}\rangle}\sum_{i=1}^{N}\left\|\boldsymbol{y}_i-(\boldsymbol{R}\boldsymbol{x}_i+\boldsymbol{t})\right\|^2 \tag{4-3}$$

最小化问题（4-3）又被称为“绝对定向问题”（absolute orientation problem, AOP）。

4.2.2 AOP问题的封闭解

Schönemann[31]、Faugeras 等 [32]、Arun 等 [33]、Umeyama[34] 以及 Horn[35] 采用不同的数学工具各自独立地给出了式（4-3）的封闭解，这些封闭解在数学上都是等价的。其中，Schönemann 的求解方法见算法 4-1。

算法4-1　等方向性高斯噪声下的点对配准算法

1. 计算点集$\boldsymbol{X}$和$\boldsymbol{Y}$的中心 $\boldsymbol{\mu}_x=\dfrac{1}{N}\sum_{i=1}^{N}\boldsymbol{x}_i$，$\boldsymbol{\mu}_y=\dfrac{1}{N}\sum_{i=1}^{N}\boldsymbol{y}_i$
2. 令 $\bar{\boldsymbol{X}}=\boldsymbol{X}-\boldsymbol{1}\boldsymbol{\mu}_x^{\mathrm{T}}$，$\bar{\boldsymbol{Y}}=\boldsymbol{Y}-\boldsymbol{1}\boldsymbol{\mu}_y^{\mathrm{T}}$，其中$\boldsymbol{1}$是长度为$N$且各个元素为1的向量
3. 构造矩阵 $\boldsymbol{M}=\bar{\boldsymbol{Y}}^{\mathrm{T}}\bar{\boldsymbol{X}}=\boldsymbol{Y}^{\mathrm{T}}\boldsymbol{X}-N\boldsymbol{\mu}_y\boldsymbol{\mu}_x^{\mathrm{T}}$ 并对$\boldsymbol{M}$进行SVD分解，$\boldsymbol{M}=\boldsymbol{U}\boldsymbol{D}\boldsymbol{V}^{\mathrm{T}}$
4. $\boldsymbol{R}=\boldsymbol{U}\begin{bmatrix}1&0&0\\0&1&0\\0&0&\det(\boldsymbol{U}\boldsymbol{V}^{\mathrm{T}})\end{bmatrix}\boldsymbol{V}^{\mathrm{T}}$，$\boldsymbol{t}=\boldsymbol{\mu}_y-\boldsymbol{R}\boldsymbol{\mu}_x$

4.2.3 考虑噪声模型的点对配准算法

若点集 $\boldsymbol{X}$ 与 $\boldsymbol{Y}$ 均受到噪声干扰，即式（4-2）可写为

$$\boldsymbol{y}_i-\Delta\boldsymbol{y}=\boldsymbol{R}(\boldsymbol{x}_i-\Delta\boldsymbol{x})+\boldsymbol{t} \tag{4-4}$$

其中，$\boldsymbol{x}_i$、$\boldsymbol{y}_i$ 是测量值；$\Delta\boldsymbol{x}$、$\Delta\boldsymbol{y}$ 是相互独立的测量误差（均值为 $\boldsymbol{0}$ 的随机向量）。将式（4-4）变形为

$$\boldsymbol{y}_i+\Delta\boldsymbol{\delta}=\boldsymbol{R}\boldsymbol{x}_i+\boldsymbol{t} \tag{4-5}$$

其中，$\Delta\boldsymbol{\delta}=\boldsymbol{R}\Delta\boldsymbol{x}-\Delta\boldsymbol{y}$。设 $\Delta\boldsymbol{x}$ 的方差为 $\boldsymbol{\Sigma}_x$，$\Delta\boldsymbol{y}$ 的方差为 $\boldsymbol{\Sigma}_y$，则 $\Delta\boldsymbol{\delta}$ 的方差为

$$\boldsymbol{\Sigma}_\delta=\boldsymbol{R}\boldsymbol{\Sigma}_x\boldsymbol{R}^{\mathrm{T}}+\boldsymbol{\Sigma}_y \tag{4-6}$$

从式（4-5）可以得到一个结论：可以将点集 $\boldsymbol{X}$ 视为没有测量误差，测量噪声只存在于点集 $\boldsymbol{Y}$。

1. 等方向性高斯噪声模型

若 $\Delta\boldsymbol{x}$，$\Delta\boldsymbol{y}$ 均为等方向性高斯噪声，$\boldsymbol{\Sigma}_x=\mathrm{diag}(\sigma_x^2,\sigma_x^2,\sigma_x^2)$，$\boldsymbol{\Sigma}_y=\mathrm{diag}(\sigma_y^2,\sigma_y^2,\sigma_y^2)$，则

$$\boldsymbol{\Sigma}_\delta=\boldsymbol{R}\boldsymbol{\Sigma}_x\boldsymbol{R}^{\mathrm{T}}+\boldsymbol{\Sigma}_y=\boldsymbol{\Sigma}_x+\boldsymbol{\Sigma}_y \tag{4-7}$$

从式（4-6）可以得到两个结论：① 若 $\Delta\boldsymbol{x}$，$\Delta\boldsymbol{y}$ 均为等方向性高斯噪声，则点集 $\boldsymbol{Y}$ 受到方差为 $\boldsymbol{\Sigma}_x+\boldsymbol{\Sigma}_y$ 的等方向性高斯噪声的干扰；② 若 $\Delta\boldsymbol{x}$ 为非等方向性高斯噪声，则点集 $\boldsymbol{Y}$ 受到非等方向性高斯噪声干扰，且噪声方差与旋转矩阵 $\boldsymbol{R}$（未知）有关。

对于①的情况，$(\boldsymbol{R},\boldsymbol{t})$ 的最大似然估计就是求解式（4-3）；对于②的情况，由于噪声方差与未知的旋转矩阵有关，因此无法给出在这种复杂噪声模型下 $(\boldsymbol{R},\boldsymbol{t})$ 的最大似然估计的解析形式。

下面将给出一个迭代算法求解配准矩阵的最大似然估计。

2. 非等方向性高斯噪声模型

在非等方向性高斯噪声模型下，配准问题的最大似然估计是求解下式：

$$\min_{<R,t>}\sum_{i=1}^{N}\|\boldsymbol{y}_i-(\boldsymbol{R}\boldsymbol{x}_i+\boldsymbol{t})\|_{\Sigma_\delta}^2 \tag{4-8}$$

其中，$\boldsymbol{\Sigma}_\delta=\boldsymbol{R}\boldsymbol{\Sigma}_x\boldsymbol{R}^{\mathrm{T}}+\boldsymbol{\Sigma}_y$；$\|\boldsymbol{x}-\boldsymbol{y}\|_{\Sigma_\delta}=\sqrt{(\boldsymbol{x}-\boldsymbol{y})^{\mathrm{T}}\boldsymbol{\Sigma}_\delta^{-1}(\boldsymbol{x}-\boldsymbol{y})}$ 是向量 $\boldsymbol{x}$ 和 $\boldsymbol{y}$ 关于半正定对称矩阵 $\boldsymbol{\Sigma}_\delta$ 的 Mahalanobis 距离。由于 $\boldsymbol{\Sigma}_\delta$ 依赖于 $\boldsymbol{R}$，因此使得常规最小二乘求解过程非常复杂。

为了避免将变量引入 $\boldsymbol{\Sigma}_\delta$，可使用算法 4-2 进行迭代求解。

算法4-2　非等方向性高斯噪声下的点对配准算法

1. 令 $k:=0$，$\boldsymbol{R}_k=\boldsymbol{I}$，$\varepsilon=10^{-9}$
2. 令 $\boldsymbol{\Sigma}_\delta=\boldsymbol{R}_k\boldsymbol{\Sigma}_x\boldsymbol{R}_k^{\mathrm{T}}+\boldsymbol{\Sigma}_y$
3. 求解式（4-8）得到 $\boldsymbol{R}_{k+1}$ 和 $\boldsymbol{t}_{k+1}$
4. IF $\|\boldsymbol{r}_{k+1}-\boldsymbol{r}_k\|\leqslant\varepsilon$
5. $\boldsymbol{R}=\boldsymbol{R}_{k+1}$，$\boldsymbol{t}=\boldsymbol{t}_{k+1}$，算法结束
6. ELSE
7. 　　$k:=k+1$, GOTO 2
8. END

---

3. AOP 问题的噪声加权解

算法 4-2 中需要求解式（4-8）。与最小化欧氏距离不同，式（4-8）最小化的是 Mahalanobis 距离，称其为噪声加权 AOP 问题。将 $\|\boldsymbol{y}-(\boldsymbol{R}\boldsymbol{x}+\boldsymbol{t})\|_{\Sigma_\delta}^2$ 展开：

$$\|\boldsymbol{y}-(\boldsymbol{R}\boldsymbol{x}+\boldsymbol{t})\|_{\Sigma_\delta}^2=\left(\boldsymbol{y}-(\boldsymbol{R}\boldsymbol{x}+\boldsymbol{t})\right)^{\mathrm{T}}\boldsymbol{\Sigma}_\delta^{-1}\left(\boldsymbol{y}-(\boldsymbol{R}\boldsymbol{x}+\boldsymbol{t})\right) \tag{4-9}$$

对实对称矩阵 $\boldsymbol{\Sigma}_\delta^{-1}$ 进行 SVD 分解，$\boldsymbol{\Sigma}_\delta^{-1}=\boldsymbol{U}\boldsymbol{D}\boldsymbol{U}^{\mathrm{T}}$，其中 $\boldsymbol{D}=\mathrm{diag}(\sigma_1^2,\sigma_2^2,\sigma_3^2)$，$\sigma_i(i=1,2,3)>0$，代入式（4-9）有

$$\begin{aligned}\|\boldsymbol{y}-(\boldsymbol{R}\boldsymbol{x}+\boldsymbol{t})\|_{\Sigma_\delta}^2&=\left(\boldsymbol{y}-(\boldsymbol{R}\boldsymbol{x}+\boldsymbol{t})\right)^{\mathrm{T}}\boldsymbol{U}\boldsymbol{D}\boldsymbol{U}^{\mathrm{T}}\left(\boldsymbol{y}-(\boldsymbol{R}\boldsymbol{x}+\boldsymbol{t})\right)\\&=\left(\boldsymbol{U}^{\mathrm{T}}\left(\boldsymbol{y}-(\boldsymbol{R}\boldsymbol{x}+\boldsymbol{t})\right)\right)^{\mathrm{T}}\boldsymbol{D}\left(\boldsymbol{U}^{\mathrm{T}}\left(\boldsymbol{y}-(\boldsymbol{R}\boldsymbol{x}+\boldsymbol{t})\right)\right)\\&=\left(\sqrt{\boldsymbol{D}}\boldsymbol{U}^{\mathrm{T}}\left(\boldsymbol{y}-(\boldsymbol{R}\boldsymbol{x}+\boldsymbol{t})\right)\right)^{\mathrm{T}}\left(\sqrt{\boldsymbol{D}}\boldsymbol{U}^{\mathrm{T}}\left(\boldsymbol{y}-(\boldsymbol{R}\boldsymbol{x}+\boldsymbol{t})\right)\right)\\&=\left\|\sqrt{\boldsymbol{D}}\boldsymbol{U}^{\mathrm{T}}\left(\boldsymbol{y}-(\boldsymbol{R}\boldsymbol{x}+\boldsymbol{t})\right)\right\|^2\end{aligned} \tag{4-10}$$

其中，$\sqrt{\boldsymbol{D}}=\mathrm{diag}(\sigma_1,\sigma_2,\sigma_3)$。于是式（4-8）变为

$$\min\sum_{i=1}^{N}\left\|\sqrt{\boldsymbol{D}}\boldsymbol{U}^{\mathrm{T}}\left(\boldsymbol{y}_i-(\boldsymbol{R}\boldsymbol{x}_i+\boldsymbol{t})\right)\right\|^2 \tag{4-11}$$

在非等方向性高斯噪声下，$\sqrt{\boldsymbol{D}}$ 的对角线元素一般不会相同，因此式（4-11）没有封闭解，只能用迭代的方法求解。可以使用 Levenberg-Marquardt（LM）算法求解式（4-11），使用旋转向量 $\boldsymbol{r}$ 对旋转矩阵 $\boldsymbol{R}$ 进行参数化。

4.2.4 误差传递与目标配准误差预测

配准过程其实是一种参数估计过程，对于临床应用而言，医生不仅关心配准结果，更关心这个配准结果在多大程度上“可信”，用数学语言描述就是要知道这个配准结果的方差是多少。另外，手术空间的映射是通过配准矩阵完成的，因此了解配准矩阵的误差是如何在映射过程中传递的对于提高目标映射精度也很重要。本节将给出在不同噪声模型下的目标配准误差预测公式，目的是可视化配准误差并优化 FM 的配置。

1. FLE、FRE 和 TRE

在基于点的配准算法框架中，有几个重要的误差定义，分别是基准定位误差（fiducial localization error, FLE）、基准配准误差（fiducial registration error, FRE）和目标配准误差（target registration error, TRE）[3]。FLE 是定位 FM 时的误差，和定位设备的测量精度有关；TRE 是将某个位置的点通过配准矩阵映射到另一个空间中时，由于配准矩阵自身的误差所产生的映射误差，与配准矩阵和其所在的空间位置均有关。本节将 FLE 和 TRE 均视为 3×1 的随机向量，并将它们模的平方分别记为 FLE^2 和 TRE^2。FRE 定义为

$$\text{FRE}^2=\frac{1}{N}\sum_{i=1}^{N}\left\|\boldsymbol{R}\boldsymbol{x}_i+\boldsymbol{t}-\boldsymbol{y}_i\right\|^2 \tag{4-12}$$

表示用于配准的基准点的映射残差，基于点的配准算法就是最小化 FRE。当前许多手术导航系统对配准精度的验证是给出 FRE 的值，认为 FRE 越小配准精度越高。Fitzpatrick 在文献 [3] 中指出了这种方法的弊端并提出使用 TRE 来评价配准结果的精度。

2. 等方向性高斯噪声模型下的 TRE 预测

文献 [3] 最重要的两个结论是给出了在等方向性高斯噪声下 FRE、TRE 与 FLE 的关系：

$$\langle \text{FRE}^2\rangle=\left(1-\frac{2}{N}\right)\langle \text{FLE}^2\rangle \tag{4-13}$$

$$\langle \text{TRE}^2(\boldsymbol{r})\rangle\approx\frac{\langle \text{FLE}^2\rangle}{N}\left(1+\frac{1}{3}\sum_{k=1}^{3}\frac{d_k^2}{f_k^2}\right) \tag{4-14}$$

其中，< • > 表示数学期望；TRE($\boldsymbol{r}$) 表示坐标为 $\boldsymbol{r}$ 的点映射后的 TRE；≈ 表示泰勒展开式的 2 阶近似；N 是 FM 的个数；f_k 是 FM 到 FM 点集主轴 k 的距离均方根；d_k 是 $\boldsymbol{r}$ 到主轴 k 的距离。点集 $\boldsymbol{X}$（$N\times 3$）的 3 个主轴是它的中心矩阵 $\bar{\boldsymbol{X}}$ 的 3 个右奇异向量。在 FLE 一定的情况下，从式（4-13）中可以看到，FRE 仅与 FM 的个数 N 有关，而与它们的空间配置无关，并且随着 N 的增大 FRE 递减。式（4-14）表明了 TRE 与 FM 的空间分布（与 FM 主轴的相对位置）有关，FM 点集中心处的 TRE 最小，且随着离主轴平均距离的增大，TRE 无限地增大。式（4-13）、式（4-14）说明了即使 FRE 很小，但由于 FM 空间分布的不合理，也可能会导致很大的 TRE，从而影响手术导航的精度。

为了对配准结果进行评价并分析手术空间内的 TRE 分布，本节提出一种术中 TRE 地图叠加的方法在术中对 TRE 进行可视化。为了描述方便，假设有 $N=8$ 个 FM 分布在单位立方体的 8 个顶点（单位立方体用于模拟手术空间），如图 4-7(a) 所示。设 FLE 的方差为 $\boldsymbol{\Sigma}_{\text{FLE}}=\text{diag}(0.1,0.1,0.1)$，则 $\langle \text{FLE}^2\rangle=\text{trace}(\boldsymbol{\Sigma}_{\text{FLE}})=0.3$。以 0.05 单位为采样间隔沿 3 个方向对单位立方体进行位置采样，并根据式（4-14）计算每个位置上 TRE 的均方根，结果得到一个三维体数据，称其为 TRE map，如图 4-7(b) 所示。TRE map 的颜色代表了该位置的 TRE 大小，

从中还可以看出越靠近 FM 点集中心（立方体中心）的地方，TRE 越小。图 4-7(c) 所示为对 TRE map 进行等值面抽取的结果。在等方向性高斯噪声下，TRE map 的等值面呈正球体，球体的中心与 FM 的配置中心重合。TRE map 可以在配置过程结束后叠加在虚拟空间内显示，用于提示医生配准精度的好坏；同时医生也可以参考 TRE map 对 FM 的配置进行修正，以使得手术目标区域位于 TRE map 的高精度区域。

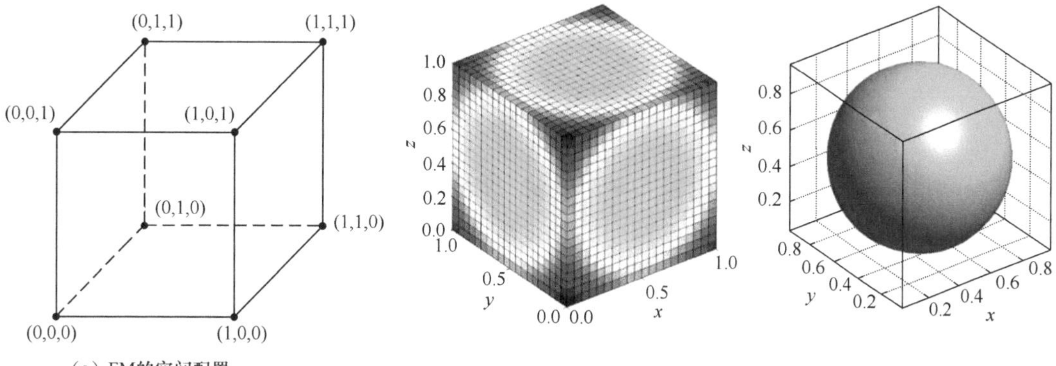

(a) FM的空间配置　(b) TRE map　(c) TRE=0.22的等值面

图4-7　等方向性高斯噪声下的TRE map及ISO等值面

3. 非等方向性高斯噪声模型下的 TRE 预测

（1）符号定义与参数化

设旋转向量 $\boldsymbol{r}=\theta\boldsymbol{n}$ 对应旋转矩阵 $\boldsymbol{R}$，令 $\boldsymbol{f}=[\boldsymbol{r}^{\mathrm{T}},\boldsymbol{t}^{\mathrm{T}}]^{\mathrm{T}}$，定义点 x（坐标向量以 $\boldsymbol{x}$ 表示）的旋转变换和刚体变换分别为

$$\boldsymbol{r}\circ\boldsymbol{x}\equiv\boldsymbol{R}(\boldsymbol{r})\bullet\boldsymbol{x},\quad \boldsymbol{f}\circ\boldsymbol{x}\equiv\boldsymbol{r}\circ\boldsymbol{x}+\boldsymbol{t} \tag{4-15}$$

则有

$$\begin{aligned}&\partial(\boldsymbol{f}\circ\boldsymbol{x})/\partial\boldsymbol{x}=\partial(\boldsymbol{r}\circ\boldsymbol{x})/\partial\boldsymbol{x}\\&\partial(\boldsymbol{f}\circ\boldsymbol{x})/\partial\boldsymbol{f}=\left[\partial(\boldsymbol{r}\circ\boldsymbol{x})/\partial\boldsymbol{r}\quad \boldsymbol{I}\right]\\&\partial(\boldsymbol{r}\circ\boldsymbol{x})/\partial\boldsymbol{x}=\boldsymbol{R}(\boldsymbol{r})\end{aligned} \tag{4-16}$$

$\partial(\boldsymbol{r}\circ\boldsymbol{x})/\partial\boldsymbol{r}$ 由以下推导过程给出。

$$\begin{aligned}&\alpha=\frac{\sin\theta}{\theta},\beta=\frac{1-\cos\theta}{\theta^2},\gamma=\frac{\cos\theta-\alpha}{\theta^2},\eta=\frac{\alpha-2\beta}{\theta^2}\\&\frac{\partial(\boldsymbol{r}\circ\boldsymbol{x})}{\partial\boldsymbol{r}}=-[\boldsymbol{x}]\left(\gamma\boldsymbol{r}\boldsymbol{r}^{\mathrm{T}}-\beta[\boldsymbol{r}]+\alpha\boldsymbol{I}\right)-[\boldsymbol{r}][\boldsymbol{x}]\left(\eta\boldsymbol{r}\boldsymbol{r}^{\mathrm{T}}+2\beta\boldsymbol{I}\right)\end{aligned} \tag{4-17}$$

（2）TRE 预测

考虑一般意义下的参数估计问题：设 $\boldsymbol{x}=f(\boldsymbol{\theta})$ 是参数空间到测量空间的映射，若测量值 $\boldsymbol{x}$ 的方差为 $\boldsymbol{\Sigma}_x$，则参数 $\boldsymbol{\theta}$ 的最大似然估计 $\hat{\boldsymbol{\theta}}$ 由下式给出。

$$\hat{\boldsymbol{\theta}}=\arg\min_{\boldsymbol{\theta}}\left\|f(\boldsymbol{\theta})-\boldsymbol{x}\right\|_{\boldsymbol{\Sigma}_x}^2 \tag{4-18}$$

$\hat{\boldsymbol{\theta}}$ 的本质是一个随机向量，它以参数 $\boldsymbol{\theta}$ 的真值 $\tilde{\boldsymbol{\theta}}$ 为均值（无偏估计），它的方差（泰勒展开式的一阶近似）由下式给出。

$$\boldsymbol{\Sigma}_{\hat{\theta}}=\left(\boldsymbol{J}^{\mathrm{T}}\boldsymbol{\Sigma}_x^{-1}\boldsymbol{J}\right)^{-1} \tag{4-19}$$

其中，$J=\partial f/\partial\boldsymbol{\theta}|_{\theta=\hat{\theta}}$。

具体地，$\boldsymbol{\theta}=[\boldsymbol{r}^{\mathrm{T}},\boldsymbol{t}^{\mathrm{T}}]^{\mathrm{T}}$，$\Sigma_x=\mathrm{diag}(\underbrace{\Sigma_\delta,\cdots,\Sigma_\delta}_{N})$，$\boldsymbol{J}=\begin{pmatrix}-\partial(\boldsymbol{r}\circ\boldsymbol{x}_1)/\partial\boldsymbol{r} & -\boldsymbol{I}\\ \vdots & \vdots\\ -\partial(\boldsymbol{r}\circ\boldsymbol{x}_N)/\partial\boldsymbol{r} & -\boldsymbol{I}\end{pmatrix}$。将它们代入式（4-19）就得到了$\Sigma_{\hat{\theta}}$。手术空间中的一点$\boldsymbol{p}$经过参数$\hat{\boldsymbol{\theta}}=[\hat{\boldsymbol{r}}^{\mathrm{T}},\hat{\boldsymbol{t}}^{\mathrm{T}}]^{\mathrm{T}}$映射到图像空间$\boldsymbol{p}'$，即$\boldsymbol{p}'=\hat{\boldsymbol{\theta}}\circ\boldsymbol{p}$，则$\boldsymbol{e}=\mathrm{TRE}(\boldsymbol{p})=\hat{\boldsymbol{\theta}}\circ\boldsymbol{p}-\tilde{\boldsymbol{\theta}}\circ\boldsymbol{p}$，在一阶泰勒展开近似下有

$$\langle\boldsymbol{e}\rangle=\boldsymbol{0} \tag{4-20}$$

$$\Sigma_e=\boldsymbol{J}\Sigma_{\hat{\theta}}\boldsymbol{J}^{\mathrm{T}} \tag{4-21}$$

其中，$\boldsymbol{e}$表示$\boldsymbol{p}$点的TRE误差向量；$\boldsymbol{J}=\partial(\boldsymbol{\theta}\circ\boldsymbol{p})/\partial\boldsymbol{\theta}|_{\theta=\tilde{\theta}}$。因为$\tilde{\boldsymbol{\theta}}$未知，这里采用$\hat{\boldsymbol{\theta}}$来近似，即$\boldsymbol{J}=\partial(\boldsymbol{\theta}\circ\boldsymbol{p})/\partial\boldsymbol{\theta}|_{\theta=\hat{\theta}}$。由于〈$\mathrm{TRE}^2(\boldsymbol{p})$〉是$\boldsymbol{e}$的模平方(3个分量的平方和)的均值,对$\boldsymbol{e}$进行旋转不会改变它的模值,即不会改变〈$\mathrm{TRE}^2(\boldsymbol{p})$〉。对$\Sigma_e$进行SVD分解有$\Sigma_e=\boldsymbol{UDU}^{\mathrm{T}}$。令$\boldsymbol{e}'=\boldsymbol{U}^{\mathrm{T}}\boldsymbol{e}$，则$\Sigma_{e'}=\boldsymbol{U}^{\mathrm{T}}\Sigma_e\boldsymbol{U}=\boldsymbol{D}$，且$\boldsymbol{e}'$的3个分量互相独立，进而有〈$\mathrm{TRE}^2(\boldsymbol{p})$〉$=\mathrm{trace}(\boldsymbol{D})$，这样就得到了$\boldsymbol{p}$点处的TRE值。按照上述方法对包含非等方向性高斯噪声（噪声方差$\Sigma_x=\mathrm{diag}(0.01,0.05,0.02)$，$\Sigma_y=\mathrm{diag}(0.02,0.05,0.01)$）的单位立方体FM进行TRE map计算的结果如图4-8（a）所示。图4-8（b）所示为对TRE map进行等值面抽取的结果，从图中可以看出，在非等方向性高斯噪声下TRE map的等值面呈椭球状，并且椭球中心及长短轴与FM配置中心及主轴均不重合。

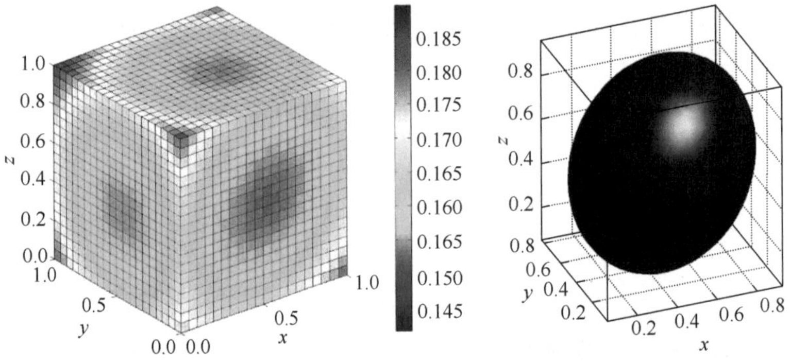

（a）TRE map　　（b）TRE=1.52的等值面

图4-8　非等方向性高斯噪声下TRE map及ISO等值面

4.2.5　数值仿真

1. 仿真实验

① 使用图4-7(a)所示的FM立方体的$N=8$个顶点作为点集$\tilde{\boldsymbol{X}}$，在单位立方体内随机生成一个用于计算TRE的目标点p。

② 随机生成一个刚性变换$\tilde{\boldsymbol{f}}=[\tilde{\boldsymbol{r}}^{\mathrm{T}},\ \tilde{\boldsymbol{t}}^{\mathrm{T}}]^{\mathrm{T}}$，其中$\tilde{\boldsymbol{t}}$的各个分量在[0, 1]区间内随机选取。对点集$\tilde{\boldsymbol{X}}$用$\tilde{\boldsymbol{f}}$做变换得到$\tilde{\boldsymbol{Y}}$。

③ 生成随机噪声$\boldsymbol{N}_\delta=[\boldsymbol{n}_\delta^1,\boldsymbol{n}_\delta^2,\cdots,\boldsymbol{n}_\delta^N]$，$\boldsymbol{n}_\delta^1,\boldsymbol{n}_\delta^2,\cdots,\boldsymbol{n}_\delta^N$独立同分布，服从$N(\boldsymbol{0},\Sigma_\delta)$的高斯分布，其中$\Sigma_\delta=\tilde{\boldsymbol{R}}\Sigma_x\tilde{\boldsymbol{R}}^{\mathrm{T}}+\Sigma_y$，$\Sigma_x$、$\Sigma_y$分别是点集$\boldsymbol{X}$和$\boldsymbol{Y}$的噪声方差。令$\boldsymbol{X}=\tilde{\boldsymbol{X}}$，$\boldsymbol{Y}=\tilde{\boldsymbol{Y}}+\boldsymbol{N}_\delta^{\mathrm{T}}$，

分别使用算法 4-1 和算法 4-2 估计 $\boldsymbol{X}$ 和 $\boldsymbol{Y}$ 之间的刚性变换，结果分别记为 $\hat{\boldsymbol{f}}_{\text{agol}}=(\hat{\boldsymbol{r}}_{\text{agol}};\hat{\boldsymbol{t}}_{\text{agol}})$ 和 $\hat{\boldsymbol{f}}_{\text{ago2}}=(\hat{\boldsymbol{r}}_{\text{ago2}};\hat{\boldsymbol{t}}_{\text{ago2}})$。算法 4-2 还给出了 $\hat{\boldsymbol{f}}_{\text{ago2}}$ 的方差，记为 $\boldsymbol{\Sigma}_{\hat{f}_{\text{ago2}}}$，$\boldsymbol{\Sigma}_{\hat{f}_{\text{ago2}}}$ 对角线上的元素的平方根就是各个分量的标准差。使用 4.2.4 节中的方法，利用 $\boldsymbol{\Sigma}_{\hat{f}_{\text{ago2}}}$ 计算〈$\text{TRE}^2(\boldsymbol{p})$〉，并将计算结果记为 $\text{TRE}^2_{\text{est}}$。同时为了进行对比，使用 Fitzpatrick 的方法计算〈$\text{TRE}^2(\boldsymbol{p})$〉，并将结果记为 $\text{TRE}^2_{\text{Fitzp}}$（仅在等方向性高斯噪声模型的情况下）。

④ 重复“噪声加入－配准”过程 $M=10\,000$ 次，每次加入同分布但不同实例的噪声，每次重复的结果都会得到 $\hat{\boldsymbol{f}}_{\text{agol}}$ 和 $\hat{\boldsymbol{f}}_{\text{ago2}}$ 的一个样本值 $\hat{\boldsymbol{f}}^i_{\text{agol}}$ 和 $\hat{\boldsymbol{f}}^i_{\text{ago2}}$，计算误差样本 $\Delta\hat{\boldsymbol{f}}^i_{\text{agol}}=\hat{\boldsymbol{f}}^i_{\text{agol}}-\tilde{\boldsymbol{f}}$，$\Delta\hat{\boldsymbol{f}}^i_{\text{ago2}}=\hat{\boldsymbol{f}}^i_{\text{ago2}}-\tilde{\boldsymbol{f}}$ 和 TRE 样本 $\text{TRE}^2_i(\boldsymbol{p})=\|\hat{\boldsymbol{f}}_{\text{ago2}}\circ\boldsymbol{p}-\tilde{\boldsymbol{f}}\circ\boldsymbol{p}\|^2$。以上 $i=1,2,\cdots,M$。

⑤ 对（4）产生的样本值做均值和标准差统计，配准误差的统计结果用来评价配准算法的精确度；$\text{TRE}^2(\boldsymbol{p})$ 样本的均值记为 TRE^2_{MC}，以它作为金标准来评价预测的准确性。

2. 仿真结果

（1）等方向性高斯噪声模型 $\boldsymbol{\Sigma}_x=\boldsymbol{\Sigma}_y=\text{diag}(0.01,0.01,0.01)$

刚性变换真值 $\tilde{\boldsymbol{f}}=[1.4820,0.2566,-0.7913,0.6933,0.5408,0.214]^{\text{T}}$

在等方向性高斯噪声下，算法 4-1 和算法 4-2 等价，仿真结果如表 4-1 和表 4-2 所示。定义相对预测误差为：| 预测值 － 统计值 |/ 统计值。从表 4-1 中可以看到，算法 4-2 在等方向性高斯噪声下估计误差的均值近似为 0，属于无偏估计；对方差的估计有很高的精度。表 4-2 中的预测值 $\text{TRE}^2_{\text{est}}$、$\text{TRE}^2_{\text{Fitzp}}$ 与统计值 TRE^2_{MC} 均保持一致，这从侧面验证了 4.2.4 节中 TRE 预测方法的正确性。

表4-1 配准误差的统计结果与标准差预测（等方向性高斯噪声）

项目		Δr_1	Δr_2	Δr_3	Δt_1	Δt_2	Δt_3
算法4-1（4-2）	均值（统计值）	−0.0001	−0.0007	0.0013	0.0029	−0.0041	0.0010
	标准差（统计值）	0.0734	0.0791	0.0787	0.0701	0.0617	0.0780
	标准差（预测值）	0.0732	0.0806	0.0786	0.0715	0.0610	0.0786
	相对预测误差	0.29%	1.79%	0.05%	1.98%	1.06%	0.75%

表4-2 TRE预测结果和统计结果对比（等方向性高斯噪声）

$\text{TRE}^2_{\text{est}}$	$\text{TRE}^2_{\text{Fitzp}}$	TRE^2_{MC}
0.0082	0.0082	0.0082

（2）非等方向性高斯噪声模型 $\boldsymbol{\Sigma}_x=\boldsymbol{\Sigma}_y=\text{diag}(0.001,0.005,0.01)$

刚性变换真值 $\tilde{\boldsymbol{f}}=[1.0421,1.2012,0.9445,0.8634,0.1561,0.2900]^{\text{T}}$

在非等方向性高斯噪声下，算法 4-1 和算法 4-2 的估计误差统计结果如表 4-3 所示，对于算法 4-2 还给出了标准差预测值以及相对预测误差。TRE 的预测结果与统计结果如表 4-4 所示。从表 4-3 中可以看到，算法 4-2 的估计误差均值的绝对值与标准差均小于算法 4-1，说明在非等方向性高斯噪声下算法 4-2 的性能要优于算法 4-1。算法 4-2 给出的标准差预测结果也非常接近统计值，相对预测误差小于 4%。表 4-4 中 TRE 预测结果与统计结果近似，相对预测误差小于 2%。

表4-3 配准误差的统计结果与标准差预测（非等方向性高斯噪声）

		Δr_1	Δr_2	Δr_3	Δt_1	Δt_2	Δt_3
算法4-1	均值（统计值）	−0.0029	0.0018	0.0030	−0.0032	−0.0055	0.0005
	标准差（统计值）	0.0861	0.1070	0.0906	0.0794	0.0900	0.0848
算法4-2	均值（统计值）	−0.0022	0.0010	0.0020	−0.0019	−0.0032	−0.0003
	标准差（统计值）	0.0744	0.0843	0.0747	0.0645	0.0865	0.0734
	标准差（预测值）	0.0736	0.0817	0.0719	0.0646	0.0848	0.0737
	相对预测误差	1.10%	3.08%	3.71%	0.21%	1.95%	0.44%

表4-4 TRE预测结果和统计结果对比（非等方向性高斯噪声）

$\mathrm{TRE}_{\mathrm{est}}^2$	$\mathrm{TRE}_{\mathrm{MC}}^2$	相对预测误差
0.0120	0.0122	1.76%

4.3 加权尺度点对配准

本节对问题（4-3）做扩展，考虑如下的估计问题：

$$\min_{<\boldsymbol{R},\boldsymbol{t},s>} \sum_{i=1}^{N} w_i \left\| \boldsymbol{y}_i - (s\boldsymbol{R}\boldsymbol{x}_i + \boldsymbol{t}) \right\|^2 \tag{4-22}$$

其中，$w_i \geqslant 0$ 为权重且 $\sum_{i=1}^{N} w_i = 1$；$s > 0$ 为缩放因子。为了给出式（4-22）的封闭解，需要用到以下定理。

定理 4.1 设 $\boldsymbol{A} \in \mathbb{R}^{3\times3}$ 是一个已知的实数矩阵，对 $\boldsymbol{A}$ 做 SVD 分解：$\boldsymbol{A} = \boldsymbol{U}\boldsymbol{D}\boldsymbol{V}^{\mathrm{T}}$，则有旋转矩阵 $\boldsymbol{R} = \boldsymbol{U}\boldsymbol{C}\boldsymbol{V}^{\mathrm{T}}$ 使得 $\mathrm{trace}(\boldsymbol{A}^{\mathrm{T}}\boldsymbol{R})$ 的值最大（相比其他任何旋转矩阵），其中 $\boldsymbol{C} = \mathrm{diag}(1,1,\det(\boldsymbol{U}\boldsymbol{V}^{\mathrm{T}}))$。

令 $l = \sum_{i=1}^{N} w_i \left\| \boldsymbol{y}_i - (s\boldsymbol{R}\boldsymbol{x}_i + \boldsymbol{t}) \right\|^2$，求 l 关于 $\boldsymbol{t}$ 的偏导数，并令其为 $\boldsymbol{0}$，可得

$$\boldsymbol{t} = \boldsymbol{\mu}_y - s\boldsymbol{R}\boldsymbol{\mu}_x \tag{4-23}$$

其中，$\boldsymbol{\mu}_x = \sum_{i=1}^{N} w_i \boldsymbol{x}_i$；$\boldsymbol{\mu}_y = \sum_{i=1}^{N} w_i \boldsymbol{y}_i$。将式（4-23）代入式（4-22），并令 $\bar{\boldsymbol{x}}_i = \boldsymbol{x}_i - \boldsymbol{\mu}_x$，$\bar{\boldsymbol{y}}_i = \boldsymbol{y}_i - \boldsymbol{\mu}_y$，则有

$$\begin{aligned} l &= \sum_{i=1}^{N} w_i \left\| \bar{\boldsymbol{y}}_i - s\boldsymbol{R}\bar{\boldsymbol{x}}_i \right\|^2 \\ &= \sum_{i=1}^{N} w_i \left(\bar{\boldsymbol{y}}_i^{\mathrm{T}} \bar{\boldsymbol{y}}_i - 2s\bar{\boldsymbol{y}}_i^{\mathrm{T}} \boldsymbol{R}\bar{\boldsymbol{x}}_i + s^2 \bar{\boldsymbol{x}}_i^{\mathrm{T}} \bar{\boldsymbol{x}}_i \right) \\ &= \mathrm{trace}(\bar{\boldsymbol{Y}}^{\mathrm{T}}\boldsymbol{W}\bar{\boldsymbol{Y}}) - 2s \cdot \mathrm{trace}(\bar{\boldsymbol{Y}}^{\mathrm{T}}\boldsymbol{W}\bar{\boldsymbol{X}}\boldsymbol{R}^{\mathrm{T}}) + s^2 \cdot \mathrm{trace}(\bar{\boldsymbol{X}}^{\mathrm{T}}\boldsymbol{W}\bar{\boldsymbol{X}}) \end{aligned} \tag{4-24}$$

其中，$\bar{\boldsymbol{X}} = \boldsymbol{X} - \boldsymbol{1}\boldsymbol{\mu}_x^{\mathrm{T}}$；$\bar{\boldsymbol{Y}} = \boldsymbol{Y} - \boldsymbol{1}\boldsymbol{\mu}_y^{\mathrm{T}}$；$\boldsymbol{W} = \mathrm{diag}(w_1, w_2, \cdots, w_N)$。最小化式（4-24）等价于最大化 $\mathrm{trace}(\bar{\boldsymbol{Y}}^{\mathrm{T}}\boldsymbol{W}\bar{\boldsymbol{X}}\boldsymbol{R}^{\mathrm{T}})$，根据定理 4.1 有

$$\begin{aligned} \boldsymbol{A} &= \bar{\boldsymbol{Y}}^{\mathrm{T}}\boldsymbol{W}\bar{\boldsymbol{X}} = (\boldsymbol{Y} - \boldsymbol{1}\boldsymbol{\mu}_y^{\mathrm{T}})^{\mathrm{T}}\boldsymbol{W}(\boldsymbol{X} - \boldsymbol{1}\boldsymbol{\mu}_x^{\mathrm{T}}) \\ &= \boldsymbol{Y}^{\mathrm{T}}\boldsymbol{W}\boldsymbol{X} - \boldsymbol{Y}^{\mathrm{T}}\boldsymbol{W}\boldsymbol{1}\boldsymbol{\mu}_x^{\mathrm{T}} - \boldsymbol{\mu}_y\boldsymbol{1}^{\mathrm{T}}\boldsymbol{W}\boldsymbol{X} + \boldsymbol{\mu}_y\boldsymbol{1}^{\mathrm{T}}\boldsymbol{W}\boldsymbol{1}\boldsymbol{\mu}_x^{\mathrm{T}} \end{aligned} \tag{4-25}$$

注意到 $\boldsymbol{Y}^{\mathrm{T}}\boldsymbol{W}\boldsymbol{1}=\boldsymbol{\mu}_y$，$\boldsymbol{1}^{\mathrm{T}}\boldsymbol{W}\boldsymbol{X}=\boldsymbol{\mu}_x^{\mathrm{T}}$，$\boldsymbol{1}^{\mathrm{T}}\boldsymbol{W}\boldsymbol{1}=1$，则式（4-25）变为

$$\boldsymbol{A}=\boldsymbol{Y}^{\mathrm{T}}\boldsymbol{W}\boldsymbol{X}-\boldsymbol{\mu}_y\boldsymbol{\mu}_x^{\mathrm{T}} \tag{4-26}$$

对 $\boldsymbol{A}$ 使用定理 4.1 可以求出 $\boldsymbol{R}$，之后对式（4-24）求关于 s 的导数，并令其为 0，可以求得

$$s=\frac{\mathrm{trace}(\boldsymbol{A}\boldsymbol{R}^{\mathrm{T}})}{\mathrm{trace}(\bar{\boldsymbol{X}}^{\mathrm{T}}\boldsymbol{W}\bar{\boldsymbol{X}})}=\frac{\mathrm{trace}(\boldsymbol{D}\boldsymbol{C})}{\mathrm{trace}(\boldsymbol{X}^{\mathrm{T}}\boldsymbol{W}\boldsymbol{X}-\boldsymbol{\mu}_x\boldsymbol{\mu}_x^{\mathrm{T}})}=\frac{\mathrm{trace}(\boldsymbol{D}\boldsymbol{C})}{\mathrm{trace}(\boldsymbol{X}^{\mathrm{T}}\boldsymbol{W}\boldsymbol{X})-\boldsymbol{\mu}_x^{\mathrm{T}}\boldsymbol{\mu}_x} \tag{4-27}$$

至此，就完成了问题（4-22）的求解。显然，问题（4-3）是它的一种特殊情况，即 $w_i=1/N$ $(i=1,2,\cdots,N)$，$s=1$。

在基于点的配准问题中，由于使用了人为设置的 FM，因此点集 $\boldsymbol{X}$ 和 $\boldsymbol{Y}$ 之间的对应关系是已知的。然而在某些手术适应症中不适宜安装用于配准的外部 FM，只能依靠器官的表面信息和术前三维图像进行配准。这种配准方式通过抽取术中器官表面的点云数据，将术中点云与术前模型上抽取的点云进行配准，从而获得手术空间和图像空间之间的转换矩阵。由于点集元素之间没有已知的对应关系，因此需要使用基于形状的配准方法，此时两个点集分别代表两个形状（一般含有噪声和异常值）。

4.4 最近点迭代算法

最近点迭代（iterative closest point, ICP）算法是最常用的一种形状配准方法。ICP 算法由 Besl 和 McKay 在 1992 年首次提出 [8]，因为它简单高效，且不需要形状的拓扑信息（比如边、面等几何原语），从而被广泛应用于各种刚性形状配准的场合。Amberg 等 [36] 将 ICP 算法扩展到非刚性配准。

4.4.1 刚性ICP算法

ICP 算法的基本思想很简单，当点集 $\boldsymbol{X}$ 和 $\boldsymbol{Y}$ 之间的对应关系未知时（此时两个点集中点的数目可能不同），从一个点集开始（例如 $\boldsymbol{X}$），对于 $\boldsymbol{X}$ 的每个点，在 $\boldsymbol{Y}$ 中寻找最近点作为对应点，然后应用基于点的配准算法求出一个变换矩阵，并作用于 $\boldsymbol{X}$。以上过程不断重复，直到算法收敛。具体过程如下。

设 k 为迭代次数，N_x 和 N_y 分别为点集 $\boldsymbol{X}$ 和 $\boldsymbol{Y}$ 的元素个数，$\boldsymbol{T}_0$ 为初始配准矩阵，用于粗对齐（无粗对齐时，可令 $\boldsymbol{T}_0=\boldsymbol{I}$），$\varepsilon$ 为给定精度（例如 $\varepsilon=10^{-9}$）。

步骤 1：令 $k:=0$，$\boldsymbol{T}^0=\boldsymbol{T}_0$，$\mathrm{residual}^{-1}=0$，$\boldsymbol{X}^0=\boldsymbol{T}^0\circ\boldsymbol{X}$（$\circ$ 表示坐标变换）。

步骤 2：对 $\boldsymbol{X}^k$ 中的每个点 $\boldsymbol{x}_i^k$（$i=1,2,\cdots,N_x$），使用 k-d 树 [37] 在 $\boldsymbol{Y}$ 中寻找与 $\boldsymbol{x}_i^k$ 欧氏距离最近的点 $\boldsymbol{y}_i^k$，从而构成一个对应点集 $\boldsymbol{Y}^k$，并计算残差：

$$\mathrm{residual}^k=\sqrt{\frac{1}{N_x}\sum_{i=1}^{N_x}\left\|\boldsymbol{x}_i^k-\boldsymbol{y}_i^k\right\|^2}$$

步骤 3：根据 $\boldsymbol{X}^k$ 和 $\boldsymbol{Y}^k$ 的对应关系，使用 4.3 节的方法计算 $\boldsymbol{T}^{k+1}=\begin{bmatrix}s^{k+1}\boldsymbol{R}^{k+1} & \boldsymbol{t}^{k+1}\\ \boldsymbol{0} & 1\end{bmatrix}$，并令 $\boldsymbol{X}^{k+1}=\boldsymbol{T}^{k+1}\circ\boldsymbol{X}^k$。

步骤 4：如果 $|\mathrm{residual}^k-\mathrm{residual}^{k-1}|/\mathrm{residual}^k<\varepsilon$ 或者 k 达到了迭代次数上限，则算法结束，$T=T^k\bullet T^{k-1}\cdots T^0$ 即为所求的最终配准矩阵；否则 $k:=k+1$，转步骤 2。

在步骤2中，使用k-d树进行最近点查找。k-d树是一种空间划分，使用它可以有效地寻找最近点。在程序实现上，k-d树是一种二叉树结构，k-d树及节点的C语言结构如图4-9所示。对于非叶子节点，dim表示沿dim维的划分，dim=0,1,2分别对应x，y，z轴；label表示划分点在点集中的索引值；cutValue表示在dim维上的划分值；leftChild和rightChild分别指向左子树和右子树；左子树内的所有点的第dim维坐标小于等于cutValue值，右子树内的所有点的第dim维坐标大于等于cutValue值。为了保证二叉树左右分支的平衡，通常选择待划分的点集在该维方向上分布的中值点作为划分点。对于叶子节点，只包含点集中的一个点，已经不能再进行划分。这样在对建立了k-d树结构的点集进行最近点查找时，只需从根节点起，依次比较待查找点（记为$\boldsymbol{p}$）在dim维度上的值（记为p_{dim}）和划分节点的cutValue值。

```
struct KDNode
{
        int dim;
        int label;
        double cutValue;
        struct KDNode * leftChild;
        struct KDNode * rightChild;
};
```

图4-9　k-d树及节点的C语言结构

（1）如果$p_{\text{dim}} \leqslant \text{cutValue}$，递归查找本节点及其左子树中距离$p$最近的点，记为$q$，如果$q_{\text{dim}} + \|\boldsymbol{q}-\boldsymbol{p}\| \geqslant \text{cutValue}$，其中$\boldsymbol{q}$、$\boldsymbol{p}$分别为点$q$、$p$的坐标向量，则继续递归查找本节点的右子树中距离$p$最近的点，记为$q'$，结果取$q'$与$q$中距离$p$最近的点。

（2）如果$p_{\text{dim}} > \text{cutValue}$，递归查找本节点的右子树中距离$p$最近的点，记为$q$，如果$q_{\text{dim}} - \|\boldsymbol{q}-\boldsymbol{p}\| \leqslant \text{cutValue}$，其中$\boldsymbol{q}$、$\boldsymbol{p}$分别为点$q$、$p$的坐标向量，则继续递归查找本节点及其左子树中距离$p$最近的点，记为$q'$，结果取$q'$与$q$中距离$p$最近的点。

以上过程递归实现，遇到叶子节点是递归的基本情况。以上查找过程很容易扩展到寻找距离某个点最近的n个点的情况。由于k-d树包含了点集在空间中的分布信息，因此不用逐点比较，只需折半查找，从而大大减小了计算量，具有很高的查找效率。

4.4.2 非刚性ICP算法

非刚性ICP算法中，对于坐标变换模型不局限于带有尺度的刚性变换，对形状变形的建模具有更高的自由度。它多用于将一个带有元信息（比如特征点位置、区域分类等）的形状模板变形匹配到一个目标形状上，从而完成对目标形状的智能分析、识别或复原。

1. 非刚性建模与损失函数

设$\mathcal{S}=(\mathcal{V}_s,\mathcal{E}_s)$表示模板形状，其中$\mathcal{V}_s$表示顶点集合，$\mathcal{E}_s$表示边的集合。目标形状用$\mathcal{T}=(\mathcal{V}_t,\mathcal{E}_t)$表示。设$n$为模板顶点个数，对于每个顶点$\boldsymbol{v}_i \in \mathbb{R}^4$（齐次坐标表示）的变形，用一个仿射矩阵$\boldsymbol{\mathcal{X}}_i \in \mathbb{R}^{3\times4}$进行建模，即变形后的点的三维坐标为$\boldsymbol{\mathcal{X}}_i\boldsymbol{v}_i$。把所有的仿射矩阵写成一个参数矩阵的形式：

$$\boldsymbol{\mathcal{X}}=\begin{bmatrix}\boldsymbol{\mathcal{X}}_1 & \boldsymbol{\mathcal{X}}_2 & \cdots & \boldsymbol{\mathcal{X}}_n\end{bmatrix}^{\mathrm{T}} \tag{4-28}$$

则$\boldsymbol{\mathcal{X}} \in \mathbb{R}^{4n\times3}$是模板$\mathcal{S}$的变形参数矩阵。设$\boldsymbol{u}_i$是用k-d树在$\mathcal{T}$中寻找到的$\boldsymbol{\mathcal{X}}_i\boldsymbol{v}_i$的最近点（对应点），则定义描述几何一致性的损失函数为

$$E_1(\boldsymbol{\mathcal{X}})=\sum_{\boldsymbol{v}_i\in\mathcal{V}_s} w_i\left\|\boldsymbol{\mathcal{X}}_i\boldsymbol{v}_i-\boldsymbol{u}_i\right\|^2 \tag{4-29}$$

其中，$w_i \geqslant 0$为第i个点的权重。

显然，只优化E_1是不行的，因为总可以选择$\boldsymbol{\mathcal{X}}_i$使得$\boldsymbol{\mathcal{X}}_i\boldsymbol{v}_i$和$\boldsymbol{u}_i$完全重合，$E_1$为0。这样没有意义，结果是过拟合的。因此还必须对变形参数$\boldsymbol{\mathcal{X}}$进行正则化。为此，引入的第二个损失函数为

$$E_2(\boldsymbol{\mathcal{X}}) = \sum_{\{i,j\}\in\mathcal{E}_s} \left\| \left(\boldsymbol{\mathcal{X}}_i - \boldsymbol{\mathcal{X}}_j \right) \boldsymbol{G} \right\|_F^2 \tag{4-30}$$

E_2 的含义是相邻两个顶点（有边连接）之间的变形程度大小，直觉上相邻的两个顶点之间的变形程度应该相似。其中 $\boldsymbol{G} = \mathrm{diag}(1,1,1,\gamma)$，引入参数 γ 是用来平衡平移变形和仿射变形之间的权重。

除以上两项损失函数外，有时还希望定义一些模板和目标形状上的对应特征点（landmark），这些对应特征点之间的映射误差最小。为此，引入的第三个损失函数为

$$E_3(\boldsymbol{\mathcal{X}}) = \sum_{\{\boldsymbol{v}_i,\boldsymbol{l}\}\in\mathcal{L}} \left\| \boldsymbol{\mathcal{X}}_i \boldsymbol{v}_i - \boldsymbol{l} \right\|^2 \tag{4-31}$$

其中，$\mathcal{L}$ 是具有对应关系的 landmark 集合。最终的损失函数由以上 3 项加权构成：

$$E(\boldsymbol{\mathcal{X}}) = E_1(\boldsymbol{\mathcal{X}}) + \alpha E_2(\boldsymbol{\mathcal{X}}) + \beta E_3(\boldsymbol{\mathcal{X}}) \tag{4-32}$$

其中，α 为刚度权重，β 为特征点权重。非刚性 ICP 算法就是在刚性 ICP 算法框架中，求式（4-32）的最小值。

2. 损失函数的线性最小二乘解

将 E_1 进行如下变换：

$$\begin{aligned} E_1\left(\boldsymbol{\mathcal{X}}\right) &= \sum_{\boldsymbol{v}_i\in\mathcal{V}_s} w_i \left\| \boldsymbol{\mathcal{X}}_i \boldsymbol{v}_i - \boldsymbol{u}_i \right\|^2 \\ &= \left\| \sqrt{\boldsymbol{W}} \left(\begin{bmatrix} \boldsymbol{v}_1^{\mathrm{T}} \boldsymbol{\mathcal{X}}_1^{\mathrm{T}} \\ \boldsymbol{v}_2^{\mathrm{T}} \boldsymbol{\mathcal{X}}_2^{\mathrm{T}} \\ \vdots \\ \boldsymbol{v}_n^{\mathrm{T}} \boldsymbol{\mathcal{X}}_n^{\mathrm{T}} \end{bmatrix} - \begin{bmatrix} \boldsymbol{u}_1^{\mathrm{T}} \\ \boldsymbol{u}_2^{\mathrm{T}} \\ \vdots \\ \boldsymbol{u}_n^{\mathrm{T}} \end{bmatrix} \right) \right\|_F^2 \\ &= \left\| \sqrt{\boldsymbol{W}} \left(\boldsymbol{D}\boldsymbol{\mathcal{X}} - \boldsymbol{U} \right) \right\|_F^2 \end{aligned} \tag{4-33}$$

其中，$\sqrt{\boldsymbol{W}} = \mathrm{diag}\left(\sqrt{w_1}, \sqrt{w_2}, \cdots, \sqrt{w_n}\right)$；$\boldsymbol{U} = [\boldsymbol{u}_1, \boldsymbol{u}_2, \cdots, \boldsymbol{u}_n]^{\mathrm{T}} \in \mathbb{R}^{n\times 3}$；$\boldsymbol{D} = \begin{bmatrix} \boldsymbol{v}_1^{\mathrm{T}} & & & \\ & \boldsymbol{v}_2^{\mathrm{T}} & & \\ & & \ddots & \\ & & & \boldsymbol{v}_n^{\mathrm{T}} \end{bmatrix} \in \mathbb{R}^{n\times 4n}$。

为了将 E_2 也线性化，引入矩阵 $\boldsymbol{M} \in \mathbb{R}^{m\times n}$，其中 m 是 $\mathcal{S}$ 中边的个数。如果第 r 个边连接的是顶点 i 和 j（$i<j$），则有 $\boldsymbol{M}_{ri} = 1, \boldsymbol{M}_{rj} = -1$，该行其他元素均为 0。则 E_2 可以写成如下形式：

$$\begin{aligned} E_2\left(\boldsymbol{\mathcal{X}}\right) &= \sum_{\{i,j\}\in\mathcal{E}_s} \left\| \left(\boldsymbol{\mathcal{X}}_i - \boldsymbol{\mathcal{X}}_j \right) \boldsymbol{G} \right\|_F^2 \\ &= \sum_{\{i,j\}\in\mathcal{E}_s} \left\| \boldsymbol{G}\boldsymbol{\mathcal{X}}_i^{\mathrm{T}} - \boldsymbol{G}\boldsymbol{\mathcal{X}}_j^{\mathrm{T}} \right\|_F^2 \\ &= \left\| \left(\boldsymbol{M} \otimes \boldsymbol{G} \right) \boldsymbol{\mathcal{X}} \right\|_F^2 \end{aligned} \tag{4-34}$$

其中，$\otimes$ 为 Kronecker 乘积。

对于 E_3，设 $\mathcal{L} = \left\{ \{\boldsymbol{v}_{i_1}, \boldsymbol{l}_1\}, \{\boldsymbol{v}_{i_2}, \boldsymbol{l}_2\}, \cdots, \{\boldsymbol{v}_{i_L}, \boldsymbol{l}_L\} \right\}$ 为 landmark 集合，L 为 landmark 的个数，则有

$$\begin{aligned} E_3(\boldsymbol{\mathcal{X}}) &= \sum_{\{\boldsymbol{v}_i,\boldsymbol{l}\}\in\mathcal{L}} \left\| \boldsymbol{\mathcal{X}}_i \boldsymbol{v}_i - \boldsymbol{l} \right\|^2 \\ &= \sum_{\{\boldsymbol{v}_i,\boldsymbol{l}\}\in\mathcal{L}} \left\| \boldsymbol{v}_i^{\mathrm{T}} \boldsymbol{\mathcal{X}}_i^{\mathrm{T}} - \boldsymbol{l}^{\mathrm{T}} \right\|_F^2 \\ &= \left\| \left(\boldsymbol{D}_L \boldsymbol{\mathcal{X}} - \boldsymbol{U}_L \right) \right\|_F^2 \end{aligned} \tag{4-35}$$

其中，$\boldsymbol{U}_L=[\boldsymbol{l}_1,\boldsymbol{l}_2,\cdots,\boldsymbol{l}_L]^{\mathrm{T}}\in\mathbb{R}^{L\times3}$，$\boldsymbol{D}_L\in\mathbb{R}^{L\times4n}$是由$\boldsymbol{D}$的第$i_1,i_2,\cdots,i_L$行组成的矩阵。综上所述，有

$$E(\boldsymbol{\mathcal{X}})=\left\|\begin{bmatrix}\sqrt{\alpha}\boldsymbol{M}\otimes\boldsymbol{G}\\\sqrt{\boldsymbol{W}}\boldsymbol{D}\\\sqrt{\beta}\boldsymbol{D}_L\end{bmatrix}\boldsymbol{\mathcal{X}}-\begin{bmatrix}\boldsymbol{0}_{4m\times3}\\\sqrt{\boldsymbol{W}}\boldsymbol{U}\\\sqrt{\beta}\boldsymbol{U}_L\end{bmatrix}\right\|_F^2 =\left\|\boldsymbol{\mathcal{A}}\boldsymbol{\mathcal{X}}-\boldsymbol{\mathcal{B}}\right\|_F^2 \tag{4-36}$$

其中，$\boldsymbol{\mathcal{A}}\in\mathbb{R}^{(4m+n+L)\times4n},\boldsymbol{\mathcal{B}}\in\mathbb{R}^{(4m+n+L)\times3}$，根据线性代数的基本知识，当$\boldsymbol{\mathcal{X}}=(\boldsymbol{\mathcal{A}}^{\mathrm{T}}\boldsymbol{\mathcal{A}})^{-1}\boldsymbol{\mathcal{A}}^{\mathrm{T}}\boldsymbol{\mathcal{B}}$时，$E(\boldsymbol{\mathcal{X}})$的值最小。在实际应用中，由于$\boldsymbol{\mathcal{A}}$和$\boldsymbol{\mathcal{B}}$是稀疏矩阵，可以采用稀疏矩阵的存储方式，避免内存空间浪费并降低矩阵乘法的时间复杂度。

需要注意的是，本节介绍的非刚性 ICP 算法要求输入的两个形状带有边的信息，这种带有边结构的形状最常见的形式就是三角网格曲面。三维重建算法，例如体素级重建（marching cubes，MC）算法，可以直接从医学体数据中抽取三角网格等值面，构建人体器官的三维形状。

3. 迭代过程

非刚性 ICP 算法在框架上和 ICP 算法思想一致，都是通过不断寻找最近点作为对应点，求解变换关系，直到残差状态稳定。因此，它对初始状态同样比较敏感。一般应用时，先通过刚性 ICP 算法做配准，再应用非刚性 ICP 算法做变形。在非刚性 ICP 算法的迭代中，可以做一个双循环迭代，外层控制刚度权重α，内层进行迭代式$E(\boldsymbol{\mathcal{X}})$优化直到残差收敛。外层的$\alpha$值依次减小，使得在模板形状和目标形状的距离较大时，约束大的局部变形，防止破坏拓扑结构；在距离较小时，允许较大的局部变形，最终实现精确的贴合。在目标形状上寻找$\boldsymbol{\mathcal{X}}_i\boldsymbol{v}_i$的最近点时，为了提高算法的鲁棒性，可以限制查找方向沿着$\boldsymbol{\mathcal{X}}_i\boldsymbol{v}_i$的法线方向（一定角度范围内）。

4.4.3 ICP算法的变种

4.4.1 节介绍的ICP算法被称为标准ICP算法[8,38]，自从1992年被提出以来，学术界提出了大量的 ICP 算法变种，这些算法变种主要改善或影响 ICP 算法的以下 6 个方面。

1. 点集选择

点集选择主要解决如何从大量的点云数据中选择参与配准的点集$\boldsymbol{X}$和$\boldsymbol{Y}$。目的是通过降采样加速配准过程，或者去除异常值（outliers）。相关的方法有均匀下采样、随机采样、基于颜色信息或法向量的点集选取等[39]。

2. 对应点匹配

标准 ICP 算法采用两点之间的欧氏距离寻找最近点作为对应点。提出的修改方法包括引入法向量、颜色等额外信息到距离度量中，引入对应关系权重等。也有学者建议用点到直线、点到平面以及点之间的 Mahalanobis 距离来代替点到点的欧氏距离。模糊匹配结合 EM 算法也被引入到 ICP 框架当中[40]，用于提高算法的鲁棒性。

3. 异常值处理

异常值对配准结果的影响很大。可以通过距离残差阈值等信息去除一部分对应点，也可以采用局部特征描述子拒绝一部分对应点，还有通过 RASANC 算法提高点集中混有较多异常值时的配准鲁棒性。其中一个代表性工作是 TEASER 算法[41]，它采用对异常值不敏感的截断最小二乘损失函数，并给出了旋转、平移、尺度的解耦估计方法。

4. 误差度量

标准 ICP 算法求解的是基于对应点距离残差度量的最小化问题。有学者提出采用点到平面的距离作为误差度量，也有人提出基于非等方向性高斯噪声协方差矩阵的 Mahalanobis 距离作为误差度量 [42]。针对这些误差度量，需要采用迭代的最优化方法。

5. 最优化方法

标准 ICP 算法采用基于 SVD 分解的封闭解法计算刚性变换矩阵。但对于其他误差度量，或者其他变形模型，封闭解可能不存在。模拟退火算法 [43]、Levenberg-Marquardt 算法 [9] 等被用来解决上述最优化问题。

6. 全局收敛性

标准 ICP 算法容易陷入局部最优，因此依赖比较好的初始对齐。一些启发式优化查找方法，例如遗传算法、粒子群算法（particle swarm optimization，PSO）等被提出用于增加全局收敛的范围。也出现了一些具有全局收敛性的方法，例如基于分支定界（branch and bound，BnB）方法在参数空间进行全局查找，典型的代表是 Go-ICP 算法 [44]。

4.4.4 配准应用举例

1. 刚性 ICP 算法

全膝关节置换手术（total knee arthroplasty，TKA）机器人系统的术中配准主要采用刚性 ICP 算法 [12]。本节以此为背景，介绍刚性 ICP 算法在 TKA 机器人手术中的配准应用。

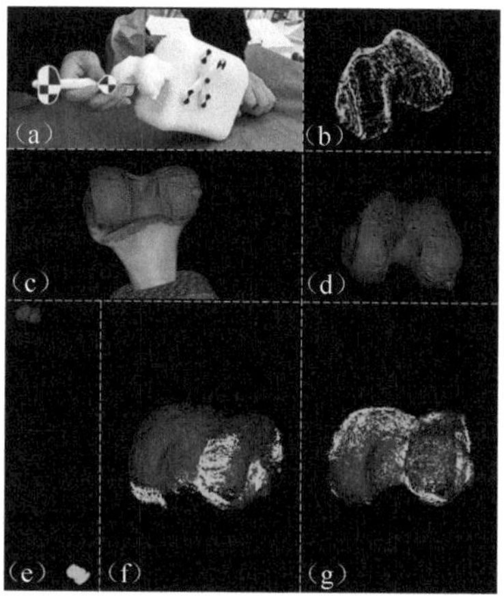

图4-10 TKA手术机器人空间配准

以胫骨为例，在光学跟踪定位仪视野范围内使用视觉探针尖端点紧贴关节骨轮廓表面滑动，记录探针尖端点（也就是关节骨面）在与胫骨固连的视觉 Marker 坐标系下的坐标，采集过程如图 4-10（a）、（b）所示。

在膝关节三维模型上选取对应区域的三维模型顶点和三角面片，并导出所选模型顶点在模型空间坐标系下的坐标值，采集过程如图 4-10（c）、（d）所示。图 4-10（c）中粉色区域是在模型上选择的配准区域，图 4-10（d）是粉色区域对应的三维模型。为防止点云配准结果收敛于局部最优解，配准模式选用粗配准加精配准的模式。点云初始位置如图 4-10（e）所示，相隔距离较远。首先使用采样一致性配准算法（sample consensus initial alignment，SAC-IA）完成点云粗配准 [30]，如图 4-10（f）所示；然后使用刚性 ICP 算法完成点云精配准，如图 4-10（g）所示。

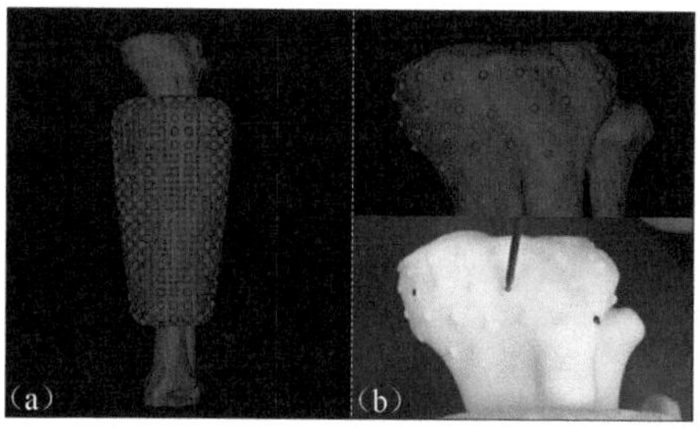

图4-11 胫骨模型及目标点

使用三维打印的胫骨模型验证配准精度，胫骨模型如图 4-11（a）所示，在胫骨模型的胫骨骨髁前侧表面上设置了 12 个目标点用于目标配准误差（TRE）的测量，如图 4-11（b）所示。配准完成后使用配准矩阵对模型空间下的目标点坐标进行变换，记目标点变换后的坐标为 $\boldsymbol{P}_t$。在实际场景中采集目标点在胫骨视觉 Marker 坐标系下的坐标，记为 $\boldsymbol{P}_c$。用距离误差（$\|\boldsymbol{P}_t - \boldsymbol{P}_c\|$）表示配准精度。实验结果如表 4-5 所示，平均目标配准误差为 0.55 mm。该配准方法具有足够

的配准精度，能够将截骨路径从模型空间准确映射到术中视觉空间，从而引导机器人进行截骨。

表4-5　目标配准误差

序号	误差/mm	序号	误差/mm
1	0.61	7	0.47
2	0.36	8	0.60
3	0.58	9	0.72
4	0.58	10	0.39
5	0.40	11	0.55
6	0.69	12	0.70

2. 非刚性 ICP 算法

（1）人脸非刚性配准

采用非刚性 ICP 算法，将一个标准人脸模板［见图 4-12（a）］变形匹配到畸形患者人脸［见图 4-12（b）］上，从而辅助完成人脸特征点检测或颌面部正畸手术规划。人脸模板共有 9856 个点、19 534 个三角面片。畸形人脸共有 22 611 个点、44 900 个三角面片。图 4-12（c）展示了标准人脸模板变形匹配到下颌前突畸形人脸后的形状，标准人脸模板和畸形人脸的平均形状误差为 0.69 mm。

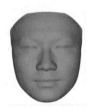

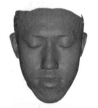

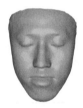

（a）标准人脸模板　（b）下颌前突畸形人脸　（c）标准人脸模板变形匹配到下颌前突畸形人脸后的形状

图4-12　人脸非刚性配准

（2）下颌骨非刚性配准

根据 30 例患者下颌骨模型制作的标准下颌骨三维模板，如图 4-13 所示，下颌骨模板上带有 19 个标志点。对 40 例正常颅颌面形态患者（男 20，女 20）的三维下颌骨模型数据采用非刚性 ICP 算法与标准模板进行配准，非刚性配准过程如图 4-14 所示，配准后的平均形状误差如表 4-6 所示。

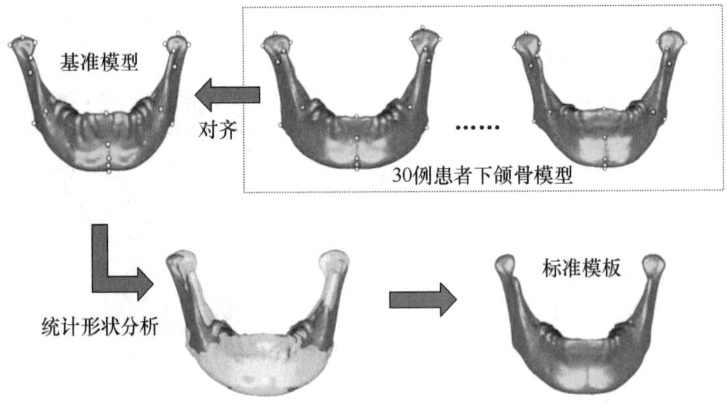

图4-13　下颌骨模板制作流程

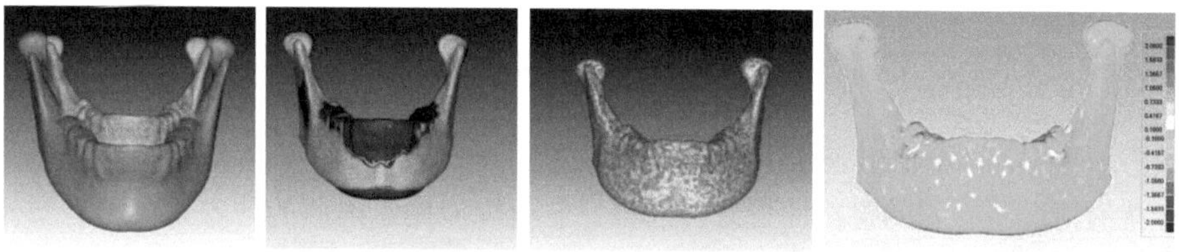

（a）初始位置 （b）刚性配准 （c）非刚性配准 （d）形状误差

图4-14 非刚性配准过程

表4-6 下颌骨非刚性配准平均形状误差

数据	误差（均值 ± 标准差）/mm
男性（n=20）	0.15 ± 0.05
女性（n=20）	0.15 ± 0.04
全部（n=40）	0.15 ± 0.05

通过非刚性配准将模板（带有标志点信息）变形匹配到患者数据上，可以间接实现标志点检测。对 20 名颅颌面形态患者，采用上述方法自动确定 19 个标志点，下颌骨自动定位误差结果如表 4-7 所示，标志点的平均定位误差为（1.64 ± 1.29）mm。

表4-7 下颌骨自动定位误差结果

序号	标志点	误差（均值 ± 标准差）/mm
1	右髁突顶点	1.45±0.98
2	左髁突顶点	1.68±0.81
3	右髁突最外侧点	1.54±0.74
4	左髁突最外侧点	1.71±1.06
5	右髁突最内侧点	1.53±1.01
6	左髁突最内侧点	1.28±0.87
7	右喙突顶点	0.74±0.42
8	左喙突顶点	0.94±0.73
9	右乙状切迹最低点	1.04±0.87
10	左乙状切迹最低点	2.29±1.24
11	右下颌角点	3.30±1.73
12	左下颌角点	2.88±1.54
13	右下颌升支转折点	2.93±2.07
14	左下颌升支转折点	2.77±1.30
15	颏前点	1.12±0.65
16	颏下点	0.88±0.50
17	颏顶点	1.05±0.61
18	下切牙点	0.70±0.51
19	下齿槽座点	1.41±0.65
	平均值	1.64±1.29

4.5 一致点漂移算法

一致点漂移（coherent point drift, CPD）算法是一种“软对应关系”算法，理论上来讲，在有噪声干扰的情况下，它的鲁棒性更好。而且，它可以应用于离散的纯点集，不需要任何其他拓扑关系。

4.5.1 CPD算法框架

CPD算法用一个高斯混合模型（Gaussian mixture model, GMM）对配准问题进行建模。设点集 $\boldsymbol{X}=[\boldsymbol{x}_1^{\mathrm{T}},\boldsymbol{x}_2^{\mathrm{T}},\cdots,\boldsymbol{x}_N^{\mathrm{T}}]^{\mathrm{T}}\in\mathbb{R}^{N\times 3}$ 代表了 N 个高斯分布的中心点，点集 $\boldsymbol{Y}=[\boldsymbol{y}_1^{\mathrm{T}},\boldsymbol{y}_2^{\mathrm{T}},\cdots,\boldsymbol{y}_M^{\mathrm{T}}]^{\mathrm{T}}\in\mathbb{R}^{M\times 3}$ 是由GMM生成的 M 个独立的数据，则观测到点 $\boldsymbol{y}$ 的概率为

$$p(\boldsymbol{y})=\sum_{n=1}^{N+1}p(\boldsymbol{y}\mid n)p(n) \tag{4-37}$$

其中，$p(\bullet)$ 表示概率；$p(n)$ 表示来自第 n 个高斯分布的概率（$n=N+1$ 表示来自噪声）；$p(\boldsymbol{y}\mid n)$ 表示已知 $\boldsymbol{y}$ 来自第 n 个高斯分布时观察值的概率，且有

$$\begin{cases} p(\boldsymbol{y}\mid n)=\dfrac{1}{(2\pi\sigma^2)^{3/2}}\mathrm{e}^{-\frac{\|\boldsymbol{y}-\mathcal{T}(\boldsymbol{x}_n;\boldsymbol{\theta}_n)\|^2}{2\sigma^2}} \quad (n=1,2,\cdots,N) \\ p(\boldsymbol{y}\mid N+1)=1/M \\ p(n)=\dfrac{1-\omega}{N}(n=1,2,\cdots,N) \\ p(N+1)=\omega \end{cases} \tag{4-38}$$

其中，$0\leqslant\omega<1$ 表示噪声的权重；$\mathcal{T}(\boldsymbol{x}_n;\boldsymbol{\theta}_n)$ 表示用参数 $\boldsymbol{\theta}_n$ 对 $\boldsymbol{x}_n$ 进行变换后的位置。于是

$$p(\boldsymbol{y})=\sum_{n=1}^{N+1}p(\boldsymbol{y}\mid n)p(n)=\omega\frac{1}{M}+(1-\omega)\frac{1}{N}\sum_{n=1}^{N}p(\boldsymbol{y}\mid n) \tag{4-39}$$

则观察数据 $\boldsymbol{Y}$ 的负对数似然函数为

$$E(\sigma^2,\boldsymbol{\Theta})=-\sum_{m=1}^{M}\log\sum_{n=1}^{N+1}p(\boldsymbol{y}\mid n)p(n) \tag{4-40}$$

最小化式（4-40）从而求解 σ^2 和变形参数 $\boldsymbol{\Theta}=[\boldsymbol{\theta}_1^{\mathrm{T}},\boldsymbol{\theta}_2^{\mathrm{T}},\cdots,\boldsymbol{\theta}_n^{\mathrm{T}}]^{\mathrm{T}}$。但遗憾的是，无法通过求导并令导数为0从而得到 σ^2 和 $\boldsymbol{\Theta}$ 的封闭解，需要用到以下的EM算法求解最优化问题（4-40）。

（1）给定 σ^2 和 $\boldsymbol{\Theta}$ 的初值，初始化矩阵 $\boldsymbol{P}\in\mathbb{R}^{N\times M}$，$P_{n,m}$ 为其第 n 行第 m 列的元素。

（2）根据式（4-38）计算后验概率 $P_{n,m}=p(n\mid\boldsymbol{y}_m)$：

$$p(n\mid\boldsymbol{y}_m)=\frac{p(\boldsymbol{y}_m\mid n)p(n)}{\sum_{n=1}^{N+1}p(\boldsymbol{y}_m\mid n)p(n)}=\frac{\mathrm{e}^{-\frac{\|\boldsymbol{y}_m-\mathcal{T}(\boldsymbol{x}_n;\boldsymbol{\theta}_n)\|^2}{2\sigma^2}}}{\sum_{n=1}^{N}\mathrm{e}^{-\frac{\|\boldsymbol{y}_m-\mathcal{T}(\boldsymbol{x}_n;\boldsymbol{\theta}_n)\|^2}{2\sigma^2}}+(2\pi\sigma^2)^{3/2}\dfrac{\omega N}{(1-\omega)M}} \tag{4-41}$$

（3）将 $\boldsymbol{P}$ 矩阵作为已知矩阵，最小化下面的目标函数：

$$Q(\sigma^2,\boldsymbol{\Theta})=\frac{1}{2\sigma^2}\sum_{m=1}^{M}\sum_{n=1}^{N}P_{n,m}\|\boldsymbol{y}_m-\mathcal{T}(\boldsymbol{x}_n;\boldsymbol{\theta}_n)\|^2+\frac{3N_p}{2}\log\sigma^2 \tag{4-42}$$

其中，$N_p = \sum_{m=1}^{M}\sum_{n=1}^{N} P_{n,m}$。

（4）更新参数 σ 和 $\boldsymbol{\Theta}$ 的值，转到步骤（2）。不断重复上述过程，直到算法收敛。

4.5.2 刚性CPD算法

对于刚性配准，式（4-42）的具体形式变为

$$Q(\sigma^2, \boldsymbol{R}, \boldsymbol{t}, s) = \frac{1}{2\sigma^2}\sum_{m=1}^{M}\sum_{n=1}^{N} P_{n,m}\left\|\boldsymbol{y}_m - (s\boldsymbol{R}\boldsymbol{x}_n + \boldsymbol{t})\right\|^2 + \frac{3N_p}{2}\log\sigma^2 \tag{4-43}$$

最小化式（4-43），可以参考 4.3 节的方法，先对 $\boldsymbol{t}$ 求偏导数并令其为 0 可以得到 $\boldsymbol{t} = \boldsymbol{\mu}_y - s\boldsymbol{R}\boldsymbol{\mu}_x$，其中：

$$\boldsymbol{\mu}_x = \frac{1}{N_p}\boldsymbol{X}^{\mathrm{T}}\boldsymbol{P}\boldsymbol{1},\ \boldsymbol{\mu}_y = \frac{1}{N_p}\boldsymbol{Y}^{\mathrm{T}}\boldsymbol{P}^{\mathrm{T}}\boldsymbol{1} \tag{4-44}$$

将式（4-44）代入式（4-43）可得

$$\begin{aligned}
Q(\sigma^2, \boldsymbol{R}, \boldsymbol{t}, s) &= \frac{1}{2\sigma^2}\sum_{m=1}^{M}\sum_{n=1}^{N} P_{n,m}\left\|\bar{\boldsymbol{y}}_m - s\boldsymbol{R}\bar{\boldsymbol{x}}_n\right\|^2 + \frac{3N_p}{2}\log\sigma^2 \\
&= \frac{1}{2\sigma^2}\sum_{m=1}^{M}\sum_{n=1}^{N} P_{n,m}(\bar{\boldsymbol{y}}_i^{\mathrm{T}}\bar{\boldsymbol{y}}_i - 2s\bar{\boldsymbol{y}}_i^{\mathrm{T}}\boldsymbol{R}\bar{\boldsymbol{x}}_i + s^2\bar{\boldsymbol{x}}_i^{\mathrm{T}}\bar{\boldsymbol{x}}_i) + \frac{3N_p}{2}\log\sigma^2 \\
&= \frac{1}{2\sigma^2}\mathrm{trace}(\bar{\boldsymbol{Y}}^{\mathrm{T}}\mathrm{d}(\boldsymbol{P}^{\mathrm{T}}\boldsymbol{1})\bar{\boldsymbol{Y}}) - \frac{s}{\sigma^2}\cdot\mathrm{trace}(\bar{\boldsymbol{Y}}^{\mathrm{T}}\boldsymbol{P}^{\mathrm{T}}\bar{\boldsymbol{X}}\boldsymbol{R}^{\mathrm{T}}) \\
&\quad + \frac{s^2}{2\sigma^2}\cdot\mathrm{trace}(\bar{\boldsymbol{X}}^{\mathrm{T}}\mathrm{d}(\boldsymbol{P}\boldsymbol{1})\bar{\boldsymbol{X}}) + \frac{3N_p}{2}\log\sigma^2
\end{aligned} \tag{4-45}$$

其中，$\bar{\boldsymbol{X}} = \boldsymbol{X} - \boldsymbol{1}\boldsymbol{\mu}_x^{\mathrm{T}}$；$\bar{\boldsymbol{Y}} = \boldsymbol{Y} - \boldsymbol{1}\boldsymbol{\mu}_y^{\mathrm{T}}$；$\mathrm{d}(\cdot)$ 表示以 $(\cdot)$ 为对角元素的对角矩阵。最小化式（4-45）等价于最大化 $\mathrm{trace}(\bar{\boldsymbol{Y}}^{\mathrm{T}}\boldsymbol{P}^{\mathrm{T}}\bar{\boldsymbol{X}}\boldsymbol{R}^{\mathrm{T}})$，根据定理 4.1 有

$$\begin{aligned}
\boldsymbol{A} &= \bar{\boldsymbol{Y}}^{\mathrm{T}}\boldsymbol{P}^{\mathrm{T}}\bar{\boldsymbol{X}} = (\boldsymbol{Y} - \boldsymbol{1}\boldsymbol{\mu}_y^{\mathrm{T}})^{\mathrm{T}}\boldsymbol{P}^{\mathrm{T}}(\boldsymbol{X} - \boldsymbol{1}\boldsymbol{\mu}_x^{\mathrm{T}}) \\
&= \boldsymbol{Y}^{\mathrm{T}}\boldsymbol{P}^{\mathrm{T}}\boldsymbol{X} - \boldsymbol{Y}^{\mathrm{T}}\boldsymbol{P}^{\mathrm{T}}\boldsymbol{1}\boldsymbol{\mu}_x^{\mathrm{T}} - \boldsymbol{\mu}_y\boldsymbol{1}^{\mathrm{T}}\boldsymbol{P}^{\mathrm{T}}\boldsymbol{X} + \boldsymbol{\mu}_y\boldsymbol{1}^{\mathrm{T}}\boldsymbol{P}^{\mathrm{T}}\boldsymbol{1}\boldsymbol{\mu}_x^{\mathrm{T}} \\
&= \boldsymbol{Y}^{\mathrm{T}}\boldsymbol{P}^{\mathrm{T}}\boldsymbol{X} - N_p\boldsymbol{\mu}_y\boldsymbol{\mu}_x^{\mathrm{T}}
\end{aligned} \tag{4-46}$$

对 $\boldsymbol{A}$ 进行 SVD 分解：$\boldsymbol{A} = \boldsymbol{U}\boldsymbol{D}\boldsymbol{V}^{\mathrm{T}}$，则 $\boldsymbol{R} = \boldsymbol{U}\boldsymbol{C}\boldsymbol{V}^{\mathrm{T}}$，其中 $\boldsymbol{C} = \mathrm{diag}(1,1,\det(\boldsymbol{U}\boldsymbol{V}^{\mathrm{T}}))$。对式（4-45）求关于 s 的导数，并令其为 0，可以求得

$$s = \frac{\mathrm{trace}(\boldsymbol{A}\boldsymbol{R}^{\mathrm{T}})}{\mathrm{trace}(\bar{\boldsymbol{X}}^{\mathrm{T}}\mathrm{d}(\boldsymbol{P}\boldsymbol{1})\bar{\boldsymbol{X}})} = \frac{\mathrm{trace}(\boldsymbol{D}\boldsymbol{C})}{\mathrm{trace}(\boldsymbol{X}^{\mathrm{T}}\mathrm{d}(\boldsymbol{P}\boldsymbol{1})\boldsymbol{X}) - N_p\boldsymbol{\mu}_x^{\mathrm{T}}\boldsymbol{\mu}_x} \tag{4-47}$$

同理，对式（4-45）求关于 σ^2 的导数，并令其为 0，可以求得

$$\begin{aligned}
\sigma^2 &= \frac{1}{3N_p}(\mathrm{trace}(\bar{\boldsymbol{Y}}^{\mathrm{T}}\mathrm{d}(\boldsymbol{P}^{\mathrm{T}}\boldsymbol{1})\bar{\boldsymbol{Y}}) - s\cdot\mathrm{trace}(\boldsymbol{D}\boldsymbol{C})) \\
&= \frac{1}{3N_p}(\mathrm{trace}(\boldsymbol{Y}^{\mathrm{T}}\mathrm{d}(\boldsymbol{P}^{\mathrm{T}}\boldsymbol{1})\boldsymbol{Y}) - N_p\boldsymbol{\mu}_y^{\mathrm{T}}\boldsymbol{\mu}_y - s\cdot\mathrm{trace}(\boldsymbol{D}\boldsymbol{C}))
\end{aligned} \tag{4-48}$$

至此，便求出了最小化式（4-43）的所有未知参数。

4.5.3 仿射CPD算法

对于仿射配准，式（4-42）的具体形式变为

$$Q(\sigma^2,\boldsymbol{B},\boldsymbol{t})=\frac{1}{2\sigma^2}\sum_{m=1}^{M}\sum_{n=1}^{N}P_{n,m}\left\|\boldsymbol{y}_m-(\boldsymbol{B}\boldsymbol{x}_n+\boldsymbol{t})\right\|^2+\frac{3N_p}{2}\log\sigma^2 \tag{4-49}$$

采用与 4.3 节类似的方法可以求出 $\boldsymbol{t}=\boldsymbol{\mu}_y-\boldsymbol{B}\boldsymbol{\mu}_x$，代入式（4-49）可得

$$\begin{aligned}Q(\sigma^2,\boldsymbol{B},\boldsymbol{t})&=\frac{1}{2\sigma^2}\sum_{m=1}^{M}\sum_{n=1}^{N}P_{n,m}\left\|\bar{\boldsymbol{y}}_m-\boldsymbol{B}\bar{\boldsymbol{x}}_n\right\|^2+\frac{3N_p}{2}\log\sigma^2\\&=\frac{1}{2\sigma^2}\sum_{m=1}^{M}\sum_{n=1}^{N}P_{n,m}\left\|\bar{\boldsymbol{x}}_n^{\mathrm{T}}\boldsymbol{B}^{\mathrm{T}}-\bar{\boldsymbol{y}}_m^{\mathrm{T}}\right\|_F^2+\frac{3N_p}{2}\log\sigma^2\end{aligned} \tag{4-50}$$

注意到 $\sum_{m=1}^{M}\sum_{n=1}^{N}P_{n,m}\left\|\bar{\boldsymbol{x}}_n^{\mathrm{T}}\boldsymbol{B}^{\mathrm{T}}-\bar{\boldsymbol{y}}_m^{\mathrm{T}}\right\|_F^2$ 是一个关于 $\boldsymbol{B}^{\mathrm{T}}$ 的线性最小二乘问题，通过简单的线性变换，可以将它写为下面的标准形式：

$$\sum_{m=1}^{M}\sum_{n=1}^{N}P_{n,m}\left\|\bar{\boldsymbol{x}}_n^{\mathrm{T}}\boldsymbol{B}^{\mathrm{T}}-\bar{\boldsymbol{y}}_m^{\mathrm{T}}\right\|_F^2=\left\|\begin{bmatrix}\sqrt{P_{1,1}}\,\bar{\boldsymbol{x}}_1^{\mathrm{T}}\\\sqrt{P_{2,1}}\,\bar{\boldsymbol{x}}_2^{\mathrm{T}}\\\vdots\\\sqrt{P_{N,1}}\,\bar{\boldsymbol{x}}_N^{\mathrm{T}}\\\vdots\\\sqrt{P_{1,M}}\,\bar{\boldsymbol{x}}_1^{\mathrm{T}}\\\sqrt{P_{2,M}}\,\bar{\boldsymbol{x}}_2^{\mathrm{T}}\\\vdots\\\sqrt{P_{N,M}}\,\bar{\boldsymbol{x}}_N^{\mathrm{T}}\end{bmatrix}\boldsymbol{B}^{\mathrm{T}}-\begin{bmatrix}\sqrt{P_{1,1}}\,\bar{\boldsymbol{y}}_1^{\mathrm{T}}\\\sqrt{P_{2,1}}\,\bar{\boldsymbol{y}}_1^{\mathrm{T}}\\\vdots\\\sqrt{P_{N,1}}\,\bar{\boldsymbol{y}}_1^{\mathrm{T}}\\\vdots\\\sqrt{P_{1,M}}\,\bar{\boldsymbol{y}}_M^{\mathrm{T}}\\\sqrt{P_{2,M}}\,\bar{\boldsymbol{y}}_M^{\mathrm{T}}\\\vdots\\\sqrt{P_{N,M}}\,\bar{\boldsymbol{y}}_M^{\mathrm{T}}\end{bmatrix}\right\|_F^2=\left\|\mathcal{A}\boldsymbol{B}^{\mathrm{T}}-\mathcal{Y}\right\|_F^2 \tag{4-51}$$

根据线性代数的基本知识有

$$\boldsymbol{B}^{\mathrm{T}}=(\mathcal{A}^{\mathrm{T}}\mathcal{A})^{-1}\mathcal{A}^{\mathrm{T}}\mathcal{Y} \tag{4-52}$$

通过简单的线性代数运算可以求出：

$$\begin{cases}\mathcal{A}^{\mathrm{T}}\mathcal{A}=\sum_{n=1}^{N}\sum_{m=1}^{M}P_{n,m}\bar{\boldsymbol{x}}_n\bar{\boldsymbol{x}}_n^{\mathrm{T}}=\bar{\boldsymbol{X}}^{\mathrm{T}}\mathrm{d}(\boldsymbol{P1})\bar{\boldsymbol{X}}\\\mathcal{A}^{\mathrm{T}}\mathcal{Y}=\sum_{n=1}^{N}\sum_{m=1}^{M}P_{n,m}\bar{\boldsymbol{x}}_n\bar{\boldsymbol{y}}_n^{\mathrm{T}}=\bar{\boldsymbol{X}}^{\mathrm{T}}\boldsymbol{P}\bar{\boldsymbol{Y}}\end{cases} \tag{4-53}$$

将式（4-53）代入式（4-52）可得

$$\boldsymbol{B}=\bar{\boldsymbol{Y}}^{\mathrm{T}}\boldsymbol{P}^{\mathrm{T}}\bar{\boldsymbol{X}}(\bar{\boldsymbol{X}}^{\mathrm{T}}\mathrm{d}(\boldsymbol{P1})\bar{\boldsymbol{X}})^{-1} \tag{4-54}$$

最后，对式（4-50）求关于 σ^2 的导数，并令其为 0，可以求得

$$\begin{aligned}\sigma^2&=\frac{1}{3N_p}\left(\mathrm{trace}(\bar{\boldsymbol{Y}}^{\mathrm{T}}\mathrm{d}(\boldsymbol{P}^{\mathrm{T}}\boldsymbol{1})\bar{\boldsymbol{Y}})-\mathrm{trace}(\bar{\boldsymbol{Y}}^{\mathrm{T}}\boldsymbol{P}^{\mathrm{T}}\bar{\boldsymbol{X}}\boldsymbol{B}^{\mathrm{T}})\right)\\&=\frac{1}{3N_p}\left(\mathrm{trace}(\boldsymbol{Y}^{\mathrm{T}}\mathrm{d}(\boldsymbol{P}^{\mathrm{T}}\boldsymbol{1})\boldsymbol{Y})-N_p\boldsymbol{\mu}_y^{\mathrm{T}}\boldsymbol{\mu}_y-\mathrm{trace}\left((\boldsymbol{Y}^{\mathrm{T}}\boldsymbol{P}^{\mathrm{T}}\boldsymbol{X}-N_p\boldsymbol{\mu}_y\boldsymbol{\mu}_x^{\mathrm{T}})\boldsymbol{B}^{\mathrm{T}}\right)\right)\end{aligned} \tag{4-55}$$

4.5.4 非刚性CPD算法

非刚性 CPD 算法采用运动一致理论（motion coherent theory，MCT）对点集的变形进行建模：

$$
\begin{aligned}
Q(\sigma^2,\boldsymbol{W}) = &\frac{1}{2\sigma^2}\sum_{m=1}^{M}\sum_{n=1}^{N}P_{n,m}\left\|\boldsymbol{y}_m-\left(\sum_{i=1}^{N}\boldsymbol{w}_iG_{n,i}+\boldsymbol{x}_n\right)\right\|^2 \\
&+\frac{\lambda}{2}\mathrm{trace}(\boldsymbol{W}^{\mathrm{T}}\boldsymbol{G}\boldsymbol{W})+\frac{3N_p}{2}\log\sigma^2
\end{aligned} \tag{4-56}
$$

其中，$\boldsymbol{W}=\left[\boldsymbol{w}_1,\boldsymbol{w}_2,\cdots,\boldsymbol{w}_N\right]^{\mathrm{T}}\in\mathbb{R}^{N\times 3}$；$G_{n,i}$ 是高斯核矩阵 $\boldsymbol{G}\in\mathbb{R}^{N\times N}$ 的第 n 行第 i 列的元素，且 $G_{n,i}=\mathrm{e}^{-\frac{1}{2}\left\|\frac{\boldsymbol{x}_n-\boldsymbol{x}_i}{\beta}\right\|^2}$，$\sqrt{\boldsymbol{G}}\cdot\sqrt{\boldsymbol{G}}=\boldsymbol{G}$；$\beta$ 和 λ 为固定参数。式（4-56）的第 2 项为正则项。将式（4-56）的前 2 项写为标准形式：

$$
\begin{aligned}
\sum_{m=1}^{M}\sum_{n=1}^{N}P_{n,m}\left\|\boldsymbol{y}_m-\boldsymbol{x}_n-\sum_{i=1}^{N}\boldsymbol{w}_iG_{n,i}\right\|^2 &= \left\|\begin{bmatrix}\mathrm{d}\left(\sqrt{\boldsymbol{P}_1}\right)\boldsymbol{G}\\ \vdots \\ \mathrm{d}\left(\sqrt{\boldsymbol{P}_M}\right)\boldsymbol{G}\\ \sqrt{\lambda}\sigma\sqrt{\boldsymbol{G}}\end{bmatrix}\boldsymbol{W}-\begin{bmatrix}\sqrt{P_{1,1}}\left(\boldsymbol{y}_1^{\mathrm{T}}-\boldsymbol{x}_1^{\mathrm{T}}\right)\\ \sqrt{P_{2,1}}\left(\boldsymbol{y}_1^{\mathrm{T}}-\boldsymbol{x}_2^{\mathrm{T}}\right)\\ \vdots \\ \sqrt{P_{N,1}}\left(\boldsymbol{y}_1^{\mathrm{T}}-\boldsymbol{x}_N^{\mathrm{T}}\right)\\ \vdots \\ \sqrt{P_{1,M}}\left(\boldsymbol{y}_M^{\mathrm{T}}-\boldsymbol{x}_1^{\mathrm{T}}\right)\\ \sqrt{P_{2,M}}\left(\boldsymbol{y}_M^{\mathrm{T}}-\boldsymbol{x}_2^{\mathrm{T}}\right)\\ \vdots \\ \sqrt{P_{N,M}}\left(\boldsymbol{y}_M^{\mathrm{T}}-\boldsymbol{x}_N^{\mathrm{T}}\right)\\ \boldsymbol{0}_{N\times 3}\end{bmatrix}\right\|_F^2 \\
&= \left\|\boldsymbol{\mathcal{A}}\boldsymbol{W}-\boldsymbol{\mathcal{Y}}\right\|_F^2
\end{aligned} \tag{4-57}
$$

其中，$\sqrt{\boldsymbol{P}_m}\,(m=1,2,\cdots,M)$ 是矩阵 $\boldsymbol{P}$ 的第 m 列元素开根号后组成的列向量。最小化式（4-57）等价于求解 $\boldsymbol{\mathcal{A}}^{\mathrm{T}}\boldsymbol{\mathcal{A}}\boldsymbol{W}=\boldsymbol{\mathcal{A}}^{\mathrm{T}}\boldsymbol{\mathcal{Y}}$，注意到：

$$
\begin{cases}\boldsymbol{\mathcal{A}}^{\mathrm{T}}\boldsymbol{\mathcal{A}}=\boldsymbol{G}(\mathrm{d}(\boldsymbol{P}\boldsymbol{1})+\lambda\sigma^2\boldsymbol{G}^{-1})\boldsymbol{G}\\ \boldsymbol{\mathcal{A}}^{\mathrm{T}}\boldsymbol{\mathcal{Y}}=\boldsymbol{G}\boldsymbol{P}\boldsymbol{Y}-\boldsymbol{G}\mathrm{d}(\boldsymbol{P}\boldsymbol{1})\boldsymbol{X}\end{cases} \tag{4-58}
$$

因此，$\boldsymbol{W}$ 可以通过求解下列方程得到。

$$
(\boldsymbol{G}+\lambda\sigma^2\mathrm{d}^{-1}(\boldsymbol{P}\boldsymbol{1}))\boldsymbol{W}=\mathrm{d}^{-1}(\boldsymbol{P}\boldsymbol{1})\boldsymbol{P}\boldsymbol{Y}-\boldsymbol{X} \tag{4-59}
$$

求出 $\boldsymbol{W}$ 后，$\boldsymbol{X}$ 的变形为

$$
\boldsymbol{T}=\mathcal{T}(\boldsymbol{X})=\boldsymbol{X}+\boldsymbol{G}\boldsymbol{W} \tag{4-60}
$$

对式（4-56）求关于 σ^2 的导数并令其为 0，可得

$$
\sigma^2=\frac{1}{3N_p}\left(\mathrm{trace}(\boldsymbol{Y}^{\mathrm{T}}\mathrm{d}(\boldsymbol{P}^{\mathrm{T}}\boldsymbol{1})\boldsymbol{Y})-2\cdot\mathrm{trace}((\boldsymbol{P}\boldsymbol{Y})^{\mathrm{T}}\boldsymbol{T})+\mathrm{trace}(\boldsymbol{T}^{\mathrm{T}}\mathrm{d}(\boldsymbol{P}\boldsymbol{1})\boldsymbol{T})\right) \tag{4-61}
$$

4.5.5 CPD算法加速

1. 快速高斯变换

在以上 CPD 算法中，需要计算 $\boldsymbol{P1}$、$\boldsymbol{P}^{\mathrm{T}}\boldsymbol{1}$ 和 $\boldsymbol{PY}$ 的值，其中矩阵 $\boldsymbol{F}$ 的第 n 行第 m 列元素具有如下形式（将 $\boldsymbol{x}_n$ 视为变形后的点）：

$$P_{n,m}=\frac{\mathrm{e}^{-\frac{\left\|\boldsymbol{y}_m-\boldsymbol{x}_n\right\|^2}{2\sigma^2}}}{\sum_{n=1}^{N}\mathrm{e}^{-\frac{\left\|\boldsymbol{y}_m-\boldsymbol{x}_n\right\|^2}{2\sigma^2}}+c} \tag{4-62}$$

其中，c 为常数。为了加速计算，采用快速高斯变换（fast Gaussian transform, FGT）计算 $\boldsymbol{P1}$、$\boldsymbol{P}^{\mathrm{T}}\boldsymbol{1}$ 和 $\boldsymbol{PY}$ 的值。FGT 可以用来以 $O(M+N)$ 的时间复杂度（原始算法的时间复杂度为 $O(MN)$）快速计算如下形式的表达式：

$$\begin{cases} f\left(\boldsymbol{x}_n\right)=\sum_{m=1}^{M}z_m\mathrm{e}^{-\frac{\left\|\boldsymbol{y}_m-\boldsymbol{x}_n\right\|^2}{2\sigma^2}}\ (n=1,2,\cdots,N) \\ f\left(\boldsymbol{y}_m\right)=\sum_{n=1}^{N}z_n\mathrm{e}^{-\frac{\left\|\boldsymbol{y}_m-\boldsymbol{x}_n\right\|^2}{2\sigma^2}}\ (m=1,2,\cdots,M) \end{cases} \tag{4-63}$$

如果令矩阵 $\boldsymbol{K}\in\mathbb{R}^{N\times M}$ 的第 n 行第 m 列元素 $K_{n,m}=\mathrm{e}^{-\frac{\left\|\boldsymbol{y}_m-\boldsymbol{x}_n\right\|^2}{2\sigma^2}}$，则 FGT 可以用来快速计算 $\boldsymbol{Kz}$（$\boldsymbol{z}\in\mathbb{R}^M$ 为任意向量）或 $\boldsymbol{K}^{\mathrm{T}}\boldsymbol{z}$（$\boldsymbol{z}\in\mathbb{R}^N$ 为任意向量）的值。下面，将 $\boldsymbol{P1}$、$\boldsymbol{P}^{\mathrm{T}}\boldsymbol{1}$ 和 $\boldsymbol{PY}$ 的计算过程写成 $\boldsymbol{Kz}$ 或 $\boldsymbol{K}^{\mathrm{T}}\boldsymbol{z}$ 的形式，从而用 FGT 算法求解。

① 计算 $\boldsymbol{a}=1./(\boldsymbol{K}^{\mathrm{T}}\boldsymbol{1}+\boldsymbol{1}c)$，其中 ./ 表示按元素除法。

② $\boldsymbol{P}^{\mathrm{T}}\boldsymbol{1}=\boldsymbol{1}-c\boldsymbol{a}$。

③ $\boldsymbol{P1}=\boldsymbol{Ka}$。

④ $\boldsymbol{PY}=\boldsymbol{K}(\mathrm{d}(\boldsymbol{a})\boldsymbol{Y})$。

2. 矩阵低秩近似

在非刚性 CPD 算法中，每次迭代关键的一步需要求解式（4-59）。正常计算 $(\boldsymbol{G}+\lambda\sigma^2\mathrm{d}^{-1}(\boldsymbol{P1}))$ 的逆的时间复杂度为 $O(N^3)$，可以利用矩阵的低秩近似降低计算的时间复杂度，即将式（4-59）中的矩阵 $\boldsymbol{G}$ 用 $\hat{\boldsymbol{G}}$ 来近似：

$$\hat{\boldsymbol{G}}=\boldsymbol{Q\Lambda Q}^{\mathrm{T}} \tag{4-64}$$

其中，$\boldsymbol{\Lambda}\in\mathbb{R}^{K\times K}$ 是由 $\boldsymbol{G}$ 的最大 K 个特征值（$K\ll N$）组成的对角矩阵；$\boldsymbol{Q}\in\mathbb{R}^{N\times K}$ 是对应的 K 个特征向量组成的矩阵。根据伍德伯里矩阵恒等式（Woodbury matrix identity），式（4-59）中 $(\boldsymbol{G}+\lambda\sigma^2\mathrm{d}^{-1}(\boldsymbol{P1}))$ 的逆可以写为

$$\begin{aligned}&(\boldsymbol{Q\Lambda Q}^{\mathrm{T}}+\lambda\sigma^2\mathrm{d}^{-1}(\boldsymbol{P1}))^{-1}=\\&\frac{1}{\lambda\sigma^2}\mathrm{d}(\boldsymbol{P1})-\frac{1}{(\lambda\sigma^2)^2}\mathrm{d}(\boldsymbol{P1})\boldsymbol{Q}\left(\boldsymbol{\Lambda}^{-1}+\frac{1}{\lambda\sigma^2}\boldsymbol{Q}^{\mathrm{T}}\mathrm{d}(\boldsymbol{P1})\boldsymbol{Q}\right)^{-1}\boldsymbol{Q}^{\mathrm{T}}\mathrm{d}(\boldsymbol{P1})\end{aligned} \tag{4-65}$$

从而转为计算 $\left(\boldsymbol{\Lambda}^{-1}+\frac{1}{\lambda\sigma^2}\boldsymbol{Q}^{\mathrm{T}}\mathrm{d}(\boldsymbol{P1})\boldsymbol{Q}\right)$ 的逆，而这个矩阵是一个 $K\times K$ 矩阵，求逆的时间复杂度降为 $O(K^3)$。

4.5.6 配准应用举例

本节以腹腔镜下肾肿瘤切除术为临床背景介绍 CPD 算法在软组织器官手术导航中的应用。

1. 模型实验精度验证

实验采用肾脏橡胶模型模拟手术对象。插入 13 枚大头针作为精度评价的目标点。肾脏橡胶模型以及术前模型如图 4-15 所示。

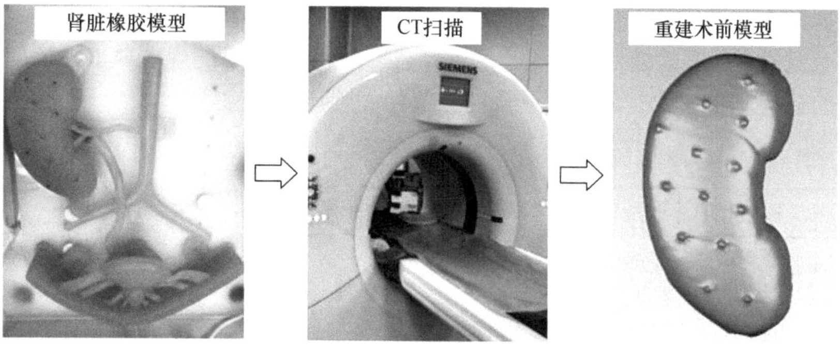

图4-15 肾脏橡胶模型以及术前模型

采用微型投影仪将真实的人体肾脏表面纹理投影在肾脏橡胶模型表面上，用来模拟真实术中场景。同时，采用手动弯曲和器械挤压方式使模型产生形变，从而模拟肾脏术中的形变。对发生形变的肾脏橡胶模型进行腹腔镜成像获取“术中”腹腔镜图像（见图 4-16）。通过第 3 章介绍的方法重建肾脏表面。

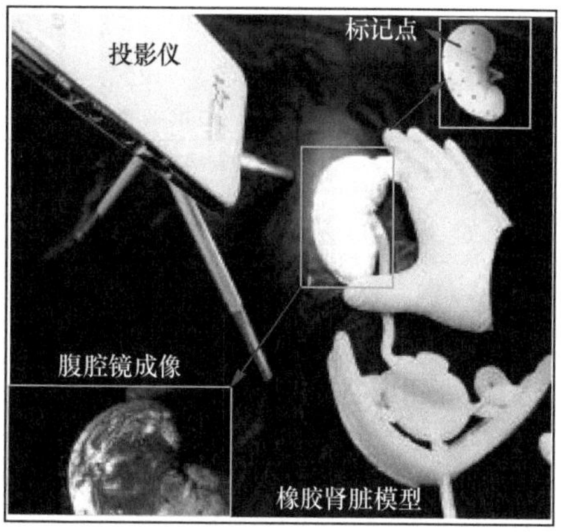

图4-16 模型实验场景

通过将形变真值与术前模型进行对比，分析其形变程度。形变真值由三维扫描仪获取。图 4-17 所示为肾脏模型的挤压、外折、内扣 3 种交互形变效果，这 3 种形变模式分别记为 A、B 和 C。

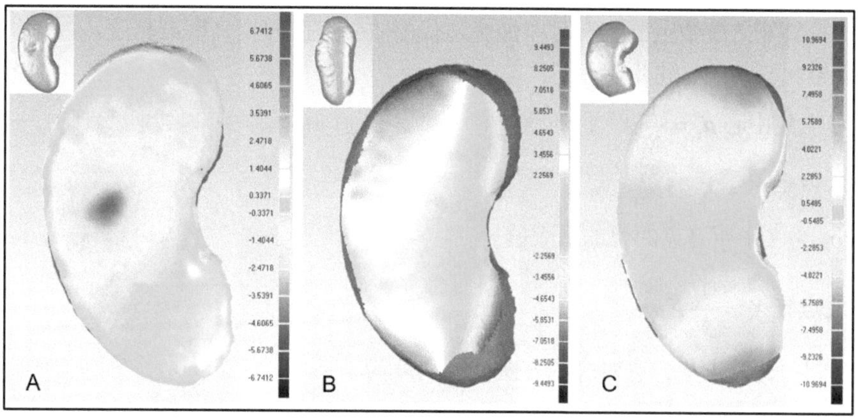

图4-17 肾脏模型的形变效果

采用 CPD 算法对 3 种形变模式进行配准，配准结果如表 4-8 所示。绿色点为标记点的真值位置，蓝色点为叠加的术前标记点模型，黄色部分为叠加的术前肾脏模型。非刚性 CPD 算法配准在 A、B、C 3 种情况下的综合平均 TRE 为（1.69 ± 0.31）mm。为了对比，也给出了刚性 ICP 算法配准的结果，从图中肾脏叠加模型的边界可以看出刚性配准有较大的误差。

2. 临床数据验证实验

实验通过离线处理临床手术立体腹腔镜视频数据，验证非刚性 CPD 算法配准的临床有效性。图4-18所示为将患者术前肾脏模型与术中立体腹腔镜重建的表面进行非刚性CPD算法配准的结果，并应用配准结果将术前肾脏模型（黄绿色）、血管模型（紫色）、肿瘤模型（红色）叠加到腹腔镜视频上。通过比对虚拟叠加的模型边界与真实场景下可见的组织边界是否一致，来验证配准的有效性。从实验结果可以看出，非刚性 CPD 算法计算的虚拟叠加模型的边界与实际肾脏和肿瘤的边界基本一致，验证了算法的有效性和临床可行性。

表4-8　不同形变模式下的配准结果

形变模式	刚性ICP算法配准	非刚性CPD算法配准
A	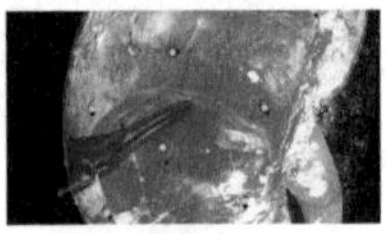	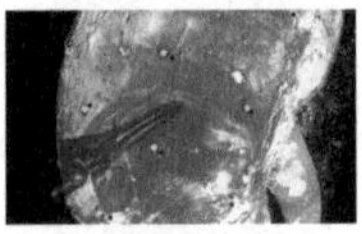
B	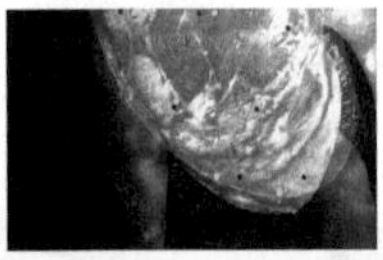	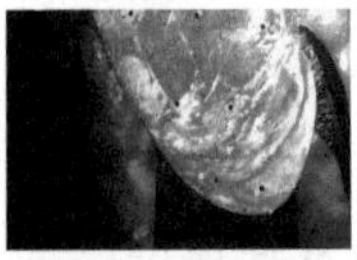
C	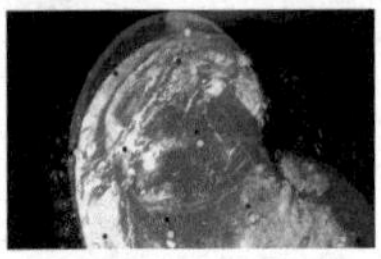	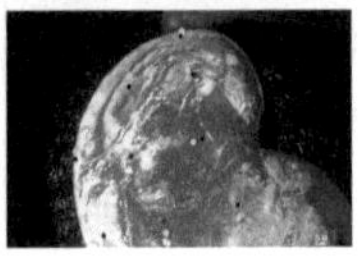

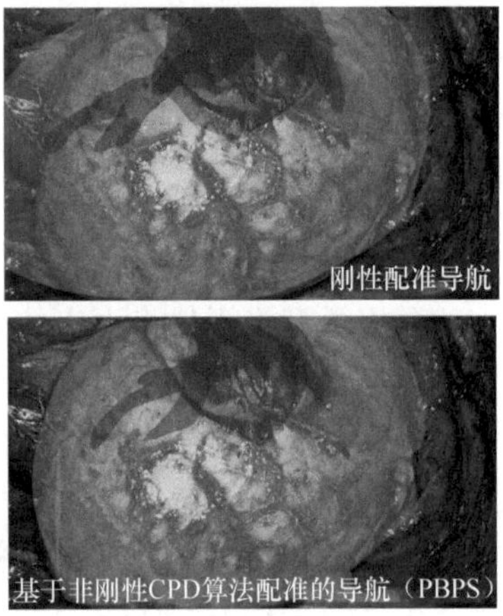

图4-18　临床数据配准结果

4.6 数据归一化

在配准之前，数据归一化是一个很有用的预处理方法。它通过将待配准点集变换到单位空间，进而统一算法的参数范围，有可能加快迭代的收敛速度并提高配准精度。以点集 $\boldsymbol{X} \in \mathbb{R}^{N\times 3}$ 为例，下面给出它的归一化步骤。

① 计算点集中心 $\boldsymbol{\mu}_x = \dfrac{1}{N}\boldsymbol{X}^{\mathrm{T}}\mathbf{1}$。

② 平移点集 $\bar{\boldsymbol{X}} = \boldsymbol{X} - \mathbf{1}\boldsymbol{\mu}_x^{\mathrm{T}}$。

③ 令 σ_x 为 $\bar{\boldsymbol{X}}$ 中所有点的模的最大值。

④ 缩放点集 $\hat{\boldsymbol{X}} = \dfrac{1}{\sigma_x}\bar{\boldsymbol{X}}$。

则 $\hat{\boldsymbol{X}}$ 为归一化的点集，它对应的齐次变换矩阵为

$$\boldsymbol{T}_X = \begin{bmatrix} \dfrac{1}{\sigma_x}\boldsymbol{I} & -\dfrac{1}{\sigma_x}\boldsymbol{\mu}_x \\ \mathbf{0}^{\mathrm{T}} & 1 \end{bmatrix} \tag{4-66}$$

设 $\hat{\boldsymbol{Y}}$ 为归一化后的点集，且 $\mathcal{T}$ 为归一化点集之间的映射关系，即 $\mathcal{T}(\hat{\boldsymbol{X}}) \rightarrow \hat{\boldsymbol{Y}}$，则原始点集之间的映射关系为 $\boldsymbol{T}_Y^{-1} \circ \mathcal{T}$，其中：

$$\boldsymbol{T}_Y^{-1} = \begin{bmatrix} \sigma_y \boldsymbol{I} & \boldsymbol{\mu}_y \\ \boldsymbol{0}^{\mathrm{T}} & 1 \end{bmatrix} \tag{4-67}$$

4.7 三维 - 二维配准

本节介绍的三维 - 二维配准，是指三维形状和二维图像之间的配准。例如，在进行腹腔镜手术导航时，需要将术前的器官模型叠加到术中腹腔镜图像上进行增强现实显示，这就需要根据腹腔镜的实际图像和目标器官的三维模型，计算腹腔镜相机的外参数。再例如，在笔者的前期工作中，提出了一种用于口腔颅颌面外科手术导航的无标记点配准方法，也涉及三维 - 二维配准 [19-20, 45]。在三维 - 二维配准问题中，假设单目相机的内参数已知，给定一个物体的三维形状模型和一幅相机拍摄的实际二维图像，计算拍摄该图像时相机的位置和姿态。用数学语言描述为：找到最佳的相机外参数矩阵 $(\boldsymbol{R}, \boldsymbol{t})$，使得三维模型使用投影矩阵 $\boldsymbol{K}[\boldsymbol{R}, \boldsymbol{t}]$ 在相机焦平面上的投影形状和原始二维图像的相似度最高，矩阵 $\boldsymbol{K}$ 是相机的内参数矩阵。求出相机的外参数矩阵后，可以利用该信息将物体的三维形状以及周边结构投影叠加到实际相机图像上，实现可视化导航，或者引导手术机器人进行定位和操作。

4.7.1 形状表征和相似性定义

设 $I(x, y)$ 表示实际二维图像，E_{2D} 表示三维模型的二维投影形状。E_{2D} 由一组带有方向向量 $\boldsymbol{d}_i$ 的二维特征点 p_i 的坐标 $\boldsymbol{p}_i \equiv [x_i, y_i]^{\mathrm{T}}$ 表示：$E_{\mathrm{2D}} \equiv \{\boldsymbol{p}_i, \boldsymbol{d}_i\}_{i=1}^N$，其中 N 是特征点的数量，$\boldsymbol{d}_i$ 是 p_i 处的单位法向量。二维特征点应当与三维模型的显著几何特征相对应。选择面角超过一定阈值的三维模型的边的投影作为二维特征点。显然，E_{2D} 取决于三维模型相对于相机的姿态。投影形状 E_{2D} 和图像之间相似度的计算方法如下。

$$s(E_{\mathrm{2D}}, I) = \frac{1}{N} \sum_{i=1}^{N} \frac{\left| \langle \nabla I(x_i, y_i), \boldsymbol{d}_i \rangle \right|}{\| \nabla I(x, y) \| \bullet \| \boldsymbol{d}_i \|} \tag{4-68}$$

其中，〈•〉表示点积计算；$\nabla I(x_i, y_i)$ 表示图像在 (x_i, y_i) 处的梯度向量。当相机只发生纯旋转运动时（即光心位置不变），等价于二维投影形状经历透视变换（perspective transform）。二维透视变换由一个 3×3 非奇异矩阵 $\boldsymbol{H}$ 描述，设 E_{2D} 经过 $\boldsymbol{H}$ 变换后的形状为 $E' \equiv \{\boldsymbol{p}_i', \boldsymbol{d}_i'\}_{i=1}^N$，则有

$$\omega \begin{bmatrix} \boldsymbol{p}' \\ 1 \end{bmatrix} = \boldsymbol{H} \begin{bmatrix} \boldsymbol{p}_i \\ 1 \end{bmatrix} \tag{4-69}$$

$$\boldsymbol{d}' = \boldsymbol{H}_{2\times 3}^{-\mathrm{T}} \begin{bmatrix} \boldsymbol{d}_i \\ \langle \boldsymbol{d}_i, \boldsymbol{p}_i \rangle \end{bmatrix} \tag{4-70}$$

其中，ω 为齐次坐标；$\boldsymbol{H}_{2\times 3}^{-\mathrm{T}}$ 表示 $\boldsymbol{H}^{-\mathrm{T}}$ 的前两行。在三维姿态 $[\boldsymbol{R}, \boldsymbol{t}]$ 上直接优化式（4-68）是不可能的，除非起始点非常接近真实姿态。可行的策略是在三维模型周围有规律地采样大量视图，并将每个视图的投影形状 E_{2D} 经过 $\boldsymbol{H}$ 变换后与搜索图像 $I(x, y)$ 进行比较，以寻找最佳匹配。三维模型的姿态可以通过 $\boldsymbol{H}$ 矩阵和对应的视图姿态来确定。

4.7.2 视图生成

给定要匹配的三维模型（例如以 STL 文件的形式），通过指定虚拟相机的姿态，可以使用计算机图形应用程序接口 OpenGL 渲染视图。本节使用 OpenGL 坐标系的约定来定义相机坐标系（camera coordinate system，CCS）及其视锥体（view frustum）。如图 4-19 所示，相机的光心位于原点 O_c，观察方向（光轴）沿着 $-z_c$ 轴方向，此时 x_c 轴和 y_c 轴分别对应图像的宽度和高度方向。因此，选择图像的左下角像素中心作为图像坐标系（image coordinate system，ICS）的原点。虚拟相机的视锥体可以表征为 $(f,l,r,t,b,z_{near},z_{far})$，其中 z_{near} 和 z_{far} 分别对应视锥体的近端平面和远端平面，其对应的齐次投影矩阵由式（4-71）给出。(f,l,r,t,b) 的值能够从真实相机的内部参数矩阵 $\boldsymbol{K}$ 中获取。如果设置 OpenGL 的渲染分辨率也和真实相机保持一致，则虚拟相机和真实相机具有相同的二维成像几何特征。

$$\boldsymbol{M}_{\text{proj}}=\begin{bmatrix}\dfrac{2f}{r-f} & 0 & \dfrac{r+l}{r-l} & 0\\ 0 & \dfrac{2f}{t-b} & \dfrac{t+b}{t-b} & 0\\ 0 & 0 & -\dfrac{z_{\text{far}}+z_{\text{near}}}{z_{\text{far}}-z_{\text{near}}} & -2\dfrac{z_{\text{far}}z_{\text{near}}}{z_{\text{far}}-z_{\text{near}}}\\ 0 & 0 & -1 & 0\end{bmatrix} \tag{4-71}$$

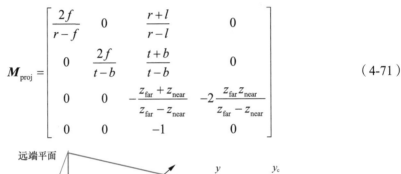

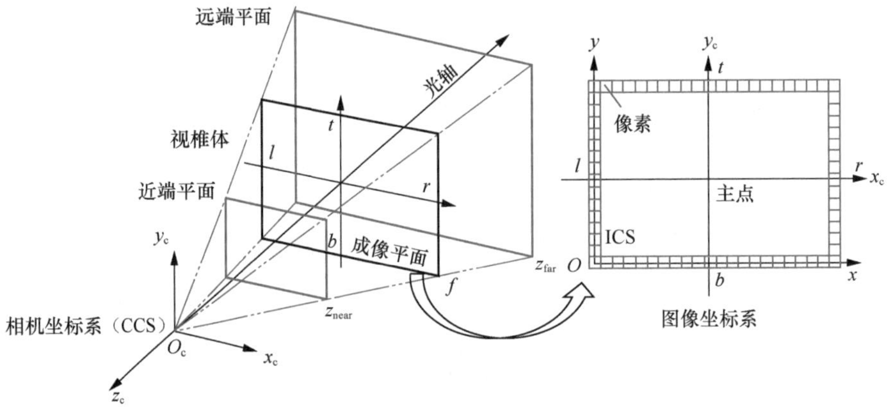

图4-19 OpenGL相机投影模型

设真实相机的内参矩阵为

$$\boldsymbol{K}=\begin{bmatrix}f_x & 0 & c_x\\ 0 & f_y & c_y\\ 0 & 0 & 1\end{bmatrix} \tag{4-72}$$

其中，$f_x=f/s_x$、$f_y=f/s_y$ 分别为焦距与像素物理宽度 s_x（高度 s_y）的比值；(c_x,c_y) 是图像坐标系的主点坐标。使用图像分辨率对 f_x、f_y、c_x、c_y 进行归一化处理：$\tilde{f}_x=f_x/n_x$，$\tilde{f}_y=f_y/n_y$，$\tilde{c}_x=(c_x+0.5)/n_x$，$\tilde{c}_y=(c_y+0.5)/n_y$，其中 n_x 和 n_y 分别是原始图像的宽度和高度。归一化后的内部矩阵 $\tilde{\boldsymbol{K}}$ 将相机坐标系中的三维点投影到归一化的图像坐标中，在给定新的图像分辨率的情况下，可以将其反向转换为像素单位。

如图 4-20（a）所示，视图是通过在球面坐标系（spherical coordinate system，SCS）中指定

视点（虚拟相机位置）生成的。SCS 的原点设置为三维模型的中心点。使用海拔、经度和纬度参数 (r,φ,θ) 来描述视点位置，其对应的 x、y、z 坐标为

$$\begin{cases} x = r\cos\theta\sin\varphi \\ y = r\sin\theta \\ z = r\cos\theta\cos\varphi \end{cases} \tag{4-73}$$

视点范围可以由 $[r_{\min}, r_{\max}]$、$[\varphi_{\min}, \varphi_{\max}]$、$[\theta_{\min}, \theta_{\max}]$ 指定，即一个球形四边形。图 4-20（b）所示为一个视点分布的例子。一旦用 (r,φ,θ) 指定了视点，虚拟相机的姿态可以通过让相机的观察方向指向 SCS 的原点，y_c 轴落在 $y-r$ 平面上来确定。SCS 中虚拟相机的姿态轴推导如下。

$$\begin{cases} \boldsymbol{x}_c = [\cos\varphi, 0, -\sin\varphi]^T \\ \boldsymbol{y}_c = [-\sin\theta\sin\varphi, \cos\theta, -\sin\theta\cos\varphi]^T \\ \boldsymbol{z}_c = [\cos\theta\sin\varphi, \sin\theta, \cos\theta\cos\varphi]^T \end{cases} \tag{4-74}$$

虚拟相机的原点位置为

$$\boldsymbol{o}_c = [r\cos\theta\sin\varphi, r\sin\theta, r\cos\theta\cos\varphi]^T \tag{4-75}$$

式（4-74）和式（4-75）唯一确定了虚拟相机的位置和姿态，结合式（4-71）的投影矩阵，采用 OpenGL 可以渲染对应的虚拟视图。

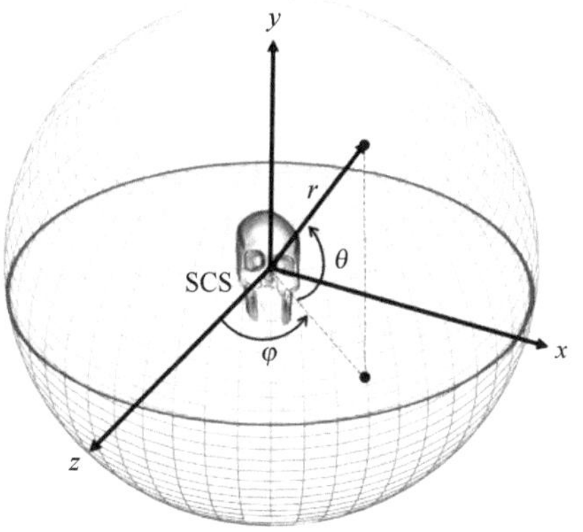

（a）球面坐标系

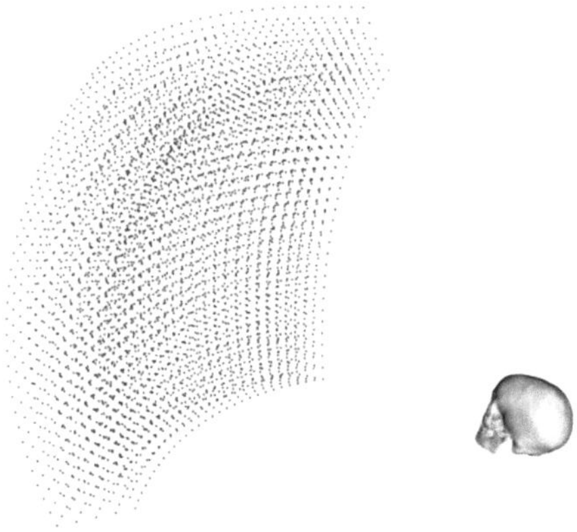
（b）视点分布

图4-20　视图生成

4.7.3　形状特征提取

本节介绍如何从视图中生成形状 E_{2D}。利用 OpenGL 将三维模型渲染成三通道 RGB 图像，其 RGB 值表示模型表面点的单位法向量。假设 $I^R(x,y)$、$I^G(x,y)$、$I^B(x,y)$ 分别表示上述的三通道图像，在 (x,y) 处的图像张量矩阵计算如下。

$$\boldsymbol{G}(x,y) = \nabla I^R(\nabla I^R)^T + \nabla I^G(\nabla I^G)^T + \nabla I^B(\nabla I^B)^T \tag{4-76}$$

其中，∇I 是图像 I 在 (x,y) 处的梯度向量。(x,y) 处的边缘强度计算公式如下。

$$F(x,y) = \sqrt{(g_{11}-g_{22})^2 + 4g_{12}^2} + g_{11} + g_{22} \tag{4-77}$$

其中，g_{ij} 是 $\boldsymbol{G}(x,y)$ 的第 i 行第 j 列元素。由于 $F(x,y)$ 与三维模型边的面角大小相对应，因此可

以使用阈值来抑制三维边的面角低于某个值（例如 30°）的像素。隐藏的三维边由 OpenGL 的深度缓冲区自动进行处理。最后进行非极大值抑制和边缘细化。结果可以得到一组投影形状像素 (x_i, y_i)，其方向向量计算如下。

$$\boldsymbol{d}_i = 1/3(\nabla I^{\mathrm{R}}(x_i, y_i) + \nabla I^{\mathrm{G}}(x_i, y_i) + \nabla I^{\mathrm{B}}(x_i, y_i)) \tag{4-78}$$

即三通道图像的平均梯度。图 4-21 所示为形状特征提取的例子。

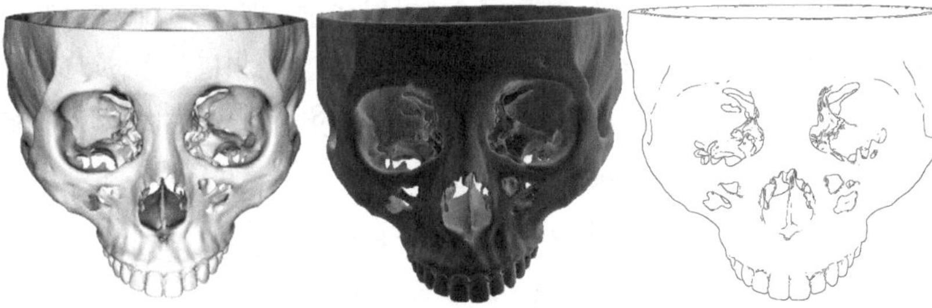

（a）三维模型　（b）RGB三通道图像　（c）形状特征

图4-21　形状特征提取的例子

4.7.4 视图聚类

用大量的视图逐一去和二维图像进行比较是不明智的，必须以有效的方式重组视图，以便进行高效的在线搜索。可以把生成的所有视图根据式（4-68）定义的相似度进行多尺度聚类。注意，视图之间的相似度是指其视图形状重合部分的相似度。称互相的相似度大于阈值 t_c 的视图集合为一个切面（aspect）。在图像金字塔的多个层级上依次进行切面的聚类生成，方法如下。

初始将每个视图视为一个切面。建立一个图结构 $G_A = (V, E)$，其顶点集合 V 由所有初始 aspect（即单个视图）组成，边集 E 由球形四边形中连接相邻视点的所有边组成。接下来，将 V 中相似度最高且大于阈值 t_c 的两个相邻切面合并为一个新切面。新切面包含这两个切面中的所有视图（作为子视图）以及父子层次关系 H。两个切面之间的相似度是它们的子视图两两之间的最低相似度。切面合并后，顶点集 V 和边集 E 也要相应修改，以保持正确的拓扑结构。上述合并过程将一直重复进行，直到没有切面可以合并为止。剩余的切面与邻近结构 E（横向）和层次结构 H（纵向）在当前图像层级 l 上形成一个森林结构，用 $G_A^l = (V^l, E^l, H^l)$ 表示。需要注意的是，相邻结构 E^l 只存在于当前图像层级，用于构建下一级森林。假设已经建立了 G_A^l，G_A^{l+1} 可以通过上面的过程从 (V^{l+1}, E^l) 中求得，其中 V^{l+1} 是对 V^l 中的视图进行下采样的结果。最终可以得到图 4-22 所示的分层切面森林。

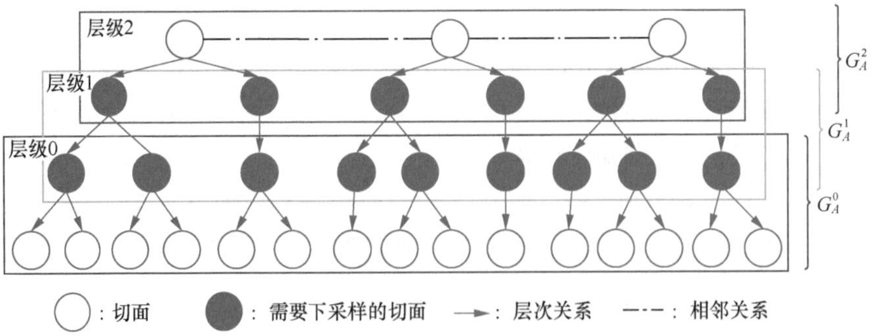

图4-22　分层切面森林

4.7.5 在线匹配

在线匹配阶段，将待查找的原始二维图像生成与分层切面森林对应的金字塔层级图像。用 $I^n(x,y)$ 表示原始图像的第 n 级金字塔图像（最高层级，最低分辨率）。在 $I^n(x,y)$ 中搜索 G_A^n 的所有切面。每个切面由它对应的形状 $E_{2D}=\{x_i,y_i,\boldsymbol{d}_i\}_{i=1}^n$ 表征。为了简化计算，形状特征点坐标会被偏移至以图像主点为坐标原点，即 $x_i \leftarrow x_i - c_x$ ，$y_i \leftarrow y_i - c_y$ ，其中 (c_x,c_y) 是当前层图像的主点坐标。为了搜索一个切面和图像 $I^n(x,y)$ 的匹配值，E_{2D} 按如下步骤进行缩放、旋转和平移操作：

$$\begin{cases} x_i' = x_i\sigma\cos\gamma - y_i\sigma\sin\gamma + t_x \\ y_i' = x_i\sigma\sin\gamma + y_i\sigma\cos\gamma + t_y \end{cases} \tag{4-79}$$

其中，σ是缩放因子；γ是旋转角度；(t_x,t_y) 是平移大小。缩放范围由初始视点分布的径向范围决定，旋转范围由用户指定。(t_x,t_y) 在 $I^n(x,y)$ 的每个像素位置进行测试。关于σ和γ的步长，可以根据经验或启发式方法选择。转换后的 E_{2D} 和图像 $I^n(x,y)$ 之间的相似度通过式（4-68）计算。相似度超过阈值 t_s 的二维姿态 (σ,γ,t_x,t_y) 将被存储到候选列表中，低于阈值 t_s 的被丢弃。所有候选的二维姿态都会沿着层级向下追踪，直到到达底层。保留下来的候选二维姿态被视为最终的候选者。

在追踪下一层级候选二维姿态时，还应当考虑到相机纯旋转造成的投影失真。在上述匹配过程中，将相机绕其 x 轴和 y 轴的纯旋转所引起的二维变换近似为平移 (t_x,t_y) 。然而这会忽略投影变形，因为相机旋转前后的两幅图像通过单应性变换矩阵 $\boldsymbol{H}$ 联系在一起，其值为

$$\boldsymbol{H} = \boldsymbol{K}\boldsymbol{R}_c\boldsymbol{K}^{-1} \tag{4-80}$$

其中，$\boldsymbol{R}_c$ 表示相机的旋转。$\boldsymbol{H}$ 通常是一种透视变换。如果图像中的物体看起来远离原点，投影变形就会变得特别明显。可以利用当前切面的父节点的匹配姿态来纠正当前切面形状的投影变形。让 (t_x,t_y) 成为当前切面从其父节点继承的近似平移。(t_x,t_y) 实际上是旋转 $\boldsymbol{R}_c$ 发生前相机主轴的像点，则其方向由下式给出：

$$\boldsymbol{z}_p \equiv \begin{bmatrix} z_p^x \\ z_p^y \\ z_p^z \end{bmatrix} = \boldsymbol{K}^{-1}\begin{bmatrix} t_x \\ t_y \\ 1 \end{bmatrix} \tag{4-81}$$

因此，式（4-80）中的 $\boldsymbol{R}_c$ 可以通过将向量 $[0,0,1]^{\mathrm{T}}$ 旋转到与 $\boldsymbol{z}_p$ 相同的方向来得到，具体可以先绕 x 轴旋转 α ，再绕 y 轴旋转 β：$\boldsymbol{R}_c = \boldsymbol{R}_y(\beta)\boldsymbol{R}_x(\alpha)$ 。其中，$\alpha = \arctan\left(z_p^y / \sqrt{(z_p^x)^2 + (z_p^z)^2}\right)$ ；$\beta = \arctan(z_p^x / z_p^z)$ 。应用式（4-79）之前，对形状特征应用式（4-80）计算出的 $\boldsymbol{H}$ 进行校正。

需要说明的是，在线匹配过程可以和二维目标跟踪或检测算法结合起来，得到目标模型在二维图像上的包围盒（bounding box, BBX），从而减少 (t_x,t_y) 的搜索范围。目标检测算法通常需要采集大量的训练数据去训练一个模型，对于手术导航配准而言需要很多额外的工作。目标跟踪只需要提供第一帧目标的 BBX，后续可以跟踪目标的动态变化，特别适合实时配准的任务。

在实时三维 - 二维配准任务中，可以使用跟踪 - 学习 - 检测（tracking-learning-detection, TLD）框架 [46] 在视频流上跟踪目标的二维外观。TLD 是一种可长期跟踪可变形物体的二维跟踪框架。如图 4-23 所示，TLD 框架由一个光流跟踪器、一个级联检测器、一个合成器和一个在线学习组件组成。在第一帧中，通过手动或其他检测算法，用 BBX 选定要跟踪的目标。然后

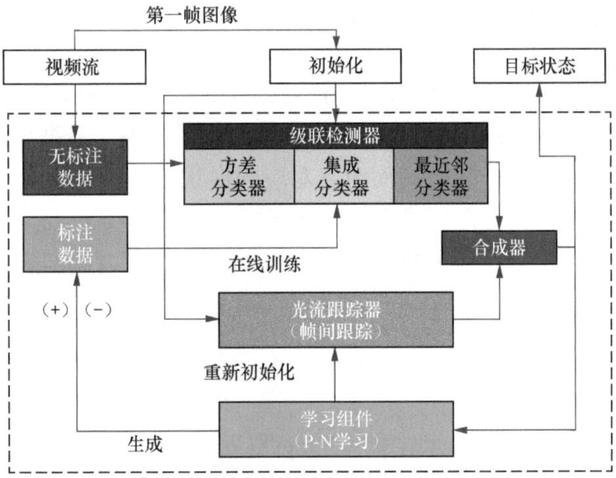

图4-23　TLD框架

对光流跟踪器进行初始化，并使用指定的 BBX 对级联检测器进行初始训练。在接下来的帧中，光流跟踪器执行帧到帧的跟踪，而级联检测器则独立地执行目标检测。光流跟踪器和级联检测器的结果由合成器合并为最终输出。最终输出结果被进一步送到在线学习组件中，为级联检测器的在线训练生成标注训练集。由于级联检测器不依赖目标在前一帧中的位置，因此 TLD 可以处理目标丢失的情况，并在目标返回视野时再次对其进行跟踪。此外，光流跟踪器还能捕获目标的新外观，并由学习组件更新级联检测器的知识，因此 TLD 能处理目标的渐变变形。通过引入 TLD 算法，可以实时跟踪目标在实际图像或视频流中的位置，减少在线匹配时二维姿态的搜索空间，能极大提高配准速度，实现实时配准。

4.7.6　位姿恢复

设 (σ,γ,t_x,t_y) 为最底层图像中最佳匹配的二维姿态，(r,φ,θ) 为对应的视点位置。用 $(\boldsymbol{R}_a,\boldsymbol{t}_a)$ 表示 (r,φ,θ) 对应的相机姿态，从式（4-74）和式（4-75）可以得到：

$$\boldsymbol{R}_a=\begin{bmatrix}\cos\varphi & -\sin\theta\sin\varphi & \cos\theta\sin\varphi\\ 0 & \cos\theta & \sin\theta\\ -\sin\varphi & -\sin\theta\cos\varphi & \cos\theta\cos\varphi\end{bmatrix} \tag{4-82}$$

$$\boldsymbol{t}_a=\begin{bmatrix}r\cos\theta\sin\varphi\\ r\sin\theta\\ r\cos\theta\cos\varphi\end{bmatrix} \tag{4-83}$$

二维姿态 (σ,γ,t_x,t_y) 被进一步解释为 $(\boldsymbol{R}_a,\boldsymbol{t}_a)$ 的一系列变换，即沿 z 轴平移 $\dfrac{1-\sigma}{\sigma}r$，沿 z 轴旋转 $-\gamma$ 度，沿 x 轴旋转 $-\alpha$ 度，沿 y 轴旋转 $-\beta$ 度，最终的相机姿态为

$$\boldsymbol{T}_{\text{cam}}=\begin{bmatrix}\boldsymbol{R}_a\boldsymbol{R}_z(-\gamma)\boldsymbol{R}_x(-\alpha)\boldsymbol{R}_y(-\beta) & \dfrac{1}{\sigma}\boldsymbol{t}_a\\ \boldsymbol{0} & 1\end{bmatrix} \tag{4-84}$$

三维模型相对于相机的姿态 $[\boldsymbol{R},\boldsymbol{t}]$ 是 $\boldsymbol{T}_{\text{cam}}$ 的逆（假设三维模型基于 SCS 坐标系），其值为

$$\boldsymbol{R}=\boldsymbol{R}_y(\beta)\boldsymbol{R}_x(\alpha)\boldsymbol{R}_z(\gamma)\boldsymbol{R}_a^{-1} \tag{4-85}$$

$$\boldsymbol{t}=-\frac{1}{\sigma}\boldsymbol{R}_y(\beta)\boldsymbol{R}_x(\alpha)\boldsymbol{R}_z(\gamma)\boldsymbol{R}_a^{\mathrm{T}}\boldsymbol{t}_a \tag{4-86}$$

受原始视点分布和搜索二维姿态时离散步长的影响，式（4-85）和式（4-86）计算的三维姿态 $(\boldsymbol{R},\boldsymbol{t})$ 通常不够精确。可以采用一种 ICP 算法来进一步优化三维姿态。

设 $k\leftarrow 0$，$\boldsymbol{R}^0\leftarrow\boldsymbol{R}$，$\boldsymbol{t}^0\leftarrow\boldsymbol{t}$。在第 k 次迭代中，按照 4.7.3 节所述方法提取与 $(\boldsymbol{R}^{k-1},\boldsymbol{t}^{k-1})$ 对应的二维形状 $E_{\text{2D}}^{k-1}=\{x_i^{k-1},y_i^{k-1},\boldsymbol{d}_i^{k-1}\}_{i=1}^{N^{k-1}}$。通过相应的深度缓冲区值 z_i^{k-1}，可以由下式获得 E_{2D}^{k-1} 对

应二维模型表面的三维点，用 $\{X_i^{k-1},Y_i^{k-1},Z_i^{k-1}\}_{i=1}^{N^{k-1}}$ 表示。

$$\omega\begin{pmatrix}X_i^{k-1}\\Y_i^{k-1}\\Z_i^{k-1}\\1\end{pmatrix}=\begin{pmatrix}\boldsymbol{R}^{k-1}&\boldsymbol{t}^{k-1}\\\boldsymbol{0}&1\end{pmatrix}^{-1}\boldsymbol{M}_{\text{proj}}^{-1}\begin{pmatrix}x_i^{k-1}\\y_i^{k-1}\\z_i^{k-1}\\1\end{pmatrix}\tag{4-87}$$

在二维图像 $I(x,y)$ 与高斯拉普拉斯核的卷积图像上，沿 $\boldsymbol{d}_i^{k-1}$ 方向在每个特征点 (x_i^{k-1},y_i^{k-1}) 附近可以定位亚像素边缘点 $(\hat{x}_i^{k-1},\hat{y}_i^{k-1})$ [47]。检查 (x_i^{k-1},y_i^{k-1}) 和 $(\hat{x}_i^{k-1},\hat{y}_i^{k-1})$ 之间的距离与标准差的关系来剔除异常值。根据建立的三维－二维点对应关系 $(X_i^{k-1},Y_i^{k-1},Z_i^{k-1})\leftrightarrow(\hat{x}_i^{k-1},\hat{y}_i^{k-1})$，使用 Levenberg-Marquardt 算法最小化投影几何误差来估计 $(\boldsymbol{R}^k,\boldsymbol{t}^k)$。最后令 $k\leftarrow k+1$，并进行下一次迭代，直到最终收敛。当迭代循环结束时，得到优化后的三维姿态 $(\boldsymbol{R}^k,\boldsymbol{t}^k)$，其中 k 是迭代次数。

4.7.7 配准应用举例

本节应用三维－二维配准算法实现了口腔颅颌面手术增强现实导航。为了从配准精度、准确性、速度和临床可行性等方面评估配准算法，本节进行了模型实验和志愿者实验。实验使用的相机（UI-3370CP-M-GL，IDS Imaging Development Systems GmbH，Germany）分辨率为 2048 像素 ×2048 像素，最大帧率为 80 帧 /s。为了获得相机的内部矩阵和镜头畸变系数，进行了相机标定，并消除镜头畸变。所有算法用 C++ 实现，其中用于视图生成和并行计算的图形应用程序接口是 OpenGL 4.5，顶点片段着色器用 OpenGL 着色语言（GLSL）4.50 编写。实验中使用的计算机配置为 Intel® Core™ i7-4820K CPU（3.7 GHz）和 GeForce GTX TITAN Black GPU。

1. 模型实验

（1）实验配置

图 4-24（a）所示为实验场景。使用三维打印机根据真实患者的 CT 数据制作了一个下颌骨模型。为了评估目标配准误差（TRE），分别在模型的前牙区域和左磨牙区域［见图 4-24（b）］制作了位置已知的目标点。图 4-24（c）所示的下前牙模型（上）（78 884 个三角形）和左下磨牙模型（91 822 个三角形）（下）分别用于前牙区域和左磨牙区域的 TRE 评估。图 4-24（d）所示为图 4-24（d）的形状特征。表 4-9 提供了用于构建切面森林的视点分布参数和聚类阈值，括号中的数字表示步长。在渲染视图的过程中，图像金字塔级别的数量是通过检查当前级别的切面数量来自动确定的，如果当前的切面数量小于 30，则不需要更高的层级。

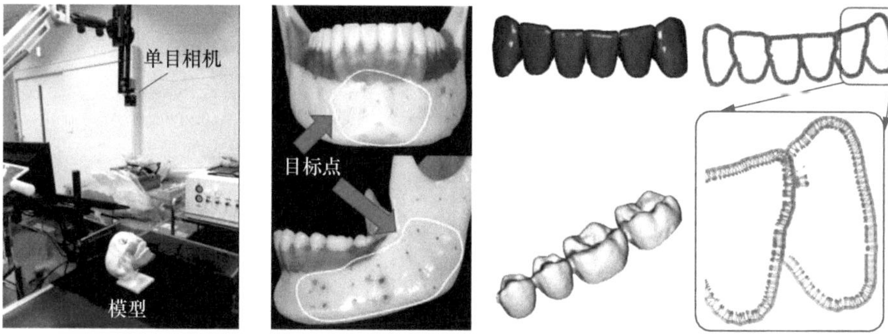

（a）实验场景（b）前牙区域（上）和左磨牙区域（c）下前牙模型(上)和左下磨牙模型(下)（d）形状特征

图4-24 模型实验

表4-9　用于构建切面森林的参数

φ的范围/（°）	θ的范围/（°）	r的范围/mm	t_c
-45～45	-45～45	470～770（300）	0.9

（2）切面森林构建

为前牙模型（5个图像层）和左磨牙模型（5个图像层）构建切面森林分别耗时约25 s和22 s。从0级到4级的切面数量分别为15 737、380、126、58、21和733、217、82、36、15。需要注意的是，每一个较高层级的切面都包含与子切面的链接，通过这些链接可以追踪到匹配的候选切面。切面森林可以方便地存储到文件中，以供在线匹配时使用。

（3）跟踪匹配优化

图4-25所示为使用TLD算法在图像级别2（512×512）下对前牙区域的跟踪。前牙区域由一个边界框表示，其位置和比例通过视频序列进行跟踪。平均的跟踪速度为25帧/s。TLD算法可以处理目标变形和目标缺失，如图4-25第二行所示。目标跟踪成功后，进行在线匹配和姿态优化，从而得到目标的三维姿态。图4-26（a）～（d）所示为前牙和左磨牙模型的匹配和优化结果。计算前牙和左磨牙模型的最终姿态分别用时（0.20+0.07）s和（0.26+0.10）s（匹配时间＋优化时间）。姿态优化的收敛标准为平移变化小于0.5 mm，旋转矢量变化小于0.001 rad。为了进一步证明姿态优化的优势，将模型置于远离真实姿态的位置，如图4-26（e）、（g）所示，以观察姿态优化是否能很好地发挥作用。图4-26（f）、（h）所示为在这两种情况下模型都能正确匹配。

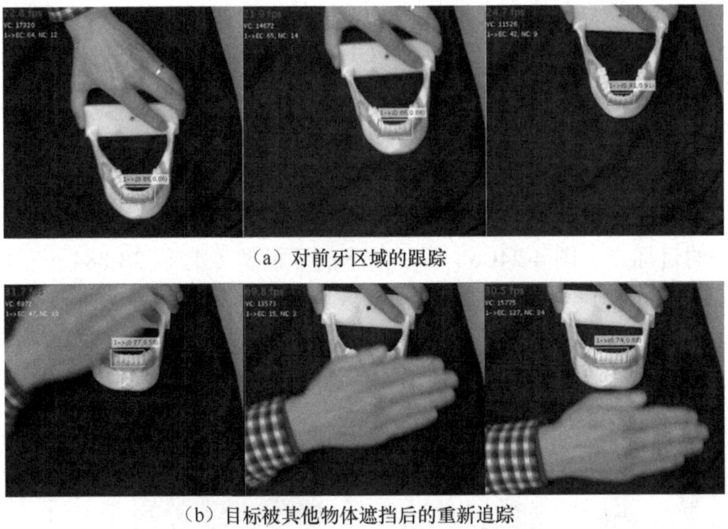

（a）对前牙区域的跟踪

（b）目标被其他物体遮挡后的重新追踪

图4-25　使用TLD算法在图像级别2（512×512）下对前牙区域的跟踪

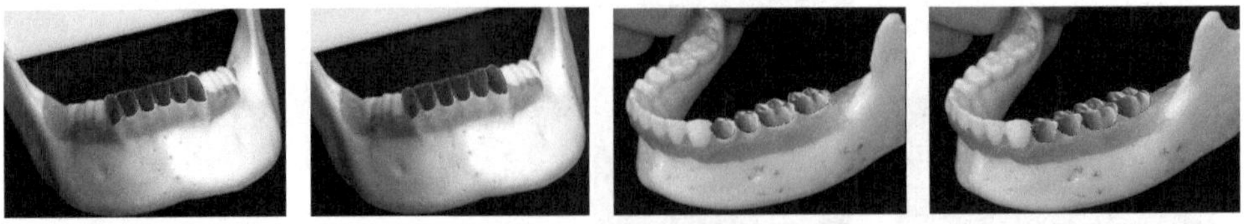

（a）前牙的匹配结果　（b）前牙的优化结果　（c）左磨牙的匹配结果　（d）左磨牙的优化结果

图4-26　配准结果

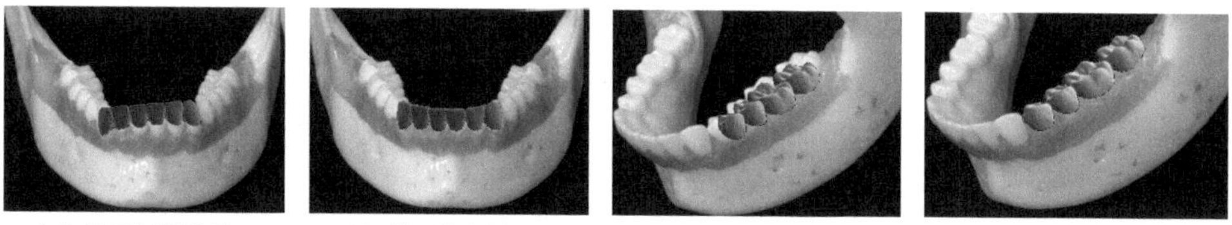

（e）前牙初始偏差　（f）前牙优化效果　（g）磨牙初始偏差　（h）磨牙优化效果

图4-26　配准结果（续）

（4）精度评估

为了评估配准精度，在保持模型静止的情况下采用配准算法估计模型的静止姿态。相机与模型之间的距离约为 650 mm。由于图像传感器的噪声，获得的静态姿态存在波动，其标准偏差反映了图像配准的精度。每个模型共收集了 186 帧，估计姿态的标准偏差用 $x-y-z$ 平移和 $\theta_z-\theta_y-\theta_x$ 欧拉角表示，结果如表 4-10 所示。

表4-10　精度评价

模型	标准差					
	x/mm	y/mm	z/mm	θ_x/(°)	θ_y/(°)	θ_z/(°)
前牙	0.12	0.08	0.73	0.31	0.28	0.07
左磨牙	0.30	0.69	2.36	0.22	0.24	0.30

（5）准确度评估

采用图 4-24(b)、(c) 所示的目标点评估配准的准确度。首先使用生成的配准矩阵将目标点投影到相机图像中，然后使用数字卡尺测量所指示的目标点（虚拟叠加在相机图像上）与模型上真实目标点之间的物理距离。定义 TRE 为平均误差距离。对于前牙（左磨牙）区域的 TRE，用前牙（左磨牙）模型进行配准。图 4-27(a)、(b) 所示为评估过程。前牙区域（15 个点）和左磨牙区域（18 个点）的 TRE 分别为 0.75 mm 和 0.87 mm。图 4-27(c) 所示为在相机图像上对被遮挡的关键结构（牙根、神经通道和智齿）进行增强现实叠加的效果，可用于指导手术操作。

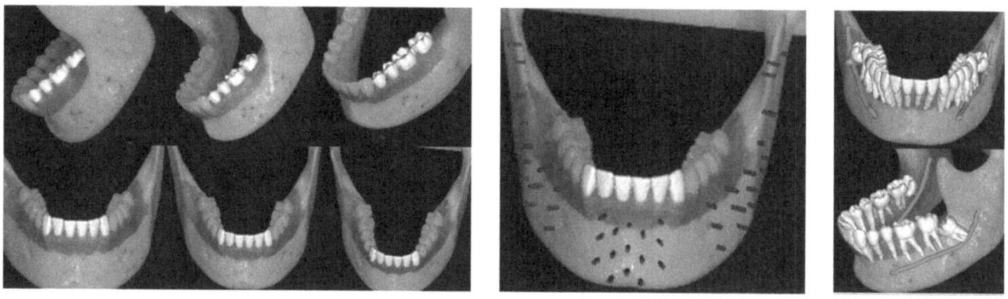

（a）实时配准　（b）目标点叠加　（c）关键结构叠加

图4-27　基于三维-二维配准的实时导航

2. 志愿者实验

为了进一步接近临床使用，我们开展了志愿者实验。在实验中，志愿者接受了 CT 扫描，创建了牙齿模型（下前牙、左下磨牙和上前牙）。相机和志愿者牙齿区域之间的距离约为 800 mm。配准结果如图 4-28(a)、(b) 所示，并在图像上叠加了神经通道，以实现关键结构的可视化。此外，由于上颌牙齿与头骨固定在一起，因此可以利用上颌牙齿的配准实现术前颌面部模型与相机视频的增强融合显示，如图 4-28(c) 所示。

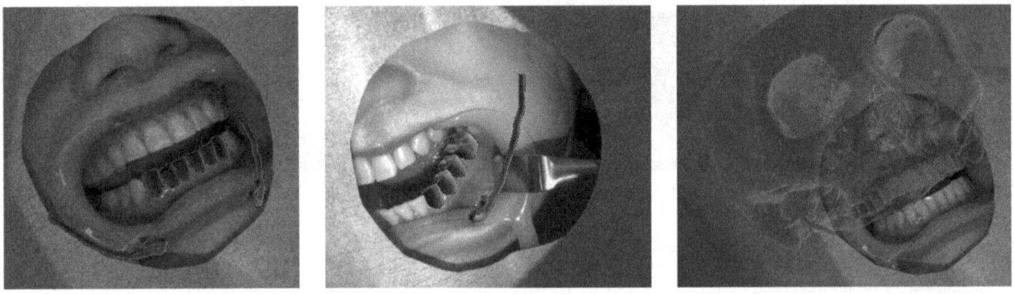

（a）上前牙的配准　（b）左下磨牙的配准　（c）颌面部模型与相机视频进行融合

图4-28　志愿者实验

4.8 虚拟现实导航

虚拟现实导航是指利用计算机图形学技术对患者解剖结构进行可视化，将手术器械或手术机器人末端执行器与周围解剖组织的位置关系实时显示在计算机的二维屏幕上，用于引导手术操作。可视化的数据源为患者的术前三维医学影像，通过空间配准将术中任务空间和三维医学影像空间统一到同一个参考坐标系下，从而在一个统一的坐标系统中进行手术对象和手术器械的实时显示。手术场景虚拟图像的生成和显示过程，称为图形渲染。计算机之所以能用二维画面表现三维场景，主要是利用透视投影（perspective projection）。透视投影符合人眼的成像规律，使观察者从二维图像中获得三维的视觉效果。

4.8.1 虚拟相机

虚拟现实导航场景的渲染除了需要患者的三维医学影像作为数据源外，还需要确定虚拟相机的投影矩阵（内参数）以及位置和姿态（外参数）。4.7.2 节介绍了虚拟相机的投影视锥体及投影矩阵，本节介绍虚拟相机外参数的描述。如图 4-29 所示，使用3个向量$(\boldsymbol{o}, \boldsymbol{e}, \boldsymbol{y})$描述虚拟相机的位姿：$\boldsymbol{o}$表示虚拟相机的位置；单位向量$\boldsymbol{e}$表示观察方向；单位向量$\boldsymbol{y}$与$\boldsymbol{e}$垂直，表示相机“正上方”（对应虚拟图像的高度方向）。令$\boldsymbol{x}=\boldsymbol{e}\times\boldsymbol{y}$（图 4-29 中虚线箭头），则该虚拟相机相对于世界坐标系的齐次变换矩阵为

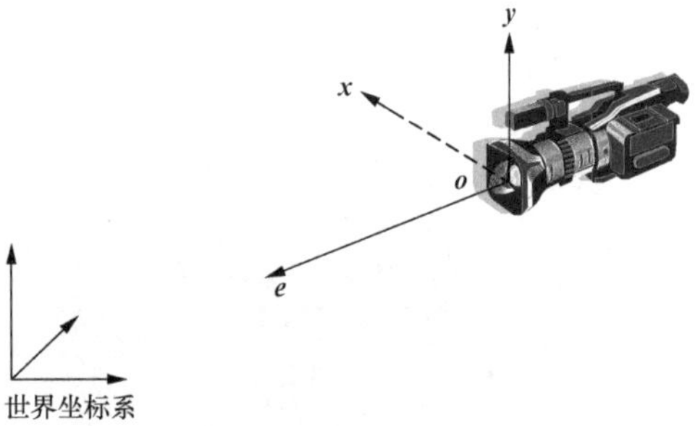

图4-29　虚拟相机的位姿

$$\boldsymbol{T}_{\mathrm{cam}}=\begin{bmatrix}\boldsymbol{x} & \boldsymbol{y} & -\boldsymbol{e} & \boldsymbol{o}\\ 0 & 0 & 0 & 1\end{bmatrix} \tag{4-88}$$

设$\boldsymbol{M}_{\mathrm{proj}}$为虚拟相机的投影矩阵，则世界坐标系中的点$\boldsymbol{P}$（齐次坐标）和其投影到虚拟图像上的归一化坐标$[x_{\mathrm{n}}, y_{\mathrm{n}}, z_{\mathrm{n}}, 1]^{\mathrm{T}}$具有如下关系。

$$w\begin{bmatrix}x_{\mathrm{n}}\\ y_{\mathrm{n}}\\ z_{\mathrm{n}}\\ 1\end{bmatrix}=\boldsymbol{M}_{\mathrm{proj}}\boldsymbol{T}_{\mathrm{cam}}^{-1}\boldsymbol{P} \tag{4-89}$$

其中，$x_n, y_n \in [-1,1]$ 是归一化的图像坐标（图像左下角为坐标原点）；$z_n \in [-1,1]$ 是深度值，用于判断遮挡关系。如果给定虚拟图像的分辨率，则归一化坐标就可以转化为像素坐标，从而显示在计算机屏幕上。

4.8.2 虚拟图像生成

4.8.1 节给出了虚拟图像成像的数学映射模型，它是从三维场景到图像的坐标映射关系。要想得到能够可视化的虚拟图像，除了有虚拟相机，还必须有三维场景。本章中的三维场景来自医学影像数据。定义虚拟图像合成算子 Υ：

$$I = \Upsilon(c_v, V) \quad (4\text{-}90)$$

其中，c_v 表示虚拟相机参数；V 表示医学影像数据；I 是合成的虚拟图像。三维医学影像数据（例如 CT、MR、PET）是规律采样的三维体数据，体数据中的采样点称为体素。本节给出两种虚拟图像合成算子。

1. 基于面绘制的虚拟图像合成算子

基于面绘制的图像合成算子 $I = \Upsilon_{\text{surf}}(c_v, M)$，其中，$M$ 是从医学体数据中重建出的器官面绘制模型。人体医学体数据的体素值反映了人体组织的某些性质。例如，CT 数据值反映了组织吸收 X 射线的能力；MR 数据值反映了组织含有氢原子的浓度；PET 数据值反映了组织新陈代谢的强度。这些性质通过体素值来量化。对体数据进行等值面抽取就能得到相同组织（例如骨骼、皮肤等同质器官）的面绘制模型 [48]。通常在对人体器官进行三维重建之前需要进行图像分割，这样可以有效地去除噪声和干扰。面绘制模型由三角面片网格构成，三角面片是图形原语之一，因此可以快速渲染和光栅化。

为了在虚拟图像上显示出光照效果，必须在虚拟相机上增加点光源模型，点光源的位置可以认为和虚拟相机中心重合。如图 4-30 所示，采用 Phong 光照模型：

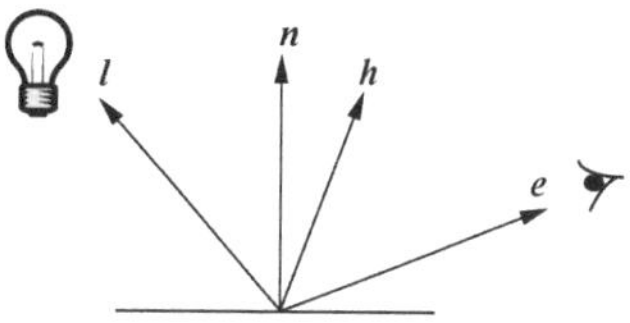

图4-30 光照模型

$$c = c_r(c_a + c_l \max(0, a\boldsymbol{n} \cdot \boldsymbol{l})) + c_l(\boldsymbol{h} \cdot \boldsymbol{n})^p \quad (4\text{-}91)$$

其中，c 是颜色值；c_r 是漫反射系数；c_l 是强度项；c_a 是环境项；$a = 1 - d^2$ 是衰减系数；d 是距离光源的标准化距离；$\boldsymbol{n}$ 是三角形顶点的单位法向量；$\boldsymbol{l}$ 是指向光源的单位向量；$\boldsymbol{h}$ 是视线方向与光源方向之间的半角向量；p 是 Phong 指数。

于是基于面绘制的虚拟图像合成算子可以记为

$$I = \Upsilon_{\text{surf}}(c_v, L, M) \quad (4\text{-}92)$$

其中，L 是光照模型（4-91）。可见，虚拟图像是由虚拟相机、光照模型以及医学影像数据的面绘制重建模型决定的。

图 4-31 所示为血管 CTA（CT angiography）图像及其面绘制三维模型。

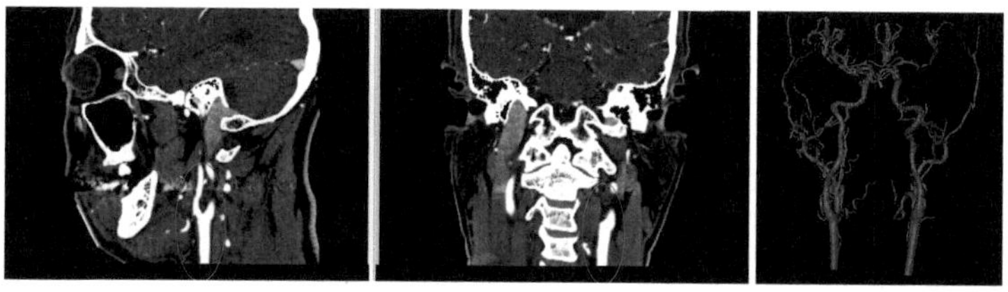

（a）血管CTA图像　（b）面绘制三维模型

图4-31 血管CTA图像及其面绘制三维模型

2. 基于体绘制的虚拟图像合成算子

面绘制算法的核心思想是使用图形原语对三维场景进行建模（例如对体数据进行等值面提取，转化为面绘制模型），然后以图形原语为基本单位进行三维－二维映射并光栅化生成二维图像。体绘制算法与面绘制算法不同，它模拟光线在体数据内的物理传播过程，将体素值视为体数据关于光的物理属性并建立对应的光子传播物理模型，计算光线在该物理模型的作用下最终传播到图像平面上时的状态，从而生成二维图像。

用 $L(\boldsymbol{r}, \boldsymbol{w})$ 表示光线在 $\boldsymbol{r}$ 点沿方向 $\boldsymbol{w}$ 的辐射率（radiance），即单位立体角对应的单位表面积上的辐射功率。为了更好地理解下面的方程，将辐射率理解为“通过单位立体角对应的单位表面积的光子数”。根据能量平衡方程（energy balance equation）有

$$\boldsymbol{w}\cdot\nabla L(\boldsymbol{r},\boldsymbol{w}) = -\phi_t(\boldsymbol{r})L(\boldsymbol{r},\boldsymbol{w}) + \varepsilon(\boldsymbol{r},\boldsymbol{w}) + \int_{S^2} k(\boldsymbol{r},\boldsymbol{w}'\to\boldsymbol{w})L(\boldsymbol{r},\boldsymbol{w}')\mathrm{d}w' \tag{4-93}$$

其中，$\boldsymbol{w}\cdot\nabla L(\boldsymbol{r},\boldsymbol{w})$ 是 L 沿方向 $\boldsymbol{w}$ 的方向导数，表示光线沿 $\boldsymbol{w}$ 传播单位距离后光子数量的变化；$\phi_t(\boldsymbol{r})$ 是位置 $\boldsymbol{r}$ 处的消光系数（extinction coefficient），表示光线每传播单位距离后光子被吸收或被发散到其他方向的概率（百分比）；$\varepsilon(\boldsymbol{r},\boldsymbol{w})$ 是发射函数（emission function），表示光线传播单位距离后体数据内单位面积发射的光子数；$k(\boldsymbol{r},\boldsymbol{w}'\to\boldsymbol{w})$ 是散射核（scattering kernel），表示光线每传播单位距离沿着 $\boldsymbol{w}'$ 方向传播的光子散射到 $\boldsymbol{w}$ 方向的概率，对所有方向（S^2）进行积分就得到了从其他方向散射到 $\boldsymbol{w}$ 方向的光子总数。方程（4-93）表达了一个简单的事实：光线每传播单位距离，光子数的变化由散射、吸收和发射 3 个物理现象决定。将方程（4-93）写成积分形式有

$$L(\boldsymbol{r},\boldsymbol{w}) = \mathrm{e}^{-\tau(\boldsymbol{r},\boldsymbol{r}_\mathrm{B})}L_\mathrm{B}(\boldsymbol{r}_\mathrm{B},\boldsymbol{w}) + \int_{\Gamma(\boldsymbol{r},\boldsymbol{r}_\mathrm{B})} \mathrm{e}^{-\tau(\boldsymbol{r},\boldsymbol{r}')}Q(\boldsymbol{r}',\boldsymbol{w})\mathrm{d}r' \tag{4-94}$$

其中，$\tau(\boldsymbol{r},\boldsymbol{s})$ 是消光系数沿点 $\boldsymbol{r}$ 到点 $\boldsymbol{s}$ 之间线段的积分：

$$\tau(\boldsymbol{r},\boldsymbol{s}) \equiv \int_{\Gamma(\boldsymbol{r},\boldsymbol{s})} \phi_t(\boldsymbol{r}')\,\mathrm{d}r' \tag{4-95}$$

$\Gamma(\boldsymbol{r},\boldsymbol{s})$ 是从点 $\boldsymbol{r}$ 到点 $\boldsymbol{s}$ 的线段；$L_\mathrm{B}(\boldsymbol{r},\boldsymbol{w})$ 是边界条件，$\boldsymbol{r}_\mathrm{B}$ 是 $\boldsymbol{r}$ 位置处沿 $\boldsymbol{w}$ 方向的光线与体数据边界的交点；$Q(\boldsymbol{r},\boldsymbol{w}) \equiv \varepsilon(\boldsymbol{r},\boldsymbol{w}) + \int_{S^2} k(\boldsymbol{r},\boldsymbol{w}'\to\boldsymbol{w})L(\boldsymbol{r},\boldsymbol{w}')\mathrm{d}w'$ 表示光子的增加源。

式（4-94）就是体绘制算法的数学基础，它表明光线穿过体数据后的辐射率（理解为光子数）和光线进入体数据边界时的辐射率以及沿光线所有体素的光子贡献有关，并且所有的贡献有一个关于距离的指数级衰减系数。现有的各种体绘制算法都是对式（4-94）作部分假设和简化的结果。考虑图 4-32 所示的简单体绘制模型，通过图像平面点 x 的视线与体数据相交，从点 x_B 穿出体数据。假设体数据中每个体素都发射光子并吸收一部分通过它的光子，忽略光子的散射，在以上假设下，式（4-94）可写为

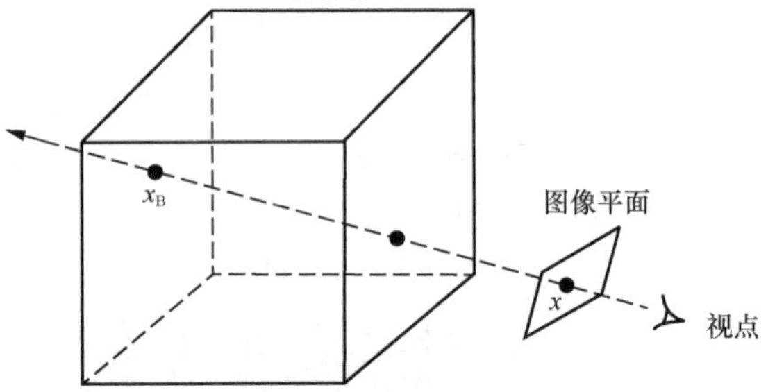

图4-32　简单体绘制模型

$$L(x) = \int_x^{x_\mathrm{B}} \mathrm{e}^{-\int_x^{x'}\phi_t(x'')\mathrm{d}x''}\varepsilon(x')\mathrm{d}x' \tag{4-96}$$

式（4-96）可以解释为：沿视线反方向投射到图像上点 x 的光子总数等于体数据中位于视线

上的每一个体素发射出的光子经距离衰减后到达点 x 的总和。

由于体数据是对连续场的离散采样，将式（4-96）写成离散的形式：

$$L(x)=\sum_{i=0}^{n-1}\mathrm{e}^{-\sum_{j=0}^{i-1}\phi_j\Delta x}\bullet\varepsilon_i\Delta x=\sum_{i=0}^{n-1}\varepsilon_i\Delta x\bullet\prod_{j=0}^{i-1}\mathrm{e}^{-\phi_j\Delta x} \tag{4-97}$$

其中，$\phi_i=\phi_i(x+i\Delta x)$；$\varepsilon_i=\varepsilon(x+i\Delta x)$；$\Delta x$ 是 x 、x_{B} 之间的采样间隔。为了简化式（4-97），定义如下符号。

$\alpha_i\equiv 1-\mathrm{e}^{-\phi_i\Delta x}$：表示第 i 个采样点的透明度，即衰减程度（无量纲）；

$C_i\equiv(\varepsilon_i/\alpha_i)\Delta x$：表示第 i 个采样点的颜色（与辐射率同量纲）；

$c_i\equiv C_i\alpha_i$：表示第 i 个采样点颜色与透明度混合后的综合值（与辐射率同量纲）。

则式（4-97）变为

$$\begin{aligned}L(x)&=\sum_{i=0}^{n-1}c_i\prod_{j=0}^{i-1}(1-\alpha_j)\\&=c_0+c_1(1-\alpha_0)(1-\alpha_1)+\cdots+c_{n-1}(1-\alpha_0)\cdots(1-\alpha_{n-2})\end{aligned} \tag{4-98}$$

其中，α_i 与 C_i 是第 i 个采样点的物理属性，通过体素值来表征。体素值通过透明度传递函数和颜色传递函数与透明度及颜色关联。综上，基于体绘制算法的虚拟图像合成算子可以记为

$$I=\Upsilon_{\mathrm{vol}}(c_{\mathrm{v}},L,V) \tag{4-99}$$

其中，c_{v} 是虚拟相机，提供光线投射（ray casting）功能；V 是医学体数据；L 是式（4-94）的某种简化模型，称为体数据渲染方程（volume rendering equation）。对于本节中的 L 模型［式（4-98）］，虚拟图像合成过程如下。

（1）对图像上的每一个像素点通过虚拟相机生成投射光线。

（2）对体数据内投射光线进行采样，根据体素值对每一个采样点进行插值并计算采样点的颜色值和透明度。

（3）使用式（4-98）合成像素值，重复以上过程计算所有像素点的像素值，生成虚拟图像。

图 4-33 所示为使用基于体绘制的图像合成算子生成的虚拟图像示例。

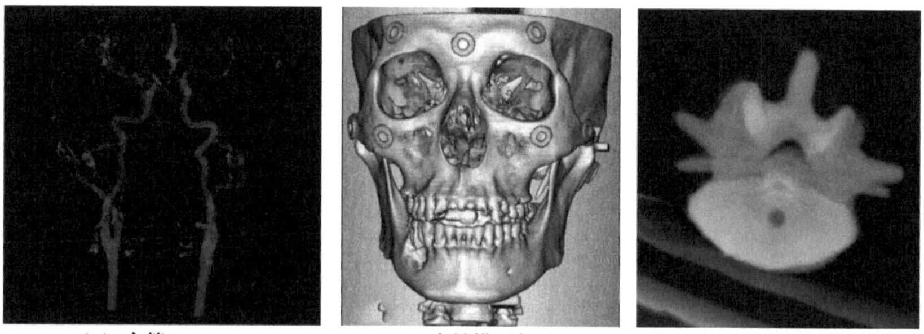

（a）血管CTA　（b）头骨模型假体　（c）脊柱DRR

图4-33　使用基于体绘制的图像合成算子生成的虚拟图像示例

4.8.3 应用举例

由于缺乏连续的视觉反馈，在复杂形状的血管中定位柔性导管（catheter）并将导管引导到目标血管中是一个烦琐而费时的过程。导管经微小切口插入人体血管后，医生从体外便无法直

接观察到导管。当前临床上使用数字减影血管造影技术对血管和导管成像，确定导管在血管内的位置。然而数字减影血管造影技术有两大缺点：造影剂的使用和X射线辐射。数字减影血管造影图像是二维静态图像，无法提供连续的视觉反馈，频繁的数字减影血管造影成像导致了过量的造影剂使用和X射线辐射；在复杂的血管形状中，医生只能凭借二维图像想象导管与血管在三维空间中的关系，这加重了医生的负担，延长了手术时间。基于以上问题，将虚拟现实导航技术引入血管内导管导航，通过生成虚拟血管内图像，提供医生关于导管和血管的三维连续视觉反馈，以实时可视化的方式引导导管放置，从而减少造影剂的使用和X射线辐射[49]。

1. 逆行性超选择动注法

在使用逆行性超选择动注法治疗口腔癌的临床介入手术中，一个前端自然弯曲的柔性导管从患者脸部颞浅动脉切口处伸入，根据肿瘤的位置，医生需要将导管的前端定位到上颌动脉、颜面动脉、舌动脉中的某一个血管内。在临床介入过程中，首先使用质地较硬的导丝穿入导管的内孔中，在导丝的引导下将导管从切口处一直导入到颈外动脉中；再将导丝抽去，向外逐渐抽出导管，同时旋转导管，以试探的方式将导管前端定位到目标血管中。当导管前端成功地进入目标血管后，通过导管向血管内注射抗癌剂，进行化学药物治疗。

将以上过程分成两部分：第一部分为导管在导丝引导下从患者脸部的切口处到达颈外动脉；第二部分为抽去导丝后，将导管从颈外动脉向外拉出，直到导管前端进入目标血管。将第一部分简称为SP1，第二部分简称为SP2。在整个介入过程中，导管有3种形态：自然弯曲形态；SP1中被导丝拉直的形态；SP2中受血管壁约束的半恢复形态，如图4-34所示。和SP2相比，SP1相对简单，临床中绝大多数的时间消耗及X射线辐射和造影剂的使用集中在SP2过程，因此对SP1和SP2采用不同的导航策略。

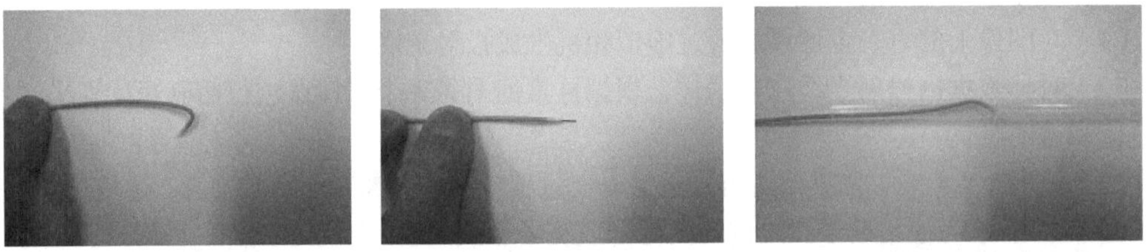

（a）自然弯曲形态　（b）被导丝拉直的形态　（c）受血管壁约束的半恢复形态

图4-34　导管的3种形态

2. 导管的柔性模型

为了对导管进行可视化，先建立它的数学模型，再根据建立的数学模型生成它的面绘制模型。导管的形状是一个直径为1.33 mm的可弯曲管子，如果能确定管子的中心线，就可以恢复导管的形状。为了定位导管的中心线，在导管前端的弯曲部分安装2个圆柱状五自由度的电磁传感器（ϕ0.55 mm × 8 mm），记为Sensor A和Sensor B，如图4-35(a)所示。这两个传感器的位置和轴向方向可以通过电磁跟踪定位仪获得。导管的数学模型如图4-35(b)所示。令6×1向量$\boldsymbol{f}_{\mathrm{A}}=\left[\boldsymbol{o}_{\mathrm{A}}^{\mathrm{T}},\boldsymbol{p}_{\mathrm{A}}^{\mathrm{T}}\right]^{\mathrm{T}}$和$\boldsymbol{f}_{\mathrm{B}}=\left[\boldsymbol{o}_{\mathrm{B}}^{\mathrm{T}},\boldsymbol{p}_{\mathrm{B}}^{\mathrm{T}}\right]^{\mathrm{T}}$分别表示Sensor A和Sensor B的位姿（其中3×1向量$\boldsymbol{o}$表示传感器的中心位置；3×1向量$\boldsymbol{p}$表示传感器的轴向方向），则已知$\boldsymbol{f}_{\mathrm{A}}$和$\boldsymbol{f}_{\mathrm{B}}$时，Sensor A与Sensor B之间的弯曲形状可以通过样条插值得到。当真实导管的空间位置和形状发生变化时，通过电磁定位仪更新$\boldsymbol{f}_{\mathrm{A}}$和$\boldsymbol{f}_{\mathrm{B}}$，从而实时更新导管模型的形状。考虑到传感器和导管的半径，Sensor A和Sensor B并不位于导管的中心线上，这会导致不精确的导管定位，因此必须进行位置补偿。计算如下 3 个向量：

$$\boldsymbol{n}_{AB} = \boldsymbol{p}_A \times \boldsymbol{p}_B \tag{4-100}$$

$$\boldsymbol{t}_A = \boldsymbol{p}_A \times \boldsymbol{n}_{AB} \tag{4-101}$$

$$\boldsymbol{t}_B = \boldsymbol{p}_B \times \boldsymbol{n}_{AB} \tag{4-102}$$

即 $\boldsymbol{t}_A$ 和 $\boldsymbol{t}_B$ 分别从 $\boldsymbol{o}_A$ 和 $\boldsymbol{o}_B$ 位置指向中心线。因此将 $\boldsymbol{o}_A$ 和 $\boldsymbol{o}_B$ 分别沿 $\boldsymbol{t}_A$ 和 $\boldsymbol{t}_B$ 移动距离 $r_s + r_c$ 就能将导管模型与实际导管对齐。根据以上导管的数学模型就可以生成它的面绘制模型［见图 4-35（c）］，后者在手术导航时叠加到解剖地图上，引导医生进行导管放置。

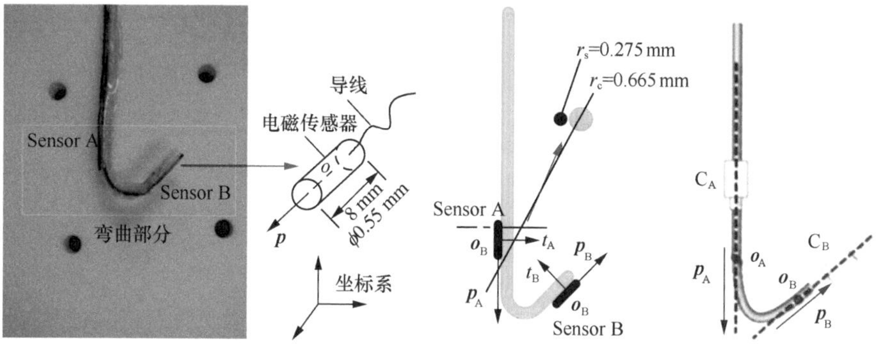

（a）传感器配置　（b）导管的数学模型　（c）导管的面绘制模型及2个虚拟相机C_A和C_B

图4-35　导管建模

以上建立了导管的形状模型，为了模仿内窥镜，还必须对它进行成像建模。本节的实验研究旨在提供医生关于导管放置过程最直观的信息，希望在导管放置过程中能得到血管内的实时图像信息。显然，实验不可能在导管前端放置相机，即使可能，除了血液什么也看不到。然而，可以通过在导管上设置 2 个虚拟内窥镜相机提供关于血管内的虚拟内窥镜图像。如图 4-35（c）所示，在导管的面绘制模型上设置 2 个虚拟相机 C_A 和 C_B。其中，C_A 的中心限制在直线 $\boldsymbol{o}_A$ - $\boldsymbol{p}_A$ 上，主光轴指向 $\boldsymbol{p}_A$ 方向，并可以沿着 $\boldsymbol{o}_A$ - $\boldsymbol{p}_A$ 运动；C_B 的中心限制在直线 $\boldsymbol{o}_B$ - $\boldsymbol{p}_B$ 上，主光轴指向 $\boldsymbol{p}_B$ 方向，并可以沿着 $\boldsymbol{o}_B$ - $\boldsymbol{p}_B$ 运动。在功能上，C_A 提供沿导管主体方向观察血管内的图像，C_B 提供沿导管弯曲的前端方向观察血管内的图像。

3. 路径规划与虚拟图像

从患者的术前 CT 血管造影图像分割出目标血管，重建出目标血管的三维模型，并抽出血管的中心线作为规划路径。为了提供更多的观察自由度，在血管中心线上设置第三个虚拟相机 C_V，并将它的运动约束在中心线上，观察方向沿中心线的切向，指向导管前端。C_V 与导管一起运动，始终观察导管前端的位置和姿态，给医生一种“站在血管内观察导管”的视觉效果。图 4-36 所示为多个视角下的血管内虚拟图像。

4. 模型假体实验

为了验证系统精度和有效性，进行了模型假体实验。如图 4-37 所示，实验中使用的模型假体是一个三维打印的树脂头骨模型和一个树脂血管（包含上颌动脉、颜面动脉、舌动脉以及颈外动脉）。在头骨模型上安装 5 个用于图像配准的人工标记点，获取头骨和血管模型的 CT 数据（512 像素 ×512 像素 ×258 像素的体素，像素间距 0.43 mm，层间距 0.7 mm）。从 CT 图像中分割出头骨和血管，重建出它们的面绘制模型作为导航地图。使用电磁跟踪定位仪追踪装有位置传感器的导管。由于手术区域很小，为了充分利用电磁跟踪定位仪的高精度区域，手术空间

被限制在 $-100\text{ mm} \leqslant x, y \leqslant 100\text{ mm}$, $-150\text{ mm} \leqslant z \leqslant -50\text{ mm}$ 的测量区域内。实验环境搭建好后，进行基于点的图像配准，验证配准误差后开始 SP1 导航，最后进行 SP2 导航。

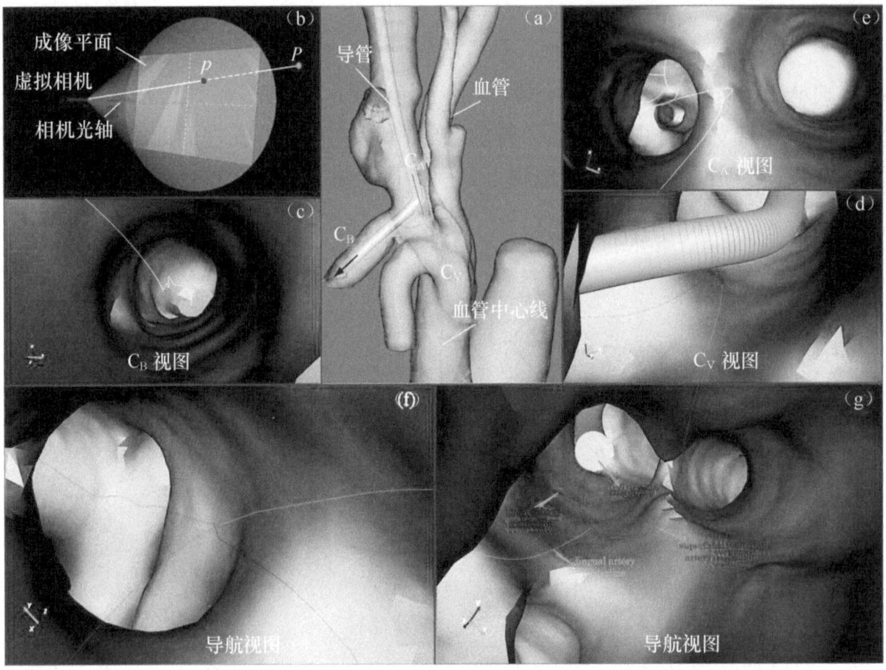

图4-36　多个视角下的血管内虚拟图像

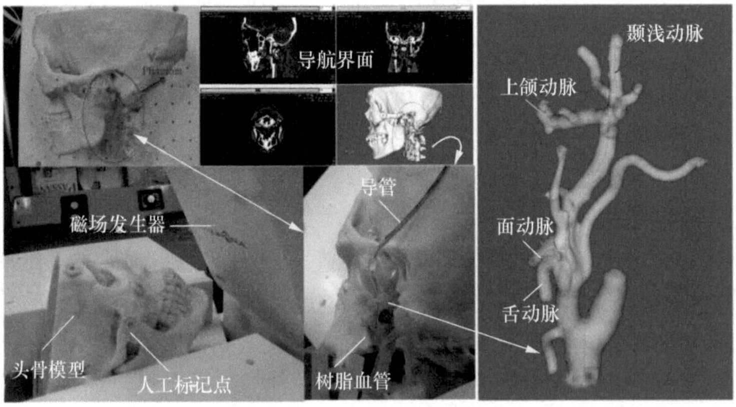

（a）实验场景　　（b）血管的面绘制模型

图4-37　实验设置

在导航实验中，由一位导管介入临床医生对系统进行测试。在血管内多视点虚拟内窥镜视频的引导下，导管在 5 min 之内［导航时间（SP1+SP2）］被顺利地定位到目标血管中。而传统的介入过程需要 20 min 到 1 h。图 4-38 所示为整个导航过程。作为初步的导航精度评价，在导航过程 SP1 中记录了导管前端的轨迹以及它到血管中心线的距离，距离的均值和标准差为 (1.80 ± 0.85)mm。这个结果满足临床要求。

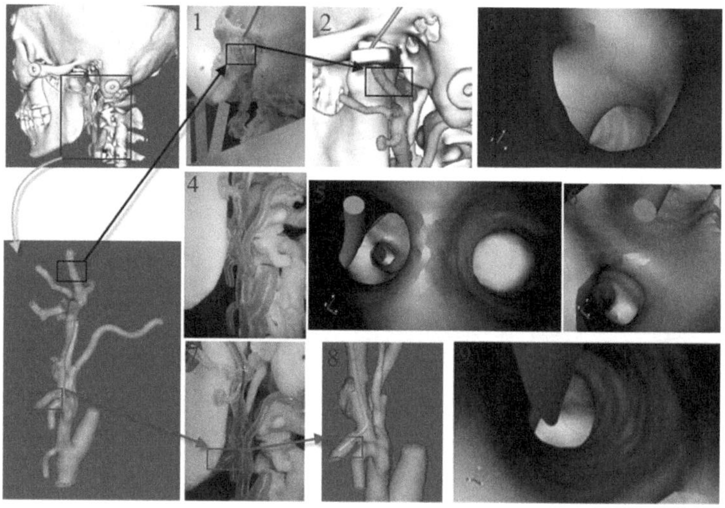

图4-38　整个导航过程

1—导管在导丝的引导下从切口处插入血管（实际场景）；2—对应图片1的虚拟场景；3—SP1过程中C_B拍摄的虚拟图像；4—导管沿着颞浅动脉被拉出；5、6—C_V拍摄的虚拟图像；7、8—导管的前端被定位到目标血管；9—C_V拍摄的虚拟图像（用于确认导管前端方向）

4.9 增强现实导航

随着计算机辅助外科手术技术的发展，增强现实技术作为一种新兴的导航手段，逐渐被应用到普通外科、神经外科、脊柱外科等手术导航系统中。利用增强现实技术可以将患者术前医学图像与术中病灶区域融合叠加显示，医生可以更直观地观察病灶区域的全局特征信息，避免传统手术导航系统中频繁切换视野所造成的手眼协同问题。基于光学透视叠加显示是最具灵活和扩展性的增强现实导航方式，但是目前大部分应用都是医生手动将虚拟影像调整至目标位置，存在耗时长、精度低、图像漂移等问题。本节提出一种精确的原位增强现实显示方法。

4.9.1 HoloLens显示装置

Microsoft 公司的 HoloLens 是一款混合现实头戴式显示器，配备摄像头、深度相机和多种传感器元件，如图 4-39(a)所示。设备启动后不断地对周围环境扫描，通过 SLAM 技术进行自身的实时定位。HoloLens 基于光学透视（optical see-through）的原理实现增强现实显示，仿照人眼自然成像方式，为佩戴者营造沉浸式的观看体验，其显示原理如图 4-39(b)所示。应用程序启动后，定位跟踪模块实时获取设备定位信息，场景渲染模块计算佩戴者视角下需要显示的虚拟图像，光引擎（可以理解为小型激光投影仪）输出对应光线，并投射到光波导（waveguide）内，在光波导内发生全反射传播，和真实光线混合后射入人眼，达到虚实融合的混合现实显示效果。

1. HoloLens 坐标系定义

如图 4-40(a)所示，当 HoloLens 设备启动应用程序时，在虚拟空间中会建立一个世界坐标系，记为 C_{HG}。在应用程序的整个运行生命周期中，该世界坐标系在现实空间中有固定的参考点，虚拟模型的位姿描述和渲染均基于这个世界坐标系。同时虚拟空间中还会建立一个表征设备自身位姿的局部坐标系，记为 C_{HL}。局部坐标系位于设备的主摄像头附近，通过多个摄像头、陀螺仪等传感器实时感知设备的位姿变化，进而不断更新该坐标系。即使佩戴者四周走动，由于世界坐标系相对现实空间是固定的，所以虚拟影像相对真实世界的位置始终不变，仿佛虚拟影像悬浮在现实空间中一样，达到虚实融合的效果。

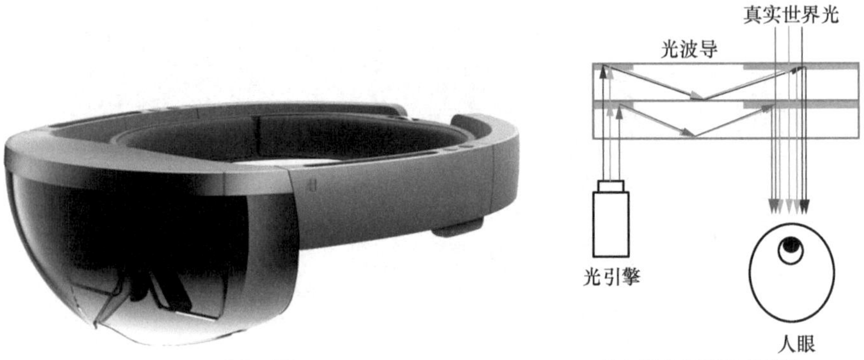

（a）实物　　（b）混合现实显示原理

图4-39　HoloLens头戴式显示器

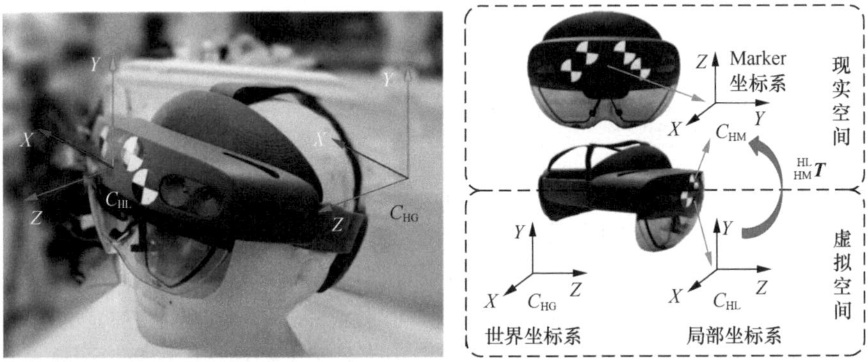

（a）HoloLens虚拟空间坐标系　　（b）设置视觉Marker坐标系

图4-40　HoloLens设备坐标系

2. 左右手坐标系统一

HoloLens 世界坐标系和局部坐标系遵照左手定则，属于左手坐标系。为了统一坐标系定义，顺利完成后续位姿计算，需要将 HoloLens 虚拟空间中的两个左手坐标系转化为右手坐标系。一种简单的方式是将左手坐标系的任一坐标轴反向，可以得到一个与左手坐标系固连的右手坐标系。本节将左手坐标系中的 X 轴反向，等价于一个变换矩阵 $^{R}_{L}\boldsymbol{T}$：

$$^{R}_{L}\boldsymbol{T}=\begin{pmatrix}-1&0&0&0\\0&1&0&0\\0&0&1&0\\0&0&0&1\end{pmatrix} \tag{4-103}$$

4.9.2　HoloLens离线标定

为了将 HoloLens 虚拟空间中的虚拟模型准确地叠加显示在现实空间中的目标物体上，需要获取 HoloLens 虚拟空间坐标系与现实空间坐标系之间的转换关系，从而将虚拟空间与现实空间准确地联系起来。本节提出一种基于手眼标定的 HoloLens 离线标定方法。

由于每一次启动 HoloLens 时所建立的世界坐标系在现实空间中的位置不一致，如果标定该坐标系，则每次启动 HoloLens 应用程序时都需要进行重新标定，增加了手术准备时间。考虑 HoloLens 局部坐标系相对设备自身是固定不动的，因此可以将一个由 X 角点构成的视觉 Marker 固定在 HoloLens 设备上，Marker 坐标系记为 C_{HM}，采用双目视觉系统标定 HoloLens 的局部坐标系与 Marker 坐标系之间的转换关系，如图 4-40（b）所示。记 HoloLens Marker 坐标系相对于 HoloLens 局部坐标系的位姿矩阵为 ${}^{HL}_{HM}\boldsymbol{T}$，一旦视觉 Marker 固定好后，它的值是不变的，其标定过程如下。

1. 数据采集

将 HoloLens 设备静置于双目相机视野下，保持设备稳定不动，双目相机识别 HoloLens Marker 坐标系相对于双目相机坐标系的位姿，记为 ${}^{C}_{HM}\boldsymbol{T}$。同时利用 HoloLens 应用程序接口获取 HoloLens 局部坐标系相对于世界坐标系的位姿，记为 ${}^{HG}_{HL}\boldsymbol{T}$。改变 HoloLens 在双目相机视野下的位置和方向，重复以上步骤，可以获取 N 组位姿数据（$N \geqslant 3$）。离线标定过程中坐标系定义及相关转换关系如图 4-41 所示，其中，双目相机坐标系相对于 HoloLens 世界坐标系的位姿记为 ${}^{HG}_{C}\boldsymbol{T}$。

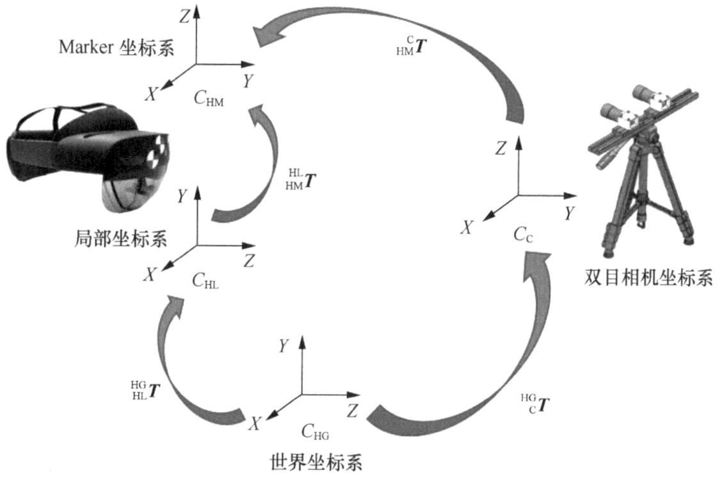

图4-41　离线标定过程中坐标系定义及相互转换关系

2. 数据处理

对于任意一组位姿数据 $i \in (1, N)$，其位姿关系满足式（4-104）。多组等式联立后，对于任意两组数据 $i, j \in (1, N)$ 且 $i \neq j$，其位姿关系均满足式（4-105）。

$$ {}^{HG}_{C}\boldsymbol{T} = {}^{HG}_{HL}\boldsymbol{T}_i \, {}^{HL}_{HM}\boldsymbol{T} \, {}^{HM}_{C}\boldsymbol{T}_i \tag{4-104} $$

$$ {}^{HG}_{HL}\boldsymbol{T}_i^{-1} \, {}^{HG}_{HL}\boldsymbol{T}_j \, {}^{HL}_{HM}\boldsymbol{T} = {}^{HL}_{HM}\boldsymbol{T} \, {}^{C}_{HM}\boldsymbol{T}_i^{-1} \, {}^{C}_{HM}\boldsymbol{T}_j \tag{4-105} $$

令 $\boldsymbol{A}_i = {}^{HG}_{HL}\boldsymbol{T}_i^{-1} \, {}^{HG}_{HL}\boldsymbol{T}_j$，$\boldsymbol{B}_i = {}^{C}_{HM}\boldsymbol{T}_i^{-1} \, {}^{C}_{HM}\boldsymbol{T}_j$，$\boldsymbol{X} = {}^{HL}_{HM}\boldsymbol{T}$，则有 $\boldsymbol{A}_i\boldsymbol{X} = \boldsymbol{X}\boldsymbol{B}_i$，因此可以将该问题转化为一个经典的机器人手眼标定问题，采用第 5 章将要介绍的手眼标定算法求解得到 ${}^{HL}_{HM}\boldsymbol{T}$。

需要注意的是，上述离线标定数据计算过程中没有考虑坐标系左右手定义问题，实际计算过程中需要对 HoloLens 世界坐标系和局部坐标系均做 X 轴反向处理，建立与其固连的右手坐标系，分别记为 C'_{HG} 和 C'_{HL}。因此数据处理过程中实际代入计算的 ${}^{HG}_{HL}\boldsymbol{T}$ 应为对应固连的右手坐标系之间的相对位姿 ${}^{HG}_{HL}\boldsymbol{T}'$，其计算如式（4-106）所示。相应地，标定求解得到的结果为 Marker

坐标系相对于与局部坐标系固连的右手坐标系位姿 ${}^{\mathrm{HL}}_{\mathrm{HM}}\boldsymbol{T}'$，而实际需要的 Marker 坐标系相对于局部坐标系的位姿 ${}^{\mathrm{HL}}_{\mathrm{HM}}\boldsymbol{T}$ 可由式（4-107）计算。

$${}^{\mathrm{HG}}_{\mathrm{HL}}\boldsymbol{T}'={}^{\mathrm{R}}_{\mathrm{L}}\boldsymbol{T}\,{}^{\mathrm{HG}}_{\mathrm{HL}}\boldsymbol{T}\,{}^{\mathrm{R}}_{\mathrm{L}}\boldsymbol{T}^{-1} \tag{4-106}$$

$${}^{\mathrm{HL}}_{\mathrm{HM}}\boldsymbol{T}={}^{\mathrm{R}}_{\mathrm{L}}\boldsymbol{T}^{-1}\,{}^{\mathrm{HL}}_{\mathrm{HM}}\boldsymbol{T}' \tag{4-107}$$

经过上述步骤，可以求得 HoloLens 局部坐标系与现实空间 Marker 坐标系之间的转换关系，从而完成虚实空间的位姿映射。该标定过程可以在手术导航之前完成，因此被称为离线标定方法。离线标定的结果可以在多个场景中重复使用，每次启动 HoloLens 应用程序时不需要重新进行标定，可以缩短手术导航的准备时间。

4.9.3 原位融合显示方法

手术导航中需要将术前模型融合显示在患者病灶区域，为医生提供手术引导。患者 CT 数据坐标系记为 C_{CT}，采用医学图像分割方法将其中的组织器官分割出来进行三维重建，三维重建模型与原始 CT 数据具有相同的坐标系。融合显示的关键在于求解 HoloLens 虚拟模型相对其世界坐标系的位姿关系。

虚拟模型融合显示过程中坐标系定义及相互转换关系如图 4-42 所示。其中，将三维打印的颈部实物模型作为手术对象，并在实物模型上粘贴 Marker 用于其位姿跟踪，该 Marker 坐标系记为 C_{NM}。虚拟颈部三维模型在 HoloLens 虚拟空间中的坐标系记为 C_{NU}。需要注意的是，C_{HG}、C_{HL} 和 C_{NU} 为左手坐标系，其余为右手坐标系，计算过程中需要进行左右手转换统一坐标系定义。通过式（4-108）完成虚拟模型相对于 HoloLens 世界坐标系的位姿计算，即可在 HoloLens 世界坐标系中的相应位置显示虚拟颈部模型，并与现实空间中的实物模型实现原位叠加显示。

$${}^{\mathrm{HG}}_{\mathrm{NU}}\boldsymbol{T}={}^{\mathrm{HG}}_{\mathrm{HL}}\boldsymbol{T}\left({}^{\mathrm{HL}}_{\mathrm{HM}}\boldsymbol{T}\,{}^{\mathrm{C}}_{\mathrm{HM}}\boldsymbol{T}^{-1}\,{}^{\mathrm{C}}_{\mathrm{NM}}\boldsymbol{T}\,{}^{\mathrm{NM}}_{\mathrm{CT}}\boldsymbol{T}\,{}^{\mathrm{CT}}_{\mathrm{NU}}\boldsymbol{T}\right) \tag{4-108}$$

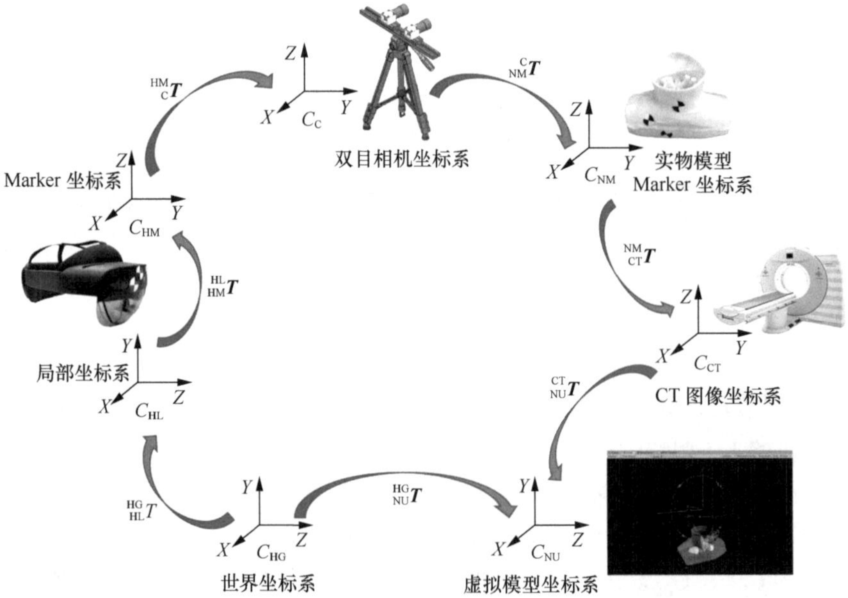

图4-42 融合显示过程中坐标系定义及相互转换关系

通过HoloLens系统可以获取虚拟空间中局部坐标系相对于世界坐标系的位姿 ${}^{\mathrm{HG}}_{\mathrm{HL}}\boldsymbol{T}$。通过离线标定可以得到HoloLens的Marker坐标系相对于局部坐标系的位姿 ${}^{\mathrm{HL}}_{\mathrm{HM}}\boldsymbol{T}$。${}^{\mathrm{C}}_{\mathrm{HM}}\boldsymbol{T}$ 和 ${}^{\mathrm{C}}_{\mathrm{NM}}\boldsymbol{T}$ 可以利用双目相机实时跟踪HoloLens和实物模型上的Marker得到。利用点配准方法或者ICP算法可以得到虚拟模型坐标系相对于实物Marker坐标系的位姿 ${}^{\mathrm{NM}}_{\mathrm{CT}}\boldsymbol{T}$。模型导入虚拟空间时会自动将 X 轴反向以适应左手坐标系，因此 ${}^{\mathrm{CT}}_{\mathrm{NU}}\boldsymbol{T}$ 等于左右手坐标系转换矩阵 ${}^{\mathrm{R}}_{\mathrm{L}}\boldsymbol{T}$。

4.9.4 HoloLens在线校正

一方面，由于不同佩戴者的瞳距特征不同，即使HoloLens显示在相同的位置，在不同人眼中可能有不同的显示效果；另一方面，由于佩戴者行为及周围环境因素（如光线变化、动态物体等）的影响，HoloLens对于周围环境的感知可能会发生变化，导致虚拟空间中世界坐标系产生漂移。以上因素都会影响融合显示的效果，因此在使用前需要对HoloLens设备进行校正，提高融合显示的准确度。

HoloLens融合显示的误差主要来自标定误差、配准误差以及HoloLens设备漂移误差。融合显示的误差可用于校正HoloLens设备。本节通过更新式（4-108）中的标定矩阵 ${}^{\mathrm{HL}}_{\mathrm{HM}}\boldsymbol{T}$ 来校正HoloLens设备的显示漂移。利用图4-43(a)所示的校正块（150 mm×150 mm×150 mm）进行校正。校正块的三维模型坐标系记为 C_{CC}，其Marker坐标系记为 C_{CM}。校正块形状规则、特征点明显，使用简单的点配准方法可将配准误差降至0.5 mm以下。

在线校正过程中，首先利用式（4-109），使用初始的离线标定结果 ${}^{\mathrm{HL}}_{\mathrm{HM}}\boldsymbol{T}_1$ 计算校正块虚拟模型相对于虚拟世界坐标系的位姿 ${}^{\mathrm{HG}}_{\mathrm{CU}}\boldsymbol{T}_1$。

$$ {}^{\mathrm{HG}}_{\mathrm{CU}}\boldsymbol{T}_1 = {}^{\mathrm{HG}}_{\mathrm{HL}}\boldsymbol{T}\,{}^{\mathrm{HL}}_{\mathrm{HM}}\boldsymbol{T}_1\,{}^{\mathrm{C}}_{\mathrm{HM}}\boldsymbol{T}^{-1}\,{}^{\mathrm{C}}_{\mathrm{CM}}\boldsymbol{T}\,{}^{\mathrm{CM}}_{\mathrm{CC}}\boldsymbol{T}\,{}^{\mathrm{CC}}_{\mathrm{CU}}\boldsymbol{T} \tag{4-109} $$

其中，${}^{\mathrm{C}}_{\mathrm{CM}}\boldsymbol{T}$ 为校正块Marker坐标系相对于双目相机坐标系的位姿；使用点配准方法得到的 ${}^{\mathrm{CM}}_{\mathrm{CC}}\boldsymbol{T}$ 为校正块模型坐标系相对于Marker坐标系的位姿；${}^{\mathrm{CC}}_{\mathrm{CU}}\boldsymbol{T}$ 等于左右手坐标系转换矩阵 ${}^{\mathrm{R}}_{\mathrm{L}}\boldsymbol{T}$。

由于存在离线标定结果误差和设备漂移误差，HoloLens虚拟空间中显示的模型和真实模型并没有完全重合，如图4-43(b)所示。佩戴者根据视野中的影像，微调虚拟模型的位置和姿态，可以将虚拟模型调至与真实模型完全重合，如图4-43(c)所示。此时虚拟模型相对于虚拟世界坐标系的位姿为 ${}^{\mathrm{HG}}_{\mathrm{CU}}\boldsymbol{T}_2$。根据融合显示原理，该位姿也可以根据式（4-110）计算。校正过程中HoloLens设备可以处于任意位置，为了便于计算，可以假设HoloLens设备微调前后的位置和姿态相同，因此式（4-110）中除了标定矩阵 ${}^{\mathrm{HL}}_{\mathrm{HM}}\boldsymbol{T}_2$，其他项与式（4-109）相同。

$$ {}^{\mathrm{HG}}_{\mathrm{CU}}\boldsymbol{T}_2 = {}^{\mathrm{HG}}_{\mathrm{HL}}\boldsymbol{T}\,{}^{\mathrm{HL}}_{\mathrm{HM}}\boldsymbol{T}_2\,{}^{\mathrm{C}}_{\mathrm{HM}}\boldsymbol{T}^{-1}\,{}^{\mathrm{C}}_{\mathrm{CM}}\boldsymbol{T}\,{}^{\mathrm{CM}}_{\mathrm{CC}}\boldsymbol{T}\,{}^{\mathrm{CC}}_{\mathrm{CU}}\boldsymbol{T} \tag{4-110} $$

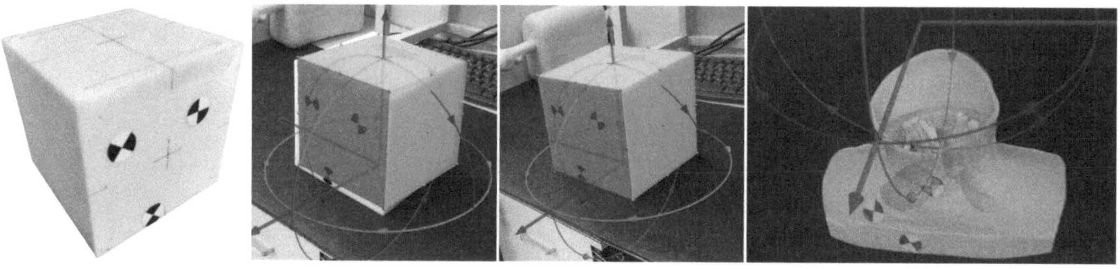

（a）校正块　（b）校正前　（c）校正后　（d）颈部模型融合显示效果

图4-43　在线校正

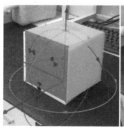

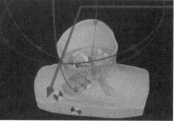

结合微调前后的虚拟模型位姿，根据式（4-111）可以计算校正后的标定矩阵 ${}^{\mathrm{HL}}_{\mathrm{HM}}\boldsymbol{T}_2$。需要说明的是，HoloLens在使用过程中会根据佩戴者的眼睛特征有着不同的显示修正，因此对于不同的佩戴者，在线校正后的标定矩阵可能有微小差异，即校正后的标定矩阵中也包含了不同佩戴者的视觉补偿。对于同一个佩戴者，校正后的标定结果可以重复用于融合显示。经过在线校正后，颈部模型的融合显示效果如图 4-44(d)所示，可以看到虚拟影像与真实场景几乎完全重合，可以为医生提供定量的手术指导信息。

$$ {}^{\mathrm{HL}}_{\mathrm{HM}}\boldsymbol{T}_2 = {}^{\mathrm{HG}}_{\mathrm{HL}}\boldsymbol{T}^{-1}\,{}^{\mathrm{HG}}_{\mathrm{CU}}\boldsymbol{T}_2\,{}^{\mathrm{HG}}_{\mathrm{CU}}\boldsymbol{T}_1^{-1}\,{}^{\mathrm{HG}}_{\mathrm{HL}}\boldsymbol{T}\,{}^{\mathrm{HL}}_{\mathrm{HM}}\boldsymbol{T}_1 \qquad (4\text{-}111) $$

4.9.5 应用举例

本节以全膝关节置换机器人手术为背景，应用原位增强现实显示技术进行手术导航。手术模拟系统组成如图 4-44(a)所示，实验中使用三维打印股骨模型作为手术对象，通过机械臂控制末端执行器到达指定位置后，利用截骨执行器完成切骨。在切骨前使用HoloLens设备在股骨模型上原位显示虚拟股骨和虚拟导板，为术中切骨提供视觉引导。

医生利用校正块完成在线校正后，使用 HoloLens 在手术台上股骨模型的位置融合显示虚拟股骨模型及切骨导板模型，医生根据视野中的虚拟导板位置，使用记号笔在股骨模型上描画出切骨线，如图 4-44(b)所示，医生视野中的融合显示效果如图 4-44(c)所示。医生描画完成后，在股骨模型上放置真实的金属导板，可以观察到医生所画的切骨线全部位于金属导板切骨槽内，如图 4-44(d)所示。术中切骨时，以该切骨线为参考进行机器人截骨，如图 4-44(e)所示。由于股骨模型表面凹凸不平，描画时存在微小误差，切骨线与金属导板切骨槽中心线偏差在0.8 mm以内。结果表明虚拟模型与真实对象融合显示具有较高的重合度，可以为全膝关节置换手术提供可视化引导。

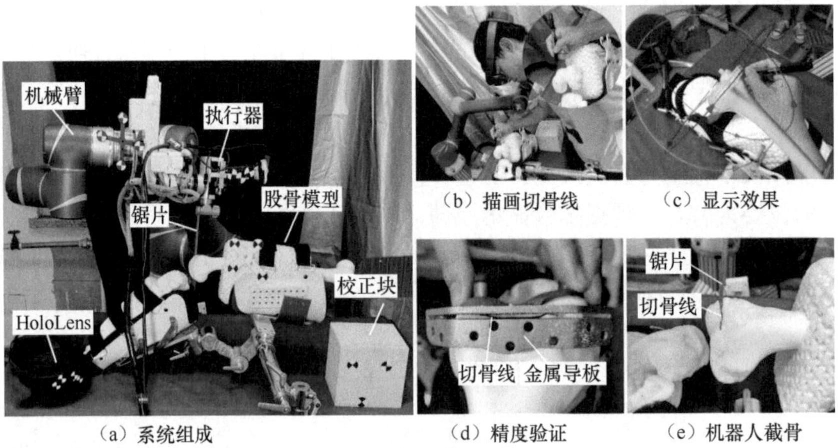

（a）系统组成 （b）描画切骨线 （c）显示效果 （d）精度验证 （e）机器人截骨

图4-44 手术模拟场景

本章小结

手术导航技术可以将手术机器人与患者解剖结构之间的关系在术中以可视化的形式呈现给医生。更重要的是，作为手术导航核心的空间配准技术，也是手术机器人自动定位和精准操作的核心技术。本章首先详细介绍了基于点的空间配准及其误差传播规律、基于点云的刚性形状配准、基于概率框架的非刚性点云配准以及基于三维－二维模型视图匹配的无侵袭空间配准，随后介绍了基于虚拟现实和增强现实两种可视化方法的手术导航技术，最后通过临床实例介绍了手术导航的应用。

参考文献

[1] MAINTZ J B A, VIERGEVER M A. A survey of medical image registration[J]. Medical Image Analysis, 1998, 2(1): 1-36.

[2] 王君臣, 王田苗, 王芸, 等. 考虑噪声干扰的医学图像点对配准算法及其误差预测[J]. 上海交通大学学报, 2012, 46(9): 1392-1397.

[3] FITZPATRICK J M, WEST J B, JR MAURER C R. Predicting error in rigid-body point-based registration[J]. IEEE Transactions on Medical Imaging, 1998, 17(5): 694-702.

[4] WILES A D, LIKHOLYOT A, FRANTZ D D, et al. A statistical model for point-based target registration error with anisotropic fiducial localizer error[J]. IEEE Transactions on Medical Imaging, 2008, 27(3): 378-390.

[5] FITZPATRICK J M, WEST J B. The distribution of target registration error in rigid-body point-based registration[J]. IEEE Transactions on Medical Imaging, 2001, 20(9): 917-927.

[6] MA B, MOGHARI M H, ELLIS R E, et al. On fiducial target registration error in the presence of anisotropic noise[C]//MICCAI 2007. Berlin, Heidelberg: Springer-Verlag, 2007: 628-635.

[7] MOGHARI M H, ABOLMAESUMI P. Point-based rigid-body registration using an unscented kalman filter[J]. IEEE Transactions on Medical Imaging, 2007, 26(12): 1708-1728.

[8] BESL P J, MCKAY N D. A method for registration of 3-D shapes[J]. IEEE Transactions on Pattern Analysis and Machine Intelligence, 1992, 14(2): 239-256.

[9] FITZGIBBON A W. Robust registration of 2D and 3D point sets[J]. Image and Vision Computing, 2003(21): 1145-1153.

[10] MYRONENKO A, SONG X. Point set registration: coherent point drift[J]. IEEE Transactions on Pattern Analysis and Machine Intelligence, 2010, 32(12): 2262-2275.

[11] CHUI H, RANGARAJAN A. A new point matching algorithm for non-rigid registration[J]. Computer Vision and Image Understanding, 2003, 89(2): 114-141.

[12] 张英豪, 李维全, 陈家禾, 等. 机器人辅助微创全膝关节置换手术系统[J]. 机器人, 2021, 43(4): 386-394.

[13] 王田苗, 张晓会, 张学斌, 等. 腹腔镜增强现实导航的研究进展综述[J]. 机器人, 2019, 41(1): 124-136.

[14] ZHANG X, WANG J, WANG T, et al. A markerless automatic deformable registration framework for augmented reality navigation of laparoscopy partial nephrectomy[J]. International Journal of Computer Assisted Radiology and Surgery, 2019, 14(8): 1285-1294.

[15] ZHANG X, WANG T, ZHANG X, et al. Assessment and application of the coherent point drift algorithm to augmented reality surgical navigation for laparoscopic partial nephrectomy[J]. International Journal of Computer Assisted Radiology and Surgery, 2020, 15(6): 989-999.

[16] KOCKRO R A, TSAI Y T, NG I H B, et al. Dex-ray: augmented reality neurosurgical navigation with a handheld video probe[J]. Neurosurgery, 2009, 65: 795-808.

[17] NAKAMURA K, NAYA Y, ZENBUTSU S, et al. Surgical navigation using three-dimensional computed tomography images fused intraoperatively with live video[J]. Journal of Endourology, 2010, 24(4): 521-524.

[18] ONDA S, OKAMOTO T, KANEHIRA M, et al. Identification of inferior pancreaticoduodenal artery during pancreaticoduodenectomy using augmented reality-based navigation system[J]. Journal of Hepato-Biliary-Pancreatic Sciences, 2014, 21(4): 281-287.

[19] WANG J, SHEN Y, YANG S. A practical marker-less image registration method for augmented reality oral and maxillofacial surgery[J]. International Journal of Computer Assisted Radiology and Surgery, 2019, 14(5): 763-773.

[20] WANG J, SUENAGA H, YANG L, et al. Real-time marker-free patient registration and image-based navigation using stereovision for dental surgery[C]//Augmented Reality Environments for Medical Imaging and Computer-Assisted Interventions. Berlin Heidelberg: Springer, 2013: 9-18.

[21] SUGIMOTO M, YASUDA H, KODA K, et al. Image overlay navigation by markerless surface registration in gastrointestinal, hepatobiliary and pancreatic surgery[J]. Journal of Hepato-Biliary-Pancreatic Sciences, 2010, 17(5): 629-636.

[22] VOLONTÉ F, PUGIN F, BUCHER P, et al. Augmented reality and image overlay navigation with OsiriX in laparoscopic and robotic surgery: Not only a matter of fashion[J]. Journal of Hepato-Biliary-Pancreatic Sciences, 2011, 18(4): 506-509.

[23] HUMMELINK S, HAMEETEMAN M, HOOGEVEEN Y, et al. Preliminary results using a newly developed projection method to visualize vascular anatomy prior to DIEP flap breast reconstruction[J]. Journal of Plastic, Reconstructive & Aesthetic Surgery, 2015, 68(3): 390-394.

[24] ZHANG X, CHEN G, LIAO H. High-quality see-through surgical guidance system using enhanced 3-D autostereoscopic augmented reality[J]. IEEE Transactions on Biomedical Engineering, 2017, 64(8): 1815-1825.

[25] WANG J, SUENAGA H, HOSHI K, et al. Augmented reality navigation with automatic marker-free image registration using 3-D image overlay for dental surgery[J]. IEEE Trans Biomed Eng, 2014, 61(4): 1295-304.

[26] WANG J, SUENAGA H, LIAO H,et al. Real-time computer-generated integral imaging and 3D image calibration for augmented reality surgical navigation[J]. Computerized Medical Imaging and Graphics, 2014(40): 147-59.

[27] PRATT P, IVES M, LAWTON G, et al. Through the HoloLens™ looking glass: augmented reality for extremity reconstruction surgery using 3D vascular models with perforating vessels[J]. European Radiology Experimental, 2018, 2(1). DOI: 10.1186/s41747-017-0033-2.

[28] GREGORY T M, GREGORY J, SLEDGE J, et al. Surgery guided by mixed reality: Presentation of a proof of concept[J]. Ac ta Orthopaedica, 2018, 89(5): 480-483.

[29] 唐祖南, 胡耒豪,于尧, 等. 混合现实技术在口腔颌面部肿瘤手术中的应用[J]. 北京大学学报（医学版）, 2020, 52(6): 1124-1129.

[30] WANG L, SUN Z, ZHANG X, et al. A hololens based augmented reality navigation system for minimally invasive total knee arthroplasty[C]//International Conference on Intelligent Robotics and Applications. Berlin Heidelberg: Springer, 2019: 519-530.

[31] SCHÖNEMANN P H. A generalized solution of the orthogonal Procrustes problem[J]. Psychometrika, 1966(31): 1-10.

[32] FAUGERAS O D, HEBERT M. The representation, recognition, and locating of 3-D objects[J]. The International Journal of Robotics Research, 1986, 5(3): 27-52.

[33] ARUN K S, HUANG T S, BLOSTEIN S D. Least-squares fitting of two 3-D point sets[J]. IEEE Transactions on Pattern Analysis and Machine Intelligence, 1987, PAMI-9(5): 698-700.

[34] UMEYAMA S. Least-squares estimation of transformation parameters between two point patterns[J]. IEEE Transactions on Pattern Analysis and Machine intelligence, 1991, 13(4): 376-380.

[35] HORN B K P. Closed-form solution of absolute orientation using unit quaternions[J]. Journal of the Optical Society of America A, 1987, 4(4): 629-642.

[36] AMBERG B, ROMDHANI S, VETTER T. Optimal step nonrigid ICP algorithms for surface registration[C]//2007 IEEE Conference on Computer Vision and Pattern Recognition. Piscataway, USA: IEEE, 2007: 1-8.
[37] BENTLEY J L. Multidimensional binary search trees used for associative searching[J]. Communications of the ACM, 1975, 18(9): 509-517.
[38] CHEN Y, MEDIONI G. Object modelling by registration of multiple range images[J]. Image and Vision Computing, 1992, 10(3): 145-155.
[39] LV C, LIN W, ZHAO B. Intrinsic and isotropic resampling for 3D point clouds[J]. IEEE Transactions on Pattern Analysis and Machine Intelligence, 2023, 45(3): 3274-3291.
[40] GRANGER S, PENNEC X, ROCHE A. Rigid point-surface registration using an EM variant of ICP for computer guided oral implantology[C]//International Conference on Medical Image Computing and Computer-Assisted Intervention. Berlin Heidelberg: Springer, 2001: 752-761.
[41] YANG H, SHI J, CARLONE L. TEASER: fast and certifiable point cloud registration[J]. IEEE Transactions on Robotics, 2021, 37(2): 314-333.
[42] MAIER-HEIN L, FRANZ A M, SANTOS T R D, et al. Convergent iterative closest-point algorithm to accomodate anisotropic and inhomogenous localization error[J]. IEEE Transactions on Pattern Analysis and Machine Intelligence, 2012, 34(8): 1520-1532.
[43] BLAIS G, LEVINE M D. Registering multiview range data to create 3D computer objects[J]. IEEE Transactions on Pattern Analysis and Machine Intelligence, 1995, 17(8): 820-824.
[44] YANG J, LI H, CAMPBELL D, et al. Go-ICP: a globally optimal solution to 3D ICP point-set registration[J]. IEEE Transactions on Pattern Analysis and Machine Intelligence, 2016, 38(11): 2241-2254.
[45] WANG J, SUENAGA H, YANG L, et al. Video see-through augmented reality for oral and maxillofacial surgery[J]. International Journal of Medical Robotics and Computer Assisted Surgery, 2017, 13(2). DOI: 10.1002/rcs.1754.
[46] KALAL Z, MIKOLAJCZYK K, MATAS J. Tracking-learning-detection[J]. IEEE Transactions on Pattern Analysis and Machine Intelligence, 2012, 34(7): 1409-1422.
[47] WANG J, KOBAYASHI E, SAKUMA I. Coarse-to-fine dot array marker detection with accurate edge localization for stereo visual tracking[J]. Biomedical Signal Processing and Control, 2015(15): 49-59.
[48] LORENSEN W E, CLINE H E. Marching cubes: a high resolution 3D surface construction algorithm[J]. Computer Graphics, 1987, 21(4): 163-169.
[49] WANG J, OHYA T, LIAO H, et al. Intravascular catheter navigation using path planning and virtual visual feedback for oral cancer treatment[J]. International Journal of Medical Robotics and Computer Assisted Surgery, 2011, 7(2): 214-24.

第 5 章

手术机械臂运动学与标定

掌握手术机械臂的运动学规律对机器人手术规划具有重要的意义。机器人手术规划通常在图像空间进行，规划好的路径需要转化到机器人任务空间，进而通过机械臂运动学逆解转换到关节空间，从而检查手术机器人的构型变化以及和周围环境的干涉情况。此外，术中机器人导航需要实时获取图像空间与机器人空间之间的关系，这通常由视觉导航设备提供。但视觉导航设备只能跟踪手术机器人末端的光学靶标，需要提前标定光学靶标与机器人末端之间的变换矩阵，上述过程称为“手眼标定”问题。本章针对常用的六自由度手术机械臂和七自由度冗余机械臂，介绍它们的运动学分析与标定方法。特别地，针对七自由度 S-R-S 机械臂提出了一种数值稳定逆解方法和臂角求解方法，后续用于冗余机械臂的控制；针对机器人手眼标定问题，提出了一种基于极大似然估计的非线性最优求解算法。

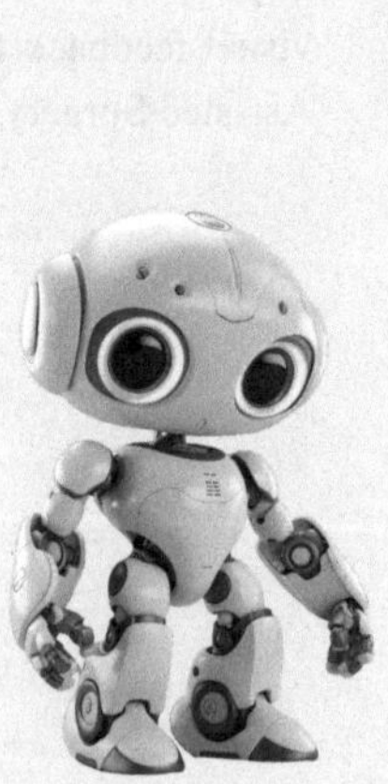

5.1 相关符号与基础

5.1.1 反对称矩阵

设 $\boldsymbol{A}$ 是一个 n 阶方阵，如果 $\boldsymbol{A}^{\mathrm{T}}=-\boldsymbol{A}$，则称 $\boldsymbol{A}$ 是反对称矩阵或斜对称矩阵（skew-symmetric matrix）。对任意一个向量 $\boldsymbol{a}=[a_1,a_2,a_3]^{\mathrm{T}}\in\mathbb{R}^3$，用 $[\boldsymbol{a}]\in\mathbb{R}^{3\times3}$ 表示 $\boldsymbol{a}$ 的反对称矩阵，其定义为

$$[\boldsymbol{a}]\equiv\begin{bmatrix}0 & -a_3 & a_2\\ a_3 & 0 & -a_1\\ -a_2 & a_1 & 0\end{bmatrix} \tag{5-1}$$

设 $\boldsymbol{a}$、$\boldsymbol{b}$、$\boldsymbol{c}$ 为任意三维向量，它们的反对称矩阵性质如下。

（1）$[\bullet]$ 为线性运算符，即对任意的标量 $x,y\in\mathbb{R}$，有

$$[x\boldsymbol{a}+y\boldsymbol{b}]=x[\boldsymbol{a}]+y[\boldsymbol{b}] \tag{5-2}$$

（2）向量叉乘

$$\boldsymbol{a}\times\boldsymbol{b}=[\boldsymbol{a}]\boldsymbol{b} \tag{5-3}$$

（3）叉乘的反对称矩阵

$$[\boldsymbol{a}\times\boldsymbol{b}]=[\boldsymbol{a}][\boldsymbol{b}]-[\boldsymbol{b}][\boldsymbol{a}] \tag{5-4}$$

（4）由 $\boldsymbol{b}\cdot(\boldsymbol{a}\times\boldsymbol{b})=0$ 可得

$$\boldsymbol{b}^{\mathrm{T}}[\boldsymbol{a}]\boldsymbol{b}=0 \tag{5-5}$$

（5）由 $\boldsymbol{a}\times\boldsymbol{a}=\boldsymbol{0}$ 可得

$$[\boldsymbol{a}]\boldsymbol{a}=\boldsymbol{0} \tag{5-6}$$

（6）混合积公式 $\boldsymbol{a}\cdot(\boldsymbol{b}\times\boldsymbol{c})=\boldsymbol{b}\cdot(\boldsymbol{c}\times\boldsymbol{a})=\boldsymbol{c}\cdot(\boldsymbol{a}\times\boldsymbol{b})$

$$\boldsymbol{a}^{\mathrm{T}}[\boldsymbol{b}]\boldsymbol{c}=\boldsymbol{b}^{\mathrm{T}}[\boldsymbol{c}]\boldsymbol{a}=\boldsymbol{c}^{\mathrm{T}}[\boldsymbol{a}]\boldsymbol{b} \tag{5-7}$$

（7）三重积公式 $\boldsymbol{a}\times(\boldsymbol{b}\times\boldsymbol{c})=\boldsymbol{b}(\boldsymbol{a}\cdot\boldsymbol{c})-\boldsymbol{c}(\boldsymbol{a}\cdot\boldsymbol{b})$

$$[\boldsymbol{a}][\boldsymbol{b}]\boldsymbol{c}=(\boldsymbol{b}\boldsymbol{a}^{\mathrm{T}}-\boldsymbol{a}^{\mathrm{T}}\boldsymbol{b}\boldsymbol{I})\boldsymbol{c} \tag{5-8}$$

（8）由式（5-8）可得

$$[\boldsymbol{a}][\boldsymbol{b}]=\boldsymbol{b}\boldsymbol{a}^{\mathrm{T}}-\boldsymbol{a}^{\mathrm{T}}\boldsymbol{b}\boldsymbol{I} \tag{5-9}$$

（9）由式（5-9）可得

$$[\boldsymbol{a}]^2=\boldsymbol{a}\boldsymbol{a}^{\mathrm{T}}-\boldsymbol{a}^{\mathrm{T}}\boldsymbol{a}\boldsymbol{I} \tag{5-10}$$

（10）由式（5-10）可得

$$[\boldsymbol{a}]^3=-\|\boldsymbol{a}\|^2[\boldsymbol{a}] \tag{5-11}$$

特别地，对于单位向量 $\hat{\boldsymbol{a}}$，有 $[\hat{\boldsymbol{a}}]^2=\hat{\boldsymbol{a}}\hat{\boldsymbol{a}}^{\mathrm{T}}-\boldsymbol{I}$，$[\hat{\boldsymbol{a}}]^3=-[\hat{\boldsymbol{a}}]$。

5.1.2 矩阵指数

设 $\boldsymbol{A}$ 是一个 n 阶方阵，它的矩阵指数（matrix exponential）定义为

$$\mathrm{e}^{\boldsymbol{A}}=\boldsymbol{I}+\boldsymbol{A}+\frac{\boldsymbol{A}^2}{2!}+\frac{\boldsymbol{A}^3}{3!}+\cdots=\sum_{n=0}^{\infty}\frac{\boldsymbol{A}^n}{n!} \tag{5-12}$$

对任意的 $t \in \mathbb{R}$，矩阵指数的几个性质如下。

① 如果方阵 $\boldsymbol{A}$ 和 $\boldsymbol{B}$ 可交换，则有 $e^{\boldsymbol{A}}e^{\boldsymbol{B}} = e^{\boldsymbol{A}+\boldsymbol{B}}$。

② $(e^{\boldsymbol{A}})^{-1} = e^{-\boldsymbol{A}}$，$(e^{\boldsymbol{A}})^{\mathrm{T}} = e^{\boldsymbol{A}^{\mathrm{T}}}$。

③ $\boldsymbol{A}e^{\boldsymbol{A}} = e^{\boldsymbol{A}}\boldsymbol{A}$，$\boldsymbol{A}e^{\boldsymbol{A}t} = e^{\boldsymbol{A}t}\boldsymbol{A}$。

④ 如果方阵 $\boldsymbol{A}$ 与 t 无关，则有 $\dfrac{\mathrm{d}}{\mathrm{d}t}e^{\boldsymbol{A}t} = \boldsymbol{A}e^{\boldsymbol{A}t}$。

⑤ 如果 $\boldsymbol{A}$ 能写成 $\boldsymbol{A} = \boldsymbol{PDP}^{-1}$ 的形式，则 $e^{\boldsymbol{A}} = \boldsymbol{P}e^{\boldsymbol{D}}\boldsymbol{P}^{-1}$。

⑥ 如果 $\boldsymbol{D} = \mathrm{diag}(d_1, d_2, \cdots, d_n)$，则有 $e^{\boldsymbol{D}} = \mathrm{diag}(e^{d_1}, e^{d_2}, \cdots, e^{d_n})$。

稍后会使用矩阵指数实现李代数到李群的映射。

5.1.3 李群与李代数

本节介绍跟刚体运动相关的李群与李代数。

1. 李群 SO(3) 与 SE(3)

所有 3×3 旋转矩阵构成一个李群，记为 SO(3)，称为特殊正交群。所有 4×4 齐次变换矩阵构成一个李群，记为 SE(3)，称为特殊欧氏群。后续为了表示方便，用 $(\boldsymbol{R}, \boldsymbol{p})$ 表示一个 4×4 齐次变换矩阵：

$$(\boldsymbol{R}, \boldsymbol{p}) \equiv \begin{bmatrix} \boldsymbol{R} & \boldsymbol{p} \\ \boldsymbol{0}^{\mathrm{T}} & 1 \end{bmatrix} \in \mathrm{SE}(3) \tag{5-13}$$

令 $\boldsymbol{T} = (\boldsymbol{R}, \boldsymbol{p})$，定义 $\boldsymbol{T}$ 的 6×6 伴随矩阵为

$$[\mathrm{Ad}_{\boldsymbol{T}}] = \begin{bmatrix} \boldsymbol{R} & \boldsymbol{0} \\ [\boldsymbol{p}]\boldsymbol{R} & \boldsymbol{R} \end{bmatrix} \tag{5-14}$$

容易验证，齐次变换矩阵 $\boldsymbol{T}$ 的伴随矩阵满足：

$$[\mathrm{Ad}_{\boldsymbol{T}}]^{-1} = [\mathrm{Ad}_{\boldsymbol{T}^{-1}}] \tag{5-15}$$

$[\mathrm{Ad}_{\boldsymbol{T}}]$ 关于时间的导数为

$$\frac{\mathrm{d}}{\mathrm{d}t}[\mathrm{Ad}_{\boldsymbol{T}}] = \begin{bmatrix} \dot{\boldsymbol{R}} & \boldsymbol{0} \\ [\dot{\boldsymbol{p}}]\boldsymbol{R} + [\boldsymbol{p}]\dot{\boldsymbol{R}} & \dot{\boldsymbol{R}} \end{bmatrix} \tag{5-16}$$

其中，$\dot{\boldsymbol{R}}$ 和 $\dot{\boldsymbol{p}}$ 是 $\dot{\boldsymbol{T}}$ 的对应部分。式（5-16）给出了已知 $\dot{\boldsymbol{T}}$ 如何计算 $\dfrac{\mathrm{d}}{\mathrm{d}t}[\mathrm{Ad}_{\boldsymbol{T}}]$。

2. 李代数 so(3)

令 $\boldsymbol{\omega} \in \mathbb{R}^3$，则所有的 $[\boldsymbol{\omega}]$ 构成了一个李代数，记为 so(3)。so(3) 对应的李括号为

$$[[\boldsymbol{\omega}_1],[\boldsymbol{\omega}_2]] = [\boldsymbol{\omega}_1 \times \boldsymbol{\omega}_2] \tag{5-17}$$

so(3) 中的元素 $[\boldsymbol{\omega}]$ 可以通过矩阵指数映射为 SO(3) 中的元素：

$$e^{[\boldsymbol{\omega}]} = e^{[\hat{\boldsymbol{\omega}}\theta]} = \boldsymbol{I} + \sin\theta[\hat{\boldsymbol{\omega}}] + (1-\cos\theta)[\hat{\boldsymbol{\omega}}]^2 \in \mathrm{SO}(3) \tag{5-18}$$

即罗德里格斯旋转公式，其中 $\boldsymbol{\omega} = \hat{\boldsymbol{\omega}}\theta$，$\hat{\boldsymbol{\omega}}$ 是单位向量。式（5-18）表明：$e^{[\hat{\boldsymbol{\omega}}\theta]}$ 是围绕 $\hat{\boldsymbol{\omega}}$ 旋转 θ 得到的旋转矩阵。对于任意 $\boldsymbol{R} \in \mathrm{SO}(3)$，不难验证有

$$\begin{cases} \boldsymbol{R}[\boldsymbol{\omega}]\boldsymbol{R}^{-1} = [\boldsymbol{R}\boldsymbol{\omega}] \\ \boldsymbol{R}e^{[\boldsymbol{\omega}]}\boldsymbol{R}^{-1} = e^{[\boldsymbol{R}\boldsymbol{\omega}]} \end{cases} \tag{5-19}$$

定义作用在 SO(3) 上的 log 运算符，$\log \boldsymbol{R}$ 返回 $\boldsymbol{\omega}$ 使得 $e^{[\boldsymbol{\omega}]}=\boldsymbol{R}$，称 $\boldsymbol{\omega}$ 为 $\boldsymbol{R}$ 的指数坐标（exponential coordinates）或旋转向量（rotation vector）。令 R_{ij} 表示 $\boldsymbol{R}$ 的第 i 行第 j 列元素，$\log \boldsymbol{R}$ 的计算如下。

$$\theta=\arccos\left(\frac{\operatorname{trace}(\boldsymbol{R})-1}{2}\right) \tag{5-20}$$

① 如果 $\theta=0$，则 $\hat{\boldsymbol{\omega}}$ 可为任意单位向量。

② 如果 $\theta=\pi$，则有

$$\hat{\boldsymbol{\omega}}=\frac{1}{\sqrt{2\left(1+R_{33}\right)}}\left[R_{13}, R_{23}, 1+R_{33}\right]^{\mathrm{T}} \tag{5-21}$$

③ 其他情况：

$$\hat{\boldsymbol{\omega}}=\frac{1}{2 \sin \theta}\left[R_{32}-R_{23}, R_{13}-R_{31}, R_{21}-R_{12}\right]^{\mathrm{T}} \tag{5-22}$$

最终有 $\boldsymbol{\omega}=\theta \hat{\boldsymbol{\omega}}$。上述计算过程的前提是 $\boldsymbol{R}$ 为严格的正交矩阵，有时由于数值计算的误差，尤其是累积误差会导致 $\boldsymbol{R}$ 不严格满足正交性，因此上述计算可能会出现数值不稳定现象。下面再给出一种数值稳定的 $\log \boldsymbol{R}$ 计算方法。

① 令 $\boldsymbol{A}=\boldsymbol{R}-\boldsymbol{I}$。

② 对 $\boldsymbol{A}$ 做奇异值分解：$\boldsymbol{A}=\boldsymbol{U}\boldsymbol{D}\boldsymbol{V}^{\mathrm{T}}$，其中 $\boldsymbol{D}$ 对角线上的奇异值降序排列。

③ 用 $\boldsymbol{v}$ 表示 $\boldsymbol{V}$ 的最后一列向量，令 $\hat{\boldsymbol{v}}=\left[r_{32}-r_{23}, r_{13}-r_{31}, r_{21}-r_{12}\right]^{\mathrm{T}}$。其中，$r_{ij}$ 是 $\boldsymbol{R}$ 的第 i（$i=1,2,3$）行第 j（$j=1,2,3$）列元素。令 $\varphi=\operatorname{atan2}(\boldsymbol{v}^{\mathrm{T}} \hat{\boldsymbol{v}}, \operatorname{trace}(\boldsymbol{R})-1)$。

④ 则有 $\boldsymbol{\omega}=\boldsymbol{v} \varphi$。

按照上述两种方法计算的 $\boldsymbol{\omega}$ 满足 $0 \leqslant\|\boldsymbol{\omega}\| \leqslant \pi$，注意当 $0 \leqslant\|\boldsymbol{\omega}\|<\pi$ 时，$\boldsymbol{R}$ 和 $\boldsymbol{\omega}$ 是一一对应关系；当 $\|\boldsymbol{\omega}\|=\pi$ 时，$\boldsymbol{\omega}$ 和 $-\boldsymbol{\omega}$ 对应同一个旋转矩阵，即出现了表达奇异性。令 $\boldsymbol{\omega}=\left[\omega_1, \omega_2, \omega_3\right]^{\mathrm{T}}$，$\boldsymbol{R}=e^{[\boldsymbol{\omega}]}$，$\boldsymbol{x} \in \mathbb{R}^3$ 是与 $\boldsymbol{\omega}$ 无关的任意向量，则有以下偏导数关系成立 [1]。

$$\frac{\partial \boldsymbol{R}}{\partial \omega_i}=\begin{cases}\dfrac{\omega_i[\boldsymbol{\omega}]+[\boldsymbol{\omega} \times(\boldsymbol{I}-\boldsymbol{R}) \boldsymbol{e}_i]}{\|\boldsymbol{\omega}\|^2} \boldsymbol{R}, & \|\boldsymbol{\omega}\| \neq 0 \\ {[\boldsymbol{e}_i]}, & \text{其他}\end{cases} \tag{5-23}$$

$$\frac{\partial(\boldsymbol{R} \boldsymbol{x})}{\partial \boldsymbol{\omega}}=\begin{cases}-\boldsymbol{R}[\boldsymbol{x}] \dfrac{\boldsymbol{\omega} \boldsymbol{\omega}^{\mathrm{T}}+(\boldsymbol{R}^{\mathrm{T}}-\boldsymbol{I})[\boldsymbol{\omega}]}{\|\boldsymbol{\omega}\|^2}, & \|\boldsymbol{\omega}\| \neq 0 \\ -[\boldsymbol{x}], & \text{其他}\end{cases} \tag{5-24}$$

其中，$\boldsymbol{e}_i(i=1,2,3)$ 是 $\mathbb{R}^3$ 空间的 3 个标准正交基。

3. 李代数 se(3)

令 $\boldsymbol{\mathcal{V}} \in \mathbb{R}^6$，定义作用在 $\mathbb{R}^6$ 上的运算符 $[\boldsymbol{\mathcal{V}}]$ 为

$$[\boldsymbol{\mathcal{V}}]=\begin{bmatrix}[\boldsymbol{\omega}] & \boldsymbol{v} \\ \mathbf{0}^{\mathrm{T}} & 0\end{bmatrix} \in \mathbb{R}^{4 \times 4} \tag{5-25}$$

其中，$\boldsymbol{\omega}$ 和 $\boldsymbol{v}$ 分别是 $\boldsymbol{\mathcal{V}}$ 的前 3 个分量和后 3 个分量，即 $\boldsymbol{\mathcal{V}}=[\boldsymbol{\omega}^{\mathrm{T}}, \boldsymbol{v}^{\mathrm{T}}]^{\mathrm{T}}$。所有的 $[\boldsymbol{\mathcal{V}}]$ 构成了一个李代数，记为 se(3)。se(3) 对应的李括号为

$$[[\mathcal{V}_1],[\mathcal{V}_2]] = \left[[\mathrm{ad}_{\mathcal{V}_1}]\mathcal{V}_2\right] \tag{5-26}$$

其中，$[\mathrm{ad}_{\mathcal{V}}] \in \mathbb{R}^{6\times 6}$ 表示 $\mathcal{V}$ 的伴随矩阵，其定义如下。

$$[\mathrm{ad}_{\mathcal{V}}] = \begin{bmatrix} [\boldsymbol{\omega}] & \mathbf{0} \\ [\boldsymbol{v}] & [\boldsymbol{\omega}] \end{bmatrix} \tag{5-27}$$

容易验证有 $[\mathrm{ad}_{\mathcal{V}_1}]\mathcal{V}_2 = -[\mathrm{ad}_{\mathcal{V}_2}]\mathcal{V}_1$ 成立。

se(3) 中的元素 $[\mathcal{V}]$ 可以通过矩阵指数映射为 SE(3) 中的元素，即 $\mathrm{e}^{[\mathcal{V}]} \in \mathrm{SE}(3)$。为了方便给出 $\mathrm{e}^{[\mathcal{V}]}$ 的表达式，将 $\mathcal{V}$ 写成 $\mathcal{V}=\mathcal{S}\theta$ 的形式，其中 θ 是标量，$\mathcal{S}=[\hat{\boldsymbol{\omega}}^{\mathrm{T}},\hat{\boldsymbol{v}}^{\mathrm{T}}]^{\mathrm{T}}$ 满足：$\|\hat{\boldsymbol{\omega}}\|=1$ 或者 $\hat{\boldsymbol{\omega}}=\mathbf{0}$ 且 $\|\hat{\boldsymbol{v}}\|=1$。则 $\mathrm{e}^{[\mathcal{V}]}$ 的表达式如下。

$$\mathrm{e}^{[\mathcal{V}]} = \mathrm{e}^{[\mathcal{S}\theta]} = \begin{bmatrix} \mathrm{e}^{[\hat{\boldsymbol{\omega}}\theta]} & \left(\boldsymbol{I}\theta + (1-\cos\theta)[\hat{\boldsymbol{\omega}}] + (\theta - \sin\theta)[\hat{\boldsymbol{\omega}}]\right)\hat{\boldsymbol{v}} \\ \mathbf{0}^{\mathrm{T}} & 1 \end{bmatrix} \tag{5-28}$$

$\mathrm{e}^{[\mathcal{S}\theta]}$ 的物理含义是将坐标系围绕螺旋轴 $\mathcal{S}$ 旋转 θ 后形成的新坐标系相对于原坐标系的变换矩阵。关于螺旋轴的概念将在 5.1.6 节介绍。对任意的 $\boldsymbol{T} \in \mathrm{SE}(3)$，不难验证有

$$\begin{gathered} \boldsymbol{T}[\mathcal{V}]\boldsymbol{T}^{-1} = \left[[\mathrm{Ad}_{\boldsymbol{T}}]\mathcal{V}\right] \\ \boldsymbol{T}\mathrm{e}^{[\mathcal{V}]}\boldsymbol{T}^{-1} = \mathrm{e}^{[[\mathrm{Ad}_{\boldsymbol{T}}]\mathcal{V}]} \end{gathered} \tag{5-29}$$

令 $\boldsymbol{T}=(\boldsymbol{R},\boldsymbol{p}) \in \mathrm{SE}(3)$，定义作用在 SE(3) 上的运算符 log，$\log \boldsymbol{T}$ 返回 $\mathcal{V}$ 使得 $\mathrm{e}^{[\mathcal{V}]}=\boldsymbol{T}$。称 $\mathcal{V}$ 为 $\boldsymbol{T}$ 的指数坐标。$\log \boldsymbol{T}$ 的计算方法如下。

（1）令 $\boldsymbol{\omega} = \log \boldsymbol{R}$。如果 $\|\boldsymbol{\omega}\|=0$，则 $\mathcal{V}=[\mathbf{0}^{\mathrm{T}},\boldsymbol{p}^{\mathrm{T}}]^{\mathrm{T}}$。

（2）否则令 $\theta=\|\boldsymbol{\omega}\|$，$\hat{\boldsymbol{\omega}}=\boldsymbol{\omega}/\|\boldsymbol{\omega}\|$，$\hat{\boldsymbol{v}}=\left(\dfrac{1}{\theta}I-\dfrac{1}{2}[\hat{\boldsymbol{\omega}}]+\left(\dfrac{1}{\theta}-\dfrac{1}{2}\cot\dfrac{\theta}{2}\right)[\hat{\boldsymbol{\omega}}]^2\right)\boldsymbol{p}$。

（3）则有 $\mathcal{S}=[\hat{\boldsymbol{\omega}}^{\mathrm{T}},\hat{\boldsymbol{v}}^{\mathrm{T}}]^{\mathrm{T}}$，$\mathcal{V}=\mathcal{S}\theta$。

5.1.4 速度旋量

如图 5-1（a）所示，一个刚体的位姿可以用固连在刚体上的坐标系相对世界坐标系的 4×4 齐次变换矩阵 $\boldsymbol{T}=(\boldsymbol{R},\boldsymbol{p})$ 表示，其中 $\boldsymbol{R}$ 是 3×3 旋转矩阵，$\boldsymbol{p}$ 是 3×1 平移向量。用 $\boldsymbol{\omega}\in\mathbb{R}^3$ 和 $\boldsymbol{v}\in\mathbb{R}^3$ 分别表示该刚体的角速度和线速度，则有

$$\begin{cases} [\boldsymbol{\omega}] = \dot{\boldsymbol{R}}\boldsymbol{R}^{-1} \\ \boldsymbol{v} = \dot{\boldsymbol{p}} \end{cases} \tag{5-30}$$

将 $\boldsymbol{\omega}$ 和 $\boldsymbol{v}$ 写成一个 6×1 向量 $\mathcal{V}=[\boldsymbol{\omega}^{\mathrm{T}},\boldsymbol{v}^{\mathrm{T}}]^{\mathrm{T}}$，称为刚体的速度旋量。注意速度旋量和其表达的坐标系相关，如果将角速度和线速度表达在刚体自身的坐标系下，即有

$$\begin{cases} \boldsymbol{\omega}_{\mathrm{b}} = \boldsymbol{R}^{-1}\boldsymbol{\omega} \\ \boldsymbol{v}_{\mathrm{b}} = \boldsymbol{R}^{-1}\boldsymbol{v} \end{cases} \tag{5-31}$$

称 $\mathcal{V}_{\mathrm{b}}=[\boldsymbol{\omega}_{\mathrm{b}}^{\mathrm{T}},\boldsymbol{v}_{\mathrm{b}}^{\mathrm{T}}]^{\mathrm{T}}$ 为表达在刚体坐标系下的速度旋量。不难验证，$\boldsymbol{\omega}_{\mathrm{b}}$ 和 $\mathcal{V}_{\mathrm{b}}$ 满足：

$$[\boldsymbol{\omega}_{\mathrm{b}}] = \boldsymbol{R}^{-1}\dot{\boldsymbol{R}} \tag{5-32}$$

$$[\mathcal{V}_{\mathrm{b}}] = \boldsymbol{T}^{-1}\dot{\boldsymbol{T}} \tag{5-33}$$

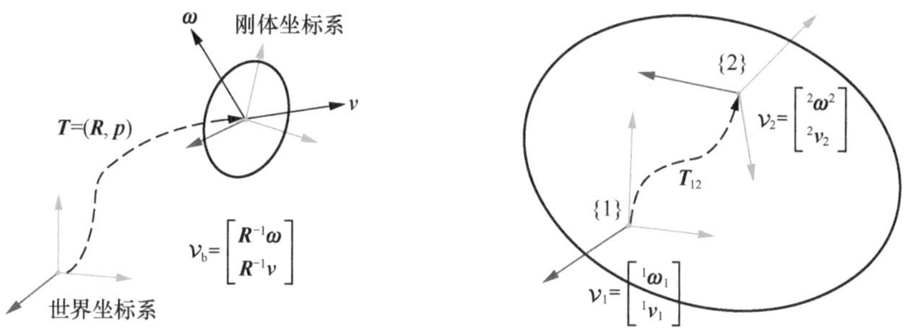

（a）速度旋量在刚体自身坐标系下的表达　（b）速度旋量在刚体不同坐标系下的表达

图5-1　速度旋量

如图 5-1（b）所示，设 {1} 和 {2} 是固连在刚体上的两个不同坐标系，它们之间的变换矩阵为 $\boldsymbol{T}_{1,2}$（{2} 相对于 {1}），则刚体表达在 {1} 下的速度旋量 $\mathcal{V}_1$ 和表达在 {2} 下的速度旋量 $\mathcal{V}_2$ 具有以下关系。

$$\mathcal{V}_1=[\mathrm{Ad}_{\boldsymbol{T}_{1,2}}]\mathcal{V}_2 \tag{5-34}$$

证明　用 ${}^1\boldsymbol{\omega}_1$、${}^1\boldsymbol{v}_1$ 分别表示坐标系 {1} 的角速度和线速度（表达在坐标系 {1} 下），则有 $\mathcal{V}_1=\left[{}^1\boldsymbol{\omega}_1^{\mathrm{T}}, {}^1\boldsymbol{v}_1^{\mathrm{T}}\right]^{\mathrm{T}}$，类似地有 $\mathcal{V}_2=\left[{}^2\boldsymbol{\omega}_2^{\mathrm{T}}, {}^2\boldsymbol{v}_2^{\mathrm{T}}\right]^{\mathrm{T}}$，因为坐标系 {1} 和坐标系 {2} 固连在刚体上，根据运动学的知识有

$$\begin{cases}{}^1\boldsymbol{\omega}_1=\boldsymbol{R}_1^{-1}\boldsymbol{\omega}\\ {}^2\boldsymbol{\omega}_2=\boldsymbol{R}_2^{-1}\boldsymbol{\omega}\\ \boldsymbol{v}_1=\boldsymbol{R}_1\,{}^1\boldsymbol{v}_1\\ \boldsymbol{v}_2=\boldsymbol{R}_2\,{}^2\boldsymbol{v}_2\\ \boldsymbol{v}_2=\boldsymbol{v}_1+\boldsymbol{\omega}\times(\boldsymbol{R}_1\boldsymbol{p}_{1,2})\end{cases} \tag{5-35}$$

其中，$\boldsymbol{v}_1$ 和 $\boldsymbol{v}_2$ 表示坐标系 {1} 和 {2} 的线速度（表达在世界坐标系下）。对式（5-35）进行整理，消去 $\boldsymbol{v}_1$、$\boldsymbol{v}_2$ 和 $\boldsymbol{\omega}$ 可得

$$\begin{cases}{}^1\boldsymbol{\omega}_1=\boldsymbol{R}_{1,2}\,{}^2\boldsymbol{\omega}_2\\ {}^1\boldsymbol{v}_1=[\boldsymbol{p}_{1,2}]\boldsymbol{R}_{1,2}\,{}^2\boldsymbol{\omega}_2+\boldsymbol{R}_{1,2}\,{}^2\boldsymbol{v}_2\end{cases} \tag{5-36}$$

即得到式（5-34），证毕。

速度旋量满足叠加法则，但叠加时需要注意速度旋量的表达需要统一到同一个坐标系。例如，设某一瞬时，坐标系 {1} 相对于坐标系 {0} 的速度旋量表达在坐标系 {1} 中为 ${}^1\mathcal{V}_1$，坐标系 {2} 相对于坐标系 {1} 的速度旋量表达在坐标系 {2} 中为 ${}^2\mathcal{V}_{1,2}$，则坐标系 {2} 相对于坐标系 {0} 的速度旋量表达在坐标系 {2} 中为

$${}^2\mathcal{V}_2=[\mathrm{Ad}_{\boldsymbol{T}_{2,1}}]{}^1\mathcal{V}_1+{}^2\mathcal{V}_{1,2} \tag{5-37}$$

5.1.5　力旋量

作用在一个刚体上的任意力系向刚体坐标系合成后的结果是一个力向量 $\boldsymbol{f}\in\mathbb{R}^3$ 和一个力矩向量 $\boldsymbol{m}\in\mathbb{R}^3$，将力矩和力写成一个 6×1 向量 $\mathcal{F}=[\boldsymbol{m}^{\mathrm{T}}, \boldsymbol{f}^{\mathrm{T}}]^{\mathrm{T}}$，称为力旋量（wrench）。力旋量也

和其表达的坐标系相关，设表达在坐标系 {1} 中的力旋量为 $\mathcal{F}_1$，它向坐标系 {2} 中合成的结果为 $\mathcal{F}_2$，则有

$$\mathcal{F}_2 = [\mathrm{Ad}_{T_{1,2}}]^{\mathrm{T}} \mathcal{F}_1 \tag{5-38}$$

式（5-38）可以从能量守恒的角度证明，表达在同一个坐标系下的力旋量和速度旋量的点积对应功率，因此有

$$\mathcal{V}_1^{\mathrm{T}} \mathcal{F}_1 = \mathcal{V}_2^{\mathrm{T}} \mathcal{F}_2 \tag{5-39}$$

将式（5-34）代入式（5-39），整理可得式（5-38）。

5.1.6 螺旋轴

根据螺旋运动理论，空间中刚体的任意位姿变换可以用绕一个空间轴的旋转和沿该空间轴的平移来实现，称为螺旋运动（screw motion）。用螺旋轴（screw axis）来表示上述螺旋运动。螺旋轴可以形象地看作空间中的一个轴线，为了唯一确定该空间轴线，需要给出轴线上一点 $\boldsymbol{p}_o$ 和表示轴线方向的单位向量 $\hat{\boldsymbol{s}}$（$\|\hat{\boldsymbol{s}}\|=1$），如图 5-2 所示。除此之外，引入节距 h 表示刚体沿轴线平移量 p 和绕轴线旋转量 θ 之比：$h = p/\theta$。则螺旋轴可以参数化为 $(\boldsymbol{p}_o, \hat{\boldsymbol{s}}, h)$，刚体绕该螺旋轴旋转 θ 意味着围绕空间轴线 $(\boldsymbol{p}_o, \hat{\boldsymbol{s}})$ 旋转 θ，并沿着 $\hat{\boldsymbol{s}}$ 方向平移 $h\theta$。这样，螺旋运动就可以完全用围绕螺旋轴的旋转来表示。特别地，当 $h=\infty$ 时表示纯平移运动，此时绕 $h=\infty$ 的螺旋轴旋转 θ 意味着沿 $\hat{\boldsymbol{s}}$ 方向平移 θ，对应的平移向量为 $\theta\hat{\boldsymbol{s}}$。

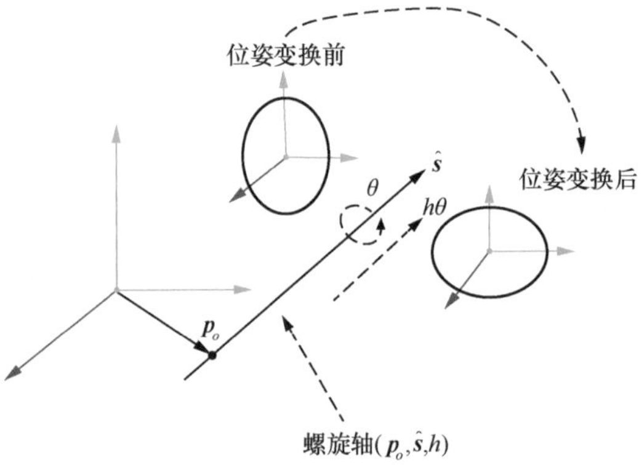

图5-2　螺旋轴

对于一个串联机械臂，它的旋转关节的轴线可以看作一个节距 $h=0$ 的螺旋轴，它的直线关节可以看作一个节距 $h=\infty$ 的螺旋轴。然而，用 $(\boldsymbol{p}_o, \hat{\boldsymbol{s}}, h)$ 表示一个螺旋轴不是很方便，实际上空间中刚体的任意位姿变换有 6 个自由度，因此可以用一个 6×1 向量 $\mathcal{S}$ 表示螺旋轴 $(\boldsymbol{p}_o, \hat{\boldsymbol{s}}, h)$：

$$\mathcal{S} = \begin{cases} \begin{bmatrix} \mathbf{0} \\ \hat{\boldsymbol{s}} \end{bmatrix}, & h=\infty \\ \begin{bmatrix} \hat{\boldsymbol{s}} \\ -\hat{\boldsymbol{s}} \times \boldsymbol{p}_o + h\hat{\boldsymbol{s}} \end{bmatrix}, & \text{其他} \end{cases} \tag{5-40}$$

即 $\mathcal{S}$ 由角速度（前 3 个分量组成的向量）和线速度（后 3 个分量组成的向量）两部分组成：当刚体以单位速度绕着螺旋轴旋转时，刚体的角速度为 $\mathcal{S}$ 的角速度部分；刚体上和世界坐标系原点瞬时重合的点的线速度为 $\mathcal{S}$ 的线速度部分。螺旋轴的节距 $h=\infty$ 表示刚体沿着 $\hat{\boldsymbol{s}}$ 做单位速度的瞬时平移，因此 $\mathcal{S}$ 的角速度部分为 $\mathbf{0}$，线速度部分为 $\hat{\boldsymbol{s}}$。不难看出，$\mathcal{S}$ 满足：角速度部分为单位向量，或者角速度部分为 $\mathbf{0}$ 且线速度部分为单位向量。实际上，任何一个满足上述条件的 6×1 向量 $\mathcal{S} = [\boldsymbol{\omega}^{\mathrm{T}}, \boldsymbol{v}^{\mathrm{T}}]^{\mathrm{T}}$ 都对应一个螺旋轴，其参数 $(\boldsymbol{p}_o, \hat{\boldsymbol{s}}, h)$ 可以通过以下方法计算。

（1）如果 $\boldsymbol{\omega} = \mathbf{0}$，则 $\boldsymbol{p}_o$ 任意，$\hat{\boldsymbol{s}} = \boldsymbol{v}$，$h = \infty$。

（2）否则有 $\hat{s}=\boldsymbol{\omega}$，则 $\boldsymbol{v}=-\boldsymbol{\omega}\times\boldsymbol{p}_o+h\boldsymbol{\omega}$。由于 $\boldsymbol{p}_o$ 可以是螺旋轴上任意一点，因此可以限定 $\boldsymbol{p}_o$ 是原点向螺旋轴做垂线的交点，满足 $\boldsymbol{\omega}^{\mathrm{T}}\boldsymbol{p}_o=0$。将 $\boldsymbol{v}=-\boldsymbol{\omega}\times\boldsymbol{p}_o+h\boldsymbol{\omega}$ 和 $\boldsymbol{\omega}^{\mathrm{T}}\boldsymbol{p}_o=0$ 写成矩阵形式，有

$$\begin{bmatrix}-[\boldsymbol{\omega}] & \boldsymbol{\omega}\\ \boldsymbol{\omega}^{\mathrm{T}} & 0\end{bmatrix}\begin{bmatrix}\boldsymbol{p}_o\\ h\end{bmatrix}=\begin{bmatrix}\boldsymbol{v}\\ 0\end{bmatrix} \tag{5-41}$$

求解上述线性方程组可以得到 $\boldsymbol{p}_o$ 和 h。

任意一个速度旋量 $\boldsymbol{\mathcal{V}}\in\mathbb{R}^6$ 都可以写成 $\boldsymbol{\mathcal{V}}=\dot{\theta}\boldsymbol{\mathcal{S}}$ 的形式，因此可以将刚体的瞬时运动看作围绕瞬时螺旋轴 $\boldsymbol{\mathcal{S}}$ 以速度 $\dot{\theta}$ 进行旋转。特别地，螺旋轴 $\boldsymbol{\mathcal{S}}$ 本身可以看作一个单位速度旋量。其实，$\boldsymbol{\mathcal{S}}$ 的本质就是令螺旋轴所在的坐标系以单位速度围绕螺旋轴旋转产生的速度旋量。既然 $\boldsymbol{\mathcal{S}}$ 的本质是速度旋量，那么它基于不同坐标系的表达之间满足关系（5-34）。具体来说，设 $\boldsymbol{\mathcal{S}}_1$ 和 $\boldsymbol{\mathcal{S}}_2$ 是同一个螺旋轴分别在坐标系 {1} 和 {2} 下的表达，则它们满足以下关系。

$$\boldsymbol{\mathcal{S}}_1=[\mathrm{Ad}_{\boldsymbol{T}_{1,2}}]\boldsymbol{\mathcal{S}}_2 \tag{5-42}$$

其中，$\boldsymbol{T}_{1,2}$ 是坐标系 {2} 相对于坐标系 {1} 的变换矩阵。

类似围绕单位向量 $\hat{\boldsymbol{\omega}}$ 旋转 θ 得到旋转矩阵 $\mathrm{e}^{[\hat{\omega}\theta]}\in SO(3)$，围绕螺旋轴 $\boldsymbol{\mathcal{S}}$ 旋转 θ 得到一个变换矩阵 $\mathrm{e}^{[\boldsymbol{\mathcal{S}}\theta]}\in SE(3)$。如图 5-3 所示，设坐标系 {1} 相对坐标系 {0} 的变换矩阵为 $\boldsymbol{T}_1$，螺旋轴在 {1} 中的表达为 $\boldsymbol{\mathcal{S}}$。令坐标系 {1} 围绕螺旋轴 $\boldsymbol{\mathcal{S}}$ 旋转 θ 得到坐标系 {2}，则 {2} 相对 {0} 的变换矩阵 $\boldsymbol{T}_2$ 为

$$\boldsymbol{T}_2=\boldsymbol{T}_1\mathrm{e}^{[\boldsymbol{\mathcal{S}}\theta]} \tag{5-43}$$

设 $\boldsymbol{\mathcal{S}}_0$ 是同一个螺旋轴在坐标系 {0} 下的表达，根据式（5-42）有 $\boldsymbol{\mathcal{S}}_0=[\mathrm{Ad}_{\boldsymbol{T}_1}]\boldsymbol{\mathcal{S}}$，则有

$$\mathrm{e}^{[\boldsymbol{\mathcal{S}}_0\theta]}\boldsymbol{T}_1=\mathrm{e}^{[[\mathrm{Ad}_{T_1}]\boldsymbol{\mathcal{S}}\theta]}\boldsymbol{T}_1=\boldsymbol{T}_1\mathrm{e}^{[\boldsymbol{\mathcal{S}}\theta]}=\boldsymbol{T}_2 \tag{5-44}$$

可见，当用 $\mathrm{e}^{[\boldsymbol{\mathcal{S}}\theta]}$ 右乘变换矩阵 $\boldsymbol{T}$，其物理意义相当于 $\boldsymbol{T}$ 绕定义在自身坐标系下的螺旋轴 $\boldsymbol{\mathcal{S}}$ 旋转 θ；当用 $\mathrm{e}^{[\boldsymbol{\mathcal{S}}\theta]}$ 左乘变换矩阵 $\boldsymbol{T}$，其物理意义相当于 $\boldsymbol{T}$ 绕定义在其参考坐标系下的螺旋轴 $\boldsymbol{\mathcal{S}}$ 旋转 θ。数值上相同的 $\boldsymbol{\mathcal{S}}$，如果其所定义的坐标系不同，则它们对应不同的“物理螺旋轴”。在式（5-44）中，虽然 $\boldsymbol{\mathcal{S}}_0$ 和 $\boldsymbol{\mathcal{S}}$ 的数值不同，但它们对应的是同一个物理螺旋轴，因此得到了与式（5-43）相同的结果。

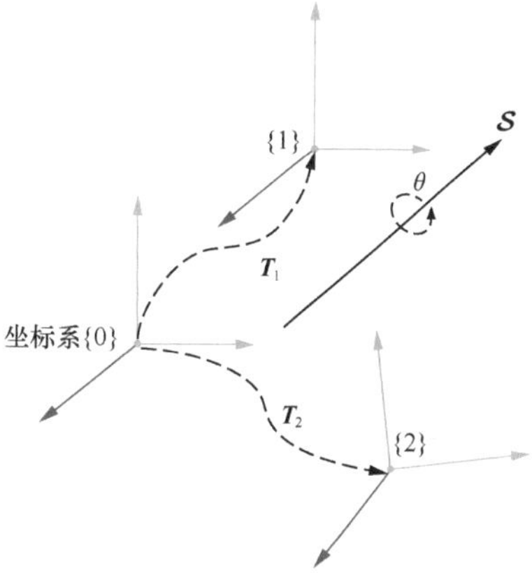

图5-3 螺旋运动

5.2 基于旋量的运动学建模

5.2.1 运动学参数

如图 5-4（a）所示，以 n 自由度串联手术机械臂为研究对象，从基座（连杆 0）开始顺次对每个连杆和关节进行编号（1~n）。在每个连杆上建立连杆坐标系 $\{i\}(i=1,2,\cdots,n)$。关节 i 连接连

杆 i 和连杆 $i-1$。设机械臂的基坐标系为 $\{0\}$，机械臂末端坐标系为 $\{n+1\}$。末端坐标系 $\{n+1\}$ 固连在连杆 n 上，与坐标系 $\{n\}$ 关系固定。不失一般性，为了后续表述方便，设末端坐标系就是最后一个连杆坐标系，即 $\{n+1\}$ 与 $\{n\}$ 重合。如图 5-4(b)所示，当机械臂处于零位时(所有关节变量为零)，用 $\boldsymbol{A}_i(i=1,2,\cdots,n)$ 表示坐标系 $\{i\}$ 相对于坐标系 $\{i-1\}$ 的齐次变换矩阵。对于给定的机械臂，当零位确定后，$\boldsymbol{A}_i(i=1,2,\cdots,n)$ 是常量。如图 5-4(c)所示，用 $\boldsymbol{\mathcal{S}}_i(i=1,2,\cdots,n)$ 表示关节 i 的螺旋轴在连杆 i 的坐标系下的表达。因为连杆 i 相对于连杆 $i-1$ 围绕关节 i 的螺旋轴旋转，因此对于给定的机械臂，$\boldsymbol{\mathcal{S}}_i(i=1,2,\cdots,n)$ 是常量，与关节变量无关。综上所述，一个串联手术机械臂的运动学参数如下。

$\boldsymbol{A}_i \in SE(3)$：在零位时，连杆 i 坐标系相对于连杆 $i-1$ 坐标系的齐次变换矩阵。

$\boldsymbol{\mathcal{S}}_i \in \mathbb{R}^6$：第 i 个关节的螺旋轴在连杆 i 坐标系下的表达。

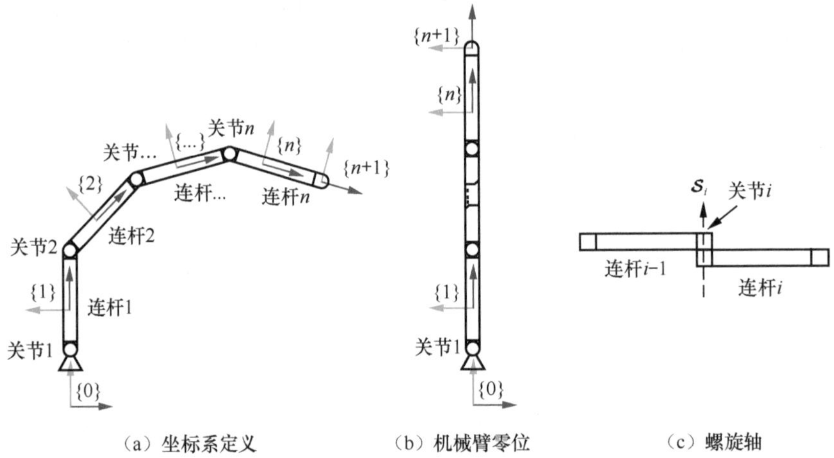

图5-4 串联手术机械臂运动学

5.2.2 从URDF文件提取运动学参数

统一机器人描述格式(unified robot description format，URDF)文件是一个标准的 XML(可扩展标记语言)文件。简单来说，在机器人的 URDF 文件中重要的标签有两个：一个是关节(joint)标签，另一个是连杆(link)标签。关节标签定义运动学参数，连杆标签定义动力学参数。本节介绍如何从关节标签提取运动学参数。

图 5-5 所示为 KUKA LBR IIWA 7 七自由度串联机械臂定义的连杆坐标系 URDF 文件样例。URDF 文件的主体是一个 robot 标签，其中定义了所有的关节、连杆以及它们之间的连接关系。图 5-5 展示的关节标签(<joint> 和 </joint> 之间的部分)描述了旋转(type="revolute")关节 i(iiwa_joint_2)连接了连杆 $i-1$(iiwa_link_1)和连杆 i(iiwa_link_2)。机械臂在零位时，连杆 i 坐标系相对于连杆 $i-1$ 坐标系的齐次变换矩阵 $\boldsymbol{A}_i$ 由 joint 标签中的 origin 标签给出，其中 rpy 代表用 RPY 角描述的旋转矩阵；xyz 代表平移向量。所有单位均为国际单位制单位。axis 标签表示旋转关节 i 的旋转轴在连杆 i 坐标系中的方向，本例中是“0 0 1”代表 z 轴，表示连杆 i 围绕其 z 轴旋转，对应的螺旋轴 $\boldsymbol{\mathcal{S}}_i=[0,0,1,0,0,0]^{\mathrm{T}}$(前 3 个分量是 axis 标签给出的旋转轴)。注意，如果关节 i 是移动关节(type="prismatic")，则对应的螺旋轴 $\boldsymbol{\mathcal{S}}_i=[0,0,0,0,0,1]^{\mathrm{T}}$(后 3 个分量是 axis 标签给出的旋转轴)。图 5-6 所示为 KUKA LBR IIWA 7 机械臂 URDF 文件定义的连杆坐标系(机械臂位于零位)。

```
    <robot name="iiwa7">
    ……
    <link name="iiwa_link_1">
    <inertial>
    <origin rpy="0 0 0" xyz="0 -0.03 0.12"/>
    <mass value="3.4525"/>
    <inertia ixx="0.022" ixy="0" ixz="0" iyy="0.008"
iyz="-0.004" izz="0.021"/>
    </inertial>
    </link>
    <joint name="iiwa_joint_2" type="revolute">
    <parent link="iiwa_link_1"/>
    <child link="iiwa_link_2"/>
    <origin rpy="1.57079632679   0 3.14159265359"
xyz="0 0 0.19"/>
    <axis xyz="0 0 1"/>
    </joint>
    <link name="iiwa_link_2">
    <inertial>
    <origin rpy="0 0 0" xyz="0.0003 0.059 0.042"/>
    <mass value="3.4821"/>
    <inertia ixx="0.021" ixy="0" ixz="-0.004"
iyy="0.022" iyz="0" izz="0.008"/>
    </inertial>
    </link>
    ……
    </robot>
```

图5-5 URDF文件样例

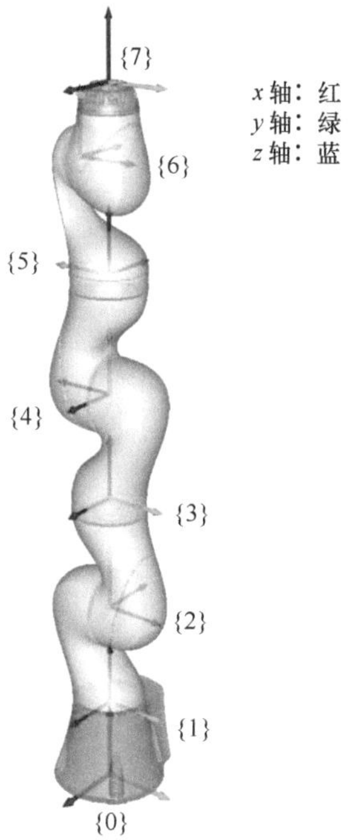

图5-6 KUKA LBR IIWA 7机械臂URDF文件定义的连杆坐标系（机械臂位于零位）

5.2.3 从M-DH参数表提取运动学参数

M-DH 参数法也是常用的机械臂运动学建模方法。以 M-DH 参数表为例，本节介绍如何从 M-DH 参数表中提取运动学参数。M-DH 建模用扭角、杆长、偏距、转角 4 个参数 α_{i-1}、a_{i-1}、d_i、θ_i 描述机械臂在零位时连杆坐标系 $\{i\}$ 相对于 $\{i-1\}$ 的齐次变换矩阵 $\boldsymbol{A}_i$：

$$\begin{aligned}\boldsymbol{A}_i &= \mathrm{Rot}_x(\alpha_{i-1})\mathrm{Tran}_x(a_{i-1})\mathrm{Tran}_z(d_i)\mathrm{Rot}_z(\theta_i)\\ &= \begin{bmatrix} \cos\theta_i & -\sin\theta_i & 0 & a_{i-1} \\ \cos\alpha_{i-1}\sin\theta_i & \cos\alpha_{i-1}\cos\theta_i & -\sin\alpha_{i-1} & -\sin\alpha_{i-1}d_i \\ \sin\alpha_{i-1}\sin\theta_i & \sin\alpha_{i-1}\cos\theta_i & \cos\alpha_{i-1} & \cos\alpha_{i-1}d_i \\ 0 & 0 & 0 & 1 \end{bmatrix}\end{aligned} \tag{5-45}$$

其中，$\mathrm{Rot}_x(\cdot)$ 和 $\mathrm{Rot}_z(\cdot)$ 分别表示绕 x 轴和 z 轴旋转参数角度形成的齐次变换矩阵；$\mathrm{Tran}_x(\cdot)$ 和 $\mathrm{Tran}_z(\cdot)$ 分别表示沿 x 轴和 z 轴平移参数距离形成的齐次变换矩阵。如果关节 i 是旋转关节，则其对应的螺旋轴为

$$\mathcal{S}_i = [0,0,1,0,0,0]^{\mathrm{T}} \tag{5-46}$$

如果关节 i 是直线关节，则其对应的螺旋轴为

$$\mathcal{S}_i = [0,0,0,0,0,1]^{\mathrm{T}} \tag{5-47}$$

至此，就给出了 M-DH 参数和旋量运动学参数 $\boldsymbol{A}_i$ 与 $\mathcal{S}_i$（$i=1,2,\cdots,n$）之间的转换关系。图 5-7 所示为零位时 UR5e 机械臂（Universal Robots, 丹麦）连杆坐标系的定义（采用 M-DH 参数法建模）。其对应的 M-DH 参数表如表 5-1 所示。

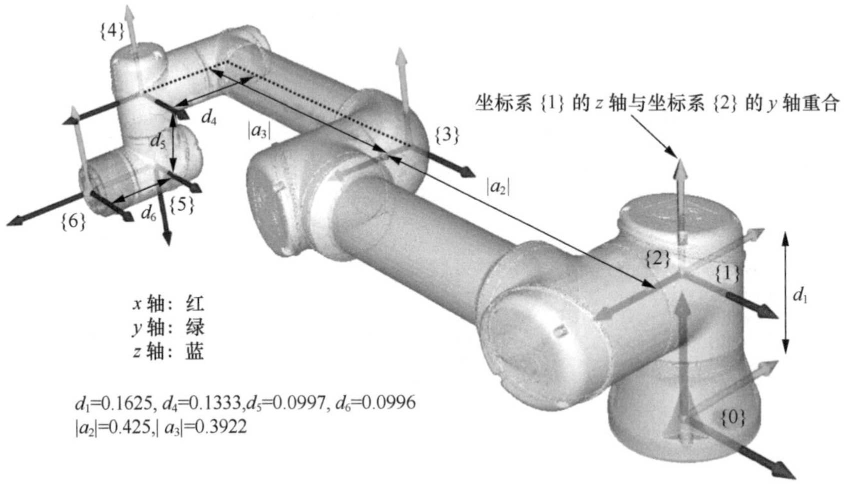

图5-7　零位时UR5e机械臂连杆坐标系的定义（采用M-DH参数法建模）

表5-1　UR5e机械臂M-DH参数表（国际标准单位）

i	α_{i-1}	α_{i-1}	d_i	θ_i
1	0	0	0.1625	0
2	π/2	0	0	0
3	0	−0.4250	0	0
4	0	−0.3922	0.1333	0
5	π/2	0	0.0997	0
6	−π/2	0	0.0996	0

不管是M-DH参数表还是URDF文件，其本质都是描述零位时机械臂各个连杆坐标系之间的变换矩阵以及螺旋轴的位置。M-DH建模对相邻连杆坐标系的关系有一些限制，例如要求连杆坐标系 $\{i\}$ 的 z 轴必须和关节 i 的轴线重合且方向一致，x 轴必须同时垂直关节 i 和关节 i+1 的轴线。相比之下，URDF文件的建模方法更加灵活，唯一的要求是连杆坐标系 $\{i\}$ 的原点必须在关节 i 的轴线上。

5.2.4　基于指数积的运动学正解

机械臂的运动学正解（forward kinematics）是给定关节变量 $\boldsymbol{q}=[q_1,q_2,\cdots,q_n]^{\mathrm{T}}$，求解机械臂末端坐标系相对于基坐标系的位置和姿态，一般用齐次变换矩阵描述。设 $\boldsymbol{T}_i$ 表示连杆 i 的齐次变换矩阵，则有

$$\boldsymbol{T}_i=\prod_{j=1}^{i}\boldsymbol{A}_j\mathrm{e}^{[\boldsymbol{\mathcal{S}}_j]q_j} \tag{5-48}$$

其中，q_j 表示第 j 个关节的关节变量，对旋转关节而言是角度，对直线关节而言是位移。令 i=n，可得机械臂末端的齐次变换矩阵 $\boldsymbol{T}_n$。在实际应用中，$\boldsymbol{T}_n$ 可以表达为任务空间的最小坐标表示，例如用指数坐标表示旋转，和平移向量一起构成六维向量作为笛卡儿任务空间的坐标。

5.3 雅可比矩阵

5.3.1 广义雅可比矩阵

广义上讲，机械臂的雅可比矩阵是关节空间速度到任务空间速度的映射矩阵。以机械臂末端坐标系为例，设机械臂末端在任务空间（一般为基坐标系定义的笛卡儿空间）的最小坐标表示为$\boldsymbol{x}\in\mathbb{R}^m$（对于三维笛卡儿空间 m=6），设关节变量组成的向量为$\boldsymbol{q}\in\mathbb{R}^n$，根据运动学正解有

$$\boldsymbol{x}=\boldsymbol{f}(\boldsymbol{q}) \tag{5-49}$$

其中，$\boldsymbol{f}(\boldsymbol{q})$表示机械臂的运动学正解函数。对上式两边求关于时间的导数有

$$\dot{\boldsymbol{x}}=\frac{\partial \boldsymbol{f}}{\partial \boldsymbol{q}}\dot{\boldsymbol{q}} \tag{5-50}$$

令$\boldsymbol{J}(\boldsymbol{q})=\partial \boldsymbol{f}/\partial \boldsymbol{q}\in\mathbb{R}^{m\times n}$，称$\boldsymbol{J}(\boldsymbol{q})$为机械臂末端的雅可比矩阵。注意$\boldsymbol{J}(\boldsymbol{q})$依赖于关节变量$\boldsymbol{q}$，后续为了避免符号滥用，通常简写为$\boldsymbol{J}$。在实际应用中，$\boldsymbol{x}$和$\dot{\boldsymbol{x}}$的具体形式有很多种，因此$\boldsymbol{J}$的具体形式取决于$\dot{\boldsymbol{x}}$。

5.3.2 速度旋量雅可比矩阵

本节推导末端速度旋量$\mathcal{V}_\mathrm{b}$与关节速度$\dot{\boldsymbol{q}}$之间的雅可比矩阵$\boldsymbol{J}_\mathrm{b}\in\mathbb{R}^{6\times n}$，使其满足：

$$\mathcal{V}_\mathrm{b}=\boldsymbol{J}_\mathrm{b}\dot{\boldsymbol{q}} \tag{5-51}$$

定义符号${}^k\mathcal{V}_{i,j}$表示连杆 j 相对于连杆 i 的速度旋量表达在坐标系 $\{k\}$ 下，则有

$${}^i\mathcal{V}_{i-1,i}=\mathcal{S}_i\dot{q}_i \tag{5-52}$$

根据速度旋量叠加原理有

$$\mathcal{V}_\mathrm{b}={}^n\mathcal{V}_{0,n}=\sum_{i=1}^{n}{}^n\mathcal{V}_{i-1,i}=\sum_{i=1}^{n}[\mathrm{Ad}_{\boldsymbol{T}_{n,i}}]{}^i\mathcal{V}_{i-1,i}=\sum_{i=1}^{n}[\mathrm{Ad}_{\boldsymbol{T}_{n,i}}]\mathcal{S}_i\dot{q}_i \tag{5-53}$$

其中，$\boldsymbol{T}_{n,i}$表示连杆坐标系 $\{i\}$ 相对于末端坐标系 $\{n\}$ 的变换矩阵，与关节变量$\boldsymbol{q}$有关。对比式（5-53）和式（5-51），可知$\boldsymbol{J}_\mathrm{b}$的第 i 列$\boldsymbol{J}_\mathrm{b}^i$为

$$\boldsymbol{J}_\mathrm{b}^i=[\mathrm{Ad}_{\boldsymbol{T}_{n,i}}]\mathcal{S}_i \tag{5-54}$$

其物理含义为关节 i 的螺旋轴在末端坐标系下的表达。注意到$\boldsymbol{T}_{n,i}=\boldsymbol{T}_{i,n}^{-1}$，其中：

$$\boldsymbol{T}_{i,n}=\begin{cases}\prod_{j=i+1}^{n}\boldsymbol{A}_j\mathrm{e}^{[\mathcal{S}_j]q_j}, & i<n\\ \boldsymbol{I}, & i=n\end{cases} \tag{5-55}$$

给出关节变量$\boldsymbol{q}$，根据式（5-54）和式（5-55）就可以计算出$\mathcal{V}_\mathrm{b}$。利用下面的数值迭代算法 5-1，可以高效求解$\boldsymbol{J}_\mathrm{b}$以及它的时间导数$\dot{\boldsymbol{J}}_\mathrm{b}$。

算法5-1　雅可比矩阵及其时间导数计算

初始化：$\boldsymbol{T}\leftarrow\boldsymbol{I}$
$\dot{\boldsymbol{T}}\leftarrow\boldsymbol{0}$

For $i = n$ to 1

根据$\boldsymbol{T}$和$\dot{\boldsymbol{T}}$计算$\boldsymbol{T}^{-1}$和$\frac{\mathrm{d}}{\mathrm{d}t}\boldsymbol{T}^{-1}$

根据$\boldsymbol{T}^{-1}$和$\frac{\mathrm{d}}{\mathrm{d}t}\boldsymbol{T}^{-1}$计算$[\mathrm{Ad}_{\boldsymbol{T}^{-1}}]$和$\frac{\mathrm{d}}{\mathrm{d}t}[\mathrm{Ad}_{\boldsymbol{T}^{-1}}]$

$\boldsymbol{J}_{\mathrm{b}}$和$\dot{\boldsymbol{J}}_{\mathrm{b}}$的第$i$列为：$\boldsymbol{J}_{\mathrm{b}}^{i} = [\mathrm{Ad}_{\boldsymbol{T}^{-1}}]\boldsymbol{\mathcal{S}}_i$，$\dot{\boldsymbol{J}}_{\mathrm{b}}^{i} = \frac{\mathrm{d}}{\mathrm{d}t}[\mathrm{Ad}_{\boldsymbol{T}^{-1}}]\boldsymbol{\mathcal{S}}_i$

计算：$\varDelta = \boldsymbol{A}_i \mathrm{e}^{[\boldsymbol{\mathcal{S}}_i]q_i}$，$\dot{\varDelta} = \varDelta[\boldsymbol{\mathcal{S}}_i]\dot{q}_i$

更新：$\dot{\boldsymbol{T}} \leftarrow \dot{\varDelta}\boldsymbol{T} + \varDelta\dot{\boldsymbol{T}}$，$\boldsymbol{T} \leftarrow \varDelta\boldsymbol{T}$

End

//运行结束后，$\boldsymbol{T}$的结果为机械臂末端的齐次变换矩阵的逆。

//如果末端坐标系不和连杆n的坐标系重合，则在初始化时将$\boldsymbol{I}$替换为末端坐标系相对于连杆n的坐标系的变换矩阵。

需要注意的是，末端速度旋量雅可比矩阵和末端坐标系的位置有关。设 {a} 和 {b} 是两个末端坐标系，则表达在 {a} 下的末端雅可比矩阵$\boldsymbol{J}_{\mathrm{a}}$和表达在 {b} 下的末端雅可比矩阵$\boldsymbol{J}_{\mathrm{b}}$满足：

$$\boldsymbol{J}_{\mathrm{a}} = [\mathrm{Ad}_{\boldsymbol{T}_{\mathrm{a,b}}}]\boldsymbol{J}_{\mathrm{b}} \tag{5-56}$$

上述关系是$\boldsymbol{\mathcal{V}}_{\mathrm{a}} = \boldsymbol{J}_{\mathrm{a}}\dot{\boldsymbol{q}}, \boldsymbol{\mathcal{V}}_{\mathrm{b}} = \boldsymbol{J}_{\mathrm{b}}\dot{\boldsymbol{q}}, \boldsymbol{\mathcal{V}}_{\mathrm{a}} = [\mathrm{Ad}_{\boldsymbol{T}_{\mathrm{a,b}}}]\boldsymbol{\mathcal{V}}_{\mathrm{b}}$三个等式联立的结果。

5.3.3 其他形式的雅可比矩阵

用$\boldsymbol{x} = [\boldsymbol{r}^{\mathrm{T}}, \boldsymbol{p}^{\mathrm{T}}]^{\mathrm{T}} \in \mathbb{R}^6$表示机械臂末端位姿，其中$\boldsymbol{r}$是末端坐标系旋转矩阵$\boldsymbol{R}$的指数坐标，$\boldsymbol{p}$是末端坐标系的原点坐标。设$\boldsymbol{\mathcal{V}}_{\mathrm{b}} = [\boldsymbol{\omega}_{\mathrm{b}}^{\mathrm{T}}, \boldsymbol{v}_{\mathrm{b}}^{\mathrm{T}}]^{\mathrm{T}}$是机械臂末端的速度旋量，则$\dot{\boldsymbol{x}}$和$\boldsymbol{\mathcal{V}}_{\mathrm{b}}$的关系如下：

$$\begin{cases} \dot{\boldsymbol{p}} = \boldsymbol{R}\boldsymbol{v}_{\mathrm{b}} \\ \boldsymbol{\omega}_{\mathrm{b}} = \boldsymbol{A}(\boldsymbol{r})\dot{\boldsymbol{r}} \end{cases} \tag{5-57}$$

其中：

$$\boldsymbol{A}(\boldsymbol{r}) = \begin{cases} \boldsymbol{I} - \dfrac{1-\cos\|\boldsymbol{r}\|}{\|\boldsymbol{r}\|^2}[\boldsymbol{r}] + \dfrac{\|\boldsymbol{r}\| - \sin\|\boldsymbol{r}\|}{\|\boldsymbol{r}\|^3}[\boldsymbol{r}]^2, & \|\boldsymbol{r}\| \neq 0 \\ \boldsymbol{I}, & \text{其他} \end{cases} \tag{5-58}$$

证明 令$\boldsymbol{r} = [r_1, r_2, r_3]^{\mathrm{T}}$，根据式（5-23）以及链式求导法则有

$$\dot{\boldsymbol{R}} = \sum_{i=1}^{3} \frac{\partial \boldsymbol{R}}{\partial r_i}\dot{r}_i = \begin{cases} \dfrac{\dot{\boldsymbol{r}}^{\mathrm{T}}\boldsymbol{r}[\boldsymbol{r}] + [\boldsymbol{r} \times (\boldsymbol{I} - \boldsymbol{R})\dot{\boldsymbol{r}}]}{\|\boldsymbol{r}\|^2}\boldsymbol{R}, & \|\boldsymbol{r}\| \neq 0 \\ [\dot{\boldsymbol{r}}], & \text{其他} \end{cases} \tag{5-59}$$

当$\|\boldsymbol{r}\| = 0$时，有$\dot{\boldsymbol{R}} = [\dot{\boldsymbol{r}}]$，两边乘以$\boldsymbol{R}^{-1}$，并注意到$\boldsymbol{R}^{-1} = \boldsymbol{I}$，因此有

$$\boldsymbol{R}^{-1}\dot{\boldsymbol{R}} = [\boldsymbol{\omega}_{\mathrm{b}}] = [\dot{\boldsymbol{r}}] \tag{5-60}$$

即当$\|\boldsymbol{r}\| = 0$时，有$\boldsymbol{\omega}_{\mathrm{b}} = \dot{\boldsymbol{r}}$。对比式（5-57）可知$\boldsymbol{A}(\boldsymbol{r}) = \boldsymbol{I}$。当$\|\boldsymbol{r}\| \neq 0$时有

$$\dot{R}=\frac{\dot{r}^{\mathrm{T}}r[r]+[r\times(I-R)\dot{r}]}{\|r\|^{2}}R \tag{5-61}$$

对上式两边左乘 R^{-1} 可得

$$[\omega_{\mathrm{b}}]=R^{-1}\frac{\dot{r}^{\mathrm{T}}r[r]+[r\times(I-R)\dot{r}]}{\|r\|^{2}}R \tag{5-62}$$

进一步可得

$$\omega_{\mathrm{b}}=\frac{1}{\|r\|^{2}}\left(R^{-1}rr^{\mathrm{T}}+R^{-1}[r](I-R)\right)\dot{r} \tag{5-63}$$

对比式（5-57）可知

$$A(r)=R^{-1}\frac{rr^{\mathrm{T}}+[r](I-R)}{\|r\|^{2}} \tag{5-64}$$

又因为

$$\begin{cases}R=I+\sin\|r\|\dfrac{[r]}{\|r\|}+(1-\cos\|r\|)\dfrac{[r]}{\|r\|^{2}}^{2}\\ R^{-1}=I-\sin\|r\|\dfrac{[r]}{\|r\|}+(1-\cos\|r\|)\dfrac{[r]}{\|r\|^{2}}^{2}\end{cases} \tag{5-65}$$

将式（5-65）代入式（5-64），有

$$\begin{cases}rr^{\mathrm{T}}=[r]^{2}+\|r\|^{2}\ I\\ [r]^{3}=-\|r\|^{2}\ [r]\\ [r]^{4}=-\|r\|^{2}\ [r]^{2}\end{cases} \tag{5-66}$$

化简后可得式（5-58），证毕。

于是 $\dot{x}$ 可以写成如下形式：

$$\dot{x}=\begin{bmatrix}\dot{r}\\ \dot{p}\end{bmatrix}=\begin{bmatrix}A^{-1}(r) & 0\\ 0 & R\end{bmatrix}\begin{bmatrix}\omega_{\mathrm{b}}\\ v_{\mathrm{b}}\end{bmatrix}=\begin{bmatrix}A^{-1}(r) & 0\\ 0 & R\end{bmatrix}J_{\mathrm{b}}\dot{q} \tag{5-67}$$

因此可以得到对应的雅可比矩阵：

$$J_{x}=\begin{bmatrix}A^{-1}(r) & 0\\ 0 & R\end{bmatrix}J_{\mathrm{b}} \tag{5-68}$$

对 $A(r)$ 求关于时间的导数有

$$\dot{A}(r)=\begin{cases}\dot{B}(\|r\|)[r]+B(\|r\|)[\dot{r}]+\dot{C}(\|r\|)[r]^{2}+C(\|r\|)\left([\dot{r}][r]+[r][\dot{r}]\right),\ \|r\|\neq 0\\ -[\dot{r}],\ 其他\end{cases} \tag{5-69}$$

其中：

$$\begin{cases}B(\|r\|)=\dfrac{\cos\|r\|-1}{\|r\|^{2}}\\ \dot{B}(\|r\|)=\dfrac{-\|r\|\sin\|r\|-2(\cos\|r\|-1)}{\|r\|^{3}}\dfrac{\mathrm{d}}{\mathrm{d}t}\|r\|\\ C(\|r\|)=\dfrac{\|r\|-\sin\|r\|}{\|r\|^{3}}\end{cases} \tag{5-70}$$

$$\begin{cases}\dot{C}(\|\boldsymbol{r}\|)=\dfrac{\|\boldsymbol{r}\|(1-\cos\|\boldsymbol{r}\|)-3(\|\boldsymbol{r}\|-\sin\|\boldsymbol{r}\|)}{\|\boldsymbol{r}\|^4}\dfrac{\mathrm{d}}{\mathrm{d}t}\|\boldsymbol{r}\| \\ \dfrac{\mathrm{d}}{\mathrm{d}t}\|\boldsymbol{r}\|=\dfrac{\boldsymbol{r}^{\mathrm{T}}\dot{\boldsymbol{r}}}{\|\boldsymbol{r}\|}\end{cases}$$

5.3.4 力雅可比矩阵

设机械臂关节的输出力矩 $\boldsymbol{\tau}=[\tau_1,\tau_2,\cdots,\tau_n]^{\mathrm{T}}\in\mathbb{R}^n$，其中 τ_i 为关节 i 的电机作用在连杆 i 上的力矩（torque）。将 $\boldsymbol{\tau}$ 写成两部分之和：

$$\boldsymbol{\tau}=\boldsymbol{\tau}_{\text{motion}}+\boldsymbol{\tau}_{\text{force}} \tag{5-71}$$

其中，$\boldsymbol{\tau}_{\text{motion}}$ 产生机械臂的运动，由机械臂的动力学方程给出；$\boldsymbol{\tau}_{\text{force}}$ 产生机械臂末端作用于环境的力。假设机械臂末端作用在环境上的力旋量为 $\mathcal{F}_{\mathrm{b}}$（表达在末端坐标系下），则机械臂对环境做功的功率为 $\mathcal{F}_{\mathrm{b}}^{\mathrm{T}}\mathcal{V}_{\mathrm{b}}$。根据能量守恒定律，这部分功率由 $\boldsymbol{\tau}_{\text{force}}$ 产生，即有

$$\boldsymbol{\tau}_{\text{force}}^{\mathrm{T}}\dot{\boldsymbol{q}}=\mathcal{F}_{\mathrm{b}}^{\mathrm{T}}\mathcal{V}_{\mathrm{b}}=\mathcal{F}_{\mathrm{b}}^{\mathrm{T}}\boldsymbol{J}_{\mathrm{b}}\dot{\boldsymbol{q}} \tag{5-72}$$

从式（5-72）可得

$$\boldsymbol{\tau}_{\text{force}}=\boldsymbol{J}_{\mathrm{b}}^{\mathrm{T}}\mathcal{F}_{\mathrm{b}} \tag{5-73}$$

只要 $\mathcal{F}_{\mathrm{b}}$ 和 $\boldsymbol{J}_{\mathrm{b}}$ 表达在同一个坐标系下，式（5-73）就成立，因此去掉对坐标系的依赖，得到更为广义的一个结论：

$$\boldsymbol{\tau}_{\text{force}}=\boldsymbol{J}^{\mathrm{T}}\boldsymbol{F} \tag{5-74}$$

其中，$\boldsymbol{J}$ 是对应机械臂末端任务空间速度 $\dot{\boldsymbol{x}}$ 的雅可比矩阵，$\boldsymbol{F}$ 是对应 $\dot{\boldsymbol{x}}$ 的广义力（即 $\boldsymbol{F}^{\mathrm{T}}\dot{\boldsymbol{x}}$ 是功率）。式（5-74）建立了任务空间外力和关节空间外力矩之间的映射关系，称 $\boldsymbol{J}^{\mathrm{T}}$ 是对应 $\boldsymbol{F}$ 的力雅可比矩阵。

如果机械臂的每个连杆都和环境之间有力交互，设 $\boldsymbol{F}_i(i=1,2,\cdots,n)$ 是连杆 i 作用在环境上的广义力，$\boldsymbol{J}_i$ 是连杆 i 的雅可比矩阵，则有

$$\boldsymbol{\tau}_{\text{force}}=\sum_{i=1}^{n}\boldsymbol{J}_i^{\mathrm{T}}\boldsymbol{F}_i \tag{5-75}$$

如果 $\boldsymbol{F}_i$ 是表达在连杆 i 坐标系下的力旋量，则对应的 $\boldsymbol{J}_i$ 是表达在连杆 i 坐标系下的速度旋量雅可比矩阵。

5.3.5 奇异性

手术机械臂的奇异性有两种：一种是表达奇异性（representation singularity），另一种是运动学奇异性（kinematic singularity）。前者一般涉及姿态的表达，如果姿态采用欧拉角，在某些特殊的姿态下会出现万向锁（gimbal lock）现象，从而导致欧拉角的跳跃（数值不稳定）。再例如，采用旋转矩阵的指数坐标 $\boldsymbol{r}=\log\boldsymbol{R}$ 表达姿态，在 $\|\boldsymbol{r}\|=\pi$ 时，$\boldsymbol{r}$ 和 $-\boldsymbol{r}$ 对应同一个 $\boldsymbol{R}$。因此对于绕某个轴旋转 π 的 $\boldsymbol{R}$，其指数坐标由于数值误差会出现跳变。表达奇异性是可以避免的，例如采用更高维的坐标（旋转矩阵或四元数）表示姿态。本节主要介绍运动学奇异性，它指的是在某些关节角构型下，机械臂末端在任务空间中无法产生任意方向的运动，这种奇异性和机械臂的结构有关，是无法避免的。

设 $\boldsymbol{J} \in \mathbb{R}^{m \times n}$ 是将 n 自由度机械臂关节空间速度 $\dot{\boldsymbol{q}}$ 映射到 m 自由度任务空间速度 $\dot{\boldsymbol{x}}$ 的雅可比矩阵：

$$\dot{\boldsymbol{x}} = \boldsymbol{J}\dot{\boldsymbol{q}} \tag{5-76}$$

如果 $\boldsymbol{J}$ 不是行满秩，即 $\operatorname{rank}(\boldsymbol{J}) < m$，则称对应的关节变量 $\boldsymbol{q}$ 为机械臂的奇异位置。从数学上解释为，给定任意的任务空间速度 $\dot{\boldsymbol{x}}$，关于 $\dot{\boldsymbol{q}}$ 的式（5-76）不一定有解。因为总能找到某个 $\dot{\boldsymbol{x}}$，使 $\operatorname{rank}([\boldsymbol{J}, \dot{\boldsymbol{x}}]) = m > \operatorname{rank}(\boldsymbol{J})$，即 $\dot{\boldsymbol{x}}$ 不在 $\boldsymbol{J}$ 的列空间中。物理解释为在此构型下，机械臂末端无法产生 $\dot{\boldsymbol{x}}$ 方向的瞬时运动。显然，当 $n<m$ 时，按照定义机械臂永远是奇异的。

以 $m=6$ 的三维笛卡儿任务空间为例，如果 $n \geqslant 6$，则除了某些奇异构型下，机械臂末端能提供任意 6 个自由度方向的速度（3 个线性自由度，3 个旋转自由度）。特别地，当 $n > 6$ 时，机械臂被称为笛卡儿空间冗余机械臂，简称冗余机械臂。对于非奇异位置的六自由度机械臂，即 $n = m = \operatorname{rank}(\boldsymbol{J}) = 6$，其雅可比矩阵是一个可逆的 6 阶方阵，此时关节速度和任务空间速度是一一映射的关系。对于非奇异位置的冗余机械臂，即 $n > m = \operatorname{rank}(\boldsymbol{J}) = 6$，其雅可比矩阵是一个 $6 \times n$ 的矩阵，其零空间 $\operatorname{null}(\boldsymbol{J})$ 的自由度是 $n-6$，意味着给定任意任务空间速度 $\dot{\boldsymbol{x}}$，关于 $\dot{\boldsymbol{q}}$ 的式（5-76）有无数组解。

一个六自由度旋转关节串联机械臂，当它存在以下 4 种情况之一时，机械臂处于奇异位置：① 两个轴线共线；② 3 个轴线共面且平行；③ 4 个轴线共面或相交于一点或平行；④ 6 个轴线相交于一个公共直线。

评价机械臂的构型距离奇异位置的远近可以用半正定矩阵 $\boldsymbol{J}\boldsymbol{J}^{\mathrm{T}}$ 的条件数 κ 来表示：

$$\kappa(\boldsymbol{J}\boldsymbol{J}^{\mathrm{T}}) = \frac{\lambda_{\max}(\boldsymbol{J}\boldsymbol{J}^{\mathrm{T}})}{\lambda_{\min}(\boldsymbol{J}\boldsymbol{J}^{\mathrm{T}})} \tag{5-77}$$

即 $\boldsymbol{J}\boldsymbol{J}^{\mathrm{T}}$ 的最大特征与最小特征值之比。如果 $\boldsymbol{J}$ 是行满秩的（非奇异），则 $\boldsymbol{J}\boldsymbol{J}^{\mathrm{T}}$ 是正定的，它的条件数 $0 < \kappa < \infty$；如果 $\boldsymbol{J}$ 不是行满秩的（奇异），则 $\boldsymbol{J}\boldsymbol{J}^{\mathrm{T}}$ 是奇异的，$\kappa = \infty$。因此，$\boldsymbol{J}\boldsymbol{J}^{\mathrm{T}}$ 的条件数越小，越远离奇异位置。当机械臂处于奇异位置时会引起许多问题，主要表现在以下两个方面。

（1）机械臂的位置逆解存在多组解，且在奇异位置附近数值不稳定，这会给基于位置逆解的控制算法带来很大问题。例如，微小的末端位姿变化会带来目标关节角度的剧烈跳变，给机械臂关节电机带来很大冲击。

（2）机械臂末端丧失了某个方向的运动能力，导致无法精确跟踪经过奇异位置的轨迹。在奇异位置附近为了提供任务空间某个方向的速度，关节速度可能会趋近无穷大（很大），超出了关节的速度极限。

避免奇异位置给机械臂控制带来的影响主要有两种思路：一种是采用基于速度逆解的方式，通过加权伪逆来规避奇异位置附近位置逆解不稳定的问题，但会引起末端轨迹的偏差；另一种是提前检查规划的路径，保证不经过奇异位置附近，这种方法需要提前知道机械臂末端的轨迹。对于冗余机械臂，还可以利用冗余自由度进行奇异位置的规避。

5.4 速度逆解

已知任务空间速度 $\dot{\boldsymbol{x}}$，求解关节空间速度 $\dot{\boldsymbol{q}}$ 的过程称为速度逆解。速度逆解可以用来控制机械臂在任务空间的轨迹，详细介绍将在本书第 6 章开展。本节介绍速度逆解方法。

5.4.1 广义逆法

当任务空间自由度 m 等于关节空间自由度 n，且机械臂不在奇异位置时，有

$$\dot{\boldsymbol{q}} = \boldsymbol{J}^{-1}\dot{\boldsymbol{x}} \tag{5-78}$$

如果机械臂处于奇异位置，则速度逆解不一定存在，此时可以令：

$$\dot{\boldsymbol{q}} = \boldsymbol{J}^{\dagger}\dot{\boldsymbol{x}} \tag{5-79}$$

其中，$\boldsymbol{J}^{\dagger}$ 是雅可比矩阵 $\boldsymbol{J}$ 的 Moore-Penrose 广义逆。式（5-79）是最小二乘意义下的速度逆解，即满足 $\|\dot{\boldsymbol{x}} - \boldsymbol{J}\dot{\boldsymbol{q}}\|$ 的值最小，且是满足 $\|\dot{\boldsymbol{x}} - \boldsymbol{J}\dot{\boldsymbol{q}}\|$ 最小的无数多个 $\dot{\boldsymbol{q}}$ 中模值最小的。

下面讨论冗余机械臂（$m<n$）的速度逆解。假设机械臂处于非奇异位置，即雅可比矩阵行满秩（$\mathrm{rank}(\boldsymbol{J}) = m$）。此时式（5-76）一定有解，且有无穷多个解，其通解为

$$\dot{\boldsymbol{q}} = \boldsymbol{J}^{\#}\dot{\boldsymbol{x}} + \boldsymbol{N}\boldsymbol{v} \tag{5-80}$$

其中，$\boldsymbol{J}^{\#}$ 为雅可比矩阵 $\boldsymbol{J}$ 的右广义逆（不唯一）；$\boldsymbol{N} = \boldsymbol{I} - \boldsymbol{J}^{\#}\boldsymbol{J}$ 是零空间投影矩阵；$\boldsymbol{v} \in \mathbb{R}^n$ 为任意向量。由于 $\mathrm{rank}(\boldsymbol{J}) = m$，可以选择 $\boldsymbol{J}^{\#}$ 为

$$\boldsymbol{J}^{\#} = \boldsymbol{J}^{\mathrm{T}}(\boldsymbol{J}\boldsymbol{J}^{\mathrm{T}})^{-1} \tag{5-81}$$

此时，$\boldsymbol{J}^{\#}$ 就是 $\boldsymbol{J}$ 的 Moore-Penrose 广义逆 $\boldsymbol{J}^{\dagger}$，$\dot{\boldsymbol{q}} = \boldsymbol{J}^{\#}\dot{\boldsymbol{x}}$ 为满足式（5-76）的最小模值解。当机械臂处于奇异位置附近时，$\boldsymbol{J}\boldsymbol{J}^{\mathrm{T}}$ 条件数过大，式（5-81）会出现数值不稳定现象（值过大），从而导致关节速度过大。为了避免这种现象，可以设定一个阈值 κ_0，令：

$$\dot{\boldsymbol{q}} = \begin{cases} (\boldsymbol{J}^{\mathrm{T}}\boldsymbol{J} + \lambda^2\boldsymbol{I})^{-1}\boldsymbol{J}^{\mathrm{T}}\dot{\boldsymbol{x}}, & \kappa(\boldsymbol{J}\boldsymbol{J}^{\mathrm{T}}) > \kappa_0 \\ \boldsymbol{J}^{\mathrm{T}}(\boldsymbol{J}\boldsymbol{J}^{\mathrm{T}})^{-1}\dot{\boldsymbol{x}}, & \kappa(\boldsymbol{J}\boldsymbol{J}^{\mathrm{T}}) \leqslant \kappa_0 \end{cases} \tag{5-82}$$

其中，λ^2 是一个参数，用于防止 $\dot{\boldsymbol{q}}$ 的模过大 [2]。引入 λ^2 的优点是使得机械臂在奇异位置附近的速度可控且光滑，缺点是引入了跟踪误差。

设 $\boldsymbol{M}$ 是一个对称正定矩阵，在非奇异位置时，选择 $\boldsymbol{J}^{\#}$ 为

$$\boldsymbol{J}^{\#} = \boldsymbol{M}^{-1}\boldsymbol{J}^{\mathrm{T}}(\boldsymbol{J}\boldsymbol{M}^{-1}\boldsymbol{J}^{\mathrm{T}})^{-1} \tag{5-83}$$

可以使得 $\dot{\boldsymbol{q}} = \boldsymbol{J}^{\#}\dot{\boldsymbol{x}}$ 为满足式（5-76）的最小加权模值解，即 $\|\dot{\boldsymbol{q}}\|_{\boldsymbol{M}^{-1}}^2 = \dot{\boldsymbol{q}}^{\mathrm{T}}\boldsymbol{M}\dot{\boldsymbol{q}}$ 最小。证明如下。令 $\boldsymbol{M} = \boldsymbol{B}^2$，其中 $\boldsymbol{B}$ 是对称正定矩阵，令 $\boldsymbol{y} = \boldsymbol{B}\dot{\boldsymbol{q}}$，则有

$$\dot{\boldsymbol{x}} = \boldsymbol{J}\boldsymbol{B}^{-1}\boldsymbol{y} \tag{5-84}$$

将 $\boldsymbol{J}\boldsymbol{B}^{-1}$ 看作雅可比矩阵，代入式（5-81）可得

$$\boldsymbol{y} = \boldsymbol{B}^{-1}\boldsymbol{J}^{\mathrm{T}}(\boldsymbol{J}\boldsymbol{M}^{-1}\boldsymbol{J}^{\mathrm{T}})^{-1}\dot{\boldsymbol{x}} \tag{5-85}$$

其满足式（5-84）且使得 $\|\boldsymbol{y}\|^2 = \dot{\boldsymbol{q}}^{\mathrm{T}}\boldsymbol{M}\dot{\boldsymbol{q}}$ 最小。从式（5-85）可得

$$\dot{\boldsymbol{q}} = \boldsymbol{M}^{-1}\boldsymbol{J}^{\mathrm{T}}(\boldsymbol{J}\boldsymbol{M}^{-1}\boldsymbol{J}^{\mathrm{T}})^{-1}\dot{\boldsymbol{x}} \tag{5-86}$$

即式（5-86）满足式（5-76）且使得 $\|\dot{\boldsymbol{q}}\|_{\boldsymbol{M}}^2 = \dot{\boldsymbol{q}}^{\mathrm{T}}\boldsymbol{M}\dot{\boldsymbol{q}}$ 最小。本书动力学控制部分会介绍，如果选择 $\boldsymbol{M}$ 为机械臂的质量矩阵，则 $\frac{1}{2}\dot{\boldsymbol{q}}^{\mathrm{T}}\boldsymbol{M}\dot{\boldsymbol{q}}$ 对应机械臂的动能，速度逆解式（5-86）保证动能最小。

5.4.2 梯度投影法

对于冗余机械臂，令式（5-80）中的 $\boldsymbol{v}$ 为

$$\boldsymbol{v} = k\nabla W \tag{5-87}$$

其中，∇W 为标量函数 $W(\boldsymbol{q})$ 的梯度向量，k 为系数。于是

$$\dot{\boldsymbol{q}} = \boldsymbol{J}^{\#}\dot{\boldsymbol{x}} + k(\boldsymbol{I} - \boldsymbol{J}^{\#}\boldsymbol{J})\nabla W \tag{5-88}$$

式（5-88）的第二项不改变任务空间的速度，但是可以利用它来优化函数 $W(\boldsymbol{q})$ [3]。当 $k<0$ 时，式（5-88）计算的 $\dot{\boldsymbol{q}}$ 在满足任务空间速度的前提下，使 $W(\boldsymbol{q})$ 减小；当 $k>0$ 时，使 $W(\boldsymbol{q})$ 增加。优化目标 $W(\boldsymbol{q})$ 可以是远离关节极限的程度、离指定臂角的距离、双机械臂之间的距离等 [4]。

5.5 运动学位置逆解

运动学位置逆解（inverse kinematics），是指给定机械臂末端在任务空间的坐标 $\boldsymbol{x}$，求解关节变量 $\boldsymbol{q}$ 的过程，是运动学正解的逆过程。一般情况下 $\boldsymbol{x}$ 可以写为末端的齐次变换矩阵 $\boldsymbol{T}_n$，根据式（5-48）有

$$\boldsymbol{T}_n = \prod_{j=1}^{n} \boldsymbol{A}_j \mathrm{e}^{[\boldsymbol{\mathcal{S}}_j]q_j} \tag{5-89}$$

即已知 $\boldsymbol{T}_n$ 求解关节变量 $\boldsymbol{q}$ 的过程。运动学位置逆解对于手术机械臂的路径规划、零空间避障、运动仿真等任务具有重要的意义，也是基于位置逆解的运动控制的必需步骤。对于一个六自由度机械臂，其运动学逆解一般不唯一。对于一个冗余机械臂，其运动学逆解一般有无穷多个。如果一个机械臂的逆解能通过解析表达式给出，则称该机械臂的运动学逆解存在解析解或封闭解（closed-form）。机械臂是否存在解析解和它的构型有关，Pieper 准则给出了六自由度机械臂存在解析逆解的一个充分条件：机械臂有 3 个相邻的关节轴交于一点或平行。然而，即使设计时满足 Pieper 准则，由于加工制造和装配误差，真实的机械臂可能很难精确满足设计参数，这会导致理论上的解析解存在较大的误差。对于无法找到解析逆解的机械臂，还有数值迭代算法可以求解。本节针对任意自由度机械臂（$n \geqslant m$），介绍一种数值稳定的运动学位置逆解数值算法。

5.5.1 通用位置逆解算法

用 $\boldsymbol{x} = [\boldsymbol{r}^{\mathrm{T}}, \boldsymbol{p}^{\mathrm{T}}]^{\mathrm{T}} \in \mathbb{R}^6$ 表示机械臂末端位姿，其中 $\boldsymbol{r}$ 是末端坐标系旋转矩阵 $\boldsymbol{R}$ 的指数坐标，$\boldsymbol{p}$ 是末端坐标系的原点坐标，则有

$$\boldsymbol{x} = \boldsymbol{f}(\boldsymbol{q}) \tag{5-90}$$

其中，$\boldsymbol{f}(\boldsymbol{q})$ 表示机械臂的运动学正解函数。根据式（5-68）可知 $\boldsymbol{f}$ 关于 $\boldsymbol{q}$ 的雅可比矩阵为

$$\boldsymbol{J}_x(\boldsymbol{q}) = \frac{\partial \boldsymbol{f}}{\partial \boldsymbol{q}} = \begin{bmatrix} \boldsymbol{A}^{-1}(\boldsymbol{r}) & \boldsymbol{0} \\ \boldsymbol{0} & \boldsymbol{R} \end{bmatrix} \boldsymbol{J}_{\mathrm{b}} \tag{5-91}$$

其中，$\boldsymbol{J}_{\mathrm{b}}$ 是末端速度旋量雅可比矩阵，由式（5-54）给出。对于给定的 $\boldsymbol{x}_{\mathrm{d}} = [\boldsymbol{r}_{\mathrm{d}}^{\mathrm{T}}, \boldsymbol{p}_{\mathrm{d}}^{\mathrm{T}}]^{\mathrm{T}}$，给出它的等价坐标 $\boldsymbol{x}_{\mathrm{d}}^{\mathrm{e}} = \left[-(2\pi - \|\boldsymbol{r}_{\mathrm{d}}\|)\boldsymbol{r}_{\mathrm{d}}^{\mathrm{T}} / \|\boldsymbol{r}_{\mathrm{d}}\|, \boldsymbol{p}_{\mathrm{d}}^{\mathrm{T}}\right]^{\mathrm{T}}$。如果 $\|\boldsymbol{r}_{\mathrm{d}}\| = 0$，则令 $\boldsymbol{x}_{\mathrm{d}}^{\mathrm{e}} = \boldsymbol{x}_{\mathrm{d}}$。在此基础上定义损失函数：

$$\boldsymbol{l}(\boldsymbol{q}) = \begin{cases} \boldsymbol{f}(\boldsymbol{q}) - \boldsymbol{x}_{\mathrm{d}}, & \|\boldsymbol{f}(\boldsymbol{q}) - \boldsymbol{x}_{\mathrm{d}}\| \leqslant \|\boldsymbol{f}(\boldsymbol{q}) - \boldsymbol{x}_{\mathrm{d}}^{\mathrm{e}}\| \\ \boldsymbol{f}(\boldsymbol{q}) - \boldsymbol{x}_{\mathrm{d}}^{\mathrm{e}}, & \|\boldsymbol{f}(\boldsymbol{q}) - \boldsymbol{x}_{\mathrm{d}}\| > \|\boldsymbol{f}(\boldsymbol{q}) - \boldsymbol{x}_{\mathrm{d}}^{\mathrm{e}}\| \end{cases} \tag{5-92}$$

则 $\boldsymbol{x}_{\mathrm{d}}$ 对应的逆解 $\boldsymbol{q}_{\mathrm{d}}$ 可以转化为求解最小二乘问题：

$$\boldsymbol{q}_{\mathrm{d}} = \arg\min \|\boldsymbol{l}(\boldsymbol{q})\|^2 \tag{5-93}$$

由于 $\partial \boldsymbol{l} / \partial \boldsymbol{q} = \boldsymbol{J}_x(\boldsymbol{q})$ 已经由式（5-91）给出，式（5-93）可以采用任何标准的最小二乘算法求解，例如 Levenberg-Marquardt 算法。为了加快迭代，将 $\boldsymbol{l}(\boldsymbol{q})$ 在当前关节位置 $\boldsymbol{q}_k$ 处线性化：

$$\begin{aligned}\boldsymbol{l}(\boldsymbol{q}) &\approx \boldsymbol{l}(\boldsymbol{q}_k) + \boldsymbol{J}_x(\boldsymbol{q}_k)\Delta\boldsymbol{q} \\ &= \boldsymbol{l}(\boldsymbol{q}_k) + \begin{bmatrix} \boldsymbol{A}^{-1}(\boldsymbol{r}) & \boldsymbol{0} \\ \boldsymbol{0} & \boldsymbol{R} \end{bmatrix} \boldsymbol{J}_{\mathrm{b}} \Delta\boldsymbol{q}\end{aligned} \tag{5-94}$$

令 $\boldsymbol{q} = \boldsymbol{q}_{\mathrm{d}}$，并注意 $\boldsymbol{l}(\boldsymbol{q}_{\mathrm{d}}) = \boldsymbol{0}$，可得下一步关节位置 $\boldsymbol{q}_{k+1}$ 为

$$\boldsymbol{q}_{k+1} = \boldsymbol{q}_k - \boldsymbol{J}_{\mathrm{b}}^{\dagger}(\boldsymbol{q}_k)\begin{bmatrix} \boldsymbol{A}(\boldsymbol{r}) & \boldsymbol{0} \\ \boldsymbol{0} & \boldsymbol{R}^{-1} \end{bmatrix} \boldsymbol{l}(\boldsymbol{q}_k) \tag{5-95}$$

从初始位置 $\boldsymbol{q}_0$ 开始，按照式（5-95）进行迭代，直到 $\|\boldsymbol{l}(\boldsymbol{q}_k)\|$ 小于给定精度（例如姿态部分模值和位置部分模值均小于 10^{-5}）或者迭代次数大于指定次数（例如 10 次）。对于前者有 $\boldsymbol{q}_{\mathrm{d}} = \boldsymbol{q}_k$；对于后者，再使用 Levenberg-Marquardt 算法求解最小二乘问题［式（5-93）］得到 $\boldsymbol{q}_{\mathrm{d}}$。

5.5.2 算法实验与结果

对 5.5.1 节介绍的通用位置逆解算法进行数值实验。以图 5-6 所示的 KUKA LBR IIWA 7 机械臂和图 5-7 所示的 UR5e 机械臂为解算对象，实验步骤如下。

（1）在 $-\pi \sim \pi$ 随机（均匀分布）生成关节变量 $\boldsymbol{q}$ 的每个分量。

（2）根据 $\boldsymbol{q}$ 利用运动学正解计算末端位姿矩阵 $\boldsymbol{T}_{\mathrm{d}} = (\boldsymbol{R}_{\mathrm{d}}, \boldsymbol{p}_{\mathrm{d}})$。

（3）令 $\boldsymbol{q}_0 = \boldsymbol{q} + (2a-1)/6$，其中 a 是 0 ～ 1 均匀分布的随机变量（弧度单位）。以 $\boldsymbol{q}_0$ 为初值对 $\boldsymbol{T}_{\mathrm{d}}$ 求逆解得到 $\boldsymbol{q}_{\mathrm{d}}$。

（4）根据 $\boldsymbol{q}_{\mathrm{d}}$ 利用运动学正解计算末端位姿矩阵 $\tilde{\boldsymbol{T}}_{\mathrm{d}} = (\tilde{\boldsymbol{R}}_{\mathrm{d}}, \tilde{\boldsymbol{p}}_{\mathrm{d}})$。

（5）计算 $\tilde{\boldsymbol{T}}_{\mathrm{d}}$ 与 $\boldsymbol{T}_{\mathrm{d}}$ 的姿态误差 $e_{\mathrm{rot}} = \|\log(\boldsymbol{R}_{\mathrm{d}}^{\mathrm{T}}\tilde{\boldsymbol{R}}_{\mathrm{d}})\|$ 和位置误差 $e_{\mathrm{pos}} = \|\tilde{\boldsymbol{p}}_{\mathrm{d}} - \boldsymbol{p}_{\mathrm{d}}\|$。

（6）以上过程重复 N=10 000 次，统计误差的均值和方差。

仿真结果如表 5-2 所示。其中单次逆解平均解算时间是逆解的 C++ 代码运行在 Intel（R）Core（TM）9-13900HX 2.20 GHz CPU 上的结果。对于 1 kHz 的控制频率，在 1 ms 的控制周期内本算法能够完成逆解解算，因此可以用于机械臂的实时控制。需要注意的是，数值迭代逆解算法需要一个初值，在机械臂运动控制时可以用当前关节变量作为初值，计算目标位姿对应的关节角度。如果目标位姿距离当前位姿较远，有可能算法无法正确收敛。

表5-2　通用位置逆解算法实验结果

解算对象	e_{rot}均值/rad	e_{rot}标准差/rad	e_{pos}均值/m	e_{pos}标准差/m	单次逆解平均解算时间/ms
UR5e	4.96×10^{-7}	1.33×10^{-6}	7.19×10^{-7}	1.68×10^{-6}	0.15
IIWA 7	7.65×10^{-7}	1.61×10^{-6}	4.65×10^{-7}	1.19×10^{-6}	0.22

5.6 相邻三轴平行的六自由度机械臂位置解析逆解

本节以 UR5e 机械臂为例，介绍相邻三轴平行的六自由度机械臂位置解析逆解。解析解的

求解速度要远远快于数值解。对于图 5-7 所示的 UR5e 机械臂，其 2、3、4 轴始终平行，根据 Pieper 准则它的逆解存在解析解。采用 M-DH 模型建立连杆坐标系，其参数由表 5-1 给出。设给定的末端齐次变换矩阵 $\boldsymbol{T}_{\mathrm{d}}$ 为

$$\boldsymbol{T}_{\mathrm{d}}=\begin{bmatrix} n_x & o_x & a_x & p_x \\ n_y & o_y & a_y & p_y \\ n_z & o_z & a_z & p_z \\ 0 & 0 & 0 & 1 \end{bmatrix} \tag{5-96}$$

计算关节变量 $q_i(i=1,2,\cdots,n)$ 的过程如下。

首先定义符号 $\boldsymbol{T}_{i,j}$ 表示连杆坐标系 $\{j\}$ 相对于 $\{i\}$ 的齐次变换矩阵，则有 $\boldsymbol{T}_{0,6}=\boldsymbol{T}_{\mathrm{d}}$。令 s_i 和 c_i 分别表示 $\sin q_i$ 和 $\cos q_i$，$s_{i_1\cdots i_k}$ 和 $c_{i_1\cdots i_k}$ 分别表示 $\sin\sum_{j=1}^{k} q_{i_j}$ 和 $\cos\sum_{j=1}^{k} q_{i_j}$。

5.6.1 求解1、5、6关节角度

根据 M-DH 参数表计算连杆坐标系 {5} 相对于 {1} 的齐次变换矩阵为

$$\boldsymbol{T}_{1,5}=\begin{bmatrix} c_{234}c_5 & -c_{234}s_5 & s_{234} & a_3c_{23}+a_2c_2+d_5s_{234} \\ -s_5 & -c_5 & 0 & -d_4 \\ s_{234}c_5 & -s_{234}s_5 & -c_{234} & a_3s_{23}+a_2s_2-d_5c_{234} \\ 0 & 0 & 0 & 1 \end{bmatrix} \tag{5-97}$$

借助 $\boldsymbol{T}_{\mathrm{d}}$，可以从另一个路径计算 $\boldsymbol{T}_{1,5}$：

$$\begin{aligned}
\boldsymbol{T}_{1,5}&=\boldsymbol{T}_{0,1}^{-1}\boldsymbol{T}_{0,6}\boldsymbol{T}_{5,6}^{-1}=\boldsymbol{T}_{0,1}^{-1}\boldsymbol{T}_{\mathrm{d}}\boldsymbol{T}_{5,6}^{-1}\\
&=\begin{bmatrix} c_1 & s_1 & 0 & 0 \\ -s_1 & c_1 & 0 & 0 \\ 0 & 0 & 1 & -d_1 \\ 0 & 0 & 0 & 1 \end{bmatrix}\begin{bmatrix} n_x & o_x & a_x & p_x \\ n_y & o_y & a_y & p_y \\ n_z & o_z & a_z & p_z \\ 0 & 0 & 0 & 1 \end{bmatrix}\begin{bmatrix} c_6 & 0 & -s_6 & 0 \\ -s_6 & 0 & -c_6 & 0 \\ 0 & 1 & 0 & -d_6 \\ 0 & 0 & 0 & 1 \end{bmatrix}\\
&=\begin{bmatrix} \boxed{\begin{matrix} c_6(c_1n_x+s_1n_y) \\ -s_6(c_1o_x+s_1o_y) \end{matrix}} & c_1a_x+s_1a_y & \boxed{\begin{matrix} -s_6(c_1n_x+s_1n_y) \\ -c_6(c_1o_x+s_1o_y) \end{matrix}} & \boxed{\begin{matrix} -d_6(c_1a_x+s_1a_y) \\ +(c_1p_x+s_1p_y) \end{matrix}} \\ \boxed{\begin{matrix} c_6(-s_1n_x+c_1n_y) \\ -s_6(-s_1o_x+c_1o_y) \end{matrix}} & -s_1a_x+c_1a_y & \boxed{\begin{matrix} -s_6(-s_1n_x+c_1n_y) \\ -c_6(-s_1o_x+c_1o_y) \end{matrix}} & \boxed{\begin{matrix} -d_6(-s_1a_x+c_1a_y) \\ +(-s_1p_x+c_1p_y) \end{matrix}} \\ c_6n_z-s_6o_z & a_z & -s_6n_z-c_6o_z & -d_6a_z+p_z-d_1 \\ 0 & 0 & 0 & 1 \end{bmatrix}
\end{aligned} \tag{5-98}$$

1. 求解 q_1

对比式（5-97）和式（5-98）的第 2 行第 4 列对应元素，有

$$d_4=d_6(-s_1a_x+c_1a_y)+(s_1p_x-c_1p_y) \tag{5-99}$$

整理得

$$(d_6a_y-p_y)c_1+(p_x-d_6a_x)s_1=d_4 \tag{5-100}$$

如果 $d_6a_y-p_y$ 和 $p_x-d_6a_x$ 不同时为 0，令 $\varphi=\operatorname{atan2}(p_x-d_6a_x,d_6a_y-p_y)$，则上式变为

$$\cos(q_1-\varphi)=\frac{d_4}{\sqrt{(d_6a_y-p_y)^2+(p_x-d_6a_x)^2}} \tag{5-101}$$

因此有

$$q_1 = \pm\arccos\left(\frac{d_4}{\sqrt{\left(d_6a_y - p_y\right)^2 + \left(p_x - d_6a_x\right)^2}}\right) + \varphi \tag{5-102}$$

如果 $d_4^2 > (d_6a_y - p_y)^2 + (p_x - d_6a_x)^2$，则逆解不存在。

2. 求解 q_5

对比式（5-97）和式（5-98）的第 2 行第 2 列对应元素，有

$$c_5 = s_1a_x - c_1a_y \tag{5-103}$$

因此有

$$q_5 = \pm\arccos(s_1a_x - c_1a_y) \tag{5-104}$$

如果 $|s_1a_x - c_1a_y| > 1$，则逆解不存在。

3. 求解 q_6

对比式（5-97）和式（5-98）的第 2 行第 1 列对应元素，有

$$c_6(s_1n_x - c_1n_y) + s_6(c_1o_y - s_1o_x) = s_5 \tag{5-105}$$

对比式（5-97）和式（5-98）的第 2 行第 3 列对应元素，有

$$s_6(c_1n_y - s_1n_x) + c_6(c_1o_y - s_1o_x) = 0 \tag{5-106}$$

令 $m = s_1n_x - c_1n_y, n = c_1o_y - s_1o_x$，则式（5-105）和式（5-106）可以写为

$$\begin{cases} mc_6 + ns_6 = s_5 \\ nc_6 - ms_6 = 0 \end{cases} \tag{5-107}$$

对上式两边求平方再相加，有

$$m^2 + n^2 = s_5^2 \tag{5-108}$$

在实际求解时，如果式（5-108）不成立，则逆解不存在。否则，当 m 和 n 不同时为 0 时，求解式（5-107）有

$$s_6 = \frac{ns_5}{m^2 + n^2}, c_6 = \frac{ms_5}{m^2 + n^2} \tag{5-109}$$

则有

$$q_6 = \text{atan2}\left(ns_5, ms_5\right) \tag{5-110}$$

当 m 和 n 同时为 0 时（此时 s_5 也为 0），q_6 可以为任意值，机械臂 2、3、4、6 轴平行，处于奇异位置，逆解有无穷多个。

5.6.2 求解2、3、4关节角度

根据 M-DH 参数表计算连杆坐标系 {4} 相对于 {1} 的齐次变换矩阵为

$$\boldsymbol{T}_{1,4} = \begin{bmatrix} c_{234}c_4 & -s_{234} & 0 & a_3c_{23} + a_2c_2 \\ 0 & 0 & -1 & -d_4 \\ s_{234} & c_{234} & 0 & a_3s_{23} + a_2s_2 \\ 0 & 0 & 0 & 1 \end{bmatrix} \tag{5-111}$$

借助 $\boldsymbol{T}_{\mathrm{d}}$，可以从另一个路径计算 $\boldsymbol{T}_{1,4}$：

$$\boldsymbol{T}_{1,4}=\boldsymbol{T}_{0,1}^{-1}\boldsymbol{T}_{0,6}\boldsymbol{T}_{5,6}^{-1}\boldsymbol{T}_{4,5}^{-1}=\boldsymbol{T}_{0,1}^{-1}\boldsymbol{T}_{\mathrm{d}}\boldsymbol{T}_{5,6}^{-1}\boldsymbol{T}_{4,5}^{-1}$$

$$=\begin{bmatrix} c_1 & s_1 & 0 & 0 \\ -s_1 & c_1 & 0 & 0 \\ 0 & 0 & 1 & -d_1 \\ 0 & 0 & 0 & 1 \end{bmatrix}\begin{bmatrix} n_x & o_x & a_x & p_x \\ n_y & o_y & a_y & p_y \\ n_z & o_z & a_z & p_z \\ 0 & 0 & 0 & 1 \end{bmatrix}\begin{bmatrix} c_6 & 0 & -s_6 & 0 \\ 0 & 0 & -c_6 & 0 \\ -s_6 & 1 & 0 & -d_6 \\ 0 & 0 & 0 & 1 \end{bmatrix}\begin{bmatrix} c_5 & 0 & s_5 & 0 \\ -s_5 & 0 & c_5 & 0 \\ 0 & -1 & 0 & -d_5 \\ 0 & 0 & 0 & 1 \end{bmatrix} \tag{5-112}$$

$$=\begin{bmatrix} r_{11} & r_{12} & r_{13} & r_{14} \\ r_{21} & r_{22} & r_{23} & r_{24} \\ r_{31} & r_{32} & r_{33} & r_{34} \\ 0 & 0 & 0 & 1 \end{bmatrix}$$

其中：

$$\begin{bmatrix} r_{11} \\ r_{21} \\ r_{31} \end{bmatrix}=\begin{bmatrix} c_5\left(c_6(c_1n_x+s_1n_y)-s_6(c_1o_x+s_1o_y)\right)-s_5(c_1a_x+s_1a_y) \\ c_5\left(c_6(-s_1n_x+c_1n_y)-s_6(-s_1o_x+c_1o_y)\right)-s_5(-s_1a_x+c_1a_y) \\ c_5(c_6n_z-s_6o_z)-s_5(a_z) \end{bmatrix} \tag{5-113}$$

$$\begin{bmatrix} r_{12} \\ r_{22} \\ r_{32} \end{bmatrix}=\begin{bmatrix} s_6(c_1n_x+s_1n_y)+c_6(c_1o_x+s_1o_y) \\ s_6(-s_1n_x+c_1n_y)+c_6(-s_1o_x+c_1o_y) \\ s_6n_z+c_6o_z \end{bmatrix} \tag{5-114}$$

$$\begin{bmatrix} r_{13} \\ r_{23} \\ r_{33} \end{bmatrix}=\begin{bmatrix} s_5\left(c_6(c_1n_x+s_1n_y)-s_6(c_1o_x+s_1o_y)\right)+c_5\left(c_1a_x+s_1a_y\right) \\ s_5\left(c_6(-s_1n_x+c_1n_y)-s_6(-s_1o_x+c_1o_y)\right)+c_5\left(-s_1a_x+c_1a_y\right) \\ s_5\left(c_6n_z-s_6o_z\right)+c_5\left(a_z\right) \end{bmatrix} \tag{5-115}$$

$$\begin{bmatrix} r_{14} \\ r_{24} \\ r_{34} \end{bmatrix}=\begin{bmatrix} d_5\left(s_6(c_1n_x+s_1n_y)+c_6(c_1o_x+s_1o_y)\right)-d_6(c_1a_x+s_1a_y)+c_1p_x+s_1p_y \\ d_5\left(s_6(-s_1n_x+c_1n_y)+c_6(-s_1o_x+c_1o_y)\right)+d_6(s_1a_x-c_1a_y)-s_1p_x+c_1p_y \\ d_5\left(s_6n_z+c_6o_z\right)-d_6a_z+p_z-d_1 \end{bmatrix} \tag{5-116}$$

由于关节 1、5、6 的逆解已经求出，因此 r_{ij}（$i=1,2,3; j=1,2,3,4$）是已知的。对比式（5-111）和式（5-112）的第 3 行第 1 列元素和第 3 行第 2 列元素，可知

$$\begin{cases} s_{234}=r_{31} \\ c_{234}=r_{32} \end{cases} \tag{5-117}$$

因此有

$$q_2+q_3+q_4=\operatorname{atan2}(r_{31},r_{32}) \tag{5-118}$$

当 $r_{31}^2+r_{32}^2\neq 1$ 时无解。

1. 求解 q_3

对比式（5-111）和式（5-112）的第 1 行第 4 列元素和第 3 行第 4 列元素，可知

$$\begin{cases} a_3c_{23}+a_2c_2=r_{14} \\ a_3s_{23}+a_2s_2=r_{34} \end{cases} \tag{5-119}$$

对上式两边求平方再相加，有

$$c_{23}c_2 + s_{23}s_2 = c_3 = \frac{r_{14}^2 + r_{34}^2 - a_2^2 - a_3^2}{2a_2a_3} \tag{5-120}$$

则有

$$q_3 = \pm\arccos\left(\frac{r_{14}^2 + r_{34}^2 - a_2^2 - a_3^2}{2a_2a_3}\right) \tag{5-121}$$

当$\left|r_{14}^2 + r_{34}^2 - a_2^2 - a_3^2\right| > 2a_2a_3$时无解。

2. 求解 q_2

将式（5-119）展开，整理得

$$\begin{cases} a_3s_3c_2 + (a_3c_3 + a_2)s_2 = r_{34} \\ (a_3c_3 + a_2)c_2 - a_3s_3s_2 = r_{14} \end{cases} \tag{5-122}$$

令$m = a_3s_3, n = a_3c_3 + a_2$，由于$m$和$n$不可能同时为 0，求解上式关于$s_2$和$c_2$的方程组，有

$$\begin{cases} s_2 = \dfrac{nr_{34} - mr_{14}}{m^2 + n^2} \\ c_2 = \dfrac{mr_{34} + nr_{14}}{m^2 + n^2} \end{cases} \tag{5-123}$$

则有

$$q_2 = \text{atan2}(nr_{34} - mr_{14}, mr_{34} + nr_{14}) \tag{5-124}$$

当$m^2 + n^2 \neq r_{34}^2 + r_{14}^2$时无解。

3. 求解 q_4

根据式（5-118）有

$$q_4 = \text{atan2}(r_{31}, r_{32}) - q_2 - q_3 \tag{5-125}$$

5.6.3 分析与讨论

至此，就给出了相邻三轴平行的六自由度机械臂位置解析逆解的全过程。一般情况下，给定一个位姿矩阵，在$[-\pi,\pi)$区间最多有 8 组逆解。有些情况下会少于 8 组，比如出现了上面求解过程中提到的无解情况。当机械臂处于奇异位置时，有无穷多个逆解。在具体的算法实现中，不需要在过程中判断无解情况，只需要用数值稳定地计算奇异位置反余弦的方法。以 MATLAB 为例，可以用 real(acos(⋯)) 来计算，这样做的优点是不用单独判断 acos(⋯) 内的绝对值是否大于 1。对于式（5-102）和式（5-125），可以使用 mod(q + pi, 2*pi) − pi 将q的值等价到$[-\pi,\pi)$。在算法最后，用正解验证计算的逆解是否在精度范围内等于给定的位姿矩阵即可。

最后需要说明的是，在现实中由于存在加工制造和装配等误差，实际的机械臂构型无法严格满足相邻三轴平行，因此解析解的实际意义不大，更多的意义是机械臂构型分析、手术摆位分析或者为数值解提供一个可能的初值。

5.6.4 解析逆解举例

以图 5-7 所示的 UR5e 机械臂为例，给定末端位姿矩阵为

$$\boldsymbol{T}_{\mathrm{d}}=\begin{bmatrix}0 & -0.0349 & -0.9994 & -0.6549\\ -1 & 0 & 0 & -0.1333\\ 0 & 0.9994 & -0.0349 & 0.2433\\ 0 & 0 & 0 & 1\end{bmatrix} \tag{5-126}$$

采用解析解算法求得的 8 个逆解对应的机械臂构型如图 5-8 所示。

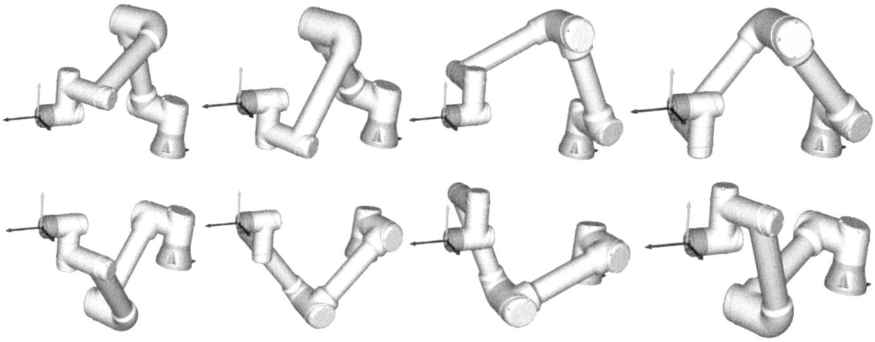

图5-8　8个逆解对应的机械臂构型

再看一个 $q_5=0$ 的奇异构型，如图 5-9 所示，此时关节轴 2、3、4、5 平行。此时关节 6 可以有无数个解，对应式（5-108）中 m 和 n 以及 s_5 同时为 0 的情况。图 5-10 所示为在此情况下关节 6 的值从 0 变到 π 时机械臂的构型变化，注意机械臂的末端位姿始终保持不变。称保持末端位姿不变的关节运动为零空间运动。六自由度机械臂只有处于奇异位置时，雅可比矩阵的零空间自由度才会大于零，才有零空间运动。而对于七自由度机械臂，理论上任何位置都可以进行零空间运动，利用非奇异位置的零空间运动可以实现避障等功能。

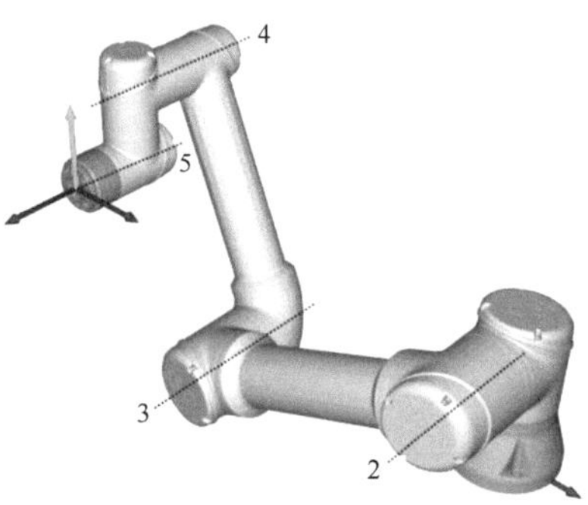

图5-9　关节轴2、3、4、5平行的奇异构型

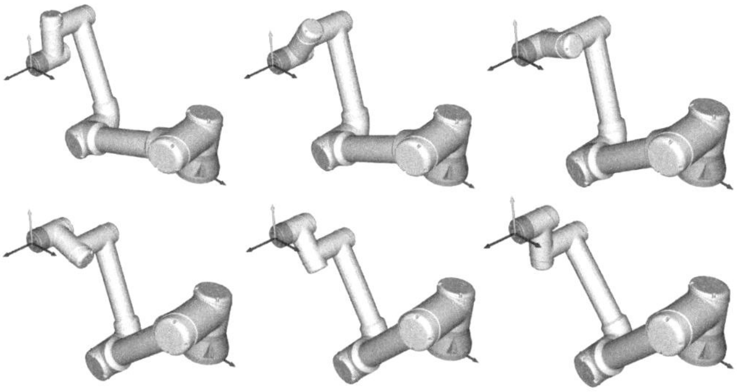

图5-10　关节轴2、3、4、5平行时的零空间运动

5.7 S-R-S 构型的七自由度机械臂位置解析逆解

七自由度串联机械臂与六自由度串联机械臂相比，冗余的一个自由度增加了机械臂的灵活性，可以解决避障、奇异位置和关节限位避免等问题。最常见的拟人机械臂由 7 个旋转关节组成，前 3 个关节的轴线交于一点，模拟人体的肩关节（球关节）、第 4 个关节模拟人的肘关节（旋转关节），最后 3 个关节轴线也交于一点，模拟人的腕关节（球关节），因此这类机械臂也叫

S-R-S(spherical-rotational-spherical)构型机械臂。此类机械臂可以实现位置和姿态逆解的解耦，本节介绍 S-R-S 构型七自由度机械臂（见图 5-11）位置解析逆解 [5-6]。

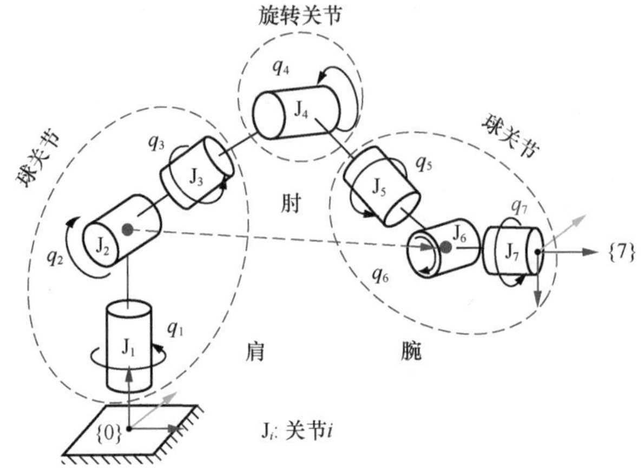

图5-11　S-R-S构型七自由度机械臂

5.7.1　M-DH建模

首先对 S-R-S 构型七自由度机械臂进行 M-DH 建模。以 KUKA LBR IIWA 7 机械臂为例，其连杆坐标系的定义如图 5-12 所示，对应的 M-DH 参数如表 5-3 所示。

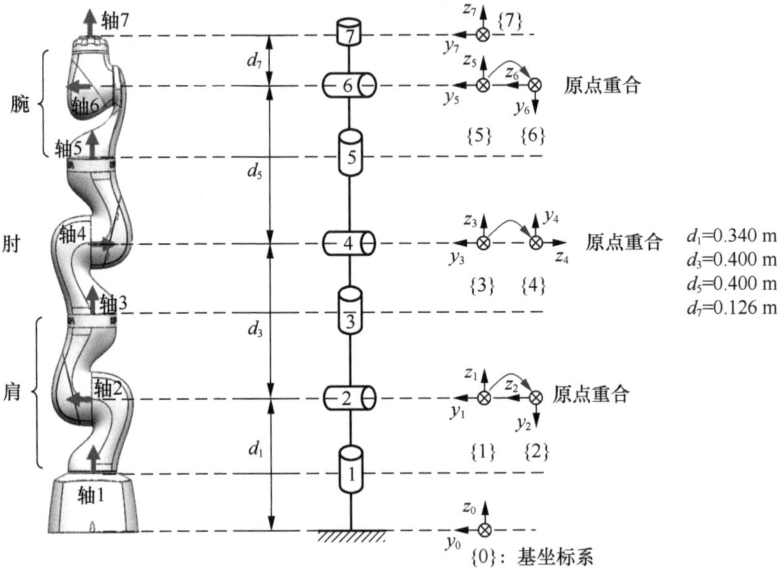

图5-12　KUKA LBR IIWA 7机械臂连杆坐标系的定义

表5-3　S-R-S构型七自由度机械臂M-DH参数

i	α_{i-1}/rad	α_{i-1}/m	d_i/m	θ_i/rad
1	0	0	0.340	0
2	−π/2	0	0	0
3	π/2	0	0.400	0

续表

i	α_{i-1}/rad	α_{i-1}/m	d_i/m	θ_i/rad
4	π/2	0	0	0
5	−π/2	0	0.400	0
6	−π/2	0	0	0
7	π/2	0	0.126	0

5.7.2 参考平面与臂角

S-R-S 构型七自由度机械臂的运动学逆解比六自由度机械臂多一个冗余自由度，最直接的方法就是固定一个冗余的关节变量（例如关节 3），直接将其转化为非冗余机械臂进行求解，然后利用位姿分离法分别求解位置逆解和姿态逆解。但这种方法不能直观地描述机械臂的零空间运动。Hollerbach[7] 提出了 S-R-S 构型机械臂的臂角（arm angle）这个定义来推导逆运动学表达式。

如图 5-13 所示，对于 S-R-S 构型机械臂，其肩关节（连杆坐标系 {1}、{2} 的原点 S）、肘关节（坐标系 {3}、{4} 的原点 E）和腕关节（坐标系 {5}、{6} 的原点 W）的连线组成 SEW 平面。在末端位姿不变的情况下，肘关节位置 E 可以围绕向量 SW 旋转（零空间运动），其轨迹形成一个圆。在这个圆上的每个位置处，对应的关节变量组成了一个集合，称为机械臂的自运动流形（self-motion manifold）。设在自运动流形中第三关节角 q_3 为 0 时对应的肩关节位置为 E'，称此时的 $SE'W$ 平面为参考平面。臂角 $\psi \in [-\pi, \pi]$ 定义为从机械臂参考平面 $SE'W$ 到实际所在的 SEW 平面围绕向量 SW 旋转的角度。可见，对于七自由度 S-R-S 构型机械臂，其逆解有无穷多个。当臂角 ψ 给定时，逆解个数一般就确定了。

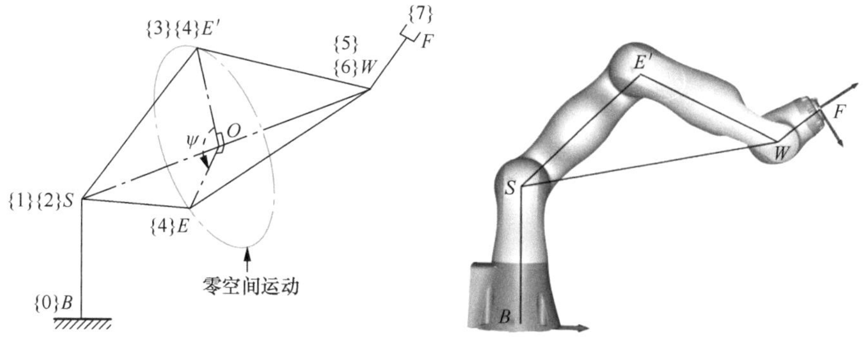

图5-13 参考平面和臂角定义

由于固定 $q_3=0$ 时的 $SE'W$ 平面不唯一（参照 5.6 节六自由度机械臂最多可能有 8 组逆解），因此引入一个全局位形参数 GC（global configuration）用于描述机械臂不同全局位形下的自运动流形和参考平面。GC 主要包括 3 个变量：肩部 GC_2、肘部 GC_4 和腕部 GC_6，表示 2、4、6 关节角的正负。

$$GC_k=\begin{cases}1, q_k \geqslant 0\\ -1, q_k \leqslant 0\end{cases},\ k\in\{2,4,6\} \tag{5-127}$$

当 $q_3=0$ 且 GC 固定时，自运动流形和参考平面 $SE'W$ 就确定了。再给定臂角 ψ，就确定了机械臂实际所在的 SEW 平面，然后可以通过几何法求解逆运动学。

设机械臂在参考平面时关节 1 ～ 4 的角度为 $q_1' \sim q_4'$，显然有 $q_3'=0$。引入符号 ${}^{i}\boldsymbol{p}_{AB}$ 表示从点 A 到点 B 的向量在坐标系 [i] 下的表达。根据图 5-13 中的几何关系和 M-DH 参数可知：

$$\begin{cases} \|SE'\|=d_3, \|E'W\|=d_5 \\ {}^{0}\boldsymbol{p}_{BS}=[0,0,d_1]^{\mathrm{T}},\ {}^{7}\boldsymbol{p}_{WF}=[0,0,d_7]^{\mathrm{T}} \\ {}^{0}\boldsymbol{p}_{SW}=\boldsymbol{p}_{0,7}-{}^{0}\boldsymbol{p}_{BS}-\boldsymbol{R}_{0,7}\,{}^{7}\boldsymbol{p}_{WF} \end{cases} \tag{5-128}$$

其中，B 是基坐标系 {0} 的原点，F 为末端坐标系 {7} 的原点，$\boldsymbol{T}_{0,7}=(\boldsymbol{R}_{0,7},\boldsymbol{p}_{0,7})$ 是机械臂末端的齐次变换矩阵。那么，对应参考平面的关节角 q_4' 可通过余弦定理求出：

$$q_4'=GC_4\arccos\left(\frac{\|{}^{0}\boldsymbol{p}_{SW}\|^2-(d_3)^2-(d_5)^2}{2d_3d_5}\right) \tag{5-129}$$

令 ${}^{0}p_{SW}^{x}$、${}^{0}p_{SW}^{y}$、${}^{0}p_{SW}^{z}$ 表示 ${}^{0}\boldsymbol{p}_{SW}$ 的 3 个分量，设 W 在坐标系 {1} 中的 x 坐标始终非负，如图 5-14（a）所示，则有

$$q_1'=\operatorname{atan2}({}^{0}p_{SW}^{y},{}^{0}p_{SW}^{x}) \tag{5-130}$$

如果 ${}^{0}p_{SW}^{y}={}^{0}p_{SW}^{x}=0$，即 W 位于关节 1 的轴线上，此时无法求解 q_1'，但为了唯一确定参考平面，令 $q_1'=0$。

假如站在坐标系 {1} 中观察 $SE'W$ 所在的平面，如图 5-14（b）所示，有角度关系：

$$q_2'=\varphi+\delta \tag{5-131}$$

注意 δ 的符号与 q_4' 的符号相同，在图示状态 q_4' 的符号为负，因此有

$$\begin{cases} \delta=GC_4\arccos\left(\dfrac{\|{}^{0}\boldsymbol{p}_{SW}\|^2+(d_3)^2-(d_5)^2}{2d_3\|{}^{0}\boldsymbol{p}_{SW}\|}\right) \\ \varphi=\operatorname{atan2}(\sqrt{({}^{0}p_{SW}^{x})^2+({}^{0}p_{SW}^{y})^2},{}^{0}p_{SW}^{z}) \end{cases} \tag{5-132}$$

至此，根据末端位姿矩阵，可以求出在参考平面上的 q_1'、q_2'、q_3'、q_4'，即完全确定了 $SE'W$ 平面。

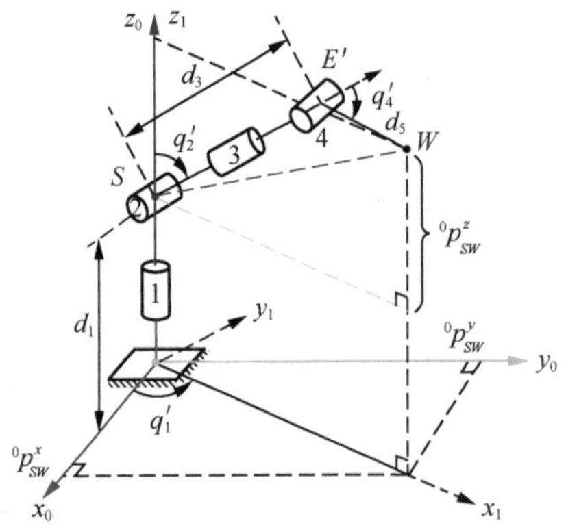

（a）三维视图

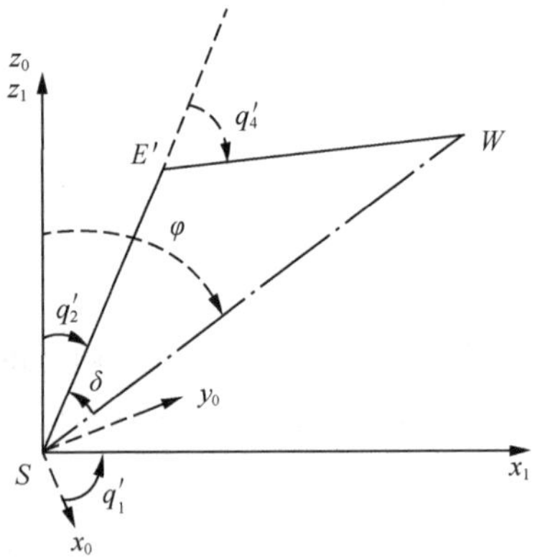

（b）坐标系 {1} 的 x-z 平面正视图

图5-14　几何法求解 $q_1' \sim q_4'$

5.7.3 位置逆解

关节角 q_4 与臂角 ψ 无关，因此有 $q_4 = q_4'$。实际的 SEW 平面由参考平面 $SE'W$ 绕 SW 轴旋转 ψ 得到。令 ${}^0\hat{\boldsymbol{p}}_{SW} = {}^0\boldsymbol{p}_{SW} / \| {}^0\boldsymbol{p}_{SW} \|$，则坐标系 {3} 相对于坐标系 {0} 的实际旋转矩阵 $\boldsymbol{R}_{0,3} = \boldsymbol{R}_\psi \boldsymbol{R}_{0,3}'$。$\boldsymbol{R}_{0,3}'$ 可以通过正运动学由 q_1'、q_2'、q_3' 求出。$\boldsymbol{R}_\psi$ 表示绕单位轴 ${}^0\hat{\boldsymbol{p}}_{SW}$ 旋转 ψ 的旋转矩阵，即

$$\boldsymbol{R}_\psi = \boldsymbol{I} + \sin\psi[{}^0\hat{\boldsymbol{p}}_{SW}] + (1-\cos\psi)[{}^0\hat{\boldsymbol{p}}_{SW}]^2 \tag{5-133}$$

从而有

$$\boldsymbol{R}_{0,3}(\psi) = \sin\psi \boldsymbol{A}_\text{s} + \cos\psi \boldsymbol{B}_\text{s} + \boldsymbol{C}_\text{s} \tag{5-134}$$

其中：

$$\begin{cases} \boldsymbol{A}_\text{s} = [{}^0\hat{\boldsymbol{p}}_{SW}]\boldsymbol{R}_{0,3}' \\ \boldsymbol{B}_\text{s} = -[{}^0\hat{\boldsymbol{p}}_{SW}]^2 \boldsymbol{R}_{0,3}' \\ \boldsymbol{C}_\text{s} = (\boldsymbol{I} + [{}^0\hat{\boldsymbol{p}}_{SW}]^2)\boldsymbol{R}_{0,3}' = {}^0\hat{\boldsymbol{p}}_{SW} {}^0\hat{\boldsymbol{p}}_{SW}^\text{T} \boldsymbol{R}_{0,3}' \end{cases}$$

而肩关节是由关节 1、2、3 组成的球关节，其旋转矩阵 $\boldsymbol{R}_{0,3}(q_1, q_2, q_3)$ 可以用 Z-Y-Z 欧拉角表示：

$$\boldsymbol{R}_{0,3}(q_1,q_2,q_3) = \begin{bmatrix} c_1c_2c_3 - s_1s_3 & -c_1c_2s_3 - s_1c_3 & c_1s_2 \\ s_1c_2c_3 + c_1s_3 & -s_1c_2s_3 + c_1c_3 & s_1s_2 \\ -s_2c_3 & s_2s_3 & c_2 \end{bmatrix} \tag{5-135}$$

对比式（5-134）和式（5-135）的第 3 行 3 列元素，有

$$q_2 = GC_2 \arccos(A_\text{s}^{33} \sin\psi + B_\text{s}^{33} \cos\psi + C_\text{s}^{33}) \tag{5-136}$$

其中，矩阵右上标 ij 表示矩阵的第 i 行第 j 列元素。当 $q_2 \neq 0$ 且 $q_2 \neq \pm\pi$ 时，有

$$\begin{cases} q_1 = \text{atan2}(GC_2(A_\text{s}^{23}\sin\psi + B_\text{s}^{23}\cos\psi + C_\text{s}^{23}), GC_2(A_\text{s}^{13}\sin\psi + B_\text{s}^{13}\cos\psi + C_\text{s}^{13})) \\ q_3 = \text{atan2}(GC_2(A_\text{s}^{32}\sin\psi + B_\text{s}^{32}\cos\psi + C_\text{s}^{32}), -GC_2(A_\text{s}^{31}\sin\psi + B_\text{s}^{31}\cos\psi + C_\text{s}^{31})) \end{cases} \tag{5-137}$$

当 $q_2 = 0$ 或 $q_2 = \pm\pi$ 时，会出现奇异性，这时只要 $q_3 + q_1 (q_2 = 0)$ 或者 $q_3 - q_1 (q_2 = \pm\pi)$ 满足下式即可，对应无数组选择。

$$\begin{cases} q_3 + q_1 = \text{atan2}(A_\text{s}^{21}\sin\psi + B_\text{s}^{21}\cos\psi + C_\text{s}^{21}, A_\text{s}^{11}\sin\psi + B_\text{s}^{11}\cos\psi + C_\text{s}^{11}) \\ q_3 - q_1 = \text{atan2}(A_\text{s}^{12}\sin\psi + B_\text{s}^{12}\cos\psi + C_\text{s}^{12}, A_\text{s}^{22}\sin\psi + B_\text{s}^{22}\cos\psi + C_\text{s}^{22}) \end{cases} \tag{5-138}$$

对于关节 5、6、7 组成的腕部球关节，为了把 $\boldsymbol{R}_{4,7}(q_5, q_6, q_7)$ 用 Z-Y-Z 欧拉角表示，坐标系 {4} 的姿态需要和坐标系 {5} 的姿态重合，因此把坐标系 {4} 绕其 x 轴旋转 $-2/\pi$，则有

$$\boldsymbol{R}_{3,4} = \begin{bmatrix} c_4 & -s_4 & 0 \\ 0 & 0 & -1 \\ s_4 & c_4 & 0 \end{bmatrix} \begin{bmatrix} 1 & 0 & 0 \\ 0 & 0 & 1 \\ 0 & -1 & 0 \end{bmatrix} = \begin{bmatrix} c_4 & 0 & -s_4 \\ 0 & 1 & 0 \\ s_4 & 0 & c_4 \end{bmatrix} \tag{5-139}$$

$\boldsymbol{R}_{4,7}(\psi)$ 可以通过下式求得

$$\begin{aligned} \boldsymbol{R}_{4,7}(\psi) &= \boldsymbol{R}_{3,4}^{-1} \boldsymbol{R}_{0,3}^{-1}(\psi) \boldsymbol{R}_{0,7} \\ &= \sin\psi \boldsymbol{A}_\text{w} + \cos\psi \boldsymbol{B}_\text{w} + \boldsymbol{C}_\text{w} \end{aligned} \tag{5-140}$$

其中：

$$\begin{cases} \boldsymbol{A}_{\mathrm{w}} = \boldsymbol{R}_{3,4}^{\mathrm{T}} \boldsymbol{A}_{\mathrm{s}}^{\mathrm{T}} \boldsymbol{R}_{0,7} \\ \boldsymbol{B}_{\mathrm{w}} = \boldsymbol{R}_{3,4}^{\mathrm{T}} \boldsymbol{B}_{\mathrm{s}}^{\mathrm{T}} \boldsymbol{R}_{0,7} \\ \boldsymbol{C}_{\mathrm{w}} = \boldsymbol{R}_{3,4}^{\mathrm{T}} \boldsymbol{C}_{\mathrm{s}}^{\mathrm{T}} \boldsymbol{R}_{0,7} \end{cases} \tag{5-141}$$

将式（5-136）~式（5-138）中的参数进行如下替换，便可求出对应的q_5、q_6、q_7。

$$q_1 \leftarrow q_5, q_2 \leftarrow q_6, q_3 \leftarrow q_7, \mathrm{s} \leftarrow \mathrm{w}, GC_2 \leftarrow GC_6$$

同样地，当$q_6 = 0$或$q_6 = \pm\pi$时，会出现奇异性，q_7、q_5有无数种选择。

5.7.4 臂角求解

根据5.7.3节的位置逆解可以求出肘关节的参考位置E'和实际位置E，即${}^0\boldsymbol{p}_{SW}$、${}^0\boldsymbol{p}_{SE}$和${}^0\boldsymbol{p}_{SE'}$已知。如图5-15所示，观察OEE'所在平面，设$\hat{\boldsymbol{x}}$和$\hat{\boldsymbol{y}}$分别是垂直于SWE'和SWE平面的单位法向量，即有

$$\hat{\boldsymbol{x}} = \frac{{}^0\boldsymbol{p}_{SW} \times {}^0\boldsymbol{p}_{SE'}}{\left\| {}^0\boldsymbol{p}_{SW} \times {}^0\boldsymbol{p}_{SE'} \right\|}, \hat{\boldsymbol{y}} = \frac{{}^0\boldsymbol{p}_{SW} \times {}^0\boldsymbol{p}_{SE}}{\left\| {}^0\boldsymbol{p}_{SW} \times {}^0\boldsymbol{p}_{SE} \right\|} \tag{5-142}$$

则有

$$\psi = \mathrm{sign}((\hat{\boldsymbol{x}} \times \hat{\boldsymbol{y}})^{\mathrm{T}}\, {}^0\hat{\boldsymbol{p}}_{SW}) \arccos(\hat{\boldsymbol{x}}^{\mathrm{T}} \hat{\boldsymbol{y}}) \tag{5-143}$$

其中，$\mathrm{sign}(\cdot)$在括号内的值非负时返回1，否则返回-1。

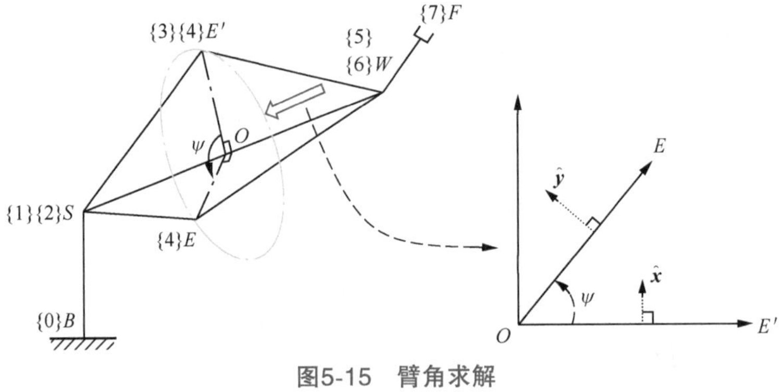

图5-15 臂角求解

5.7.5 臂角深入讨论

从5.7.3节的位置逆解过程可以看出，除q_4仅由末端目标位姿和GC_4参数决定以外，其余6个关节角均与臂角存在函数关系。由式（5-136）和式（5-137）可知，q_2和q_6与臂角ψ的函数关系具有余弦形式，而q_1、q_3、q_5、q_7与臂角ψ的函数关系具有正切形式。

对于正切形式的关节，其表达式形如$q_i = \mathrm{atan2}(u, v)$，其中：

$$\begin{cases} u = GC_k(a_{\mathrm{n}} \sin\psi + b_{\mathrm{n}} \cos\psi + c_{\mathrm{n}}) \\ v = GC_k(a_{\mathrm{d}} \sin\psi + b_{\mathrm{d}} \cos\psi + c_{\mathrm{d}}) \end{cases} \tag{5-144}$$

当$k = 2$时，$i \in \{1, 3\}$；$k = 6$时，$i \in \{5, 7\}$。q_i对臂角ψ求导可得

$$\frac{\mathrm{d}q_i}{\mathrm{d}\psi} = \frac{a_{\mathrm{t}} \sin\psi + b_{\mathrm{t}} \cos\psi + c_{\mathrm{t}}}{u^2 + v^2} \tag{5-145}$$

其中，$a_t = c_n b_d - b_n c_d$；$b_t = a_n c_d - c_n a_d$；$c_t = a_n b_d - b_n a_d$。令 $a_t \sin\psi + b_t \cos\psi + c_t = 0$ 可以求其驻点为

$$\psi_{1,2}^{0} = 2\arctan\left(\frac{a_t \pm \sqrt{a_t^2 + b_t^2 - c_t^2}}{b_t - c_t}\right) \tag{5-146}$$

令 $\varDelta = a_t^2 + b_t^2 - c_t^2$，则有 3 种情况，分别如下。

（1）$\varDelta < 0$ 时，ψ-q_i 函数曲线单调，无驻点。

（2）$\varDelta > 0$ 时，ψ-q_i 函数曲线有两个局部极值，即存在两个驻点。

（3）$\varDelta = 0$ 时，u、v 都趋近于 0，导致 q_i 不确定。此时 ψ-q_i 函数曲线存在大小为 π 的跳变，跳变处对应的 ψ 为奇异臂角，记为 ψ_s。

图 5-16 所示为 $\varDelta$ 在 3 种不同条件下的函数曲线图。需要注意的是，在所有情况下，如果 q_i 超出了 atan2 函数的值域范围 $[-\pi, \pi]$，则会发生从 ±π 到 ∓π 的翻转。由于浮点数的数值误差，将 $\varDelta$ 与 0 进行比较来检测奇异臂角的存在与否是不实际的。

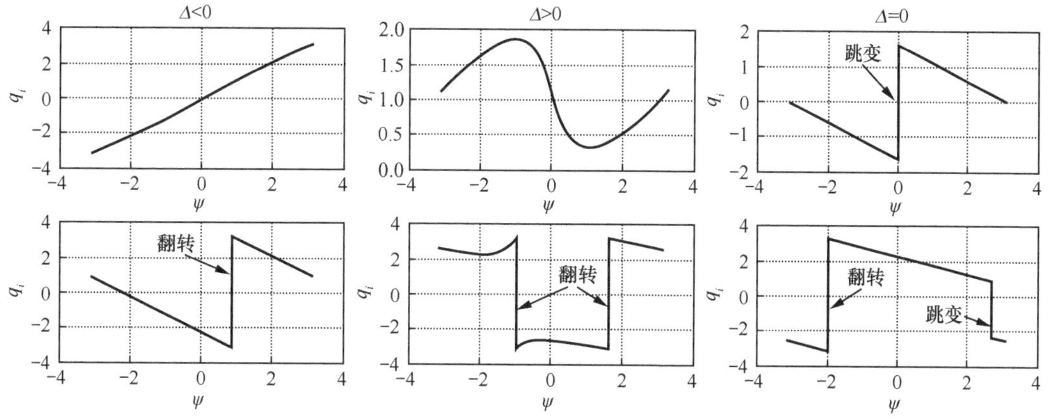

图5-16　正切关节的 ψ-q_i 函数曲线

笔者在文献 [8] 中提出使用整个球关节来描述奇异臂角问题，而不是只通过单个关节描述。如图 5-12 所示，关节 1、2、3 组成肩部球关节，关节 5、6、7 组成腕部球关节。球关节的姿态可以用 Z-Y-Z 欧拉角来进行表示。以肩关节为例，关节 1、3 是正切关节，关节 2 是余弦关节。当且仅当 q_2=0 或 ±π 时，q_1 和 q_3 是不确定的，这意味着 q_1 和 q_3 的奇异臂角在 q_2=0 或 ±π 时出现。这也表明了奇异臂角不是单个关节的特殊角度，而是整个球关节的特殊角度。奇异臂角的本质问题是机械臂在自运动流形中球关节产生了万向节死锁问题引起的奇异位置。接下来将综合整个球关节对奇异臂角和关节限位问题进行讨论分析。

1. 奇异臂角的描述

如上所述，描述球关节奇异臂角的关键是寻找 q_i=0 或 ±π（i=2 代表肩关节，i=6 代表腕关节）时对应的 ψ_s 值。如果存在，则 ψ_s 是两个相邻正切关节的奇异臂角。如果不存在，则根据式（5-146）中 $\varDelta > 0$ 或 $\varDelta < 0$ 两种情况来判断两个正切关节。对于关节 2 和关节 6 这样的余弦关节，其表达式如下。

$$q_i = GC_i \arccos\left(a\sin\psi + b\cos\psi + c\right) \tag{5-147}$$

对臂角 ψ 求导可得

$$\frac{\mathrm{d}q_i}{\mathrm{d}\psi}=\frac{b\sin\psi-a\cos\psi}{\sin q_i} \qquad (5\text{-}148)$$

从式（5-147）可以看出，$q_i(\psi)$是连续函数，$q_i(\psi)\in[-\pi,0]$或者$q_i(\psi)\in[0,\pi]$取决于GC_i参数。当$q_i=0$或$\pm\pi$时，$a\sin\psi+b\cos\psi+c=\pm1$。反过来说，$a\sin\psi+b\cos\psi+c$的值一定在$\pm1$之间。这意味着$\psi_s$必须是$a\sin\psi+b\cos\psi+c$的极值点。令$q_i(\psi)$的导数等于零可以得到两个$\psi_s$值：

$$\psi_c^1=\mathrm{atan2}(a,b),\quad \psi_c^2=\mathrm{atan2}(-a,-b) \qquad (5\text{-}149)$$

显然，ψ_c^1和ψ_c^2对应的函数值是q_i的最大值或最小值。为了验证奇异臂角ψ_s是否存在，将$|a\sin\psi_c^i+b\cos\psi_c^i+c|, i\in\{1,2\}$与数值1进行比较。考虑到数值稳定性问题，引入一个阈值ε，则ψ_s的确定方法如下。

$$\psi_s=\begin{cases}\psi_c^i, & \min_{i\in\{1,2\}}||a\sin\psi_c^i+b\cos\psi_c^i+c|-1|\leqslant\varepsilon\\ \text{不存在}, & \text{其他}\end{cases} \qquad (5\text{-}150)$$

需要注意的是，当$\sin q_i$趋于0同时ψ趋于ψ_s时，式（5-147）的导数在ψ_s处是不连续的。余弦关节对应的ψ-q_i典型函数曲线如图5-17所示。从图5-17(b)可以看出，在存在奇异臂角的位置出现了函数导数不连续（图中只是给出了典型值，函数曲线会根据具体的形式发生翻转或偏移）问题。一旦确定了球关节奇异臂角ψ_s的情况，该球关节3个关节的ψ-q_i曲线就可以进行关节限位的映射分析，从而找到满足关节不超限的臂角范围。

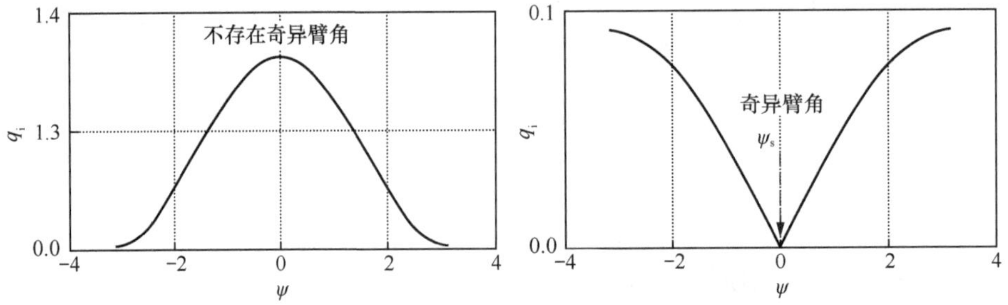

（a）奇异臂角ψ_s不存在的情况　（b）奇异臂角ψ_s存在的情况

图5-17　余弦关节对应的ψ-q_i典型函数曲线

2. 关节限位映射

由于机械臂每个关节的旋转角度并不都是$\pm\pi$，位置逆运动学求解过程中关节限位可能导致解不存在。S-R-S构型七自由度机械臂由于冗余自由度的存在，可以通过自运动流形实现关节限位的规避。前面已经求出了ψ-q_i的映射区间，在此基础上，将每个关节的关节极限范围向臂角ψ空间进行映射，得到包含关节限位的区间Ψ_i。然后对所有关节的臂角可行区间Ψ_i取交集得到最终的臂角范围。而求解Ψ_i的关键是求关节限位和ψ-q_i函数曲线的交点。关节4与ψ无关，q_4可通过目标位姿求得，再通过与关节限位范围进行比较来判断该关节是否超限。以下将分别讨论除关节4以外的余弦关节和正切关节的关节限位映射问题，关节i的关节上限和下限将分别用q_i^u和q_i^l表示。

（1）余弦关节

图5-17为余弦关节的ψ-q_i曲线，实际的曲线可能会根据式（5-147）的具体形式发生左

右 / 上下偏移或者垂直翻转。对于给定的 q_i，如果 ψ 存在，可以利用万能公式（Weierstrass substitution）从式（5-147）中求出两个值 ψ_1、ψ_2：

$$\psi_{1,2}=2\arctan\left(\frac{a\pm\sqrt{a^2+b^2-(c-\cos q_i)^2}}{\cos q_i+b-c}\right) \tag{5-151}$$

将式（5-149）的两个臂角极值点 ψ_c^1、ψ_c^2 代入式（5-147），可以求得 q_i 的最大值 $q_i^{\max}$ 和最小值 $q_i^{\min}$。而对于关节 i 对应的关节限位 q_i^{u} 和 q_i^{l}，相当于已知 q_i，可通过式（5-151）分别求得关节限位对应的两个臂角值 ψ_1、ψ_2，然后通过判断 ψ_1、ψ_2 点对应导数 $\mathrm{d}q_i/\mathrm{d}\psi$ 的正负值来判断 ψ_1 和 ψ_2 到底是臂角可行区间的离开点还是进入点。

（2）正切关节

正切关节的关节限位映射处理要相对复杂一些。首先对于给定的 $q_i, i\in\{1,3,5,7\}$，如果 ψ 存在，利用万能公式对式（5-144）进行替代，可得到

$$\psi_{1,2}=2\arctan\left(\frac{-b_{\mathrm{p}}\pm\sqrt{b_{\mathrm{p}}^2-4a_{\mathrm{p}}c_{\mathrm{p}}}}{2a_{\mathrm{p}}}\right) \tag{5-152}$$

其中：

$$\begin{cases}a_{\mathrm{p}}=(c_{\mathrm{d}}-b_{\mathrm{d}})\tan q_i+b_{\mathrm{n}}-c_{\mathrm{n}}\\ b_{\mathrm{p}}=2(a_{\mathrm{d}}\tan q_i-a_{\mathrm{n}})\\ c_{\mathrm{p}}=(b_{\mathrm{d}}+c_{\mathrm{d}})\tan q_i-b_{\mathrm{n}}-c_{\mathrm{n}}\end{cases}$$

下面根据正切关节的 ψ-q_i 曲线特性进行分类。

① 不存在奇异值，且 $\Delta<0$。

如图 5-18 所示，除了在 ±π 间发生翻转外，ψ-q_i 函数曲线呈现单调性，因此关节限位直线与 ψ-q_i 函数曲线只有一个交点。图 5-18(b) 中关节限位直线与 ±π 的翻转线之间有交点，但事实上这些点不可能取到。所以，单调性决定了式（5-152）的计算结果只有一个是正确的。具体哪个值才是正确的，可将计算结果代回进行验证即可判断。需要注意，当 $a_{\mathrm{p}}=0$ 时，可用 $2\arctan(-c_{\mathrm{p}}/b_{\mathrm{p}})$ 作为 ψ 的值。记 ψ_{u} 和 ψ_{l} 分别作为函数曲线与关节上限 q_i^{u} 和关节下限 q_i^{l} 的交点对应的臂角值，令 $\psi_1=\min(\psi_{\mathrm{u}},\psi_{\mathrm{l}})$，$\psi_2=\max(\psi_{\mathrm{u}},\psi_{\mathrm{l}})$，则该关节的臂角可行区间为 $\Psi_i=[\psi_1,\psi_2]$ 或 $\Psi_i=[-\pi,\psi_1]\cup[\psi_2,\pi]$，区间范围具体是哪个取决于 ψ_1 是进入点还是离开点。

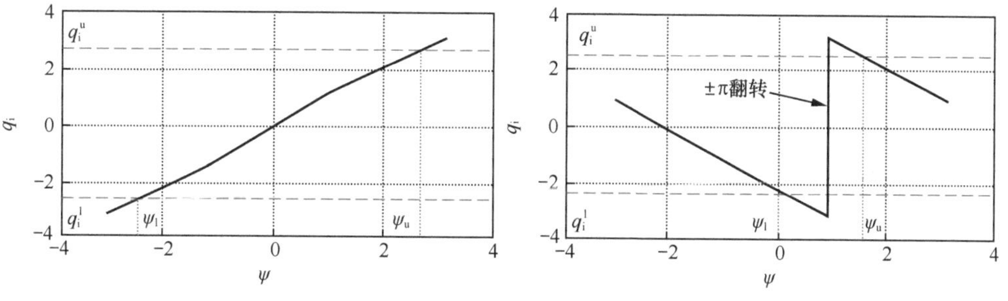

（a）函数无翻转的情况　　（b）函数出现±π翻转的情况

图5-18　$\Delta>0$ 条件下正切关节考虑关节限位的 ψ-q_i 曲线

② 不存在奇异值，且 $\Delta>0$。

如图 5-19 所示，根据式（5-146）可知 ψ - q_i 函数存在两个极值，ψ_1^0 和 ψ_2^0 分别表示极小值点和极大值点（通过函数的二阶导数判断两个极值的大小），两个极值点对应的关节角极小值和极大值分别为 $q_i^{\min}$ 和 $q_i^{\max}$。将关节限位直线与 ψ - q_i 函数曲线进行相交，求解得到每条限位直线与函数曲线的交点组成的区间，即 $\Psi_i^{\rm l}$ 和 $\Psi_i^{\rm u}$。以 $q_i^{\rm l}$ 为例进行说明，如果关节限位直线超出了 $q_i^{\min}$ 和 $q_i^{\max}$ 给出的区间范围，则当 $q_i^{\rm l} \geqslant q_i^{\max}$ 时，$\Psi_i^{\rm l} = \varnothing$；当 $q_i^{\rm l} \leqslant q_i^{\min}$ 时，$\Psi_i^{\rm l} = [-\pi, \pi]$。否则，关节下限直线 $q_i^{\rm l}$ 将与函数曲线相交于两点 $\psi_1^{\rm l}$ 和 $\psi_2^{\rm l}$（假设 $\psi_1^{\rm l} < \psi_2^{\rm l}$），则 $\Psi_i^{\rm l} = [-\pi, \psi_1^{\rm l}] \cup [\psi_2^{\rm l}, \pi]$ 或 $\Psi_i^{\rm l} = [\psi_1^{\rm l}, \psi_2^{\rm l}]$，具体区间范围是哪个取决于函数在 $\psi_1^{\rm l}$ 处一阶导数的符号，即 $\psi_1^{\rm l}$ 是离开点还是进入点。同理，关节上限对应的 $\Psi_i^{\rm u}$ 也可采用上述方法进行确定。最终，Ψ_i 的区间范围需要根据函数是否出现翻转以及 $q_i^{\min}$、$q_i^{\max}$ 和 $q_i^{\rm u}$、$q_i^{\rm l}$ 的相对位置来确定到底是 $\Psi_i^{\rm l} \cap \Psi_i^{\rm u}$ 还是 $\Psi_i^{\rm l} \cup \Psi_i^{\rm u}$。

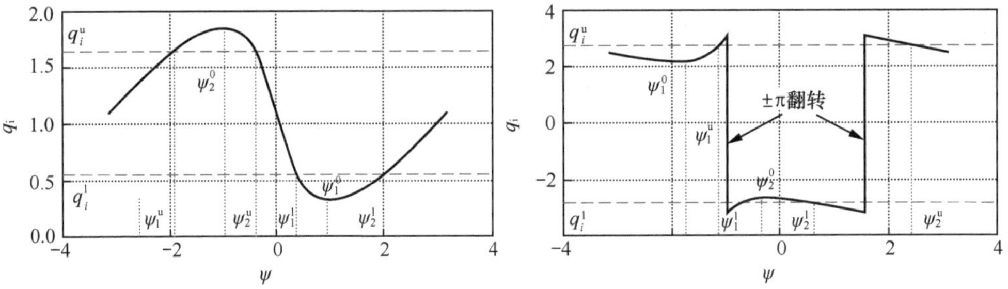

（a）函数无翻转的情况　（b）函数出现±π翻转的情况

图5-19　$\varDelta > 0$ 条件下正切关节考虑关节限位的 ψ - q_i 曲线

③ 存在奇异值，$\varDelta = 0$。

如图 5-20 所示，这种情况下 ψ - q_i 函数在奇异臂角 $\psi_{\rm s}$ 处有翻转或跳变。需要注意的是，奇异臂角的描述在前面已经讨论过，它是通过以正切关节相邻的余弦关节计算得到的。图 5-20（a）和图 5-20（b）所示的两种跳变类型与跳变的正负以及相邻段的导数符号有关，如果跳变正负与其相邻段的导数符号相反，则称为“N”形［见图 5-20（a）］，否则称为“H”形［见图 5-20（b）］。令 $\psi_{\rm s}^1 = \psi_{\rm s} - \varepsilon$，$\psi_{\rm s}^2 = \psi_{\rm s} + \varepsilon$（$\varepsilon$ 是一个容差，例如取 0.05 rad），为了避免数值奇异，首先应该排除臂角范围 $[\psi_{\rm s}^1, \psi_{\rm s}^2]$。但需要注意，当 $\psi_{\rm s}$ 接近 ±π 时，$\psi_{\rm s}^1$ 或 $\psi_{\rm s}^2$ 可能位于 $[-\pi, \pi]$ 之外。因此，需要将这种情况加入到实际奇异臂角的范围中，即 $\Psi_{\rm s} = [-\pi, \pi] \cap [\psi_{\rm s}^1, \psi_{\rm s}^2]$，该范围也是规避范围。

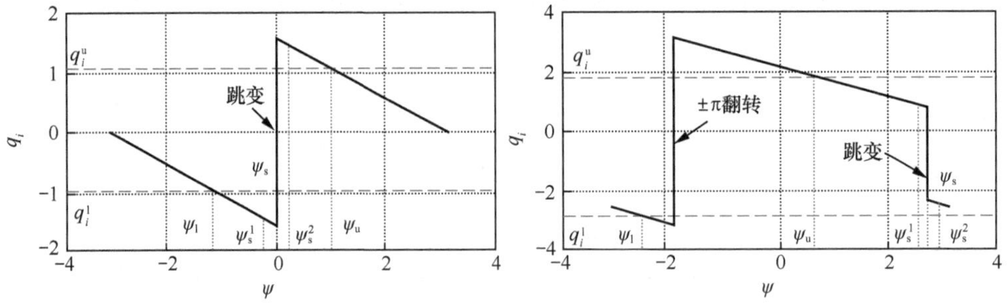

（a）“N”形曲线　（b）“H”形曲线

图5-20　$\varDelta > 0$ 条件下奇异臂角–关节限位的 ψ - q_i 曲线

令 $q_{\rm s}^1 = q_i(\psi_{\rm s}^1), q_{\rm s}^2 = q_i(\psi_{\rm s}^2)$，如果 $(q_{\rm s}^1 - q_{\rm s}^2) \cdot {\rm d}q_i / {\rm d}\psi \big|_{\psi_{\rm s}^1} > 0$，则函数曲线为“N”形，反之为

"H" 形。与计算情况②的思路一样，获取关节限位直线与函数曲线的交点，为关节上下限分别求取一个区域，然后根据这个可行区域取交集或者并集得到最终的可行范围。通过上述计算得到了除关节 4 以外所有关节的臂角可行范围 $\varPsi_i$，则肩部关节的可行范围为 $\varPsi_{\mathrm{s}}=\bigcap_{i=1}^{3}\varPsi_i$，腕部关节的可行范围为 $\varPsi_{\mathrm{w}}=\bigcap_{i=5}^{7}\varPsi_i$。整个机械臂的臂角可行范围为 $\varPsi=\varPsi_{\mathrm{s}}\cap\varPsi_{\mathrm{w}}$。

5.8 手术机器人手眼标定

在机器人手术导航时，机械臂的末端通常安装有光学跟踪设备能够识别的靶标，例如视觉标记物或光学标记物，这些标记物统称为 Marker。光学跟踪设备可以实时测量 Marker 相对于光学相机的六自由度位置和姿态。然而，在光学跟踪设备坐标系下测量的运动变化，需要转换到手术机器人坐标系下，才能控制机械臂末端执行器进行正确的运动，其中关键的一步，称为手术机器人的手眼标定（hand-eye calibration）。手眼标定最初的场景，是指计算安装在机械臂末端的光学相机（眼）和末端执行器（手）坐标系之间的齐次矩阵变换关系，如图 5-21 所示，广义上可以泛指计算机械臂末端坐标系与其上固连的其他坐标系之间的位姿关系。

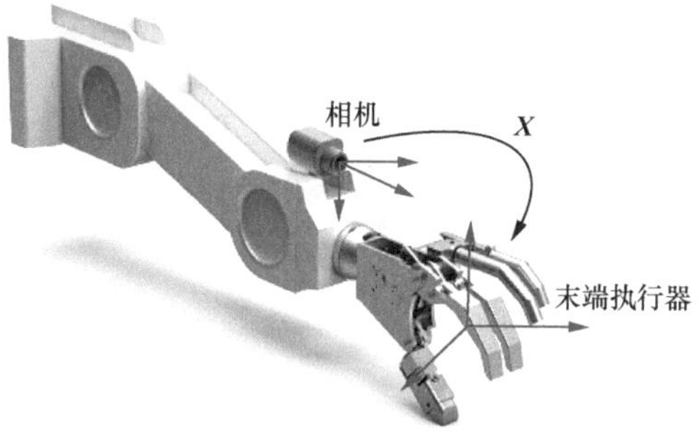

图5-21 手眼标定

5.8.1 手眼标定的数学模型

手术机器人手眼标定的数学模型是求解 $\boldsymbol{AX}=\boldsymbol{XB}$ 这种形式的齐次矩阵方程，如图 5-22 所示。其中，$\boldsymbol{A}$ 是手术机器人变换一次位姿后相机的相对运动；$\boldsymbol{B}$ 是末端执行器的相对运动；$\boldsymbol{X}$ 是待求的相机到末端执行器的变换矩阵，它们都是齐次刚性变换矩阵。Shiu 等[9] 证明了对于一次位姿变换（旋转角度不等于 0 或 π），$\boldsymbol{AX}=\boldsymbol{XB}$ 的解 $\boldsymbol{X}$ 具有旋转和平移 2 个自由度，并给出了通过 2 次旋转轴非平行的位姿变换（旋转角度不等于 0 或 π）求解 $\boldsymbol{X}$ 的封闭解法。在实际求解中，由于测量噪声的存在，通过对手术机器人进行 N 次位姿变换，得到 N 组相机的运动 $\boldsymbol{A}_i$ 和末端执行器的运动 $\boldsymbol{B}_i$，然后求解矩阵方程组 $\boldsymbol{A}_i\boldsymbol{X}=\boldsymbol{XB}_i$（$i=1,2,\cdots,N$），进而得到 $\boldsymbol{X}$。注意到 $\boldsymbol{AX}=\boldsymbol{XB}$ 可以解耦为旋转和平移两个部分：

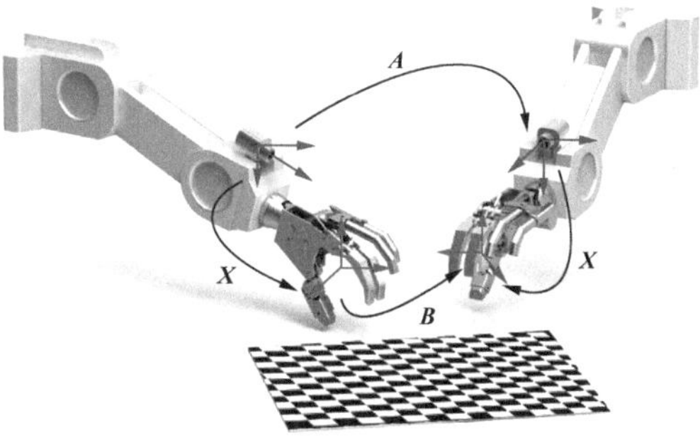

图5-22 AX=XB的变换关系

$$\boldsymbol{R}_A\boldsymbol{R}_X=\boldsymbol{R}_X\boldsymbol{R}_B \tag{5-153}$$

$$(\boldsymbol{R}_A-\boldsymbol{I})\boldsymbol{t}_X=\boldsymbol{R}_X\boldsymbol{t}_B-\boldsymbol{t}_A \tag{5-154}$$

其中，$\boldsymbol{R}$ 是 3×3 旋转矩阵，$\boldsymbol{t}$ 是 3×1 平移向量，$\boldsymbol{I}$ 是 3×3 单位阵。现有的手眼标定算法可以分成两类[10]：① 先求解 $\boldsymbol{R}_X$，再求解 $\boldsymbol{t}_X$ [11-14]；② 同时求解 $\boldsymbol{R}_X$ 和 $\boldsymbol{t}_X$ [15-18]。这些算法用不同的数学工具（例如旋转向量、单位四元数、对偶四元数等）对 $\boldsymbol{R}_X$ 和 $\boldsymbol{t}_X$ 进行参数化，通过最小化某种代数误

差（algebraic error）来求解 $\boldsymbol{X}$。由于不同的代数误差对噪声的敏感程度不同，因此这些算法在不同噪声类型下的性能也各不相同。

5.8.2 手眼变换矩阵的线性解耦估计

设 $\boldsymbol{R}_A$ 的单位旋转轴为 $\boldsymbol{n}_A$，$\boldsymbol{R}_B$ 的单位旋转轴为 $\boldsymbol{n}_B$，则 $\boldsymbol{n}_A$、$\boldsymbol{n}_B$ 分别是 $\boldsymbol{R}_A$、$\boldsymbol{R}_B$ 的单位特征值对应的特征向量。式（5-153）可写为

$$\boldsymbol{R}_A\boldsymbol{R}_X\boldsymbol{n}_B=\boldsymbol{R}_X\boldsymbol{R}_B\boldsymbol{n}_B=\boldsymbol{R}_X\boldsymbol{n}_B \tag{5-155}$$

即 $\boldsymbol{R}_X\boldsymbol{n}_B$ 是 $\boldsymbol{R}_A$ 的单位特征值对应的特征向量，于是有

$$\boldsymbol{n}_A=\boldsymbol{R}_X\boldsymbol{n}_B \tag{5-156}$$

将式（5-156）写成四元数乘积的形式：

$$\boldsymbol{n}_A=\boldsymbol{q}_X*\boldsymbol{n}_B*\overline{\boldsymbol{q}}_X \tag{5-157}$$

其中，$\boldsymbol{q}_X$ 是对应于旋转矩阵 $\boldsymbol{R}_X$ 的单位四元数；$\overline{\boldsymbol{q}}_X$ 是 $\boldsymbol{q}_X$ 的共轭；$\boldsymbol{n}_A$ 和 $\boldsymbol{n}_B$ 可以看作标量为 0 的四元数；$*$ 是四元数乘法。求解以下最小化问题就可以求出 $\boldsymbol{q}_X$。

$$\begin{aligned}\min_{\text{s.t. }\|\boldsymbol{q}_X\|=1} f_1&=\sum_{i=1}^{N}\left\|\boldsymbol{n}_A^i-\boldsymbol{q}_X*\boldsymbol{n}_B^i*\overline{\boldsymbol{q}}_X\right\|^2=\sum_{i=1}^{N}\left\|\boldsymbol{n}_A^i-\boldsymbol{q}_X*\boldsymbol{n}_B^i*\overline{\boldsymbol{q}}_X\right\|^2\cdot\left\|\boldsymbol{q}_X\right\|^2\\&=\sum_{i=1}^{N}\left\|\boldsymbol{n}_A^i*\boldsymbol{q}_X-\boldsymbol{q}_X*\boldsymbol{n}_B^i\right\|^2=\sum_{i=1}^{N}\left\|Q(\boldsymbol{n}_A^i)\boldsymbol{q}_X-W(\boldsymbol{n}_B^i)\boldsymbol{q}_X\right\|^2\\&=\boldsymbol{q}_X^{\mathrm{T}}\boldsymbol{\Lambda}\boldsymbol{q}_X\end{aligned} \tag{5-158}$$

其中：

$$\boldsymbol{\Lambda}=\sum_{i=1}^{N}\left(\boldsymbol{Q}(\boldsymbol{n}_A^i)-\boldsymbol{W}(\boldsymbol{n}_B^i)\right)^{\mathrm{T}}\left(\boldsymbol{Q}(\boldsymbol{n}_A^i)-\boldsymbol{W}(\boldsymbol{n}_B^i)\right) \tag{5-159}$$

$$\boldsymbol{Q}(\boldsymbol{q})=\begin{bmatrix}q_0&-q_1&-q_2&-q_3\\q_1&q_0&-q_3&q_2\\q_2&q_3&q_0&-q_1\\q_3&-q_2&q_1&q_0\end{bmatrix},\quad \boldsymbol{W}(\boldsymbol{q})=\begin{bmatrix}q_0&-q_1&-q_2&-q_3\\q_1&q_0&q_3&-q_2\\q_2&-q_3&q_0&q_1\\q_3&q_2&-q_1&q_0\end{bmatrix} \tag{5-160}$$

根据简单的线性代数知识，式（5-158）的解 $\boldsymbol{q}_X$ 就是半正定对称矩阵 $\boldsymbol{\Lambda}$ 最小特征值对应的单位特征向量，这样就求出了 $\boldsymbol{X}$ 的旋转矩阵 $\boldsymbol{R}_X$。于是式（5-154）就成为关于 $\boldsymbol{t}_X$ 的线性方程组：

$$\begin{bmatrix}\boldsymbol{R}_A^1-\boldsymbol{I}\\\boldsymbol{R}_A^2-\boldsymbol{I}\\\vdots\\\boldsymbol{R}_A^N-\boldsymbol{I}\end{bmatrix}\boldsymbol{t}_X=\begin{bmatrix}\boldsymbol{R}_X\boldsymbol{t}_B^1-\boldsymbol{t}_A^1\\\boldsymbol{R}_X\boldsymbol{t}_B^2-\boldsymbol{t}_A^2\\\vdots\\\boldsymbol{R}_X\boldsymbol{t}_B^N-\boldsymbol{t}_A^N\end{bmatrix} \tag{5-161}$$

求解式（5-161）这个线性最小二乘问题就得到了 $\boldsymbol{t}_X$。

5.8.3 手眼变换矩阵的非线性同步估计

将式（5-154）移项并写成四元数乘积的形式：

$$\boldsymbol{q}_X*\boldsymbol{t}_B*\overline{\boldsymbol{q}}_X-(\boldsymbol{R}_A-\boldsymbol{I})\boldsymbol{t}_X-\boldsymbol{t}_A=\boldsymbol{0} \tag{5-162}$$

定义：

$$\begin{aligned} f_2 &= \sum_{i=1}^{N} \left\| \boldsymbol{q}_X * \boldsymbol{t}_B^i * \bar{\boldsymbol{q}}_X - (\boldsymbol{R}_A^i - \boldsymbol{I})\boldsymbol{t}_X - \boldsymbol{t}_A^i \right\|^2 \\ &= \sum_{i=1}^{N} \left\| \boldsymbol{q}_X * \boldsymbol{t}_B^i * \bar{\boldsymbol{q}}_X - (\boldsymbol{R}_A^i - \boldsymbol{I})\boldsymbol{t}_X - \boldsymbol{t}_A^i \right\|^2 \cdot \left\| \boldsymbol{q}_X \right\|^2 \\ &= \sum_{i=1}^{N} \left\| \boldsymbol{q}_X * \boldsymbol{t}_B^i - (\boldsymbol{R}_A^i - \boldsymbol{I})\boldsymbol{t}_X * \boldsymbol{q}_X - \boldsymbol{t}_A^i * \boldsymbol{q}_X \right\|^2 \end{aligned} \tag{5-163}$$

则求解以下非线性最优化问题就可以同时求解 $\boldsymbol{R}_X$ 和 $\boldsymbol{t}_X$。

$$\min f(\boldsymbol{q}_X, \boldsymbol{t}_X) = \lambda_1 f_1 + \lambda_2 f_2 + \lambda(1 - \boldsymbol{q}_X^{\mathrm{T}} \boldsymbol{q}_X)^2 \tag{5-164}$$

一般取 $\lambda_1 = \lambda_2 = 1, \lambda = 10^6$。令：

$$\boldsymbol{F}_i(\boldsymbol{q}_X, \boldsymbol{t}_X) = \begin{bmatrix} \lambda_1^{1/2}(\boldsymbol{n}_A^i * \boldsymbol{q}_X - \boldsymbol{q}_X * \boldsymbol{n}_B^i) \\ \lambda_2^{1/2}\left(\boldsymbol{q}_X * \boldsymbol{t}_B^i - (\boldsymbol{R}_A^i - \boldsymbol{I})\boldsymbol{t}_X * \boldsymbol{q}_X - \boldsymbol{t}_A^i * \boldsymbol{q}_X\right) \end{bmatrix} \tag{5-165}$$

$$\boldsymbol{F}(\boldsymbol{q}_X, \boldsymbol{t}_X) = \begin{bmatrix} \boldsymbol{F}_1 \\ \vdots \\ \boldsymbol{F}_N \\ \lambda^{1/2}(1 - \boldsymbol{q}_X^{\mathrm{T}} \boldsymbol{q}_X) \end{bmatrix} \tag{5-166}$$

则 $\boldsymbol{F}: \mathbf{R}^7 \to \mathbf{R}^{8N+1}$，式（5-164）等价于如下的非线性最小二乘问题：

$$\min_{(\boldsymbol{q}_X, \boldsymbol{t}_X)} \| \boldsymbol{F} \|^2 \tag{5-167}$$

式（5-167）可由 Levenberg-Marquardt 算法求解。

另外值得一提的是，Daniilidis（1999）[15] 使用对偶四元数 [19]（dual quaternion）及螺旋理论 [20] 将矩阵方程 $\boldsymbol{AX} = \boldsymbol{XB}$ 表示成数学上最为简洁的形式：

$$\breve{\boldsymbol{l}}_A = \breve{\boldsymbol{q}}_X * \breve{\boldsymbol{l}}_B * \bar{\breve{\boldsymbol{q}}}_X \tag{5-168}$$

其中，$\breve{\boldsymbol{q}}_X$ 是矩阵 $\boldsymbol{X}$ 的对偶四元数形式，它同时包含了旋转矩阵和平移向量的信息；$\bar{\breve{\boldsymbol{q}}}_X$ 是 $\breve{\boldsymbol{q}}_X$ 的共轭；对偶向量 $\breve{\boldsymbol{l}}_A = \boldsymbol{l}_A + \boldsymbol{m}_A\varepsilon$，$\breve{\boldsymbol{l}}_B = \boldsymbol{l}_B + \boldsymbol{m}_B\varepsilon$ 分别表示矩阵 $\boldsymbol{A}$ 和 $\boldsymbol{B}$ 的螺旋轴。对偶向量可以看作标量部分为 0 的对偶四元数。式（5-168）的几何意义为：对螺旋轴 $\breve{\boldsymbol{l}}_B$ 进行旋转和平移变换使其和螺旋轴 $\breve{\boldsymbol{l}}_A$ 重合。这样手眼标定问题就转化成为变换矩阵螺旋轴的拟合问题。文献 [15] 中给出了基于奇异值分解（singular value decomposition, SVD）的封闭解法求解 $\breve{\boldsymbol{q}}_X$。这种基于对偶四元数的方法虽然在数学上很完美，但是由于实际测量数据存在噪声，导致 $\boldsymbol{AX} = \boldsymbol{XB}$ 并不严格成立，而文献 [15] 中解的推导过程却是基于 $\boldsymbol{AX} = \boldsymbol{XB}$ 严格成立这个前提，因此该算法对于噪声非常敏感 [21]。

5.9 基于 MLE 的手眼标定算法

本节基于最大似然估计（maximum likelihood estimation, MLE）的思想，提出一种新的测度函数来估计 $\boldsymbol{X}$。由于存在噪声，测量值 $\boldsymbol{A}$ 和 $\boldsymbol{B}$ 并不严格满足 $\boldsymbol{AX} = \boldsymbol{XB}$，因此根据测量值 $\boldsymbol{A}$ 和 $\boldsymbol{B}$ 去估计它们的真值 $\boldsymbol{A}'$ 和 $\boldsymbol{B}'$，使得 $\boldsymbol{A}'\boldsymbol{X} = \boldsymbol{X}\boldsymbol{B}'$，同时满足 $\boldsymbol{A}$ 与 $\boldsymbol{A}'$、$\boldsymbol{B}$ 与 $\boldsymbol{B}'$ 在 SE(3) 上的距离最小。

5.9.1 符号与表示

1. 变换矩阵参数化

使用旋转向量 $\boldsymbol{r}=\theta\boldsymbol{n}$（$\theta\in[0,\pi],\|\boldsymbol{n}\|=1$）和平移向量 $\boldsymbol{t}$ 组成的 6×1 向量 $\boldsymbol{f}=[\boldsymbol{r}^{\mathrm{T}},\boldsymbol{t}^{\mathrm{T}}]^{\mathrm{T}}$ 来参数化 4×4 齐次变换矩阵 $\boldsymbol{T}$，即

$$\boldsymbol{T}(\boldsymbol{f})=\begin{bmatrix}\mathrm{e}^{[\boldsymbol{r}]} & \boldsymbol{t}\\ \boldsymbol{0} & 1\end{bmatrix} \tag{5-169}$$

2. 四元数

用 $\boldsymbol{q}=[a,\boldsymbol{v}^{\mathrm{T}}]^{\mathrm{T}}$ 表示一个四元数，其中 a 是标量，$\boldsymbol{v}$ 是 3×1 向量。它的共轭 $\bar{\boldsymbol{q}}=[a,-\boldsymbol{v}^{\mathrm{T}}]^{\mathrm{T}}$。四元数的乘法定义为

$$\boldsymbol{q}_1*\boldsymbol{q}_2=\begin{bmatrix}a_1a_2-\boldsymbol{v}_1^{\mathrm{T}}\boldsymbol{v}_2\\ \boldsymbol{v}_1\times\boldsymbol{v}_2+a_1\boldsymbol{v}_2+a_2\boldsymbol{v}_1\end{bmatrix} \tag{5-170}$$

不难求出：

$$\frac{\partial(\boldsymbol{q}_1*\boldsymbol{q}_2)}{\partial\boldsymbol{q}_1}=\boldsymbol{W}(\boldsymbol{q}_2),\quad \frac{\partial(\boldsymbol{q}_1*\boldsymbol{q}_2)}{\partial\boldsymbol{q}_2}=\boldsymbol{Q}(\boldsymbol{q}_1) \tag{5-171}$$

若单位四元数 $\boldsymbol{q}$ 和旋转向量 $\boldsymbol{r}$ 对应同一个旋转矩阵 $\boldsymbol{R}$，则有

$$\boldsymbol{r}(\boldsymbol{q})=\mathrm{sign}(a)\cdot2\arcsin(\|\boldsymbol{v}\|)\cdot\frac{\boldsymbol{v}}{\|\boldsymbol{v}\|},\qquad \boldsymbol{q}(\boldsymbol{r})=[\cos(\theta/2),\sin(\theta/2)\cdot\boldsymbol{n}^{\mathrm{T}}]^{\mathrm{T}} \tag{5-172}$$

它们对相互的雅可比矩阵为[22]

$$\frac{\partial\boldsymbol{r}}{\partial\boldsymbol{q}}=\left[-2\boldsymbol{v},\mathrm{sign}(a)\cdot\tau\cdot\boldsymbol{I}+\upsilon\cdot\boldsymbol{v}\boldsymbol{v}^{\mathrm{T}}\right],\quad \frac{\partial\boldsymbol{q}}{\partial\boldsymbol{r}}=\begin{bmatrix}-\dfrac{\boldsymbol{v}^{\mathrm{T}}}{2}\\ \dfrac{1}{\tau}\cdot\boldsymbol{I}-\lambda\cdot\boldsymbol{r}\boldsymbol{r}^{\mathrm{T}}\end{bmatrix} \tag{5-173}$$

其中，sign() 是符号函数；$\tau=\theta/\sin(\theta/2)$；$\upsilon=(2a-\mathrm{sign}(a)\tau)/\|\boldsymbol{v}\|^2$；$\lambda=\sin2)/\theta^3-\cos(\theta/2)/(2\theta^2)$。

3. 对偶四元数

$\breve{\boldsymbol{q}}=(\breve{a},\breve{\boldsymbol{v}}^{\mathrm{T}})^{\mathrm{T}}$ 表示一个对偶四元数，其中 $\breve{a}=a+a'\varepsilon$ 是对偶数，$\breve{\boldsymbol{v}}=\boldsymbol{v}+\boldsymbol{v}'\varepsilon$ 是对偶向量。$\breve{\boldsymbol{q}}$ 又可以写成 $\breve{\boldsymbol{q}}=\boldsymbol{q}+\boldsymbol{q}'\varepsilon$ 的形式，因此本节使用一个 8×1 的向量来表示对偶四元数，即 $\breve{\boldsymbol{q}}=(\boldsymbol{q}^{\mathrm{T}},\boldsymbol{q}'^{\mathrm{T}})^{\mathrm{T}}$，则 $\breve{\boldsymbol{q}}$ 的共轭 $\bar{\breve{\boldsymbol{q}}}=(\bar{\boldsymbol{q}}^{\mathrm{T}},\bar{\boldsymbol{q}}'^{\mathrm{T}})^{\mathrm{T}}$。对偶四元数的乘法定义为

$$\breve{\boldsymbol{q}}_1*\breve{\boldsymbol{q}}_2=\begin{bmatrix}\boldsymbol{q}_1*\boldsymbol{q}_2\\ \boldsymbol{q}_1*\boldsymbol{q}_2'+\boldsymbol{q}_1'*\boldsymbol{q}_2\end{bmatrix} \tag{5-174}$$

可以求出：

$$\frac{\partial(\breve{\boldsymbol{q}}_1*\breve{\boldsymbol{q}}_2)}{\partial\breve{\boldsymbol{q}}_1}=\begin{bmatrix}\dfrac{\partial(\boldsymbol{q}_1*\boldsymbol{q}_2)}{\partial\boldsymbol{q}_1} & \boldsymbol{0}\\ \dfrac{\partial(\boldsymbol{q}_1*\boldsymbol{q}_2')}{\partial\boldsymbol{q}_1} & \dfrac{\partial(\boldsymbol{q}_1'*\boldsymbol{q}_2)}{\partial\boldsymbol{q}_1'}\end{bmatrix},\quad \frac{\partial(\breve{\boldsymbol{q}}_1*\breve{\boldsymbol{q}}_2)}{\partial\breve{\boldsymbol{q}}_2}=\begin{bmatrix}\dfrac{\partial(\boldsymbol{q}_1*\boldsymbol{q}_2)}{\partial\boldsymbol{q}_2} & \boldsymbol{0}\\ \dfrac{\partial(\boldsymbol{q}_1'*\boldsymbol{q}_2)}{\partial\boldsymbol{q}_2} & \dfrac{\partial(\boldsymbol{q}_1*\boldsymbol{q}_2')}{\partial\boldsymbol{q}_2'}\end{bmatrix} \tag{5-175}$$

若单位对偶四元数 $\breve{\boldsymbol{q}}$ 和 $\boldsymbol{f}$ 对应同一个变换矩阵 $\boldsymbol{T}$，则有

$$\boldsymbol{f}(\breve{\boldsymbol{q}})=\begin{bmatrix}\boldsymbol{r}(\boldsymbol{q})\\2\boldsymbol{q}'*\bar{\boldsymbol{q}}\end{bmatrix},\quad \breve{\boldsymbol{q}}(\boldsymbol{f})=\begin{bmatrix}\boldsymbol{q}(\boldsymbol{r})\\\dfrac{\boldsymbol{t}}{2}*\boldsymbol{q}(\boldsymbol{r})\end{bmatrix} \tag{5-176}$$

$$\frac{\partial\boldsymbol{f}}{\partial\breve{\boldsymbol{q}}}=\begin{bmatrix}\dfrac{\partial\boldsymbol{r}}{\partial\boldsymbol{q}} & \boldsymbol{0}\\ 2\dfrac{\partial(\boldsymbol{q}'*\bar{\boldsymbol{q}})}{\partial\bar{\boldsymbol{q}}}\cdot\dfrac{\partial\bar{\boldsymbol{q}}}{\partial\boldsymbol{q}} & 2\dfrac{\partial(\boldsymbol{q}'*\bar{\boldsymbol{q}})}{\partial\boldsymbol{q}'}\end{bmatrix},\quad \frac{\partial\breve{\boldsymbol{q}}}{\partial\boldsymbol{f}}=\begin{bmatrix}\dfrac{\partial\boldsymbol{q}}{\partial\boldsymbol{r}} & \boldsymbol{0}\\ \dfrac{1}{2}\dfrac{\partial(\boldsymbol{t}*\boldsymbol{q})}{\partial\boldsymbol{q}}\cdot\dfrac{\partial\boldsymbol{q}}{\partial\boldsymbol{r}} & \dfrac{1}{2}\dfrac{\partial(\boldsymbol{t}*\boldsymbol{q})}{\partial\boldsymbol{t}}\end{bmatrix} \tag{5-177}$$

定义 $\boldsymbol{f}^{-1}=\boldsymbol{f}(\bar{\breve{\boldsymbol{q}}})$，即 $\boldsymbol{f}^{-1}$ 参数化 $\boldsymbol{T}$ 的逆矩阵。

4. 矩阵变换

定义矩阵变换：

$$\boldsymbol{f}_1\circ\boldsymbol{f}_2\equiv\boldsymbol{f}(\breve{\boldsymbol{q}}_1*\breve{\boldsymbol{q}}_2) \tag{5-178}$$

则有

$$\boldsymbol{T}(\boldsymbol{f}_1\circ\boldsymbol{f}_2)=\boldsymbol{T}(\boldsymbol{f}_1)\boldsymbol{T}(\boldsymbol{f}_2) \tag{5-179}$$

即 $\boldsymbol{f}_1\circ\boldsymbol{f}_2$ 参数化它们各自对应的变换矩阵的乘积。

5.9.2 测度函数

根据上面的符号定义，矩阵方程 $\boldsymbol{A}_i\boldsymbol{X}=\boldsymbol{X}\boldsymbol{B}_i$ 可以写成：

$$\boldsymbol{f}_A^i\circ\boldsymbol{f}_X=\boldsymbol{f}_X\circ\boldsymbol{f}_B^i \tag{5-180}$$

首先定义如下两个函数：

$$\boldsymbol{F}_B^i=\boldsymbol{D}_B\cdot\left(\hat{\boldsymbol{f}}_B^i-\boldsymbol{f}_B^i\right),\quad \boldsymbol{F}_A^i=\boldsymbol{D}_A\cdot\left(\boldsymbol{f}_X\circ\hat{\boldsymbol{f}}_B^i\circ\boldsymbol{f}_X^{-1}-\boldsymbol{f}_A^i\right) \tag{5-181}$$

其中，$\boldsymbol{D}_B$、$\boldsymbol{D}_A$ 是 6×6 加权矩阵。定义以下函数作为手眼标定的测度函数。

$$\boldsymbol{F}_{\mathrm{MLE}}(\boldsymbol{f}_X,\hat{\boldsymbol{f}}_B^{1:N})=\begin{bmatrix}\boldsymbol{F}_B^{1:N}\\\boldsymbol{F}_A^{1:N}\end{bmatrix} \tag{5-182}$$

其中：

$$\boldsymbol{F}_A^{1:N}=\begin{bmatrix}\boldsymbol{F}_A^1\\\boldsymbol{F}_A^2\\\vdots\\\boldsymbol{F}_A^N\end{bmatrix},\quad \boldsymbol{F}_B^{1:N}=\begin{bmatrix}\boldsymbol{F}_B^1\\\boldsymbol{F}_B^2\\\vdots\\\boldsymbol{F}_B^N\end{bmatrix} \tag{5-183}$$

$\boldsymbol{F}_{\mathrm{MLE}}$ 是一个 $\mathbf{R}^{6N+6}\to\mathbf{R}^{12N}$ 的映射，它以 $\boldsymbol{f}_X$ 和 $\hat{\boldsymbol{f}}_B^i(i=1,2,\cdots,N)$ 为参数。$\hat{\boldsymbol{f}}_B^i$ 是 $\boldsymbol{f}_B^i$ 的真值，$\hat{\boldsymbol{f}}_A^i=\boldsymbol{f}_X\circ\hat{\boldsymbol{f}}_B^i\circ\boldsymbol{f}_X^{-1}$ 是 $\boldsymbol{f}_A^i$ 的真值。如果测量值满足高斯分布，即 $\boldsymbol{f}_A^i\sim N(\hat{\boldsymbol{f}}_A^i,\boldsymbol{\Sigma}_A)$，$\boldsymbol{f}_B^i\sim N(\hat{\boldsymbol{f}}_B^i,\boldsymbol{\Sigma}_B)$，则 $\boldsymbol{f}_A^{1:N}$ 和 $\boldsymbol{f}_B^{1:N}$ 的联合概率密度为（忽略归一化因子）

$$\begin{aligned}P\left(\boldsymbol{f}_A^{1:N},\boldsymbol{f}_B^{1:N}\mid\boldsymbol{f}_X\right)&=\exp\left(-\frac{1}{2}\sum_{i=1}^{N}\left(\left\|\boldsymbol{f}_A^i-\hat{\boldsymbol{f}}_A^i\right\|_{\Sigma_A}^2+\left\|\boldsymbol{f}_B^i-\hat{\boldsymbol{f}}_B^i\right\|_{\Sigma_B}^2\right)\right)\\&=\exp\left(-\frac{1}{2}\left\|\boldsymbol{F}_{\mathrm{MLE}}\right\|^2\right)\end{aligned} \tag{5-184}$$

即 $\boldsymbol{D}_B=\boldsymbol{\Sigma}_B^{-1/2}$，$\boldsymbol{D}_A=\boldsymbol{\Sigma}_A^{-1/2}$。最小化 $\left\|\boldsymbol{F}_{\mathrm{MLE}}\right\|^2$ 就得到了 $\boldsymbol{f}_X$ 的最大似然估计。

5.9.3 测度函数的雅可比矩阵

使用 Levenberg-Marquardt（LM）算法求解非线性最小二乘问题：

$$\min_{f_X, f_B^{1:N}} \left\| \boldsymbol{F}_{\mathrm{MLE}} \right\|^2 \tag{5-185}$$

为了进行有效的迭代，需要给出 $\boldsymbol{F}_{\mathrm{MLE}}$ 的雅可比矩阵。在不失一般性的同时，为了保持符号简洁性，以下推导过程中将加权矩阵 $\boldsymbol{D}$ 视为单位阵。

（1）$\boldsymbol{F}_B^i$ 的雅可比矩阵

$$\frac{\partial \boldsymbol{F}_B^i}{\partial \hat{\boldsymbol{f}}_B^j} = \begin{cases} \boldsymbol{I}_{6\times6}, i = j \\ \boldsymbol{0}_{6\times6}, i \neq j \end{cases}, \quad \frac{\partial \boldsymbol{F}_B^i}{\partial \boldsymbol{f}_X} = \boldsymbol{0}_{6\times6} \tag{5-186}$$

（2）$\boldsymbol{F}_A^i$ 的雅可比矩阵

$$\frac{\partial \boldsymbol{F}_A^i}{\partial \hat{\boldsymbol{f}}_B^i} = \frac{\partial\left(\boldsymbol{f}_X \circ \hat{\boldsymbol{f}}_B^i \circ \boldsymbol{f}_X^{-1}\right)}{\partial \hat{\boldsymbol{f}}_B^i}, \quad \frac{\partial \boldsymbol{F}_A^i}{\partial \boldsymbol{f}_X} = \frac{\partial\left(\boldsymbol{f}_X \circ \hat{\boldsymbol{f}}_B^i \circ \boldsymbol{f}_X^{-1}\right)}{\partial \boldsymbol{f}_X} \tag{5-187}$$

为了保持符号的简洁性，式（5-187）就是求解下列形式的两个雅可比矩阵：

$$\frac{\partial\left(\boldsymbol{f}_X \circ \boldsymbol{f}_B \circ \boldsymbol{f}_X^{-1}\right)}{\partial \boldsymbol{f}_X}, \quad \frac{\partial\left(\boldsymbol{f}_X \circ \boldsymbol{f}_B \circ \boldsymbol{f}_X^{-1}\right)}{\partial \boldsymbol{f}_B} \tag{5-188}$$

因为 $\boldsymbol{f}_X \circ \boldsymbol{f}_B \circ \boldsymbol{f}_X^{-1} = \boldsymbol{f}(\breve{\boldsymbol{q}}_X * \breve{\boldsymbol{q}}_B * \bar{\breve{\boldsymbol{q}}}_X)$，令 $\breve{\boldsymbol{q}} = \breve{\boldsymbol{q}}_X * \breve{\boldsymbol{q}}_B * \bar{\breve{\boldsymbol{q}}}_X$，根据链式求导法则有

$$\frac{\partial \boldsymbol{f}}{\partial \boldsymbol{f}_X} = \frac{\partial \boldsymbol{f}}{\partial \breve{\boldsymbol{q}}} \cdot \frac{\partial \breve{\boldsymbol{q}}}{\partial \breve{\boldsymbol{q}}_X} \cdot \frac{\partial \breve{\boldsymbol{q}}_X}{\partial \boldsymbol{f}_X}, \quad \frac{\partial \boldsymbol{f}}{\partial \boldsymbol{f}_B} = \frac{\partial \boldsymbol{f}}{\partial \breve{\boldsymbol{q}}} \cdot \frac{\partial \breve{\boldsymbol{q}}}{\partial \breve{\boldsymbol{q}}_B} \cdot \frac{\partial \breve{\boldsymbol{q}}_B}{\partial \boldsymbol{f}_B} \tag{5-189}$$

可见关键在于求解 $\partial \breve{\boldsymbol{q}} / \partial \breve{\boldsymbol{q}}_B$ 及 $\partial \breve{\boldsymbol{q}} / \partial \breve{\boldsymbol{q}}_X$。将 $\breve{\boldsymbol{q}} = \breve{\boldsymbol{q}}_X * \breve{\boldsymbol{q}}_B * \bar{\breve{\boldsymbol{q}}}_X$ 展开：

$$\breve{\boldsymbol{q}} = \breve{\boldsymbol{q}}_X * \breve{\boldsymbol{q}}_B * \bar{\breve{\boldsymbol{q}}}_X = \begin{bmatrix} \boldsymbol{q}_X * \boldsymbol{q}_B * \bar{\boldsymbol{q}}_X \\ \boldsymbol{q}_X * \boldsymbol{q}_B * \bar{\boldsymbol{q}}_X' + \boldsymbol{q}_X * \boldsymbol{q}_B' * \bar{\boldsymbol{q}}_X + \boldsymbol{q}_X' * \boldsymbol{q}_B * \bar{\boldsymbol{q}}_X \end{bmatrix} \tag{5-190}$$

不难得到：

$$\frac{\partial \breve{\boldsymbol{q}}}{\partial \breve{\boldsymbol{q}}_B} = \frac{\partial\left(\breve{\boldsymbol{q}}_X * \breve{\boldsymbol{q}}_B * \bar{\breve{\boldsymbol{q}}}_X\right)}{\partial \breve{\boldsymbol{q}}_B} = \begin{bmatrix} \dfrac{\partial\left(\boldsymbol{q}_X * \boldsymbol{q}_B * \bar{\boldsymbol{q}}_X\right)}{\partial \boldsymbol{q}_B} & \boldsymbol{0} \\ \dfrac{\partial\left(\boldsymbol{q}_X * \boldsymbol{q}_B * \bar{\boldsymbol{q}}_X'\right)}{\partial \boldsymbol{q}_B} + \dfrac{\partial\left(\boldsymbol{q}_X' * \boldsymbol{q}_B * \bar{\boldsymbol{q}}_X\right)}{\partial \boldsymbol{q}_B} & \dfrac{\partial\left(\boldsymbol{q}_X * \boldsymbol{q}_B' * \bar{\boldsymbol{q}}_X\right)}{\partial \boldsymbol{q}_B'} \end{bmatrix} \tag{5-191}$$

$$\begin{aligned} \frac{\partial \breve{\boldsymbol{q}}}{\partial \breve{\boldsymbol{q}}_X} &= \frac{\partial\left(\breve{\boldsymbol{q}}_X * \breve{\boldsymbol{q}}_B * \bar{\breve{\boldsymbol{q}}}_X\right)}{\partial \breve{\boldsymbol{q}}_X} \\ &= \begin{bmatrix} \dfrac{\partial\left(\boldsymbol{q}_X * \boldsymbol{q}_B * \bar{\boldsymbol{q}}_X\right)}{\partial \boldsymbol{q}_X} & \boldsymbol{0} \\ \dfrac{\partial\left(\boldsymbol{q}_X * \boldsymbol{q}_B * \bar{\boldsymbol{q}}_X' + \boldsymbol{q}_X * \boldsymbol{q}_B' * \bar{\boldsymbol{q}}_X + \boldsymbol{q}_X' * \boldsymbol{q}_B * \bar{\boldsymbol{q}}_X\right)}{\partial \boldsymbol{q}_X} & \dfrac{\partial\left(\boldsymbol{q}_X * \boldsymbol{q}_B * \bar{\boldsymbol{q}}_X' + \boldsymbol{q}_X' * \boldsymbol{q}_B * \bar{\boldsymbol{q}}_X\right)}{\partial \boldsymbol{q}_X'} \end{bmatrix} \end{aligned} \tag{5-192}$$

式（5-191）、式（5-192）中除了 $\partial\left(\boldsymbol{q}_X * \boldsymbol{q}_B * \bar{\boldsymbol{q}}_X\right) / \partial \boldsymbol{q}_X$ 这种形式的雅可比矩阵，其他均已给出或能通过简单的链式法则求解。通过四元数乘法法则不难得到：

$$\boldsymbol{q}_X * \boldsymbol{q}_B * \bar{\boldsymbol{q}}_X = \begin{bmatrix} a_X^2 a_B + a_B \boldsymbol{v}_X^{\mathrm{T}} \boldsymbol{v}_X \\ a_X^2 \boldsymbol{v}_B + \left(\boldsymbol{v}_B^{\mathrm{T}} \boldsymbol{v}_X\right) \boldsymbol{v}_X - 2 a_X \boldsymbol{v}_B \times \boldsymbol{v}_X - \boldsymbol{v}_X \times \boldsymbol{v}_B \times \boldsymbol{v}_X \end{bmatrix} \tag{5-193}$$

则有

$$\frac{\partial\left(\boldsymbol{q}_X * \boldsymbol{q}_B * \overline{\boldsymbol{q}}_X\right)}{\partial \boldsymbol{q}_X}=\begin{bmatrix} 2a_B a_X & a_B \boldsymbol{v}_X^{\mathrm{T}} \\ 2a_X \boldsymbol{v}_B - 2\boldsymbol{v}_B \times \boldsymbol{v}_X & \dfrac{\partial \boldsymbol{v}}{\partial \boldsymbol{v}_X} \end{bmatrix} \tag{5-194}$$

其中，$\boldsymbol{v}=(\boldsymbol{v}_B^{\mathrm{T}}\boldsymbol{v}_X)\boldsymbol{v}_X-2a_X\boldsymbol{v}_B\times\boldsymbol{v}_X-\boldsymbol{v}_X\times\boldsymbol{v}_B\times\boldsymbol{v}_X$。令 $\boldsymbol{v}=\boldsymbol{v}_1-\boldsymbol{v}_2-\boldsymbol{v}_3$，其中 $\boldsymbol{v}_1=(\boldsymbol{v}_B^{\mathrm{T}}\boldsymbol{v}_X)\boldsymbol{v}_X$，$\boldsymbol{v}_2=2a_X\boldsymbol{v}_B\times\boldsymbol{v}_X$，$\boldsymbol{v}_3=\boldsymbol{v}_X\times\boldsymbol{v}_B\times\boldsymbol{v}_X$，容易求得：

$$\frac{\partial \boldsymbol{v}_1}{\partial \boldsymbol{v}_X}=\boldsymbol{v}_X\boldsymbol{v}_B^{\mathrm{T}}+(\boldsymbol{v}_B^{\mathrm{T}}\boldsymbol{v}_X)\boldsymbol{I},\qquad \frac{\partial \boldsymbol{v}_2}{\partial \boldsymbol{v}_X}=2a_X[\boldsymbol{v}_B] \tag{5-195}$$

由于 $\boldsymbol{v}_3=\boldsymbol{v}_X\times\boldsymbol{v}_B\times\boldsymbol{v}_X=([\boldsymbol{v}_B]^{\mathrm{T}}\boldsymbol{v}_X)\times\boldsymbol{v}_X$，而形如 $(\boldsymbol{Ax})\times(\boldsymbol{Bx})$ 的向量函数对 $\boldsymbol{x}$ 的雅可比矩阵由下式给出：

$$\frac{\partial\left((\boldsymbol{Ax})\times(\boldsymbol{Bx})\right)}{\partial \boldsymbol{x}}=\sum_{i=1}^{3}(\boldsymbol{a}_i\times\boldsymbol{b}_1,\boldsymbol{a}_i\times\boldsymbol{b}_2,\boldsymbol{a}_i\times\boldsymbol{b}_3)(\boldsymbol{x}\boldsymbol{e}_i^{\mathrm{T}}+x_i\boldsymbol{I}) \tag{5-196}$$

其中，$\boldsymbol{a}_i$ 是矩阵 $\boldsymbol{A}$ 的第 i 列；$\boldsymbol{b}_i$ 是矩阵 $\boldsymbol{B}$ 的第 i 列；x_i 是 $\boldsymbol{x}$ 的第 i 个分量；$\boldsymbol{e}_i$ 是单位阵 $\boldsymbol{I}$ 的第 i 列。令式（5-196）中的 $\boldsymbol{A}=[\boldsymbol{v}_B]^{\mathrm{T}},\boldsymbol{B}=\boldsymbol{I}$ 就得到了 $\boldsymbol{v}_3$ 的雅可比矩阵。至此就求出了构成 $\boldsymbol{F}_{\mathrm{MLE}}$ 雅可比矩阵的全部分量。

5.9.4 数值模拟实验

为了测试和比较算法性能进行了数值模拟实验。数值模拟的步骤如下。

（1）随机生成 $\boldsymbol{X}$ 的真值 $\hat{\boldsymbol{f}}_X=\left(\hat{\boldsymbol{r}}_X;\hat{\boldsymbol{t}}_X\right)$。

（2）随机生成 $\hat{\boldsymbol{f}}_B^i=\left(\hat{\boldsymbol{r}}_B^i;\hat{\boldsymbol{t}}_B^i\right),i=1,2,\cdots,N$。

（3）计算 $\hat{\boldsymbol{f}}_A^i=\boldsymbol{f}_X\circ\hat{\boldsymbol{f}}_B^i\circ\boldsymbol{f}_X^{-1}=\left(\hat{\boldsymbol{r}}_A^i;\hat{\boldsymbol{t}}_A^i\right),i=1,2,\cdots,N$。

（4）加入高斯噪声模拟测量数据：

$$\boldsymbol{r}_A^i=\hat{\boldsymbol{r}}_A^i+C\cdot\Delta\boldsymbol{r},\ \boldsymbol{r}_B^i=\hat{\boldsymbol{r}}_B^i+C\cdot\Delta\boldsymbol{r},\ \boldsymbol{t}_A^i=\hat{\boldsymbol{t}}_A^i+C\cdot\Delta\boldsymbol{t},\ \boldsymbol{t}_B^i=\hat{\boldsymbol{t}}_B^i+C\cdot\Delta\boldsymbol{t} \tag{5-197}$$

其中，C 是常数；$\Delta\boldsymbol{r}\sim N(\boldsymbol{0},\boldsymbol{\Sigma}_r)$；$\Delta\boldsymbol{t}\sim N(\boldsymbol{0},\boldsymbol{\Sigma}_t)$；$\boldsymbol{\Sigma}_r=\mathrm{diag}(\sigma_r^2,\sigma_r^2,\sigma_r^2)$；$\boldsymbol{\Sigma}_t=\mathrm{diag}(\sigma_t^2,\sigma_t^2,\sigma_t^2)$；$\sigma_r=0.01$；$\sigma_t=0.2$。即给旋转向量的各个分量加上标准差为 $0.01C$ 的高斯噪声，给平移向量各个分量加上标准差为 $0.2C$ 的高斯噪声。

（5）对包含噪声的测量数据 $\boldsymbol{f}_A^i$ 和 $\boldsymbol{f}_B^i$，$i=1,2,\cdots,N$，分别使用 5.8 节中介绍的线性解耦估计（记为 LCM）、非线性同步估计（记为 NCM）和本节提出的最优估计算法（记为 OCM）进行手眼标定，将标定过程重复 $M=500$ 次（实验中取 $N=20$），每次加入同分布但不同的噪声实例。将第 k 次的标定结果记为 $\boldsymbol{f}_X^k=(\boldsymbol{r}_X^k;\boldsymbol{t}_X^k),k=1,2,\cdots,M$，定义相对旋转误差和相对平移误差：

$$\mathrm{err}^{\mathrm{rot}}=\frac{\left(\dfrac{1}{M}\displaystyle\sum_{k=1}^{M}\left\|\boldsymbol{r}_X^k-\hat{\boldsymbol{r}}_X\right\|^2\right)^{1/2}}{\left\|\hat{\boldsymbol{r}}_X\right\|},\quad \mathrm{err}^{\mathrm{trans}}=\frac{\left(\dfrac{1}{M}\displaystyle\sum_{k=1}^{M}\left\|\boldsymbol{t}_X^k-\hat{\boldsymbol{t}}_X\right\|^2\right)^{1/2}}{\left\|\hat{\boldsymbol{t}}_X\right\|} \tag{5-198}$$

这样就得到在噪声水平 C 下 3 种算法的估计误差。

（6）令 $C=1,2,\cdots,10$，对每一个噪声水平 C 重复以上步骤，求出 3 种算法的估计误差。

3 种算法相对估计误差与噪声水平的关系如图 5-23 所示，图中给出了相对估计误差 $\mathrm{err}^{\mathrm{trans}}$

和 err^{rot} 与噪声水平 C 的关系。从图 5-23 中可以看出，在同一噪声水平下本节算法的估计误差最小，并且本节算法的估计误差关于噪声水平的增长速度最慢，因此稳定性最高。由于 N 的取值将影响算法的估计精度，数值模拟实验中还给出了 3 种估计算法对 N 的敏感度，即在相同的噪声水平下估计误差与 N 的关系。具体做法如下：随机生成一个 $\boldsymbol{X}$ 的真值 $\hat{\boldsymbol{f}}_X$，在 $C=5$ 的噪声水平下，对 $N=5,6,\cdots,20$ 中的每一个取值，分别对 3 种算法进行如前面所述的 $M=500$ 的蒙特卡洛误差分析，得到 err^{trans} 和 err^{rot} 与 N 的关系，如图 5-24 所示。从图 5-24 中可以看到，对于相同的 N，OCM 算法的估计误差最小。随着 N 的增大，3 条曲线逐步收敛到水平方向，并且收敛的速度越来越慢。在实际应用中不可能无限地增大 N，因此根据图 5-24 所示的结果，选择 $N=20$ 是合理的。

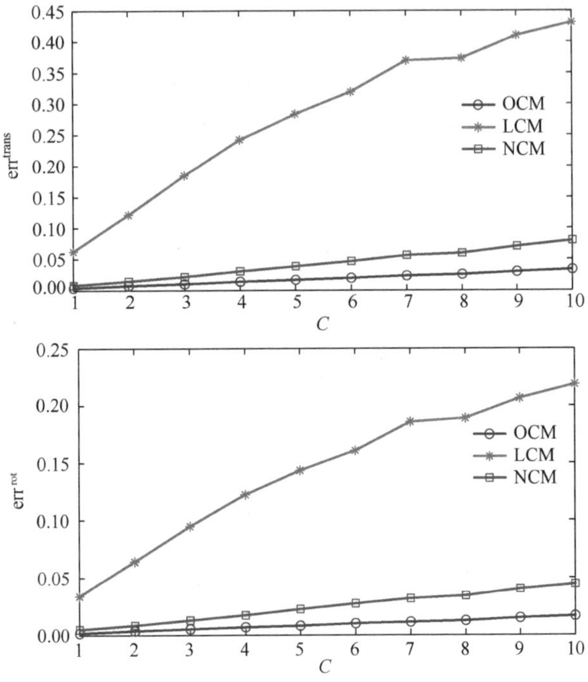

图5-23　3种算法相对估计误差与噪声水平的关系

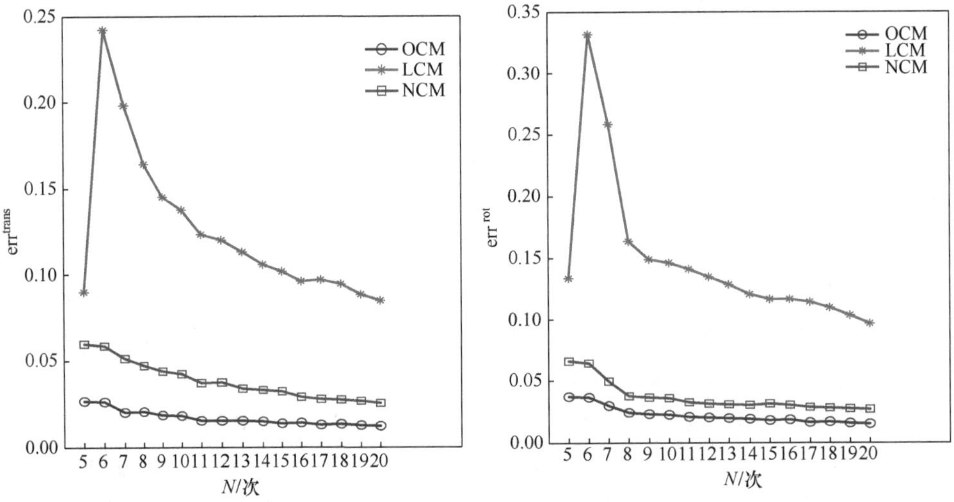

图5-24　相对估计误差与位姿变换次数的关系

本章小结

本章采用旋量理论和李群李代数的工具建立了手术机械臂的运动学模型，包括运动学正解、速度级逆解和位置级逆解。给出了六自由度和七自由度两种典型结构的机械臂的运动学解析逆解。特别针对七自由度冗余机械臂，介绍了臂角和自运动空间的概念，为本书后续控制部分奠定了基础。最后，介绍了手术机器人末端工具的手眼标定问题，提出了手眼标定的最大似然算法。

参考文献

[1] GALLEGO G, YEZZI A. A compact formula for the derivative of a 3-D rotation in exponential coordinates[J]. Journal of Mathematical Imaging and Vision, 2015, 51(3): 378-384.
[2] WAMPLER C W. Manipulator inverse kinematic solutions based on vector formulations and damped least-squares methods[J]. IEEE Transactions on Systems, Man, and Cybernetics, 1986, 16(1): 93-101.
[3] LIEGEOIS A. Automatic supervisory control of the configuration and behavior of multibody mechanisms[J]. IEEE Transactions on Systems, Man, and Cybernetics, 1977, 7(12): 868-871.
[4] 马如奇, 王伟东, 董为, 等. 基于改进梯度投影算法的腹腔微创外科手术机器人系统术前摆位分析[J]. 机器人, 2014, 36(2): 156-163.
[5] SHIMIZU M, KAKUYA H, YOON W K, et al. Analytical inverse kinematic computation for 7-DoF redundant manipulators with joint limits and its application to redundancy resolution[J]. IEEE Transactions on Robotics, 2008, 24(5): 1131-1142.
[6] FARIA C, FERREIRA F, ERLHAGEN W, et al. Position-based kinematics for 7-DoF serial manipulators with global configuration control, joint limit and singularity avoidance[J]. Mechanism and Machine Theory, 2018(121): 317-334.
[7] HOLLERBACH J M. Optimum kinematic design for a seven degree of freedom manipulator[C]//The Second International Symposium. Cambridge, USA: MIT Press, 1985: 215-222.
[8] WANG J, LU C, ZHANG Y, et al. A numerically stable algorithm for analytic inverse kinematics of 7-degrees-of-freedom spherical-rotational-spherical manipulators with joint limit avoidance[J]. Journal of Mechanisms and Robotics, 2022, 14(5). DOI: 10.1115/1.4053375.
[9] SHIU Y C, AHMAD S. Calibration of wrist-mounted robotic sensors by solving homogeneous transform equations of the form AX = XB[J]. IEEE Transactions on Robotics and Automation, 1989, 5(1): 16-29.
[10] HORAUD R, DORNAIKA F. Hand-eye calibration[J]. The International Journal of Robotics Research, 1995, 14(3): 195-210.
[11] TSAI R Y, LENZ R K. A new technique for fully autonomous and efficient 3D robotics hand/eye calibration[J]. IEEE Transactions on Robotics and Automation, 1989, 5(3): 345-358.
[12] CHOU J C K, KAMEL M. Finding the position and orientation of a sensor on a robot manipulator using quaternions[J]. The International Journal of Robotics Research, 1991, 10(3): 240-254.
[13] WANG C C. Extrinsic calibration of a robot sensor mounted on a robot[J]. IEEE Transactions on Robotics and Automation, 1992, 8(2): 161-175.
[14] PARK F C, MARTIN B J. Robot sensor calibration: solving AX=XB on the Euclidean group[J]. IEEE Transactions on Robotics and Automation, 1994, 10(5): 717-721.
[15] DANIILIDIS K. Hand-eye calibration using dual quaternions[J]. The International Journal of Robotics Research, 1999, 18(3): 286-298.
[16] STROBL K H, HIRZINGER G. Optimal hand-eye calibration[C]//2006 IEEE/RSJ International Conference on Intelligent Robots and Systems. Piscataway, USA: IEEE, 2006: 4647-4653.
[17] 刘峰, 孙茂相, 董竹新, 等. 一种基于投影矩阵***M***的机器人手眼标定线性化方法[J]. 机器人, 2005, 27(4): 301-305.
[18] 王颖, 董再励, 孙茂相, 等. 一种基于线性模型的机器人手眼标定新方法[J]. 模式识别与人工智能, 2005, 18(4): 491-495.
[19] GU Y L, LUH J. Dual-number transformation and its application to robotics[J]. IEEE Journal of Robotics and Automation, 1987, 3(6): 615-623.
[20] CHEN H H. A screw motion approach to uniquencss analysis of head-eye geometry[C]//1991 IEEE Computer Society Conference on Computer Vision and Pattern Recognition. Piscataway, USA: IEEE, 1991: 145-151.
[21] MALTI A, BARRETO J P. Robust hand-eye calibration for computer aided medical endoscopy[C]//2010 IEEE International Conference on Robotics and Automation (ICRA). Piscataway, USA: IEEE, 2010: 5543-5549.
[22] PENNEC X, THIRION J P. A framework for uncertainty and validation of 3-D registration methods based on points and frames[J]. International Journal of Computer Vision, 1997, 25(3): 203-229.

第6章 手术机械臂的线性控制

手术机械臂是手术机器人系统中常用的核心部件，它的本质是一个多自由度串联机械手臂（serial manipulator）。机械臂末端安装的不同手术执行器能辅助医生完成诸如钻孔、穿刺、截骨、磨削、定位等手术操作。本章将机械臂的每个关节看成一个独立的电机控制单元，并且假设电机的控制参数已经调好，可以实现速度环的精确闭环控制。这种假设相当于将机械臂多个刚体之间的非线性耦合效应看成关节电机负载的干扰，通过闭环控制律去抵抗干扰，实现多个关节的独立控制。机械臂的多个关节电机之间通过总线通信（如采用 EtherCAT 通信协议），实现速度指令的同步执行。在控制输入为关节速度的前提下，机械臂的控制模型可以用线性微分方程（linear differential equation）来描述，因此称为线性控制。线性控制的优点是控制方法简单，系统稳定性分析有成熟的理论和方法支撑。

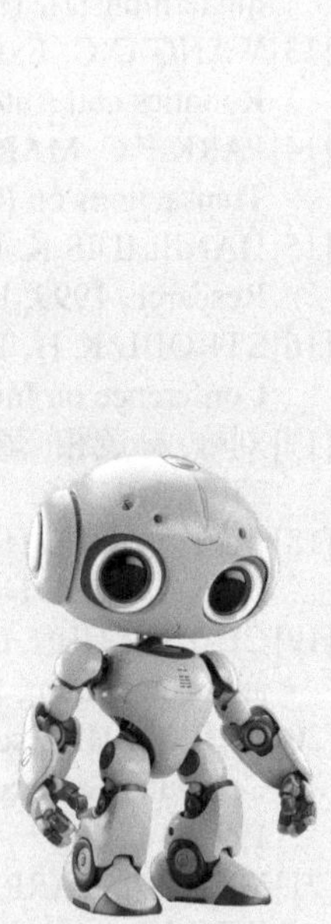

6.1 系统稳定性

控制是指通过测量系统中被控量（controlled variable）的值并施加控制信号（control signal）给系统去修正或限制被控量的测量值（measured value）与期望值（desired value）之间的偏差。控制信号一般由控制器（controller）给出。控制系统可以分为闭环控制系统（closed-loop control）和开环控制系统（open-loop control）。前者测量系统的输出并与参考输入进行比较，将差异送入控制器进行计算从而达到减少控制误差的目的。后者根据模型的输入输出关系计算控制信号，系统的输出不会影响控制动作。开环控制系统具有结构简单、容易维护、成本较低的优点，但外部干扰和系统内部参数变化会极大影响控制的精度。闭环控制系统能够抵抗外部干扰和系统内部参数的漂移，具有很高的控制精度，但面临控制稳定性（stability）的问题。

一个控制系统的基本要求是稳定，即控制误差不能发散。设研究对象是由如下微分方程描述的自治系统（autonomous system）：

$$\dot{\boldsymbol{x}} = \boldsymbol{f}(\boldsymbol{x}) \tag{6-1}$$

其中，$\boldsymbol{x}(t) \in \mathbb{R}^n$ 是系统状态；$\boldsymbol{f}(\boldsymbol{x})$ 是向量函数，表示当系统状态为 $\boldsymbol{x}$ 时，系统状态的变化率（导数）。已知初始状态 $\boldsymbol{x}(0)=\boldsymbol{x}_0$ 时，$\boldsymbol{x}(t)$ 的轨迹可以通过求解微分方程（6-1）得到，称 $\boldsymbol{x}(t)$ 为系统（6-1）的解（solution）或者轨迹（trajectory）。注意，系统的轨迹一般和初始状态 $\boldsymbol{x}_0$ 有关。

称 $\boldsymbol{x}^*$ 为系统（6-1）的平衡点（equilibrium），当且仅当 $\boldsymbol{f}(\boldsymbol{x}^*)=\boldsymbol{0}$。如果系统的初始状态在平衡点上，即 $\boldsymbol{x}(0)=\boldsymbol{x}^*$，那么系统状态会一直停留在平衡点上，即当 $t>0$ 时，有 $\boldsymbol{x}(t)\equiv\boldsymbol{x}^*$。下面研究当初始状态偏离平衡点时（也可以看作系统在平衡点受到了扰动），系统轨迹 $\boldsymbol{x}(t)$ 是否稳定。

对于任意正数 $\varepsilon>0$，如果存在一个正数 $\delta>0$（通常依赖于 ε 的值），满足当 $\|\boldsymbol{x}_0-\boldsymbol{x}^*\|<\delta$ 时，有 $\|\boldsymbol{x}(t)-\boldsymbol{x}^*\|<\varepsilon (t>0)$，则 $\boldsymbol{x}^*$ 是稳定的，否则 $\boldsymbol{x}^*$ 是不稳定的。不稳定意味着至少存在一个 ε，不管 δ 取得多小，在平衡点邻域内至少有一个点会导致系统轨迹跑到 ε 的范围之外。

若 $\boldsymbol{x}^*$ 是稳定的，且满足 $\|\boldsymbol{x}_0-\boldsymbol{x}^*\|<\delta$ 时，有 $\|\boldsymbol{x}(t)-\boldsymbol{x}^*\|\to 0\ (t\to\infty)$，则 $\boldsymbol{x}^*$ 是渐近稳定的。如果对于任意的初始状态，都满足渐近稳定的条件，则 $\boldsymbol{x}^*$ 是全局渐近稳定的。

如果存在正数 α 和 λ，使得 $\|\boldsymbol{x}(t)-\boldsymbol{x}^*\|\leqslant\alpha\|\boldsymbol{x}_0-\boldsymbol{x}^*\|\mathrm{e}^{-\lambda t}(t>0)$，则称 $\boldsymbol{x}^*$ 是指数稳定的。如果对于任意的初始状态，都满足指数稳定的条件，则 $\boldsymbol{x}^*$ 是全局指数稳定的。

不失一般性，可以假设 $\boldsymbol{x}^*=\boldsymbol{0}$，即原点为系统（6-1）的平衡点，后续没有特殊说明的情况下，均假设系统的平衡点在原点。对于一个控制系统而言，$\boldsymbol{x}(t)$ 通常包含控制误差。如果系统是稳定的，只要系统的初始状态足够接近平衡位置（误差为零），那么随后的控制误差始终是有界的。

6.1.1 线性系统稳定性

对于一个线性系统

$$\dot{\boldsymbol{x}} = \boldsymbol{A}\boldsymbol{x} \tag{6-2}$$

其中，$\boldsymbol{A}\in\mathbb{R}^{n\times n}$ 是一个常数矩阵。显然 $\boldsymbol{x}^*=\boldsymbol{0}$ 是它的一个平衡点。如果矩阵 $\boldsymbol{A}$ 的所有特征值分布在复数平面的左半平面（不包含虚轴），则系统（6-2）是全局指数稳定的。这样的矩阵也称为 Hurwitz 矩阵。例如，对于如下的二阶系统：

$$m\ddot{y}+b\dot{y}+ky=0 \tag{6-3}$$

可以将其写为式（6-2）的形式，其中 $\boldsymbol{x}=[y,\dot{y}]^{\mathrm{T}}$，$\boldsymbol{A}$ 为

$$A=\begin{bmatrix}0 & 1\\ -k/m & -b/m\end{bmatrix} \tag{6-4}$$

不难求出 $\boldsymbol{A}$ 的特征方程为

$$m\lambda^2+b\lambda+k=0 \tag{6-5}$$

当 m、b、k 为正数时，方程（6-5）的两个根分布在复平面的左侧，系统（6-3）是全局指数稳定的，即不管初始状态为何，$y(t)$ 都以指数速度趋近于 0。

若 $\boldsymbol{f}(\boldsymbol{x})$ 是非线性函数（非线性系统），将 $\boldsymbol{f}(\boldsymbol{x})$ 在平衡点（原点）线性化（利用泰勒公式一阶展开）后，有 $\boldsymbol{f}(\boldsymbol{x})\approx \boldsymbol{Ax}$，其中 $\boldsymbol{A}=\partial \boldsymbol{f}/\partial \boldsymbol{x}|_{\boldsymbol{x}=\boldsymbol{0}}$ 是 $\boldsymbol{f}(\boldsymbol{x})$ 在原点的雅可比矩阵。称系统 $\dot{\boldsymbol{x}}=\boldsymbol{Ax}$ 是 $\dot{\boldsymbol{x}}=\boldsymbol{f}(\boldsymbol{x})$ 的线性化近似，且有以下结论成立。

（1）如果 $\boldsymbol{A}$ 为赫尔维茨（Hurwitz）矩阵，则原点是线性化近似系统的全局指数稳定点，也是非线性系统的局部指数稳定点。

（2）如果 $\boldsymbol{A}$ 有特征值分布在复平面的右侧（不在虚轴上），则对于线性化近似系统和非线性系统，原点都是不稳定点。

（3）如果 $\boldsymbol{A}$ 的特征值没有分布在复平面的右侧，但至少有一个在虚轴上，则对于非线性系统，原点的稳定性无法利用 $\boldsymbol{A}$ 判断。

6.1.2 李雅普诺夫间接方法

对于系统（6-1），设 $V(\boldsymbol{x}):\mathbb{R}^n\to\mathbb{R}$ 是一个定义在原点邻域 $\mathbb{S}$ 内的连续标量函数（处处可导），如果它满足以下条件，则称它为李雅普诺夫函数（Lyapunov function）。

（1）$V(\boldsymbol{x})=0$ 当且仅当 $\boldsymbol{x}=\boldsymbol{0}$。

（2）$V(\boldsymbol{x})>0,\forall \boldsymbol{x}\in\mathbb{S}-\{\boldsymbol{0}\}$。

（3）$\dot{V}(\boldsymbol{x})=\dfrac{\partial V}{\partial x}\boldsymbol{f}(\boldsymbol{x})\leqslant 0,\forall \boldsymbol{x}\in\mathbb{S}$。

前两个条件，表明 $V(\boldsymbol{x})$ 是局部正定的（positive definite）；第三个条件表明 $V(\boldsymbol{x})$ 的导数是局部半负定的（negative semi-definite）。满足前两个条件的，称为李雅普诺夫候选函数（Lyapunov function candidate）。对于系统（6-1），如果存在一个李雅普诺夫函数，则原点是稳定的平衡点。进一步，如果李雅普诺夫函数的导数除原点外严格小于 0，则原点是渐近稳定的。若存在正数 K_1、K_2、K_3 使得李雅普诺夫函数 $V(\boldsymbol{x})$ 满足下述条件：

$$\begin{cases}K_1\|\boldsymbol{x}\|^p\leqslant V(\boldsymbol{x})\leqslant K_2\|\boldsymbol{x}\|^p\\ \dot{V}(\boldsymbol{x})\leqslant -K_3\|\boldsymbol{x}\|^p\end{cases} \tag{6-6}$$

则原点是指数稳定的，其中 $\|\cdot\|^p$ 表示向量的 p 范数。

如果 $\mathbb{S}$ 是整个全局空间 $\mathbb{R}^n$，且 $V(\boldsymbol{x})$ 满足径向无界的条件：

$$V(\boldsymbol{x})\to\infty,\ \text{当}\ \|\boldsymbol{x}\|\to\infty \tag{6-7}$$

则上述稳定性结论是全局的。

下面用李雅普诺夫间接方法证明线性系统（6-2）的稳定性。令 $\boldsymbol{P}$ 是一个常量对称正定矩阵，考虑如下的李雅普诺夫候选函数：

$$V=\boldsymbol{x}^{\mathrm{T}}\boldsymbol{Px} \tag{6-8}$$

计算 V 沿系统（6-2）的轨迹的导数：

$$\begin{aligned}\dot{V} &= \dot{\boldsymbol{x}}^{\mathrm{T}}\boldsymbol{P}\boldsymbol{x}+\boldsymbol{x}^{\mathrm{T}}\boldsymbol{P}\dot{\boldsymbol{x}}\\ &= \boldsymbol{x}^{\mathrm{T}}\boldsymbol{A}^{\mathrm{T}}\boldsymbol{P}\boldsymbol{x}+\boldsymbol{x}^{\mathrm{T}}\boldsymbol{P}\boldsymbol{A}\boldsymbol{x}\\ &= \boldsymbol{x}^{\mathrm{T}}(\boldsymbol{A}^{\mathrm{T}}\boldsymbol{P}+\boldsymbol{P}\boldsymbol{A})\boldsymbol{x}\\ &= -\boldsymbol{x}^{\mathrm{T}}\boldsymbol{Q}\boldsymbol{x}\end{aligned} \tag{6-9}$$

其中：

$$\boldsymbol{A}^{\mathrm{T}}\boldsymbol{P}+\boldsymbol{P}\boldsymbol{A}=-\boldsymbol{Q} \tag{6-10}$$

如果 $\boldsymbol{Q}$ 是对称正定矩阵，根据李雅普诺夫间接方法可得系统（6-2）是渐近稳定的。又根据瑞利不等式（Rayleigh's inequality）有

$$\begin{cases}\lambda_{\min}(\boldsymbol{P})\|\boldsymbol{x}\|^2\leqslant V\leqslant\lambda_{\max}(\boldsymbol{P})\|\boldsymbol{x}\|^2\\ \dot{V}\leqslant-\lambda_{\min}(\boldsymbol{Q})\|\boldsymbol{x}\|^2\end{cases} \tag{6-11}$$

其中，$\lambda_{\min}(\cdot)$ 和 $\lambda_{\max}(\cdot)$ 分别表示矩阵的最小特征值和最大特征值。根据条件（6-6）和条件（6-7）可知，系统是全局指数稳定的。

最后一个问题是，给定一个对称正定矩阵 $\boldsymbol{Q}$，是否存在一个对称正定矩阵 $\boldsymbol{P}$ 满足李雅普诺夫方程（6-10）。对此，给出以下定理。

定理 6.1 对于任意一个对称正定矩阵 $\boldsymbol{Q}$，存在唯一一个对称正定矩阵 $\boldsymbol{P}$ 满足李雅普诺夫方程（6-10），当且仅当 $\boldsymbol{A}$ 是 Hurwitz 矩阵。

定理 6.1 表明：如果 $\boldsymbol{A}$ 是 Hurwitz 矩阵，系统（6-2）是全局指数稳定的。进一步考虑如下的二阶线性系统：

$$\boldsymbol{M}\ddot{\boldsymbol{x}}+\boldsymbol{B}\dot{\boldsymbol{x}}+\boldsymbol{K}\boldsymbol{x}=\boldsymbol{0} \tag{6-12}$$

其中，$\boldsymbol{M}$、$\boldsymbol{B}$、$\boldsymbol{K}$ 是常量正定对角矩阵。令 $\boldsymbol{\chi}=[\boldsymbol{x}^{\mathrm{T}},\ \dot{\boldsymbol{x}}^{\mathrm{T}}]^{\mathrm{T}}$，则式（6-12）可写为

$$\dot{\boldsymbol{\chi}}=\boldsymbol{A}\boldsymbol{\chi} \tag{6-13}$$

其中：

$$\boldsymbol{A}=\begin{bmatrix}\boldsymbol{0} & \boldsymbol{I}\\ -\boldsymbol{M}^{-1}\boldsymbol{K} & -\boldsymbol{M}^{-1}\boldsymbol{B}\end{bmatrix} \tag{6-14}$$

当 $\boldsymbol{M}$、$\boldsymbol{B}$、$\boldsymbol{K}$ 是常量正定对角矩阵时，$\boldsymbol{A}$ 是 Hurwitz 矩阵，从而系统（6-12）是全局指数稳定的。证明如下。

令 $\boldsymbol{K}_0=\boldsymbol{M}^{-1}\boldsymbol{K}$，$\boldsymbol{K}_1=\boldsymbol{M}^{-1}\boldsymbol{B}$，由条件可知 $\boldsymbol{K}_0$ 和 $\boldsymbol{K}_1$ 也是正定对角矩阵，且可交换。令 $\boldsymbol{K}_0=\mathrm{diag}(b_1,b_2,\cdots,b_n)$，$\boldsymbol{K}_1=\mathrm{diag}(c_1,c_2,\cdots,c_n)$，则有

$$\begin{aligned}\det(\boldsymbol{A}-\lambda\boldsymbol{I}) &= \det\left(\begin{bmatrix}-\lambda\boldsymbol{I} & \boldsymbol{I}\\ -\boldsymbol{K}_0 & -\boldsymbol{K}_1-\lambda\boldsymbol{I}\end{bmatrix}\right)\\ &= \det\left(\lambda\boldsymbol{I}(\boldsymbol{K}_1+\lambda\boldsymbol{I})+\boldsymbol{K}_0\right)\\ &= \det\left(\lambda^2\boldsymbol{I}+\lambda\boldsymbol{K}_1+\boldsymbol{K}_0\right)\\ &= \det\left(\begin{bmatrix}\lambda^2+\lambda c_1+b_1 & & \\ & \ddots & \\ & & \lambda^2+\lambda c_n+b_n\end{bmatrix}\right)\end{aligned} \tag{6-15}$$

从式（6-15）可知，$\boldsymbol{A}$ 的特征值是方程 $\lambda^2+\lambda c_i+b_i=0(i=1,2,\cdots,n)$ 的根。又因为 $b_i>0$,

$c_i > 0$，所以$\boldsymbol{A}$的特征值的实部一定小于 0，从而得到$\boldsymbol{A}$是 Hurwitz 矩阵。

其实，可以进一步放宽条件，只要$\boldsymbol{M}$、$\boldsymbol{B}$、$\boldsymbol{K}$是常量对称正定矩阵，即可保证系统（6-12）是全局指数稳定的。证明如下。

考虑李雅普诺夫候选函数：

$$V = \frac{1}{2}\dot{\boldsymbol{x}}^{\mathrm{T}}\boldsymbol{M}\dot{\boldsymbol{x}} + \frac{1}{2}\boldsymbol{x}^{\mathrm{T}}\boldsymbol{K}\boldsymbol{x} \tag{6-16}$$

计算它沿系统（6-12）的轨迹的导数：

$$\begin{aligned} \dot{V} &= \dot{\boldsymbol{x}}^{\mathrm{T}}\boldsymbol{M}\ddot{\boldsymbol{x}} + \boldsymbol{x}^{\mathrm{T}}\boldsymbol{K}\dot{\boldsymbol{x}} \\ &= -\dot{\boldsymbol{x}}^{\mathrm{T}}\left(\boldsymbol{B}\dot{\boldsymbol{x}} + \boldsymbol{K}\boldsymbol{x}\right) + \boldsymbol{x}^{\mathrm{T}}\boldsymbol{K}\dot{\boldsymbol{x}} \\ &= -\dot{\boldsymbol{x}}^{\mathrm{T}}\boldsymbol{B}\dot{\boldsymbol{x}} \leqslant 0 \end{aligned} \tag{6-17}$$

当且仅当$\dot{\boldsymbol{x}} = 0$时，$\dot{V} = 0$。当$\dot{\boldsymbol{x}} = 0$时，一定有$\boldsymbol{x} = 0$，否则不满足系统方程（6-12）。所以系统最终收敛到$\boldsymbol{x} = 0$，$\dot{\boldsymbol{x}} = 0$。又根据瑞利不等式可以得到类似式（6-11）的结论，因此系统是全局指数稳定的。

6.1.3 不变集

状态集合D被称为系统（6-1）的不变集（invariant set），当且仅当满足：

$$\boldsymbol{x}(0) \in D \Rightarrow \boldsymbol{x}(t) \in D(t > 0) \tag{6-18}$$

即如果某一时刻系统状态位于D中，则以后它的轨迹永远位于D中。显然系统（6-1）的任意一条轨迹都是不变集。特别地，系统原点（平衡点）是不变集。

6.1.4 LaSalle定理

在实际应用中，找到一个李雅普诺夫函数且其导数严格小于零，从而证明系统的渐近稳定性是比较困难的。通常可以得到一个弱条件：$\dot{V}(\boldsymbol{x}) \leqslant 0$。LaSalle 不变集定理（LaSalle's invariance principle）回答了如何在这个弱条件下判断系统的渐近稳定性。

定理 6.2 设$V(\boldsymbol{x})$是一个定义在$\Omega = \{\boldsymbol{x} \mid 0 \leqslant V(\boldsymbol{x}) \leqslant c\}$（$c > 0$）上的李雅普诺夫函数，令集合$S = \{\boldsymbol{x} \mid \dot{V}(\boldsymbol{x}) = 0\}$，则起始于$\Omega$中的系统（6-1）的所有轨迹最终都收敛到$S$中的最大不变集上。

定理 6.2 的引理 如果$\dot{V}(\boldsymbol{x}) = 0$的解集合除了包括原点以外，不包含系统（6-1）的其他轨迹，则原点是渐近稳定点。

使用上述引理再次判断一下系统（6-12）的稳定性。从式（6-17）可知$\dot{V} = 0$的解集是$\dot{\boldsymbol{x}} = 0$，显然它包含系统原点$(\boldsymbol{x} = 0, \dot{\boldsymbol{x}} = 0)$。如果$\boldsymbol{x} \neq 0$，根据系统方程（6-12）可知$\ddot{\boldsymbol{x}} \neq 0$，因此从$(\boldsymbol{x} \neq 0, \dot{\boldsymbol{x}} = 0)$出发的系统轨迹不在$\dot{V} = 0$的解集内，即$\dot{V}(\boldsymbol{x}) = 0$的解集合除了包括原点以外，不包含系统的其他轨迹，因此系统是渐近稳定的。一种特殊情况，若$\boldsymbol{x} = \boldsymbol{0}$是$\dot{V}(\boldsymbol{x}) = 0$的唯一解，则自然满足上述条件。此外，如果$V(\boldsymbol{x})$定义在全局空间且径向无界，则原点是全局渐近稳定点。

6.1.5 一致最终有界

系统（6-1）的原点是一致最终有界（uniform ultimate boundedness）的，当且仅当存在正数a、b和一个依赖a、b的时间$T(a, b)$，使得

$$\|\boldsymbol{x}_0\| \leqslant a \Rightarrow \|\boldsymbol{x}(t)\| \leqslant b,\ \forall t \geqslant T(a,b) \tag{6-19}$$

如果对于任意大的 a 都有上式成立，则称系统为全局一致最终有界。

设 $V(\boldsymbol{x})$ 是一个李雅普诺夫候选函数。假设集合 $\Omega_\varepsilon=\{\boldsymbol{x}\,|\,0\leqslant V(\boldsymbol{x})\leqslant\varepsilon\}$ 是闭合有界的，如果在集合 Ω_ε 以外有 $\dot{V}<0$，则从 Ω_ε 外起始的系统轨迹 $\boldsymbol{x}(t)$ 最终会收敛到 Ω_ε 内，系统一致最终有界，且有上界 $b=\max_{x\in\Omega_\varepsilon}\|\boldsymbol{x}\|$。

6.2 关节电机速度控制

手术机械臂主要由关节和连杆组成，关节驱动连杆进行旋转，从而实现手术机械臂末端的运动。手术机械臂最基本的控制就是关节电机速度控制。

6.2.1 系统模型

机械臂的关节主要由电机、编码器、减速器、驱动器等部件构成，其机械与电气模型如图6-1所示。以直流电机为例，施加在电机电枢电路两端的电压 $V(t)$ 和电枢电流 $i(t)$ 具有如下关系：

$$V(t)=Ri(t)+L\frac{\mathrm{d}i(t)}{\mathrm{d}t}+V_{\mathrm{emf}}(t) \tag{6-20}$$

其中，R 和 L 分别是电枢电阻和电感；$V_{\mathrm{emf}}(t)$ 是电机转子旋转产生的反电动势，它与电机转速的关系为

$$V_{\mathrm{emf}}(t)=K_b\dot{\theta}(t) \tag{6-21}$$

其中，K_b 为反电动势常数；$\dot{\theta}(t)$ 为电机端角位移。电机的输出力矩为

$$\tau_{\mathrm{m}}(t)=K_a i(t) \tag{6-22}$$

其中，K_a 为力矩常数。根据力矩平衡方程有

$$\tau_{\mathrm{m}}(t)=J_{\mathrm{m}}\ddot{\theta}+b_{\mathrm{m}}\dot{\theta}+\tau_1(t)/r \tag{6-23}$$

其中，J_{m} 为电机端（包括电机转子、减速器、轴承）的等效转动惯量；b_{m} 为电机端的等效阻尼系数；r 为减速器的减速比；$\tau_1(t)$ 是关节施加在连杆上的驱动力矩。

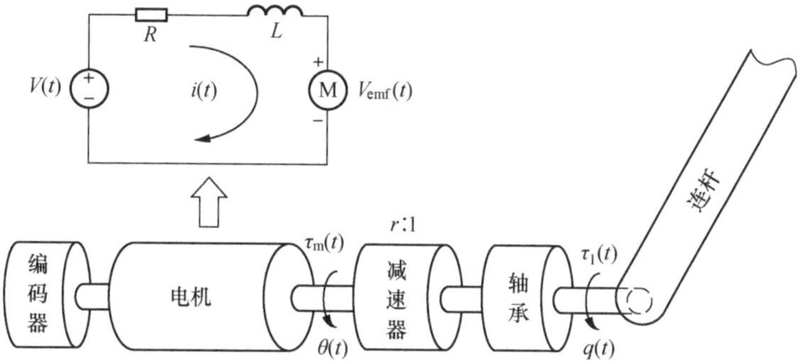

图6-1 机械臂关节机械与电气模型

由式（6-22）和式（6-23）可得

$$\begin{cases} i(t)=J_{\mathrm{m}}\ddot{\theta}/K_a+b_{\mathrm{m}}\dot{\theta}/K_a+\tau_1(t)/(K_a r) \\ \dfrac{\mathrm{d}}{\mathrm{d}t}i(t)=J_{\mathrm{m}}\dddot{\theta}/K_a+b_{\mathrm{m}}\ddot{\theta}/K_a+\dot{\tau}_1(t)/(K_a r) \end{cases} \tag{6-24}$$

将式（6-24）代入式（6-20）并整理可得

$$V(t)K_a / R = [(L/R)J_{\mathrm{m}}]\dddot{\theta} + [J_{\mathrm{m}} + (L/R)b_{\mathrm{m}}]\ddot{\theta} + (b_{\mathrm{m}} + K_b K_a / R)\dot{\theta} + \frac{\tau_1(t) + (L/R)\dot{\tau}_1(t)}{r} \tag{6-25}$$

由于电机的 L/R 值可以忽略[1]，令 $L/R=0$， $u(t)=V(t)K_a/R$，则上式变为

$$u(t) = J_{\mathrm{m}}\ddot{\theta} + (b_{\mathrm{m}} + K_a K_b / R)\dot{\theta} + \tau_1(t)/r \tag{6-26}$$

其中， $u(t)$ 在国际标准单位制下具有力矩量纲。又因为关节变量 $q(t)$ 和电机端角位移 $\theta(t)$ 满足：

$$\dot{q}(t) = \dot{\theta}(t)/r \tag{6-27}$$

对于一个 n 自由度机械臂的关节 k，式（6-26）可以写为（下标 k 表示第 k 个关节的对应参数）

$$u_k = r_k J_{\mathrm{m}_k}\ddot{q}_k + (r_k b_{\mathrm{m}_k} + r_k K_{a_k} K_{b_k} / R_k)\dot{q}_k + \tau_k / r_k \tag{6-28}$$

根据机械臂动力学方程（见第 7 章）有

$$\tau_k = \sum_{j=1}^{n} M_{kj}\ddot{q}_j + \sum_{i,j=1}^{n} c_{ijk}\dot{q}_i\dot{q}_j + g_k + \tau_{\mathrm{ext}_k} \tag{6-29}$$

其中， M_{kj}、 c_{ijk} 和 g_k 与机械臂的关节变量 $\boldsymbol{q} \in \mathbb{R}^n$ 有关； τ_{ext_k} 是第 k 个关节的外部作用力矩。将式（6-29）代入式（6-28）并整理可得

$$u_k = J_k\ddot{q}_k + B_k\dot{q}_k + D_k(t)/r \tag{6-30}$$

其中：

$$\begin{cases} J_k = r_k J_{\mathrm{m}_k} + M_{kk} / r_k \\ B_k = r_k b_{\mathrm{m}_k} + r_k K_{a_k} K_{b_k} / R_k \\ D_k(t) = \sum\limits_{j=1, j\neq k}^{n} M_{kj}\ddot{q}_j + \sum\limits_{i,j=1}^{n} c_{ijk}\dot{q}_i\dot{q}_j + g_k + \tau_{\mathrm{ext}_k} \end{cases} \tag{6-31}$$

图 6-2 所示为由式（6-30）描述的机械臂关节电机速度模型。其中，u 为控制输入（力矩量纲）；J 和 B 分别为等效惯性系数和等效阻尼系数；D 为由外力以及机械臂连杆运动的非线性耦合引发的干扰输入；r 为减速比；$\dot{q}$ 为输出的关节速度；s 为传递函数。通过合适的控制律改变控制信号 u，可以实现机械臂关节角度的控制。

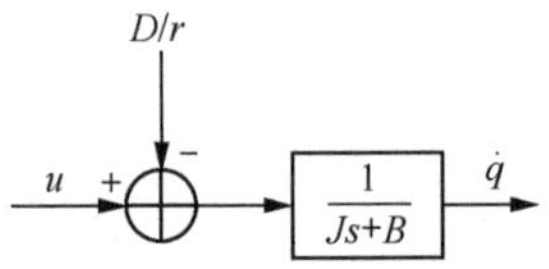

图6-2 关节电机速度模型

6.2.2 速度开环控制

速度开环控制是根据模型的输入输出关系（6-30）计算合适的 $u(t)$。例如，对于点位控制（setpoint control），控制关节期望转速 $\dot{q}_{\mathrm{d}} = 5$ rad/s， $\ddot{q}_{\mathrm{d}} = 0$。在干扰为零时可以求出 $u(t) = 5B$，在零状态时的仿真结果如图 6-3（a）所示，仿真参数为： $J = 0.1, B = 0.2, r = 200$。可以看到稳态时关节的速度收敛到期望转速。但在实际应用中，关节电机的参数不是精确可知的，另外由于

机械臂连杆之间的运动耦合，干扰一定存在且大部分无法测量（比如机械臂本体与环境的交互力）。这些会导致开环控制无法满足精度要求。图 6-3（b）～（d）所示为有干扰时的仿真结果。在干扰存在时产生了稳态误差，且干扰越大，稳态误差越大。当干扰随时间发生变化时，控制结果也随干扰发生波动，表明了开环系统的抗干扰能力差。

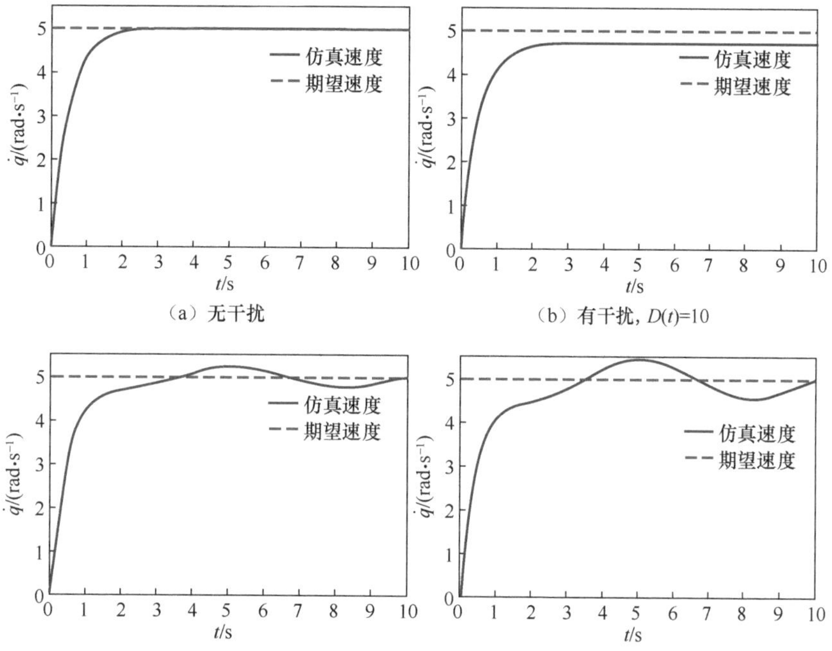

（a）无干扰　（b）有干扰，$D(t)$=10　（c）有干扰，$D(t)$=10sin(t)　（d）有干扰，$D(t)$=20sin(t)

图6-3　关节速度开环控制

6.2.3 速度闭环控制

在闭环控制中，对关节的实际速度 $\dot{q}(t)$ 采用编码器进行测量，测量值作为反馈输入到控制器中参与控制信号的计算。常用的有比例积分（proportional-integral, PI）控制器，其控制律为

$$u(t)=K_{\mathrm{p}}\dot{q}_{\mathrm{e}}(t)+K_{\mathrm{i}}\int_0^t\dot{q}_{\mathrm{e}}(t)\mathrm{d}t \tag{6-32}$$

其中，$\dot{q}_{\mathrm{e}}(t)=\dot{q}_{\mathrm{d}}(t)-\dot{q}(t)$ 为速度误差。根据电机速度模型又有

$$J\ddot{q}(t)+B\dot{q}(t)=u(t)-D(t)/r \tag{6-33}$$

以上两式联立有

$$J\ddot{q}_{\mathrm{e}}(t)+(K_{\mathrm{p}}+B)\dot{q}_{\mathrm{e}}(t)+K_{\mathrm{i}}\int_0^t\dot{q}_{\mathrm{e}}(t)\mathrm{d}t=D(t)/r+J\ddot{q}_{\mathrm{d}}(t)+B\dot{q}_{\mathrm{d}}(t) \tag{6-34}$$

对于常量 $\dot{q}_{\mathrm{d}}(t)$，以及变化缓慢的 $D(t)$，对上式两边求关于时间的导数：

$$J\dddot{q}_{\mathrm{e}}(t)+(K_{\mathrm{p}}+B)\ddot{q}_{\mathrm{e}}(t)+K_{\mathrm{i}}\dot{q}_{\mathrm{e}}(t)=0 \tag{6-35}$$

当 $K_{\mathrm{p}}>0,K_{\mathrm{i}}>0$ 时，速度控制误差 $\dot{q}_{\mathrm{e}}(t)$ 指数收敛到零，即实际关节速度收敛到期望速度。图 6-4 所示为周期性干扰下关节速度闭环控制的仿真结果，电机参数同 6.2.2 节，控制参数 $K_{\mathrm{p}}=2,K_{\mathrm{i}}=4$。可以看到关节的速度和期望速度十分吻合。通过设计合适的控制器参数，能实现关节速度的精确控制，即关节的实际速度 $\dot{q}(t)$ 能精确跟踪指令速度 $\dot{q}_{\mathrm{cmd}}(t)$，如图 6-5 所示。本章后续内容假定关节的速度控制输入即为实际速度。

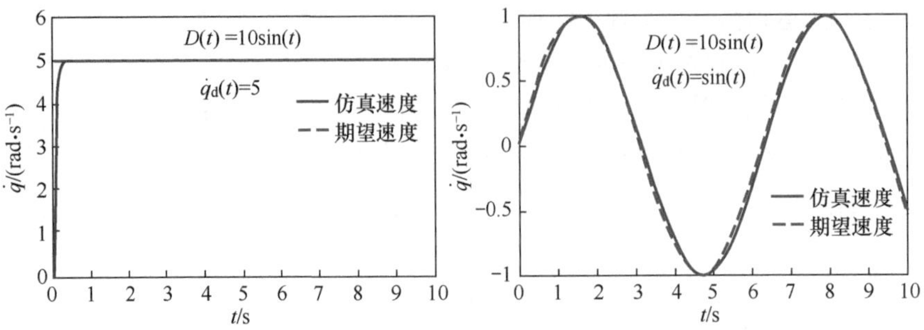

（a）点位控制　　（b）正弦曲线跟随

图6-4　周期性干扰下关节速度闭环控制的仿真结果

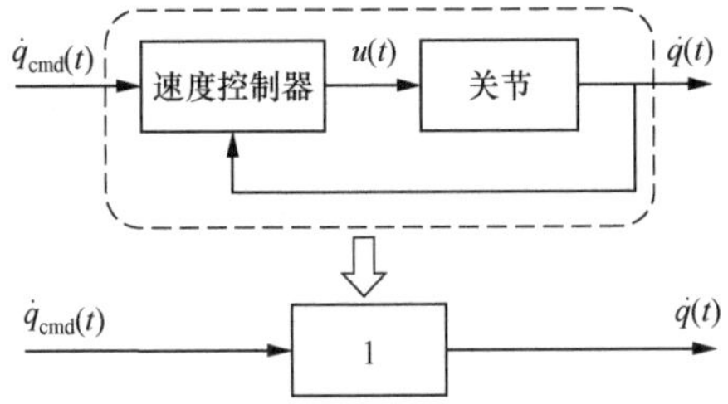

图6-5　调节好的速度控制器及其等效假设 $\dot{q}(t)=\dot{q}_{\text{cmd}}(t)$

6.3 关节空间轨迹控制

给定一个关节变量的期望轨迹 $q_{\text{d}}(t)$、$\dot{q}_{\text{d}}(t)$，控制目标是使机械臂的关节位置跟踪这个轨迹。对于开环控制，可以选择关节的速度控制输入 $\dot{q}(t)$ 为

$$\dot{q}(t)=\dot{q}_{\text{d}}(t) \tag{6-36}$$

令 $q_{\text{e}}(t)=q_{\text{d}}(t)-q(t)$ 为位置误差，在控制律（6-36）的作用下有 $\dot{q}_{\text{e}}(t)=0$。但是 $\dot{q}_{\text{e}}(t)=0$ 无法保证 $q_{\text{e}}(t)\to 0$，因此开环控制的位置精度是无法保证的。

一个经典的闭环控制律是速度前馈 + 反馈 PI 控制，即选择关节的速度控制输入 $\dot{q}(t)$ 为

$$\dot{q}(t)=\dot{q}_{\text{d}}(t)+K_{\text{p}}q_{\text{e}}(t)+K_{\text{i}}\int_0^t q_{\text{e}}(t)\text{d}t \tag{6-37}$$

对式（6-37）做简单的变换并求两边关于 t 的导数可以得到

$$\ddot{q}_{\text{e}}(t)+K_{\text{p}}\dot{q}_{\text{e}}(t)+K_{\text{i}}q_{\text{e}}(t)=0 \tag{6-38}$$

这是一个二阶常微分方程，当 $K_{\text{p}}>0, K_{\text{i}}>0$ 时，根据 6.1 节的稳定性判据，系统（6-38）的原点是全局指数稳定的，即控制误差 $(\dot{q}_{\text{e}}, q_{\text{e}})$ 从任意初始状态以指数速度收敛到零。理论上选择 $K_{\text{p}}=2\sqrt{K_{\text{i}}}$，使得误差 q_{e} 以临界阻尼的形式收敛到零。如果期望轨迹的速度 $\dot{q}_{\text{d}}(t)$ 不可得，则在控制律（6-37）中令 $\dot{q}_{\text{d}}=0$，于是

$$\dot{q}(t)=K_{\text{p}}q_{\text{e}}(t)+K_{\text{i}}\int_0^t q_{\text{e}}(t)\text{d}t \tag{6-39}$$

那么只有在期望的关节速度为常数（$\dot{q}_{\text{d}}=\text{const}$）时，$q_{\text{e}}$ 才会收敛到零，否则会有位置跟踪延迟效应。图 6-6 所示为关节轨迹跟踪的控制框图。关节轨迹闭环控制仿真结果如图 6-7 所

示，其中电机参数和速度内环控制参数同 6.2.3 节，位置外环控制参数为 $K_p=10, K_i=0$。初始时，关节具有初始位置和速度：$q(0)=0.5, \dot{q}(0)=1$。在控制律的作用下，图 6-7（a）中的初始误差迅速收敛到零，最后关节的位置轨迹能够很好地跟踪期望轨迹。由于没有速度前馈，图 6-7（b）展现了动态位置轨迹跟踪的延迟效应。

控制律（6-37）可以直接扩展到多个关节，此时式（6-37）中的各个变量均为向量，$\boldsymbol{K}_p$、$\boldsymbol{K}_i$ 为对应的对角矩阵。

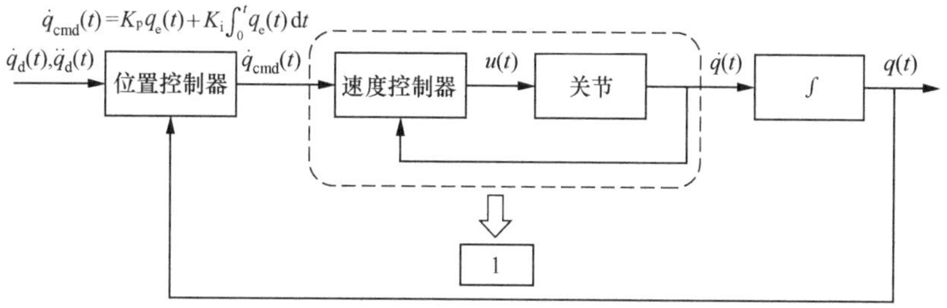

图6-6 关节轨迹跟踪的控制框图（外环为位置环，内环为速度环。位置控制器输出速度指令，在速度内环调节好的情况下可以假设实际速度 $\dot{q}(t)$ 等于指令速度 $\dot{q}_{cmd}(t)$）

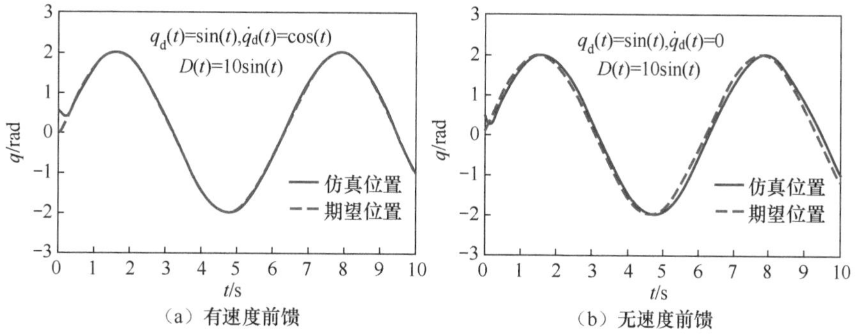

图6-7 关节轨迹闭环控制仿真结果（期望位置轨迹为正弦曲线）

6.4 任务空间轨迹控制

在实际应用中，手术机械臂的控制经常在任务空间中进行。任务空间一般指机械臂的全局笛卡儿空间。一种控制策略是将任务空间的轨迹通过运动学逆解转为关节空间轨迹，再使用 6.3 节的控制律（6-37）进行控制。但机械臂的运动学逆解通常需要数值迭代算法求解，求解效率较低。

另一种思路是利用机器人的雅可比矩阵，假设机械臂远离奇异位置，设关节的速度控制输入为

$$\dot{\boldsymbol{q}}(t)=\boldsymbol{J}^{\dagger}(\boldsymbol{q})\dot{\boldsymbol{x}}_c \tag{6-40}$$

其中，$\boldsymbol{J}^{\dagger}(\boldsymbol{q})$ 是雅可比矩阵 $\boldsymbol{J}(\boldsymbol{q})$ 的广义逆；$\dot{\boldsymbol{x}}_c$ 是新的控制输入。设机械臂在任务空间的实际位置为 $\boldsymbol{x}$，则有

$$\dot{\boldsymbol{x}}=\dot{\boldsymbol{x}}_c \tag{6-41}$$

采用如下的控制律：

$$\dot{\boldsymbol{x}}_c(t)=\dot{\boldsymbol{x}}_d(t)+\boldsymbol{K}_p\boldsymbol{x}_e(t)+\boldsymbol{K}_i\int_0^t\boldsymbol{x}_e(t)\mathrm{d}t \tag{6-42}$$

其中，$\boldsymbol{x}_{\mathrm{e}}(t)=\boldsymbol{x}_{\mathrm{d}}(t)-\boldsymbol{x}(t)$ 是控制误差，$\boldsymbol{x}_{\mathrm{d}}(t)$ 是任务空间期望轨迹，$\dot{\boldsymbol{x}}_{\mathrm{d}}(t)$ 是期望速度。结合式（6-41）可以得到

$$\ddot{\boldsymbol{x}}_{\mathrm{e}}(t)+\boldsymbol{K}_{\mathrm{p}}\dot{\boldsymbol{x}}_{\mathrm{e}}(t)+\boldsymbol{K}_{\mathrm{i}}\boldsymbol{x}_{\mathrm{e}}(t)=\mathbf{0} \tag{6-43}$$

当 $\boldsymbol{K}_{\mathrm{p}}$ 和 $\boldsymbol{K}_{\mathrm{i}}$ 是正定对角矩阵时（对角元素为正数），采用控制律（6-40）和控制律（6-42），任务空间误差 $\boldsymbol{x}_{\mathrm{e}}(t)$ 以指数速度全局收敛到零。

在实际应用中，由于机械臂任务空间的位置坐标形式可以有多种表达，例如姿态可以为旋转矩阵、欧拉角、四元数、旋转向量等，因此需要进一步具体化上述控制律。

设任务空间期望轨迹由齐次变换矩阵的形式给出：

$$\boldsymbol{T}_{\mathrm{d}}(t)=\begin{bmatrix}\boldsymbol{R}_{\mathrm{d}}(t) & \boldsymbol{p}_{\mathrm{d}}(t)\\ \mathbf{0} & 1\end{bmatrix} \tag{6-44}$$

则期望速度 $\boldsymbol{v}_{\mathrm{d}}$、期望加速度 $\boldsymbol{a}_{\mathrm{d}}$、期望角速度 $\boldsymbol{\omega}_{\mathrm{d}}$、期望角加速度 $\boldsymbol{\alpha}_{\mathrm{d}}$ 分别为

$$\begin{cases}\boldsymbol{v}_{\mathrm{d}}=\dot{\boldsymbol{p}}_{\mathrm{d}}\\ \boldsymbol{a}_{\mathrm{d}}=\ddot{\boldsymbol{p}}_{\mathrm{d}}\\ [\boldsymbol{\omega}_{\mathrm{d}}]=\dot{\boldsymbol{R}}_{\mathrm{d}}\boldsymbol{R}_{\mathrm{d}}^{-1}\\ \boldsymbol{\alpha}_{\mathrm{d}}=\dot{\boldsymbol{\omega}}_{\mathrm{d}}\end{cases} \tag{6-45}$$

其中，$[\cdot]$ 是一个线性操作符，作用在一个三维向量上，表示该三维向量的反对称矩阵（skew-symmetric matrix）。例如，设机械臂起始位置 $\boldsymbol{T}_{\mathrm{s}}=(\boldsymbol{R}_{\mathrm{s}},\boldsymbol{p}_{\mathrm{s}})$，终点位置 $\boldsymbol{T}_{\mathrm{e}}=(\boldsymbol{R}_{\mathrm{e}},\boldsymbol{p}_{\mathrm{e}})$，可以按照如下方法规划机械臂的轨迹。

$$\begin{cases}\boldsymbol{p}_{\mathrm{d}}(t)=\boldsymbol{p}_{\mathrm{s}}+(\boldsymbol{p}_{\mathrm{e}}-\boldsymbol{p}_{\mathrm{s}})s(t)\\ \boldsymbol{R}_{\mathrm{d}}(t)=\boldsymbol{R}_{\mathrm{s}}\mathrm{e}^{[\log(\boldsymbol{R}_{\mathrm{s}}^{-1}\boldsymbol{R}_{\mathrm{e}})]s(t)}\end{cases} \tag{6-46}$$

其中，$s(t)\in[0,1]$ 是时间尺度标量函数，一般可以选择梯形速度曲线；$\mathrm{e}^{[\boldsymbol{r}]}$ 表示矩阵指数，返回旋转向量 $\boldsymbol{r}$ 对应的旋转矩阵；$\log(\bullet)$ 作用在一个旋转矩阵上，返回该旋转矩阵对应的旋转向量。对式（6-46）中的 $\boldsymbol{R}_{\mathrm{d}}$ 求关于时间的导数可得

$$\dot{\boldsymbol{R}}_{\mathrm{d}}=\boldsymbol{R}_{\mathrm{s}}[\log(\boldsymbol{R}_{\mathrm{s}}^{-1}\boldsymbol{R}_{\mathrm{e}})]\mathrm{e}^{[\log(\boldsymbol{R}_{\mathrm{s}}^{-1}\boldsymbol{R}_{\mathrm{e}})]s}\dot{s} \tag{6-47}$$

将式（6-47）代入式（6-45）可得

$$[\boldsymbol{\omega}_{\mathrm{d}}]=\dot{\boldsymbol{R}}_{\mathrm{d}}\boldsymbol{R}_{\mathrm{d}}^{-1}=\boldsymbol{R}_{\mathrm{s}}[\log(\boldsymbol{R}_{\mathrm{s}}^{-1}\boldsymbol{R}_{\mathrm{e}})]\boldsymbol{R}_{\mathrm{s}}^{-1}\dot{s}=[\boldsymbol{R}_{\mathrm{s}}\log(\boldsymbol{R}_{\mathrm{s}}^{-1}\boldsymbol{R}_{\mathrm{e}})\dot{s}] \tag{6-48}$$

因此有

$$\begin{cases}\boldsymbol{\omega}_{\mathrm{d}}=\boldsymbol{R}_{\mathrm{s}}\log(\boldsymbol{R}_{\mathrm{s}}^{-1}\boldsymbol{R}_{\mathrm{e}})\dot{s}\\ \boldsymbol{\alpha}_{\mathrm{d}}=\boldsymbol{R}_{\mathrm{s}}\log(\boldsymbol{R}_{\mathrm{s}}^{-1}\boldsymbol{R}_{\mathrm{e}})\ddot{s}\\ \boldsymbol{v}_{\mathrm{d}}=(\boldsymbol{p}_{\mathrm{e}}-\boldsymbol{p}_{\mathrm{s}})\dot{s}\\ \boldsymbol{a}_{\mathrm{d}}=(\boldsymbol{p}_{\mathrm{e}}-\boldsymbol{p}_{\mathrm{s}})\ddot{s}\end{cases} \tag{6-49}$$

需要注意的是，式（6-49）表示的期望速度和加速度是在机械臂基坐标系（base frame）下表达的。

令 $\boldsymbol{T}(t)=(\boldsymbol{R}(t),\boldsymbol{p}(t))$ 表示机械臂在任务空间的实际轨迹；$\boldsymbol{v}$、$\boldsymbol{a}$、$\boldsymbol{\omega}$、$\boldsymbol{\alpha}$ 分别表示实际的速度、加速度、角速度和角加速度（在基坐标系下的表达），则

$$\begin{cases} \boldsymbol{v}_{\mathrm{b}} = \boldsymbol{R}^{-1}\boldsymbol{v} \\ \boldsymbol{a}_{\mathrm{b}} = \boldsymbol{R}^{-1}\boldsymbol{a} \\ \boldsymbol{\omega}_{\mathrm{b}} = \boldsymbol{R}^{-1}\boldsymbol{\omega} \\ \boldsymbol{\alpha}_{\mathrm{b}} = \boldsymbol{R}^{-1}\boldsymbol{\alpha} \end{cases} \tag{6-50}$$

是对应的运动量在末端坐标系（body frame）下的表达。令 $\boldsymbol{J}_{\mathrm{b}}$ 表示机械臂的末端雅可比矩阵（body Jacobian），则有

$$\mathcal{V}_{\mathrm{b}} = \boldsymbol{J}_{\mathrm{b}}(\boldsymbol{q})\dot{\boldsymbol{q}} \tag{6-51}$$

其中，$\mathcal{V}_{\mathrm{b}} = [\boldsymbol{\omega}_{\mathrm{b}}^{\mathrm{T}}, \boldsymbol{v}_{\mathrm{b}}^{\mathrm{T}}]^{\mathrm{T}} \in \mathbb{R}^6$ 是机械臂的末端速度旋量（body twist）。需要注意的是，一个刚体的速度旋量是基于某一个坐标系进行表达的，不同坐标系下表达的速度旋量具有如下关系。

$$\mathcal{V}_{\mathrm{b}} = [\mathrm{Ad}_{\boldsymbol{T}_{\mathrm{ba}}}]\mathcal{V}_{\mathrm{a}} \tag{6-52}$$

其中，$\mathcal{V}_{\mathrm{a}}$、$\mathcal{V}_{\mathrm{b}}$ 是刚体速度旋量分别在坐标系 {a} 和 {b} 下的表达；$\boldsymbol{T}_{\mathrm{ba}} = (\boldsymbol{R}_{\mathrm{ba}}, \boldsymbol{p}_{\mathrm{ba}})$ 表示坐标系 {a} 相对于坐标系 {b} 的变换矩阵；$[\mathrm{Ad}_{\boldsymbol{T}_{\mathrm{ba}}}] \in \mathbb{R}^{6\times6}$ 是 $\boldsymbol{T}_{\mathrm{ba}}$ 的伴随矩阵。

基于上述符号，设关节速度控制输入为

$$\dot{\boldsymbol{q}} = \boldsymbol{J}_{\mathrm{b}}^{\dagger}(\boldsymbol{q})\mathcal{V}_{\mathrm{b}} \tag{6-53}$$

令 $\boldsymbol{X}_{\mathrm{e}} = \boldsymbol{T}^{-1}\boldsymbol{T}_{\mathrm{d}}$ 表示机械臂末端期望轨迹相对于实际轨迹的齐次变换矩阵，令 $\mathcal{V}_{\mathrm{d}} = \begin{bmatrix} \boldsymbol{R}_{\mathrm{d}}^{-1}\boldsymbol{\omega}_{\mathrm{d}} \\ \boldsymbol{R}_{\mathrm{d}}^{-1}\boldsymbol{v}_{\mathrm{d}} \end{bmatrix}$ 是表达在期望轨迹上的期望速度旋量，则控制律（6-42）的一个具体形式为

$$\mathcal{V}_{\mathrm{b}} = [\mathrm{Ad}_{\boldsymbol{X}_{\mathrm{e}}}]\mathcal{V}_{\mathrm{d}} + \boldsymbol{K}_{\mathrm{p}}\log(\boldsymbol{X}_{\mathrm{e}}) + \boldsymbol{K}_{\mathrm{i}}\int_0^t \log(\boldsymbol{X}_{\mathrm{e}})\mathrm{d}t \tag{6-54}$$

其中，第一项 $[\mathrm{Ad}_{\boldsymbol{X}_{\mathrm{e}}}]\mathcal{V}_{\mathrm{d}}$ 是期望速度旋量在实际轨迹上的表达，这样才能与 $\mathcal{V}_{\mathrm{b}}$ 直接相减得到基于实际轨迹的速度误差；第二、三项中的 $\log(\cdot)$ 作用在一个齐次变换矩阵上，返回该矩阵的六维指数坐标。

如果采用另一种形式表达机械臂末端的速度旋量 $\mathcal{V}_{\mathrm{h}} = [\boldsymbol{\omega}_{\mathrm{b}}^{\mathrm{T}}, \boldsymbol{v}^{\mathrm{T}}]^{\mathrm{T}} \in \mathbb{R}^6$，即速度采用基坐标系下的表达，则控制律（6-54）变为

$$\mathcal{V}_{\mathrm{h}} = \begin{bmatrix} \boldsymbol{R}^{-1}\boldsymbol{\omega}_{\mathrm{d}} \\ \boldsymbol{v}_{\mathrm{d}} \end{bmatrix} + \boldsymbol{K}_{\mathrm{p}}\begin{bmatrix} \log(\boldsymbol{R}^{-1}\boldsymbol{R}_{\mathrm{d}}) \\ \boldsymbol{p}_{\mathrm{d}} - \boldsymbol{p} \end{bmatrix} + \boldsymbol{K}_{\mathrm{i}}\int_0^t \begin{bmatrix} \log(\boldsymbol{R}^{-1}\boldsymbol{R}_{\mathrm{d}}) \\ \boldsymbol{p}_{\mathrm{d}} - \boldsymbol{p} \end{bmatrix}\mathrm{d}t \tag{6-55}$$

此时，$\mathcal{V}_{\mathrm{h}}$ 对应的雅可比矩阵 $\boldsymbol{J}_{\mathrm{h}} = \mathrm{blkdiag}(\boldsymbol{I}, \boldsymbol{R})\boldsymbol{J}_{\mathrm{b}}$。

6.5 手术机械臂 RCM 约束

不同于工业机械臂，手术机械臂的工作环境与患者、医生高度耦合，手术安全性是至关重要的。因此需要在手术机器人控制任务中引入运动约束或者几何约束，使得机器人的运动满足人体的自然约束，或者防止手术机器人进入关键区域误伤到患者或医生。远端运动中心（remote center of motion, RCM）约束是一个腹腔镜手术中常用的运动约束。如图 6-8 所示，手术器械在运动过程中，其轴线始终经过腹腔壁上的插入点，即 RCM 点，这样可以保证手术器械对切口处的组织撕裂最小。满足 RCM 约束的手术器械有 4 个自由度，即绕 RCM 点的 3 个转动和沿轴向的平移。

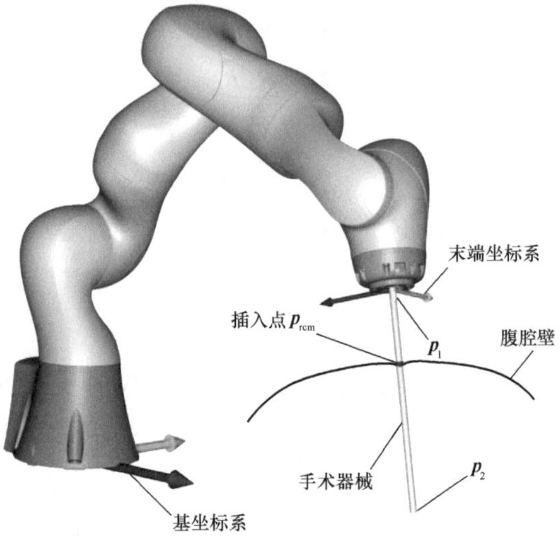

图6-8 腹腔镜手术机器人RCM约束

6.5.1 RCM实现方式

在手术机器人的设计中，通常有两种方式来保证 RCM 约束：机械约束式 RCM 机构和可编程 RCM 约束[2]。

1. 机械约束式 RCM 机构

机械约束式 RCM 机构是通过自身的机械约束特性，使机器人的特定部位（一般指手术器械）在运动过程中能够始终通过一个空间不动点。该方式具有较高的操作精度，且安全性高，是微创外科手术机器人领域应用最多的构型。常见机械约束式 RCM 机构包括双平行四边形机构、弧形机构、球形机构等。

（1）双平行四边形机构是现有商业化微创手术机器人使用最多的 RCM 机构[3]。如图 6-9（a）所示，其通过两个平面四边形实现末端连杆始终绕固定点 P 转动，然后以第一个旋转关节和 P 点的连线作转轴，添加一个转动关节便可实现末端连杆绕 P 点的两个偏转运动。

（2）弧形机构采用圆弧形轨道作为运动约束，轨道圆心一般为 RCM 点，如图 6-9（b）所示。帝国理工学院研制的 PROBOT 前列腺切除机器人[4-5]，采用弧形导轨机构，末端手术器械固定在竖直方向弧形导轨上以实现俯仰运动，此导轨又固定于环形导轨上以实现器械的旋转运动。

（3）球形机构的核心是关节轴线都经过球心，而球心即为 RCM 点。球形机构分为两种：并联型和串联型，如图 6-9（c）、（d）所示。并联球形机构虽然结构刚度大，稳定性好，但机构连杆易发生碰撞且干涉率较高。串联球形机构可以有效避免机构杆件的干涉问题[6-9]。

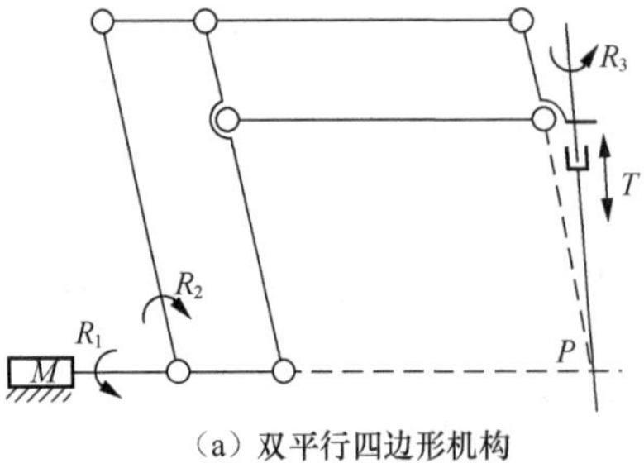

（a）双平行四边形机构

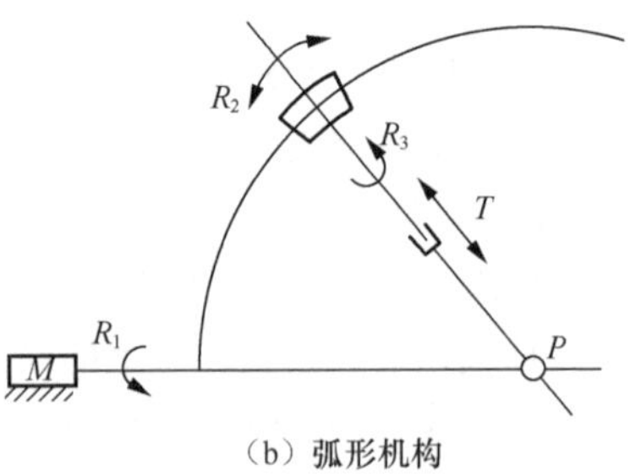

（b）弧形机构

图6-9 机械约束式RCM机构

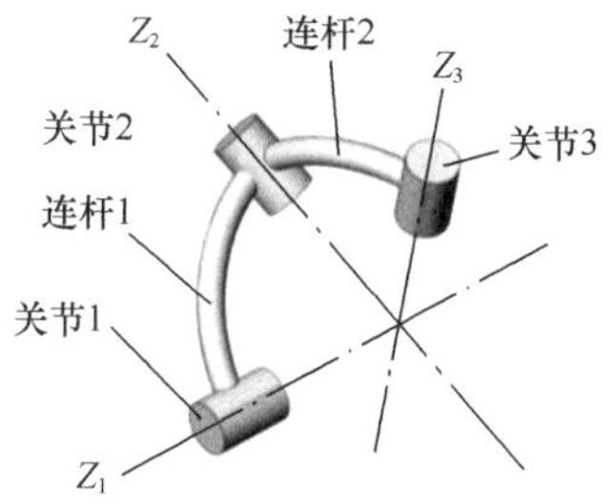

（c）串联球形机构

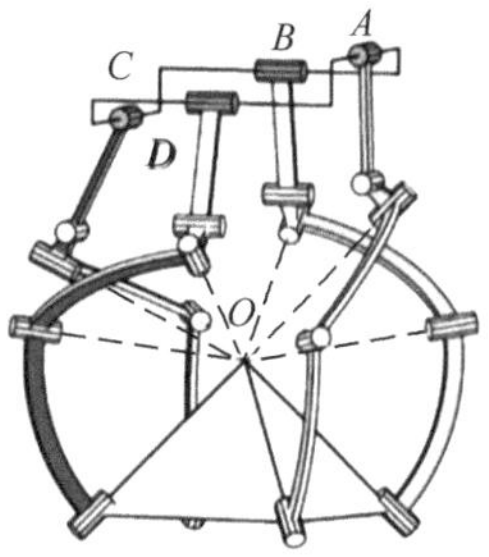

（d）并联球形机构

图6-9 机械约束式RCM机构（续）

2. 可编程 RCM 约束

可编程 RCM 约束采用通用多自由度串联机械臂的精确控制算法来保障 RCM 约束。这种方式主要依靠控制算法来实现，优点是结构简单，节省空间，可以根据手术需要灵活设定 RCM 点的位置。Ortmaier 等 [10] 最早在 AESOP 机器人上实现了 RCM 约束的笛卡儿速度控制算法。Locke 等 [2] 提出了一种基于各向同性的特定机器人运动学优化方法，用来控制一台七自由度三菱 PA10-7C 工业机械臂。文献 [11-12] 采用实时不等式优化的方法来求解末端执行器在 RCM 约束下的最优速度。Azimian 等 [13] 在 Locke 的基础上推导了可编程 RCM 约束的运动学控制方程。Aghakhani 等 [14] 提出了一种基于运动学的 RCM 约束下的任务控制方法。Sandoval 等 [15-17] 在此基础上提出了针对冗余机械臂的零空间投影法和任务空间增强法，能够在保障 RCM 约束最高优先级的情况下执行第二任务。Su 等 [18-20] 又在 Sandoval 的基础上对冗余机械臂在零空间内进行了力矩控制以保障手术安全性。Sun 等 [21] 提出了一种用于远程手术操作的实时 RCM 约束轨迹生成方法。本节介绍两种基于运动学的 RCM 约束控制方法。

6.5.2 RCM约束解耦控制

如图 6-8 所示，设 $\boldsymbol{p}_1(t)$ 和 $\boldsymbol{p}_2(t)$ 是手术器械轴线上的两个端点的坐标，则手术器械轴线上和 RCM 插入点（坐标为 $\boldsymbol{p}_{\mathrm{rcm}}$）瞬时重合的点坐标可以表示为

$$\boldsymbol{p}_{\mathrm{tr}}(t)=\boldsymbol{p}_1(t)+\lambda(t)\left(\boldsymbol{p}_2(t)-\boldsymbol{p}_1(t)\right) \tag{6-56}$$

其中，$\lambda(t)\in[0,1]$。对上式两边求关于时间的导数：

$$\dot{\boldsymbol{p}}_{\mathrm{tr}}(t)=\dot{\boldsymbol{p}}_1(t)+\dot{\lambda}(t)\left(\boldsymbol{p}_2(t)-\boldsymbol{p}_1(t)\right)+\lambda(t)\left(\dot{\boldsymbol{p}}_2(t)-\dot{\boldsymbol{p}}_1(t)\right) \tag{6-57}$$

又因为

$$\dot{\boldsymbol{p}}_1=\boldsymbol{J}_1\dot{\boldsymbol{q}},\dot{\boldsymbol{p}}_2=\boldsymbol{J}_2\dot{\boldsymbol{q}} \tag{6-58}$$

其中，$\boldsymbol{J}_1$ 和 $\boldsymbol{J}_2$ 是对应的雅可比矩阵。将式（6-58）代入式（6-57），并整理可得

$$\dot{\boldsymbol{p}}_{\mathrm{tr}}=\left[\boldsymbol{J}_1+\lambda(\boldsymbol{J}_2-\boldsymbol{J}_1)\quad \boldsymbol{p}_2-\boldsymbol{p}_1\right]\begin{bmatrix}\dot{\boldsymbol{q}}\\ \dot{\lambda}\end{bmatrix} \tag{6-59}$$

令机械臂的任务坐标为 $\boldsymbol{\xi}=[\boldsymbol{p}_2^{\mathrm{T}},\boldsymbol{p}_{\mathrm{tr}}^{\mathrm{T}}]^{\mathrm{T}}$，则有

$$\dot{\boldsymbol{\xi}}=\begin{bmatrix}\boldsymbol{J}_2 & \boldsymbol{0}_{3\times1}\\ \boldsymbol{J}_1+\lambda(\boldsymbol{J}_2-\boldsymbol{J}_1) & \boldsymbol{p}_2-\boldsymbol{p}_1\end{bmatrix}\begin{bmatrix}\dot{\boldsymbol{q}}\\ \dot{\lambda}\end{bmatrix}=\boldsymbol{J}_{\mathrm{ext}}\begin{bmatrix}\dot{\boldsymbol{q}}\\ \dot{\lambda}\end{bmatrix} \tag{6-60}$$

其中，$\boldsymbol{J}_{\mathrm{ext}}$ 是任务空间的雅可比矩阵。设手术机械臂的自由度相对于任务（自由度为 6）是冗余

的，即机械臂至少具有 6 个自由度，则采用如下的控制律，可以使得手术器械在满足 RCM 约束下跟踪手术器械末端轨迹。

$$\begin{bmatrix} \dot{\boldsymbol{q}} \\ \dot{\lambda} \end{bmatrix} = \boldsymbol{J}_{\text{ext}}^{\dagger} \begin{bmatrix} \boldsymbol{K}_{\text{p}}^{2} & \boldsymbol{0} \\ \boldsymbol{0} & \boldsymbol{K}_{\text{p}}^{\text{tr}} \end{bmatrix} \begin{bmatrix} \boldsymbol{e}_{2} \\ \boldsymbol{e}_{\text{tr}} \end{bmatrix} + \boldsymbol{N}\boldsymbol{w} \tag{6-61}$$

其中，$\boldsymbol{e}_2(t) = \boldsymbol{p}_2^{\text{d}}(t) - \boldsymbol{p}_2(t)$ 为手术器械末端位置误差；$\boldsymbol{e}_{\text{tr}}(t) = \boldsymbol{p}_{\text{rcm}} - \boldsymbol{p}_{\text{tr}}(t)$ 为 RCM 约束误差；$\boldsymbol{J}_{\text{ext}}^{\dagger}$ 是 $\boldsymbol{J}_{\text{ext}}$ 的广义逆；$\boldsymbol{N} = \boldsymbol{I} - \boldsymbol{J}_{\text{ext}}^{\dagger}\boldsymbol{J}_{\text{ext}}$ 是零空间投影矩阵；$\boldsymbol{w}$ 是新的输入，用于控制冗余自由度完成诸如关节避限、避奇异、避障等额外任务，无特别需求时，可取 $\boldsymbol{w} = \boldsymbol{0}$；$\boldsymbol{K}_{\text{p}}^2$ 和 $\boldsymbol{K}_{\text{p}}^{\text{tr}}$ 是对角增益矩阵。对于点位控制，上述控制律保证误差全局指数收敛到零。

在实际应用中，通过控制律（6-61）计算的关节速度 $\dot{\boldsymbol{q}}$ 作为控制输入发给关节的速度控制器。$\dot{\lambda}$ 用来更新下一个控制周期的 λ。由于控制律（6-61）的控制输入是手术器械末端的期望轨迹和 RCM 不动点的期望位置，因此实现了 RCM 约束和机器人任务的解耦。此外，还可以根据患者的运动动态更改 RCM 不动点的位置，实现自适应 RCM 约束。例如，如果机器人末端安装有力传感器，通过测量 RCM 点的外力，构建一个导纳模型更改 RCM 的期望位置，实现柔顺 RCM 约束，避免 RCM 点的接触力过大从而伤害患者。

6.5.3 基于旋量的RCM约束轨迹生成

本节介绍直接生成满足 RCM 约束的手术机械臂末端姿态和轨迹的方法。

1. 基于旋量的 RCM 约束生成

如图 6-10 所示，设 ${}^{F}\boldsymbol{p}_{\text{rcm}}$ 是 RCM 不动点在末端坐标系下的表达，以 ${}^{F}\boldsymbol{p}_{\text{rcm}}$ 为原点建立固连在手术器械上的 RCM 坐标系 ${}^{F}\hat{\boldsymbol{x}}_{\text{rcm}}$-${}^{F}\hat{\boldsymbol{y}}_{\text{rcm}}$-${}^{F}\hat{\boldsymbol{z}}_{\text{rcm}}$，其中 ${}^{F}\hat{\boldsymbol{x}}_{\text{rcm}}$、${}^{F}\hat{\boldsymbol{y}}_{\text{rcm}}$、${}^{F}\hat{\boldsymbol{z}}_{\text{rcm}}$ 分别表示 x、y、z 轴在末端坐标系下的单位向量。RCM 运动可以看作手术器械臂末端坐标系依次沿着空间旋转轴（${}^{F}\boldsymbol{p}_{\text{rcm}}$, ${}^{F}\hat{\boldsymbol{x}}_{\text{rcm}}$）、（${}^{F}\boldsymbol{p}_{\text{rcm}}$, ${}^{F}\hat{\boldsymbol{y}}_{\text{rcm}}$）、（${}^{F}\boldsymbol{p}_{\text{rcm}}$, ${}^{F}\hat{\boldsymbol{z}}_{\text{rcm}}$）的旋转和沿 ${}^{F}\hat{\boldsymbol{z}}_{\text{rcm}}$ 的平移（右乘）。将以上运动看成 4 个旋量运动，即绕 4 个单位螺旋轴（screw axis）$\boldsymbol{\mathcal{S}}_1$、$\boldsymbol{\mathcal{S}}_2$、$\boldsymbol{\mathcal{S}}_3$、$\boldsymbol{\mathcal{S}}_4$ 依次旋转 α、β、γ、d，其中：

$$\begin{aligned} \boldsymbol{\mathcal{S}}_1 &= \begin{bmatrix} {}^{F}\hat{\boldsymbol{x}}_{\text{rcm}} \\ -{}^{F}\hat{\boldsymbol{x}}_{\text{rcm}} \times {}^{F}\boldsymbol{p}_{\text{rcm}} \end{bmatrix}, \boldsymbol{\mathcal{S}}_2 = \begin{bmatrix} {}^{F}\hat{\boldsymbol{y}}_{\text{rcm}} \\ -{}^{F}\hat{\boldsymbol{y}}_{\text{rcm}} \times {}^{F}\boldsymbol{p}_{\text{rcm}} \end{bmatrix} \\ \boldsymbol{\mathcal{S}}_3 &= \begin{bmatrix} {}^{F}\hat{\boldsymbol{z}}_{\text{rcm}} \\ -{}^{F}\hat{\boldsymbol{z}}_{\text{rcm}} \times {}^{F}\boldsymbol{p}_{\text{rcm}} \end{bmatrix}, \boldsymbol{\mathcal{S}}_4 = \begin{bmatrix} \boldsymbol{0} \\ {}^{F}\hat{\boldsymbol{z}}_{\text{rcm}} \end{bmatrix} \end{aligned} \tag{6-62}$$

则手术机械臂末端相对自己的运动增量可由指数积形式给出：

$$\Delta\boldsymbol{T} = \mathrm{e}^{[\boldsymbol{\mathcal{S}}_1]\alpha}\mathrm{e}^{[\boldsymbol{\mathcal{S}}_2]\beta}\mathrm{e}^{[\boldsymbol{\mathcal{S}}_3]\gamma}\mathrm{e}^{[\boldsymbol{\mathcal{S}}_4]d} \tag{6-63}$$

设手术机械臂末端初始位姿为 $\boldsymbol{T}_{\text{s}}$，则满足 RCM 约束的机械臂末端位姿为

$$\boldsymbol{T}(\alpha,\beta,\gamma,d) = \boldsymbol{T}_{\text{s}}\mathrm{e}^{[\boldsymbol{\mathcal{S}}_1]\alpha}\mathrm{e}^{[\boldsymbol{\mathcal{S}}_2]\beta}\mathrm{e}^{[\boldsymbol{\mathcal{S}}_3]\gamma}\mathrm{e}^{[\boldsymbol{\mathcal{S}}_4]d} \tag{6-64}$$

2. RCM 约束下的在线轨迹规划

在实际应用中，式（6-64）中的参数 (α,β,γ,d) 是关于时间 t 的函数，通常由手术机器人的交互设备给出，例如主从操作

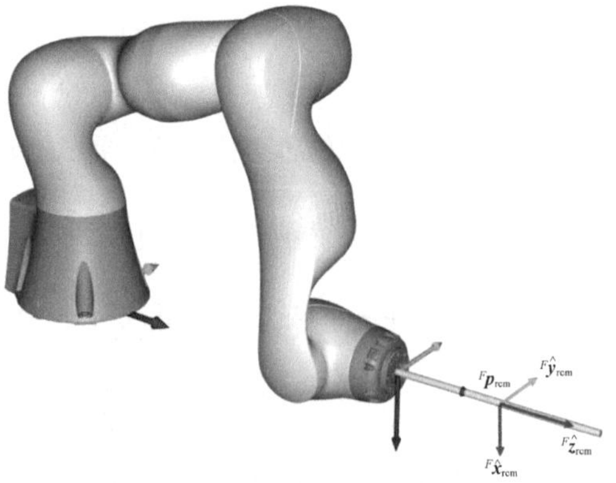

图6-10　机械臂RCM约束运动示意与螺旋运动转换

手术机器人的主手。但是，医生在操作手术机器人主手时，在过程中突然的加减速会导致机械臂的运动产生震动，关节电机发生异响，机械臂的运动不平滑等问题。同时，当输入角度变化较大时，机械臂的 RCM 约束效果会变差。因此，需要设计一种在线实时轨迹规划器，对输入的 (α,β,γ,d) 指令进行插值细化，保证每个微小的运动都符合 RCM 约束，提高机械臂的运动平滑性并减少抖动。

在线轨迹规划器的任务是生成从当前指令（$k=0$）到新的指令（$k=K$）的 C_1 连续的指令序列值，此处对应的是生成 $\alpha(kT),\beta(kT),\gamma(kT),d(kT),k=0,1,\cdots,K$，其中 T 表示控制周期。这里以 α 为例进行分析。假设在 $t=0$ 时接受到一个新的指令值 α_{new}，α 的当前值和导数分别用 α_0 和 α_0' 表示。采用直线路径来生成 $\alpha(t)$ 的轨迹，即

$$\alpha(t)=(\alpha_{\text{new}}-\alpha_0)s(t)+\alpha_0 \tag{6-65}$$

其中，$s(t)$ 是时间尺度函数，且满足 $s(0)=0$，$s_0'\equiv s'(0)=\dfrac{\alpha_0'}{\alpha_{\text{new}}-\alpha_0}$，$s(KT)=1$，$s'(KT)=0$。令 α 的最大平均速度为 $\alpha_{\max}'$，则有

$$K=\max\left(\left\lceil\frac{\alpha_{\text{new}}-\alpha_0}{\alpha_{\max}'T}\right\rceil,K_0\right) \tag{6-66}$$

其中，$\lceil\ \rceil$ 表示向上取整；$K_0>0$ 是一个平滑因子。时间尺度 $s(t)$ 的选择，常见的方法有三次多项式、五次多项式、梯形速度曲线以及 S 曲线等。本节采用梯形速度曲线，即 $s(t)$ 是由抛物线、线性段和抛物线混合而成的曲线，如图 6-11 所示。$t\in[0,t_1]\cup[t_2,KT]$ 段是加速度为 a 的抛物线，$t\in[t_1,t_2]$ 段是速度恒为 v 的直线段。

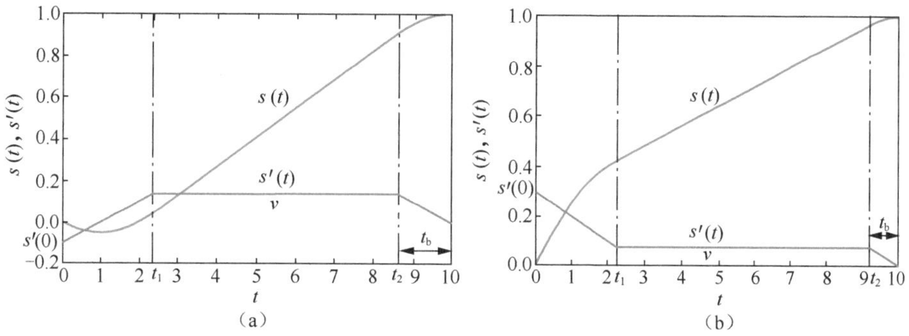

图6-11 在线轨迹规划器的时间尺度函数 $s(t)$

如果 $s_0'<v$，如图 6-11（a）所示，则 $s(t)$ 可以使用分段函数表示：

$$s(t)=\begin{cases}\frac{1}{2}at^2+s_0't, & t\leqslant t_1\\ \frac{1}{2}at_1^{\ 2}+s_0't_1+(t-t_1)v, & t_1<t\leqslant t_2\\ 1-\frac{1}{2}a(KT-t)^2, & t>t_2\end{cases} \tag{6-67}$$

为了求解未知参数，给定下列约束条件：

$$v=at_{\text{b}},t_1=\frac{v-s_0'}{a},t_2=KT-t_{\text{b}} \tag{6-68}$$

$$\frac{1}{2}at_1^2+s_0't_1+(t_2-t_1)v+\frac{1}{2}at_{\text{b}}^2=1 \tag{6-69}$$

将式（6-68）代入式（6-69）得到

$$at_b^2-(aKT+s_0')t_b+\frac{2a+s_0'^2}{2a}=0 \tag{6-70}$$

给定加速度的值 a 就可以得到 t_b 的值，$s(t)$ 函数也随之确定。

如果 $s_0'>v$，如图 6-11（b）所示，$s(t)$ 的函数表达如下。

$$s(t)=\begin{cases}-\frac{1}{2}at^2+s_0't, & t\leqslant t_1\\ -\frac{1}{2}at_1^2+s_0't_1+(t-t_1)v, & t_1<t\leqslant t_2\\ 1-\frac{1}{2}a(KT-t)^2, & t>t_2\end{cases} \tag{6-71}$$

用同样的方法可以得到 t_b 的值：

$$t_b=\frac{2a-s_0'^2}{2a(aKT-s_0')} \tag{6-72}$$

至此，给定 $\alpha_{\max}'$、a、K_0 作为参数，本节设计的轨迹规划器在某个时刻收到新的指令输入值 α_{new}，则会输出具有 C_1 连续的时间序列指令值 $\alpha(kT)(k=0,1,\cdots,K)$，最后达到新的指令值 α_{new}。在运动开始时，有 $\alpha_0=0,\alpha_0'=0$。

6.5.4 RCM控制实验

本节通过实际实验，验证 6.5.3 节方法的有效性。

1. RCM 精确度

由于实际 RCM 点的位置和工具轴线不易精确测量，因此本节提出一种衡量 RCM 精确度的度量方法。实际运动过程中手术器械轴线与不动点之间会有一定距离的误差，RCM 点如图 6-12（a）所示。那么理论上存在一个不动点，该点到所有不同位姿下手术器械轴线的平均距离最小。

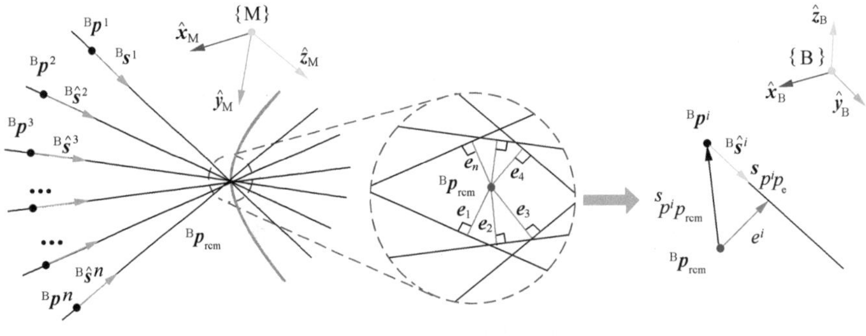

（a）RCM 点　　（b）误差定义

图6-12　RCM约束的度量方法

设 {M} 表示固连在手术器械上的坐标系，${}^{B}\boldsymbol{T}_M$ 表示坐标系 {M} 相对机械臂基坐标系 {B} 的齐次变换矩阵，设这个不动点在坐标系 {B} 下表示为 ${}^{B}\boldsymbol{p}_{\text{rcm}}$，手术器械轴线在自身坐标系 {M} 下的表示为 $({}^{M}\boldsymbol{p},{}^{M}\hat{\boldsymbol{s}})$，${}^{M}\boldsymbol{p}$ 和 ${}^{M}\hat{\boldsymbol{s}}$ 定义了轴上一点和轴的单位方向。运动过程中需要将这些轴线统一变换到基坐标系 {B} 下，即对应每个位姿 ${}^{B}\boldsymbol{T}_M^i$ 的表示为 ${}^{B}\boldsymbol{p}^i$ 和 ${}^{B}\hat{\boldsymbol{s}}^i$。如图 6-12（b）所示，设 $\boldsymbol{s}_{p^ip_{\text{rcm}}}$ 表示从 ${}^{B}\boldsymbol{p}_{\text{rcm}}$ 到 ${}^{B}\boldsymbol{p}^i$ 的矢量，其模 $\|{}^{B}\boldsymbol{p}_{\text{rcm}}-{}^{B}\boldsymbol{p}^i\|^2$ 表示两点间的距离。$\boldsymbol{s}_{p^ip_e}$ 表示 $\boldsymbol{s}_{p^ip_{\text{rcm}}}$ 在手

术器械轴线上的投影矢量，其模值为 $\boldsymbol{s}_{p^i p_{\text{rcm}}}$ 和轴线的单位向量 ${}^{\text{B}}\hat{\boldsymbol{s}}^i$ 的内积的绝对值。${}^{\text{B}}\boldsymbol{p}_{\text{rcm}}$ 到轴线（${}^{\text{B}}\boldsymbol{p}^i$, ${}^{\text{B}}\hat{\boldsymbol{s}}^i$）的距离可以通过勾股定理得到。最终通过测量一系列 ${}^{\text{B}}\boldsymbol{T}_{\text{M}}^i$ 的值，采用最优化方法求解损失函数 F_{loss} 的最小值，从而得到 ${}^{\text{B}}\boldsymbol{p}_{\text{rcm}}$ 和手术器械轴线到 ${}^{\text{B}}\boldsymbol{p}_{\text{rcm}}$ 的平均距离。F_{loss} 的形式如下：

$$\begin{aligned} F_{\text{loss}} &= \frac{1}{N}\sum_{i=1}^{N}\left(\left\|\boldsymbol{s}_{p^i p_{\text{rcm}}}\right\|^2 - \left\langle \boldsymbol{s}_{p^i p_{\text{e}}}, {}^{\text{B}}\hat{\boldsymbol{s}}^i \right\rangle^2\right) \\ &= \frac{1}{N}\sum_{i=1}^{N}\left(\left\| {}^{\text{B}}\boldsymbol{p}_{\text{rcm}} - {}^{\text{B}}\boldsymbol{p}^i\right\|^2 - \left\langle {}^{\text{B}}\boldsymbol{p}_{\text{rcm}} - {}^{\text{B}}\boldsymbol{p}^i, {}^{\text{B}}\hat{\boldsymbol{s}}^i \right\rangle^2\right) \end{aligned} \tag{6-73}$$

其中，<,> 为内积运算。将优化后 F_{loss} 的残差的平方根（均方根误差）作为衡量 RCM 运动精确度的指标。

2. 实验过程与结果

RCM 约束控制实验场景如图 6-13 所示，采用柱形长杆模拟手术器械安装在 KUKA LBR Med 机械臂末端。在透明亚克力箱体的侧面开一个直径为 10 mm 的圆孔模拟人体插入点。在手术器械上安装能被光学追踪设备追踪的靶标（Marker）。操作者与力反馈主手进行交互，生成 RCM 参数指令并由在线轨迹规划器插值后发给机械臂执行。为了合理评价 RCM 算法的控制精度，对不同控制速度下 RCM 的精确度进行了测量，分为正常速度组（简称正常组）和较快速度组（简称快速组）。正常组中操作人员操作力反馈主手以类似于临床手术中手动操作电切镜的速度移动，而快速组中操作人员控制机械臂以较大角度进行定点转动，每组采集 8 次速度相近的运动，动作范围尽可能覆盖模拟手术区域，每次运动的持续时间约为 60 s。

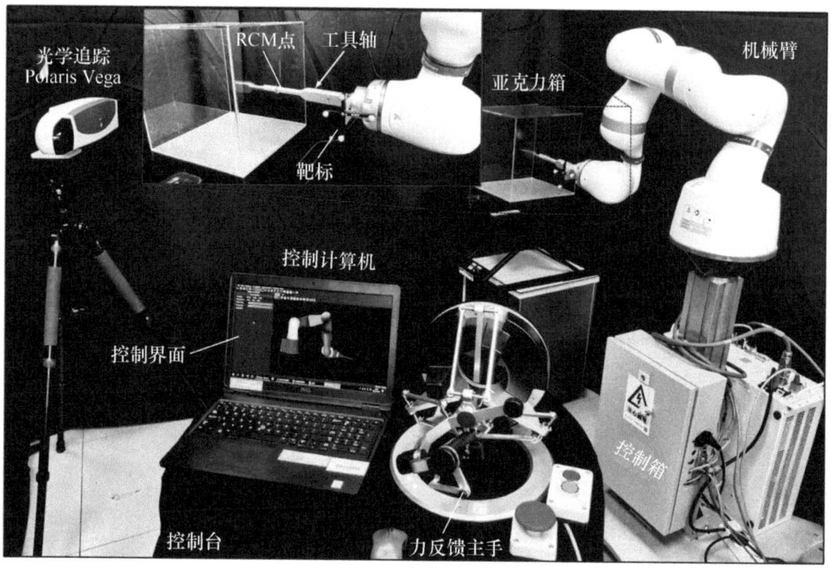

图6-13　RCM约束控制实验场景

图 6-14（a）所示为正常组一次运动中手术器械轴线和 RCM 点在光学追踪设备空间下的可视化结果，可以看出该运动符合 RCM 约束。图 6-14（b）所示为该次运动中由在线轨迹规划器生成的 α_k、β_k、γ_k、d_k 指令，以及运动过程中机械臂关节角的变化情况。表 6-1 所示为正常组和快速组的 RCM 精确度评价结果，正常组手术器械的平均转速为 0.2 ～ 0.3 rad/s，快速组的平均转速为 0.4 ～ 0.5 rad/s。正常组和快速组的平均 RCM 精确度都小于 1 mm。

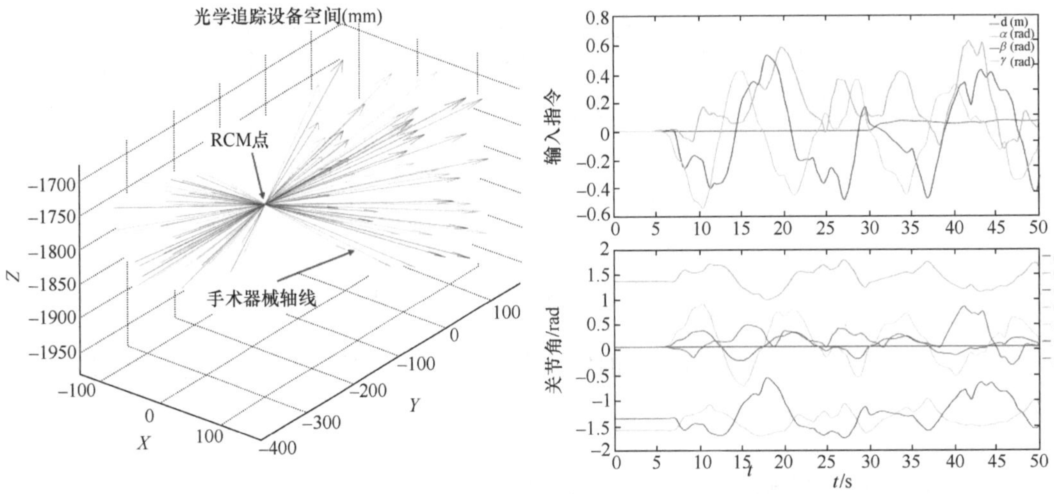

（a）光学追踪设备捕获的手术器械轴线和RCM点的可视化结果

（b）输入指令和机械臂7个关节角的位置曲线

图6-14　RCM精确度评价

表6-1　RCM精确度评价结果

组类	测量内容	组号							
		1	2	3	4	5	6	7	8
正常组	平均角速度/（rad • s^{-1}）	0.22	0.24	0.20	0.21	0.22	0.26	0.23	0.22
	最大角速度/（rad • s^{-1}）	0.44	0.57	0.57	0.47	0.42	0.58	0.52	0.43
	精确度/mm	0.44	0.60	0.48	0.42	0.51	0.24	0.49	0.52
	平均精确度/mm	0.46							
快速组	平均角速度/（rad • s^{-1}）	0.46	0.44	0.41	0.43	0.48	0.48	0.46	0.49
	最大角速度/（rad • s^{-1}）	1.19	1.12	1.06	1.13	1.23	0.94	1.07	1.02
	精确度/mm	0.69	1.07	0.89	0.88	0.95	0.79	0.71	0.68
	平均精确度/mm	0.83							

6.6 控制仿真

仿真对象为一个七自由度S-R-S关节型串联手术机械臂KUKA LBR Med，它的结构简图和M-DH参数表如图6-15所示。

7个关节从基座到法兰方向依次编号为1～7，每个关节的传递函数模型由图6-2给出，具体的关节仿真参数如下。

$$
\begin{cases}
J_{1\sim7}=[8,5,4,3,2,1,1] \\
B_{1\sim7}=[2,2,2,2,2,2,2] \\
D_{1\sim7}=[70,60,50,40,30,20,10] \\
r_{1\sim7}=200
\end{cases}
\tag{6-74}
$$

初始时，机械臂处于零位静止状态，仿真时间为10 s。

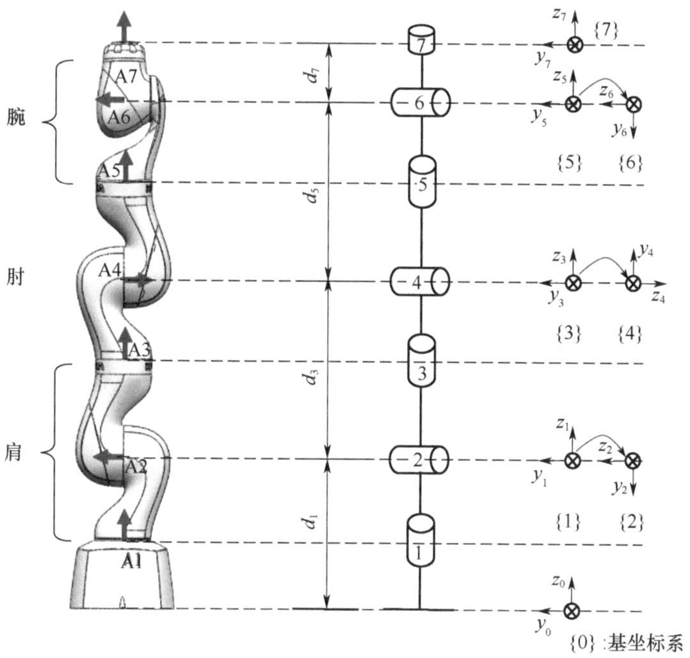

（a）KUKALBRMed七自由度机械臂结构简图（关节零位）

i	α_{i-1}/rad	a_{i-1}	d_i/mm	θ_i
1	0	0	340	θ_1
2	$-\frac{\pi}{2}$	0	0	θ_2
3	$\frac{\pi}{2}$	0	400	θ_3
4	$\frac{\pi}{2}$	0	0	θ_4
5	$-\frac{\pi}{2}$	0	400	θ_5
6	$-\frac{\pi}{2}$	0	0	θ_6
7	$\frac{\pi}{2}$	0	126	θ_7

（b）M-DH参数表

图6-15 仿真对象KUKA LBR Med手术机械臂

6.6.1 关节速度控制仿真

控制律（6-32）中的参数如下。

$$\begin{cases} K_{\mathrm{p}}^{1\sim7} = [100,100,100,100,100,100,100] \\ K_{\mathrm{i}}^{1\sim7} = [50,50,50,50,100,100,100] \end{cases} \tag{6-75}$$

7 个关节的速度控制仿真结果如下。

1. 速度点位控制

设期望速度 $\dot{\boldsymbol{q}}_{\mathrm{d}} = [1,2,3,4,5,6,7]^{\mathrm{T}}$ rad/s，速度点位控制仿真结果如图 6-16 所示。

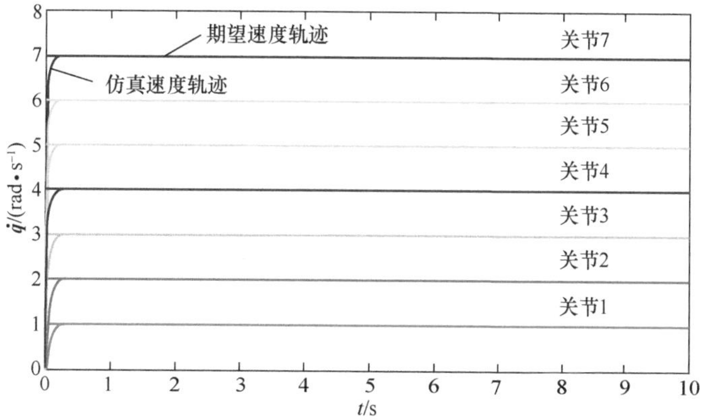

图6-16 速度点位控制仿真结果

2. 恒加速度跟随

设期望速度 $\dot{\boldsymbol{q}}_{\mathrm{d}}(t)=0.1t\cdot[1,2,3,4,5,6,7]^{\mathrm{T}}$ rad/s，恒加速跟随仿真结果如图 6-17 所示。

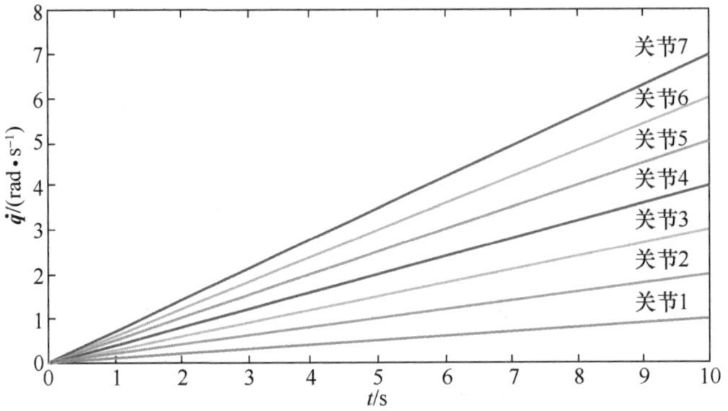

图6-17　恒加速跟随仿真结果（期望速度轨迹和仿真速度轨迹重合）

3. 速度正弦曲线跟随

设期望速度 $\dot{\boldsymbol{q}}_{\mathrm{d}}(t)=[1,2,3,4,5,6,7]^{\mathrm{T}}\mathrm{rad/s}+0.5\sin(t)$ rad/s，速度正弦曲线跟随仿真结果如图 6-18 所示。

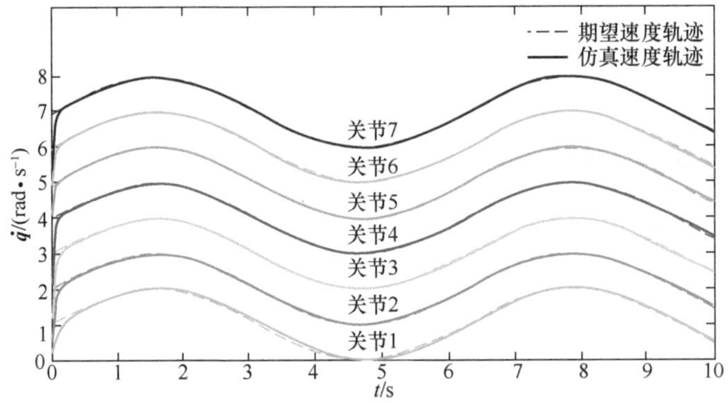

图6-18　速度正弦曲线跟随仿真结果

从上述仿真结果可以看出，控制律（6-32）可以很好地跟踪速度指令。6.6 节后续所有的仿真实验，均以图 6-2 所示的关节电机模型为底层控制对象，以控制律（6-32）作为内环（速度环），内环参数由式（6-75）给出，并在所有仿真实验中保持不变。

6.6.2　关节空间轨迹控制仿真

采用控制律（6-37）作为外环（位置环），且式（6-37）中的参数如下。

$$\begin{cases}K_{\mathrm{p}}^{1\sim7}=5\\K_{\mathrm{i}}^{1\sim7}=0\end{cases}\tag{6-76}$$

7 个关节的轨迹控制仿真结果如下。

1. 位置点位控制

设期望轨迹 $\boldsymbol{q}_{\mathrm{d}}(t)=[10,20,30,40,50,60,70]^{\mathrm{T}}/180\cdot\pi\,\mathrm{rad}$，$\dot{\boldsymbol{q}}_{\mathrm{d}}(t)=\boldsymbol{0}$，位置点位控制仿真结果如图 6-19 所示。

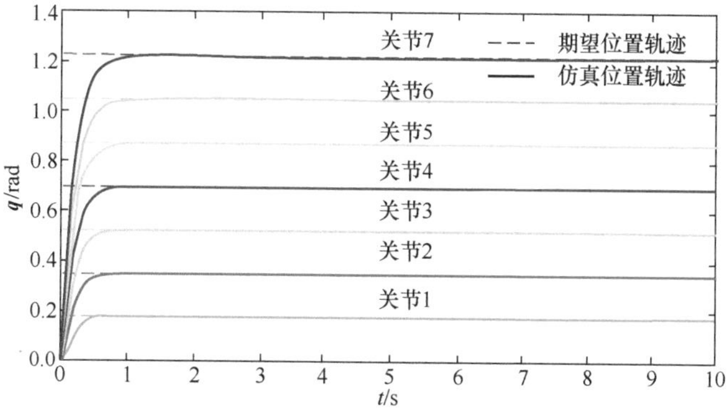

图6-19 位置点位控制仿真结果

2. 恒速度轨迹跟随

设期望轨迹 $\boldsymbol{q}_{\mathrm{d}}(t)=0.1t\cdot[10,20,30,40,50,60,70]^{\mathrm{T}}/180\cdot\pi\ \mathrm{rad}$， $\dot{\boldsymbol{q}}_{\mathrm{d}}(t)=[1,2,3,4,5,6,7]^{\mathrm{T}}(180\cdot\pi)$ ，恒速度轨迹跟随仿真结果如图 6-20 所示。

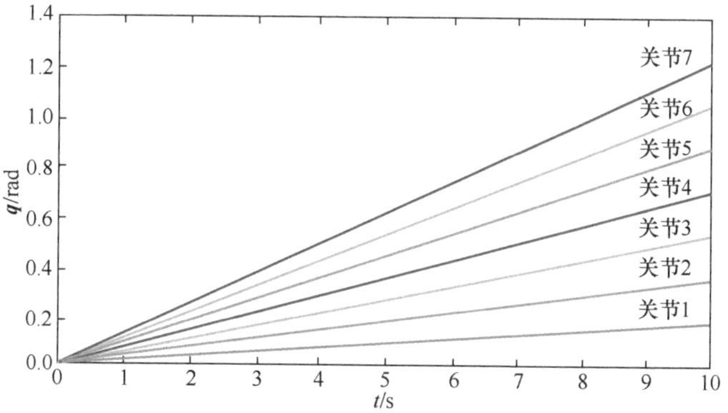

图6-20 恒速度轨迹跟随仿真结果（期望轨迹和仿真轨迹重合）

3. 位置正弦曲线跟随

设期望轨迹 $\boldsymbol{q}_{\mathrm{d}}(t)=[10,20,30,40,50,60,70]^{\mathrm{T}}/180\cdot\pi\ \mathrm{rad}+\sin(t)\pi/18\ \mathrm{rad}$， $\dot{\boldsymbol{q}}_{\mathrm{d}}(t)=\cos(t)\pi/18\cdot[1,1,1,1,1,1,1]^{\mathrm{T}}\ \mathrm{rad/s}$，位置正弦曲线跟随仿真结果如图 6-21 所示。

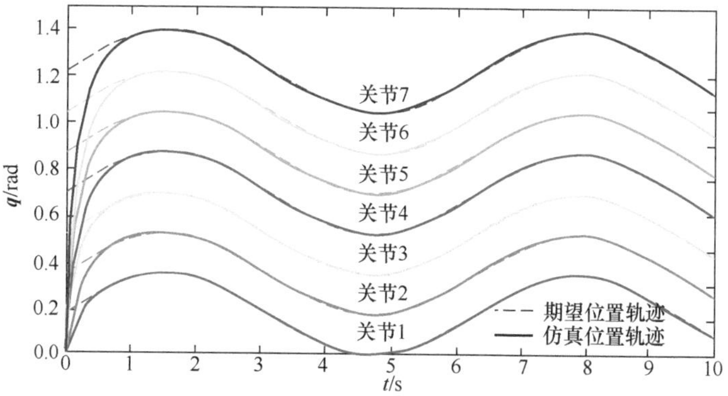

图6-21 位置正弦曲线跟随仿真结果

仿真结果表明，控制律（6-37）能很好地跟踪关节期望轨迹，在期望速度前馈下，稳态误差趋近于零。

6.6.3 任务空间轨迹控制仿真

机械臂的任务空间通常是指机械臂基坐标系所在的笛卡儿空间。采用控制律（6-55）控制机械臂进行末端轨迹跟踪，式（6-55）中的参数选择为：$\boldsymbol{K}_{\mathrm{p}}=5\boldsymbol{I},\boldsymbol{K}_{\mathrm{i}}=\boldsymbol{0}$。

1. 直线轨迹

设机械臂初始位置和终止位置的姿态如图 6-22 所示，对应的齐次变换矩阵分别为

$$\boldsymbol{T}_{\mathrm{s}}=\begin{bmatrix}0.0349 & 0 & 0.9994 & 0.5886\\ 0 & 1 & 0 & 0\\ -0.9994 & 0 & 0.0349 & 0.0553\\ 0 & 0 & 0 & 1\end{bmatrix},\boldsymbol{T}_{\mathrm{e}}=\begin{bmatrix}-0.2627 & 0.3693 & 0.8914 & 0.4886\\ 0.1898 & 0.9256 & -0.3276 & 0.4000\\ -0.9460 & 0.0831 & -0.3132 & 0.5553\\ 0 & 0 & 0 & 1\end{bmatrix} \quad (6\text{-}77)$$

根据式（6-46）和式（6-49）规划一条任务空间从起点 $\boldsymbol{T}_{\mathrm{s}}$ 到终点 $\boldsymbol{T}_{\mathrm{e}}$ 的直线轨迹。

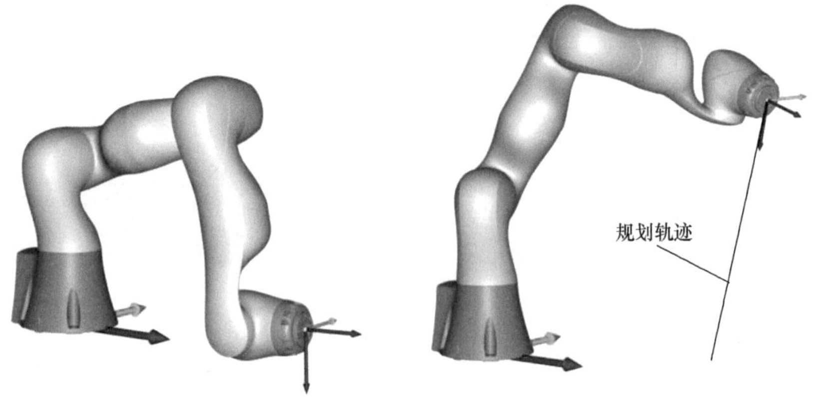

（a）机械臂初始位置的姿态　　（b）机械臂终止位置的姿态

图6-22　机械臂初始位置和终止位置的姿态

任务空间直线轨迹仿真结果如图 6-23 所示，其中图 6-23（a）所示为机器人末端位置轨迹和期望轨迹的对比，可以看出两者基本重合；图 6-23（b）所示为机器人末端姿态轨迹（用旋转向量 $\boldsymbol{rv}$ 表示）和期望轨迹的对比，两者也基本重合。图 6-24 所示为机械臂末端在任务空间仿真路径和期望路径的对比，也基本重合。

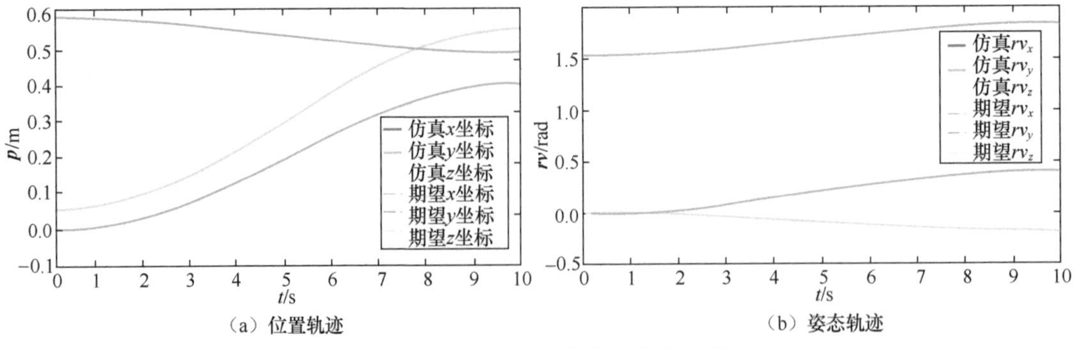

（a）位置轨迹　　（b）姿态轨迹

图6-23　任务空间直线轨迹仿真结果

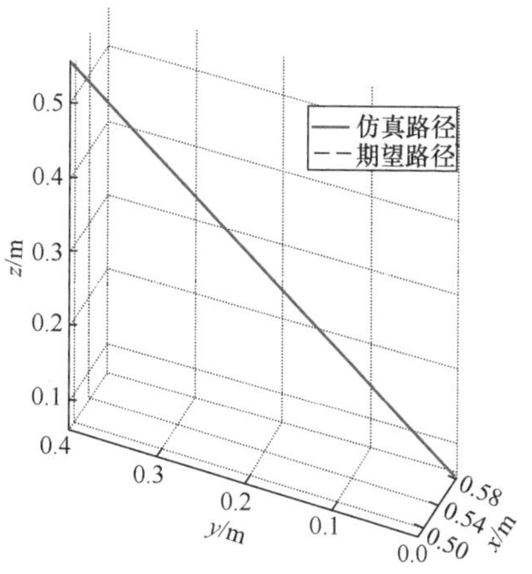

图6-24 机械臂末端在任务空间的运动路径

2. 正弦轨迹

设机械臂处于图 6-22(a)所示的初始位置 $\boldsymbol{T}_{\mathrm{s}}=(\boldsymbol{R}_{\mathrm{s}},\boldsymbol{p}_{\mathrm{s}})$，规划机械臂末端沿着初始位置末端坐标系的 xy 平面做正弦运动，即期望运动为

$$
\begin{aligned}
\boldsymbol{R}_{\mathrm{d}} &= \boldsymbol{R}_{\mathrm{s}} \\
\boldsymbol{p}_{\mathrm{d}} &= \boldsymbol{p}_{\mathrm{s}}+\boldsymbol{R}_{\mathrm{s}}\left[0.1\sin(3t),0.04t,0\right]^{\mathrm{T}} \\
\boldsymbol{\omega}_{\mathrm{d}} &= \boldsymbol{0},\boldsymbol{v}_{\mathrm{d}}=\boldsymbol{R}_{\mathrm{s}}\left[0.3\cos(3t),0.04,0\right]^{\mathrm{T}}
\end{aligned}
\tag{6-78}
$$

任务空间正弦轨迹仿真结果如图 6-25 所示。由于规划的轨迹速度不是恒速度，因此出现了跟踪误差。增大比例系数 K_{p} 可以减小稳态误差，但在实际应用时应注意物理限制和噪声放大。

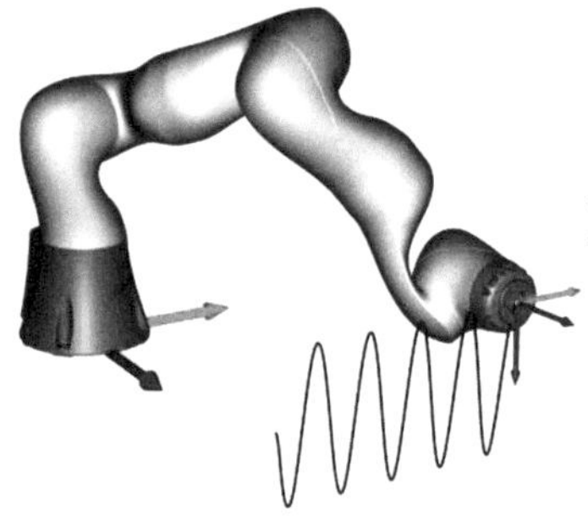

(a) 正弦运动仿真结果

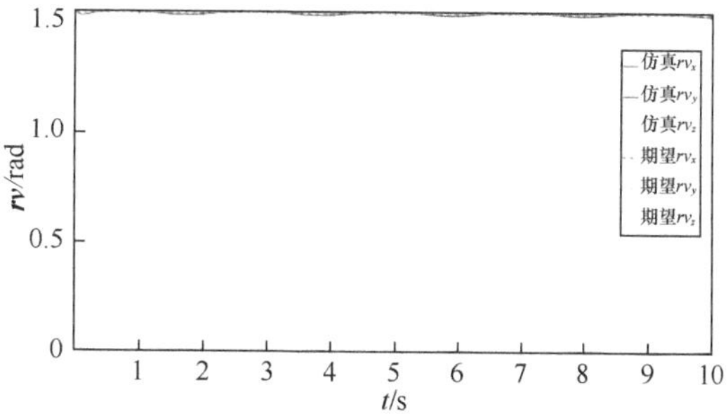

(b) 姿态轨迹

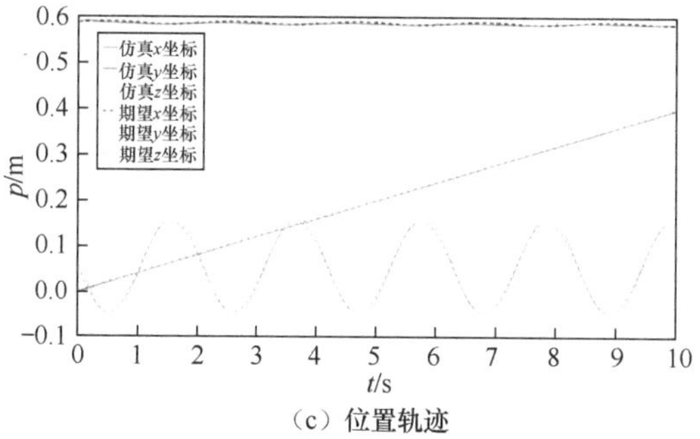

(c) 位置轨迹

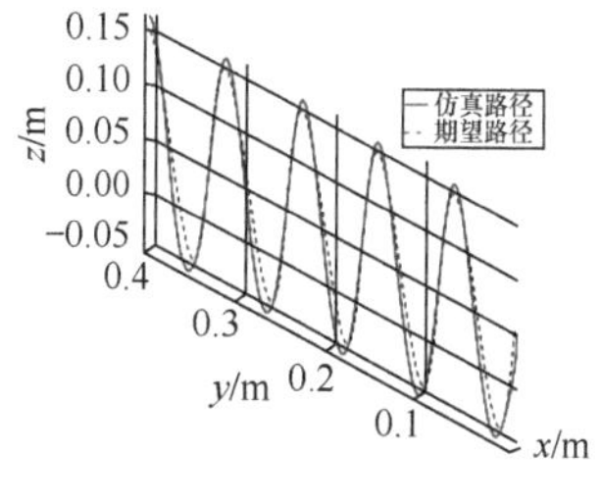

(d) 运动路径

图6-25 任务空间正弦轨迹仿真结果

为了突出控制律（6-55）中前馈项（期望速度）的作用，可以令前馈项为零，位置轨迹仿真结果如图 6-26 所示。可见前馈项提供了轨迹的变化信息，能够改善轨迹跟踪的滞后。

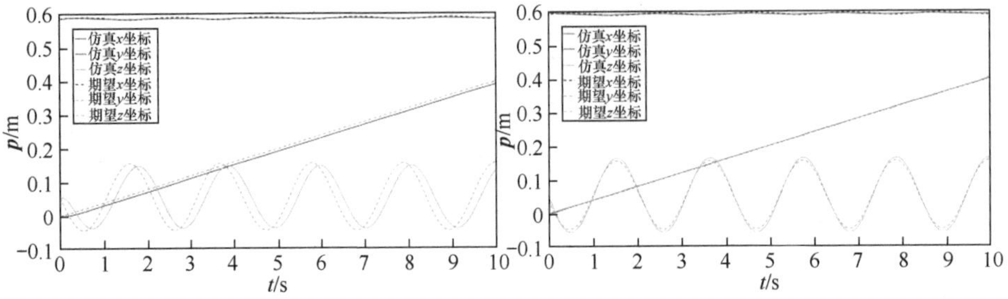

（a）无期望速度前馈　（b）有期望速度前馈

图6-26　有无速度前馈的位置轨迹仿真效果对比

3. 空间圆轨迹

设机械臂处于图 6-22（a）所示的初始位置 $\boldsymbol{T}_{\mathrm{s}}=(\boldsymbol{R}_{\mathrm{s}},\boldsymbol{p}_{\mathrm{s}})$，规划机械臂末端沿着初始位置末端坐标系的 xy 平面做圆周运动，同时沿着 $-z$ 轴方向平移，即期望运动为

$$\begin{cases}\boldsymbol{R}_{\mathrm{d}}=\boldsymbol{R}_{\mathrm{s}}\\ \boldsymbol{p}_{\mathrm{d}}=\boldsymbol{p}_{\mathrm{s}}+\boldsymbol{R}_{\mathrm{s}}\left[0.1\sin(2t),0.1\cos(2t)-0.1,-0.01t\right]^{\mathrm{T}}\\ \boldsymbol{\omega}_{\mathrm{d}}=\boldsymbol{0},\boldsymbol{v}_{\mathrm{d}}=\boldsymbol{R}_{\mathrm{s}}\left[0.2\cos(2t),-0.2\sin(2t),-0.01\right]^{\mathrm{T}}\end{cases}\tag{6-79}$$

空间圆轨迹仿真结果如图 6-27 所示。

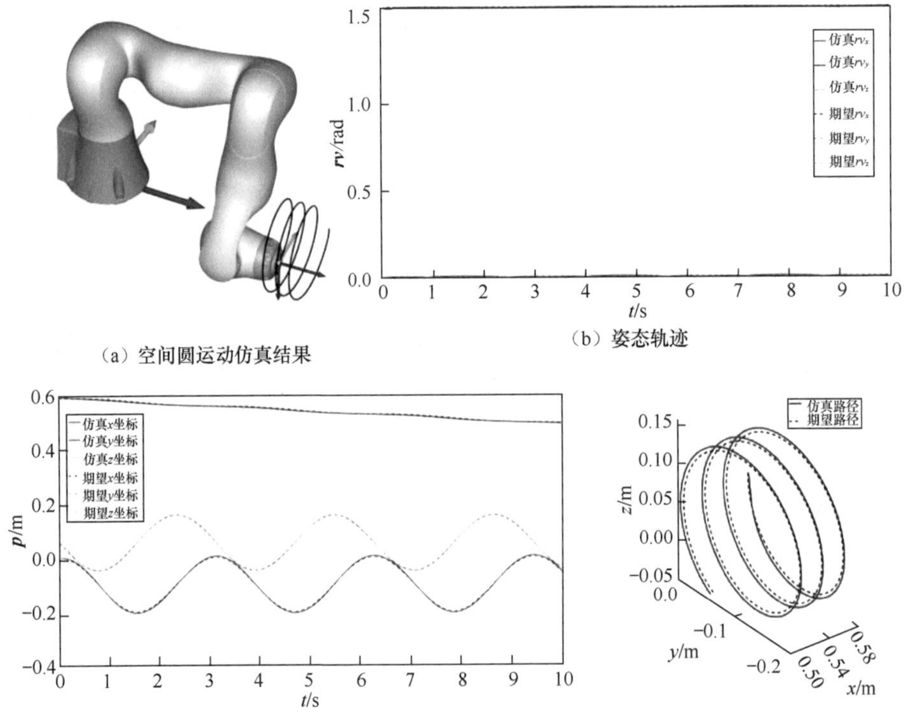

（a）空间圆运动仿真结果　（b）姿态轨迹

（c）位置轨迹　（d）运动路径

图6-27　空间圆轨迹仿真结果

在手术机器人系统中，多数场景需要实时控制手术机械臂末端的轨迹用于完成手术操作。期望的轨迹可能来自主端控制台医生的动作输入（主从操作型），或医生与机器人的直接交互（人机协同型）；也可能来自图像导航系统（导航定位型），或人工智能系统的输出（自主型）。从控制的层面，就是给定指令轨迹 $\boldsymbol{T}_{\mathrm{d}}(t)$，控制手术机械臂跟随这个轨迹。然而 $\boldsymbol{T}_{\mathrm{d}}(t)$ 不一定连续或者有解析的形式，此时可以在控制律中令前馈期望速度为零，或者通过数值差分方法估计期望速度。

6.6.4 手术器械RCM约束解耦控制仿真

手术机械臂的初始位置如图 6-8 所示，初始关节角 $\boldsymbol{q}_{\mathrm{s}}=[0,40,0,-80,-10,45,0]^{\mathrm{T}}\cdot\pi/180$。机械臂末端安装了一个长轴状的手术器械用于模仿腹腔镜，其轴向与末端坐标系 z 轴方向重合。设 $\boldsymbol{p}_1$ 点和 $\boldsymbol{p}_2$ 点在末端坐标系下的坐标分别为 $[0,0,0]^{\mathrm{T}}$ 和 $[0,0,0.3]^{\mathrm{T}}$，不动点 $\boldsymbol{p}_{\mathrm{rcm}}$ 位于初始位置 $\boldsymbol{p}_1$ 和 $\boldsymbol{p}_2$ 的中点。采用控制律（6-61）进行手术器械末端 $\boldsymbol{p}_2$ 点的轨迹跟踪，取 $\boldsymbol{K}_{\mathrm{p}}^{2}=\boldsymbol{K}_{\mathrm{p}}^{\mathrm{tr}}=20\boldsymbol{I}$，$\boldsymbol{w}=\boldsymbol{0}$。为了模拟腹腔镜下器械端点的轨迹控制，设以下期望轨迹均基于初始位置的末端坐标系进行描述，在控制时通过初始位姿矩阵转换到基坐标系下。

1. 直线轨迹

设手术器械末端的期望轨迹为

$$\boldsymbol{p}_2^{\mathrm{d}}(t)=[0,0.02t,0.3]^{\mathrm{T}} \tag{6-80}$$

RCM 约束下手术器械末端直线轨迹仿真结果如图 6-28 所示，可以看出 RCM 不动点到手术器械轴线的稳态距离（误差）收敛到零。

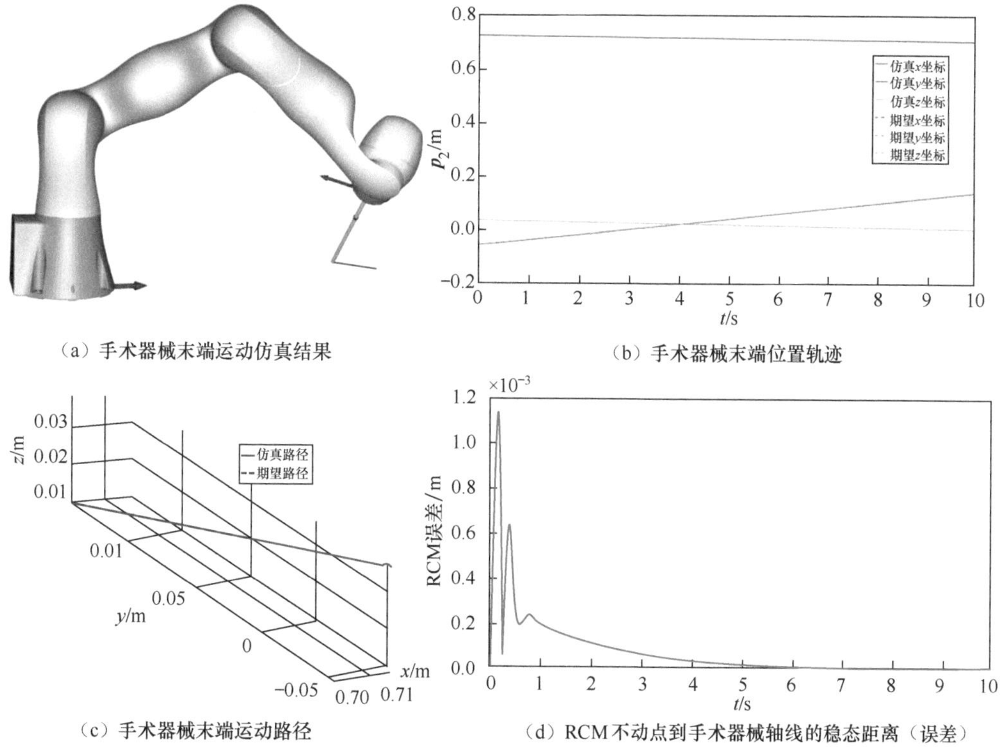

（a）手术器械末端运动仿真结果

（b）手术器械末端位置轨迹

（c）手术器械末端运动路径

（d）RCM 不动点到手术器械轴线的稳态距离（误差）

图6-28 RCM约束下手术器械末端直线轨迹仿真结果

2. 正弦轨迹

设手术器械末端的期望轨迹为

$$\boldsymbol{p}_2^{\mathrm{d}}(t)=[0.02\sin(2t),0.02t,0.3]^{\mathrm{T}} \tag{6-81}$$

RCM约束下手术器械末端正弦轨迹仿真结果如图6-29所示，可以看出RCM不动点到手术器械轴线的稳态距离（误差）小于0.2 mm。

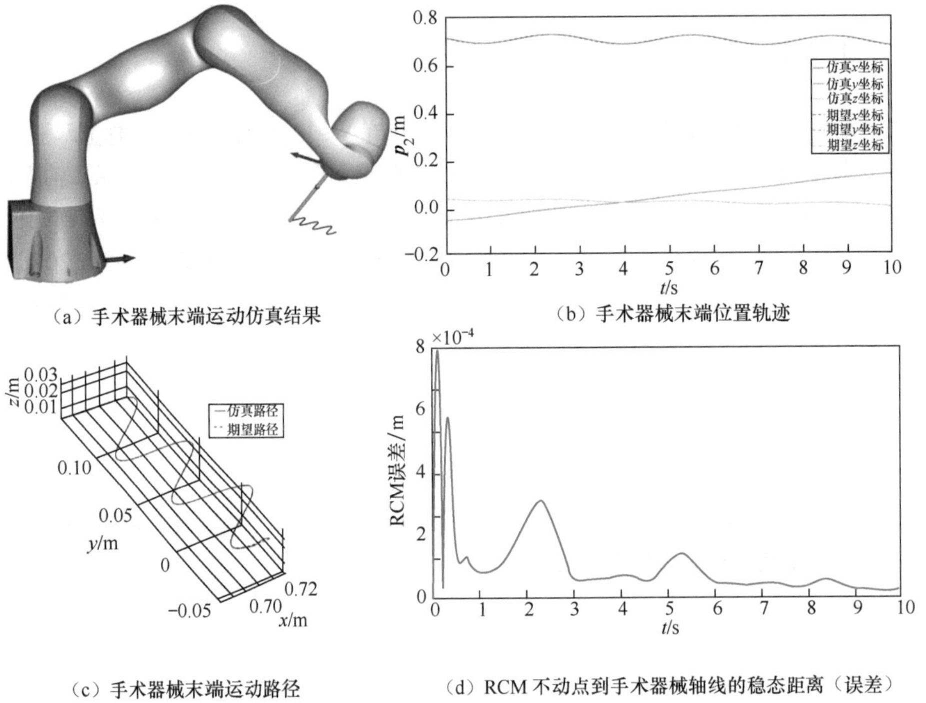

（a）手术器械末端运动仿真结果　（b）手术器械末端位置轨迹

（c）手术器械末端运动路径　（d）RCM不动点到手术器械轴线的稳态距离（误差）

图6-29　RCM约束下手术器械末端正弦轨迹仿真结果

3. 圆轨迹

设手术器械末端的期望轨迹为

$$\boldsymbol{p}_2^{\mathrm{d}}(t)=[0.03\cos(t)-0.03,0.03\sin(t),0.3]^{\mathrm{T}} \tag{6-82}$$

RCM约束下手术器械末端圆轨迹仿真结果如图6-30所示，可以看出RCM不动点到手术器械轴线的稳态距离（误差）在1 mm以内。

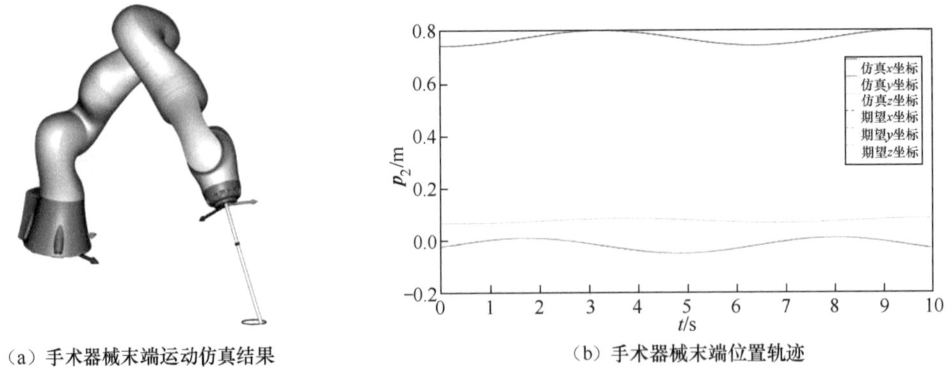

（a）手术器械末端运动仿真结果　（b）手术器械末端位置轨迹

图6-30　RCM约束下手术器械末端圆轨迹仿真结果

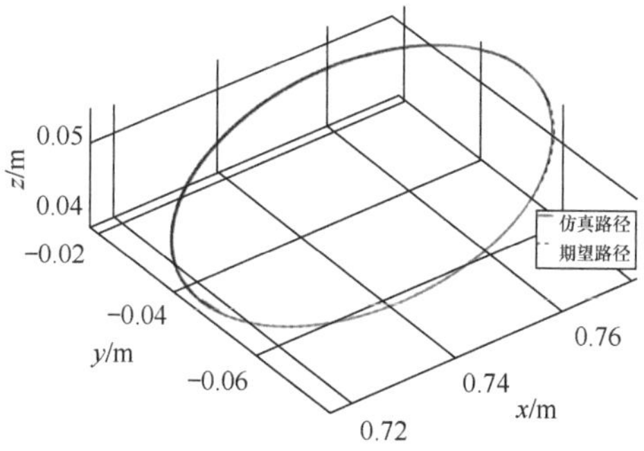

（c）手术器械末端运动路径

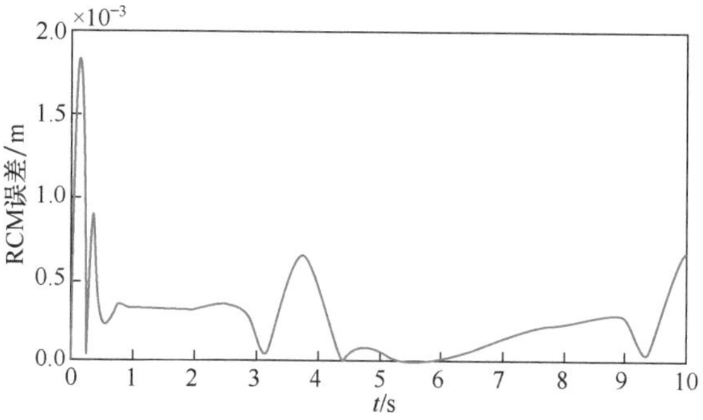

（d）RCM不动点到手术器械轴线的稳态距离(误差)

图6-30 RCM约束下手术器械末端圆轨迹仿真结果（续）

6.6.5 基于旋量的RCM约束轨迹生成仿真

手术机械臂的初始位置如图 6-8 所示，初始关节角 $\boldsymbol{q}_{\mathrm{s}}=[0,75,0,-94,0,-81,0]^{\mathrm{T}}\cdot\pi/180$。不动点 $\boldsymbol{p}_{\mathrm{rcm}}$ 位于初始位置末端坐标系 z 轴上，距离 xy 平面 0.15 m。采用式（6-64）生成满足 RCM 约束的手术机械臂末端轨迹 $\boldsymbol{T}_{\mathrm{d}}(t)$，其中：

$$\begin{bmatrix}\alpha(t)\\\beta(t)\\\gamma(t)\\d(t)\end{bmatrix}=\begin{bmatrix}\pi/6\\\pi/6\\\pi/6\\0.05\end{bmatrix}s(t) \tag{6-83}$$

$s(t)\in[0,1]$ 是梯形速度曲线。使用控制律（6-55）（无期望速度前馈，控制参数同 6.6.3 节）控制机械臂末端跟踪 $\boldsymbol{T}_{\mathrm{d}}(t)$，仿真结果如图 6-31 所示。RCM 最大误差小于 0.7 mm，瞬态过后迅速稳定在 0.1 mm 以内。

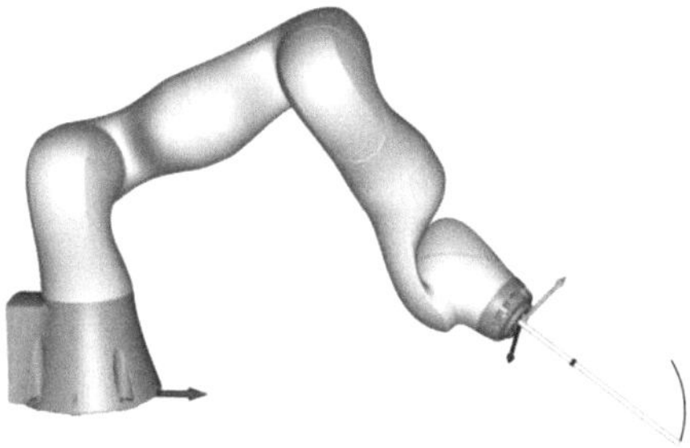

（a）手术器械末端运动仿真结果

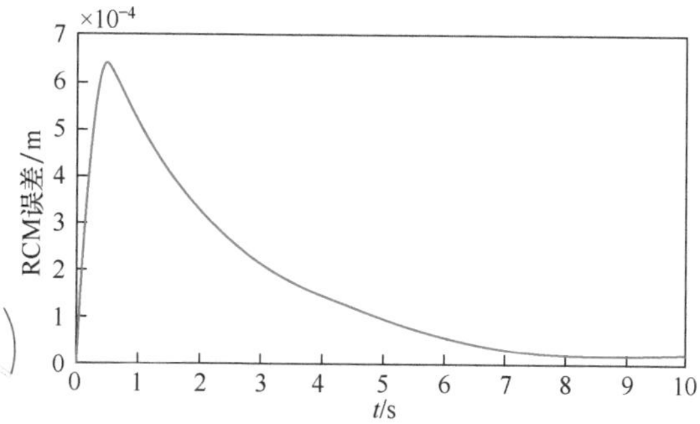

（b）RCM不动点到手术器械轴线的稳态距离(误差)

图6-31 RCM约束轨迹生成仿真结果

6.7 基于 EtherCAT 的手术机械臂多轴控制

本章介绍的线性控制方法，要求速度指令输入能同步地得到执行。实际的手术机械臂的控制系统都是运行在控制器（如工控机）上的离散数字控制系统。如图 6-32 所示，在每个控制周期内给机械臂各个电机的驱动器同步发送计算好的速度指令或者位置指令。手术机械臂各个关节的同步控制对通信稳定性、快速响应和延迟抖动有很高要求。为了满足这些要求，本节将介绍 EtherCAT 通信协议，并给出基于开源 EtherCAT 主站的手术机械臂控制系统实现方法。

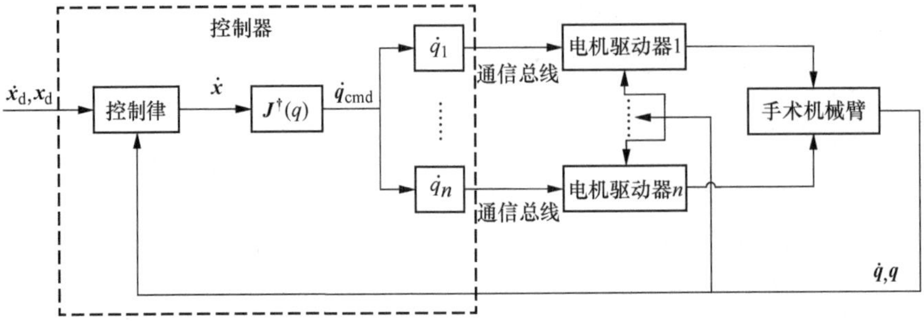

图6-32　手术机械臂线性控制系统的物理实现

6.7.1　EtherCAT通信协议

EtherCAT 是德国倍福公司于 2003 年提出的实时工业以太网技术，并于 2007 年成为国际标准。EtherCAT 是基于以太网标准的可实现实时控制的开放式网络，扩展了 IEEE 802.3 以太网标准，满足了运动控制对数据传输的同步实时要求，具有非常短的循环周期和高同步性能。

EtherCAT 协议结构可分为物理层、数据链路层和应用层，如图 6-33 所示。其中物理层协议符合以太网物理层规范，即 EtherCAT 通信的物理层可以使用任何计算机的网口和普通网线。数据链路层协议规定了 EtherCAT 媒体访问控制模型、数据帧结构、帧处理原则、错误检测、分布式时钟、用户内存区读写以及数据链路层状态机等协议规范，从而确保相邻节点之间数据的可靠传输。应用层协议直接为控制程序提供服务，定义了控制程序和网络交互的接口，支持多种现场总线应用层规范。

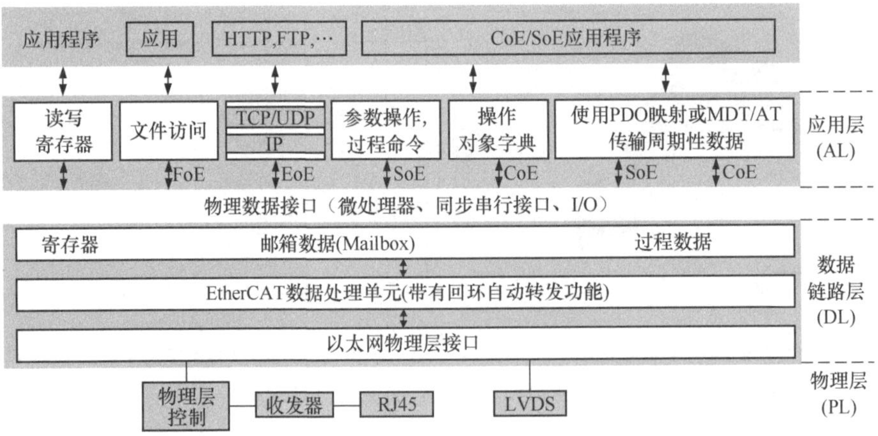

图6-33　EtherCAT协议结构

EtherCAT 数据链路层协议规定媒体访问控制采用主从站结构，如图 6-34 所示。从以太网的角度讲，串联的从站构成一个 EtherCAT 网段。一个 EtherCAT 网段是一个单个的以太网设备，数据帧使用标准的以太网帧，遵循 IEEE 802.3 标准，以太网帧头的帧类型部分采用保留字 0x88A4。EtherCAT 的数据报文是由 2 B 的数据报头和 44 ～ 1498 B 的数据报文组成，数据报文可以包含多个子报文，每个子报文映射到一个从站设备的存储空间。

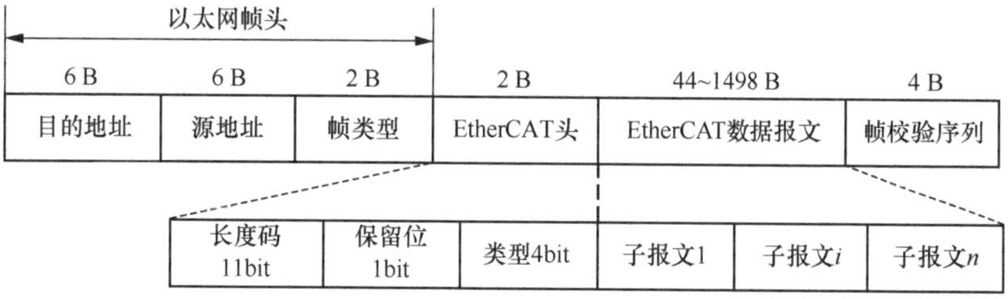

（a）EtherCAT数据帧结构

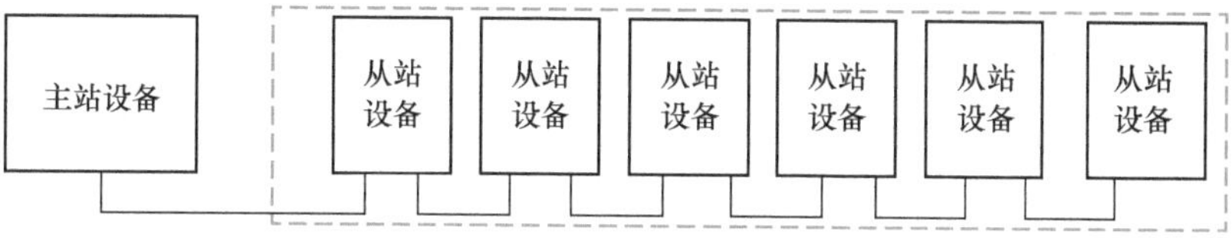

（b）主从站结构

图6-34　EtherCAT数据帧结构与主从站结构

每次通信只能由主站设备发起，主站发送以太网帧到从站，该报文称为下行报文。从站按照数据报文的映射提取、插入数据，并把以太网帧传给下一个从站。网段内最后一个从站沿设备反向发送已完全处理的以太网帧，并通过第一个从站把响应帧发送回主站。这种从最后一个从站到主站的报文称为上行报文。借助以太网协议的全双工原理，双向通信是独立进行的，因此上行报文在各个从站设备中不经处理直接转发。此外，数据链路层数据由从站控制器硬件处理，在 EtherCAT 通信周期内从站的微处理器不参加 EtherCAT 以太网包的处理。

从站构成的 EtherCAT 网段相当于一个单一以太网设备，与主站直接连接，不需要交换机，以太网帧中的目的地址使用广播地址。EtherCAT 网段也可以连接到标准的以太网交换机上，如图 6-35 所示，称为开放式连接。此时 EtherCAT 网段中的第一个从站设备需要一个 MAC 地址，以太网帧中的目的地址是该 MAC 地址，如图 6-34(a）所示。在通信时，主站发出的报文首先根据以太网帧头中的 MAC 地址寻址所在的 EtherCAT 网段。寻址到网段中第一个从站后，网段内其他从站根据以太网帧中 EtherCAT 数据报文的子报文中的地址区寻址。同一网段内支持设备寻址和逻辑寻址。开放模式的连接也支持 UDP/IP。由于 EtherCAT 网段第一个从站会对 UDP 帧解包，因此 EtherCAT 网络本身响应时间几乎不受影响。

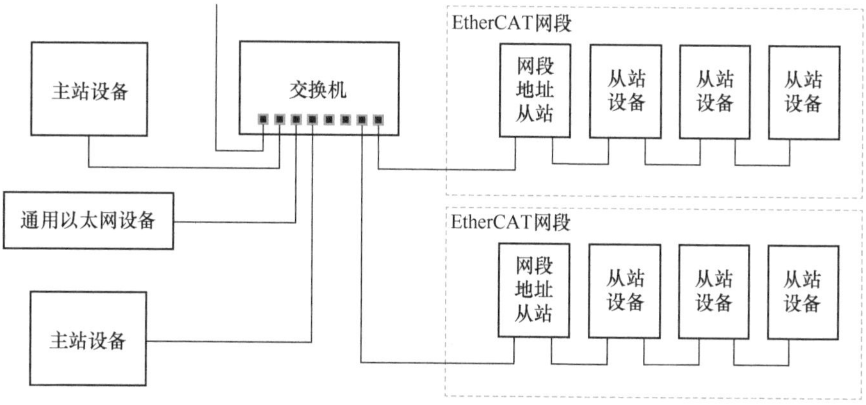

图6-35　EtherCAT网段的开放式连接

EtherCAT 的通信方式分为周期性过程数据通信和非周期性邮箱数据通信，分别对应于自动化控制系统中的两种数据：时间关键型数据（time-critical data）和非时间关键型数据（non-time-critical data）。时间关键表示特定的数据传输需要在确定的时间窗口内完成，如果不能在特定的时间窗口内完成通信，则可能引起控制失效。由于这种类型的数据经常需要随控制周期发送，因此该通信方式称为周期性过程数据通信。非时间关键型数据可以非周期性发送，在 EtherCAT 中采用非周期性邮箱数据通信。EtherCAT 的周期性过程数据通信采用逻辑寻址，主站可以用一个数据帧同时操作多个从站。主站有 2 种同步运行模式支持周期性发送过程数据帧，分别是主站本地定时器控制发送周期的周期性模式和主从站设备同步参考时钟的 DC 模式。在周期性模式下，主站周期仅由主站定时器控制，从站根据数据输入、输出事件触发数据处理的本地周期。这种模式使数据帧在从站停留的时间相对更长。DC 模式中，EtherCAT 网段的第一个支持分布式时钟（distributed clock, DC）的从站设备本地时钟是参考时钟，主站以及所有支持 DC 的从站的本地时钟同步于该参考时钟，并产生同步的中断进行过程数据处理，如图 6-36 所示。DC 模式由于使主从站的数据传输周期同步，因此优化了数据传输时间。

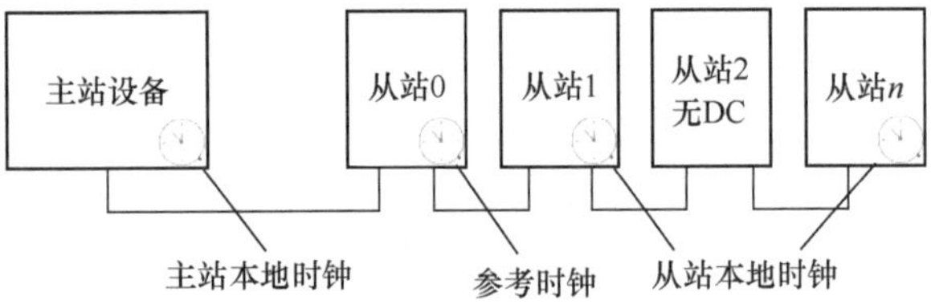

图6-36　EtherCAT分布式时钟

EtherCAT 的非周期性邮箱数据通信通常每次只针对一个从站，因此采用设备寻址。非周期性邮箱数据通信主要用在对实时性要求不高的传输场合，在参数交换、配置从站通信等操作时使用。EtherCAT 的应用层协议是对数据链路层的抽象，直接为控制程序提供服务，因此需要兼容多种现场总线应用层协议，如 CoE（CANopen over EtherCAT）、SoE（Servo Profile over EtherCAT）、EoE（EtherNet over EtherCAT）、FoE（File Access over EtherCAT）等。

6.7.2　IgH主站介绍

根据 EtherCAT 应用层协议，主站的主要任务是网络的初始化和所有设备状态机、过程数据通信的处理，并为主站和从站应用程序之间进行交换的数据提供循环访问，如图 6-37 所示。EtherCAT 的物理层是标准以太网物理层协议，主站不需要专用控制器芯片，实现主站功能只需要在计算机上运行主站协议软件。主站可以运行在普通计算机、工业计算机或嵌入式系统上。

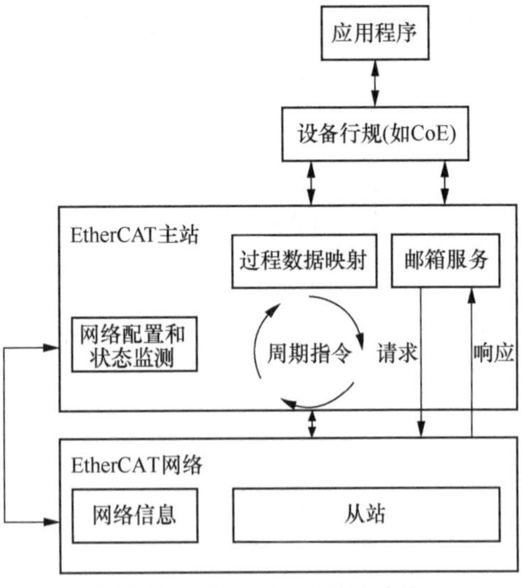

图6-37　EtherCAT主站功能

目前，免费的 EtherCAT 主站软件有 Beckhoff 公司的 TwinCAT，以及开源的 IgH EtherCAT Master（简称 IgH）和 SOEM。TwinCAT 软件基于 Windows 操作系统，具有图形化配置界面，配置和使用较为方便。安装 TwinCAT 的计算机会在 Windows 底层增加一个 TwinCAT 运行核，该运行核具有最高优先级的服务，从而实现 EtherCAT 的实时性要求。其功能相当于使原本的计算机增加了一个逻辑控制器“TwinCAT PLC”和一个运动控制器“TwinCAT NC”。但用户只能根据 TwinCAT NC 提供的有限功能进行运动控制。SOEM 主站软件功能简单，能运行在多种操作系统上，但是实时性受到操作系统本身限制，并且缺乏对 EtherCAT 协议的完整支持。相对而言，IgH 主站软件对 EtherCAT 协议支持完善，并且网络配置完全由用户完成，可以根据从站供应商开放的功能自由配置主站，并且提供方便开发调试的命令行工具。因此本节选择 IgH 主站软件搭建手术机械臂的多轴控制系统。

IgH 主站软件基于 Linux 2.6/3.x 的内核，它包含一个或多个 EtherCAT 主站、设备接口和应用接口，如图 6-38(a)所示。设备接口调用网卡驱动，实现底层通信。应用接口是主站与应用程序之间的通信接口。EtherCAT 应用程序通过调用 IgH 主站软件的 API 实现请求、使用或释放主站。

IgH 主站规定主站从开始运行到正式工作会经历孤立段、空闲段和运行段 3 个阶段，如图 6-38(b)所示。在 Linux 系统中，首先需要通过 IgH 提供的启动脚本启动 IgH 主站模块。此时主站状态进入孤立段，等待设备连接。当主站已接收所有必需的以太网设备，但未被任何应用程序请求时，主站进入空闲段。此时主站运行主站状态机，该状态机自动扫描总线寻找从站，可以使用 IgH 命令行工具访问总线。由于缺少总线配置，因此只能使用 EtherCAT 的邮箱数据通信，不能进行过程数据的交换。应用程序的初始化部分应当进行总线配置并请求主站模块，此时 IgH 主站从空闲段转换到运行段。此状态下应用程序可以通过请求主站模块实现 EtherCAT 的全部功能。

IgH 主站软件为用户程序提供了使用 EtherCAT 的各种 API，但周期性过程数据通信仍然需要主站提供准确的定时器功能。Linux 操作系统本身是分时系统，因此需要对其进行实时性改进，以提供 EtherCAT 同步通信需要的精确的主站时钟。本节采用 Xenomai 实时补丁对 Linux 进行实时化改造，并使用 IgH 主站协议栈构建实时 EtherCAT 主站，其结构如图 6-39 所示。

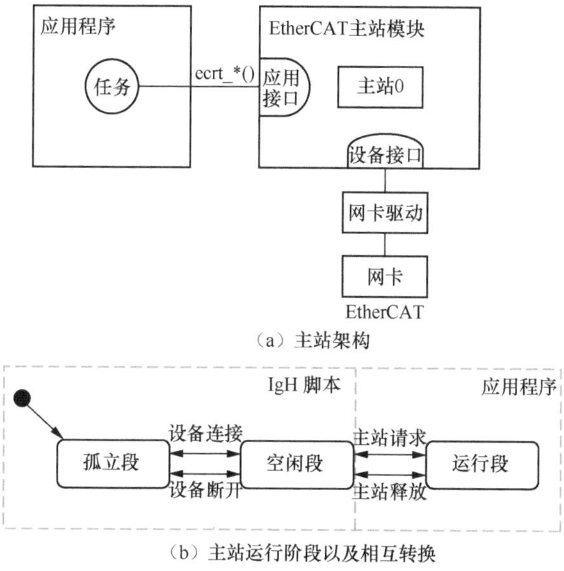

图6-38 IgH EtherCAT主站软件

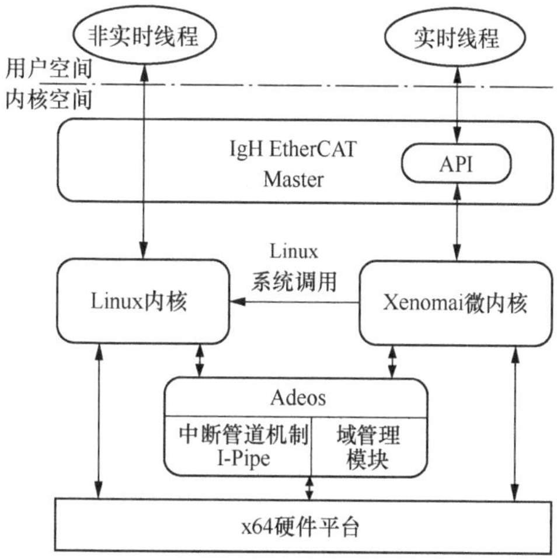

图6-39 实时EtherCAT主站结构

Linux-Xenomai 操作系统存在高优先级的 Xenomai 微内核和低优先级的 Linux 内核。Xenomai 内核运行实时线程，Linux 内核提供 Linux 的各种服务。这两个内核由 Adeos 管理，分别占据 Adeos 的一个域，各自有独立的地址空间和软件抽象层。Adeos 使用中断管道机制管理中断，并实现域的优先级控制。Xenomai 的域优先级高于 Linux，因此在时钟中断到来时，Adeos 优先调用 Xenomai 执行实时线程。只有 Xenomai 没有实时任务和中断需要处理时，Adeos

才会调度 Linux 运行。因此在 Xenomai 的实时线程中进行周期性通信可以保证主站系统的实时性。

6.7.3 CANopen协议

EtherCAT 在使用层面上主要依靠应用层协议完成具体的通信任务。CANopen 是一种广泛使用的工业控制现场总线应用层协议，它的 EtherCAT 版本被称为 CoE（CANopen over EtherCAT）协议。CANopen 协议其实是一系列子协议的集合，其中最基本的协议是 CiA301 协议。基于此协议，还有很多面向其他行业的子协议，例如本节将要用的伺服运动控制子协议 CiA402 协议。CANopen 的基本组成为通信接口和对象字典。通信接口主要包含 4 个部分：网络管理协议（network management）、服务数据对象（service data object, SDO）、过程数据对象（process data object, PDO）和特殊协议（同步协议、时间戳协议、紧急报文）。对象字典（object dictionary, OD）是一个有 16 位索引（index）的字典型数据结构，支持 CANopen 的设备必须支持对象字典，对象字典中定义了设备支持读写的数据等信息。对象字典中的条目可以通过 SDO 访问，SDO 对应的是 EtherCAT 数据链路层协议中的非周期性邮箱数据。对象字典中的条目也可以通过 PDO 读写。在 CANopen 中，PDO 被分成若干个单独的段，每个段最多 8 字节，映射 8 个对象字典中的数据，即主站程序可以周期性地通过每个 PDO 读写最多 8 个对象字典条目。PDO 又分为主站写从站的 RPDO 和主站读从站的 TPDO。主站程序分别通过 RPDO 周期性控制从站，通过 TPDO 周期性读取从站状态。

IgH 主站应用程序对总线配置的过程如图 6-40 所示。IgH 协议栈对 PDO 数据有一个封装，称为过程数据域（Domain），每个数据域中可以包含多个 PDO。应用程序经过如下过程完成对总线的配置：请求主站实例；创建一个过程数据域；获取从站配置信息；创建一个完整的 PDO 配置；配置 DC 时钟；在过程数据域中注册 PDO 条目；激活主站实例；获得过程数据域内存指针。

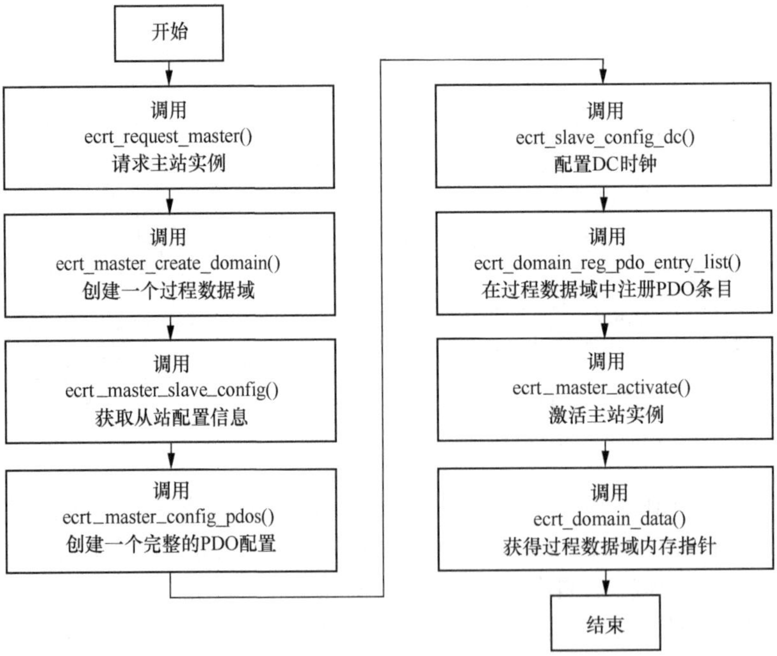

图6-40　IgH主站应用程序对总线配置的过程

以一个支持 CANopen CiA402 协议的电机驱动器为例，该驱动器可以作为 EtherCAT 从站。一个双电动机驱动器的 EtherCAT 控制网络结构如图 6-41 所示。控制器是一台配置好 IgH 主站的工控机，从站是电机驱动器。主从站之间使用网线连接，主从站运行于 DC 同步模式下，主站周期性地通过 PDO 发送电机控制指令。根据 CiA402 协议内容配置 PDO 条目如表 6-2 所示。其中 PDO 索引和 PDO 内容均为对象字典中的地址。对象字典中的索引 0x1607、0x1A07 分别代表一个可以自定义映射对象的 RPDO 和 TPDO，这两个索引有 8 个子索引，子索引中的内容是想要通过 PDO 周期性读写的数据对应的对象字典的索引。每个 PDO 最多支持 8 条数据的周期性传输。在 0x1607、0x1A07 地址的子索引中写入希望周期性传输的数据对应的对象字典索引，并使能这 2 个 PDO 即可周期性传输这些对象字典中的数据。例如，在 0x1607 地址的子索引中写入 0x607a，并使能 0x1607 地址代表的 PDO，就可以周期性写从站 0x607a 地址的数据，而该地址的数据代表电机目标位置，即可周期性控制电机目标位置。两个电机驱动器从站的 PDO 内容相同。主站通过 PDO 可以周期性调整从站的控制字、电机工作模式、电机目标位置、速度和力矩，也可以周期性读取从站的状态字、电机实际工作模式、电机实际位置、速度和力矩。

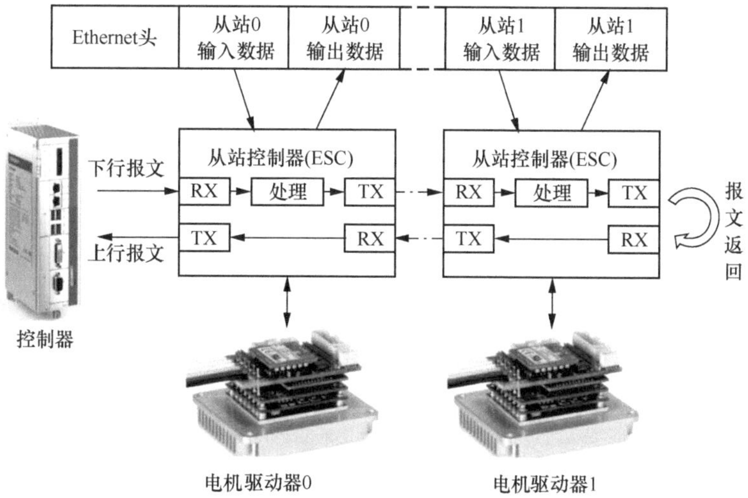

图6-41 一个双电机驱动器的EtherCAT控制网络结构

表6-2 配置PDO条目

PDO索引	PDO内容	长度/bit	功能
	0x607a	32	目标位置
	0x60FF	32	目标速度
0x1607	0x6071	16	日标力矩
	0x6040	16	控制字
	0x6060	8	电机目标工作模式
	0x6064	32	实际位置
	0x606C	32	实际速度
0x1A07	0x6077	16	实际力矩
	0x6041	16	状态字
	0x6061	8	电机实际工作模式

6.7.4 手术机械臂控制系统

本节以图 6-42 所示的六轴机械臂为例，搭建了基于 IgH 主站的控制系统并对其控制精度进行了测试。该机械臂由 6 个旋转关节组成，关节驱动器支持 EtherCAT 通信并遵循 CANopen 的 CiA301 和 CiA402 协议。6 个关节驱动器作为从站，连接到运行 IgH 主站软件的控制器上。设定 6 个从站驱动器的控制模式为周期性速度（CSV）模式或者周期性位置（CSP）模式，控制周期为 1 ms。对照图 6-32，CSV 模式可以理解为需要在每个控制周期内给关节驱动器发送速度指令，此时需要自己实现虚线框内的控制器。CSP 模式需要在每个控制周期内给关节驱动器发送位置指令，可以理解为虚线框内的控制器功能由关节驱动器实现。

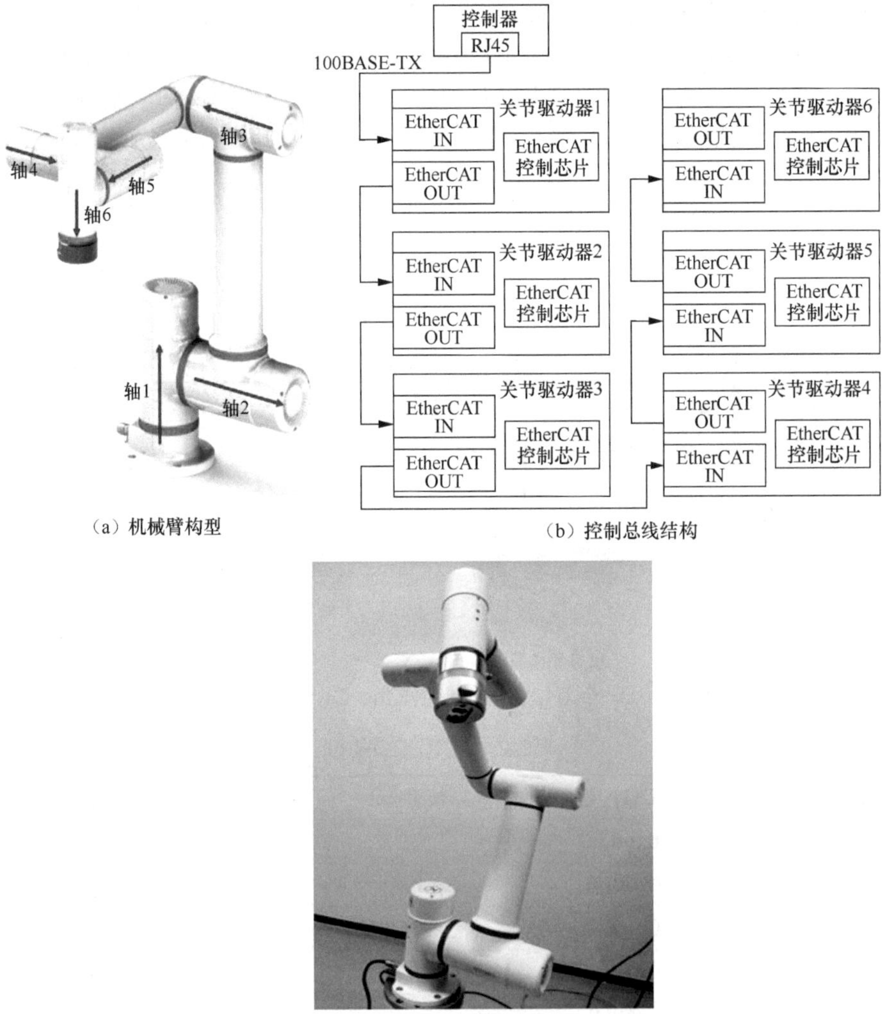

（a）机械臂构型

（b）控制总线结构

（c）机械臂实物

图6-42 基于EtherCAT控制的六轴机械臂

1. 实时性测试

在实时任务的循环中，用于通信的时间最好保持在一个很小的范围之内，如果通信时间过长，将会占用控制算法的时间，导致无法进行复杂的算法实施。在通信时间测试中，记录了在每个周期开始向从节点发送命令时的当前时间，以及机械臂关节驱动器接收到数据后的时间，这两个时间之间的间隔就是通信时间。结果如图 6-43(a)所示，EtherCAT 的通信时间低于 40 μs，对比于 1 ms 的控制周期而言很小。因此系统的通信时间可以满足实时任务的要求。

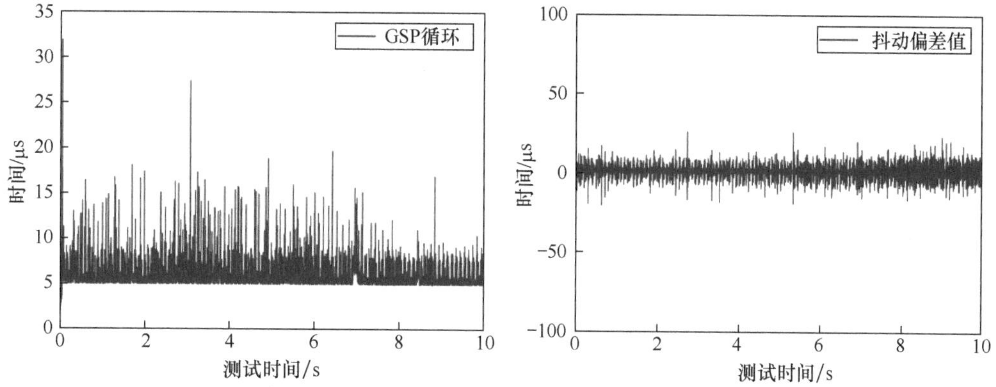

(a) 通信时间　(b) 周期抖动

图6-43　EtherCAT通信时间和周期抖动测试

为了验证控制周期的准确性，在每个控制循环当中分别记录开始时间和结束时间，通过比较这两个时间的差值与 1 ms 之间的差值来评价控制周期的时间抖动。实验结果如图 6-43(b) 所示，周期抖动的范围在 20 μs 以内，绝大多数循环的时间抖动都在纳秒级别，因此 Linux+Xenomai 双内核系统的实时性能够满足控制任务的要求。

2. 控制精度实验

在控制精度实验中，分别采用关节驱动器的 CSP 模式和 CSV 模式，测试位置指令和速度指令的跟随精度。分别记录指令值和实际值曲线，测量它们的差异。图 6-44 所示为位置控制精度实验结果，可见，目标位置曲线与实际位置曲线接近重合。目标位置与实际位置之间的误差绝对值平均值为 3.2×10^{-4} rad。误差的最大值不超过 1.3×10^{-3} rad。造成最大误差的原因是反向运动的时候有一定的滞后。

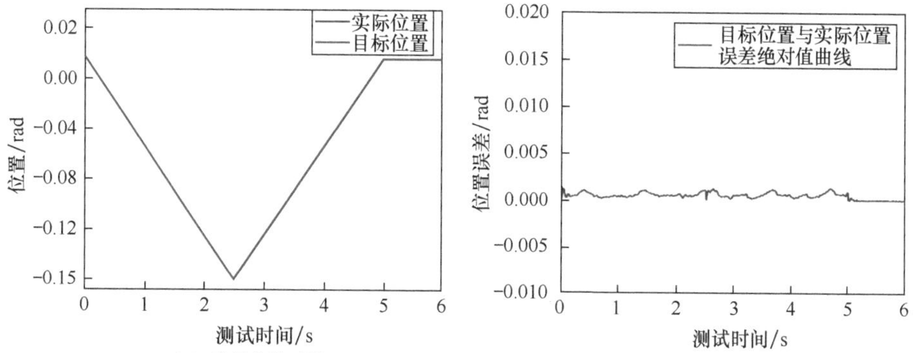

(a) 位置曲线对比　(b) 位置误差曲线

图6-44　位置控制精度实验结果

在 CSV 模式中，让 6 个关节在不同的时间间隔内以 0.087 27 rad/s 的速度分别进行往返运动。使用滑动平均滤波器对实际测量速度数据进行滤波，滤波后的速度控制精度实验结果如图 6-45 所示。第一个关节的速度平均值为 0.087 23 rad/s，相对误差为 0.046%。第六个关节的平均速度为 0.08748 rad/s，相对误差为 0.25%。

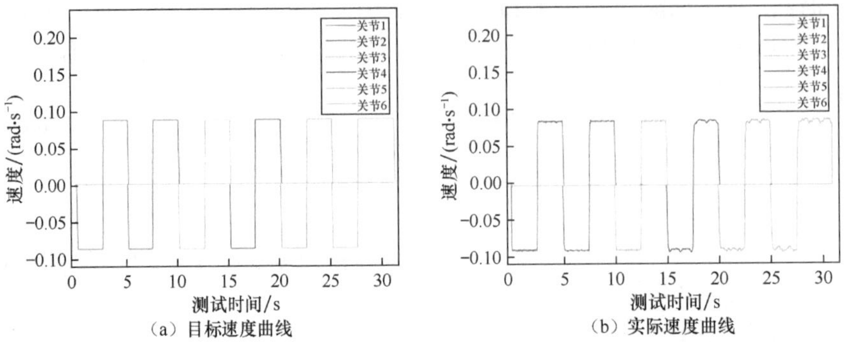

（a）目标速度曲线　（b）实际速度曲线

图6-45　速度控制精度实验结果

3. 自由拖动控制

六自由度任务空间自由拖动的一个简单控制模型如下。

$$\boldsymbol{M}\dot{\boldsymbol{\mathcal{V}}}+\boldsymbol{B}\boldsymbol{\mathcal{V}}=\boldsymbol{\mathcal{F}} \tag{6-84}$$

其中，$\boldsymbol{M}$和$\boldsymbol{B}$分别是质量矩阵与阻尼矩阵；$\boldsymbol{\mathcal{V}}$是速度旋量；$\boldsymbol{\mathcal{F}}$是外力旋量，可以通过六轴力传感器测量。通过配置 PDO，可以实时得到每个关节的角度和角速度。在控制周期中求解微分方程（6-84），得到目标速度旋量$\boldsymbol{\mathcal{V}}$，再通过雅可比矩阵的广义逆映射成关节角速度$\dot{\boldsymbol{q}}=\boldsymbol{J}^{\dagger}\boldsymbol{\mathcal{V}}$，然后发给关节驱动器同步执行。此时，驱动器应处于 CSV 模式。操作者拖动末端执行器，主站记录计算后的命令速度以及当前滤波后的实际速度。任务空间自由拖动实验结果如图 6-46 所示，第四个关节的平均误差最大，为 6.85×10^{-4} rad/s，第三个关节的平均误差最小，为 1.85×10^{-5} rad/s。整个拖动过程连续、平滑、无抖动，验证了 EtherCAT 实时控制的有效性。

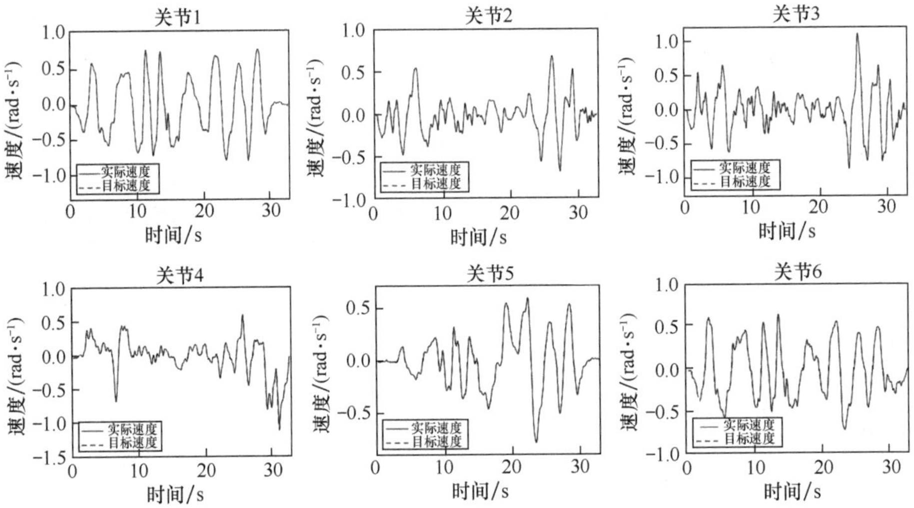

图6-46　任务空间自由拖动实验结果

4. 任务空间轨迹控制

采用控制律（6-55）在 CSV 模式下控制六轴机械臂在任务空间跟随期望轨迹。控制参数为$\boldsymbol{K}_{\mathrm{p}}=50\boldsymbol{I}$，$\boldsymbol{K}_{\mathrm{i}}=0.01\boldsymbol{I}$。期望轨迹分别为一条 30 mm 长的直线和一个半径为 30 mm 的圆。任务空间轨迹控制实验结果如图 6-47 所示，直线轨迹的平均误差为 0.05 mm，最大误差为 0.18 mm；圆周轨迹的平均误差为 0.05 mm，最大误差为 0.25 mm。轨迹跟踪精度满足一般手术需求。

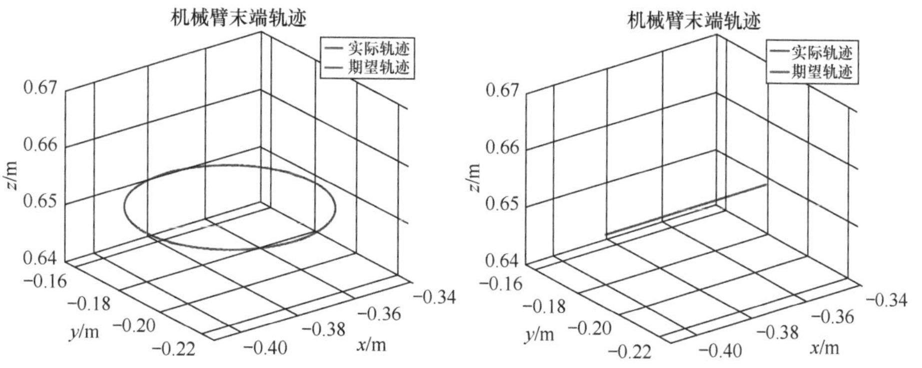

（a）直线轨迹　　　（b）圆周轨迹

图6-47　任务空间轨迹控制实验结果

本章小结

本章首先介绍了控制系统稳定性的概念以及李雅普诺夫稳定性判据；之后从电机模型开始介绍了手术机械臂的单关节控制、多关节控制、任务空间控制以及手术机器人中常见的 RCM 约束控制，针对每一种控制律都给出了控制仿真结果；最后介绍了基于 EtherCAT 实时通信的机械臂多轴同步控制，并搭建了一个实际的手术机械臂系统，给出了运动控制精度实验结果。

参考文献

[1] SPONG M W, HUTCHINSON S, VIDYASAGAR M. Robot modeling and control[M]. 2nd Edition. Hoboken: Wiley, 2020.

[2] LOCKE R C O, PATEL R V. Optimal remote center-of-motion location for robotics-assisted minimally-invasive surgery[C]//2007 IEEE International Conference on Robotics and Automation (ICRA). Piscataway, USA: IEEE, 2007: 1900-1905.

[3] COOPER T G, JULIAN C A, BLUMENKRANZ S J, et al. Mechanical actuator interface system for robotic surgical tools: USA, 8758352[P]. 2014-6-24.

[4] HARRIS S J, ARAMBULACOSIO F, MEI Q, et al. The probot—an active robot for prostate resection[J]. Proceedings of the Institution of Mechanical Engineers, 1997, 211(4): 317-325.

[5] MEI Q, HARRIS S J, AR F, et al. PROBOT—a computer integrated prostatectomy system[C]//4th International Conference on Visualization in Biomedical Computing. New York, USA: ACM, 1996: 581-590.

[6] HANNAFORD B, ROSEN J, FRIEDMAN D W, et al. Raven-II: an open platform for surgical robotics research[J]. IEEE Transactions on Biomedical Engineering, 2013, 60(4): 954-959.

[7] LEWIS A, HANNAFORD B. Dynamically evaluated gravity compensation for the RAVEN surgical robot[C]//2014 IEEE International Conference on Robotics and Automation (ICRA). Piscataway, USA: IEEE, 2014: 2534-2539.

[8] LUM M J H, FRIEDMAN D C W, SANKARANARAYANAN G, et al. The RAVEN: design and validation of a telesurgery system[J]. The International Journal of Robotics Research, 2009, 28(9): 1183-1197.

[9] SCHWANER K L, JENSEN P T, SAVARIMUTHU T R. Increasing precision of the raven-II

surgical robot by applying cascade control[C]//2018 IEEE International Conference on Robotics and Biomimetics (ROBIO). Piscataway, USA: IEEE, 2018: 1138-1144.
[10] ORTMAIER T, HIRZINGER G. Cartesian control issues for minimally invasive robot surgery[C]// 2000 IEEE/RSJ International Conference on Intelligent Robots and Systems (IROS). Piscataway, USA: IEEE, 2000: 565-571.
[11] LI M, KAPOOR A, TAYLOR R H. A constrained optimization approach to virtual fixtures[C]//2005 IEEE/RSJ International Conference on Intelligent Robots and Systems (IROS). Piscataway, USA: IEEE, 2005: 1408-1413.
[12] FUNDA J, TAYLOR R H, ELDRIDGE B, et al. Constrained Cartesian motion control for teleoperated surgical robots[J]. IEEE Transactions on Robotics and Automation, 1996, 12(3): 453-465.
[13] AZIMIAN H, PATEL R V, NAISH M D. On constrained manipulation in robotics-assisted minimally invasive surgery[C]//3rd IEEE RAS & EMBS International Conference on Biomedical Robotics and Biomechatronics. Piscataway, USA: IEEE, 2010: 650-655.
[14] AGHAKHANI N, GERAVAND M, SHAHRIARI N, et al. Task control with remote center of motion constraint for minimally invasive robotic surgery[C]//2013 IEEE International Conference on Robotics and Automation (ICRA). Piscataway, USA: IEEE, 2013: 5807-5812.
[15] SANDOVAL J, SU H, VIEYRES P, et al. Collaborative framework for robot-assisted minimally invasive surgery using a 7-DoF anthropomorphic robot[J]. Robotics and Autonomous Systems, 2018(106): 95-106.
[16] SANDOVAL J, POISSON G, VIEYRES P. A new kinematic formulation of the RCM constraint for redundant torque-controlled robots[C]//2017 IEEE/RSJ International Conference on Intelligent Robots and Systems (IROS). Piscataway, USA: IEEE, 2017: 4576-4581.
[17] SANDOVAL J, POISSON G, VIEYRES P. Improved dynamic formulation for decoupled cartesian admittance control and RCM constraint[C]//2016 IEEE International Conference on Robotics and Automation (ICRA). Piscataway, USA: IEEE, 2016: 1124-1129.
[18] SU H, YANG C, FERRIGNO G, et al. Improved human–robot collaborative control of redundant robot for teleoperated minimally invasive surgery[J]. IEEE Robotics and Automation Letters, 2019, 4(2): 1447-1453.
[19] SU H, SANDOVAL J, MAKHDOOMI M, et al. Safety-enhanced human-robot interaction control of redundant robot for teleoperated minimally invasive surgery[C]//2018 IEEE International Conference on Robotics and Automation (ICRA). Piscataway, USA: IEEE, 2018: 6611-6616.
[20] SU H, LI S, MANIVANNAN J, et al. Manipulability optimization control of a serial redundant robot for robot-assisted minimally invasive surgery[C]//2019 International Conference on Robotics and Automation (ICRA). Piscataway, USA: IEEE, 2019: 1323-1328.
[21] SUN Z, WANG T, LU C, et al. Robotic system with programmable motion constraint for transurethral resection[J]. International Journal of Computer Assisted Radiology and Surgery, 2022, 17(5): 895-902.

第 7 章

手术机械臂的非线性控制

第 6 章忽略了手术机械臂关节运动之间的耦合，将手术机械臂的各个关节看作独立的控制单元，即看作单输入单输出系统（single input single output, SISO），并假设控制输入是关节速度，基于该假设介绍了手术机械臂的线性控制方法。线性控制将关节之间的动力学耦合效应看成单个关节的干扰输入，当该干扰比较平稳时，PID 控制可以很好地跟踪指令输入。但当机械臂负载较大、关节速度较快时，这种干扰效应就不可忽视。实际上手术机械臂是个多输入多输出系统（multi input multi output, MIMO），连杆运动之间存在耦合，系统的状态受多个输入变量的影响，是一个非线性强耦合系统。本章将引入手术机械臂的动力学模型——一个由非线性微分方程组描述的动态系统，介绍手术机械臂的非线性控制方法。针对动力学参数的不确定性，介绍鲁棒控制和自适应控制等高级控制方法；针对手术机械臂的外部干扰，介绍基于非线性干扰观测器的不确定性补偿方法；针对任务冗余系统，介绍机械臂的零空间和任务空间解耦控制方法。和线性控制相比，非线性控制假设控制输入是关节驱动力矩。

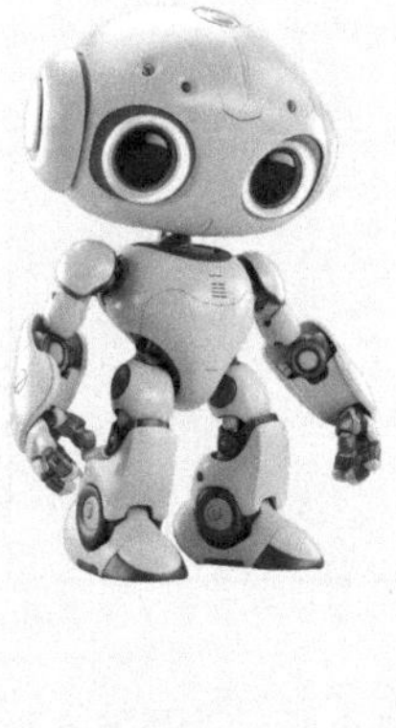

7.1 系统模型

7.1.1 机器人参数

手术机械臂的参数分为运动学参数和动力学参数。运动学参数在 5.2 节已经介绍，本节重点介绍动力学参数。

1. 运动学参数

$\boldsymbol{A}_i \in \mathbb{R}^{4\times4}$：在零位时，连杆 i 坐标系相对于连杆 i-1 坐标系的齐次变换矩阵。

$\boldsymbol{\mathcal{S}}_i \in \mathbb{R}^{6}$：第 i 个关节的单位螺旋轴在连杆 i 坐标系下的表达。

$\boldsymbol{E} \in \mathbb{R}^{4\times4}$：（可选）机械臂末端坐标系相对于其固连的最后一个连杆坐标系的齐次变换矩阵。

2. 动力学参数

m_i：连杆 i 的质量。

$\boldsymbol{r}_{\mathrm{com},i} \in \mathbb{R}^{3}$：连杆 i 在其连杆坐标系的质心坐标。

$\boldsymbol{\mathcal{I}}_i \in \mathbb{R}^{3\times3}$：连杆 i 关于其连杆坐标系的惯性张量矩阵。

以上机器人参数对于一个手术机械臂而言是固定的常量。这些参数可以通过 URDF 文件来描述和存储。

7.1.2 从URDF文件提取动力学参数

URDF 文件的相关知识在 5.2.2 节中已有介绍，本节重点介绍如何从 URDF 文件中提取动力学参数。

图 7-1 所示为图 5-5 所描述的 URDF 文件中的连杆（link）标签部分。名为 iiwa_link_1 的连杆（假设它的连杆编号为 i）的动力学参数由其 link 标签内包含的 inertial 标签定义。其中 mass 表示连杆质量 m_i；origin 中的 xyz 表示连杆质心位置 $\boldsymbol{r}_{\mathrm{com},i}$；inertia 表示惯性张量（惯性张量是一个对称矩阵，具有 6 个独立参数）。需要注意的是，和 7.1.1 节定义的 $\boldsymbol{\mathcal{I}}_i$ 不同，URDF 文件中描述的惯性张量基于的坐标系位于连杆质心位置，相对于连杆坐标系的姿态由 origin 中 rpy 标签给出（RPY 角）。设 $\boldsymbol{\mathcal{I}}_i^b$ 是 URDF 文件中描述的关于质心的惯性张量，用 $\boldsymbol{R}_i^b$ 表示由 origin 中 rpy 标签给出的旋转矩阵，则 $\boldsymbol{\mathcal{I}}_i$ 和 $\boldsymbol{\mathcal{I}}_i^b$ 的关系为

$$\boldsymbol{\mathcal{I}}_i = \boldsymbol{R}_i^b \boldsymbol{\mathcal{I}}_i^b (\boldsymbol{R}_i^b)^{-1} + m_i(\boldsymbol{r}_{\mathrm{com},i}^{\mathrm{T}} \boldsymbol{r}_{\mathrm{com},i} \boldsymbol{I} - \boldsymbol{r}_{\mathrm{com},i} \boldsymbol{r}_{\mathrm{com},i}^{\mathrm{T}}) \tag{7-1}$$

```
<link name="iiwa_link_1">
<inertial>
<origin rpy="0 0 0" xyz="0 -0.03 0.12"/>
<mass value="3.4525"/>
<inertia ixx="0.022" ixy="0" ixz="0" iyy="0.008" iyz="-0.004" izz="0.021"/>
</inertial>
</link>
```

图7-1 URDF文件中连杆的动力学参数部分

由此可见，URDF 文件包含了机器人所有的运动学和动力学参数。图 7-2 所示为图 5-5 所描述的 URDF 文件定义的一个七自由度机械臂及其连杆坐标系。注意，连杆坐标系是固连在连杆

上的（body frame）。

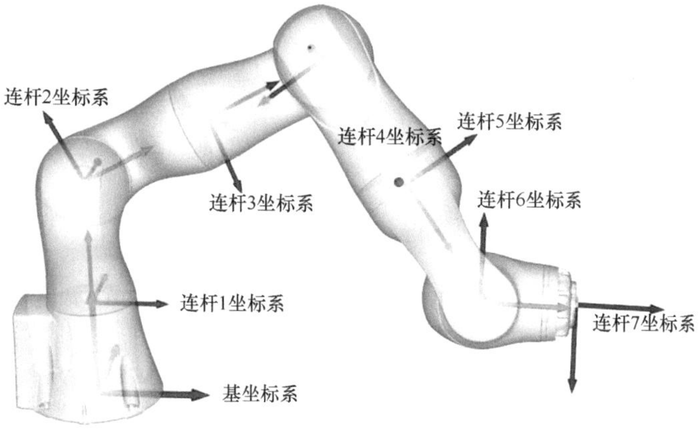

图7-2　机械臂及其连杆坐标系

7.1.3　机械臂动力学的旋量表达

机械臂的动力学采用速度旋量（twist）和力旋量（wrench）的表达，在形式上十分简洁和优美。本节介绍其推导过程，首先定义相关的符号。

$\boldsymbol{q}\in\mathbb{R}^n$：$n$ 自由度串联手术机械臂的关节变量，其分量表示为 $q_i(i=1,2,\cdots,n)$ 。

$\boldsymbol{\tau}\in\mathbb{R}^n$：$n$ 自由度串联手术机械臂的关节力矩（对移动关节而言是力），其分量表示为 $\tau_i(i=1,2,\cdots,n)$ 。

$\mathcal{V}_i\equiv\begin{bmatrix}\boldsymbol{\omega}_i\\ \boldsymbol{v}_i\end{bmatrix}\in\mathbb{R}^6$：连杆 i 的速度旋量，$\boldsymbol{\omega}_i$ 和 $\boldsymbol{v}_i$ 分别是角速度和线速度。

$\mathcal{F}_i\equiv\begin{bmatrix}\boldsymbol{m}_i\\ \boldsymbol{f}_i\end{bmatrix}\in\mathbb{R}^6$：关节 i 作用在连杆 i 上的力旋量，$\boldsymbol{m}_i$ 和 $\boldsymbol{f}_i$ 分别是力矩和力。

$\boldsymbol{T}_{i-1,i}\equiv\begin{bmatrix}\boldsymbol{R}_{i-1,i} & \boldsymbol{p}_{i-1,i}\\ \boldsymbol{0} & 1\end{bmatrix}$：连杆 i 坐标系相对于连杆 i-1 坐标系的齐次变换矩阵。

${}^j\boldsymbol{\omega}_{i-1,i}$：连杆 i 坐标系相对于连杆 i-1 坐标系的角速度，表达在连杆 j 坐标系下。

${}^j\boldsymbol{p}_{i-1,i}$：从连杆 i-1 坐标系的原点指向连杆 i 坐标系的原点的向量，表达在连杆 j 坐标系下。

按照上述符号定义，根据速度合成定理有

$$\mathcal{V}_i=[\mathrm{Ad}_{\boldsymbol{T}_{i,i-1}}]\mathcal{V}_{i-1}+\mathcal{S}_i\dot{q}_i \tag{7-2}$$

两边求关于时间的导数有

$$\dot{\mathcal{V}}_i=\frac{\mathrm{d}}{\mathrm{d}t}[\mathrm{Ad}_{\boldsymbol{T}_{i,i-1}}]\mathcal{V}_{i-1}+[\mathrm{Ad}_{\boldsymbol{T}_{i,i-1}}]\dot{\mathcal{V}}_{i-1}+\mathcal{S}_i\ddot{q}_i \tag{7-3}$$

其中：

$$\begin{aligned}\frac{\mathrm{d}}{\mathrm{d}t}[\mathrm{Ad}_{\boldsymbol{T}_{i,i-1}}]\mathcal{V}_{i-1}&=\frac{\mathrm{d}}{\mathrm{d}t}\begin{bmatrix}\boldsymbol{R}_{i,i-1} & \boldsymbol{0}\\ [\boldsymbol{p}_{i,i-1}]\boldsymbol{R}_{i,i-1} & \boldsymbol{R}_{i,i-1}\end{bmatrix}\mathcal{V}_{i-1}\\ &=\begin{bmatrix}\dot{\boldsymbol{R}}_{i,i-1} & \boldsymbol{0}\\ [\dot{\boldsymbol{p}}_{i,i-1}]\boldsymbol{R}_{i,i-1}+[\boldsymbol{p}_{i,i-1}]\dot{\boldsymbol{R}}_{i,i-1} & \dot{\boldsymbol{R}}_{i,i-1}\end{bmatrix}\mathcal{V}_{i-1}\end{aligned} \tag{7-4}$$

令 $\mathcal{S}_i \equiv [\boldsymbol{\omega}^{\mathrm{T}}, \boldsymbol{v}^{\mathrm{T}}]^{\mathrm{T}}$，则有 ${}^i\boldsymbol{\omega}_{i-1,i} = \dot{q}_i\boldsymbol{\omega}$，$\boldsymbol{R}_{i,i-1}{}^{i-1}\dot{\boldsymbol{p}}_{i-1,i} = \dot{q}_i\boldsymbol{v}$。于是可得

$$\begin{cases} \dot{\boldsymbol{R}}_{i,i-1} = [{}^i\boldsymbol{\omega}_{i,i-1}]\boldsymbol{R}_{i,i-1} = -[\dot{q}_i\boldsymbol{\omega}]\boldsymbol{R}_{i,i-1} \\ \dot{\boldsymbol{p}}_{i,i-1} = {}^i\dot{\boldsymbol{p}}_{i,i-1} = -{}^i\dot{\boldsymbol{p}}_{i-1,i} = -\dfrac{\mathrm{d}}{\mathrm{d}t}(\boldsymbol{R}_{i,i-1}{}^{i-1}\boldsymbol{p}_{i-1,i}) \\ \qquad = -(\dot{\boldsymbol{R}}_{i,i-1}{}^{i-1}\boldsymbol{p}_{i-1,i} + \boldsymbol{R}_{i,i-1}{}^{i-1}\dot{\boldsymbol{p}}_{i-1,i}) \\ \qquad = -[\dot{q}_i\boldsymbol{\omega}]\boldsymbol{p}_{i,i-1} - \dot{q}_i\boldsymbol{v} \end{cases} \tag{7-5}$$

将式（7-5）代入式（7-4）并整理可得

$$\begin{aligned} \frac{\mathrm{d}}{\mathrm{d}t}[\mathrm{Ad}_{\boldsymbol{T}_{i,i-1}}]\mathcal{V}_{i-1} &= \begin{bmatrix} -[\dot{q}_i\boldsymbol{\omega}]\boldsymbol{R}_{i,i-1} & \boldsymbol{0} \\ -\big([\dot{q}_i\boldsymbol{\omega}][\boldsymbol{p}_{i,i-1}] + [\dot{q}_i\boldsymbol{v}]\big)\boldsymbol{R}_{i,i-1} & -[\dot{q}_i\boldsymbol{\omega}]\boldsymbol{R}_{i,i-1} \end{bmatrix}\mathcal{V}_{i-1} \\ &= \begin{bmatrix} -[\dot{q}_i\boldsymbol{\omega}] & \boldsymbol{0} \\ -[\dot{q}_i\boldsymbol{v}] & -[\dot{q}_i\boldsymbol{\omega}] \end{bmatrix} \begin{bmatrix} \boldsymbol{R}_{i,i-1} & \boldsymbol{0} \\ [\boldsymbol{p}_{i,i-1}]\boldsymbol{R}_{i,i-1} & \boldsymbol{R}_{i,i-1} \end{bmatrix}\mathcal{V}_{i-1} \\ &= -\dot{q}_i[\mathrm{ad}_{\mathcal{S}_i}][\mathrm{Ad}_{\boldsymbol{T}_{i,i-1}}]\mathcal{V}_{i-1} \\ &= -\dot{q}_i[\mathrm{ad}_{\mathcal{S}_i}](\mathcal{V}_i - \mathcal{S}_i\dot{q}_i) \\ &= [\mathrm{ad}_{\mathcal{V}_i}]\mathcal{S}_i\dot{q}_i \end{aligned} \tag{7-6}$$

将式（7-6）代入式（7-3）最终可得

$$\dot{\mathcal{V}}_i = [\mathrm{ad}_{\mathcal{V}_i}]\mathcal{S}_i\dot{q}_i + [\mathrm{Ad}_{\boldsymbol{T}_{i,i-1}}]\dot{\mathcal{V}}_{i-1} + \mathcal{S}_i\ddot{q}_i \tag{7-7}$$

式（7-2）和式（7-7）给出了速度旋量及其导数的前向传播公式。

对于连杆 i，根据牛顿－欧拉方程有

$$\begin{aligned} \mathcal{F}_i &= \mathcal{G}_i\dot{\mathcal{V}}_i - [\mathrm{ad}_{\mathcal{V}_i}]^{\mathrm{T}}\mathcal{G}_i\mathcal{V}_i + [\mathrm{Ad}_{\boldsymbol{T}_{i+1,i}}]^{\mathrm{T}}\mathcal{F}_{i+1} \\ \tau_i &= \mathcal{F}_i^{\mathrm{T}}\mathcal{S}_i \end{aligned} \tag{7-8}$$

其中，$\mathcal{G}_i \in \mathbb{R}^{6\times 6}$ 是第 i 个连杆的空间惯性矩阵（spatial inertia matrix），根据 7.1.1 节定义的动力学参数，其表达式为

$$\mathcal{G}_i = \begin{bmatrix} \mathcal{I}_i - m_i(\boldsymbol{r}_{\mathrm{com},i}^{\mathrm{T}}\boldsymbol{r}_{\mathrm{com},i}\boldsymbol{I} - \boldsymbol{r}_{\mathrm{com},i}\boldsymbol{r}_{\mathrm{com},i}^{\mathrm{T}}) - m_i[\boldsymbol{r}_{\mathrm{com},i}]^2 & m_i[\boldsymbol{r}_{\mathrm{com},i}] \\ -m_i[\boldsymbol{r}_{\mathrm{com},i}] & m_i\boldsymbol{I} \end{bmatrix} \tag{7-9}$$

式（7-8）给出了关节力矩的后向传播公式。给定机械臂关节位置 $\boldsymbol{q}$、速度 $\dot{\boldsymbol{q}}$ 和加速度 $\ddot{\boldsymbol{q}}$，通过前、后向传播公式就可以计算出关节输出力矩 $\boldsymbol{\tau}$。

7.1.4 动力学方程

式（7-2）、式（7-7）以及式（7-8）可以用来高效地求解机械臂的动力学问题，然而对于问题分析而言，有必要将其写成更加紧凑的解析形式。一个 n 自由度串联机械臂的动力学方程如下。

$$\boldsymbol{M}(\boldsymbol{q})\ddot{\boldsymbol{q}} + \boldsymbol{C}(\boldsymbol{q},\dot{\boldsymbol{q}})\dot{\boldsymbol{q}} + \boldsymbol{G}(\boldsymbol{q}) + \boldsymbol{\tau}_{\mathrm{ext}} = \boldsymbol{\tau} \tag{7-10}$$

其中，$\boldsymbol{M}(\boldsymbol{q}) \in \mathbb{R}^{n\times n}$ 是质量矩阵；$\boldsymbol{C}(\boldsymbol{q},\dot{\boldsymbol{q}})\dot{\boldsymbol{q}} \in \mathbb{R}^n$ 是科氏力和离心力项；$\boldsymbol{G}(\boldsymbol{q}) \in \mathbb{R}^n$ 是重力项；$\boldsymbol{\tau}_{\mathrm{ext}} \in \mathbb{R}^n$ 是外部力矩；$\boldsymbol{\tau} \in \mathbb{R}^n$ 是控制力矩。质量矩阵 $\boldsymbol{M}(\boldsymbol{q})$ 是对称正定矩阵。$\boldsymbol{M}(\boldsymbol{q})$、$\boldsymbol{C}(\boldsymbol{q},\dot{\boldsymbol{q}})$、$\boldsymbol{G}(\boldsymbol{q})$ 的计算需要手术机械臂的运动学和动力学参数。

1. 质量矩阵与时间导数

质量矩阵 $\boldsymbol{M}(\boldsymbol{q})$ 的表达式为

$$\boldsymbol{M}(\boldsymbol{q})=\sum_{i=1}^{n}(\boldsymbol{J}_i^{\mathrm{T}}\mathcal{G}_i\boldsymbol{J}_i) \tag{7-11}$$

其中，$\boldsymbol{J}_i$ 是第 i 个连杆的雅可比矩阵，$\boldsymbol{M}(\boldsymbol{q})$ 关于时间的导数为

$$\dot{\boldsymbol{M}}(\boldsymbol{q})=\sum_{i=1}^{n}(\dot{\boldsymbol{J}}_i^{\mathrm{T}}\mathcal{G}_i\boldsymbol{J}_i+\boldsymbol{J}_i^{\mathrm{T}}\mathcal{G}_i\dot{\boldsymbol{J}}_i) \tag{7-12}$$

机械臂的动能为

$$K=\frac{1}{2}\dot{\boldsymbol{q}}^{\mathrm{T}}\boldsymbol{M}(\boldsymbol{q})\dot{\boldsymbol{q}} \tag{7-13}$$

2. 科氏力和离心力矩阵

定义克里斯托弗符号（Christoffel symbols）为

$$c_{ijk}\equiv\frac{1}{2}\left(\frac{\partial M_{kj}}{\partial q_i}+\frac{\partial M_{ki}}{\partial q_j}-\frac{\partial M_{ij}}{\partial q_k}\right) \tag{7-14}$$

其中，M_{ij} 表示 $\boldsymbol{M}(\boldsymbol{q})$ 的第 i 行第 j 列元素，则 $\boldsymbol{C}(\boldsymbol{q},\dot{\boldsymbol{q}})$ 的第 k 行第 j 列元素 C_{kj} 为

$$C_{kj}=\sum_{i=1}^{n}c_{ijk}\dot{q}_i \tag{7-15}$$

可见，要想求出 $\boldsymbol{C}(\boldsymbol{q},\dot{\boldsymbol{q}})$，需要求出 c_{ijk}，也就是要得到 $\boldsymbol{M}(\boldsymbol{q})$ 对每个关节变量的偏导数，即 $\dfrac{\partial\boldsymbol{M}(\boldsymbol{q})}{\partial q_k}\in\mathbb{R}^{n\times n}(k=1,2,\cdots,n)$ 。根据式（7-11）有

$$\begin{aligned}\frac{\partial\boldsymbol{M}(\boldsymbol{q})}{\partial q_k}&=\frac{\partial\sum_{i=1}^{n}\left(\boldsymbol{J}_i^{\mathrm{T}}\mathcal{G}_i\boldsymbol{J}_i\right)}{\partial q_k}\\&=\sum_{i=1}^{n}\left(\left(\frac{\partial\boldsymbol{J}_i}{\partial q_k}\right)^{\mathrm{T}}\mathcal{G}_i\boldsymbol{J}_i+\boldsymbol{J}_i^{\mathrm{T}}\mathcal{G}_i\left(\frac{\partial\boldsymbol{J}_i}{\partial q_k}\right)\right)\end{aligned} \tag{7-16}$$

进而转为计算每个连杆的雅可比矩阵关于关节变量的偏导数 $\dfrac{\partial\boldsymbol{J}_i}{\partial q_k}\in\mathbb{R}^{6\times n}(k=1,2,\cdots,n)$。已知机械臂关节角 $\boldsymbol{q}$ 和运动学参数，$\dfrac{\partial\boldsymbol{J}_i}{\partial q_k}\in\mathbb{R}^{6\times n}(k=1,2,\cdots,n;i=1,2,\cdots,n)$ 的求解方法由算法 7-1 给出。特别地，根据链式求导法则有

$$\dot{\boldsymbol{J}}_i=\sum_{k=1}^{n}\frac{\partial\boldsymbol{J}_i}{\partial q_k}\dot{q}_k \tag{7-17}$$

算法7-1　雅可比矩阵及其偏导数计算

令 $\dfrac{\partial\boldsymbol{J}_i}{\partial\boldsymbol{q}}\in\mathbb{R}^{6\times n\times n}$ 是一个三维张量，它的第k层（$k=1,2,\cdots,n$）为 $\dfrac{\partial\boldsymbol{J}_i}{\partial q_k}$。

令 $\boldsymbol{J}_i^j$ 表示雅可比矩阵 $\boldsymbol{J}_i$ 的第j列。

令 $\dfrac{\partial\boldsymbol{T}_i}{\partial\boldsymbol{q}}\in\mathbb{R}^{4\times 4\times n}$ 是一个三维张量，它的第k层（$k=1,2,\cdots,n$）为 $\dfrac{\partial\boldsymbol{T}_i}{\partial q_k}$。

```
For i=1 to n
    T_i ← I_4 ,  J_i ← 0_{n×n} ,  ∂T_i/∂q ← 0_{4×4×n} ,  ∂J_i/∂q ← 0_{n×n×n}
    For j=i to 1
        J_i^j = [Ad_{T_i}]S_i
        令 Δ = e^{[-S_j]q_j} A_i^{-1}
        ∂T_i/∂q_j = T_i e^{[-S_j]} Δ
        For   k = j+1 to i
            根据 ∂T_i/∂q_k 计算 ∂[Ad_{T_i}]/∂q_k
            ∂J_i^j/∂q_k = ∂[Ad_{T_i}]/∂q_k S_j
            ∂T_i/∂q_k ← ∂T_i/∂q_k Δ
        End
        T_i ← T_i Δ
    End
    // 说明：运行到这里，T_i 的结果为连杆i的齐次变换矩阵的逆。
End
```

3. 重力项

根据机械臂的正运动学可得连杆 i 的齐次变换矩阵为

$$\boldsymbol{T}_i=\prod_{j=1}^{i}\boldsymbol{A}_j\mathrm{e}^{[\boldsymbol{\mathcal{S}}_j]q_j} \tag{7-18}$$

求 $\boldsymbol{T}_i$ 关于关节变量 $q_k(k=1,2,\cdots,n)$ 的偏导数：

$$\frac{\partial \boldsymbol{T}_i}{\partial q_k}=\begin{cases}\prod\limits_{j=1}^{k-1}\boldsymbol{A}_j\mathrm{e}^{[\boldsymbol{\mathcal{S}}_j]q_j}\left(\boldsymbol{A}_k[\boldsymbol{\mathcal{S}}_k]\mathrm{e}^{[\boldsymbol{\mathcal{S}}_k]q_k}\right)\prod\limits_{j=k+1}^{i}\boldsymbol{A}_j\mathrm{e}^{[\boldsymbol{\mathcal{S}}_j]q_j},\ k\leqslant i\\ \boldsymbol{0},\ k>i\end{cases} \tag{7-19}$$

设第 i 个连杆的质心坐标为 $\boldsymbol{r}_{ci}$，则有

$$\boldsymbol{r}_{ci}=\boldsymbol{p}_i+\boldsymbol{R}_i\boldsymbol{r}_{\mathrm{com},i} \tag{7-20}$$

其中，$\boldsymbol{R}_i$ 和 $\boldsymbol{p}_i$ 是 $\boldsymbol{T}_i$ 的旋转矩阵和平移向量。进而有

$$\frac{\partial \boldsymbol{r}_{ci}}{\partial q_k}=\frac{\partial \boldsymbol{p}_i}{\partial q_k}+\frac{\partial \boldsymbol{R}_i}{\partial q_k}\boldsymbol{r}_{\mathrm{com},i} \tag{7-21}$$

而 $\partial\boldsymbol{p}_i/\partial q_k$ 和 $\partial\boldsymbol{R}_i/\partial q_k$ 是 $\partial\boldsymbol{T}_i/\partial q_k$ 的对应部分，则第 i 个连杆的势能 P_i 为

$$P_i=-m_i\boldsymbol{g}^{\mathrm{T}}\boldsymbol{r}_{ci} \tag{7-22}$$

其中，$\boldsymbol{g}$ 为重力加速度（机械臂基坐标系 z 轴垂直于水平面向上时为 $[0,0,-9.8]^{\mathrm{T}}$）。机械臂总势能 P 为

$$P=\sum_{i=1}^{n}P_i \tag{7-23}$$

则重力项 $\boldsymbol{G}(\boldsymbol{q})$ 的第 k 个元素为

$$\frac{\partial P}{\partial q_k}=\sum_{i=1}^{n}\frac{\partial P_i}{\partial q_k}=-\sum_{i=1}^{n}m_i\boldsymbol{g}^{\mathrm{T}}\frac{\partial \boldsymbol{r}_{ci}}{\partial q_k} \tag{7-24}$$

至此，本节给出了手术机械臂动力学方程中 $\boldsymbol{M}(\boldsymbol{q})$、$\boldsymbol{C}(\boldsymbol{q},\dot{\boldsymbol{q}})$、$\boldsymbol{G}(\boldsymbol{q})$ 三项的数值计算方法。需要注意的是，满足式（7-10）的 $\boldsymbol{C}(\boldsymbol{q},\dot{\boldsymbol{q}})$ 并不唯一，存在多种计算 $\boldsymbol{C}(\boldsymbol{q},\dot{\boldsymbol{q}})$ 的方法，但 $\boldsymbol{C}(\boldsymbol{q},\dot{\boldsymbol{q}})\dot{\boldsymbol{q}}$ 的值是唯一的。

7.1.5 动力学方程的性质

本节给出后续要使用的 4 个定理，其证明过程可参考相关机器人学基础教材。

定理 7.1 n 自由度手术机械臂动力学模型（7-10）中的 $\boldsymbol{M}(\boldsymbol{q})$ 和 $\boldsymbol{C}(\boldsymbol{q},\dot{\boldsymbol{q}})$ 满足 $\dot{\boldsymbol{M}}(\boldsymbol{q})-2\boldsymbol{C}(\boldsymbol{q},\dot{\boldsymbol{q}})$ 是反对称矩阵，进而有

$$\dot{\boldsymbol{M}}(\boldsymbol{q})=\boldsymbol{C}(\boldsymbol{q},\dot{\boldsymbol{q}})+\boldsymbol{C}^{\mathrm{T}}(\boldsymbol{q},\dot{\boldsymbol{q}}) \tag{7-25}$$

其中，$\boldsymbol{C}(\boldsymbol{q},\dot{\boldsymbol{q}})$ 由式（7-14）和式（7-15）定义。从反对称性可以推出以下两个结论。

（1）对于任意向量 $\boldsymbol{x}$，有

$$\boldsymbol{x}^{\mathrm{T}}\left(\dot{\boldsymbol{M}}(\boldsymbol{q})-2\boldsymbol{C}(\boldsymbol{q},\dot{\boldsymbol{q}})\right)\boldsymbol{x}=0 \tag{7-26}$$

（2）在手术机械臂不受外力时（$\boldsymbol{\tau}_{\mathrm{ext}}=\boldsymbol{0}$），存在一个常数 $\beta\geqslant 0$ 使得对于任意的时间 T：

$$\int_0^T \dot{\boldsymbol{q}}^{\mathrm{T}}\boldsymbol{\tau}\mathrm{d}t\geqslant -\beta \tag{7-27}$$

结论（2）被称为无源性，表示机械臂在不受外力时其消耗的能量是有下界的。

定理 7.2 如果手术机械臂的 n 个关节均为旋转关节，则存在正的常数 v_1、v_2 使得质量矩阵 $\boldsymbol{M}(\boldsymbol{q})$ 满足：

$$v_1\boldsymbol{I}\leqslant \boldsymbol{M}(\boldsymbol{q})\leqslant v_2\boldsymbol{I} \tag{7-28}$$

$$v_1\leqslant \|\boldsymbol{M}(\boldsymbol{q})\|\leqslant v_2 \tag{7-29}$$

对于两个对称方阵 $\boldsymbol{A}$ 和 $\boldsymbol{B}$，如果 $\boldsymbol{A}-\boldsymbol{B}$ 是正定（半正定）的，则表示为 $\boldsymbol{A}>\boldsymbol{B}$（$\boldsymbol{A}\geqslant\boldsymbol{B}$）；如果 $\boldsymbol{A}-\boldsymbol{B}$ 是负定（半负定）的，则表示为 $\boldsymbol{A}<\boldsymbol{B}$（$\boldsymbol{A}\leqslant\boldsymbol{B}$）。$\|\boldsymbol{M}(\boldsymbol{q})\|$ 表示矩阵的诱导 2 范数（induced 2-norm）。其中 v_1 是 $\boldsymbol{M}(\boldsymbol{q})$ 最小特征值的下界，v_2 是 $\boldsymbol{M}(\boldsymbol{q})$ 最大特征值的上界。

定理 7.3 存在一个关于 $\boldsymbol{q}$、$\dot{\boldsymbol{q}}$、$\ddot{\boldsymbol{q}}$ 的矩阵 $\boldsymbol{Y}\left(\boldsymbol{q},\dot{\boldsymbol{q}},\ddot{\boldsymbol{q}}\right)\in\mathbb{R}^{n\times l}$ 和一个只依赖于机械臂动力学参数的常数向量 $\boldsymbol{\Theta}\in\mathbb{R}^{l}$，使得下式成立。

$$\boldsymbol{M}(\boldsymbol{q})\ddot{\boldsymbol{q}}+\boldsymbol{C}(\boldsymbol{q},\dot{\boldsymbol{q}})\dot{\boldsymbol{q}}+\boldsymbol{G}(\boldsymbol{q})=\boldsymbol{Y}(\boldsymbol{q},\dot{\boldsymbol{q}},\ddot{\boldsymbol{q}})\boldsymbol{\Theta} \tag{7-30}$$

$\boldsymbol{\Theta}$ 可看作另一种形式的动力学参数。称 $\boldsymbol{Y}(\boldsymbol{q},\dot{\boldsymbol{q}},\ddot{\boldsymbol{q}})$ 为机械臂的回归矩阵（regressor）。

定理 7.4 $\boldsymbol{C}(\boldsymbol{q},\dot{\boldsymbol{q}})$ 的 2 范数是有上界的，即存在一个正数 δ 使得下式成立。

$$\|\boldsymbol{C}(\boldsymbol{q},\dot{\boldsymbol{q}})\|\leqslant\delta\|\dot{\boldsymbol{q}}\|_{\max}^2 \tag{7-31}$$

其中，$\|\dot{\boldsymbol{q}}\|_{\max}^2$ 是关节速度向量模平方的最大值。根据式（7-25）还可以得到

$$\|\dot{\boldsymbol{M}}(\boldsymbol{q})\|\leqslant 2\delta\|\dot{\boldsymbol{q}}\|_{\max}^2 \tag{7-32}$$

如果手术机械臂的关节都是旋转关节，则可以根据下式计算 δ 的值。

$$\delta = \frac{3}{2}\sup_{q\in\mathcal{D}}\left\{\sum_{k=1}^{n}\left\|\frac{\partial \boldsymbol{M}(\boldsymbol{q})}{\partial q_k}\right\|\right\} \tag{7-33}$$

其中，$\mathcal{D}$是关节工作空间。$\dfrac{\partial \boldsymbol{M}(\boldsymbol{q})}{\partial q_k}$的计算参见式（7-16）。

7.2 计算力矩控制

本章介绍的非线性控制，就是计算合适的控制力矩$\boldsymbol{\tau}$，使得机械臂按照期望进行运动。在手术机械臂系统模型（7-10）中，$\boldsymbol{\tau}_{\text{ext}}$反映了机械臂本体与环境的交互作用，通常不可测量。如图 7-3 所示，一般采用如下的控制律：

$$\boldsymbol{\tau} = \boldsymbol{M}(\boldsymbol{q})\ddot{\boldsymbol{q}}_{\text{c}} + \boldsymbol{C}(\boldsymbol{q},\dot{\boldsymbol{q}})\dot{\boldsymbol{q}} + \boldsymbol{G}(\boldsymbol{q}) \tag{7-34}$$

其中，$\ddot{\boldsymbol{q}}_{\text{c}}$是待设计的新的控制输入。对比式（7-10）可得：

$$\ddot{\boldsymbol{q}} = \ddot{\boldsymbol{q}}_{\text{c}} - \boldsymbol{M}^{-1}(\boldsymbol{q})\boldsymbol{\tau}_{\text{ext}} \tag{7-35}$$

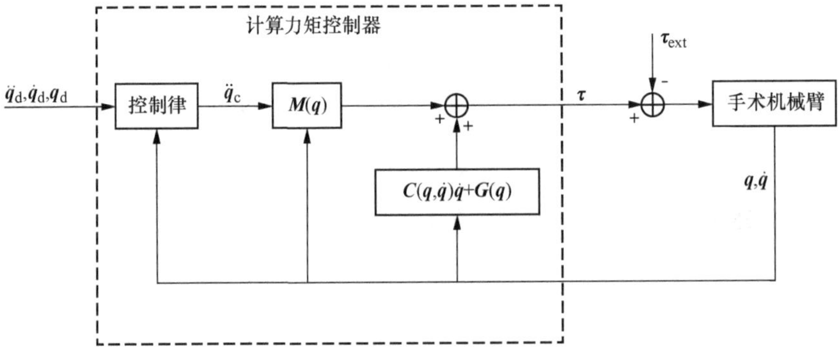

图7-3 计算力矩控制器结构图

7.2.1 关节空间控制

1. 轨迹控制

本节假设手术机械臂处于自由空间，并且不受环境的外力作用，即$\boldsymbol{\tau}_{\text{ext}} = \boldsymbol{0}$。此时根据式（7-35）有

$$\ddot{\boldsymbol{q}} = \ddot{\boldsymbol{q}}_{\text{c}} \tag{7-36}$$

则选择

$$\ddot{\boldsymbol{q}}_{\text{c}} = \ddot{\boldsymbol{q}}_{\text{d}} + \boldsymbol{K}_{\text{d}}\dot{\boldsymbol{q}}_{\text{e}} + \boldsymbol{K}_{\text{p}}\boldsymbol{q}_{\text{e}} \tag{7-37}$$

其中，$\boldsymbol{q}_{\text{e}} = \boldsymbol{q}_{\text{d}} - \boldsymbol{q}$是关节位置误差，则联立式（7-36）和式（7-37）可以得到闭环动态方程：

$$\ddot{\boldsymbol{q}}_{\text{e}} + \boldsymbol{K}_{\text{d}}\dot{\boldsymbol{q}}_{\text{e}} + \boldsymbol{K}_{\text{p}}\boldsymbol{q}_{\text{e}} = \boldsymbol{0} \tag{7-38}$$

选择对角矩阵$\boldsymbol{K}_{\text{d}} > \boldsymbol{0}$，$\boldsymbol{K}_{\text{p}} > \boldsymbol{0}$可以使得系统全局指数稳定。当$\boldsymbol{\tau}_{\text{ext}} \neq \boldsymbol{0}$时，式（7-38）变为

$$\ddot{\boldsymbol{q}}_{\text{e}} + \boldsymbol{K}_{\text{d}}\dot{\boldsymbol{q}}_{\text{e}} + \boldsymbol{K}_{\text{p}}\boldsymbol{q}_{\text{e}} = \boldsymbol{M}^{-1}(\boldsymbol{q})\boldsymbol{\tau}_{\text{ext}} \tag{7-39}$$

即外部力矩$\boldsymbol{\tau}_{\text{ext}}$的存在会导致稳态误差不为$\boldsymbol{0}$。

2. 阻抗控制

对式（7-39）两边乘以 $\boldsymbol{M}(\boldsymbol{q})$，并令 $\boldsymbol{K}_\mathrm{d}=\boldsymbol{M}^{-1}(\boldsymbol{q})\boldsymbol{B}$，$\boldsymbol{K}_\mathrm{p}=\boldsymbol{M}^{-1}(\boldsymbol{q})\boldsymbol{K}$，则有

$$\boldsymbol{M}\ddot{\boldsymbol{q}}_\mathrm{e}+\boldsymbol{B}\dot{\boldsymbol{q}}_\mathrm{e}+\boldsymbol{K}\boldsymbol{q}_\mathrm{e}=\boldsymbol{\tau}_\mathrm{ext} \tag{7-40}$$

即外部力矩 $\boldsymbol{\tau}_\mathrm{ext}$ 与关节位置误差满足二阶“质量－阻尼－弹簧”关系，其中 $\boldsymbol{M}$ 是质量矩阵；$\boldsymbol{B}$ 和 $\boldsymbol{K}$ 为常量对称正定矩阵，分别表示期望的阻尼和刚度。这样就能实现关节空间的阻抗控制，对应的 $\ddot{\boldsymbol{q}}_\mathrm{c}$ 为

$$\ddot{\boldsymbol{q}}_\mathrm{c}=\ddot{\boldsymbol{q}}_\mathrm{d}+\boldsymbol{M}^{-1}(\boldsymbol{q})\left(\boldsymbol{B}\dot{\boldsymbol{q}}_\mathrm{e}+\boldsymbol{K}\boldsymbol{q}_\mathrm{e}\right) \tag{7-41}$$

代入控制律（7-34），得到最终的控制力矩为

$$\boldsymbol{\tau}=\boldsymbol{M}(\boldsymbol{q})\ddot{\boldsymbol{q}}_\mathrm{d}+\boldsymbol{B}\dot{\boldsymbol{q}}_\mathrm{e}+\boldsymbol{K}\boldsymbol{q}_\mathrm{e}+\boldsymbol{C}(\boldsymbol{q},\dot{\boldsymbol{q}})\dot{\boldsymbol{q}}+\boldsymbol{G}(\boldsymbol{q}) \tag{7-42}$$

7.2.2 任务空间控制

设 $\boldsymbol{x}\in\mathbb{R}^m$ 是手术机械臂任务空间坐标，对于任务冗余机械臂有 $m<n$。本章假设机械臂的构型远离奇异位置，即 $\boldsymbol{J}$ 的秩为 m（行满秩）。根据运动学有

$$\dot{\boldsymbol{x}}=\boldsymbol{J}\dot{\boldsymbol{q}} \tag{7-43}$$

其中，$\boldsymbol{J}\in\mathbb{R}^{m\times n}$ 为雅可比矩阵。则式（7-43）的通解为

$$\dot{\boldsymbol{q}}=\boldsymbol{J}^{\#}\dot{\boldsymbol{x}}+\boldsymbol{N}\boldsymbol{v} \tag{7-44}$$

其中，$\boldsymbol{J}^{\#}\in\mathbb{R}^{n\times m}$ 是 $\boldsymbol{J}$ 的右广义逆，$\boldsymbol{N}\in\mathbb{R}^{n\times n}$ 定义为

$$\boldsymbol{N}=\boldsymbol{I}-\boldsymbol{J}^{\#}\boldsymbol{J} \tag{7-45}$$

是 $\boldsymbol{J}$ 的零空间投影矩阵，$\boldsymbol{v}\in\mathbb{R}^n$ 是任意向量。

对式（7-43）两边求关于时间的导数，可得

$$\ddot{\boldsymbol{x}}=\dot{\boldsymbol{J}}\dot{\boldsymbol{q}}+\boldsymbol{J}\ddot{\boldsymbol{q}} \tag{7-46}$$

选择控制律（7-34）中的 $\ddot{\boldsymbol{q}}_\mathrm{c}$ 为

$$\ddot{\boldsymbol{q}}_\mathrm{c}=\boldsymbol{J}^{\#}(\ddot{\boldsymbol{x}}_\mathrm{c}-\dot{\boldsymbol{J}}\dot{\boldsymbol{q}})+\boldsymbol{N}(\ddot{\boldsymbol{q}}_\mathrm{d}+\boldsymbol{M}^{-1}(\boldsymbol{B}\dot{\boldsymbol{q}}_\mathrm{e}+\boldsymbol{K}\boldsymbol{q}_\mathrm{e})) \tag{7-47}$$

其中，$\ddot{\boldsymbol{x}}_\mathrm{c}$ 为新的控制输入，将式（7-47）两边乘以 $\boldsymbol{J}$，并将式（7-35）和式（7-46）代入可得

$$\ddot{\boldsymbol{x}}=\ddot{\boldsymbol{x}}_\mathrm{c}-\boldsymbol{J}\boldsymbol{M}^{-1}\boldsymbol{\tau}_\mathrm{ext} \tag{7-48}$$

将 $\ddot{\boldsymbol{q}}_\mathrm{d}=\ddot{\boldsymbol{q}}+\ddot{\boldsymbol{q}}_\mathrm{e}$，$\boldsymbol{J}^{\#}\boldsymbol{J}=\boldsymbol{I}-\boldsymbol{N}$ 和式（7-48）、式（7-35）代入式（7-47）可得

$$\boldsymbol{N}(\ddot{\boldsymbol{q}}_\mathrm{e}+\boldsymbol{M}^{-1}(\boldsymbol{B}\dot{\boldsymbol{q}}_\mathrm{e}+\boldsymbol{K}\boldsymbol{q}_\mathrm{e}-\boldsymbol{\tau}_\mathrm{ext}))=\boldsymbol{0} \tag{7-49}$$

式（7-48）是任务空间的闭环方程，式（7-49）是投影在零空间的关节误差阻抗模型。

文献 [1] 提出一种 $\boldsymbol{J}$ 的右广义逆，即动态一致广义逆（dynamically consistent generalized inverse），具体形式定义为

$$\boldsymbol{J}^{\#}=\boldsymbol{M}^{-1}\boldsymbol{J}^\mathrm{T}(\boldsymbol{J}\boldsymbol{M}^{-1}\boldsymbol{J}^\mathrm{T})^{-1} \tag{7-50}$$

使用 $\boldsymbol{J}^{\#}$ 的优点之一是当环境外力只作用在机械臂末端上时，有 $\boldsymbol{\tau}_\mathrm{ext}=\boldsymbol{J}^\mathrm{T}\boldsymbol{F}_\mathrm{ext}$，则 $\boldsymbol{N}\boldsymbol{M}^{-1}\boldsymbol{J}^\mathrm{T}\boldsymbol{F}_\mathrm{ext}=(\boldsymbol{I}-\boldsymbol{J}^{\#}\boldsymbol{J})\boldsymbol{M}^{-1}\boldsymbol{J}^\mathrm{T}\boldsymbol{F}_\mathrm{ext}=\boldsymbol{0}$，即不会影响零空间阻抗方程（7-49）。另外，方程（7-43）的解 $\dot{\boldsymbol{q}}=\boldsymbol{J}^{\#}\dot{\boldsymbol{x}}$ 还使得机械臂的动能（7-13）最小，这从消耗能量的角度而言也是一种最优的选择。

1. 扩展雅可比矩阵

在式（7-44）中，投影矩阵 $\boldsymbol{N}$ 把一个 n 维向量 $\boldsymbol{v}$ 投影到 $\boldsymbol{J}$ 的 $r=n-m$ 维零空间中。即 $\boldsymbol{v}$ 的各

个分量之间不是独立的[2]。实际上投影后$\boldsymbol{v}$的自由度只有r，因此想到用一个r维向量$\boldsymbol{\upsilon}\in\mathbb{R}^r$作为零空间速度变量，和任务空间速度$\dot{\boldsymbol{x}}$一起描述扩展任务空间的速度，即

$$\dot{\boldsymbol{q}}=\boldsymbol{J}^{\#}\dot{\boldsymbol{x}}+\boldsymbol{Z}\boldsymbol{\upsilon} \tag{7-51}$$

其中，$\boldsymbol{Z}\in\mathbb{R}^{n\times r}$是$\boldsymbol{J}$的零空间中$r$个线性无关的向量，显然$\boldsymbol{JZ}=\boldsymbol{0}$。式（7-51）可以写为

$$\dot{\boldsymbol{q}}=[\boldsymbol{J}^{\#},\boldsymbol{Z}]\begin{bmatrix}\dot{\boldsymbol{x}}\\ \boldsymbol{\upsilon}\end{bmatrix} \tag{7-52}$$

下面需要寻找一种$\boldsymbol{Z}$的左广义逆$\boldsymbol{Z}^{\#}$，使得

$$\begin{cases}\boldsymbol{Z}^{\#}\boldsymbol{Z}=\boldsymbol{I}\\ \boldsymbol{Z}^{\#}\boldsymbol{J}^{\#}=\boldsymbol{0}\end{cases} \tag{7-53}$$

若存在$\boldsymbol{Z}^{\#}$满足式（7-53），则有

$$\begin{bmatrix}\dot{\boldsymbol{x}}\\ \boldsymbol{\upsilon}\end{bmatrix}=\begin{bmatrix}\boldsymbol{J}\\ \boldsymbol{Z}^{\#}\end{bmatrix}\dot{\boldsymbol{q}}=\boldsymbol{J}_{\text{ex}}\dot{\boldsymbol{q}} \tag{7-54}$$

其中，$\boldsymbol{J}_{\text{ex}}=\begin{bmatrix}\boldsymbol{J}\\ \boldsymbol{Z}^{\#}\end{bmatrix}\in\mathbb{R}^{n\times n}$是扩展雅可比矩阵，且它的逆为$\boldsymbol{J}_{\text{ex}}^{-1}=[\boldsymbol{J}^{\#},\boldsymbol{Z}]$。这样就建立了任务空间扩展速度$[\dot{\boldsymbol{x}}^{\text{T}},\boldsymbol{\upsilon}^{\text{T}}]^{\text{T}}$和关节速度$\dot{\boldsymbol{q}}$的一对一映射关系。可以验证下式定义的$\boldsymbol{Z}^{\#}$满足式（7-53）。

$$\boldsymbol{Z}^{\#}=(\boldsymbol{Z}^{\text{T}}\boldsymbol{MZ})^{-1}\boldsymbol{Z}^{\text{T}}\boldsymbol{M} \tag{7-55}$$

$\boldsymbol{Z}$的一种计算方法如下[3]：将雅可比矩阵写成$\boldsymbol{J}=[\boldsymbol{J}_m,\boldsymbol{J}_r]$的形式，其中$\boldsymbol{J}_m$可逆，则有$\boldsymbol{Z}=[-\boldsymbol{J}_r^{\text{T}}\boldsymbol{J}_m^{-\text{T}},\boldsymbol{I}]^{\text{T}}$。

2. 扩展任务空间动力学方程

根据式（7-54）有

$$\begin{cases}\dot{\boldsymbol{q}}=\boldsymbol{J}_{\text{ex}}^{-1}\begin{bmatrix}\dot{\boldsymbol{x}}\\ \boldsymbol{\upsilon}\end{bmatrix}\\ \ddot{\boldsymbol{q}}=\boldsymbol{J}_{\text{ex}}^{-1}\begin{bmatrix}\ddot{\boldsymbol{x}}\\ \dot{\boldsymbol{\upsilon}}\end{bmatrix}-\boldsymbol{J}_{\text{ex}}^{-1}\dot{\boldsymbol{J}}_{\text{ex}}\boldsymbol{J}_{\text{ex}}^{-1}\begin{bmatrix}\dot{\boldsymbol{x}}\\ \boldsymbol{\upsilon}\end{bmatrix}\end{cases} \tag{7-56}$$

将式（7-56）代入式（7-10），两边同乘以$\boldsymbol{J}_{\text{ex}}^{-\text{T}}$，整理后可得[4]

$$\begin{bmatrix}\boldsymbol{\Lambda}_x & \boldsymbol{0}\\ \boldsymbol{0} & \boldsymbol{\Lambda}_\upsilon\end{bmatrix}\begin{bmatrix}\ddot{\boldsymbol{x}}\\ \dot{\boldsymbol{\upsilon}}\end{bmatrix}+\begin{bmatrix}\boldsymbol{\mu}_x & \boldsymbol{\mu}_{x,\upsilon}\\ \boldsymbol{\mu}_{\upsilon,x} & \boldsymbol{\mu}_\upsilon\end{bmatrix}\begin{bmatrix}\dot{\boldsymbol{x}}\\ \boldsymbol{\upsilon}\end{bmatrix}+\underbrace{\begin{bmatrix}\boldsymbol{F}_{x,g}\\ \boldsymbol{F}_{\upsilon,g}\end{bmatrix}}_{\boldsymbol{F}_g}+\underbrace{\begin{bmatrix}\boldsymbol{F}_{x,\text{ext}}\\ \boldsymbol{F}_{\upsilon,\text{ext}}\end{bmatrix}}_{\boldsymbol{F}_{\text{ext}}}=\underbrace{\begin{bmatrix}\boldsymbol{F}_x\\ \boldsymbol{F}_\upsilon\end{bmatrix}}_{\boldsymbol{F}} \tag{7-57}$$

其中：

$$\begin{aligned}&\boldsymbol{\Lambda}_x=(\boldsymbol{JM}^{-1}\boldsymbol{J}^{\text{T}})^{-1} && \boldsymbol{\Lambda}_\upsilon=\boldsymbol{Z}^{\text{T}}\boldsymbol{MZ}\\ &\boldsymbol{\mu}_x=(\boldsymbol{J}^{\#\text{T}}\boldsymbol{C}-\boldsymbol{\Lambda}_x\dot{\boldsymbol{J}})\boldsymbol{J}^{\#} && \boldsymbol{\mu}_{x,\upsilon}=(\boldsymbol{J}^{\#\text{T}}\boldsymbol{C}-\boldsymbol{\Lambda}_x\dot{\boldsymbol{J}})\boldsymbol{Z}\\ &\boldsymbol{\mu}_{\upsilon,x}=(\boldsymbol{Z}^{\text{T}}\boldsymbol{C}-\boldsymbol{\Lambda}_\upsilon\dot{\boldsymbol{Z}}^{\#})\boldsymbol{J}^{\#} && \boldsymbol{\mu}_\upsilon=(\boldsymbol{Z}^{\text{T}}\boldsymbol{C}-\boldsymbol{\Lambda}_\upsilon\dot{\boldsymbol{Z}}^{\#})\boldsymbol{Z}\\ &\boldsymbol{F}_{x,g}=\boldsymbol{J}^{\#\text{T}}\boldsymbol{G} && \boldsymbol{F}_{\upsilon,g}=\boldsymbol{Z}^{\text{T}}\boldsymbol{G}\\ &\boldsymbol{F}_{x,\text{ext}}=\boldsymbol{J}^{\#\text{T}}\boldsymbol{\tau}_{\text{ext}} && \boldsymbol{F}_{\upsilon,\text{ext}}=\boldsymbol{Z}^{\text{T}}\boldsymbol{\tau}_{\text{ext}}\\ &\boldsymbol{F}_x=\boldsymbol{J}^{\#\text{T}}\boldsymbol{\tau} && \boldsymbol{F}_\upsilon=\boldsymbol{Z}^{\text{T}}\boldsymbol{\tau}\end{aligned} \tag{7-58}$$

式（7-57）是扩展任务空间动力学方程，$\boldsymbol{F}_{(\cdot)}$是广义力，且有

$$\begin{cases} \boldsymbol{G} = \boldsymbol{J}_{\text{ex}}^{\text{T}} \boldsymbol{F}_g = \boldsymbol{J}^{\text{T}} \boldsymbol{F}_{x,g} + \boldsymbol{Z}^{\#\text{T}} \boldsymbol{F}_{\upsilon,g} \\ \boldsymbol{\tau}_{\text{ext}} = \boldsymbol{J}_{\text{ex}}^{\text{T}} \boldsymbol{F}_{\text{ext}} = \boldsymbol{J}^{\text{T}} \boldsymbol{F}_{x,\text{ext}} + \boldsymbol{Z}^{\#\text{T}} \boldsymbol{F}_{\upsilon,\text{ext}} \\ \boldsymbol{\tau} = \boldsymbol{J}_{\text{ex}}^{\text{T}} \boldsymbol{F} = \boldsymbol{J}^{\text{T}} \boldsymbol{F}_x + \boldsymbol{Z}^{\#\text{T}} \boldsymbol{F}_{\upsilon} \end{cases} \tag{7-59}$$

由于 $\boldsymbol{\mu}_{x,\upsilon}$ 和 $\boldsymbol{\mu}_{\upsilon,x}$ 的存在，无法完全解耦成任务空间动力学方程和零空间动力学方程。容易证明：$\boldsymbol{\Lambda}_x$ 和 $\boldsymbol{\Lambda}_\upsilon$ 是对称正定矩阵，$\dot{\boldsymbol{\Lambda}}_x - 2\boldsymbol{\mu}_x$ 和 $\dot{\boldsymbol{\Lambda}}_\upsilon - 2\boldsymbol{\mu}_\upsilon$ 是反对称矩阵，$\boldsymbol{\mu}_{x,\upsilon} = -\boldsymbol{\mu}_{\upsilon,x}^{\text{T}}$。

由于扩展雅可比矩阵 $\boldsymbol{J}_{\text{ex}}$ 建立了关节空间速度和扩展任务空间（任务空间 + 零空间）速度的一一映射关系，因此采用控制律（7-34）并选择

$$\begin{aligned} \ddot{\boldsymbol{q}}_{\text{c}} &= \boldsymbol{J}_{\text{ex}}^{-1}\left(\begin{bmatrix} \ddot{\boldsymbol{x}}_{\text{c}} \\ \dot{\boldsymbol{\upsilon}}_{\text{c}} \end{bmatrix} - \dot{\boldsymbol{J}}_{\text{ex}}\dot{\boldsymbol{q}}\right) \\ &= \boldsymbol{J}^{\#}(\ddot{\boldsymbol{x}}_{\text{c}} - \dot{\boldsymbol{J}}\dot{\boldsymbol{q}}) + \boldsymbol{Z}(\dot{\boldsymbol{\upsilon}}_{\text{c}} - \dot{\boldsymbol{Z}}^{\#}\dot{\boldsymbol{q}}) \end{aligned} \tag{7-60}$$

其中，$\ddot{\boldsymbol{x}}_{\text{c}}$ 和 $\dot{\boldsymbol{\upsilon}}_{\text{c}}$ 是待设计的新的控制输入。对式（7-60）两边同乘以 $\boldsymbol{J}$ 可得到式（7-48），即任务空间闭环方程。对式（7-60）两边同乘以 $\boldsymbol{Z}^{\#}$ 可得

$$\boldsymbol{Z}^{\#}\ddot{\boldsymbol{q}}_{\text{c}} = \dot{\boldsymbol{\upsilon}}_{\text{c}} - \dot{\boldsymbol{Z}}^{\#}\dot{\boldsymbol{q}} \tag{7-61}$$

注意到 $\dot{\boldsymbol{\upsilon}} = \boldsymbol{Z}^{\#}\ddot{\boldsymbol{q}} + \dot{\boldsymbol{Z}}^{\#}\dot{\boldsymbol{q}}$，结合式（7-35）可得

$$\dot{\boldsymbol{\upsilon}} = \dot{\boldsymbol{\upsilon}}_{\text{c}} - \boldsymbol{Z}^{\#}\boldsymbol{M}^{-1}\boldsymbol{\tau}_{\text{ext}} \tag{7-62}$$

式（7-62）是零空间闭环方程。由此，实现了任务空间和零空间的控制解耦。图 7-4 所示为任务空间和零空间解耦的计算力矩控制器结构图，最终的控制力矩为

$$\begin{aligned} \boldsymbol{\tau} = &\underbrace{\boldsymbol{M}(\boldsymbol{q})\boldsymbol{J}^{\#}(\ddot{\boldsymbol{x}}_{\text{c}} - \dot{\boldsymbol{J}}\dot{\boldsymbol{q}})}_{\text{任务空间控制力矩}} + \underbrace{\boldsymbol{M}(\boldsymbol{q})\boldsymbol{Z}(\dot{\boldsymbol{\upsilon}}_{\text{c}} - \dot{\boldsymbol{Z}}^{\#}\dot{\boldsymbol{q}})}_{\text{零空间控制力矩}} \\ &+ \underbrace{\boldsymbol{C}(\boldsymbol{q},\dot{\boldsymbol{q}})\dot{\boldsymbol{q}} + \boldsymbol{G}(\boldsymbol{q})}_{\text{离心力、科氏力和重力补偿}} \end{aligned} \tag{7-63}$$

即控制力矩由三部分构成：任务空间控制力矩 $\boldsymbol{\tau}_x = \boldsymbol{M}(\boldsymbol{q})\boldsymbol{J}^{\#}(\ddot{\boldsymbol{x}}_{\text{c}} - \dot{\boldsymbol{J}}\dot{\boldsymbol{q}})$，零空间控制力矩 $\boldsymbol{\tau}_{\text{n}} = \boldsymbol{M}(\boldsymbol{q})\boldsymbol{Z}(\dot{\boldsymbol{\upsilon}}_{\text{c}} - \dot{\boldsymbol{Z}}^{\#}\dot{\boldsymbol{q}})$，以及离心力、科氏力和重力的补偿项。容易验证 $\boldsymbol{J}\boldsymbol{M}^{-1}\boldsymbol{\tau}_{\text{n}} = \boldsymbol{0}$，即零空间控制力矩不影响任务空间的运动［见式（7-48）］。

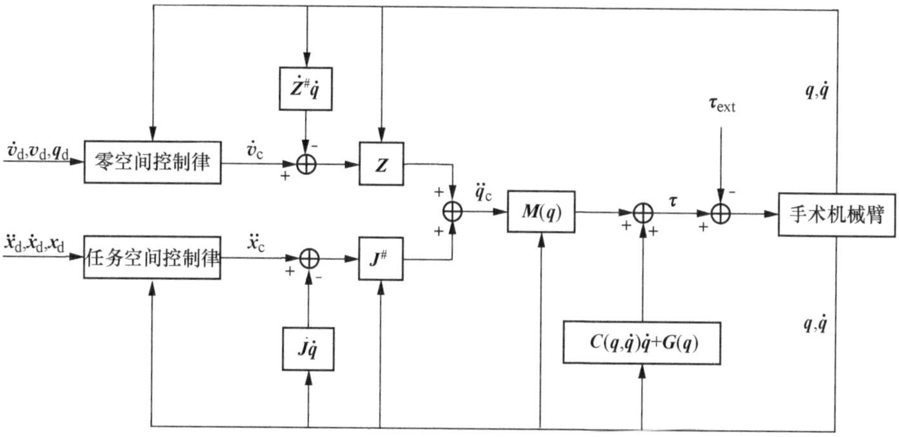

图7-4 任务空间和零空间解耦的计算力矩控制器结构示意图

3. 零空间控制律

对于零空间控制，选择

$$\dot{\boldsymbol{\upsilon}}_{\mathrm{c}} = \dot{\boldsymbol{\upsilon}}_{\mathrm{d}} + \boldsymbol{\Lambda}_{\upsilon}^{-1}((\boldsymbol{\mu}_{\upsilon} + \boldsymbol{B}_{\upsilon})\boldsymbol{\upsilon}_{\mathrm{e}} + \boldsymbol{Z}^{\mathrm{T}}\boldsymbol{K}_{\upsilon}\boldsymbol{q}_{\mathrm{e}}) \tag{7-64}$$

其中，$\dot{\boldsymbol{\upsilon}}_{\mathrm{d}}$是零空间期望加速度；$\boldsymbol{\upsilon}_{\mathrm{e}} = \boldsymbol{\upsilon}_{\mathrm{d}} - \boldsymbol{\upsilon}$是零空间速度误差；$\boldsymbol{B}_{\upsilon}$和$\boldsymbol{K}_{\upsilon}$是常量对称正定矩阵。

将式（7-62）代入式（7-64）并整理可得零空间闭环误差方程：

$$\boldsymbol{\Lambda}_{\upsilon}\dot{\boldsymbol{\upsilon}}_{\mathrm{e}} + (\boldsymbol{\mu}_{\upsilon} + \boldsymbol{B}_{\upsilon})\boldsymbol{\upsilon}_{\mathrm{e}} + \boldsymbol{Z}^{\mathrm{T}}\boldsymbol{K}_{\upsilon}\boldsymbol{q}_{\mathrm{e}} = \boldsymbol{Z}^{\mathrm{T}}\boldsymbol{\tau}_{\mathrm{ext}} \tag{7-65}$$

对比式（7-40），式（7-65）是零空间误差阻抗模型，其中$\boldsymbol{Z}^{\mathrm{T}}$是一个零空间投影矩阵，将关节空间弹性力矩$\boldsymbol{K}_{\upsilon}\boldsymbol{q}_{\mathrm{e}}$和外力矩$\boldsymbol{\tau}_{\mathrm{ext}}$（$n$维向量）投影到零空间的坐标空间（$r$维向量）。在实际控制中通常选择$\dot{\boldsymbol{\upsilon}}_{\mathrm{d}} = \boldsymbol{\upsilon}_{\mathrm{d}} = \boldsymbol{0}$，$\boldsymbol{q}_{\mathrm{d}}$对应$\boldsymbol{x}_{\mathrm{d}}$，从而实现零空间柔顺的目的。对于七自由度冗余机械臂，$\boldsymbol{x}_{\mathrm{d}}$对应有无数种$\boldsymbol{q}_{\mathrm{d}}$，通常固定一个臂角值从而唯一确定$\boldsymbol{q}_{\mathrm{d}}$。对比式（7-47）和式（7-60），两者的不同仅仅在于零空间控制，式（7-47）的零空间闭环误差方程（7-49）的物理含义比较明显，即投影到零空间的关节空间阻抗控制；式（7-65）是零空间的坐标空间内的阻抗控制，优点是坐标空间变量是独立的，不存在互相耦合，但其物理含义并不直观。

4. 任务空间控制律

本节介绍 3 种常用的任务空间控制律[5-7]。

（1）PD 控制

任务空间$\ddot{\boldsymbol{x}}_{\mathrm{c}}$的选择如下。

$$\ddot{\boldsymbol{x}}_{\mathrm{c}} = \ddot{\boldsymbol{x}}_{\mathrm{d}} + \boldsymbol{B}_{x}\dot{\boldsymbol{x}}_{\mathrm{e}} + \boldsymbol{K}_{x}\boldsymbol{x}_{\mathrm{e}} \tag{7-66}$$

其中，$\ddot{\boldsymbol{x}}_{\mathrm{d}}$是任务空间期望加速度；$\boldsymbol{x}_{\mathrm{e}} = \boldsymbol{x}_{\mathrm{d}} - \boldsymbol{x}$是任务空间位置误差；$\boldsymbol{B}_{x}$和$\boldsymbol{K}_{x}$是常量对称正定矩阵。将式（7-48）代入式（7-66）可得任务空间闭环误差方程：

$$\ddot{\boldsymbol{x}}_{\mathrm{e}} + \boldsymbol{B}_{x}\dot{\boldsymbol{x}}_{\mathrm{e}} + \boldsymbol{K}_{x}\boldsymbol{x}_{\mathrm{e}} = \boldsymbol{J}\boldsymbol{M}^{-1}\boldsymbol{\tau}_{\mathrm{ext}} \tag{7-67}$$

容易证明，当$\boldsymbol{\tau}_{\mathrm{ext}} = \boldsymbol{0}$时，线性系统（7-67）是指数稳定的。

（2）PD+ 控制

任务空间$\ddot{\boldsymbol{x}}_{\mathrm{c}}$的选择如下。

$$\ddot{\boldsymbol{x}}_{\mathrm{c}} = \ddot{\boldsymbol{x}}_{\mathrm{d}} + \boldsymbol{\Lambda}_{x}^{-1}((\boldsymbol{\mu}_{x} + \boldsymbol{B}_{x})\dot{\boldsymbol{x}}_{\mathrm{e}} + \boldsymbol{K}_{x}\boldsymbol{x}_{\mathrm{e}}) \tag{7-68}$$

式（7-68）就是常用的 PD+ 控制。将式（7-48）代入式（7-68）可得任务空间闭环误差方程：

$$\boldsymbol{\Lambda}_{x}\ddot{\boldsymbol{x}}_{\mathrm{e}} + (\boldsymbol{\mu}_{x} + \boldsymbol{B}_{x})\dot{\boldsymbol{x}}_{\mathrm{e}} + \boldsymbol{K}_{x}\boldsymbol{x}_{\mathrm{e}} = \boldsymbol{J}^{\#\mathrm{T}}\boldsymbol{\tau}_{\mathrm{ext}} \tag{7-69}$$

当$\boldsymbol{\tau}_{\mathrm{ext}} = \boldsymbol{0}$时，式（7-69）变为

$$\boldsymbol{\Lambda}_{x}\ddot{\boldsymbol{x}}_{\mathrm{e}} + (\boldsymbol{\mu}_{x} + \boldsymbol{B}_{x})\dot{\boldsymbol{x}}_{\mathrm{e}} + \boldsymbol{K}_{x}\boldsymbol{x}_{\mathrm{e}} = \boldsymbol{0} \tag{7-70}$$

考虑李雅普诺夫候选函数：

$$V = \frac{1}{2}\dot{\boldsymbol{x}}_{\mathrm{e}}^{\mathrm{T}}\boldsymbol{\Lambda}_{x}\dot{\boldsymbol{x}}_{\mathrm{e}} + \frac{1}{2}\boldsymbol{x}_{\mathrm{e}}^{\mathrm{T}}\boldsymbol{K}_{x}\boldsymbol{x}_{\mathrm{e}} \tag{7-71}$$

它沿式（7-70）的轨迹的导数为

$$\begin{aligned}\dot{V} &= \dot{\boldsymbol{x}}_{\mathrm{e}}^{\mathrm{T}}\boldsymbol{\Lambda}_{x}\ddot{\boldsymbol{x}}_{\mathrm{e}} + \frac{1}{2}\dot{\boldsymbol{x}}_{\mathrm{e}}^{\mathrm{T}}\dot{\boldsymbol{\Lambda}}_{x}\dot{\boldsymbol{x}}_{\mathrm{e}} + \boldsymbol{x}_{\mathrm{e}}^{\mathrm{T}}\boldsymbol{K}_{x}\dot{\boldsymbol{x}}_{\mathrm{e}} \\ &= -\dot{\boldsymbol{x}}_{\mathrm{e}}^{\mathrm{T}}((\boldsymbol{\mu}_{x} + \boldsymbol{B}_{x})\dot{\boldsymbol{x}}_{\mathrm{e}} + \boldsymbol{K}_{x}\boldsymbol{x}_{\mathrm{e}}) + \frac{1}{2}\dot{\boldsymbol{x}}_{\mathrm{e}}^{\mathrm{T}}\dot{\boldsymbol{\Lambda}}_{x}\dot{\boldsymbol{x}}_{\mathrm{e}} + \boldsymbol{x}_{\mathrm{e}}^{\mathrm{T}}\boldsymbol{K}_{x}\dot{\boldsymbol{x}}_{\mathrm{e}}\end{aligned} \tag{7-72}$$

$$
\begin{aligned}
&= \dot{\boldsymbol{x}}_{\mathrm{e}}^{\mathrm{T}}\left(\frac{1}{2}\dot{\boldsymbol{\Lambda}}_x - \boldsymbol{\mu}_x\right)\dot{\boldsymbol{x}}_{\mathrm{e}} - \dot{\boldsymbol{x}}_{\mathrm{e}}^{\mathrm{T}}\boldsymbol{B}_x\dot{\boldsymbol{x}}_{\mathrm{e}} \\
&= -\dot{\boldsymbol{x}}_{\mathrm{e}}^{\mathrm{T}}\boldsymbol{B}_x\dot{\boldsymbol{x}}_{\mathrm{e}} \leqslant 0
\end{aligned}
$$

当且仅当 $\dot{\boldsymbol{x}}_{\mathrm{e}} = \boldsymbol{0}$ 时 $\dot{V} = 0$。由 $\dot{\boldsymbol{x}}_{\mathrm{e}} = \boldsymbol{0}$ 可得 $\ddot{\boldsymbol{x}}_{\mathrm{e}} = \boldsymbol{0}$，代入式（7-70）可得 $\boldsymbol{K}_x\boldsymbol{x}_{\mathrm{e}} = \boldsymbol{0}$。又因为 $\boldsymbol{K}_x$ 可逆，所以得到 $\boldsymbol{x}_{\mathrm{e}} = \boldsymbol{0}$。根据 LaSalle 定理可知系统是渐近稳定的。

（3）无源控制（passivity-based control）

任务空间 $\ddot{\boldsymbol{x}}_{\mathrm{c}}$ 的选择如下。

$$
\begin{cases}
\boldsymbol{s} = \dot{\boldsymbol{x}}_{\mathrm{e}} + \boldsymbol{K}_x\boldsymbol{x}_{\mathrm{e}} \\
\ddot{\boldsymbol{x}}_{\mathrm{c}} = \ddot{\boldsymbol{x}}_{\mathrm{d}} + \boldsymbol{K}_x\dot{\boldsymbol{x}}_{\mathrm{e}} + \boldsymbol{\Lambda}_x^{-1}(\boldsymbol{\mu}_x + \boldsymbol{B}_x)\boldsymbol{s}
\end{cases} \tag{7-73}
$$

将式（7-48）代入式（7-73）可得任务空间闭环误差方程：

$$
\dot{\boldsymbol{s}} + \boldsymbol{\Lambda}_x^{-1}(\boldsymbol{\mu}_x + \boldsymbol{B}_x)\boldsymbol{s} = \boldsymbol{J}\boldsymbol{M}^{-1}\boldsymbol{\tau}_{\mathrm{ext}} \tag{7-74}
$$

当 $\boldsymbol{\tau}_{\mathrm{ext}} = \boldsymbol{0}$ 时，式（7-74）变为

$$
\dot{\boldsymbol{s}} + \boldsymbol{\Lambda}_x^{-1}(\boldsymbol{\mu}_x + \boldsymbol{B}_x)\boldsymbol{s} = \boldsymbol{0} \tag{7-75}
$$

考虑李雅普诺夫候选函数：

$$
V = \frac{1}{2}\boldsymbol{s}^{\mathrm{T}}\boldsymbol{\Lambda}_x\boldsymbol{s} \tag{7-76}
$$

它沿式（7-75）的轨迹的导数为

$$
\begin{aligned}
\dot{V} &= \boldsymbol{s}^{\mathrm{T}}\boldsymbol{\Lambda}_x\dot{\boldsymbol{s}} + \frac{1}{2}\boldsymbol{s}^{\mathrm{T}}\dot{\boldsymbol{\Lambda}}_x\boldsymbol{s} \\
&= -\boldsymbol{s}^{\mathrm{T}}\left(\boldsymbol{\mu}_x + \boldsymbol{B}_x\right)\boldsymbol{s} + \frac{1}{2}\boldsymbol{s}^{\mathrm{T}}\dot{\boldsymbol{\Lambda}}_x\boldsymbol{s} \\
&= \boldsymbol{s}^{\mathrm{T}}\left(\frac{1}{2}\dot{\boldsymbol{\Lambda}}_x - \boldsymbol{\mu}_x\right)\boldsymbol{s} - \boldsymbol{s}^{\mathrm{T}}\boldsymbol{B}_x\boldsymbol{s} \\
&= -\boldsymbol{s}^{\mathrm{T}}\boldsymbol{B}_x\boldsymbol{s} \leqslant 0
\end{aligned} \tag{7-77}
$$

当且仅当 $\boldsymbol{s} = \boldsymbol{0}$ 时 $\dot{V} = 0$。由 $\boldsymbol{s} = \boldsymbol{0}$ 可得 $\dot{\boldsymbol{x}}_{\mathrm{e}} + \boldsymbol{K}_x\boldsymbol{x}_{\mathrm{e}} = \boldsymbol{0}$，意味着当 $t \to \infty$ 时，$\boldsymbol{x}_{\mathrm{e}} \to \boldsymbol{0}$，系统是渐近稳定的。

5. 任务空间坐标表达

到目前为止，尚未涉及任务空间坐标 $\boldsymbol{x}$ 的具体形式。设机械臂末端期望轨迹由齐次变换矩阵 $\boldsymbol{T}_{\mathrm{d}}(t) = \left(\boldsymbol{R}_{\mathrm{d}}(t), \boldsymbol{p}_{\mathrm{d}}(t)\right)$ 给出，令 $\boldsymbol{v}_{\mathrm{d}}$、$\boldsymbol{a}_{\mathrm{d}}$、$\boldsymbol{\omega}_{\mathrm{d}}$、$\boldsymbol{\alpha}_{\mathrm{d}}$ 分别表示期望的速度、加速度、角速度和角加速度。令不带下标的 $\boldsymbol{T}(t) = \left(\boldsymbol{R}(t), \boldsymbol{p}(t)\right)$、$\boldsymbol{v}$、$\boldsymbol{a}$、$\boldsymbol{\omega}$、$\boldsymbol{\alpha}$ 表示对应的实际物理量。

选择 $\dot{\boldsymbol{x}} = \boldsymbol{\mathcal{V}}_{\mathrm{b}} = \boldsymbol{J}_{\mathrm{b}}\dot{\boldsymbol{q}}$，其中 $\boldsymbol{\mathcal{V}}_{\mathrm{b}} = [\boldsymbol{\omega}_{\mathrm{b}}^{\mathrm{T}}, \boldsymbol{v}_{\mathrm{b}}^{\mathrm{T}}]^{\mathrm{T}}$ 是机械臂末端速度旋量（$\boldsymbol{\omega}_{\mathrm{b}} = \boldsymbol{R}^{-1}\boldsymbol{\omega}$，$\boldsymbol{v}_{\mathrm{b}} = \boldsymbol{R}^{-1}\boldsymbol{v}$），$\boldsymbol{J}_{\mathrm{b}}$ 是末端雅可比矩阵。注意 $\boldsymbol{\mathcal{V}}_{\mathrm{b}}$ 和 $\boldsymbol{J}_{\mathrm{b}}$ 表达在同一个末端坐标系 $\boldsymbol{T}$ 下。设 $\boldsymbol{\mathcal{V}}_{\mathrm{d}}$ 是表达在末端期望坐标系下的期望速度旋量，则有

$$
\boldsymbol{\mathcal{V}}_{\mathrm{d}} = \begin{bmatrix} \boldsymbol{R}_{\mathrm{d}}^{-1}\boldsymbol{\omega}_{\mathrm{d}} \\ \boldsymbol{R}_{\mathrm{d}}^{-1}\boldsymbol{v}_{\mathrm{d}} \end{bmatrix} \tag{7-78}
$$

对式（7-78）两边求关于时间的导数：

$$
\dot{\boldsymbol{\mathcal{V}}}_{\mathrm{d}} = \begin{bmatrix} -\boldsymbol{R}_{\mathrm{d}}^{-1}\dot{\boldsymbol{R}}_{\mathrm{d}}\boldsymbol{R}_{\mathrm{d}}^{-1}\boldsymbol{\omega}_{\mathrm{d}} + \boldsymbol{R}_{\mathrm{d}}^{-1}\boldsymbol{\alpha}_{\mathrm{d}} \\ -\boldsymbol{R}_{\mathrm{d}}^{-1}\dot{\boldsymbol{R}}_{\mathrm{d}}\boldsymbol{R}_{\mathrm{d}}^{-1}\boldsymbol{v}_{\mathrm{d}} + \boldsymbol{R}_{\mathrm{d}}^{-1}\boldsymbol{a}_{\mathrm{d}} \end{bmatrix} = \begin{bmatrix} \boldsymbol{R}_{\mathrm{d}}^{-1}\boldsymbol{\alpha}_{\mathrm{d}} \\ \boldsymbol{R}_{\mathrm{d}}^{-1}\left(\boldsymbol{a}_{\mathrm{d}} - \boldsymbol{\omega}_{\mathrm{d}} \times \boldsymbol{v}_{\mathrm{d}}\right) \end{bmatrix} \tag{7-79}
$$

令 $\boldsymbol{X}_{\mathrm{e}}=\boldsymbol{T}^{-1}\boldsymbol{T}_{\mathrm{d}}$，则式（7-68）中具体的形式为

$$\begin{cases}\boldsymbol{x}_{\mathrm{e}}=\log\boldsymbol{X}_{\mathrm{e}}\\ \dot{\boldsymbol{x}}_{\mathrm{e}}=[\mathrm{Ad}_{X_{\mathrm{e}}}]\mathcal{V}_{\mathrm{d}}-\mathcal{V}_{\mathrm{b}}\\ \ddot{\boldsymbol{x}}_{\mathrm{d}}=\dfrac{\mathrm{d}\left([\mathrm{Ad}_{X_{\mathrm{e}}}]\mathcal{V}_{\mathrm{d}}\right)}{\mathrm{d}t}=\dfrac{\mathrm{d}\left([\mathrm{Ad}_{X_{\mathrm{e}}}]\right)}{\mathrm{d}t}\mathcal{V}_{\mathrm{d}}+[\mathrm{Ad}_{X_{\mathrm{e}}}]\dot{\mathcal{V}}_{\mathrm{d}}\end{cases} \tag{7-80}$$

还有一种选择 $\dot{\boldsymbol{x}}=\mathcal{V}_{\mathrm{h}}=\boldsymbol{J}_{\mathrm{h}}\dot{\boldsymbol{q}}$，其中 $\mathcal{V}_{\mathrm{h}}=[\boldsymbol{\omega}_{\mathrm{b}}^{\mathrm{T}},\boldsymbol{v}^{\mathrm{T}}]^{\mathrm{T}}$，$\boldsymbol{J}_{\mathrm{h}}=\begin{bmatrix}\boldsymbol{I} & \boldsymbol{0}\\ \boldsymbol{0} & \boldsymbol{R}\end{bmatrix}\boldsymbol{J}_{\mathrm{b}}$，则对应的 $\mathcal{V}_{\mathrm{d}}$ 为

$$\mathcal{V}_{\mathrm{d}}=\begin{bmatrix}\boldsymbol{R}^{-1}\boldsymbol{\omega}_{\mathrm{d}}\\ \boldsymbol{v}_{\mathrm{d}}\end{bmatrix} \tag{7-81}$$

对式（7-81）两边求关于时间的导数：

$$\dot{\mathcal{V}}_{\mathrm{d}}=\begin{bmatrix}\boldsymbol{R}^{-1}(\boldsymbol{\alpha}_{\mathrm{d}}-\boldsymbol{\omega}\times\boldsymbol{\omega}_{\mathrm{d}})\\ \boldsymbol{a}_{\mathrm{d}}\end{bmatrix} \tag{7-82}$$

则式（7-68）中具体的形式为

$$\begin{cases}\boldsymbol{x}_{\mathrm{e}}=\begin{bmatrix}\log(\boldsymbol{R}^{-1}\boldsymbol{R}_{\mathrm{d}})\\ \boldsymbol{p}_{\mathrm{d}}-\boldsymbol{p}\end{bmatrix}\\ \dot{\boldsymbol{x}}_{\mathrm{e}}=\mathcal{V}_{\mathrm{d}}-\mathcal{V}_{\mathrm{h}}\\ \ddot{\boldsymbol{x}}_{\mathrm{d}}=\dot{\mathcal{V}}_{\mathrm{d}}\end{cases} \tag{7-83}$$

当 $\boldsymbol{\tau}_{\mathrm{ext}}=\boldsymbol{0}$ 时，由式（7-67）、式（7-69）、式（7-74）所描述的任务空间闭环误差动态方程可知，3 种控制律的误差会收敛到零。

7.3 鲁棒控制

本节假设 $\boldsymbol{\tau}_{\mathrm{ext}}=\boldsymbol{0}$，但用于控制力矩计算的精确动力学参数未知。设 $\hat{\boldsymbol{M}}(\boldsymbol{q})$、$\hat{\boldsymbol{C}}(\boldsymbol{q},\dot{\boldsymbol{q}})$、$\hat{\boldsymbol{G}}(\boldsymbol{q})$ 是动力学参数的标称值，它们和实际值之间的误差记为

$$\begin{cases}\Delta\boldsymbol{M}(\boldsymbol{q})=\hat{\boldsymbol{M}}(\boldsymbol{q})-\boldsymbol{M}(\boldsymbol{q})\\ \Delta\boldsymbol{C}(\boldsymbol{q},\dot{\boldsymbol{q}})=\hat{\boldsymbol{C}}(\boldsymbol{q},\dot{\boldsymbol{q}})-\boldsymbol{C}(\boldsymbol{q},\dot{\boldsymbol{q}})\\ \Delta\boldsymbol{G}(\boldsymbol{q})=\hat{\boldsymbol{G}}(\boldsymbol{q})-\boldsymbol{G}(\boldsymbol{q})\end{cases} \tag{7-84}$$

采用标称参数的控制律（7-34）去控制机械臂的动力学方程（7-10）（注意 $\boldsymbol{\tau}_{\mathrm{ext}}=\boldsymbol{0}$），则有

$$\hat{\boldsymbol{M}}(\boldsymbol{q})\ddot{\boldsymbol{q}}_{\mathrm{c}}+\hat{\boldsymbol{C}}(\boldsymbol{q},\dot{\boldsymbol{q}})\dot{\boldsymbol{q}}+\hat{\boldsymbol{G}}(\boldsymbol{q})=\boldsymbol{M}(\boldsymbol{q})\ddot{\boldsymbol{q}}+\boldsymbol{C}(\boldsymbol{q},\dot{\boldsymbol{q}})\dot{\boldsymbol{q}}+\boldsymbol{G}(\boldsymbol{q}) \tag{7-85}$$

化简后有

$$\begin{cases}\ddot{\boldsymbol{q}}=\ddot{\boldsymbol{q}}_{\mathrm{c}}+\boldsymbol{\eta}\left(\ddot{\boldsymbol{q}}_{\mathrm{c}},\boldsymbol{q},\dot{\boldsymbol{q}}\right)\\ \boldsymbol{\eta}\left(\ddot{\boldsymbol{q}}_{\mathrm{c}},\boldsymbol{q},\dot{\boldsymbol{q}}\right)=\boldsymbol{M}^{-1}\left(\Delta\boldsymbol{M}\ddot{\boldsymbol{q}}_{\mathrm{c}}+\Delta\boldsymbol{C}\dot{\boldsymbol{q}}+\Delta\boldsymbol{G}\right)\end{cases} \tag{7-86}$$

由于不确定性 $\boldsymbol{\eta}$ 的存在，控制律（7-37）无法实现关节空间的精确控制。对控制律（7-37）做补偿：

$$\ddot{\boldsymbol{q}}_{\mathrm{c}} = \ddot{\boldsymbol{q}}_{\mathrm{d}} + \boldsymbol{K}_{\mathrm{d}}\dot{\boldsymbol{q}}_{\mathrm{e}} + \boldsymbol{K}_{\mathrm{p}}\boldsymbol{q}_{\mathrm{e}} + \boldsymbol{\delta} \tag{7-87}$$

其中，$\boldsymbol{\delta}$是待设计的补偿量。将式（7-86）代入式（7-87）并整理可得系统的闭环误差方程：

$$\ddot{\boldsymbol{q}}_{\mathrm{e}} + \boldsymbol{K}_{\mathrm{d}}\dot{\boldsymbol{q}}_{\mathrm{e}} + \boldsymbol{K}_{\mathrm{p}}\boldsymbol{q}_{\mathrm{e}} + \boldsymbol{\delta} + \boldsymbol{\eta} = \boldsymbol{0} \tag{7-88}$$

令 $\boldsymbol{e} = [\boldsymbol{q}_{\mathrm{e}}^{\mathrm{T}}, \dot{\boldsymbol{q}}_{\mathrm{e}}^{\mathrm{T}}]^{\mathrm{T}}$，则式（7-88）可以写为

$$\dot{\boldsymbol{e}} = \boldsymbol{A}\boldsymbol{e} + \boldsymbol{B}(\boldsymbol{\delta} + \boldsymbol{\eta}) \tag{7-89}$$

其中，

$$\boldsymbol{A} = \begin{bmatrix} \boldsymbol{0} & \boldsymbol{I} \\ -\boldsymbol{K}_{\mathrm{p}} & -\boldsymbol{K}_{\mathrm{d}} \end{bmatrix},\ \boldsymbol{B} = \begin{bmatrix} \boldsymbol{0} \\ \boldsymbol{I} \end{bmatrix} \tag{7-90}$$

将式（7-87）代入式（7-86）并整理可得

$$\boldsymbol{\eta} = \boldsymbol{E}\boldsymbol{\delta} + \boldsymbol{E}(\ddot{\boldsymbol{q}}_{\mathrm{d}} + \boldsymbol{K}_{\mathrm{d}}\dot{\boldsymbol{q}}_{\mathrm{e}} + \boldsymbol{K}_{\mathrm{p}}\boldsymbol{q}_{\mathrm{e}}) + \boldsymbol{M}^{-1}(\Delta\boldsymbol{C}\dot{\boldsymbol{q}} + \Delta\boldsymbol{G}) \tag{7-91}$$

其中，

$$\boldsymbol{E} = \boldsymbol{M}^{-1}\Delta\boldsymbol{M} = \boldsymbol{M}^{-1}\hat{\boldsymbol{M}} - \boldsymbol{I} \tag{7-92}$$

假设能找到常数 $0 \leqslant \alpha < 1$、γ_1、γ_2 和时变函数 $\gamma_3(t)$ 使得

$$\|\boldsymbol{\eta}\| \leqslant \alpha\|\boldsymbol{\delta}\| + \gamma_1\|\boldsymbol{e}\| + \gamma_2\|\boldsymbol{e}\|^2 + \gamma_3(t) \tag{7-93}$$

令 $\rho(\boldsymbol{e},t) = \alpha\|\boldsymbol{\delta}\| + \gamma_1\|\boldsymbol{e}\| + \gamma_2\|\boldsymbol{e}\|^2 + \gamma_3(t)$，如果 $\|\boldsymbol{\delta}\| \leqslant \rho(\boldsymbol{e},t)$（需要后续验证），则有

$$\rho(\boldsymbol{e},t) \leqslant \frac{1}{1-\alpha}(\gamma_1\|\boldsymbol{e}\| + \gamma_2\|\boldsymbol{e}\|^2 + \gamma_3(t)) \tag{7-94}$$

取其上界有

$$\rho(\boldsymbol{e},t) = \frac{1}{1-\alpha}(\gamma_1\|\boldsymbol{e}\| + \gamma_2\|\boldsymbol{e}\|^2 + \gamma_3(t)) \tag{7-95}$$

则 $\|\boldsymbol{\eta}\| \leqslant \rho(\boldsymbol{e},t)$。

通过选择合适的 $\boldsymbol{K}_{\mathrm{p}}$ 和 $\boldsymbol{K}_{\mathrm{d}}$ 使得式（7-90）中的 $\boldsymbol{A}$ 是 Hurwitz 矩阵，则给定一个正定矩阵 $\boldsymbol{Q}$，总能找到一个正定矩阵 $\boldsymbol{P}$ 满足李雅普诺夫方程：

$$\boldsymbol{A}^{\mathrm{T}}\boldsymbol{P} + \boldsymbol{P}\boldsymbol{A} = -\boldsymbol{Q} \tag{7-96}$$

因此，选择式（7-87）中的补偿项为

$$\boldsymbol{\delta} = \begin{cases} -\rho(\boldsymbol{e},t)\dfrac{\boldsymbol{B}^{\mathrm{T}}\boldsymbol{P}\boldsymbol{e}}{\|\boldsymbol{B}^{\mathrm{T}}\boldsymbol{P}\boldsymbol{e}\|}, & \|\boldsymbol{B}^{\mathrm{T}}\boldsymbol{P}\boldsymbol{e}\| \neq 0 \\ \boldsymbol{0}, & \text{其他} \end{cases} \tag{7-97}$$

为了证明式（7-88）的渐近稳定性，考虑李雅普诺夫候选函数：

$$V = \boldsymbol{e}^{\mathrm{T}}\boldsymbol{P}\boldsymbol{e} \tag{7-98}$$

它沿式（7-89）的轨迹的导数为

$$\begin{aligned} \dot{V} &= \dot{\boldsymbol{e}}^{\mathrm{T}}\boldsymbol{P}\boldsymbol{e} + \boldsymbol{e}^{\mathrm{T}}\boldsymbol{P}\dot{\boldsymbol{e}} \\ &= \boldsymbol{e}^{\mathrm{T}}\boldsymbol{A}^{\mathrm{T}}\boldsymbol{P}\boldsymbol{e} + (\boldsymbol{\delta}^{\mathrm{T}} + \boldsymbol{\eta}^{\mathrm{T}})\boldsymbol{B}^{\mathrm{T}}\boldsymbol{P}\boldsymbol{e} + \boldsymbol{e}^{\mathrm{T}}\boldsymbol{P}\boldsymbol{A}\boldsymbol{e} + \boldsymbol{e}^{\mathrm{T}}\boldsymbol{P}\boldsymbol{B}(\boldsymbol{\delta} + \boldsymbol{\eta}) \\ &= -\boldsymbol{e}^{\mathrm{T}}\boldsymbol{Q}\boldsymbol{e} + 2\boldsymbol{e}^{\mathrm{T}}\boldsymbol{P}\boldsymbol{B}(\boldsymbol{\delta} + \boldsymbol{\eta}) \end{aligned} \tag{7-99}$$

当 $\boldsymbol{B}^{\mathrm{T}}\boldsymbol{P}\boldsymbol{e} = \boldsymbol{0}$ 时，$\dot{V} = -\boldsymbol{e}^{\mathrm{T}}\boldsymbol{Q}\boldsymbol{e}$ 是负定的。当 $\boldsymbol{B}^{\mathrm{T}}\boldsymbol{P}\boldsymbol{e} \neq \boldsymbol{0}$ 时，根据柯西－施瓦茨不等式（Cauchy-Schwarz inequality）有

$$\begin{aligned}e^{\mathrm T}PB(\delta+\eta) &= e^{\mathrm T}PB\delta+e^{\mathrm T}PB\eta\\ &=-\rho(e,t)\|B^{\mathrm T}Pe\|+e^{\mathrm T}PB\eta\\ &\leqslant -\rho(e,t)\|B^{\mathrm T}Pe\|+\|B^{\mathrm T}Pe\|\|\eta\|=\|B^{\mathrm T}Pe\|\left(\|\eta\|-\rho(e,t)\right)\\ &\leqslant 0\end{aligned} \tag{7-100}$$

因此，当$e\neq 0$时，总有$\dot V<0$，从而系统渐近稳定，控制误差收敛到零。最后，从式（7-97）可得$\|\delta\|\leqslant\rho(e,t)$，满足一开始的假设。本方法的关键是要找到$\rho(e,t)$，这是一个关于系统误差的时变函数，在实际应用中如何找到合适的$\rho(e,t)$是比较有挑战的问题。7.5.1 节将给出一个更实用的鲁棒控制方法。

7.4 自适应控制

自适应控制（adaptive control）的基本思想是估计动力学参数，并提出一种更新策略，使得估计的动力学参数收敛于真实值[8]。设$\hat M(q)$、$\hat C(q,\dot q)$、$\hat G(q)$是动力学参数的估计值，采用控制律（7-34）和控制律（7-37）控制关节空间轨迹，代入式（7-10）（注意$\tau_{\mathrm{ext}}=0$）有

$$\hat M(q)(\ddot q_{\mathrm d}+K_{\mathrm d}\dot q_{\mathrm e}+K_{\mathrm p}q_{\mathrm e})+\hat C(q,\dot q)\dot q+\hat G(q)=M(q)\ddot q+C(q,\dot q)\dot q+G(q) \tag{7-101}$$

因为，$\ddot q_{\mathrm d}=\ddot q+\ddot q_{\mathrm e}$，并应用性质（7-30），上式可写为

$$\ddot q_{\mathrm e}+K_{\mathrm d}\dot q_{\mathrm e}+K_{\mathrm p}q_{\mathrm e}=\hat M^{-1}Y(q,\dot q,\ddot q)\Theta_{\mathrm e} \tag{7-102}$$

其中，$\Theta_{\mathrm e}=\Theta-\hat\Theta$是动力学参数的估计误差。令$e=[q_{\mathrm e}^{\mathrm T},\dot q_{\mathrm e}^{\mathrm T}]^{\mathrm T}$，则式（7-102）可以写为

$$\dot e=Ae+B\Phi\Theta_{\mathrm e} \tag{7-103}$$

其中，A和B同式（7-90），$\Phi=\hat M^{-1}Y(q,\dot q,\ddot q)$。选择合适的$K_{\mathrm p}$和$K_{\mathrm d}$使得$A$是 Hurwitz 矩阵，则给定一个正定矩阵$Q$，总能找到一个正定矩阵$P$满足李雅普诺夫方程（7-96），则选择更新律：

$$\dot{\hat\Theta}=\Gamma^{-1}\Phi^{\mathrm T}B^{\mathrm T}Pe \tag{7-104}$$

可以使系统（7-103）渐近稳定，其中Γ是一个常量对称正定矩阵。证明如下。

考虑李雅普诺夫候选函数：

$$V(e,\Theta_{\mathrm e})=e^{\mathrm T}Pe+\Theta_{\mathrm e}^{\mathrm T}\Gamma\Theta_{\mathrm e} \tag{7-105}$$

它沿式（7-103）的轨迹的导数为

$$\begin{aligned}\dot V&=\dot e^{\mathrm T}Pe+e^{\mathrm T}P\dot e+\dot\Theta_{\mathrm e}^{\mathrm T}\Gamma\Theta_{\mathrm e}+\Theta_{\mathrm e}^{\mathrm T}\Gamma\dot\Theta_{\mathrm e}\\&=-e^{\mathrm T}Qe+2\Theta_{\mathrm e}^{\mathrm T}(\Gamma\dot\Theta_{\mathrm e}+\Phi^{\mathrm T}B^{\mathrm T}Pe)\end{aligned} \tag{7-106}$$

又因为$\dot\Theta_{\mathrm e}=-\dot{\hat\Theta}=-\Gamma^{-1}\Phi^{\mathrm T}B^{\mathrm T}Pe$，所以有$\dot V=-e^{\mathrm T}Qe$是负定的，证毕。

由于动力学参数估计的更新律（7-104）需要用到$\ddot q$，而实际$\ddot q$的测量很容易受到噪声干扰，因此在实际控制中很难直接应用本方法。7.5.2 节将给出一个更实用的自适应控制方法，去掉对$\ddot q$的依赖。

7.5 无源控制

计算力矩控制的思想是抵消手术机械臂动力学方程的非线性部分，使系统变成一个线性二

次积分系统。与计算力矩控制不同，无源控制利用 $\dot{\boldsymbol{M}}(\boldsymbol{q})-2\boldsymbol{C}(\boldsymbol{q},\dot{\boldsymbol{q}})$ 的反对称性，构建一个能量消散的系统从而保证稳定性。具体地，无源控制的控制力矩为

$$\boldsymbol{\tau}=\boldsymbol{M}(\boldsymbol{q})\boldsymbol{a}+\boldsymbol{C}(\boldsymbol{q},\dot{\boldsymbol{q}})\boldsymbol{v}+\boldsymbol{G}(\boldsymbol{q})+\boldsymbol{K}\boldsymbol{r} \tag{7-107}$$

其中，$\boldsymbol{K}$ 是常量对称正定矩阵，$\boldsymbol{r}$ 是新的控制输入，$\boldsymbol{v}=\boldsymbol{r}+\dot{\boldsymbol{q}}$，$\boldsymbol{a}=\dot{\boldsymbol{v}}$。将式（7-107）代入方程（7-10）中（注意 $\boldsymbol{\tau}_{\text{ext}}=\boldsymbol{0}$），整理可得

$$\boldsymbol{M}(\boldsymbol{q})\dot{\boldsymbol{r}}+\boldsymbol{C}(\boldsymbol{q},\dot{\boldsymbol{q}})\boldsymbol{r}+\boldsymbol{K}\boldsymbol{r}=\boldsymbol{0} \tag{7-108}$$

使用控制律：

$$\begin{cases}\boldsymbol{r}=\dot{\boldsymbol{q}}_{\text{e}}+\boldsymbol{\Lambda}\boldsymbol{q}_{\text{e}}\\ \boldsymbol{v}=\dot{\boldsymbol{q}}_{\text{d}}+\boldsymbol{\Lambda}\boldsymbol{q}_{\text{e}}\\ \boldsymbol{a}=\ddot{\boldsymbol{q}}_{\text{d}}+\boldsymbol{\Lambda}\dot{\boldsymbol{q}}_{\text{e}}\end{cases} \tag{7-109}$$

其中，$\boldsymbol{\Lambda}$ 是常量对称正定矩阵，则系统是渐近稳定的。证明如下。

考虑如下的李雅普诺夫候选函数：

$$V=\frac{1}{2}\boldsymbol{r}^{\text{T}}\boldsymbol{M}\boldsymbol{r}+\boldsymbol{q}_{\text{e}}^{\text{T}}\boldsymbol{\Lambda}\boldsymbol{K}\boldsymbol{q}_{\text{e}} \tag{7-110}$$

计算 V 沿着系统轨迹的导数：

$$\begin{aligned}\dot{V}&=\boldsymbol{r}^{\text{T}}\boldsymbol{M}\dot{\boldsymbol{r}}+\frac{1}{2}\boldsymbol{r}^{\text{T}}\dot{\boldsymbol{M}}\boldsymbol{r}+2\boldsymbol{q}_{\text{e}}^{\text{T}}\boldsymbol{\Lambda}\boldsymbol{K}\dot{\boldsymbol{q}}_{\text{e}}\\&=-\boldsymbol{r}^{\text{T}}(\boldsymbol{C}\boldsymbol{r}+\boldsymbol{K}\boldsymbol{r})+\frac{1}{2}\boldsymbol{r}^{\text{T}}(\boldsymbol{C}+\boldsymbol{C}^{\text{T}})\boldsymbol{r}+2\boldsymbol{q}_{\text{e}}^{\text{T}}\boldsymbol{\Lambda}\boldsymbol{K}\dot{\boldsymbol{q}}_{\text{e}}\\&=-\boldsymbol{r}^{\text{T}}\boldsymbol{K}\boldsymbol{r}+2\boldsymbol{q}_{\text{e}}^{\text{T}}\boldsymbol{\Lambda}\boldsymbol{K}\dot{\boldsymbol{q}}_{\text{e}}\\&=-(\dot{\boldsymbol{q}}_{\text{e}}+\boldsymbol{\Lambda}\boldsymbol{q}_{\text{e}})^{\text{T}}\boldsymbol{K}(\dot{\boldsymbol{q}}_{\text{e}}+\boldsymbol{\Lambda}\boldsymbol{q}_{\text{e}})+2\boldsymbol{q}_{\text{e}}^{\text{T}}\boldsymbol{\Lambda}\boldsymbol{K}\dot{\boldsymbol{q}}_{\text{e}}\\&=-\dot{\boldsymbol{q}}_{\text{e}}^{\text{T}}\boldsymbol{K}\dot{\boldsymbol{q}}_{\text{e}}-\boldsymbol{q}_{\text{e}}^{\text{T}}\boldsymbol{\Lambda}\boldsymbol{K}\boldsymbol{\Lambda}\boldsymbol{q}_{\text{e}}\leqslant 0\end{aligned} \tag{7-111}$$

当且仅当 $\boldsymbol{q}_{\text{e}}=\boldsymbol{0},\dot{\boldsymbol{q}}_{\text{e}}=\boldsymbol{0}$ 时 $\dot{V}=0$，因此系统渐近稳定，证毕。

7.5.1 无源鲁棒控制

设 $\hat{\boldsymbol{M}}(\boldsymbol{q})$、$\hat{\boldsymbol{C}}(\boldsymbol{q},\dot{\boldsymbol{q}})$、$\hat{\boldsymbol{G}}(\boldsymbol{q})$ 是动力学参数的标称值，式（7-107）无源控制的控制力矩为

$$\begin{aligned}\boldsymbol{\tau}&=\hat{\boldsymbol{M}}(\boldsymbol{q})\boldsymbol{a}+\hat{\boldsymbol{C}}(\boldsymbol{q},\dot{\boldsymbol{q}})\boldsymbol{v}+\hat{\boldsymbol{G}}(\boldsymbol{q})+\boldsymbol{K}\boldsymbol{r}\\&=\boldsymbol{Y}\left(\boldsymbol{q},\dot{\boldsymbol{q}},\boldsymbol{a},\boldsymbol{v}\right)\hat{\boldsymbol{\Theta}}+\boldsymbol{K}\boldsymbol{r}\end{aligned} \tag{7-112}$$

将式（7-112）代入方程（7-10）中整理可得

$$\begin{aligned}\boldsymbol{Y}(\boldsymbol{q},\dot{\boldsymbol{q}},\boldsymbol{a},\boldsymbol{v})\hat{\boldsymbol{\Theta}}+\boldsymbol{K}\boldsymbol{r}&=\boldsymbol{M}(\boldsymbol{q})\ddot{\boldsymbol{q}}+\boldsymbol{C}(\boldsymbol{q},\dot{\boldsymbol{q}})\dot{\boldsymbol{q}}+\boldsymbol{G}(\boldsymbol{q})\\&=\boldsymbol{M}(\boldsymbol{q})\boldsymbol{a}+\boldsymbol{C}(\boldsymbol{q},\dot{\boldsymbol{q}})\boldsymbol{v}+\boldsymbol{G}(\boldsymbol{q})-(\boldsymbol{M}(\boldsymbol{q})\dot{\boldsymbol{r}}+\boldsymbol{C}(\boldsymbol{q},\dot{\boldsymbol{q}})\boldsymbol{r})\\&=\boldsymbol{Y}(\boldsymbol{q},\dot{\boldsymbol{q}},\boldsymbol{a},\boldsymbol{v})\boldsymbol{\Theta}-(\boldsymbol{M}(\boldsymbol{q})\dot{\boldsymbol{r}}+\boldsymbol{C}(\boldsymbol{q},\dot{\boldsymbol{q}})\boldsymbol{r})\end{aligned} \tag{7-113}$$

令 $\boldsymbol{\Theta}_{\text{e}}=\boldsymbol{\Theta}-\hat{\boldsymbol{\Theta}}$ 表示系统动力学参数的不确定性，则上式变为

$$\boldsymbol{M}(\boldsymbol{q})\dot{\boldsymbol{r}}+\boldsymbol{C}(\boldsymbol{q},\dot{\boldsymbol{q}})\boldsymbol{r}+\boldsymbol{K}\boldsymbol{r}=\boldsymbol{Y}(\boldsymbol{q},\dot{\boldsymbol{q}},\boldsymbol{a},\boldsymbol{v})\boldsymbol{\Theta}_{\text{e}} \tag{7-114}$$

令 $\boldsymbol{\delta}$ 是一个加在标称动力学参数 $\hat{\boldsymbol{\Theta}}$ 上的补偿量，则新的控制律为

$$\boldsymbol{\tau}=\boldsymbol{Y}(\boldsymbol{q},\dot{\boldsymbol{q}},\boldsymbol{a},\boldsymbol{v})(\hat{\boldsymbol{\Theta}}+\boldsymbol{\delta})+\boldsymbol{K}\boldsymbol{r} \tag{7-115}$$

对应的系统闭环方程为

$$\boldsymbol{M}(\boldsymbol{q})\dot{\boldsymbol{r}}+\boldsymbol{C}(\boldsymbol{q},\dot{\boldsymbol{q}})\boldsymbol{r}+\boldsymbol{K}\boldsymbol{r}=\boldsymbol{Y}(\boldsymbol{q},\dot{\boldsymbol{q}},\boldsymbol{a},\boldsymbol{v})(\boldsymbol{\Theta}_{\mathrm{e}}-\boldsymbol{\delta}) \tag{7-116}$$

设计$\boldsymbol{\delta}$为

$$\boldsymbol{\delta}=\begin{cases}\rho\dfrac{\boldsymbol{Y}^{\mathrm{T}}\boldsymbol{r}}{\|\boldsymbol{Y}^{\mathrm{T}}\boldsymbol{r}\|}, & \|\boldsymbol{Y}^{\mathrm{T}}\boldsymbol{r}\|\neq 0\\ \boldsymbol{0}, & 其他\end{cases} \tag{7-117}$$

其中，常数$\rho\geqslant 0$且$\|\boldsymbol{\Theta}_{\mathrm{e}}\|\leqslant\rho$，即$\rho$是动力学参数不确定性的上界。可以证明在控制律（7-115）、（7-109）和（7-117）下，系统渐近稳定。

考虑式（7-110）的李雅普诺夫候选函数，计算V沿着系统轨迹的导数：

$$\begin{aligned}\dot{V}&=\boldsymbol{r}^{\mathrm{T}}\boldsymbol{M}\dot{\boldsymbol{r}}+\frac{1}{2}\boldsymbol{r}^{\mathrm{T}}\dot{\boldsymbol{M}}\boldsymbol{r}+2\boldsymbol{q}_{\mathrm{e}}^{\mathrm{T}}\boldsymbol{\Lambda}\boldsymbol{K}\dot{\boldsymbol{q}}_{\mathrm{e}}\\&=-\dot{\boldsymbol{q}}_{\mathrm{e}}^{\mathrm{T}}\boldsymbol{K}\dot{\boldsymbol{q}}_{\mathrm{e}}-\boldsymbol{q}_{\mathrm{e}}^{\mathrm{T}}\boldsymbol{\Lambda}\boldsymbol{K}\boldsymbol{\Lambda}\boldsymbol{q}_{\mathrm{e}}+\boldsymbol{r}^{\mathrm{T}}\boldsymbol{Y}\left(\boldsymbol{\Theta}_{\mathrm{e}}-\boldsymbol{\delta}\right)\end{aligned} \tag{7-118}$$

当$\|\boldsymbol{Y}^{\mathrm{T}}\boldsymbol{r}\|=0$时，$\dot{V}$是负定的；当$\|\boldsymbol{Y}^{\mathrm{T}}\boldsymbol{r}\|\neq 0$时，有

$$\begin{aligned}\boldsymbol{r}^{\mathrm{T}}\boldsymbol{Y}\left(\boldsymbol{\Theta}_{\mathrm{e}}-\boldsymbol{\delta}\right)&=\boldsymbol{r}^{\mathrm{T}}\boldsymbol{Y}\boldsymbol{\Theta}_{\mathrm{e}}-\boldsymbol{r}^{\mathrm{T}}\boldsymbol{Y}\boldsymbol{\delta}\\&=\boldsymbol{r}^{\mathrm{T}}\boldsymbol{Y}\boldsymbol{\Theta}_{\mathrm{e}}-\rho\|\boldsymbol{Y}^{\mathrm{T}}\boldsymbol{r}\|\\&\leqslant\|\boldsymbol{\Theta}_{\mathrm{e}}\|\|\boldsymbol{Y}^{\mathrm{T}}\boldsymbol{r}\|-\rho\|\boldsymbol{Y}^{\mathrm{T}}\boldsymbol{r}\|\\&=\|\boldsymbol{Y}^{\mathrm{T}}\boldsymbol{r}\|(\|\boldsymbol{\Theta}_{\mathrm{e}}\|-\rho)\leqslant 0\end{aligned} \tag{7-119}$$

综上所述，$\dot{V}$总是负定的，系统是渐近稳定的。和7.3节的鲁棒控制相比，无源鲁棒控制更容易确定动力学参数不确定性的上界ρ，且ρ是一个常数。

式（7-117）中$\|\boldsymbol{Y}^{\mathrm{T}}\boldsymbol{r}\|$和0比较会有数值问题，因此修正式（7-117）为

$$\boldsymbol{\delta}=\begin{cases}\rho\dfrac{\boldsymbol{Y}^{\mathrm{T}}\boldsymbol{r}}{\|\boldsymbol{Y}^{\mathrm{T}}\boldsymbol{r}\|}, & \|\boldsymbol{Y}^{\mathrm{T}}\boldsymbol{r}\|>\varepsilon\\ \dfrac{\rho}{\varepsilon}\boldsymbol{Y}^{\mathrm{T}}\boldsymbol{r}, & 其他\end{cases} \tag{7-120}$$

在控制律（7-120）下，系统是一致最终有界的。证明如下。

考虑式（7-110）的李雅普诺夫候选函数，计算V沿着系统轨迹的导数：

$$\begin{aligned}\dot{V}&=\boldsymbol{r}^{\mathrm{T}}\boldsymbol{M}\dot{\boldsymbol{r}}+\frac{1}{2}\boldsymbol{r}^{\mathrm{T}}\dot{\boldsymbol{M}}\boldsymbol{r}+2\boldsymbol{q}_{\mathrm{e}}^{\mathrm{T}}\boldsymbol{\Lambda}\boldsymbol{K}\dot{\boldsymbol{q}}_{\mathrm{e}}\\&=-\dot{\boldsymbol{q}}_{\mathrm{e}}^{\mathrm{T}}\boldsymbol{K}\dot{\boldsymbol{q}}_{\mathrm{e}}-\boldsymbol{q}_{\mathrm{e}}^{\mathrm{T}}\boldsymbol{\Lambda}\boldsymbol{K}\boldsymbol{\Lambda}\boldsymbol{q}_{\mathrm{e}}+\boldsymbol{r}^{\mathrm{T}}\boldsymbol{Y}(\boldsymbol{\Theta}_{\mathrm{e}}-\boldsymbol{\delta})\\&\leqslant-\dot{\boldsymbol{q}}_{\mathrm{e}}^{\mathrm{T}}\boldsymbol{K}\dot{\boldsymbol{q}}_{\mathrm{e}}-\boldsymbol{q}_{\mathrm{e}}^{\mathrm{T}}\boldsymbol{\Lambda}\boldsymbol{K}\boldsymbol{\Lambda}\boldsymbol{q}_{\mathrm{e}}+\|\boldsymbol{Y}^{\mathrm{T}}\boldsymbol{r}\|(\rho-\|\boldsymbol{\delta}\|)\end{aligned} \tag{7-121}$$

如果$\|\boldsymbol{Y}^{\mathrm{T}}\boldsymbol{r}\|>\varepsilon$，则有$\rho-\|\boldsymbol{\delta}\|=0$，$\dot{V}$负定。如果$\|\boldsymbol{Y}^{\mathrm{T}}\boldsymbol{r}\|\leqslant\varepsilon$，则有

$$\begin{aligned}\|\boldsymbol{Y}^{\mathrm{T}}\boldsymbol{r}\|\left(\rho-\|\boldsymbol{\delta}\|\right)&=\|\boldsymbol{Y}^{\mathrm{T}}\boldsymbol{r}\|\left(\rho-\frac{\rho}{\varepsilon}\|\boldsymbol{Y}^{\mathrm{T}}\boldsymbol{r}\|\right)\\&\leqslant\varepsilon\rho-\rho\|\boldsymbol{Y}^{\mathrm{T}}\boldsymbol{r}\|\leqslant\varepsilon\rho\end{aligned} \tag{7-122}$$

令$\boldsymbol{e}=[\boldsymbol{q}_{\mathrm{e}}^{\mathrm{T}},\dot{\boldsymbol{q}}_{\mathrm{e}}^{\mathrm{T}}]^{\mathrm{T}}$，将式（7-121）写为

$$\dot{V}\leqslant-\boldsymbol{e}^{\mathrm{T}}\boldsymbol{Q}\boldsymbol{e}+\varepsilon\rho \tag{7-123}$$

其中：

$$Q = \begin{bmatrix} \boldsymbol{\Lambda K \Lambda} & \boldsymbol{0} \\ \boldsymbol{0} & \boldsymbol{K} \end{bmatrix} \tag{7-124}$$

令 $-\boldsymbol{e}^{\mathrm{T}}\boldsymbol{Q}\boldsymbol{e}+\varepsilon\rho<0$，可得 $\boldsymbol{e}^{\mathrm{T}}\boldsymbol{Q}\boldsymbol{e}>\varepsilon\rho$，根据瑞利不等式，有

$$\lambda_{\min}(\boldsymbol{Q})\|\boldsymbol{e}\|^2 \leqslant \boldsymbol{e}^{\mathrm{T}}\boldsymbol{Q}\boldsymbol{e} \leqslant \lambda_{\max}(\boldsymbol{Q})\|\boldsymbol{e}\|^2 \tag{7-125}$$

所以当 $\lambda_{\min}(\boldsymbol{Q})\|\boldsymbol{e}\|^2>\varepsilon\rho$ 时，有 $\dot{V}<0$，即有

$$\|\boldsymbol{e}\|>\sqrt{\frac{\varepsilon\rho}{\lambda_{\min}(\boldsymbol{Q})}}\equiv\delta \tag{7-126}$$

如图 7-5 所示，令 $B_\delta=\{\boldsymbol{e}\,|\,\|\boldsymbol{e}\|\leqslant\delta\}$ 表示半径为 δ 的闭合球体，令 $S_{\delta,\boldsymbol{q}}=\{\boldsymbol{e}\,|\,V(\boldsymbol{e},\boldsymbol{q})\leqslant\xi_\delta\}$ 是李雅普诺夫候选函数（7-110）包含 B_δ 的最小水平集。则在 $S_{\delta,\boldsymbol{q}}$ 之外有 $\dot{V}<0$，因此系统轨迹一定会收敛到 $S_{\delta,\boldsymbol{q}}$ 之内，系统是一致最终有界的。上界 $b(\boldsymbol{q})=\max_{e\in S_{\delta,\boldsymbol{q}}}\|\boldsymbol{e}\|$，它的值和关节变量 $\boldsymbol{q}$ 相关，且与 $\varepsilon\rho$ 的值成正比。

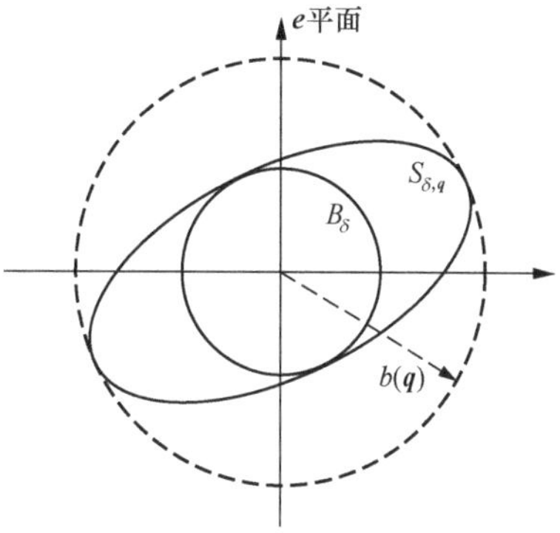

图7-5 系统一致最终有界示意

7.5.2 无源自适应控制

在自适应控制中，$\hat{\boldsymbol{M}}(\boldsymbol{q})$、$\hat{\boldsymbol{C}}(\boldsymbol{q},\dot{\boldsymbol{q}})$、$\hat{\boldsymbol{G}}(\boldsymbol{q})$ 是动力学参数的估计值，则采用无源控制律（7-112）可以得到系统的闭环动态方程，如式（7-114）所示。注意此时 $\boldsymbol{\Theta}_{\mathrm{e}}$ 不再表示系统动力学参数的不确定性（未知但固定），而是表示估计误差（时变状态）。采用以下的自适应律更新动力学参数的估计值：

$$\dot{\hat{\boldsymbol{\Theta}}}=\boldsymbol{\Gamma}^{-1}\boldsymbol{Y}^{\mathrm{T}}(\boldsymbol{q},\dot{\boldsymbol{q}},\boldsymbol{a},\boldsymbol{v})\boldsymbol{r} \tag{7-127}$$

则系统是渐近稳定的。证明如下。

考虑如下的李雅普诺夫候选函数：

$$V=\frac{1}{2}\boldsymbol{r}^{\mathrm{T}}\boldsymbol{M}\boldsymbol{r}+\boldsymbol{q}_{\mathrm{e}}^{\mathrm{T}}\boldsymbol{\Lambda K}\boldsymbol{q}_{\mathrm{e}}+\frac{1}{2}\boldsymbol{\Theta}_{\mathrm{e}}^{\mathrm{T}}\boldsymbol{\Gamma}\boldsymbol{\Theta}_{\mathrm{e}} \tag{7-128}$$

计算 V 沿着系统轨迹的导数：

$$\begin{aligned}\dot{V}&=\boldsymbol{r}^{\mathrm{T}}\boldsymbol{M}\dot{\boldsymbol{r}}+\frac{1}{2}\boldsymbol{r}^{\mathrm{T}}\dot{\boldsymbol{M}}\boldsymbol{r}+2\boldsymbol{q}_{\mathrm{e}}^{\mathrm{T}}\boldsymbol{\Lambda K}\dot{\boldsymbol{q}}_{\mathrm{e}}+\boldsymbol{\Theta}_{\mathrm{e}}^{\mathrm{T}}\boldsymbol{\Gamma}\dot{\boldsymbol{\Theta}}_{\mathrm{e}}\\&=-\dot{\boldsymbol{q}}_{\mathrm{e}}^{\mathrm{T}}\boldsymbol{K}\dot{\boldsymbol{q}}_{\mathrm{e}}-\boldsymbol{q}_{\mathrm{e}}^{\mathrm{T}}\boldsymbol{\Lambda K \Lambda}\boldsymbol{q}_{\mathrm{e}}+\boldsymbol{r}^{\mathrm{T}}\boldsymbol{Y}\boldsymbol{\Theta}_{\mathrm{e}}-\boldsymbol{\Theta}_{\mathrm{e}}^{\mathrm{T}}\boldsymbol{\Gamma}\dot{\hat{\boldsymbol{\Theta}}}\\&=-\dot{\boldsymbol{q}}_{\mathrm{e}}^{\mathrm{T}}\boldsymbol{K}\dot{\boldsymbol{q}}_{\mathrm{e}}-\boldsymbol{q}_{\mathrm{e}}^{\mathrm{T}}\boldsymbol{\Lambda K \Lambda}\boldsymbol{q}_{\mathrm{e}}\end{aligned} \tag{7-129}$$

当且仅当 $\boldsymbol{q}_{\mathrm{e}}=\boldsymbol{0},\dot{\boldsymbol{q}}_{\mathrm{e}}=\boldsymbol{0}$ 时，$\dot{V}=0$，因此系统渐近稳定，证毕。和 7.4 节的自适应控制相比，无源自适应控制不依赖 $\ddot{\boldsymbol{q}}$，实用性更好。

7.5.3 回归矩阵计算

无源鲁棒和无源自适应控制都依赖于回归矩阵 $\boldsymbol{Y}(\boldsymbol{q},\dot{\boldsymbol{q}},\boldsymbol{a},\boldsymbol{v})$，它满足：

$$\boldsymbol{M}(\boldsymbol{q})\boldsymbol{a}+\boldsymbol{C}(\boldsymbol{q},\dot{\boldsymbol{q}})\boldsymbol{v}+\boldsymbol{G}(\boldsymbol{q})=\boldsymbol{Y}(\boldsymbol{q},\dot{\boldsymbol{q}},\boldsymbol{a},\boldsymbol{v})\boldsymbol{\Theta} \tag{7-130}$$

其中，$\boldsymbol{\Theta}$ 是一个只依赖于机械臂动力学参数的向量。式（7-130）与式（7-30）相似，是它的通

用形式（将 $\boldsymbol{a}$、$\boldsymbol{v}$ 替换为 $\ddot{\boldsymbol{q}}$、$\dot{\boldsymbol{q}}$ 就得到了式（7-30））。下面给出一个计算回归矩阵的通用方法[9-10]。令 $\boldsymbol{\theta}_i=[m_i,m_i\boldsymbol{r}_{\mathrm{com},i}^{\mathrm{T}},\mathcal{I}_i^{xx},\mathcal{I}_i^{yy},\mathcal{I}_i^{zz},\mathcal{I}_i^{xy},\mathcal{I}_i^{xz},\mathcal{I}_i^{yz}]^{\mathrm{T}}\in\mathbb{R}^{10}$ 是连杆 i 的动力学参数，则机械臂的动力学参数 $\boldsymbol{\Theta}=[\boldsymbol{\theta}_1^{\mathrm{T}},\boldsymbol{\theta}_2^{\mathrm{T}},\cdots,\boldsymbol{\theta}_n^{\mathrm{T}}]^{\mathrm{T}}\in\mathbb{R}^{10n}$。对应的 $\boldsymbol{Y}(\boldsymbol{q},\dot{\boldsymbol{q}},\boldsymbol{a},\boldsymbol{v})\in\mathbb{R}^{n\times10n}$ 的表达式如下。

$$\boldsymbol{Y}=\left[\boldsymbol{J}_1^{\mathrm{T}}\left(\boldsymbol{A}(\boldsymbol{\alpha}_1)-[\mathrm{Ad}_{\mathcal{V}_1}]^{\mathrm{T}}\boldsymbol{A}(\boldsymbol{J}_1\boldsymbol{v})\right)\ \cdots\ \boldsymbol{J}_n^{\mathrm{T}}\left(\boldsymbol{A}(\boldsymbol{\alpha}_n)-[\mathrm{Ad}_{\mathcal{V}_n}]^{\mathrm{T}}\boldsymbol{A}(\boldsymbol{J}_n\boldsymbol{v})\right)\right] \tag{7-131}$$

其中，$\mathcal{V}_i=\boldsymbol{J}_i\dot{\boldsymbol{q}}$，$\boldsymbol{\alpha}_i=\boldsymbol{J}_i\boldsymbol{a}+[\mathrm{Ad}_{\mathcal{V}_i}]\boldsymbol{J}_i\boldsymbol{v}+\dot{\boldsymbol{J}}_i\boldsymbol{v}+\gamma_i$，$\gamma_i=[\mathrm{Ad}_{T_i}]^{-1}\gamma_0$，$\gamma_0=[0,0,0,-\boldsymbol{g}^{\mathrm{T}}]^{\mathrm{T}}$，$i=1,2,\cdots,n$。$[\mathrm{ad}_{\mathcal{V}_i}]$ 是速度旋量 $\mathcal{V}_i\equiv[\boldsymbol{\omega}_i^{\mathrm{T}},\boldsymbol{v}_i^{\mathrm{T}}]^{\mathrm{T}}$ 的李括号矩阵，其定义如下。

$$[\mathrm{ad}_{\mathcal{V}_i}]=\begin{bmatrix}[\boldsymbol{\omega}_i] & \boldsymbol{0}\\ [\boldsymbol{v}_i] & [\boldsymbol{\omega}_i]\end{bmatrix}\in\mathbb{R}^{6\times6} \tag{7-132}$$

对于向量 $\mathcal{V}\equiv[\boldsymbol{\omega}^{\mathrm{T}},\boldsymbol{v}^{\mathrm{T}}]^{\mathrm{T}}\in\mathbb{R}^6$，$\boldsymbol{A}(\mathcal{V})\in\mathbb{R}^{6\times10}$ 的定义如下。

$$\begin{cases}\boldsymbol{A}(\mathcal{V})=\begin{bmatrix}\boldsymbol{v} & [\boldsymbol{\omega}] & \boldsymbol{0}_{3\times6}\\ \boldsymbol{0}_{3\times1} & -[\boldsymbol{v}] & \boldsymbol{B}(\boldsymbol{\omega})\end{bmatrix}\\ \boldsymbol{B}(\boldsymbol{\omega})=\begin{bmatrix}\omega_1 & 0 & 0 & \omega_2 & \omega_3 & 0\\ 0 & \omega_2 & 0 & \omega_1 & 0 & \omega_3\\ 0 & 0 & \omega_3 & 0 & \omega_1 & \omega_2\end{bmatrix}\end{cases} \tag{7-133}$$

需要注意的是，式（7-130）中的 $\boldsymbol{C}(\boldsymbol{q},\dot{\boldsymbol{q}})$ 应该采用下式计算。

$$\boldsymbol{C}(\boldsymbol{q},\dot{\boldsymbol{q}})=\sum_{i=1}^{n}\boldsymbol{J}_i^{\mathrm{T}}\left((\mathcal{G}_i[\mathrm{ad}_{\mathcal{V}_i}]-[\mathrm{ad}_{\mathcal{V}_i}]^{\mathrm{T}}\mathcal{G}_i)\boldsymbol{J}_i+\mathcal{G}\dot{\boldsymbol{J}}_i\right) \tag{7-134}$$

容易证明，式（7-134）计算的 $\boldsymbol{C}(\boldsymbol{q},\dot{\boldsymbol{q}})$ 同样满足反对称性定理 7.1，这个性质是无源控制的基本要求。

7.6 干扰观测器

由式（7-48）可知，$\boldsymbol{\tau}_{\mathrm{ext}}$ 会影响任务空间的加速度，从而引起任务空间控制的稳态误差，如式（7-67）、式（7-69）、式（7-74）的等号右侧所示。此外，在进行计算力矩控制时，采用的标称动力学参数和实际动力学参数之间存在不可避免的误差，以及关节摩擦和其他无法建模的不确定性都会影响实际的控制效果。本节介绍基于干扰观测器（disturbance observer, DO）[11-12] 的手术机械臂控制，目的是估计并抵消外界干扰，实现手术机械臂在任务空间的精确控制。

设 $\hat{\boldsymbol{M}}(\boldsymbol{q})$、$\hat{\boldsymbol{C}}(\boldsymbol{q},\dot{\boldsymbol{q}})$、$\hat{\boldsymbol{G}}(\boldsymbol{q})$ 是动力学参数的标称值，它们和实际值之间的误差由式（7-84）给出，将式（7-84）代入式（7-10）可得

$$\hat{\boldsymbol{M}}(\boldsymbol{q})\ddot{\boldsymbol{q}}+\hat{\boldsymbol{C}}(\boldsymbol{q},\dot{\boldsymbol{q}})\dot{\boldsymbol{q}}+\hat{\boldsymbol{G}}(\boldsymbol{q})=\boldsymbol{\tau}+\boldsymbol{\tau}_{\mathrm{d}} \tag{7-135}$$

其中：

$$\boldsymbol{\tau}_{\mathrm{d}}=\Delta\boldsymbol{M}(\boldsymbol{q})\ddot{\boldsymbol{q}}+\Delta\boldsymbol{C}(\boldsymbol{q},\dot{\boldsymbol{q}})\dot{\boldsymbol{q}}+\Delta\boldsymbol{G}(\boldsymbol{q})-\boldsymbol{\tau}_{\mathrm{ext}} \tag{7-136}$$

式（7-135）将外部力矩和动力学模型不确定性统一看作集成干扰力矩 $\boldsymbol{\tau}_{\mathrm{d}}$（lumped disturbance torque）。基于干扰观测器的手术机械臂控制原理如图 7-6 所示。根据标称值计算的控制力矩 $\hat{\boldsymbol{\tau}}$ 减去干扰观测器估计的干扰力矩 $\hat{\boldsymbol{\tau}}_{\mathrm{d}}$ 后的值作为控制力矩 $\boldsymbol{\tau}$ 发给机械臂。如果干扰观测器能正确估计干扰力矩，即 $\hat{\boldsymbol{\tau}}_{\mathrm{d}}\approx\boldsymbol{\tau}_{\mathrm{d}}$，则有

$$\hat{\boldsymbol{M}}(\boldsymbol{q})\ddot{\boldsymbol{q}}+\hat{\boldsymbol{C}}(\boldsymbol{q},\dot{\boldsymbol{q}})\dot{\boldsymbol{q}}+\hat{\boldsymbol{G}}(\boldsymbol{q})=\hat{\boldsymbol{\tau}} \tag{7-137}$$

即抵消了所有的干扰力矩，7.2.2 节中所有控制律的闭环误差方程（7-67）、方程（7-69）和方程（7-74）右边项变为零。

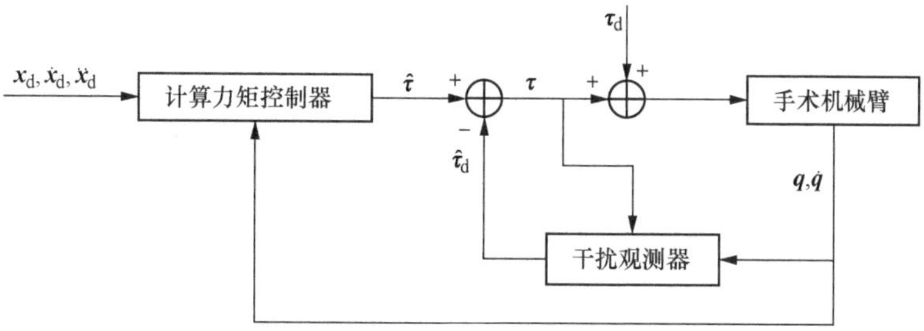

图7-6　基于干扰观测器的手术机械臂控制原理

7.6.1　基本观测器

Chen 等 [13] 提出如下干扰观测器用于机械臂控制：

$$\dot{\hat{\boldsymbol{\tau}}}_{\mathrm{d}}=-\boldsymbol{L}(\boldsymbol{q},\dot{\boldsymbol{q}})\hat{\boldsymbol{\tau}}_{\mathrm{d}}+\boldsymbol{L}(\boldsymbol{q},\dot{\boldsymbol{q}})(\hat{\boldsymbol{M}}(\boldsymbol{q})\ddot{\boldsymbol{q}}+\hat{\boldsymbol{H}}(\boldsymbol{q},\dot{\boldsymbol{q}})-\boldsymbol{\tau}) \tag{7-138}$$

其中，$\hat{\boldsymbol{H}}(\boldsymbol{q},\dot{\boldsymbol{q}})=\hat{\boldsymbol{C}}(\boldsymbol{q},\dot{\boldsymbol{q}})\dot{\boldsymbol{q}}+\hat{\boldsymbol{G}}(\boldsymbol{q})$，$\boldsymbol{L}(\boldsymbol{q},\dot{\boldsymbol{q}})$ 是观测器增益矩阵（gain matrix）。设计干扰观测器的主要任务之一是寻找合适的观测器增益矩阵。定义观测器误差：

$$\Delta\boldsymbol{\tau}_{\mathrm{d}}=\boldsymbol{\tau}_{\mathrm{d}}-\hat{\boldsymbol{\tau}}_{\mathrm{d}} \tag{7-139}$$

将式（7-135）代入式（7-138）可得

$$\Delta\dot{\boldsymbol{\tau}}_{\mathrm{d}}+\boldsymbol{L}(\boldsymbol{q},\dot{\boldsymbol{q}})\Delta\boldsymbol{\tau}_{\mathrm{d}}=\dot{\boldsymbol{\tau}}_{\mathrm{d}} \tag{7-140}$$

假设干扰力矩 $\boldsymbol{\tau}_{\mathrm{d}}$ 变化缓慢，即 $\dot{\boldsymbol{\tau}}_{\mathrm{d}}\approx\boldsymbol{0}$，则选择 $\boldsymbol{L}(\boldsymbol{q},\dot{\boldsymbol{q}})=c\boldsymbol{I}$（$c>0$）可以使得式（7-140）全局指数稳定。

7.6.2　改进观测器

干扰观测器（7-138）并不适用于实际场合，因为系统加速度 $\ddot{\boldsymbol{q}}$ 很难在实际中精确测量。需要想办法去掉观测器对 $\ddot{\boldsymbol{q}}$ 的依赖。为此，定义一个辅助向量：

$$\boldsymbol{z}=\hat{\boldsymbol{\tau}}_{\mathrm{d}}-\boldsymbol{p}(\boldsymbol{q},\dot{\boldsymbol{q}}) \tag{7-141}$$

其中，$\boldsymbol{p}(\boldsymbol{q},\dot{\boldsymbol{q}})$ 是要确定的函数。令 $\boldsymbol{p}(\boldsymbol{q},\dot{\boldsymbol{q}})$ 满足：

$$\dot{\boldsymbol{p}}(\boldsymbol{q},\dot{\boldsymbol{q}})=\boldsymbol{L}(\boldsymbol{q},\dot{\boldsymbol{q}})\hat{\boldsymbol{M}}(\boldsymbol{q})\ddot{\boldsymbol{q}} \tag{7-142}$$

则有

$$\begin{aligned}\dot{\boldsymbol{z}}&=\dot{\hat{\boldsymbol{\tau}}}_{\mathrm{d}}-\dot{\boldsymbol{p}}(\boldsymbol{q},\dot{\boldsymbol{q}})\\&=\dot{\hat{\boldsymbol{\tau}}}_{\mathrm{d}}-\boldsymbol{L}(\boldsymbol{q},\dot{\boldsymbol{q}})\hat{\boldsymbol{M}}(\boldsymbol{q})\ddot{\boldsymbol{q}}\\&=-\boldsymbol{L}(\boldsymbol{q},\dot{\boldsymbol{q}})\big(\boldsymbol{z}+\boldsymbol{p}(\boldsymbol{q},\dot{\boldsymbol{q}})\big)+\boldsymbol{L}(\boldsymbol{q},\dot{\boldsymbol{q}})(\hat{\boldsymbol{H}}(\boldsymbol{q},\dot{\boldsymbol{q}})-\boldsymbol{\tau})\end{aligned} \tag{7-143}$$

因此，改进的观测器由下式给出。

$$\begin{cases}\dot{\boldsymbol{z}}=-\boldsymbol{L}(\boldsymbol{q},\dot{\boldsymbol{q}})\left(\boldsymbol{z}+\boldsymbol{p}(\boldsymbol{q},\dot{\boldsymbol{q}})\right)+\boldsymbol{L}(\boldsymbol{q},\dot{\boldsymbol{q}})\left(\hat{\boldsymbol{H}}(\boldsymbol{q},\dot{\boldsymbol{q}})-\boldsymbol{\tau}\right)\\ \hat{\boldsymbol{\tau}}_{\mathrm{d}}=\boldsymbol{z}+\boldsymbol{p}(\boldsymbol{q},\dot{\boldsymbol{q}})\end{cases} \tag{7-144}$$

问题的关键是要找到合适的$\boldsymbol{p}(\boldsymbol{q},\dot{\boldsymbol{q}})$，使得满足式（7-142）的$\boldsymbol{L}(\boldsymbol{q},\dot{\boldsymbol{q}})$使式（7-140）全局渐近稳定。

7.6.3 $p(q,\dot{q})$设计

Mohammadi 等[14]针对串联机械臂提出了$\boldsymbol{p}(\boldsymbol{q},\dot{\boldsymbol{q}})$和$\boldsymbol{L}(\boldsymbol{q},\dot{\boldsymbol{q}})$的形式如下。

$$\begin{cases}\boldsymbol{L}(\boldsymbol{q},\dot{\boldsymbol{q}})=\boldsymbol{X}^{-1}\hat{\boldsymbol{M}}^{-1}(\boldsymbol{q})\\ \boldsymbol{p}(\boldsymbol{q},\dot{\boldsymbol{q}})=\boldsymbol{X}^{-1}\dot{\boldsymbol{q}}\end{cases} \tag{7-145}$$

其中，$\boldsymbol{X}$是一个可逆的常量矩阵，可以验证$\boldsymbol{p}(\boldsymbol{q},\dot{\boldsymbol{q}})$和$\boldsymbol{L}(\boldsymbol{q},\dot{\boldsymbol{q}})$满足式（7-142）。

定理 7.5 如果存在一个对称正定矩阵$\boldsymbol{\Gamma}$使得

$$\boldsymbol{X}+\boldsymbol{X}^{\mathrm{T}}-\boldsymbol{X}^{\mathrm{T}}\dot{\hat{\boldsymbol{M}}}(\boldsymbol{q})\boldsymbol{X}\geqslant\boldsymbol{\Gamma} \tag{7-146}$$

则对于$\dot{\boldsymbol{\tau}}_{\mathrm{d}}\approx\boldsymbol{0}$，由式（7-144）和式（7-145）给出的观测器是指数稳定的。

证明 考虑如下的李雅普诺夫候选函数：

$$V(\Delta\boldsymbol{\tau}_{\mathrm{d}},\boldsymbol{q})=\Delta\boldsymbol{\tau}_{\mathrm{d}}^{\mathrm{T}}\boldsymbol{X}^{\mathrm{T}}\hat{\boldsymbol{M}}(\boldsymbol{q})\boldsymbol{X}\Delta\boldsymbol{\tau}_{\mathrm{d}} \tag{7-147}$$

因为$\boldsymbol{X}^{\mathrm{T}}\hat{\boldsymbol{M}}(\boldsymbol{q})\boldsymbol{X}$是对称正定的，因此有$V(\Delta\boldsymbol{\tau}_{\mathrm{d}},\boldsymbol{q})$是正定的，且径向无界。计算$V(\Delta\boldsymbol{\tau}_{\mathrm{d}},\boldsymbol{q})$关于时间的导数：

$$\begin{aligned}&\dot{V}(\Delta\boldsymbol{\tau}_{\mathrm{d}},\boldsymbol{q})\\&=\Delta\dot{\boldsymbol{\tau}}_{\mathrm{d}}^{\mathrm{T}}\boldsymbol{X}^{\mathrm{T}}\hat{\boldsymbol{M}}(\boldsymbol{q})\boldsymbol{X}\Delta\boldsymbol{\tau}_{\mathrm{d}}+\Delta\boldsymbol{\tau}_{\mathrm{d}}^{\mathrm{T}}\boldsymbol{X}^{\mathrm{T}}\dot{\hat{\boldsymbol{M}}}(\boldsymbol{q})\boldsymbol{X}\Delta\boldsymbol{\tau}_{\mathrm{d}}+\Delta\boldsymbol{\tau}_{\mathrm{d}}^{\mathrm{T}}\boldsymbol{X}^{\mathrm{T}}\hat{\boldsymbol{M}}(\boldsymbol{q})\boldsymbol{X}\Delta\dot{\boldsymbol{\tau}}_{\mathrm{d}}\end{aligned} \tag{7-148}$$

将$\Delta\dot{\boldsymbol{\tau}}_{\mathrm{d}}=-\boldsymbol{L}(\boldsymbol{q},\dot{\boldsymbol{q}})\Delta\boldsymbol{\tau}_{\mathrm{d}}=-\boldsymbol{X}^{-1}\hat{\boldsymbol{M}}^{-1}(\boldsymbol{q})\Delta\boldsymbol{\tau}_{\mathrm{d}}$（由于$\dot{\boldsymbol{\tau}}_{\mathrm{d}}\approx\boldsymbol{0}$）代入式（7-148）可得

$$\begin{aligned}&\dot{V}(\Delta\boldsymbol{\tau}_{\mathrm{d}},\boldsymbol{q})\\&=-\Delta\boldsymbol{\tau}_{\mathrm{d}}^{\mathrm{T}}(\boldsymbol{X}+\boldsymbol{X}^{\mathrm{T}}-\boldsymbol{X}^{\mathrm{T}}\dot{\hat{\boldsymbol{M}}}(\boldsymbol{q})\boldsymbol{X})\Delta\boldsymbol{\tau}_{\mathrm{d}}\end{aligned} \tag{7-149}$$

如果存在一个对称正定矩阵$\boldsymbol{\Gamma}$满足式（7-146），则$\boldsymbol{X}+\boldsymbol{X}^{\mathrm{T}}-\boldsymbol{X}^{\mathrm{T}}\dot{\hat{\boldsymbol{M}}}(\boldsymbol{q})\boldsymbol{X}$是正定的，从而$\dot{V}(\Delta\boldsymbol{\tau}_{\mathrm{d}},\boldsymbol{q})$是负定的，因此$\Delta\boldsymbol{\tau}_{\mathrm{d}}$全局收敛到零。

根据$V(\Delta\boldsymbol{\tau}_{\mathrm{d}},\boldsymbol{q})$的定义（7-147），应用瑞利不等式（Rayleigh's inequality）有

$$\lambda_{\min}(\hat{\boldsymbol{M}}(\boldsymbol{q}))\lambda_{\min}(\boldsymbol{X}^{\mathrm{T}}\boldsymbol{X})\|\Delta\boldsymbol{\tau}_{\mathrm{d}}\|^2\leqslant V(\Delta\boldsymbol{\tau}_{\mathrm{d}},\boldsymbol{q})\leqslant\lambda_{\max}(\hat{\boldsymbol{M}}(\boldsymbol{q}))\lambda_{\max}(\boldsymbol{X}^{\mathrm{T}}\boldsymbol{X})\|\Delta\boldsymbol{\tau}_{\mathrm{d}}\|^2 \tag{7-150}$$

其中，$\lambda_{\min}(\bullet)$和$\lambda_{\max}(\bullet)$分别表示对称矩阵$(\bullet)$的最小和最大特征值。又根据定理 7.2 有

$$\lambda_{\min}(\hat{\boldsymbol{M}}(\boldsymbol{q}))\geqslant v_1,\lambda_{\max}(\hat{\boldsymbol{M}}(\boldsymbol{q}))\leqslant v_2 \tag{7-151}$$

则$V(\Delta\boldsymbol{\tau}_{\mathrm{d}},\boldsymbol{q})$有界：

$$v_1\lambda_{\min}(\boldsymbol{X}^{\mathrm{T}}\boldsymbol{X})\|\Delta\boldsymbol{\tau}_{\mathrm{d}}\|^2\leqslant V(\Delta\boldsymbol{\tau}_{\mathrm{d}},\boldsymbol{q})\leqslant v_2\|\boldsymbol{X}\|^2\|\Delta\boldsymbol{\tau}_{\mathrm{d}}\|^2 \tag{7-152}$$

另外，由$\boldsymbol{X}+\boldsymbol{X}^{\mathrm{T}}-\boldsymbol{X}^{\mathrm{T}}\hat{\boldsymbol{M}}(\boldsymbol{q})\boldsymbol{X}\geqslant\boldsymbol{\Gamma}$可得

$$\dot{V}(\Delta\boldsymbol{\tau}_{\mathrm{d}},\boldsymbol{q})\leqslant-\Delta\boldsymbol{\tau}_{\mathrm{d}}^{\mathrm{T}}\boldsymbol{\Gamma}\Delta\boldsymbol{\tau}_{\mathrm{d}} \tag{7-153}$$

继续使用瑞利不等式可知$-\Delta\boldsymbol{\tau}_{\mathrm{d}}^{\mathrm{T}}\boldsymbol{\Gamma}\Delta\boldsymbol{\tau}_{\mathrm{d}}$的上界为$-\lambda_{\min}(\boldsymbol{\Gamma})\|\Delta\boldsymbol{\tau}_{\mathrm{d}}\|^2$，则有

$$\dot{V}(\Delta\boldsymbol{\tau}_{\mathrm{d}},\boldsymbol{q})\leqslant-\lambda_{\min}(\boldsymbol{\Gamma})\|\Delta\boldsymbol{\tau}_{\mathrm{d}}\|^2 \tag{7-154}$$

由式（7-152）和式（7-154），根据李雅普诺夫判据可知观测器是全局指数稳定的。进一步，由式（7-152）可知

$$\|\Delta\boldsymbol{\tau}_{\mathrm{d}}\|^2\geqslant\frac{V(\Delta\boldsymbol{\tau}_{\mathrm{d}},\boldsymbol{q})}{v_2\|\boldsymbol{X}\|^2} \tag{7-155}$$

将式（7-155）代入式（7-154）可得

$$\begin{aligned}&\dot{V}(\Delta\boldsymbol{\tau}_{\mathrm{d}},\boldsymbol{q})\leqslant-\frac{\lambda_{\min}(\boldsymbol{\Gamma})}{v_2\|\boldsymbol{X}\|^2}V(\Delta\boldsymbol{\tau}_{\mathrm{d}},\boldsymbol{q})\\&\Rightarrow V(t)\leqslant V(0)\mathrm{e}^{\left(-\frac{\lambda_{\min}(\boldsymbol{\Gamma})}{v_2\|\boldsymbol{X}\|^2}\right)t}\end{aligned} \tag{7-156}$$

结合式（7-156）和式（7-152）可得

$$\|\Delta\boldsymbol{\tau}_{\mathrm{d}}\|^2\leqslant\frac{V(0)}{v_1\lambda_{\min}(\boldsymbol{X}^{\mathrm{T}}\boldsymbol{X})}\mathrm{e}^{\left(-\frac{\lambda_{\min}(\boldsymbol{\Gamma})}{v_2\|\boldsymbol{X}\|^2}\right)t} \tag{7-157}$$

即$\Delta\boldsymbol{\tau}_{\mathrm{d}}$的指数收敛速度为$\dfrac{\lambda_{\min}(\boldsymbol{\Gamma})}{v_2\|\boldsymbol{X}\|^2}$。

7.6.4 *X*设计

至此，问题变成了寻找满足式（7-146）的可逆常量矩阵$\boldsymbol{X}$。令$\boldsymbol{Y}=\boldsymbol{X}^{-1}$，式（7-146）的等价形式为

$$\boldsymbol{Y}+\boldsymbol{Y}^{\mathrm{T}}-\boldsymbol{Y}^{\mathrm{T}}\boldsymbol{\Gamma}\boldsymbol{Y}\geqslant\dot{\hat{\boldsymbol{M}}}(\boldsymbol{q}) \tag{7-158}$$

根据式（7-32）可知$\|\dot{\hat{\boldsymbol{M}}}(\boldsymbol{q})\|$有上界，设上界为$\zeta$，即$\zeta\boldsymbol{I}\geqslant\dot{\hat{\boldsymbol{M}}}(\boldsymbol{q})$，则式（7-158）成立的充分条件为

$$\boldsymbol{Y}+\boldsymbol{Y}^{\mathrm{T}}-\boldsymbol{Y}^{\mathrm{T}}\boldsymbol{\Gamma}\boldsymbol{Y}-\zeta\boldsymbol{I}\geqslant\boldsymbol{0} \tag{7-159}$$

根据舒尔补引理，式（7-159）等价于求解线性矩阵不等式（linear matrix inequality, LMI）：

$$\begin{bmatrix}\boldsymbol{Y}+\boldsymbol{Y}^{\mathrm{T}}-\zeta\boldsymbol{I} & \boldsymbol{Y}^{\mathrm{T}}\\ \boldsymbol{Y} & \boldsymbol{\Gamma}^{-1}\end{bmatrix}\geqslant\boldsymbol{0} \tag{7-160}$$

LMI的求解已经有成熟的方法，可以同时求解式（7-160）中的$\boldsymbol{Y}$和$\boldsymbol{\Gamma}$。

一般选择$\boldsymbol{Y}=y\boldsymbol{I}$，注意观测器增益矩阵$\boldsymbol{L}$的模与$\boldsymbol{Y}$的模正相关［式（7-145）］，因此$y$越大，观测器增益越大，观测误差收敛速度越快，但也会同时放大噪声。因此需要对y的选择做出权衡。

如果选择$\boldsymbol{\Gamma}$的形式为$\boldsymbol{\Gamma}=\gamma\boldsymbol{I}$，设期望的观测误差收敛速度为$\beta$，根据式（7-157）可知

$$\gamma=\frac{\beta v_2}{y^2} \tag{7-161}$$

将式（7-161）以及$\boldsymbol{\Gamma}=\gamma\boldsymbol{I}$，$\boldsymbol{Y}=y\boldsymbol{I}$代入式（7-159）并整理可得

$$y\geqslant\frac{\beta v_2+\zeta}{2} \tag{7-162}$$

因此，可取 $y=\dfrac{\beta v_2+\zeta}{2}$，其中 ζ 和 v_2 由机械臂标称动力学参数和机械臂最大关节速度确定。至此，完成了干扰观测器全部参数的确定。

7.6.5 零空间柔顺

图 7-6 所示的干扰观测器可以抵消干扰力矩，提高任务空间控制精度，但同时也失去了零空间的柔顺性。为了实现零空间柔顺，可以不用完全抵消干扰力矩，留下不会干扰任务空间的分量。把干扰力矩的估计 $\hat{\boldsymbol{\tau}}_{\mathrm{d}}$ 分为两部分，即 $\hat{\boldsymbol{\tau}}_{\mathrm{d}}=\hat{\boldsymbol{\tau}}_{\mathrm{n}}+\hat{\boldsymbol{\tau}}_x$，其中 $\hat{\boldsymbol{\tau}}_{\mathrm{n}}$ 不会干扰任务空间加速度，由式（7-48）可知 $\hat{\boldsymbol{\tau}}_{\mathrm{n}}$ 需要满足：

$$\boldsymbol{J}\hat{\boldsymbol{M}}^{-1}\hat{\boldsymbol{\tau}}_{\mathrm{n}}=\boldsymbol{0} \tag{7-163}$$

令矩阵 $\hat{\boldsymbol{P}}=\boldsymbol{I}-\boldsymbol{J}^{\mathrm{T}}(\boldsymbol{J}\hat{\boldsymbol{M}}^{-1}\boldsymbol{J}^{\mathrm{T}})^{-1}\boldsymbol{J}\hat{\boldsymbol{M}}^{-1}$，$\hat{\boldsymbol{\tau}}_{\mathrm{n}}=\hat{\boldsymbol{P}}\hat{\boldsymbol{\tau}}_{\mathrm{d}}$，容易验证式（7-163）成立，则有 $\hat{\boldsymbol{\tau}}_x=(\boldsymbol{I}-\hat{\boldsymbol{P}})\hat{\boldsymbol{\tau}}_{\mathrm{d}}=\boldsymbol{J}^{\mathrm{T}}(\boldsymbol{J}\hat{\boldsymbol{M}}^{-1}\boldsymbol{J}^{\mathrm{T}})^{-1}\boldsymbol{J}\hat{\boldsymbol{M}}^{-1}\hat{\boldsymbol{\tau}}_{\mathrm{d}}$ 为需要前馈补偿的干扰力矩。具备零空间柔顺的干扰观测器控制逻辑如图 7-7 所示。

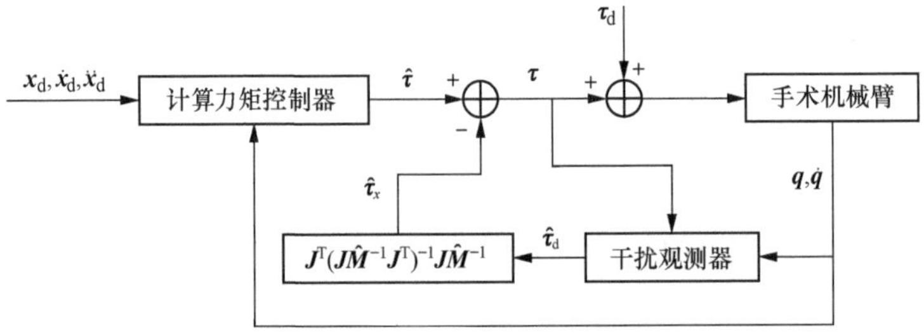

图7-7　具备零空间柔顺的干扰观测器控制逻辑

7.7 仿真实验

本节进行手术机械臂的非线性控制仿真实验。仿真对象是图 7-8 所示的七自由度手术机械臂，它的运动学和动力学参数由 URDF 文件给出。其中运动学参数见 6.6 节。动力学参数如表 7-1 所示。初始时，它的关节变量值为：$\boldsymbol{q}_0=[0,75,0,-94,0,-81,0]^{\mathrm{T}}/180\cdot\pi$。所有仿真实验的时间为 10 s。

表7-1　仿真机械臂动力学参数（单位均为国际标准单位）

连杆	1	2	3	4	5	6	7
质量	3.45	3.48	4.06	3.48	2.16	2.35	3.13
质心 x 坐标	0	0.0003	0	0	0.0001	0	0
质心 y 坐标	−0.0300	0.0590	0.0300	0.0670	0.0210	0.0006	0
质心 z 坐标	0.1200	0.0420	0.1300	0.0340	0.0760	0.0004	0.0200
惯性矩 $\mathcal{I}^{xx}$	0.0747	0.0390	0.1042	0.0414	0.0263	0.0065	0.0159
惯性矩 $\mathcal{I}^{yy}$	0.0574	0.0279	0.0783	0.0248	0.0182	0.0063	0.0159
惯性矩 $\mathcal{I}^{zz}$	0.0239	0.0199	0.0341	0.0234	0.0121	0.0045	0.0029

续表

惯性积 $\mathcal{I}^{xy}$	0	-0.0001	0	0	0	0	0.0006
惯性积 $\mathcal{I}^{xz}$	0	-0.0037	0	0	0	0	0
惯性积 $\mathcal{I}^{yz}$	0.0085	-0.0086	-0.0096	-0.0116	-0.0074	0.0003	0

7.7.1 无源鲁棒控制

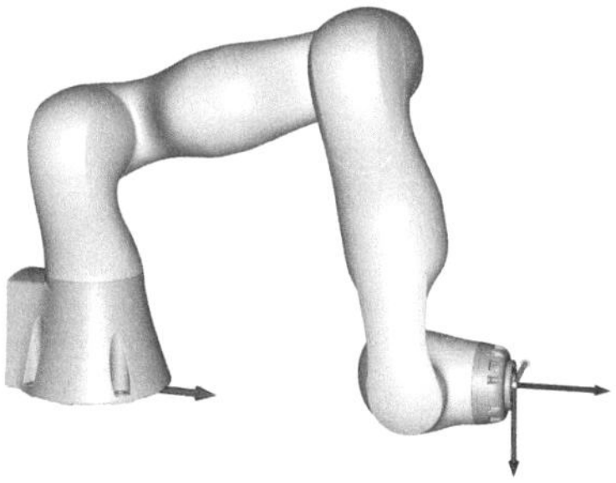

图7-8 七自由度手术机械臂

设关节目标值为：$\boldsymbol{q}_1=[0,15,0,-101,0,-28,0]^{\mathrm{T}}/180\cdot\pi$，在关节空间规划从 $\boldsymbol{q}_0$ 到 $\boldsymbol{q}_1$ 的梯形速度轨迹作为期望轨迹。为了模拟动力学参数的不确定性，将控制器中用到的连杆质量设为实际质量的 1.2 倍。采用控制律（7-115）、控制律（7-120）和控制律（7-109）进行关节空间轨迹跟踪，参数选择为：$\boldsymbol{\Lambda}=50\boldsymbol{I}$，$\boldsymbol{K}=50\boldsymbol{I}$，$\varepsilon=0.5$，$\rho=2.05$。无源鲁棒控制仿真结果如图 7-9 所示，关节轨迹最大跟踪误差小于 2×10^{-4} rad，仿真结束时机械臂末端位置与期望位置之间的误差为 4.9×10^{-2} mm。为了体现鲁棒控制的优点，去掉控制律（7-115）中的 $\boldsymbol{\delta}$ 补偿，此时就变成了采用标称动力学参数的无源控制。选择同样的控制参数 ($\boldsymbol{\Lambda}=50\boldsymbol{I}$，$\boldsymbol{K}=50\boldsymbol{I}$) 和同样的规划轨迹，仿真结果如图 7-10 所示。关节轨迹最大跟踪误差小于 6×10^{-3} rad，仿真结束时机械臂末端位置与期望位置之间的误差为 3.3 mm。

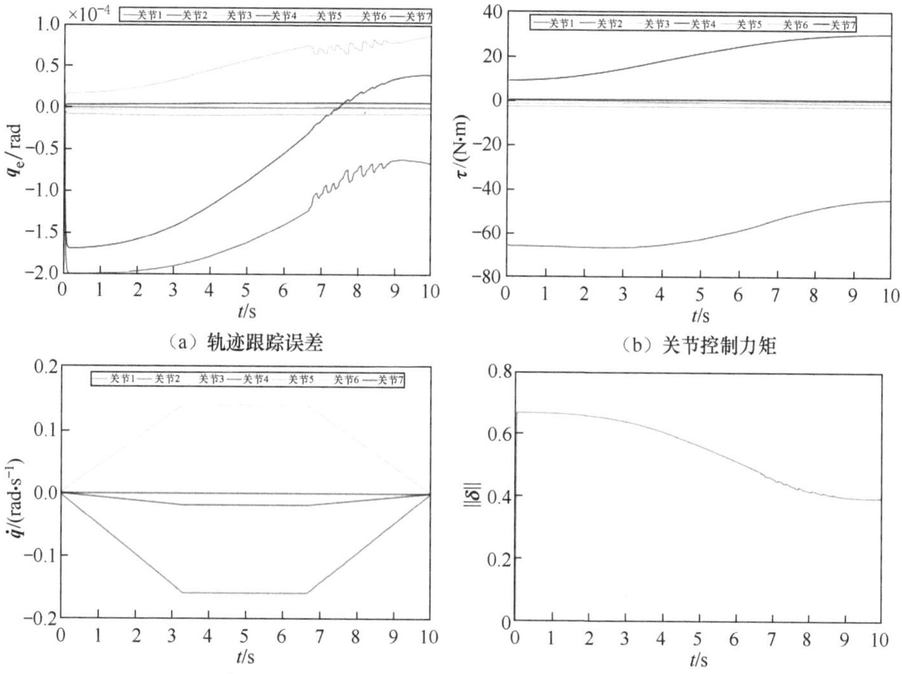

（a）轨迹跟踪误差　（b）关节控制力矩

（c）关节速度　（d）补偿值||δ||

图7-9 无源鲁棒控制仿真结果

从上述仿真结果可以看出，无源鲁棒控制中的补偿项 $\boldsymbol{\delta}$ 可以有效抑制由于动力学参数不准确带来的轨迹跟踪误差，使得系统误差一致最终有界。称这种补偿项的设计方法为李雅普诺夫再设计（Lyapunov redesign）。

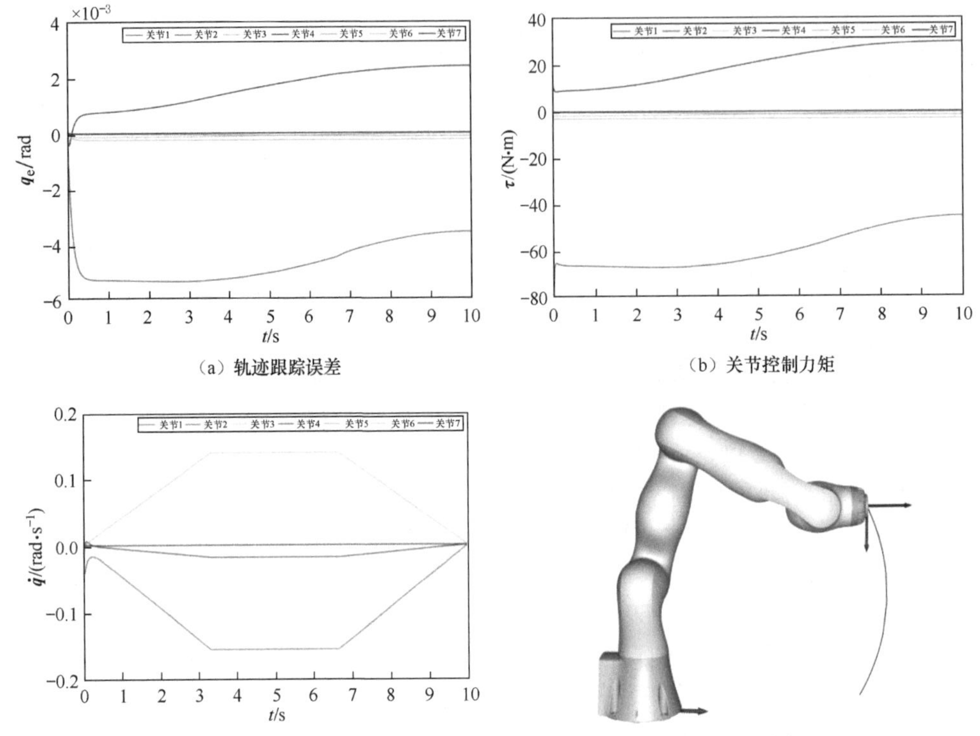

（a）轨迹跟踪误差　（b）关节控制力矩

（c）关节速度　（d）机械臂末端轨迹

图7-10　无源控制仿真结果

7.7.2 无源自适应控制

设关节空间期望轨迹与7.7.1节相同，同样将控制器中用到的连杆质量设为实际质量的1.2倍。采用控制律（7-112）、控制律（7-127）和控制律（7-109）进行关节空间轨迹跟踪，参数选择为：$\boldsymbol{\Lambda}=50\boldsymbol{I}$，$\boldsymbol{K}=50\boldsymbol{I}$，$\boldsymbol{\Gamma}^{-1}=\boldsymbol{I}$。仿真结果如图7-11所示，轨迹误差随时间收敛到零，仿真结束时机械臂末端位置与期望位置之间的误差为6.2×10^{-3} mm。仿真开始时，由于动力学参数不准，出现了较大的关节位置误差和速度误差，随着时间增加，自适应律不断修正手术机械臂的动力学参数，系统误差开始收敛，最后逐渐收敛到零。这也符合7.5.2节的李雅普诺夫稳定性理论分析结果，系统是渐近稳定的。

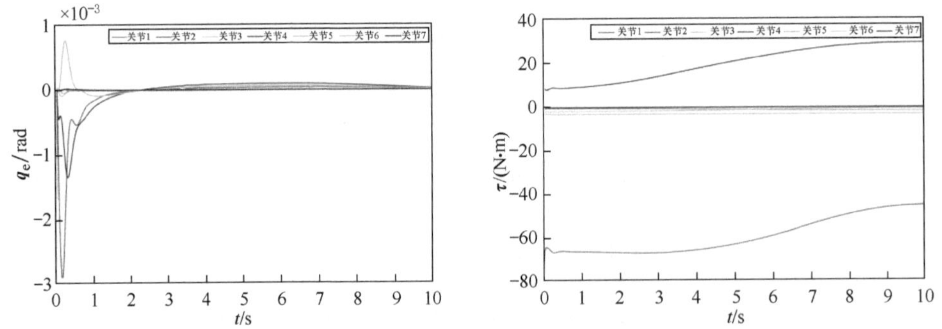

（a）轨迹跟踪误差　（b）关节控制力矩

图7-11　无源自适应控制仿真结果

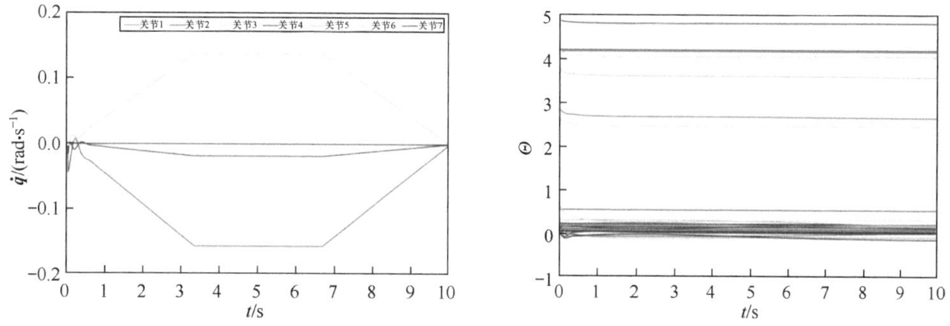

（c）关节速度　　（d）动力学参数估计值

图7-11　无源自适应控制仿真结果（续）

7.7.3　外部力干扰

无源鲁棒控制和无源自适应控制都是针对机械臂动力学参数的不确定性所引起的轨迹跟踪误差，通过李雅普诺夫再设计补偿项或参数估计更新律来使得轨迹跟踪误差一致最终有界或者收敛到零。如果机械臂受到来自环境的外力干扰，例如手术中医生、患者或其他器械与机械臂发生了交互，导致 $\boldsymbol{\tau}_{\text{ext}} \neq \mathbf{0}$，这种情况对机械臂轨迹的跟踪又有什么样的影响？为了验证在 $\boldsymbol{\tau}_{\text{ext}} \neq \mathbf{0}$ 时无源鲁棒控制和无源自适应控制的效果，进行了仿真实验，实验设置和控制器参数与 7.7.1 节和 7.7.2 节相同，只是从 1 s 时开始，对机械臂的第 4 连杆作用了一个沿着其连杆坐标系 z 轴方向的 10 N 的恒定外力，末端法兰作用了一个沿着末端坐标系 y 轴方向的 10 N 的恒定外力。仿真结果如图 7-12 所示，从图中可以看出，1 s 时由于外力的影响，系统的关节位置跟踪误差和速度都有一个突变。仿真结束时机械臂末端位置与期望位置之间的误差如表 7-2 所示。在外力的作用下，无源鲁棒控制和无源自适应控制的效果优于没有任何补偿的无源控制，但也存在稳态误差。7.7.4 节将展示如何通过干扰观测器去除外力干扰。

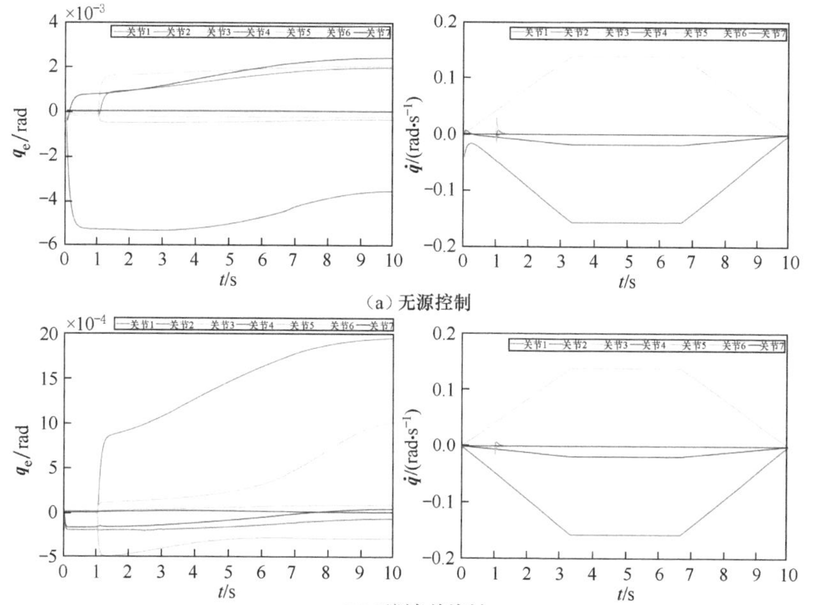

（a）无源控制

（b）无源鲁棒控制

图7-12　外力干扰下的控制仿真结果

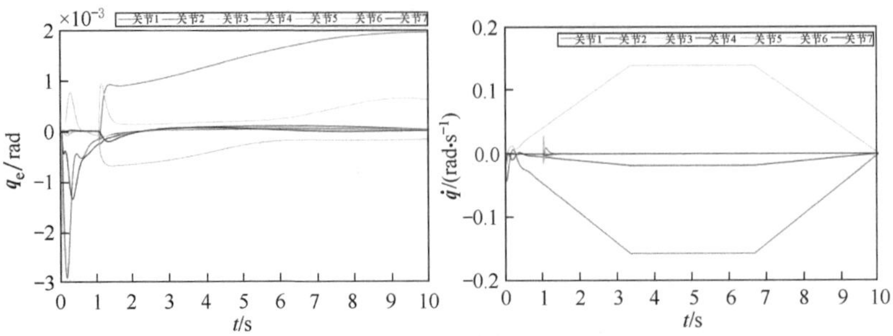

(c) 无源自适应控制

图7-12　外力干扰下的控制仿真结果（续）

表7-2　机械臂末端位置与期望位置之间的误差

无源控制	无源鲁棒控制	无源自适应控制
4.0 mm	1.7 mm	1.5 mm

7.7.4　基于干扰观测器的任务空间控制与零空间柔顺

设机械臂位于图 7-8 所示的初始位置，在任务空间规划一条梯形速度直线轨迹，让机械臂末端姿态不变，位置从初始位置沿基坐标系垂直方向向上运动 500 mm。图 7-13 展示了期望的末端轨迹。由于仿真对象手术机械臂具有 7 个自由度，对于六自由度的任务空间有一个冗余自由度，因此零空间采用控制律（7-47），从而实现零空间的柔顺控制，其中零空间关节刚度矩阵和阻尼矩阵设置为 $\boldsymbol{K}=\boldsymbol{I},\boldsymbol{B}=\boldsymbol{I}$，零空间的平衡位置 $\boldsymbol{q}_{\mathrm{d}}$ 对应初始位置时机械臂的臂角 [15]。为了模拟动力学参数的不确定性，将控制器中用到的连杆质量设为实际质量的 1.2 倍。为了模拟外力的干扰，从仿真时间 1 s 时开始，对机械臂的第 4 连杆作用了一个沿着其连杆坐标系 z 轴方向的 10 N 的恒定外力，末端法兰作用了一个沿着末端坐标系 z 轴方向的 10 N 的恒定外力。为了评价控制器的轨迹跟踪性能，给定机械臂末端的期望位姿 $(\boldsymbol{R}_{\mathrm{d}},\boldsymbol{p}_{\mathrm{d}})$ 和实际位姿 $(\boldsymbol{R},\boldsymbol{p})$，定义位置跟踪误差和姿态跟踪误差分别为

$$\begin{cases}\boldsymbol{p}_{\mathrm{e}}=\boldsymbol{p}_{\mathrm{d}}-\boldsymbol{p}\\ \boldsymbol{r}_{\mathrm{e}}=\log(\boldsymbol{R}^{-1}\boldsymbol{R}_{\mathrm{d}})\end{cases}\tag{7-164}$$

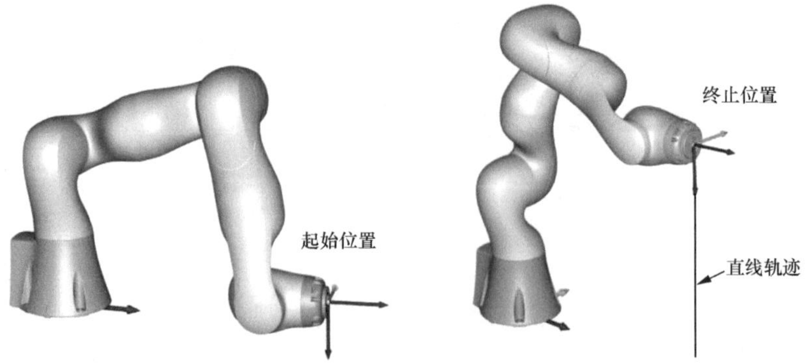

图7-13　任务空间期望末端轨迹

为了补偿动力学参数的不确定性和外部力干扰，采用干扰观测器（7-144）和干扰观测器

(7-145)对合成的干扰力矩 $\boldsymbol{\tau}_{\mathrm{d}}$ 进行估计，其中干扰观测器的增益为 $\boldsymbol{Y}=100\boldsymbol{I}$，并采用图 7-7 所示的前馈补偿框架进行非零空间干扰力矩的补偿。最后，分别采用 7.2.2 节介绍的 3 种任务空间控制律进行控制仿真，结果如下。

1. PD 控制

采用控制律（7-66），其中 $\boldsymbol{K}_x=3000\boldsymbol{I},\boldsymbol{B}_x=300\boldsymbol{I}$。仿真结果如图 7-14 所示。仿真结束时，位置误差的模 $\|\boldsymbol{p}_{\mathrm{e}}\|$ 为 $2.8\times10^{-4}\,\mathrm{mm}$。

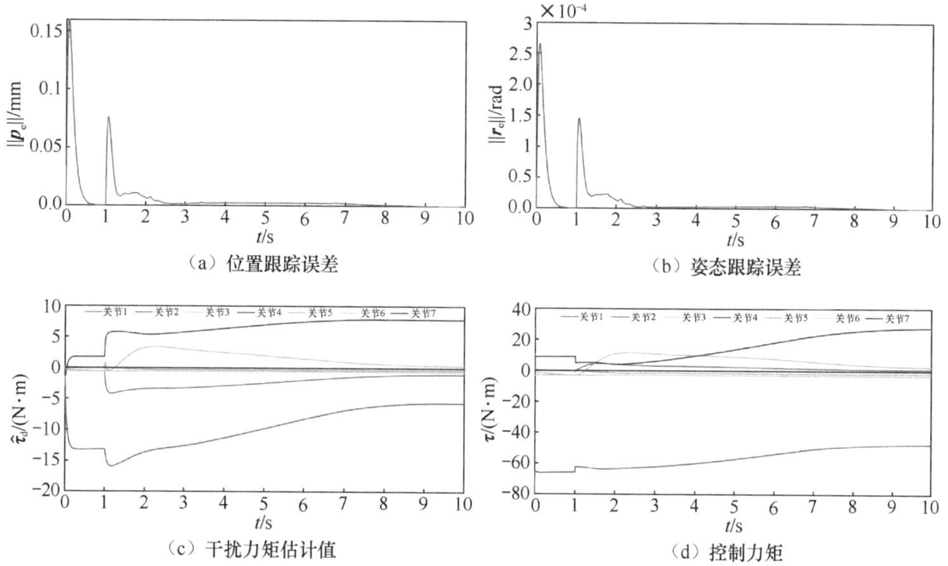

（a）位置跟踪误差　（b）姿态跟踪误差　（c）干扰力矩估计值　（d）控制力矩

图7-14　PD控制仿真结果

2. PD+ 控制

采用控制律（7-68），其中 $\boldsymbol{K}_x=3000\boldsymbol{I},\boldsymbol{B}_x=300\boldsymbol{I}$。仿真结果如图 7-15 所示。仿真结束时，位置误差的模 $\|\boldsymbol{p}_{\mathrm{e}}\|$ 为 $2.3\times10^{-3}\,\mathrm{mm}$。

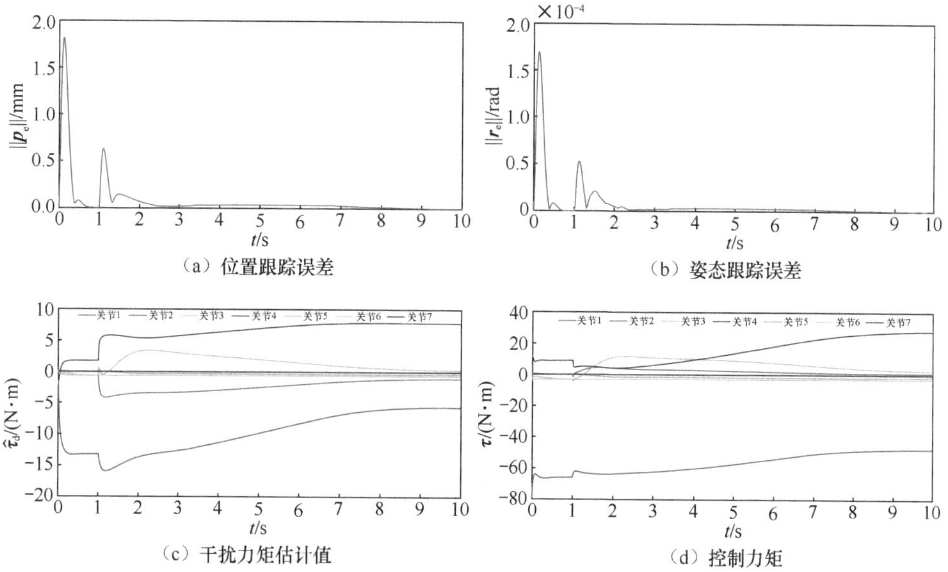

（a）位置跟踪误差　（b）姿态跟踪误差　（c）干扰力矩估计值　（d）控制力矩

图7-15　PD+控制仿真结果

3. 无源控制

采用控制律（7-73），其中 $\boldsymbol{K}_x = 3000\boldsymbol{I}, \boldsymbol{B}_x = 300\boldsymbol{I}$。仿真结果如图 7-16 所示。仿真结束时，位置误差的模 $\|\boldsymbol{p}_{\mathrm{e}}\|$ 为 1×10^{-5} mm。

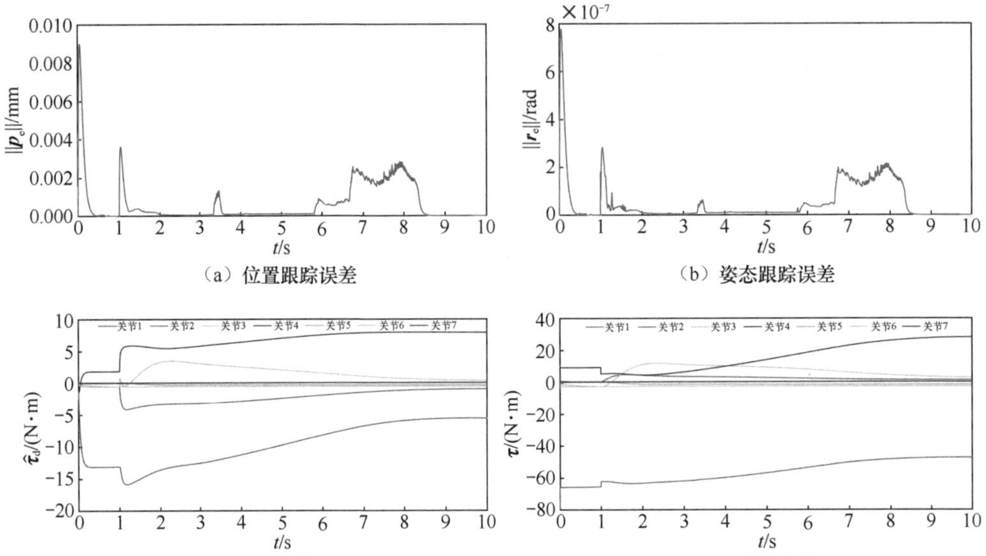

（a）位置跟踪误差　（b）姿态跟踪误差　（c）干扰力矩估计值　（d）控制力矩

图7-16　无源控制仿真结果

从上述仿真结果可以看出，干扰观测器能有效地对集成干扰力矩进行估计，通过前馈补偿使系统在动力学参数不确定性以及外部力矩干扰下，能够渐近稳定。图 7-17 所示为在 PD 控制仿真过程中手术机械臂臂角的变化。在 t = 1s 开始的外力作用下，机械臂臂角开始在零空间内增大，直到最大臂角处，此时关节在零空间内的速度为零，之后在关节刚度矩阵 $\boldsymbol{K}$ 的作用下，臂角回弹直到稳定。图 7-17 表示机械臂具有零空间柔顺的能力。

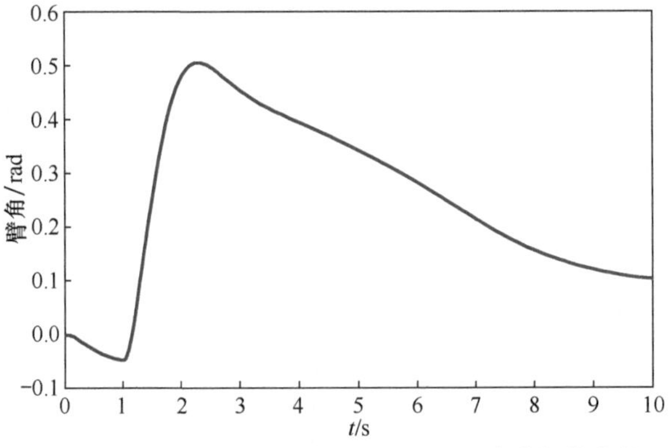

图7-17　PD控制仿真过程中手术机械臂臂角的变化

图 7-18 所示为控制仿真过程中机械臂末端的实际轨迹。可以看出，由于干扰观测器的作用，机械臂末端轨迹基本不受外界干扰的影响。

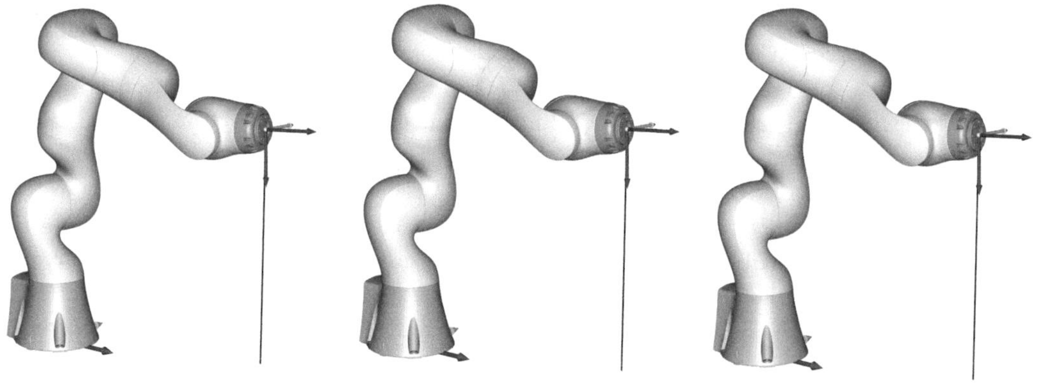

（a）PD控制　（b）PD+控制　（c）无源控制

图7-18 控制仿真过程中机械臂末端的实际轨迹

本章小结

本章采用旋量理论和李群李代数工具建立了手术机械臂的动力学模型，基于动力学模型详细介绍了手术机械臂的计算力矩控制算法。特别针对冗余自由度手术机械臂分别介绍了零空间控制律和任务空间控制律。针对动力学参数的不确定性，详细介绍了鲁棒控制算法和自适应控制算法，基于无源控制理论给出了它们的可行实现，并使用李雅普诺夫判据对每种算法的渐近稳定性进行了证明。最后介绍了基于干扰观测器的干扰补偿控制，通过仿真验证了各种控制算法的有效性。

参考文献

[1] KHATIB O. Inertial properties in robotic manipulation: an object-level framework[J]. The International Journal of Robotics Research, 1995, 14(1): 19-36.

[2] OH Y, CHUNG W, YOUM Y. Extended impedance control of redundant manipulators based on weighted decomposition of joint space[J]. Journal of Robotic Systems, 1998, 15(5): 231-258.

[3] CHEN Y C, WALKER I D. A consistent null-space based approach to inverse kinematics of redundant robots[C]//1993 IEEE International Conference on Robotics and Automation. Piscataway, USA: IEEE, 1993: 374-381.

[4] OTT C, KUGI A, YOSHIHIKO N. Resolving the problem of non-integrability of nullspace velocities for compliance control of redundant manipulators by using semi-definite Lyapunov functions[C]//2008 IEEE International Conference on Robotics and Automation. Piscataway, USA: IEEE, 2008: 1999-2004.

[5] CACCAVALE F, NATALE C, SICILIANO B, et al. Resolved-acceleration control of robot manipulators: A critical review with experiments[J]. Robotica, 1998, 16(5): 565-573.

[6] PADEN B, PANJA R. Globally asymptotically stable ‘PD+’ controller for robot manipulators[J]. International Journal of Control, 1988, 47(6): 1697-1712.

[7] SADEGHIAN H, VILLANI L, KESHMIRI M, et al. Task-space control of robot manipulators with null-space compliance[J]. IEEE Transactions on Robotics, 2014, 30(2): 493-506.

[8] SLOTINE J-J E, LI W. On the adaptive control of robot manipulators[J]. The International Journal of Robotics Research, 1987, 6(3): 49-59.

[9] JING Y, BING Y. Recursive computation of the Slotine-Li regressor[C]// Proceedings of 1995 American Control Conference - ACC'95. Piscataway, USA: IEEE, 1995: 2327-2331.

[10] GAROFALO G, OTT C, ALBU-SCHÄFFER A. On the closed form computation of the dynamic matrices and their differentiations[C]//2013 IEEE/RSJ International Conference on Intelligent Robots and Systems. Piscataway, USA: IEEE, 2013: 2364-2359.

[11] LUCA A D, MATTONE R. Actuator failure detection and isolation using generalized momenta[C]//2003 IEEE International Conference on Robotics and Automation. Piscataway, USA: IEEE, 2003: 634-639.

[12] NIKOOBIN A, HAGHIGHI R. Lyapunov-based nonlinear disturbance observer for serial n-link robot manipulators[J]. Journal of Intelligent and Robotic Systems, 2009, 55(2): 135-153.

[13] CHEN W H, BALLANCE D J, GAWTHROP P J, et al. A nonlinear disturbance observer for robotic manipulators[J]. IEEE Transactions on Industrial Electronics, 2000, 47(4): 932-938.

[14] MOHAMMADI A, TAVAKOLI M, MARQUEZ H J, et al. Nonlinear disturbance observer design for robotic manipulators[J]. Control Engineering Practice, 2013, 21(3): 253-267.

[15] WANG J, LU C, ZHANG Y, et al. A numerically stable algorithm for analytic inverse kinematics of 7-degrees-of-freedom spherical-rotational-spherical manipulators with joint limit avoidance[J]. Journal of Mechanisms and Robotics, 2022, 14(5). DOI: 10.1115/1.4053375.

第 8 章

手术机械臂的力控制

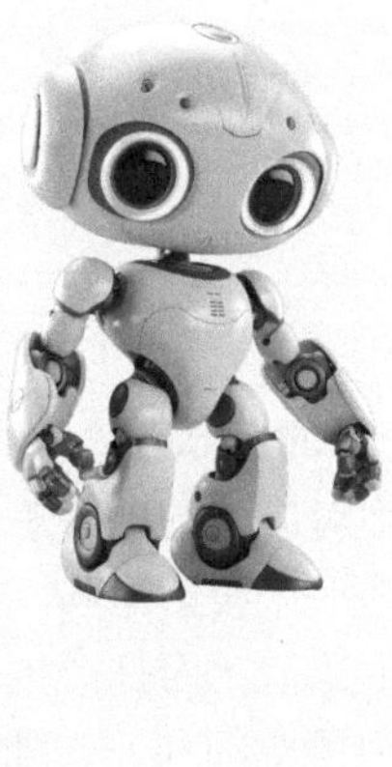

第 6 章、第 7 章分别介绍了基于速度控制和力矩控制的手术机械臂轨迹跟踪方法，从而满足手术中精确定位的需求。然而，对于人机高度耦合的手术机械臂而言，仅有位置控制是不够的，也是不安全的。手术机械臂是一种共融机器人，它与医生、患者共享工作空间，需要有良好的人机交互性能和安全性。这就需要控制或调控手术机械臂作用在环境上的力，或者让手术机械臂根据交互力表现出相应的期望行为，比如零重力拖动或者柔顺性，从而实现直觉化的安全人机交互。例如，对于一个超声诊断扫描机器人系统，为了能够实现超声成像，机械臂末端安装的超声探头需要和人体表面保持一定的接触力，同时沿着某个方向进行移动扫描。再如，在人机协同截骨机器人系统中，医生需要在任务空间拖动机械臂末端截骨执行器按照预定的截骨线（面）进行截骨操作，这需要机械臂按照医生的意图进行运动，同时又能保持轨迹不偏离截骨线（面）。这些临床需求，都涉及手术机械臂的力控制。

8.1 机械臂的运动约束

在同一个方向上，不可能同时控制机械臂的运动和力。这个道理很简单，因为运动和力在同一个方向上需要满足动力学方程。如果控制其中一个量，另一个量则由环境和机械臂交互的动力学方程决定。因此，机械臂的力控制发生在其约束方向，而在非约束方向只能控制它的运动。图 8-1 所示为一个机械臂擦黑板的情形，假设黑板位于 xy 平面，是一个无摩擦的光滑平面。板擦固连在机械臂末端上，并假设是一个刚体。此时，机械臂的运动是有约束的，即机械臂末端位置限制在 xy 平面上，且末端不能绕 x 轴或 y 轴旋转。在 z 轴方向上有运动约束，因此可以控制机械臂末端施加在 z 轴方向上的力。在 x 轴或 y 轴方向没有运动约束，因此不能控制力，只能控制运动。

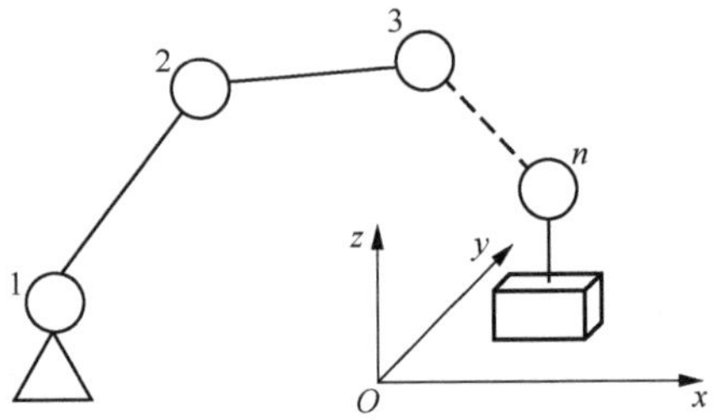

图8-1　机械臂擦黑板的情形

8.1.1 关节空间运动约束

一个 n 自由度的串联手术机械臂，其受到的 $k(\ k \leqslant n\ )$ 个运动约束（包括完整约束和非完整约束）在关节空间内可以表达为

$$\boldsymbol{A}(\boldsymbol{q})\dot{\boldsymbol{q}} = \boldsymbol{0} \tag{8-1}$$

其中，$\boldsymbol{A}(\boldsymbol{q}) \in \mathbb{R}^{k\times n}$。假设机械臂受到的外力均来自约束力，则根据机械臂动力学方程有

$$\boldsymbol{M}(\boldsymbol{q})\ddot{\boldsymbol{q}} + \boldsymbol{C}(\boldsymbol{q},\dot{\boldsymbol{q}})\dot{\boldsymbol{q}} + \boldsymbol{G}(\boldsymbol{q}) + \boldsymbol{\tau}_{\text{con}} = \boldsymbol{\tau} \tag{8-2}$$

其中，$\boldsymbol{\tau}_{\text{con}}$ 是对应约束力的关节力矩。假设约束是理想约束，因此约束力不做功，即 $\boldsymbol{\tau}_{\text{con}}^{\text{T}}\dot{\boldsymbol{q}} = 0$。由此可知，$\boldsymbol{\tau}_{\text{con}}$ 来自 $\boldsymbol{A}^{\text{T}}(\boldsymbol{q})$ 的列空间，具有 k 个自由度，式（8-2）可以写为

$$\boldsymbol{M}(\boldsymbol{q})\ddot{\boldsymbol{q}} + \boldsymbol{C}(\boldsymbol{q},\dot{\boldsymbol{q}})\dot{\boldsymbol{q}} + \boldsymbol{G}(\boldsymbol{q}) + \boldsymbol{A}^{\text{T}}(\boldsymbol{q})\boldsymbol{\lambda} = \boldsymbol{\tau} \tag{8-3}$$

其中，$\boldsymbol{\lambda} \in \mathbb{R}^{k}$ 为拉格朗日乘子。为了简洁，后续推导去掉符号中对 $\boldsymbol{q}$、$\dot{\boldsymbol{q}}$ 的依赖。由式（8-3）可得

$$\ddot{\boldsymbol{q}} = \boldsymbol{M}^{-1}(\boldsymbol{\tau} - \boldsymbol{h} - \boldsymbol{A}^{\text{T}}\boldsymbol{\lambda}) \tag{8-4}$$

其中，$\boldsymbol{h} = \boldsymbol{C}(\boldsymbol{q},\dot{\boldsymbol{q}})\dot{\boldsymbol{q}} + \boldsymbol{G}(\boldsymbol{q})$。对式（8-4）两边同乘以 $\boldsymbol{A}$ 可得

$$\boldsymbol{A}\boldsymbol{M}^{-1}(\boldsymbol{\tau} - \boldsymbol{h} - \boldsymbol{A}^{\text{T}}\boldsymbol{\lambda}) = \boldsymbol{A}\ddot{\boldsymbol{q}} \tag{8-5}$$

设 $\boldsymbol{A}$ 是满秩的，则有

$$\boldsymbol{\lambda} = (\boldsymbol{A}\boldsymbol{M}^{-1}\boldsymbol{A}^{\text{T}})^{-1}(\boldsymbol{A}\boldsymbol{M}^{-1}(\boldsymbol{\tau} - \boldsymbol{h}) - \boldsymbol{A}\ddot{\boldsymbol{q}}) \tag{8-6}$$

将式（8-6）代入式（8-3）并整理可得

$$\boldsymbol{P}(\boldsymbol{M}\ddot{\boldsymbol{q}} + \boldsymbol{h}) = \boldsymbol{P}\boldsymbol{\tau} \tag{8-7}$$

其中：

$$\boldsymbol{P} = \boldsymbol{I} - \boldsymbol{A}^{\text{T}}(\boldsymbol{A}\boldsymbol{M}^{-1}\boldsymbol{A}^{\text{T}})^{-1}\boldsymbol{A}\boldsymbol{M}^{-1} \tag{8-8}$$

和式（8-3）相比，式（8-7）消除了对 $\boldsymbol{\lambda}$ 的依赖。容易验证，对于任意的 $\boldsymbol{\lambda}$ 都有 $\boldsymbol{P}\boldsymbol{A}^{\text{T}}\boldsymbol{\lambda} = \boldsymbol{P}\boldsymbol{\tau}_{\text{con}} = \boldsymbol{0}$，即找到了一个投影矩阵 $\boldsymbol{P}$，其秩为 $n-k$，可以去除控制力矩 $\boldsymbol{\tau}$ 中对应的约束力矩部分。也就是说 $\boldsymbol{P}\boldsymbol{\tau}$（$n-k$ 个自由度）会产生满足约束的运动。其补 $\boldsymbol{I}-\boldsymbol{P}$ 也是一个投影矩阵，作用在 $\boldsymbol{\tau}$ 上可以得到对应的约束力矩 $(\boldsymbol{I}-\boldsymbol{P})\boldsymbol{\tau}$（$k$ 个自由度），该力矩不会产生运动，而是产生相应的约束力。综上所述，投影矩阵 $\boldsymbol{P}$ 将 n 维的关节空间划分为 k 维的约束力子空间和 n-k 维的运动子空间，在这两个互补的子空间上，可以分别控制 k 个方向上的力和 n-k 个方向上的运动。

注意，$\boldsymbol{P}$ 依赖于关节变量 $\boldsymbol{q}$。

8.1.2 任务空间运动约束

考虑任务空间下的运动约束：

$$\boldsymbol{A}(\boldsymbol{q})\boldsymbol{\mathcal{V}} = \boldsymbol{0} \tag{8-9}$$

其中，$\boldsymbol{A}(\boldsymbol{q}) \in \mathbb{R}^{k\times 6}$；$\boldsymbol{\mathcal{V}}$ 是机械臂末端的速度旋量。设 $\boldsymbol{J}(\boldsymbol{q})$ 为末端雅可比矩阵，式（8-9）变为

$$\boldsymbol{A}(\boldsymbol{q})\boldsymbol{J}(\boldsymbol{q})\dot{\boldsymbol{q}} = \boldsymbol{0} \tag{8-10}$$

将式（8-8）中的 $\boldsymbol{A}$ 替换为 $\boldsymbol{AJ}$，即可得到投影矩阵 $\boldsymbol{P}$ 为

$$\boldsymbol{P} = \boldsymbol{I} - \boldsymbol{J}^{\mathrm{T}}\boldsymbol{A}^{\mathrm{T}}(\boldsymbol{AJM}^{-1}\boldsymbol{J}^{\mathrm{T}}\boldsymbol{A}^{\mathrm{T}})^{-1}\boldsymbol{AJM}^{-1} \tag{8-11}$$

8.2 力 - 位混合控制

将 n 自由度手术机械臂分为 k 维的约束力子空间和 n-k 维的运动子空间，分别在各自的空间进行力和运动控制，最后通过矩阵 $\boldsymbol{P}(\boldsymbol{q})$ 进行投影和叠加，形成最终的控制力矩，从而达到力 - 位混合控制的目的 [1]。

8.2.1 力-位混合控制器

力 - 位混合控制器的结构如图 8-2 所示，其中手术机械臂末端施加在环境上的力旋量为 $\boldsymbol{\mathcal{F}}$，可以通过机械臂末端安装的六维力传感器测量。$\boldsymbol{\mathcal{F}}_{\mathrm{d}}$ 是 $\boldsymbol{\mathcal{F}}$ 的期望值。力 - 位混合控制的控制力矩为

$$\begin{aligned}\boldsymbol{\tau} &= \boldsymbol{P}(\boldsymbol{q})\boldsymbol{M}(\boldsymbol{q})\ddot{\boldsymbol{q}}_{\mathrm{c}} + \big(\boldsymbol{I} - \boldsymbol{P}(\boldsymbol{q})\big)\boldsymbol{J}^{\mathrm{T}}\boldsymbol{\mathcal{F}}_{\mathrm{c}} + \boldsymbol{C}(\boldsymbol{q},\dot{\boldsymbol{q}})\dot{\boldsymbol{q}} + \boldsymbol{G}(\boldsymbol{q}) \\ &= \underbrace{\boldsymbol{P}(\boldsymbol{q})\boldsymbol{M}(\boldsymbol{q})\boldsymbol{J}^{\#}\left(\ddot{\boldsymbol{x}}_{\mathrm{c}} - \dot{\boldsymbol{J}}\dot{\boldsymbol{q}}\right)}_{\text{任务空间控制力矩}} + \underbrace{\boldsymbol{P}(\boldsymbol{q})\boldsymbol{M}(\boldsymbol{q})\boldsymbol{Z}\left(\dot{\boldsymbol{v}}_{\mathrm{c}} - \dot{\boldsymbol{Z}}^{\#}\dot{\boldsymbol{q}}\right)}_{\text{零空间控制力矩}} \\ &\quad + \underbrace{\big(\boldsymbol{I} - \boldsymbol{P}(\boldsymbol{q})\big)\boldsymbol{J}^{\mathrm{T}}\boldsymbol{\mathcal{F}}_{\mathrm{c}}}_{\text{力控制力矩}} + \underbrace{\boldsymbol{C}(\boldsymbol{q},\dot{\boldsymbol{q}})\dot{\boldsymbol{q}} + \boldsymbol{G}(\boldsymbol{q})}_{\text{离心力、科氏力、重力补偿}}\end{aligned} \tag{8-12}$$

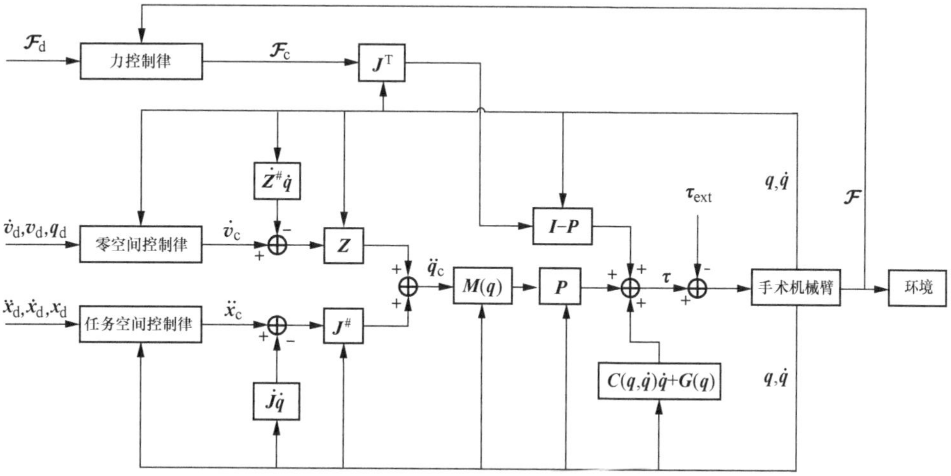

图8-2 力-位混合控制器的结构

其中，$\ddot{\boldsymbol{x}}_{\mathrm{c}}$、$\dot{\boldsymbol{\upsilon}}_{\mathrm{c}}$分别由任务空间控制律和零空间控制律确定，它们的选择以及在笛卡儿任务空间下的具体形式见 7.2.2 节。力控制律为

$$\mathcal{F}_{\mathrm{c}} = \mathcal{F}_{\mathrm{d}} + \boldsymbol{K}_{\mathrm{p}}\mathcal{F}_{\mathrm{e}} + \boldsymbol{K}_{\mathrm{i}}\int_0^t \mathcal{F}_{\mathrm{e}}\mathrm{d}t - \boldsymbol{K}_{\mathrm{d}}\boldsymbol{\mathcal{V}} \tag{8-13}$$

其中，$\boldsymbol{K}_{\mathrm{p}}$和$\boldsymbol{K}_{\mathrm{i}}$为常量正定矩阵；$\mathcal{F}_{\mathrm{e}} = \mathcal{F}_{\mathrm{d}} - \mathcal{F}$为力控制误差；$\boldsymbol{K}_{\mathrm{d}}\boldsymbol{\mathcal{V}}$是阻尼项，防止力的突变；$\boldsymbol{K}_{\mathrm{d}}$为常量正定对角矩阵。

假设一个六自由度机械臂末端与环境固连在一起，即全部方向上都被环境约束住，机械臂没有运动（$\dot{\boldsymbol{q}} = \boldsymbol{0}, \ddot{\boldsymbol{q}} = \boldsymbol{0}$），因此可以控制机械臂末端作用在环境上的六维力。此时式（8-9）中的$\boldsymbol{A}(\boldsymbol{q}) \in \mathbb{R}^{6\times 6}$是满秩的，根据式（8-11）可得$\boldsymbol{P}(\boldsymbol{q}) = \boldsymbol{0}$，代入式（8-12）并令$\dot{\boldsymbol{q}} = \boldsymbol{0}$可得控制力矩为

$$\boldsymbol{\tau} = \boldsymbol{J}^{\mathrm{T}}\left(\mathcal{F}_{\mathrm{d}} + \boldsymbol{K}_{\mathrm{p}}\mathcal{F}_{\mathrm{e}} + \int_0^t \mathcal{F}_{\mathrm{e}}\mathrm{d}t\right) + \boldsymbol{G}(\boldsymbol{q}) \tag{8-14}$$

根据机械臂的动力学方程有

$$\boldsymbol{\tau} = \boldsymbol{J}^{\mathrm{T}}\mathcal{F} + \boldsymbol{G}(\boldsymbol{q}) \tag{8-15}$$

联立式（8-14）和式（8-15）并注意$\boldsymbol{J}$可逆（不在奇异位置）可得

$$(\boldsymbol{K}_{\mathrm{p}} + \boldsymbol{I})\mathcal{F}_{\mathrm{e}} + \boldsymbol{K}_{\mathrm{i}}\int_0^t \mathcal{F}_{\mathrm{e}}\mathrm{d}t = \boldsymbol{0} \tag{8-16}$$

考虑到式（8-16）右侧可能会出现干扰（如重力补偿不精确或机械臂本体受到了外部力干扰），对两边求关于时间的导数：

$$(\boldsymbol{K}_{\mathrm{p}} + \boldsymbol{I})\dot{\mathcal{F}}_{\mathrm{e}} + \boldsymbol{K}_{\mathrm{i}}\mathcal{F}_{\mathrm{e}} = \boldsymbol{0} \tag{8-17}$$

由式（8-17）可知，当$\boldsymbol{K}_{\mathrm{p}}$和$\boldsymbol{K}_{\mathrm{i}}$为常量正定矩阵时，力控制误差$\mathcal{F}_{\mathrm{e}}$收敛到零。

从上述结论可以看出，当六自由度机械臂的末端运动被环境完全约束时，可以实现末端对环境的全自由度力控制。在实际应用中，机械臂的运动全部被约束的可能性比较小，约束通常发生在某几个方向上，在其余方向上机械臂可以自由运动。

以图 8-1 所示的机械臂擦黑板的任务为例，设机械臂基坐标系姿态与黑板坐标系对齐，末端速度旋量$\boldsymbol{\mathcal{V}}=[\omega_x,\omega_y,\omega_z,v_x,v_y,v_z]^{\mathrm{T}}$，则机械臂末端的运动约束可以表示为

$$\begin{cases} v_z = 0 \\ \omega_x = 0 \\ \omega_y = 0 \end{cases} \tag{8-18}$$

对应的运动约束矩阵为

$$\boldsymbol{A} = \begin{bmatrix} 1 & 0 & 0 & 0 & 0 & 0 \\ 0 & 1 & 0 & 0 & 0 & 0 \\ 0 & 0 & 0 & 0 & 0 & 1 \end{bmatrix} \tag{8-19}$$

设机械臂末端施加在黑板上的力旋量$\mathcal{F}=[m_x,m_y,m_z,f_x,f_y,f_z]^{\mathrm{T}}$，由于黑板光滑，因此有

$$\begin{cases} m_z = 0 \\ f_x = 0 \\ f_y = 0 \end{cases} \tag{8-20}$$

称式（8-18）和式（8-20）为自然约束（natural constraint）。在运动约束方向上可以指定期望的力，在力约束方向上可以指定期望的速度，称满足自然约束的期望力或期望运动为人为约

束（artificial constraint）。表 8-1 列出了机械臂擦黑板任务的所有约束情况，在 z 轴方向上期望产生大小为 f_{d} 的接触力，在 y 轴方向产生期望的速度 v_{d}。

表8-1 机械臂擦黑板任务的所有约束情况

自然约束	对应的人为约束
$v_z = 0$	$f_z = -f_{\mathrm{d}}$
$\omega_x = 0$	$m_x = 0$
$\omega_y = 0$	$m_y = 0$
$m_z = 0$	$\omega_z = 0$
$f_x = 0$	$v_x = 0$
$f_y = 0$	$v_y = v_{\mathrm{d}}$

从表 8-1 所示可以得到机械臂施加在环境上的期望力旋量为

$$\mathcal{F}_{\mathrm{d}} = [0,0,0,0,0,-f_{\mathrm{d}}]^{\mathrm{T}} \tag{8-21}$$

设机械臂末端初始位置 $\boldsymbol{T}_{\mathrm{s}} = (\boldsymbol{R}_{\mathrm{s}}, \boldsymbol{p}_{\mathrm{s}})$，控制它向 y 轴方向运动 0.8 m，则终点位置 $\boldsymbol{T}_{\mathrm{e}}$ 为

$$\boldsymbol{T}_{\mathrm{e}} = \begin{bmatrix} 1 & 0 & 0 & 0 \\ 0 & 1 & 0 & 0.8 \\ 0 & 0 & 1 & 0 \\ 0 & 0 & 0 & 1 \end{bmatrix} \boldsymbol{T}_{\mathrm{s}} \tag{8-22}$$

使用 6.4 节的方法可以规划出机械臂末端的期望轨迹 $\boldsymbol{T}_{\mathrm{d}}(t)$ 以及期望速度 $\boldsymbol{v}_{\mathrm{d}}$、期望加速度 $\boldsymbol{a}_{\mathrm{d}}$、期望角速度 $\boldsymbol{\omega}_{\mathrm{d}}$ 和期望角加速度 $\boldsymbol{\alpha}_{\mathrm{d}}$。这样就有了期望运动和期望力，结合式（8-12）的控制律，就可以实现力 / 位混合控制。

力 / 位混合控制器在理论上很完美，但在实际使用时会遇到以下几点困难。

（1）刚体约束中的绝对刚体在现实世界中并不存在，即接触会导致变形。

（2）机械臂动力学模型存在较大不确定性。

（3）任意时刻的运动约束矩阵 $\boldsymbol{A}(\boldsymbol{q})$ 无法精确求出。

以上困难会导致力 / 位混合控制器在实际使用时的性能下降。力 / 位混合控制器比较适合被控对象和环境能够精确建模的场景，例如机械臂擦黑板，在该场景中，$\boldsymbol{A}(\boldsymbol{q})$ 是一个常量矩阵。

8.2.2 力-位混合控制仿真

仿真对象仍然是一个七自由度手术机械臂，如图 8-3 所示。黑板平行于机械臂基坐标系的 xy 平面，宽度和长度方向分别对应 x 轴和 y 轴方向。机械臂末端安装一个板擦，为了仿真板擦与黑板的接触力，设黑板在 z 轴方向上的刚度为 1×10^5 N/m。机械臂的起始位置如图 8-3(a)所示，板擦下平面与黑板上平面重合。控制机械臂末端向下以 10 N 的力压住板擦，同时沿着 y 轴方向运动 0.8 m，终止位置如图 8-3(b)所示。

1. 直线轨迹

使用 6.4 节的方法规划一条具有梯形速度特性的从起点到终点的直线轨迹。采用式（8-12）计算控制力矩，其中任务空间控制律采用式（7-67），零空间控制律采用式（7-47），力控制律采用式（8-13），具体的控制参数如下：$\boldsymbol{K}_x = 50\boldsymbol{I}$，$\boldsymbol{B}_x = 50\boldsymbol{I}$，$\boldsymbol{K}_{\mathrm{n}} = 20\boldsymbol{I}$，$\boldsymbol{B}_{\mathrm{n}} = 2\boldsymbol{I}$，$\boldsymbol{K}_{\mathrm{p}} = 10\boldsymbol{I}$，

$K_i = I$，$K_d = 10I$。仿真结果如图 8-4 所示，其中姿态跟踪误差和位置跟踪误差由式（7-164）定义。可以看到，在开始接触的暂态阶段，由于环境刚度较大，接触力发生了振荡，随后大小稳定在 10 N。姿态跟踪误差最大值小于 0.1°，位置跟踪误差收敛到 1×10^{-4} m（10 N 的接触力在刚度 1×10^{5} N/m 下产生 1×10^{-4} m 的形变）。仿真结果表明，力－位混合控制器具有良好的力跟踪性能和轨迹跟踪性能。

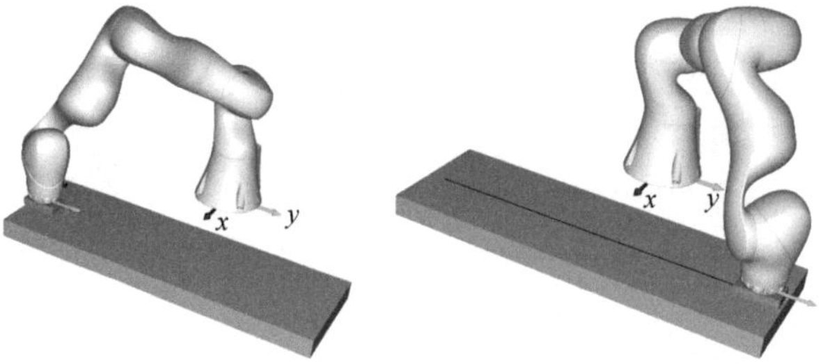

（a）起始位置　　（b）终止位置

图8-3　机械臂擦黑板的力-位混合控制仿真

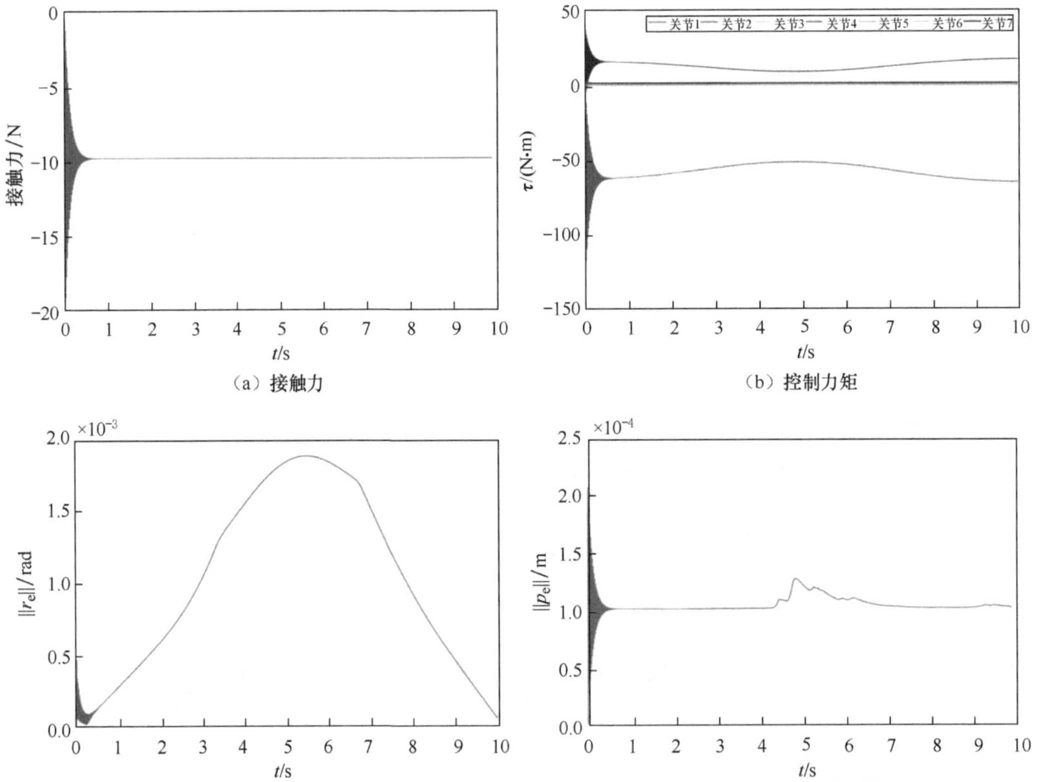

（a）接触力　　（b）控制力矩

（c）姿态跟踪误差　　（d）位置跟踪误差

图8-4　机械臂擦黑板的力-位混合控制仿真结果：直线轨迹

2. 正弦曲线轨迹

规划一个从起点到终点的正弦曲线轨迹，如图 8-5 所示。设起点处末端位置为 $\boldsymbol{p}_s$，则末端位置轨迹 $\boldsymbol{p}(t) = \boldsymbol{p}_s + [x(t), y(t), 0]^T$，且：

$$\begin{cases} y(t)=0.8s(t),\ x(t)=0.05\sin(50y) \\ \dot{y}(t)=0.8\dot{s}(t),\ \dot{x}(t)=2.5\cos(50y)\dot{y} \\ \ddot{y}(t)=0.8\ddot{s}(t),\ \ddot{x}(t)=-125\sin(50y)\dot{y}^2 \\ \qquad\qquad\qquad +2.5\cos(50y)\ddot{y} \end{cases} \tag{8-23}$$

其中，$s(t)\in[0,1]$ 是时间尺度函数，这里选择梯形速度曲线。其他所有控制参数不变，仿真结果如图 8-6 所示。可以看到，接触力收敛到 10 N。姿态跟踪误差最大值小于 0.28°，位置跟踪误差最大值小于 0.5 mm。仿真结果表明，力－位混合控制器具有良好的力跟踪性能和轨迹跟踪性能。

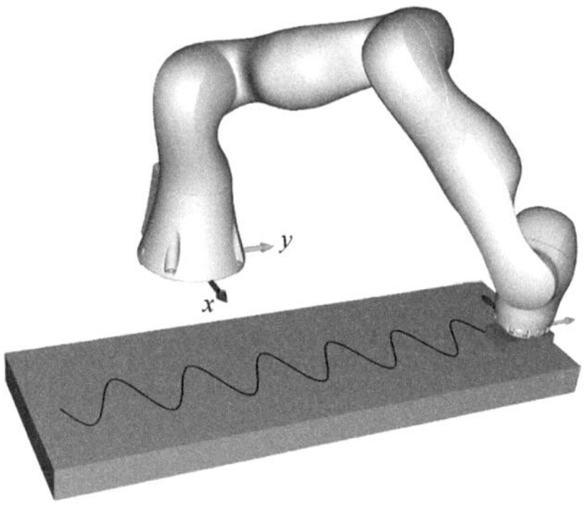

图8-5 规划一个从起点到终点的正弦曲线轨迹

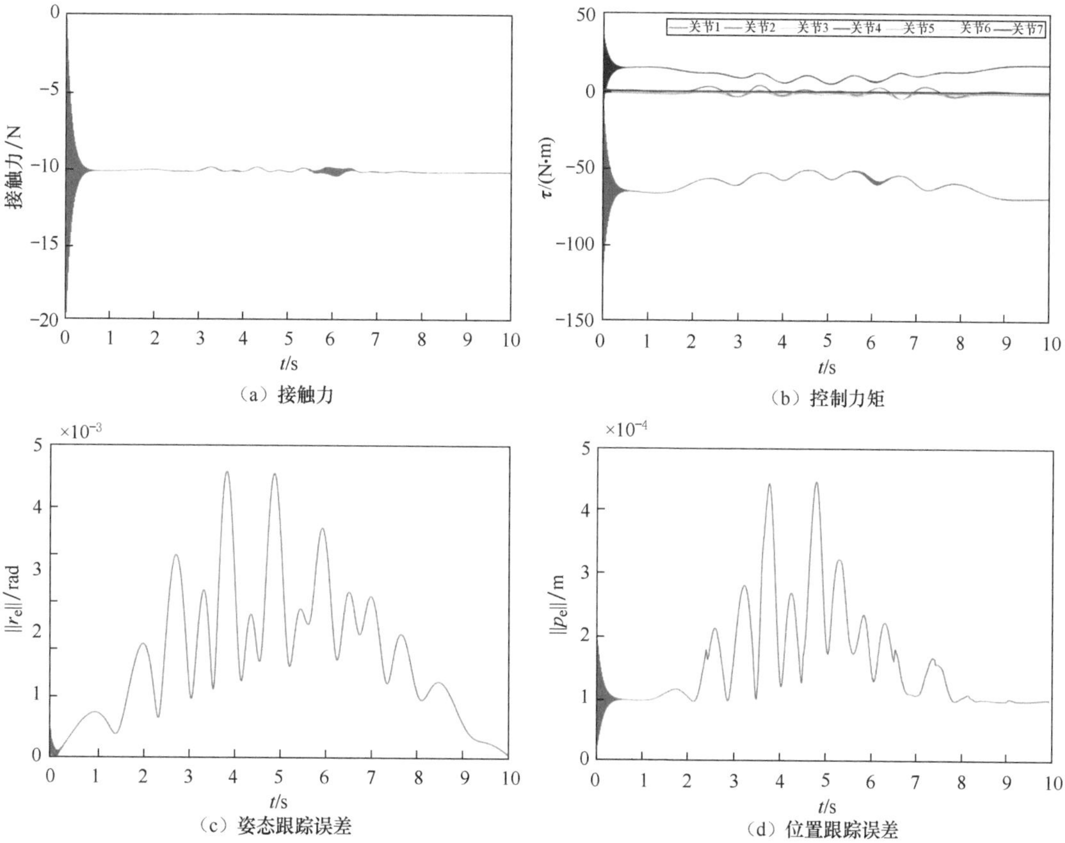

（a）接触力　（b）控制力矩

（c）姿态跟踪误差　（d）位置跟踪误差

图8-6 机械臂擦黑板的力–位混合控制仿真结果：正弦曲线轨迹

8.3 阻抗控制

阻抗控制（impedance control）的目的并不是使机械臂跟踪期望的接触力，而是通过调节外力与机械臂的运动之间的阻抗关系，来实现力的调控或赋予机械臂柔顺的能力 [2]。柔顺的能力是指机械臂可以根据交互力的大小动态调节自身的运动，使得机械臂能“顺应”外力干扰，不至于产生很大的抵抗力从而对人体或环境造成伤害。在手术机械臂的临床应用场合，这种能力十分重要，能够提高人机交互的安全性。

关节空间的阻抗控制在 7.2.1 节已经介绍，本节介绍任务空间的阻抗控制方法。仍然以一个冗余手术机械臂为研究对象，设 $\boldsymbol{x} \in \mathbb{R}^m$ 是手术机械臂任务空间坐标，对于冗余手术机械臂有 $m < n$。采用计算力矩控制方法，控制力矩为

$$\boldsymbol{\tau} = \boldsymbol{\tau}_x + \boldsymbol{\tau}_\mathrm{n} + \boldsymbol{C}(\boldsymbol{q},\dot{\boldsymbol{q}})\dot{\boldsymbol{q}} + \boldsymbol{G}(\boldsymbol{q}) \tag{8-24}$$

其中：

$$\boldsymbol{\tau}_x = \boldsymbol{M}\boldsymbol{J}^{\#}(\ddot{\boldsymbol{x}}_\mathrm{c} - \dot{\boldsymbol{J}}\dot{\boldsymbol{q}}) \tag{8-25}$$

为任务空间控制力矩，$\boldsymbol{\tau}_\mathrm{n}$ 为零空间控制力矩且满足：

$$\boldsymbol{J}\boldsymbol{M}^{-1}\boldsymbol{\tau}_\mathrm{n} = \boldsymbol{0} \tag{8-26}$$

这是为了保证零空间力矩 $\boldsymbol{\tau}_\mathrm{n}$ 不会影响任务空间的运动 [见式（8-27）]。

8.3.1 任务空间控制力矩

根据 7.2.2 节的结论，以下关系成立：

$$\ddot{\boldsymbol{x}} = \ddot{\boldsymbol{x}}_\mathrm{c} - \boldsymbol{J}\boldsymbol{M}^{-1}\boldsymbol{\tau}_\mathrm{ext} \tag{8-27}$$

设 $\boldsymbol{F}_\mathrm{ext}$ 是机械臂末端施加在环境上的广义力（$\boldsymbol{F}_\mathrm{ext}$ 与 $\dot{\boldsymbol{x}}$ 对偶），则有

$$\boldsymbol{\tau}_\mathrm{ext} = \boldsymbol{J}^\mathrm{T}\boldsymbol{F}_\mathrm{ext} \tag{8-28}$$

将式（8-28）代入式（8-27）有

$$\begin{aligned}\ddot{\boldsymbol{x}} &= \ddot{\boldsymbol{x}}_\mathrm{c} - \boldsymbol{J}\boldsymbol{M}^{-1}\boldsymbol{J}^\mathrm{T}\boldsymbol{F}_\mathrm{ext} \\ &= \ddot{\boldsymbol{x}}_\mathrm{c} - \boldsymbol{\Lambda}_x^{-1}\boldsymbol{F}_\mathrm{ext}\end{aligned} \tag{8-29}$$

阻抗控制的目标是使广义力 $\boldsymbol{F}_\mathrm{ext}$ 和广义坐标 $\boldsymbol{x}$ 与期望位置 $\boldsymbol{x}_\mathrm{d}$ 之间的误差 $\boldsymbol{x}_\mathrm{e} = \boldsymbol{x}_\mathrm{d} - \boldsymbol{x}$ 满足“弹簧 - 阻尼 - 质点”模型：

$$\boldsymbol{F}_\mathrm{ext} = \boldsymbol{\Lambda}_x\ddot{\boldsymbol{x}}_\mathrm{e} + (\boldsymbol{\mu}_x + \boldsymbol{B}_x)\dot{\boldsymbol{x}}_\mathrm{e} + \boldsymbol{K}_x\boldsymbol{x}_\mathrm{e} \tag{8-30}$$

其中，$\boldsymbol{\Lambda}_x$、$\boldsymbol{\mu}_x$ 的定义见式（7-58），依赖于机械臂状态 $\boldsymbol{q}$、$\dot{\boldsymbol{q}}$；$\boldsymbol{B}_x$ 和 $\boldsymbol{K}_x$ 是常量正定矩阵。当 $\boldsymbol{F}_\mathrm{ext} = \boldsymbol{0}$ 时，式（8-30）是渐近稳定的，证明过程见式（7-71）和式（7-72）。将式（8-30）代入式（8-29）并整理可得

$$\ddot{\boldsymbol{x}}_\mathrm{c} = \ddot{\boldsymbol{x}}_\mathrm{d} + \boldsymbol{\Lambda}_x^{-1}\left((\boldsymbol{\mu}_x + \boldsymbol{B}_x)\dot{\boldsymbol{x}}_\mathrm{e} + \boldsymbol{K}_x\boldsymbol{x}_\mathrm{e}\right) \tag{8-31}$$

注意到式（8-31）和式（7-68）完全相同。因此，将式（8-28）代入式（7-69）就可以得到式（8-30）。由式（8-31）可得任务空间控制力矩为

$$\begin{aligned}\boldsymbol{\tau}_x &= \boldsymbol{M}\boldsymbol{J}^{\#}\left(\ddot{\boldsymbol{x}}_\mathrm{d} + \boldsymbol{\Lambda}_x^{-1}\left((\boldsymbol{\mu}_x + \boldsymbol{B}_x)\dot{\boldsymbol{x}}_\mathrm{e} + \boldsymbol{K}_x\boldsymbol{x}_\mathrm{e}\right) - \dot{\boldsymbol{J}}\dot{\boldsymbol{q}}\right) \\ &= \boldsymbol{J}^\mathrm{T}\left(\boldsymbol{\Lambda}_x(\ddot{\boldsymbol{x}}_\mathrm{d} - \dot{\boldsymbol{J}}\dot{\boldsymbol{q}}) + (\boldsymbol{\mu}_x + \boldsymbol{B}_x)\dot{\boldsymbol{x}}_\mathrm{e} + \boldsymbol{K}_x\boldsymbol{x}_\mathrm{e}\right)\end{aligned} \tag{8-32}$$

如果任务空间是六自由度笛卡儿空间，则式（8-32）中的 $\ddot{\boldsymbol{x}}_\mathrm{d}$、$\dot{\boldsymbol{x}}_\mathrm{e}$ 和 $\boldsymbol{x}_\mathrm{e}$ 由式（7-83）给出。此时，$\boldsymbol{F}_\mathrm{ext}$ 是机械臂末端施加给环境的力旋量（表达在末端坐标系下）。在点位控制场合（setpoint control），达到稳态时有

$$\boldsymbol{K}_x \log \boldsymbol{X}_\mathrm{e} = \boldsymbol{F}_\mathrm{ext} \tag{8-33}$$

其中，$\boldsymbol{X}_\mathrm{e} = \boldsymbol{T}^{-1}\boldsymbol{T}_\mathrm{d}$ 是期望位置相对于实际位置的变换矩阵。对式（8-33）两边取负号，并令

$\boldsymbol{F}_{-\text{ext}}=-\boldsymbol{F}_{\text{ext}}$ 为环境施加给机械臂末端的力旋量，$\boldsymbol{K}_x=k\boldsymbol{I}$ 为对角矩阵，则有

$$\boldsymbol{T}=\boldsymbol{T}_{\text{d}}\mathrm{e}^{\frac{1}{k}\boldsymbol{F}_{-\text{ext}}}=\boldsymbol{T}_{\text{d}}\mathrm{e}^{\frac{\theta}{k}\hat{\boldsymbol{F}}_{-\text{ext}}} \tag{8-34}$$

其中，$\boldsymbol{F}_{-\text{ext}}=\theta\hat{\boldsymbol{F}}_{-\text{ext}}$，$\hat{\boldsymbol{F}}_{-\text{ext}}$ 为 $\boldsymbol{F}_{-\text{ext}}$ 的单位螺旋轴。式（8-34）的物理意义为：机械臂末端在外力 $\boldsymbol{F}_{-\text{ext}}=\theta\hat{\boldsymbol{F}}_{-\text{ext}}$ 的作用下，相对于其期望坐标系 $\boldsymbol{T}_{\text{d}}$ 围绕单位螺旋轴 $\hat{\boldsymbol{F}}_{-\text{ext}}$（表达在 $\boldsymbol{T}_{\text{d}}$ 坐标系下，由于绕螺旋轴旋转前后螺旋轴的表达不变，因此也可以认为表达在 $\boldsymbol{T}$ 坐标系下）旋转 θ/k。

（1）如果作用在机械臂末端的外力 $\boldsymbol{F}_{-\text{ext}}$ 是一个纯力矩，则 θ 为力矩的大小，$\hat{\boldsymbol{F}}_{-\text{ext}}$ 是一个起始于原点的单位旋转轴，旋转方向围绕力矩方向，旋转角度为 θ/k，即力矩大小与刚度之比，如图 8-7(a) 所示。

（2）如果作用在机械臂末端的外力 $\boldsymbol{F}_{-\text{ext}}$ 是一个纯力（没有力矩），则 θ 为力的大小，$\hat{\boldsymbol{F}}_{-\text{ext}}$ 是一个单位平移轴，平移方向沿着外力方向，平移距离为 θ/k，即力的大小与刚度之比，如图 8-7(b) 所示。

（3）如果作用在机械臂末端的外力 $\boldsymbol{F}_{-\text{ext}}$ 既包含力，也包含力矩，则 $\hat{\boldsymbol{F}}_{-\text{ext}}$ 是一个不过原点的单位螺旋轴，机械臂末端围绕 $\hat{\boldsymbol{F}}_{-\text{ext}}$ 既旋转又平移，旋转角度为 θ/k，平移距离为 $\theta h/k$，其中 h 为 $\hat{\boldsymbol{F}}_{-\text{ext}}$ 的节距，如图 8-7(c) 所示。

由上述分析可知，当 $\boldsymbol{F}_{\text{ext}}$ 既包含力也包含力矩时，姿态阻抗和位置阻抗关系发生了耦合，如果要解耦两者，可以选择式（7-83）来给出 $\ddot{\boldsymbol{x}}_{\text{d}}$、$\dot{\boldsymbol{x}}_{\text{e}}$ 和 $\boldsymbol{x}_{\text{e}}$。此时对应的广义力 $\boldsymbol{F}_{\text{ext}}$ 依然是机械臂末端施加给环境的力旋量，不同的是其力矩分量表达在末端坐标系下，而其力分量表达在基坐标系下。

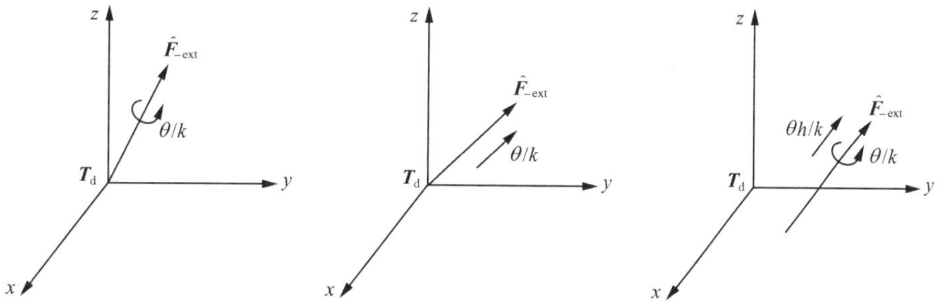

（a）外力为纯力矩　（b）外力为纯力　（c）外力为力旋量

图8-7 阻抗控制的物理含义

8.3.2 基于投影的零空间控制力矩

零空间控制力矩可以用来实现零空间的阻抗控制。例如：

$$\boldsymbol{\tau}_{\text{n}}=\boldsymbol{MN}\left(\ddot{\boldsymbol{q}}_{\text{d}}+\boldsymbol{M}^{-1}\left(\boldsymbol{B}_{\text{n}}\dot{\boldsymbol{q}}_{\text{e}}+\boldsymbol{K}_{\text{n}}\boldsymbol{q}_{\text{e}}\right)\right) \tag{8-35}$$

其中，$\boldsymbol{N}=\boldsymbol{I}-\boldsymbol{J}^{\#}\boldsymbol{J}$ 是 $\boldsymbol{J}$ 的零空间投影矩阵；$\boldsymbol{B}_{\text{n}}$ 和 $\boldsymbol{K}_{\text{n}}$ 是常量正定对角矩阵，分别表示零空间的阻尼和刚度。容易验证式（8-35）满足式（8-26）。由式（7-49）可知 $\boldsymbol{\tau}_{\text{n}}$ 的作用是将关节空间下的阻抗行为投影到零空间，从而不影响任务空间的运动。注意 $\boldsymbol{q}_{\text{d}}$ 应满足 $\boldsymbol{x}_{\text{d}}=\boldsymbol{f}(\boldsymbol{q}_{\text{d}})$，$\boldsymbol{f}(\cdot)$ 为从关节空间到任务空间的映射（正运动学）。一般取 $\ddot{\boldsymbol{q}}_{\text{d}}=\dot{\boldsymbol{q}}_{\text{d}}=\boldsymbol{0}$。

零空间行为也可以设置为刚度控制（stiffness control），即设计力矩 $\boldsymbol{\tau}_0$ 与关节空间误差和速度的关系为

$$\boldsymbol{\tau}_0 = -\boldsymbol{B}_{\mathrm{n}}\dot{\boldsymbol{q}} + \boldsymbol{K}_{\mathrm{n}}\boldsymbol{q}_{\mathrm{e}} \tag{8-36}$$

但是 $\boldsymbol{\tau}_0$ 不能直接作为 $\boldsymbol{\tau}_{\mathrm{n}}$ 使用，需要使用一个投影矩阵将 $\boldsymbol{\tau}_0$ 投影到零空间，即满足式（8-26）。一个可行的投影矩阵为[3]

$$\boldsymbol{P}_{\mathrm{n}} = \boldsymbol{I} - \boldsymbol{J}^{\mathrm{T}}(\boldsymbol{J}\boldsymbol{M}^{-1}\boldsymbol{J}^{\mathrm{T}})^{-1}\boldsymbol{J}\boldsymbol{M}^{-1} \tag{8-37}$$

容易验证 $\boldsymbol{\tau}_{\mathrm{n}} = \boldsymbol{P}_{\mathrm{n}}\boldsymbol{\tau}_0$ 满足式（8-26）。

最终的基于力矩叠加的阻抗控制器结构如图 8-8 所示。由于阻抗控制器没有实际测量作用在环境上的力，最外层也没有力反馈闭环，因此它无法精确控制施加在环境上的力。阻抗控制器将力与运动纳入同一个模型下，通过调控力与运动的关系来间接控制作用在环境上的力。

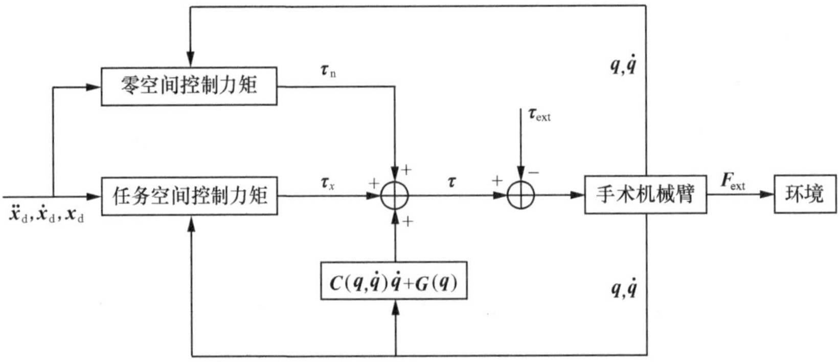

图8-8　最终的基于力矩叠加的阻抗控制器结构

8.3.3　基于零空间速度的控制力矩

基于投影矩阵生成零空间控制力矩的物理含义比较清楚，就是考虑关节空间的阻抗特性，生成对应的关节空间关节力矩，最后通过投影矩阵进行投影叠加。但这种方法的稳定性比较难证明。本节基于 7.2.2 节中扩展雅可比矩阵的思想，引入零空间速度 $\boldsymbol{\upsilon} \in \mathbb{R}^{n-m}$，满足：

$$\dot{\boldsymbol{q}} = \boldsymbol{J}^{\#}\dot{\boldsymbol{x}} + \boldsymbol{Z}\boldsymbol{\upsilon} \tag{8-38}$$

任务空间控制力矩由式（8-32）给出。参照式（7-60），零空间控制力矩为

$$\boldsymbol{\tau}_{\mathrm{n}} = \boldsymbol{M}\boldsymbol{Z}(\dot{\boldsymbol{\upsilon}}_{\mathrm{c}} - \dot{\boldsymbol{Z}}^{\#}\dot{\boldsymbol{q}}) \tag{8-39}$$

选择 $\dot{\boldsymbol{\upsilon}}_{\mathrm{c}}$ 为

$$\dot{\boldsymbol{\upsilon}}_{\mathrm{c}} = \dot{\boldsymbol{\upsilon}}_{\mathrm{d}} + \boldsymbol{\Lambda}_{\upsilon}^{-1}\left((\boldsymbol{\mu}_{\upsilon} + \boldsymbol{B}_{\upsilon})\boldsymbol{\upsilon}_{\mathrm{e}} + \boldsymbol{Z}^{\mathrm{T}}\boldsymbol{K}_{\upsilon}\boldsymbol{q}_{\mathrm{e}}\right) \tag{8-40}$$

可以得到零空间闭环误差方程为

$$\boldsymbol{\Lambda}_{\upsilon}\dot{\boldsymbol{\upsilon}}_{\mathrm{e}} + (\boldsymbol{\mu}_{\upsilon} + \boldsymbol{B}_{\upsilon})\boldsymbol{\upsilon}_{\mathrm{e}} + \boldsymbol{Z}^{\mathrm{T}}\boldsymbol{K}_{\upsilon}\boldsymbol{q}_{\mathrm{e}} = \boldsymbol{Z}^{\mathrm{T}}\boldsymbol{\tau}_{\mathrm{ext}} \tag{8-41}$$

其中，$\boldsymbol{\upsilon}_{\mathrm{e}} = \boldsymbol{\upsilon}_{\mathrm{d}} - \boldsymbol{\upsilon}$ 是零空间速度误差。式（8-41）是在零空间 $r = n - m$ 个自由度上的阻抗模型。下面证明当 $\boldsymbol{F}_{\mathrm{ext}} = \boldsymbol{0}$（$\boldsymbol{\tau}_{\mathrm{ext}} = \boldsymbol{0}$）时，在点位控制模式下（$\dot{\boldsymbol{x}}_{\mathrm{d}} = \boldsymbol{0}, \boldsymbol{\upsilon}_{\mathrm{d}} = \boldsymbol{0}, \dot{\boldsymbol{q}}_{\mathrm{d}} = \boldsymbol{0}$），系统（8-41）是渐近稳定的。

前面已经证明在任务空间控制力矩式（8-32）作用下系统（8-30）是渐近稳定的，即有 $\boldsymbol{x}_{\mathrm{e}} \to \boldsymbol{0}, \dot{\boldsymbol{x}}_{\mathrm{e}} \to \boldsymbol{0}$。令系统的状态为 $(\boldsymbol{q}, \dot{\boldsymbol{x}}, \boldsymbol{\upsilon})$，定义集合：

$$S=\{\boldsymbol{q},\dot{\boldsymbol{x}},\boldsymbol{\upsilon}\mid \boldsymbol{f}(\boldsymbol{q})=\boldsymbol{x}_{\mathrm{d}},\dot{\boldsymbol{x}}=\boldsymbol{0}\} \tag{8-42}$$

定义在集合S上的李雅普诺夫候选函数：

$$V_S(\boldsymbol{q},\dot{\boldsymbol{x}},\boldsymbol{\upsilon})=\frac{1}{2}\boldsymbol{\upsilon}_{\mathrm{e}}^{\mathrm{T}}\boldsymbol{\Lambda}_{\upsilon}\boldsymbol{\upsilon}_{\mathrm{e}}+\frac{1}{2}\boldsymbol{q}_{\mathrm{e}}^{\mathrm{T}}\boldsymbol{K}_{\upsilon}\boldsymbol{q}_{\mathrm{e}} \tag{8-43}$$

V_S沿式（8-41）的轨迹的导数为

$$\begin{aligned}\dot{V}_S&=\boldsymbol{\upsilon}_{\mathrm{e}}^{\mathrm{T}}\boldsymbol{\Lambda}_{\upsilon}\dot{\boldsymbol{\upsilon}}_{\mathrm{e}}+\frac{1}{2}\boldsymbol{\upsilon}_{\mathrm{e}}^{\mathrm{T}}\dot{\boldsymbol{\Lambda}}_{\upsilon}\boldsymbol{\upsilon}_{\mathrm{e}}+\boldsymbol{q}_{\mathrm{e}}^{\mathrm{T}}\boldsymbol{K}_{\upsilon}\dot{\boldsymbol{q}}_{\mathrm{e}}\\&=-\boldsymbol{\upsilon}_{\mathrm{e}}^{\mathrm{T}}\left(\left(\boldsymbol{\mu}_{\upsilon}+\boldsymbol{B}_{\upsilon}\right)\boldsymbol{\upsilon}_{\mathrm{e}}+\boldsymbol{Z}^{\mathrm{T}}\boldsymbol{K}_{\upsilon}\boldsymbol{q}_{\mathrm{e}}\right)+\frac{1}{2}\boldsymbol{\upsilon}_{\mathrm{e}}^{\mathrm{T}}\dot{\boldsymbol{\Lambda}}_{\upsilon}\boldsymbol{\upsilon}_{\mathrm{e}}+\boldsymbol{q}_{\mathrm{e}}^{\mathrm{T}}\boldsymbol{K}_{\upsilon}\dot{\boldsymbol{q}}_{\mathrm{e}}\\&=\boldsymbol{\upsilon}_{\mathrm{e}}^{\mathrm{T}}\left(\frac{1}{2}\dot{\boldsymbol{\Lambda}}_{\upsilon}-\boldsymbol{\mu}_{\upsilon}\right)\boldsymbol{\upsilon}_{\mathrm{e}}-\boldsymbol{\upsilon}_{\mathrm{e}}^{\mathrm{T}}\boldsymbol{B}_{\upsilon}\boldsymbol{\upsilon}_{\mathrm{e}}+\boldsymbol{q}_{\mathrm{e}}^{\mathrm{T}}\boldsymbol{K}_{\upsilon}\dot{\boldsymbol{q}}_{\mathrm{e}}-\boldsymbol{\upsilon}_{\mathrm{e}}^{\mathrm{T}}\boldsymbol{Z}^{\mathrm{T}}\boldsymbol{K}_{\upsilon}\boldsymbol{q}_{\mathrm{e}}\\&=-\boldsymbol{\upsilon}_{\mathrm{e}}^{\mathrm{T}}\boldsymbol{B}_{\upsilon}\boldsymbol{\upsilon}_{\mathrm{e}}+\left(\boldsymbol{Z}\boldsymbol{\upsilon}_{\mathrm{e}}\right)^{\mathrm{T}}\boldsymbol{K}_{\upsilon}\boldsymbol{q}_{\mathrm{e}}-\boldsymbol{\upsilon}_{\mathrm{e}}^{\mathrm{T}}\boldsymbol{Z}^{\mathrm{T}}\boldsymbol{K}_{\upsilon}\boldsymbol{q}_{\mathrm{e}}\\&=-\boldsymbol{\upsilon}_{\mathrm{e}}^{\mathrm{T}}\boldsymbol{B}_{\upsilon}\boldsymbol{\upsilon}_{\mathrm{e}}\leqslant 0\end{aligned} \tag{8-44}$$

当且仅当$\boldsymbol{\upsilon}_{\mathrm{e}}=\boldsymbol{0}$时，$\dot{V}_S=0$。根据 LaSalle 定理，系统收敛到$\{\boldsymbol{q},\dot{\boldsymbol{x}},\boldsymbol{\upsilon}\mid \boldsymbol{f}(\boldsymbol{q})=\boldsymbol{x}_{\mathrm{d}},\dot{\boldsymbol{x}}=\boldsymbol{0},\boldsymbol{\upsilon}=\boldsymbol{0}\}$的最大不变集，即集合$\{\boldsymbol{q},\dot{\boldsymbol{x}},\boldsymbol{\upsilon}\mid \boldsymbol{f}(\boldsymbol{q})=\boldsymbol{x}_{\mathrm{d}},\dot{\boldsymbol{x}}=\boldsymbol{0},\boldsymbol{\upsilon}=\boldsymbol{0},\ \boldsymbol{Z}^{\mathrm{T}}\boldsymbol{K}_{\upsilon}(\boldsymbol{q}_{\mathrm{d}}-\boldsymbol{q})=\boldsymbol{0}\}$。换言之，在不受外力时，系统最终的关节速度为零，关节位置满足$\boldsymbol{f}(\boldsymbol{q})=\boldsymbol{x}_{\mathrm{d}}$，$\boldsymbol{Z}^{\mathrm{T}}\boldsymbol{K}_{\upsilon}(\boldsymbol{q}_{\mathrm{d}}-\boldsymbol{q})=\boldsymbol{0}$。显然，$\boldsymbol{q}_{\mathrm{d}}$满足上述条件。但对于一个冗余机械臂，还有其他满足上述条件的关节位置。实际上，符合条件的关节位置$\boldsymbol{q}$为

$$\boldsymbol{q}=\arg\operatorname{local}\min(\boldsymbol{q}_{\mathrm{d}}-\boldsymbol{q})^{\mathrm{T}}\boldsymbol{K}_{\upsilon}(\boldsymbol{q}_{\mathrm{d}}-\boldsymbol{q})\ \ \text{s.t.}\ \boldsymbol{f}(\boldsymbol{q})=\boldsymbol{x}_{\mathrm{d}} \tag{8-45}$$

即满足约束$\boldsymbol{f}(\boldsymbol{q})=\boldsymbol{x}_{\mathrm{d}}$的$(\boldsymbol{q}_{\mathrm{d}}-\boldsymbol{q})^{\mathrm{T}}\boldsymbol{K}_{\upsilon}(\boldsymbol{q}_{\mathrm{d}}-\boldsymbol{q})$的局部最小值。显然$\boldsymbol{q}_{\mathrm{d}}$是满足约束的全局最小值，是一个稳定的孤立平衡点。

8.3.4 阻抗控制仿真

仿真对象是一个七自由度手术机械臂，如图 8-3 所示。黑板平行于机械臂基坐标系的xy平面，宽度和长度方向分别对应x轴和y轴方向。黑板在z轴方向上的刚度为1×10^5 N/m。机械臂末端安装一个板擦，初始时机械臂的位置如图 8-3(a）所示，板擦下平面与黑板上平面重合。采用阻抗控制方法，任务空间控制力矩和零空间控制力矩分别由式（8-32）和式（8-39）给出。阻抗控制器参数如下：$\boldsymbol{K}_x=1000\boldsymbol{I}$，$\boldsymbol{B}_x=200\boldsymbol{I}$，$\boldsymbol{K}_{\mathrm{n}}=20\boldsymbol{I}$，$\boldsymbol{B}_{\mathrm{n}}=2\boldsymbol{I}$。机械臂的期望运动是在 2 s 内垂直向下运动 10 mm，压住板擦，然后在 8 s 内沿y轴方向直线运动 0.8 m。由于黑板具有很大刚性，机械臂无法实现 10 mm 的垂直运动，因此垂直方向的位置误差会产生相应的接触力，根据$\boldsymbol{K}_x$的值和 10 mm 的误差可以推测接触力约为 10 N。阻抗控制仿真结果如图 8-9 所示。可以看到，在前 2 s 随着位置误差增加，接触力也在增加，最后位置误差稳定在约 10 mm，接触力稳定在 10 N 左右。从 2 s 开始，机械臂向y轴方向稳定运动。整个仿真过程中姿态误差小于5.7×10^{-4}，姿态几乎保持不变。

为了评估零空间柔顺性，在运动过程中从第 5 s 开始在机械臂第 4 个连杆上施加沿连杆坐标系z轴方向 10 N 的外力，外力干扰下阻抗控制仿真结果如图 8-10 所示。可以看出，从第 5 s 开始，在外力的作用下臂角发生了显著改变，这是零空间柔顺的结果。同时，从第 5 s 开始姿态跟踪误差也有个突变，这是因为作用在连杆上的外力等效到末端产生了力矩，在力矩的作用下姿态柔顺效应开始呈现，从而产生了姿态偏差。

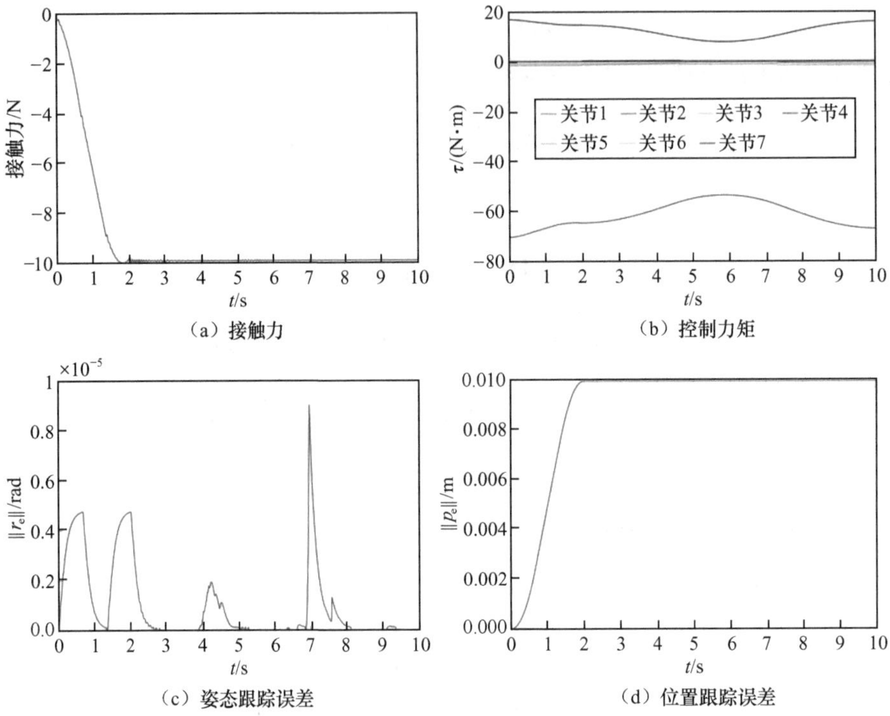

（a）接触力　（b）控制力矩

（c）姿态跟踪误差　（d）位置跟踪误差

图8-9　阻抗控制仿真结果

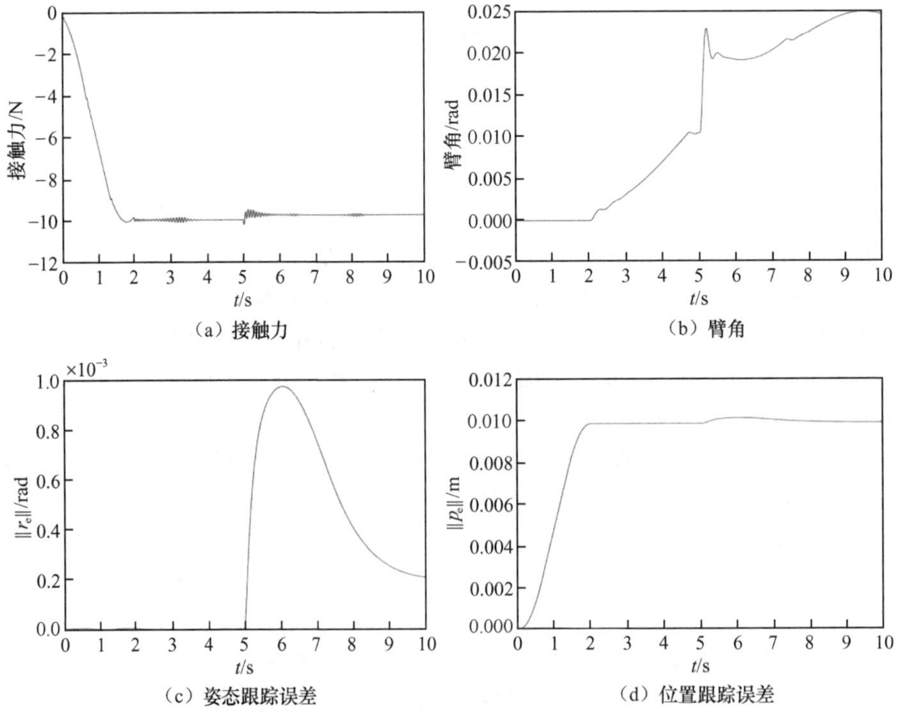

（a）接触力　（b）臂角

（c）姿态跟踪误差　（d）位置跟踪误差

图8-10　外力干扰下阻抗控制仿真结果

从阻抗控制仿真结果可以得到以下结论。

（1）阻抗控制不需要对约束进行建模。

（2）阻抗控制通过设定阻抗关系可以间接调控接触力，但无法实现力的精确控制。

（3）阻抗控制可以不使用外力传感器测量末端施加给环境的力。

（4）作用在机械臂本体上的力会影响末端运动与力的阻抗关系。

阻抗控制器检测机械臂的运动从而输出控制力矩，其自身相当于一个“阻抗”，因此称它为阻抗控制器。一个由阻抗控制器控制的机械臂，根据控制力矩输入产生相应的运动输出，其自身相当于一个“导纳”。阻抗控制的机械臂在自由空间的轨迹跟踪精度较低，这是因为动力学模型误差等因素导致的。它的优点是在机械臂与刚性环境交互时的稳定性较好 [4]。

8.4 导纳控制

导纳控制（admittance control）的目标和阻抗控制相同，都是实现机械臂末端广义坐标误差和广义力之间的二阶阻抗关系：

$$\boldsymbol{F}_{\text{ext}} = \boldsymbol{M}_{\text{d}}\ddot{\boldsymbol{x}}_{\text{e}} + \boldsymbol{B}_{\text{d}}\dot{\boldsymbol{x}}_{\text{e}} + \boldsymbol{K}_{\text{d}}\boldsymbol{x}_{\text{e}} \tag{8-46}$$

对于阻抗控制，为了避免在控制律中引入外力 $\boldsymbol{F}_{\text{ext}}$ 或任务空间加速度 $\ddot{\boldsymbol{x}}$（加速度的测量对噪声非常敏感），因此将常量正定矩阵 $\boldsymbol{M}_{\text{d}}$ 替换成了时变矩阵 $\boldsymbol{\Lambda}_x$。为了保证稳定性，将 $\boldsymbol{B}_{\text{d}}$ 替换成为 $\boldsymbol{\mu}_x + \boldsymbol{B}_x$，最终形成式（8-30）的形式。本节回到标准的二阶阻抗关系（8-46）。阻抗控制将运动误差 $\boldsymbol{x}_{\text{e}}$ 视为原因（输入），从而输出相应的控制力矩。导纳控制则相反，将力 $\boldsymbol{F}_{\text{ext}}$ 看成原因（输入），输出运动误差 $\boldsymbol{x}_{\text{e}}$ 叠加到期望运动上，此时式（8-46）可看成一种导纳关系。

8.4.1 导纳控制原理

导纳控制的基本原理如图 8-11 所示，将位置控制系统作为内环，外环引入力反馈，将测量的外力 $\boldsymbol{F}_{\text{ext}}$ 引入导纳控制器，根据导纳关系生成运动偏差 $\boldsymbol{x}_{\text{e}}$，叠加到期望运动 $\boldsymbol{x}_{\text{d}}$ 上，作为参考运动发给位置控制器 [5]。作为内环的位置控制器可以是第 6 章介绍的线性控制器，也可以是第 7 章介绍的计算力矩控制器。不管使用哪一种位置控制器，都需要较高的位置控制精度和较好的抗干扰能力。由于绝大多数的工业机械臂和低成本的协作机械臂没有力矩控制接口，因此在实际应用中通常采用基于 PID 的线性控制器作为位置内环。这种控制器一般具有很好的位置控制精度和抗干扰能力，且不受动力学模型不确定性的影响。基于导纳控制的机械臂通常在末端需要安装六维力传感器，用于提供外环力反馈。导纳控制器接收期望位置 $\boldsymbol{x}_{\text{d}}$ 和外力 $\boldsymbol{F}_{\text{ext}}$，通过求解微分方程（8-46）得到 $\boldsymbol{x}_{\text{e}}$ 后，将参考位置 $\boldsymbol{x}_{\text{r}} = \boldsymbol{x}_{\text{d}} - \boldsymbol{x}_{\text{e}}$ 发给位置控制器执行。对于一个理想的位置控制器，有 $\boldsymbol{x}_{\text{r}} = \boldsymbol{x}$，则 $\boldsymbol{x}_{\text{e}} = \boldsymbol{x}_{\text{d}} - \boldsymbol{x}$ 满足阻抗关系（8-46），其中 $\boldsymbol{M}_{\text{d}}$、$\boldsymbol{B}_{\text{d}}$ 和 $\boldsymbol{K}_{\text{d}}$ 是正定对角矩阵，作为导纳控制器的参数。

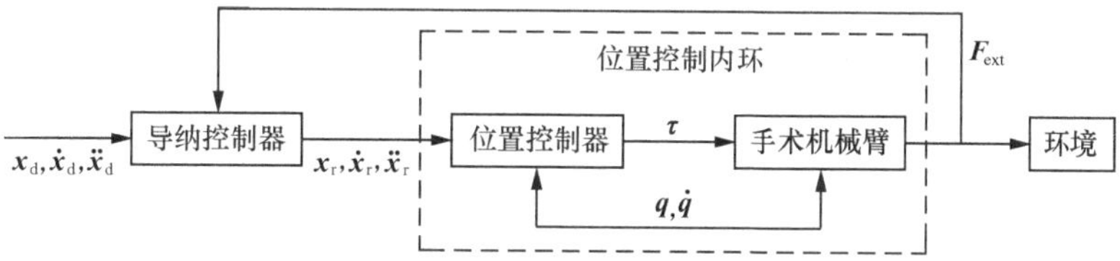

图8-11 导纳控制的基本原理

在具体实现中，需要给出 $\boldsymbol{x}_{\text{e}}$ 和 $\boldsymbol{F}_{\text{ext}}$ 的具体形式。设机械臂末端期望轨迹由齐次变换矩阵 $\boldsymbol{T}_{\text{d}}(t) = \left(\boldsymbol{R}_{\text{d}}(t), \boldsymbol{p}_{\text{d}}(t)\right)$ 给出，令 $\boldsymbol{v}_{\text{d}}$、$\boldsymbol{a}_{\text{d}}$、$\boldsymbol{\omega}_{\text{d}}$、$\boldsymbol{\alpha}_{\text{d}}$ 分别表示期望的速度、加速度、角速度和角加速

度（表达在基坐标系下）。令不带下标的 $\boldsymbol{T}(t)=\big(\boldsymbol{R}(t),\boldsymbol{p}(t)\big)$、$\boldsymbol{v}$、$\boldsymbol{a}$、$\boldsymbol{\omega}$、$\boldsymbol{\alpha}$ 表示对应的实际物理量。选择 $\boldsymbol{x}_\mathrm{e}=[\boldsymbol{r}_\mathrm{e}^\mathrm{T},\boldsymbol{p}_\mathrm{e}^\mathrm{T}]^\mathrm{T}$，其中：

$$\boldsymbol{r}_\mathrm{e}=\log\boldsymbol{R}^{-1}\boldsymbol{R}_\mathrm{d} \tag{8-47}$$

$$\boldsymbol{p}_\mathrm{e}=\boldsymbol{R}^{-1}(\boldsymbol{p}_\mathrm{d}-\boldsymbol{p}) \tag{8-48}$$

分别表示姿态误差和位置误差。在上述具体表达下，广义力 $\boldsymbol{F}_\mathrm{ext}$ 对应机械臂末端施加给环境的力旋量（表达在末端坐标系下）。将式（8-46）解耦为旋转部分和平移部分：

$$\boldsymbol{M}_r\ddot{\boldsymbol{r}}_\mathrm{e}+\boldsymbol{B}_r\dot{\boldsymbol{r}}_\mathrm{e}+\boldsymbol{K}_r\boldsymbol{r}_\mathrm{e}=\mathcal{F}_\mathrm{b}^m \tag{8-49}$$

$$\boldsymbol{M}_p\ddot{\boldsymbol{p}}_\mathrm{e}+\boldsymbol{B}_p\dot{\boldsymbol{p}}_\mathrm{e}+\boldsymbol{K}_p\boldsymbol{p}_\mathrm{e}=\mathcal{F}_\mathrm{b}^f \tag{8-50}$$

其中，$\mathcal{F}_\mathrm{b}^m$ 和 $\mathcal{F}_\mathrm{b}^f$ 分别表示 $\boldsymbol{F}_\mathrm{ext}$ 的力矩分量和力分量；$\boldsymbol{M}_\mathrm{d}=\mathrm{blkdiag}(\boldsymbol{M}_r,\boldsymbol{M}_p)$；$\boldsymbol{B}_\mathrm{d}=\mathrm{blkdiag}(\boldsymbol{B}_r,\boldsymbol{B}_p)$；$\boldsymbol{K}_\mathrm{d}=\mathrm{blkdiag}(\boldsymbol{K}_r,\boldsymbol{K}_p)$。

作为内环的位置控制器如果采用线性 PID 控制器，则需要期望速度作为前馈提高位置响应速度；如果采用计算力矩控制器，则还需要提供期望加速度作为前馈提高位置控制的响应。下面介绍已知 $\boldsymbol{x}_\mathrm{e}$、$\dot{\boldsymbol{x}}_\mathrm{e}$、$\ddot{\boldsymbol{x}}_\mathrm{e}$ 时，如何通过期望速度和期望加速度求出参考速度和参考加速度。由式（8-47）、式（8-48）可得

$$\boldsymbol{R}=\boldsymbol{R}_\mathrm{d}\mathrm{e}^{-[\boldsymbol{r}_\mathrm{e}]} \tag{8-51}$$

$$\boldsymbol{p}=\boldsymbol{p}_\mathrm{d}-\boldsymbol{R}\boldsymbol{p}_\mathrm{e} \tag{8-52}$$

则参考位置 $\boldsymbol{x}_\mathrm{r}$ 对应的具体齐次变换矩阵 $\boldsymbol{T}_\mathrm{r}=(\boldsymbol{R},\boldsymbol{p})$。对式（8-47）两边求关于时间的导数可得[6]

$$\dot{\boldsymbol{r}}_\mathrm{e}=\boldsymbol{A}^{-1}(\boldsymbol{r}_\mathrm{e})\boldsymbol{R}_\mathrm{d}^{-1}(\boldsymbol{\omega}_\mathrm{d}-\boldsymbol{\omega}) \tag{8-53}$$

其中：

$$\boldsymbol{A}(\boldsymbol{r}_\mathrm{e})=\boldsymbol{I}-\frac{1-\cos\|\boldsymbol{r}_\mathrm{e}\|}{\|\boldsymbol{r}_\mathrm{e}\|^2}[\boldsymbol{r}_\mathrm{e}]+\frac{\|\boldsymbol{r}_\mathrm{e}\|-\sin\|\boldsymbol{r}_\mathrm{e}\|}{\|\boldsymbol{r}_\mathrm{e}\|^3}[\boldsymbol{r}_\mathrm{e}]^2 \tag{8-54}$$

进而有

$$\boldsymbol{\omega}=\boldsymbol{\omega}_\mathrm{d}-\boldsymbol{R}_\mathrm{d}\boldsymbol{A}(\boldsymbol{r}_\mathrm{e})\dot{\boldsymbol{r}}_\mathrm{e} \tag{8-55}$$

则参考速度 $\dot{\boldsymbol{x}}_\mathrm{r}$ 对应的角速度部分为 $\boldsymbol{\omega}_\mathrm{r}=\boldsymbol{\omega}$。继续对式（8-53）两边求关于时间的导数可得

$$\begin{aligned}\ddot{\boldsymbol{r}}_\mathrm{e}&=-\boldsymbol{A}^{-1}(\boldsymbol{r}_\mathrm{e})\dot{\boldsymbol{A}}(\boldsymbol{r}_\mathrm{e})\boldsymbol{A}^{-1}(\boldsymbol{r}_\mathrm{e})\boldsymbol{R}_\mathrm{d}^{-1}(\boldsymbol{\omega}_\mathrm{d}-\boldsymbol{\omega})-\boldsymbol{A}^{-1}(\boldsymbol{r}_\mathrm{e})\boldsymbol{R}_\mathrm{d}^{-1}\left[\boldsymbol{\omega}_\mathrm{d}\right](\boldsymbol{\omega}_\mathrm{d}-\boldsymbol{\omega})+\boldsymbol{A}^{-1}(\boldsymbol{r}_\mathrm{e})\boldsymbol{R}_\mathrm{d}^{-1}(\boldsymbol{\alpha}_\mathrm{d}-\boldsymbol{\alpha})\\&=\boldsymbol{A}^{-1}(\boldsymbol{r}_\mathrm{e})\boldsymbol{R}_\mathrm{d}^{-1}(\boldsymbol{\alpha}_\mathrm{d}-\boldsymbol{\alpha}+\boldsymbol{\omega}_\mathrm{d}\times\boldsymbol{\omega})-\boldsymbol{A}^{-1}(\boldsymbol{r}_\mathrm{e})\dot{\boldsymbol{A}}(\boldsymbol{r}_\mathrm{e})\boldsymbol{A}^{-1}(\boldsymbol{r}_\mathrm{e})\boldsymbol{R}_\mathrm{d}^{-1}(\boldsymbol{\omega}_\mathrm{d}-\boldsymbol{\omega})\end{aligned} \tag{8-56}$$

进而有

$$\boldsymbol{\alpha}=\boldsymbol{\alpha}_\mathrm{d}-\boldsymbol{R}_\mathrm{d}\boldsymbol{A}(\boldsymbol{r}_\mathrm{e})\Big(\ddot{\boldsymbol{r}}_\mathrm{e}+\boldsymbol{A}^{-1}(\boldsymbol{r}_\mathrm{e})\dot{\boldsymbol{A}}(\boldsymbol{r}_\mathrm{e})\boldsymbol{A}^{-1}(\boldsymbol{r}_\mathrm{e})\boldsymbol{R}_\mathrm{d}^{-1}(\boldsymbol{\omega}_\mathrm{d}-\boldsymbol{\omega})\Big)+\boldsymbol{\omega}_\mathrm{d}\times\boldsymbol{\omega} \tag{8-57}$$

则参考加速度 $\ddot{\boldsymbol{x}}_\mathrm{r}$ 对应的角加速度部分为 $\boldsymbol{\alpha}_\mathrm{r}=\boldsymbol{\alpha}$。

对式（8-48）两边求关于时间的导数有

$$\begin{aligned}\dot{\boldsymbol{p}}_\mathrm{e}&=\boldsymbol{R}^{-1}(\dot{\boldsymbol{p}}_\mathrm{d}-\dot{\boldsymbol{p}})-\boldsymbol{R}^{-1}\dot{\boldsymbol{R}}\boldsymbol{R}^{-1}(\boldsymbol{p}_\mathrm{d}-\boldsymbol{p})\\&=\boldsymbol{R}^{-1}\big(\boldsymbol{v}_\mathrm{d}-\boldsymbol{v}-\boldsymbol{\omega}\times(\boldsymbol{p}_\mathrm{d}-\boldsymbol{p})\big)\end{aligned} \tag{8-58}$$

进而有

$$\boldsymbol{v}=\boldsymbol{v}_\mathrm{d}-\boldsymbol{R}\dot{\boldsymbol{p}}_\mathrm{e}-\boldsymbol{\omega}\times(\boldsymbol{p}_\mathrm{d}-\boldsymbol{p}) \tag{8-59}$$

则参考速度 $\dot{\boldsymbol{x}}_\mathrm{r}$ 对应的线速度部分为 $\boldsymbol{v}_\mathrm{r}=\boldsymbol{v}$。继续对式（8-58）两边求关于时间的导数可得

$$\begin{aligned}\ddot{\boldsymbol{p}}_{\mathrm{e}}&=-\boldsymbol{R}^{-1}[\boldsymbol{\omega}](\boldsymbol{v}_{\mathrm{d}}-\boldsymbol{v}-\boldsymbol{\omega}\times(\boldsymbol{p}_{\mathrm{d}}-\boldsymbol{p}))\\&\quad+\boldsymbol{R}^{-1}(\boldsymbol{a}_{\mathrm{d}}-\boldsymbol{a}-\boldsymbol{\alpha}\times(\boldsymbol{p}_{\mathrm{d}}-\boldsymbol{p})-\boldsymbol{\omega}\times(\boldsymbol{v}_{\mathrm{d}}-\boldsymbol{v}))\\&=\boldsymbol{R}^{-1}(\boldsymbol{a}_{\mathrm{d}}-\boldsymbol{a}-\boldsymbol{\alpha}\times(\boldsymbol{p}_{\mathrm{d}}-\boldsymbol{p})-2\boldsymbol{\omega}\times(\boldsymbol{v}_{\mathrm{d}}-\boldsymbol{v})+\boldsymbol{\omega}\times(\boldsymbol{\omega}\times(\boldsymbol{p}_{\mathrm{d}}-\boldsymbol{p})))\end{aligned} \tag{8-60}$$

进而有

$$\boldsymbol{a}=\boldsymbol{a}_{\mathrm{d}}-\boldsymbol{R}\ddot{\boldsymbol{p}}_{\mathrm{e}}-\boldsymbol{\alpha}\times(\boldsymbol{p}_{\mathrm{d}}-\boldsymbol{p})-2\boldsymbol{\omega}\times(\boldsymbol{v}_{\mathrm{d}}-\boldsymbol{v})+\boldsymbol{\omega}\times(\boldsymbol{\omega}\times(\boldsymbol{p}_{\mathrm{d}}-\boldsymbol{p})) \tag{8-61}$$

则参考加速度 $\ddot{\boldsymbol{x}}_{\mathrm{r}}$ 对应的线加速度部分为 $\boldsymbol{a}_{\mathrm{r}}=\boldsymbol{a}$。

给定期望轨迹、期望速度和期望加速度，导纳控制器根据系统当前状态 $(\boldsymbol{x}_{\mathrm{e}},\dot{\boldsymbol{x}}_{\mathrm{e}})$ 和导纳关系（8-46）计算 $(\boldsymbol{x}_{\mathrm{e}},\dot{\boldsymbol{x}}_{\mathrm{e}},\ddot{\boldsymbol{x}}_{\mathrm{e}})$，利用式（8-51）、式（8-52）、式（8-55）、式（8-57）、式（8-61）计算参考轨迹、参考速度和参考加速度并发给内环位置控制器进行位置控制。当内环位置控制器能够精确跟踪参考轨迹时，机械臂末端的实际运动和外力满足导纳关系（8-46）。

仍然以图 8-3 所示的手术机械臂擦黑板为例进行导纳控制仿真。仿真环境和机械臂的期望运动同 8.3.4 节。位置内环采用计算力矩控制，其中任务空间为 PD+ 控制（式（7-70）），控制参数为 $\boldsymbol{K}_x=1000\boldsymbol{I}$，$\boldsymbol{B}_x=200\boldsymbol{I}$；零空间控制律采用式（7-65），控制参数为：$\boldsymbol{K}_{\mathrm{n}}=20\boldsymbol{I}$，$\boldsymbol{B}_{\mathrm{n}}=2\boldsymbol{I}$。导纳控制器参数为：$\boldsymbol{M}_{\mathrm{d}}=\boldsymbol{I}$，$\boldsymbol{K}_{\mathrm{d}}=1000\boldsymbol{I}$，$\boldsymbol{B}_{\mathrm{d}}=2\sqrt{1000}\boldsymbol{I}$。由于机械臂末端在运动过程中受到外力的作用，外力会使内环计算力矩控制器的位置控制精度下降。为了使内环控制器具有足够的位置控制精度，采用干扰观测器进行干扰估计和补偿［式（7-144）和式（7-145）］，其中干扰观测器参数 $\boldsymbol{X}^{-1}=100\boldsymbol{I}$。导纳控制仿真结果如图 8-12 所示。可以看出，接触力大小稳定在 10 N 左右，对应的位置偏差约为 10 mm，符合期望的刚度 $\boldsymbol{K}_{\mathrm{d}}$。严格来讲，由于环境也是有刚度的（$1\times10^5$ N/m），在接触力作用下环境发生变形，因此机械臂末端偏离期望的位置略小于 10 mm，接触力大小也略小于 10 N，从仿真结果也能看出这一点。

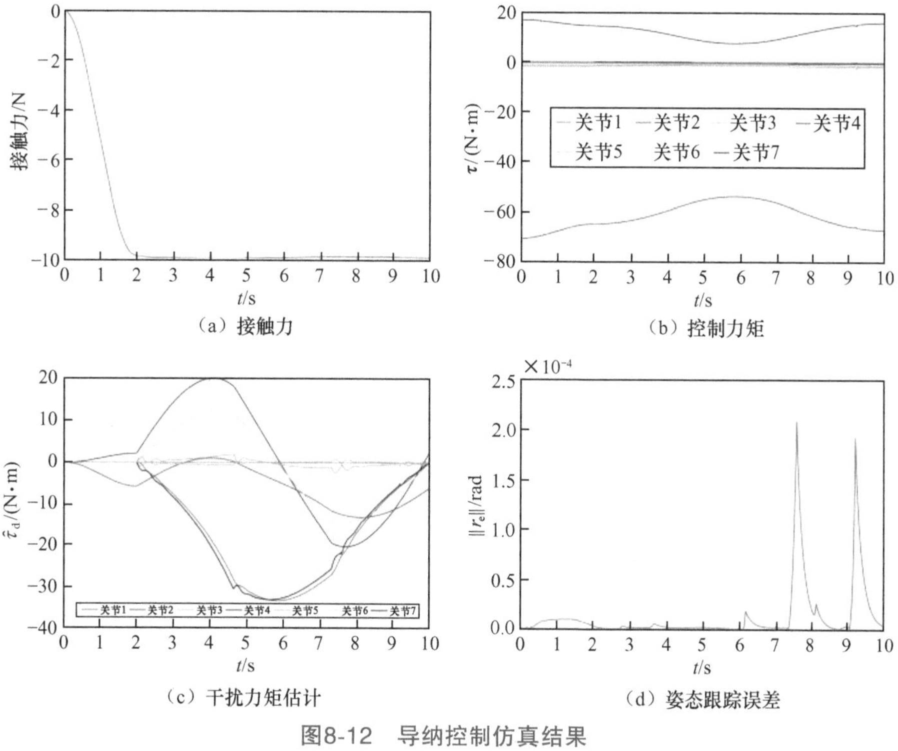

（a）接触力　（b）控制力矩

（c）干扰力矩估计　（d）姿态跟踪误差

图8-12　导纳控制仿真结果

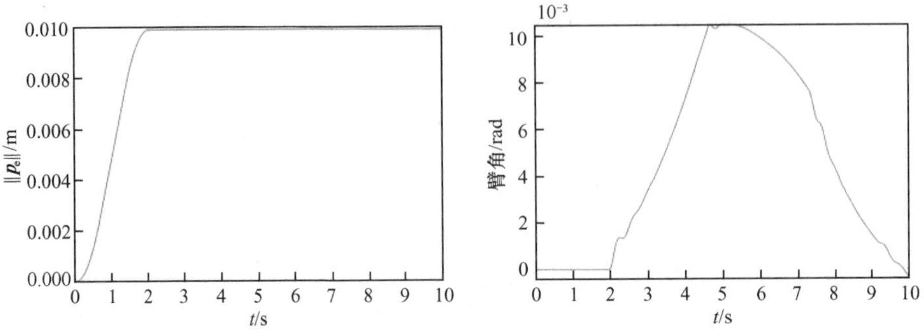

（e）位置跟踪误差　　（f）臂角

图8-12　导纳控制仿真结果（续）

和阻抗控制相比，导纳控制具有较好的精度。阻抗控制的本质还是计算力矩控制，受动力学参数误差影响较大。而导纳控制只要位置控制内环具有足够的抗干扰性，就能实现较高精度的控制。有两个方法可以提高内环位置控制的抗干扰性：一是采用基于误差的 PID 线性控制，此时完全不依赖机械臂的动力学模型；二是采用基于动力学的计算力矩控制，此时需要增加干扰观测器去抵抗干扰。为了比较阻抗控制和导纳控制的性能，将用于控制的标称动力学参数的各个连杆质量变为实际质量的 0.8 倍，重复上述仿真实验。阻抗控制仿真结果如图 8-13 所示。导纳控制仿真结果如图 8-14 所示。从仿真结果可以看出，在动力学参数存在不确定性时，阻抗控制的性能有很大下降，不仅接触力和运动偏差与预期曲线具有较大差距，呈现出的导纳关系与理想的导纳关系也有很大偏差。而导纳控制由于内环位置控制器在干扰观测器的作用下具有很强的抗干扰性，只是在运动初期过渡状态有些抖动，之后所有曲线均收敛于预期值，呈现出的导纳关系也与理想的导纳关系相符合。

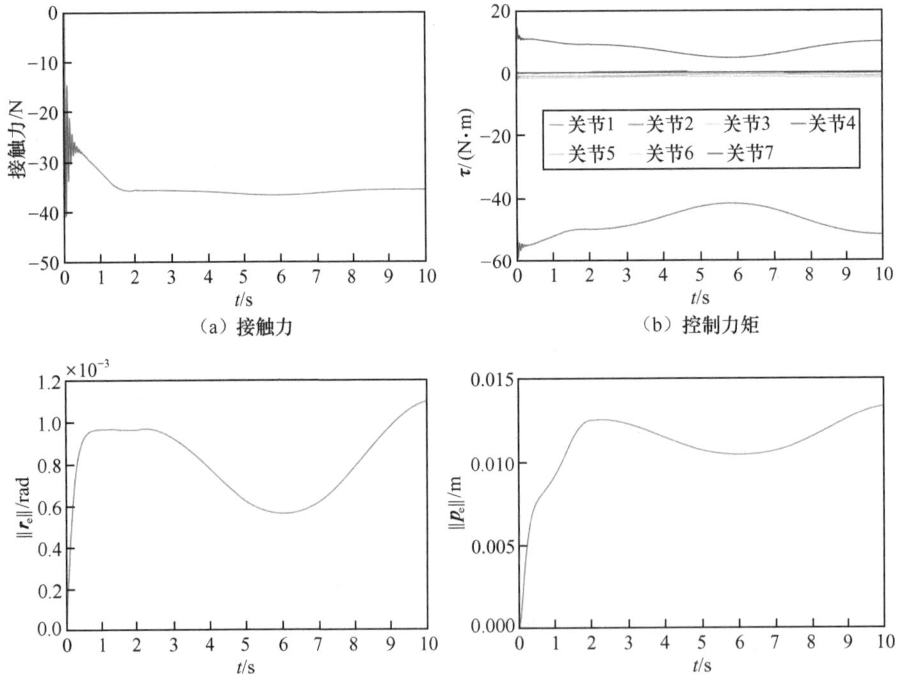

（a）接触力　　（b）控制力矩

（c）姿态跟踪误差　　（d）位置跟踪误差

图8-13　阻抗控制仿真结果（动力学参数存在误差）

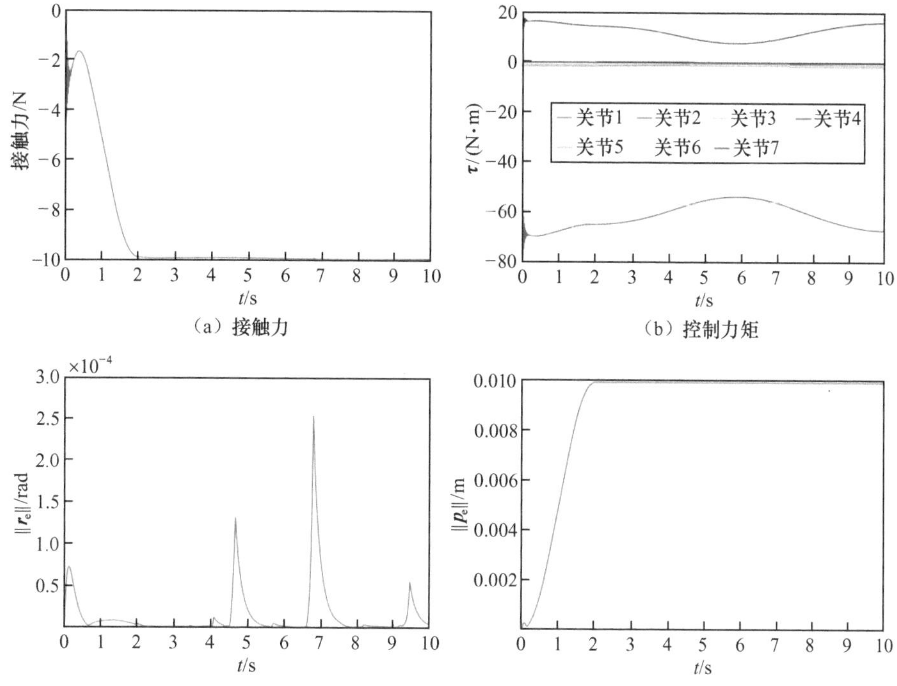

（a）接触力　（b）控制力矩

（c）姿态跟踪误差　（d）位置跟踪误差

图8-14　导纳控制仿真结果（动力学参数存在误差）

导纳控制在上述理想情况下具有较好的性能，但是对于一个实际的控制系统，有限的控制周期和时间延迟等因素会导致导纳控制的内环无法精确跟踪位置指令，这会使得导纳控制的性能下降，当环境刚度较大时甚至还会引起导纳控制的不稳定 [7]。Lawrence 在文献 [7] 中揭示了当存在时间延迟时，阻抗控制和导纳控制具有互补的稳定性。即导纳控制适合模拟大刚度，与刚度低的环境交互稳定性好；而阻抗控制适合模拟小刚度，与刚度高的环境交互稳定性好。接下来本章将从实际物理实现的角度，介绍 3 种导纳控制器的具体实现和其优缺点。

8.4.2　状态开环导纳控制器

在具体实现时，手术机械臂以一定的控制频率（一般为 500 Hz ～ 1 kHz）由数字控制器进行控制。图 8-11 所示的状态开环导纳控制器在第 k 个控制周期内计算出的参考位置指令发给内环位置控制器，最快也得 $k+1$ 个控制周期内到达。实际上，位置控制的延迟远远不止一个控制周期。时延会引起导纳控制器的接触不稳定（contact instability），如何改善接触不稳定性将在 8.4.3 节介绍。本节介绍导纳控制器的具体实现。

如图 8-15 所示，设机械臂的控制周期为 δt，在第 k 个周期读取期望位置 $\boldsymbol{T}_{\mathrm{d}}^{k}=\left(\boldsymbol{R}_{\mathrm{d}}^{k},\boldsymbol{p}_{\mathrm{d}}^{k}\right)$，期望速度 $\boldsymbol{v}_{\mathrm{d}}^{k}$、$\boldsymbol{\omega}_{\mathrm{d}}^{k}$ 和期望加速度 $\boldsymbol{a}_{\mathrm{d}}^{k}$、$\boldsymbol{\alpha}_{\mathrm{d}}^{k}$。计算表达在期望坐标系下的期望速度旋量 $\mathcal{V}_{\mathrm{d}}^{k}$：

$$\mathcal{V}_{\mathrm{d}}^{k}=\begin{bmatrix}\left(\boldsymbol{R}_{\mathrm{d}}^{k}\right)^{-1}\boldsymbol{\omega}_{\mathrm{d}}^{k}\\ \left(\boldsymbol{R}_{\mathrm{d}}^{k}\right)^{-1}\boldsymbol{v}_{\mathrm{d}}^{k}\end{bmatrix}\tag{8-62}$$

通过期望运动前馈估计第 $k+1$ 个周期时的期望位置 $\boldsymbol{T}_{\mathrm{d}}^{k+1}$：

$$\boldsymbol{T}_{\mathrm{d}}^{k+1}=\boldsymbol{T}_{\mathrm{d}}^{k}\mathrm{e}^{\left[\mathcal{V}_{\mathrm{d}}^{k}\delta t\right]}\tag{8-63}$$

以及期望速度：

$$\begin{cases} \boldsymbol{v}_{\mathrm{d}}^{k+1} = \boldsymbol{v}_{\mathrm{d}}^{k} + \boldsymbol{a}_{\mathrm{d}}^{k}\delta t \\ \boldsymbol{\omega}_{\mathrm{d}}^{k+1} = \boldsymbol{\omega}_{\mathrm{d}}^{k} + \boldsymbol{\alpha}_{\mathrm{d}}^{k}\delta t \end{cases} \tag{8-64}$$

同时，根据机械臂末端安装的六维力传感器测量施加给环境的外力 $\boldsymbol{F}_{\mathrm{ext}}^{k}$，通过数值积分求解导纳关系（8-46），得到第 k+1 个周期时的位置偏差及其导数：

$$\begin{cases} \ddot{\boldsymbol{x}}_{\mathrm{e}}^{k} = \boldsymbol{M}_{\mathrm{d}}^{-1}(\boldsymbol{F}_{\mathrm{ext}}^{k} - \boldsymbol{K}_{\mathrm{d}}\boldsymbol{x}_{\mathrm{e}}^{k} - \boldsymbol{B}_{\mathrm{d}}\dot{\boldsymbol{x}}_{\mathrm{e}}^{k}) \\ \dot{\boldsymbol{x}}_{\mathrm{e}}^{k+1} = \dot{\boldsymbol{x}}_{\mathrm{e}}^{k} + \ddot{\boldsymbol{x}}_{\mathrm{e}}^{k}\delta t \\ \boldsymbol{x}_{\mathrm{e}}^{k+1} = \boldsymbol{x}_{\mathrm{e}}^{k} + \dot{\boldsymbol{x}}_{\mathrm{e}}^{k+1}\delta t \end{cases} \tag{8-65}$$

将 $\boldsymbol{x}_{\mathrm{e}}^{k+1}$ 与 $\boldsymbol{T}_{\mathrm{d}}^{k+1}$ 进行叠加得到参考位置 $\boldsymbol{T}_{\mathrm{r}}^{k+1} = \left(\boldsymbol{R}_{\mathrm{r}}^{k+1}, \boldsymbol{p}_{\mathrm{r}}^{k+1}\right)$，其中：

$$\begin{cases} \boldsymbol{R}_{\mathrm{r}}^{k+1} = \boldsymbol{R}_{\mathrm{d}}^{k+1}\mathrm{e}^{[-\boldsymbol{r}_{\mathrm{e}}^{k+1}]} \\ \boldsymbol{p}_{\mathrm{r}}^{k+1} = \boldsymbol{p}_{\mathrm{d}}^{k+1} - \boldsymbol{R}_{\mathrm{r}}^{k+1}\boldsymbol{p}_{\mathrm{e}}^{k+1} \end{cases} \tag{8-66}$$

根据式（8-55）和式（8-59）计算参考速度：

$$\begin{cases} \boldsymbol{\omega}_{\mathrm{r}}^{k+1} = \boldsymbol{\omega}_{\mathrm{d}}^{k+1} - \boldsymbol{R}_{\mathrm{d}}^{k+1}\boldsymbol{A}(\boldsymbol{r}_{\mathrm{e}}^{k+1})\dot{\boldsymbol{r}}_{\mathrm{e}}^{k+1} \\ \boldsymbol{v}_{\mathrm{r}}^{k+1} = \boldsymbol{v}_{\mathrm{d}}^{k+1} - \boldsymbol{R}_{\mathrm{r}}^{k+1}\dot{\boldsymbol{p}}_{\mathrm{e}}^{k+1} - \boldsymbol{\omega}_{\mathrm{r}}^{k+1} \times \left(\boldsymbol{p}_{\mathrm{d}}^{k+1} - \boldsymbol{p}_{\mathrm{r}}^{k+1}\right) \end{cases} \tag{8-67}$$

将参考位置 $\boldsymbol{T}_{\mathrm{r}}^{k+1}$ 和参考速度 $\boldsymbol{\omega}_{\mathrm{r}}^{k+1}$ 、$\boldsymbol{v}_{\mathrm{r}}^{k+1}$ 发给内环位置控制器执行。以上计算过程全部在第 k 个周期内完成。

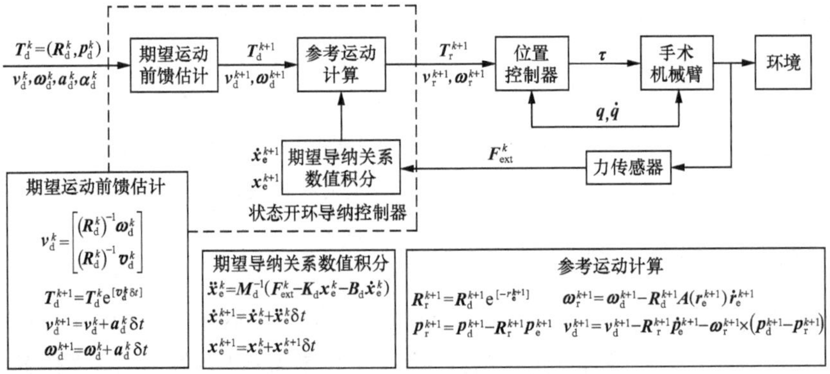

图8-15　状态开环导纳控制器

由于外环导纳控制器的计算需要时间，内环位置控制也存在时延，在图 8-11 中可以看成参考位置 $\boldsymbol{x}_{\mathrm{r}}$ 和实际位置 $\boldsymbol{x}$ 之间存在时延，尤其当参考位置 $\boldsymbol{x}_{\mathrm{r}}$ 存在高频分量时，这种延迟更加明显。为了体现延迟对导纳控制接触稳定性的影响，采用图 8-15 所示的状态开环导纳控制器重复 8.4.1 节最后的仿真实验，开环导纳控制器的位置内环仍然采用计算力矩加干扰观测器控制，所有参数同 8.4.1 节，控制周期为 2 ms。相比环境刚度，机械臂的刚度较小。根据文献 [7]，存在较大时延的情况下，导纳控制模拟小刚度会引起接触不稳定。位置控制器时延导致的接触不稳定现象如图 8-16 所示，当小刚度的机械臂末端接触到刚度较大的黑板表面时，发生了振荡，接触力最大超过了 120 N，这会给环境带来危险。由于这种形式的导纳控制器没有使用任何关于机械臂位置状态的反馈信息，因此本章称之为状态开环导纳控制器，简称开环导纳控制器。由以上分析可知，开环导纳控制器在和高刚度环境交互时容易出现接触不稳定现象。然而，开环导纳控制器也具有一些优点，例如当接触力消失时，合适的阻抗参数可以使参考位置 $\boldsymbol{T}_{\mathrm{r}}$ 快速收敛到期望位置 $\boldsymbol{T}_{\mathrm{d}}$，即机械臂末端能够迅速返回到期望轨迹上。

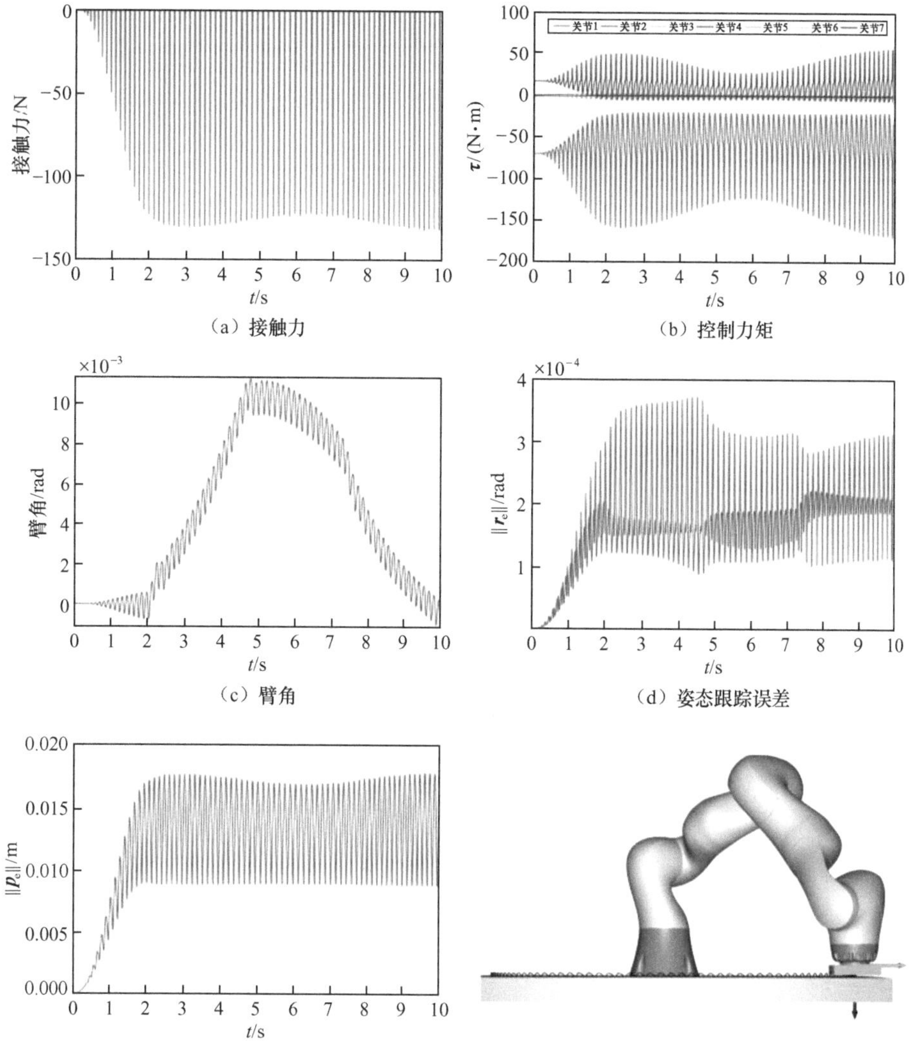

（a）接触力　（b）控制力矩

（c）臂角　（d）姿态跟踪误差

（e）位置跟踪误差　（f）机械臂末端轨迹

图8-16　位置控制器时延导致的接触不稳定现象

8.4.3　状态闭环导纳控制器

为了改善开环导纳控制器的接触不稳定性，作者在文献 [8] 中提出了一种状态闭环导纳控制器，简称闭环导纳控制器，如图 8-17 所示。和开环导纳控制器相比，闭环导纳控制器利用机械臂的状态反馈计算当前末端的姿态和速度，并使用式（8-47）、式（8-48）、式（8-53）和式（8-58）重新初始化 $\boldsymbol{x}_{\mathrm{e}}$ 和 $\dot{\boldsymbol{x}}_{\mathrm{e}}$，再通过数值积分求解导纳关系。后续步骤与开环导纳控制器相同。

与开环导纳控制器相比，闭环控制器在每个控制周期内都通过机械臂的编码器获取当前关节位置和关节速度去更新 $(\boldsymbol{x}_{\mathrm{e}}, \dot{\boldsymbol{x}}_{\mathrm{e}})$，这样可以减少内环位置跟踪误差带来的影响。采用闭环导纳控制器重复 8.4.2 节的仿真实验，所有参数保持不变，结果如图 8-18 所示。

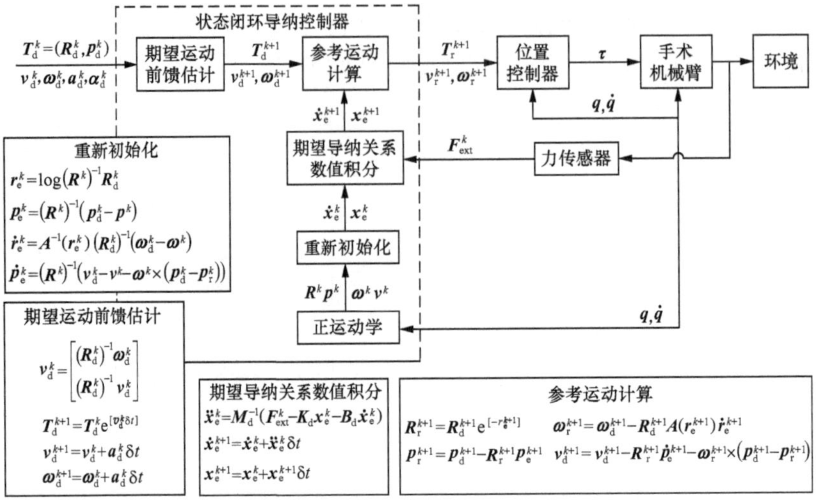

图8-17　状态闭环导纳控制器

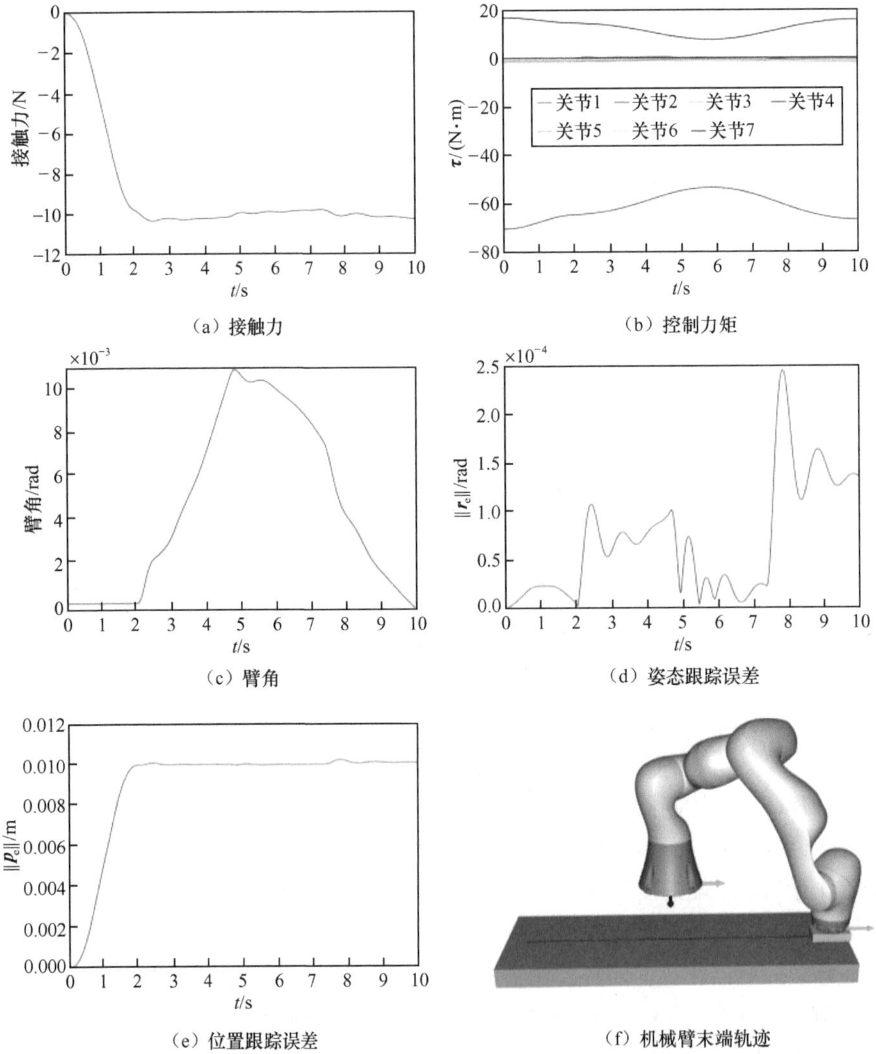

（a）接触力

（b）控制力矩

（c）臂角

（d）姿态跟踪误差

（e）位置跟踪误差

（f）机械臂末端轨迹

图8-18　闭环导纳控制器改善接触稳定性

从仿真结果可以看出，在所有控制参数和仿真环境参数都相同的情况下，闭环导纳控制器的稳定性有了改善，系统不再振荡，接触力和导纳关系也符合预期。

8.4.4 混合导纳控制器

开环导纳控制器和闭环导纳控制器的区别在于数值求解二阶常微分方程是否根据反馈的关节角度和关节速度来重新初始化误差状态 $(\boldsymbol{x}_{\mathrm{e}}, \dot{\boldsymbol{x}}_{\mathrm{e}})$。开环控制器以初始误差状态 $(\boldsymbol{x}_{\mathrm{e}}^{0}, \dot{\boldsymbol{x}}_{\mathrm{e}}^{0})$ 开始（一般为零），不管机械臂的实际状态如何，之后的状态完全由导纳关系（8-46）决定。闭环导纳控制器在每个控制周期都渲染一个瞬时导纳模型，它的优点是状态反馈的引入提高了系统的接触稳定性。缺点是当外力消失时，参考轨迹不能很快回到期望轨迹上。对于开环控制器，当外力撤销后，设置合适的临界阻尼参数可以使 $\boldsymbol{x}_{\mathrm{e}}$ 指数衰减到零，因此没有轨迹跟踪偏差。可见，开环控制器和闭环控制器具有互补的优势：在自由运动空间，开环导纳控制器具有良好的轨迹跟踪性能；在约束空间，闭环导纳控制器具有较好的接触稳定性。因此本节提出一种混合导纳控制器，其核心思想是设定一个接触力阈值，根据机械臂末端实际受力的大小决定是否重新初始化误差状态。如果当前末端受到的外力值小于阈值，则不进行重新初始化（保留最后的值），保证响应速度和跟踪精度。否则，在当前控制周期以实测关节角度 / 速度进行 $(\boldsymbol{x}_{\mathrm{e}}, \dot{\boldsymbol{x}}_{\mathrm{e}})$ 的重新初始化，提高接触稳定性。混合导纳控制器的结构如图 8-19 所示，其中 σ 为触发重新初始化的外力阈值，根据实际应用确定。

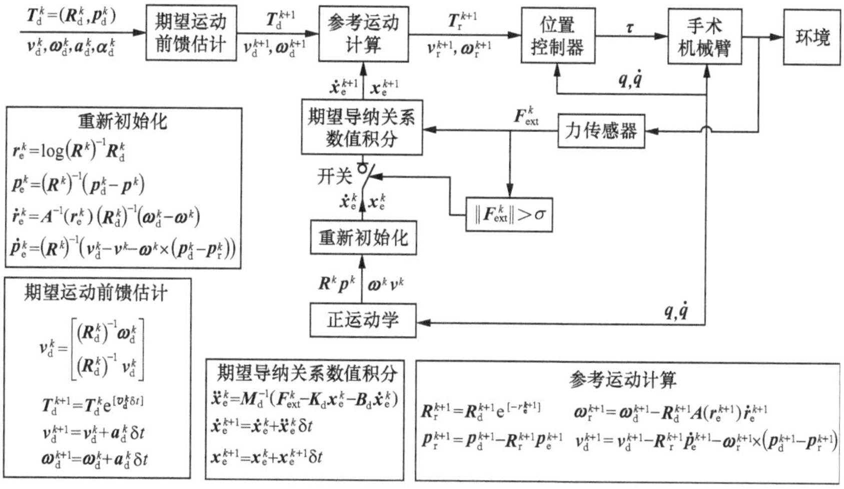

图8-19 混合导纳控制器的结构

8.4.5 零重力拖动与力调控

1. 零重力拖动

当期望轨迹是定点控制，并将机械臂刚度设为零时，就可以实现任务空间机械臂末端的零重力拖动。即用户可以拖拽机械臂末端在任务空间（一般为笛卡儿空间）进行随意运动。当松手时，机械臂末端会悬停；拖曳时会按照用户的意图进行运动。这种特性非常适合人机协同式手术机器人，即人和机器人共享工作空间，机器人相当于医生的助手，可以帮助医生实现把持、定位、牵引、拉钩等操作。再结合虚拟夹具和图像导航引导等功能，就可以实现机器人的优势（精准稳定与不知疲倦）和人的优势（知识经验与主观能动）互补，达到人机增效的目的。

图 8-20 所示为基于导纳控制的零重力拖动仿真结果，其中图 8-20(a）展示了机械臂的初始位置。期望运动是保持初始位置不变，导纳参数为：$\boldsymbol{M}_{\mathrm{d}}=\boldsymbol{I}$，$\boldsymbol{K}_{\mathrm{d}}=\boldsymbol{0}$，$\boldsymbol{B}_{\mathrm{d}}=20\boldsymbol{I}$。由于机械臂的期望刚度设为零，因此在外力的作用下机械臂末端会跟随外力运动。当外力撤销后机械臂在阻尼的作用下停止运动。导纳控制器的位置内环采用计算力矩控制，其中任务空间为 PD+ 控制［式（7-70）]，控制参数为 $\boldsymbol{K}_x=1000\boldsymbol{I}$，$\boldsymbol{B}_x=200\boldsymbol{I}$；零空间控制律采用式（7-65)，控制参数为：$\boldsymbol{K}_{\mathrm{n}}=20\boldsymbol{I}$，$\boldsymbol{B}_{\mathrm{n}}=2\boldsymbol{I}$。施加在机械臂末端的拖曳力分为 4 个阶段：第一阶段是 0～2.5 s，外力沿末端坐标系 y 轴正方向，大小为 5 N；第二阶段是 2.5～5 s，外力沿末端坐标系 x 轴负方向，大小为 2 N；第三阶段是 5～7.5 s，外力沿末端坐标系 y 轴负方向，大小为 5 N；第四阶段是 7.5～10 s，外力沿末端坐标系 x 轴正方向，大小为 2 N。图 8-20(d）展示了机械臂在外力拖曳下的末端运动轨迹。

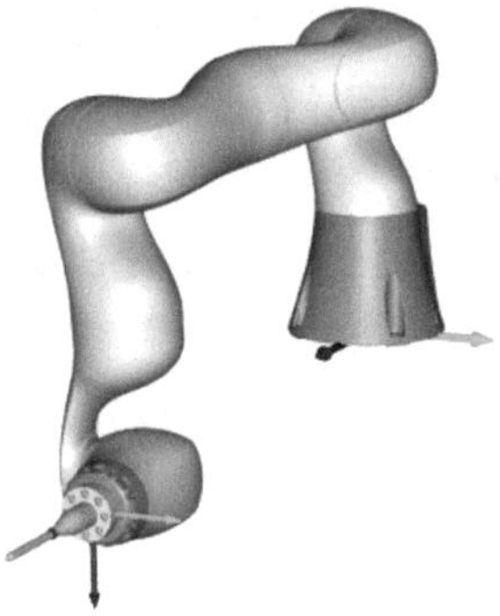

（a）机械臂初始位置

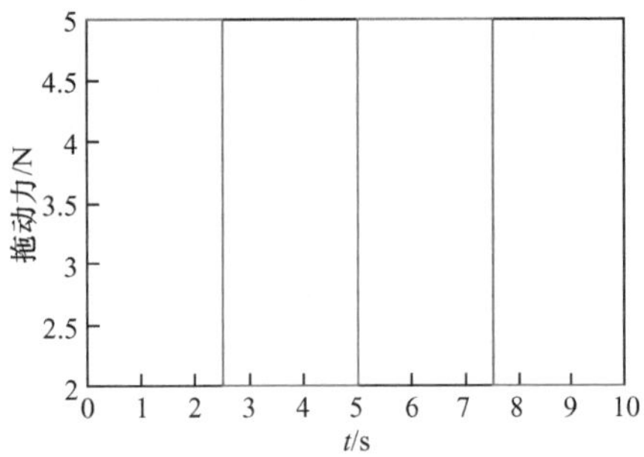

（b）拖动力大小

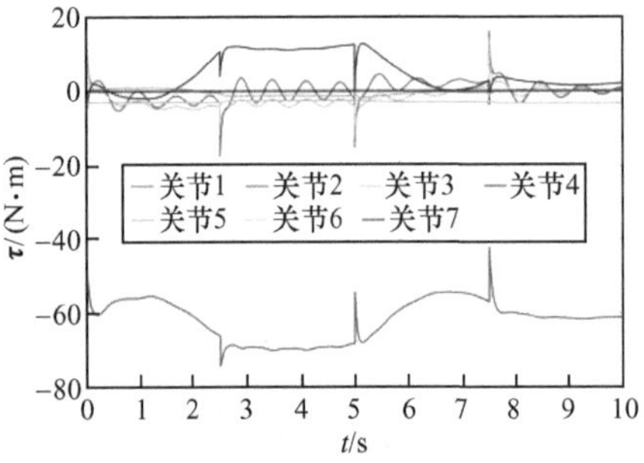

（c）控制力矩

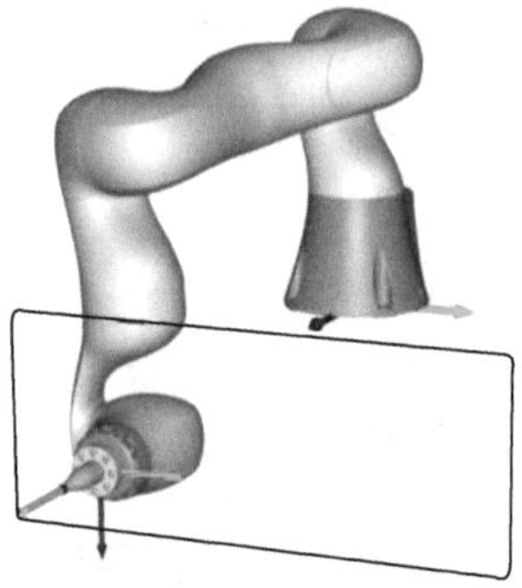

（d）机械臂末端运动轨迹

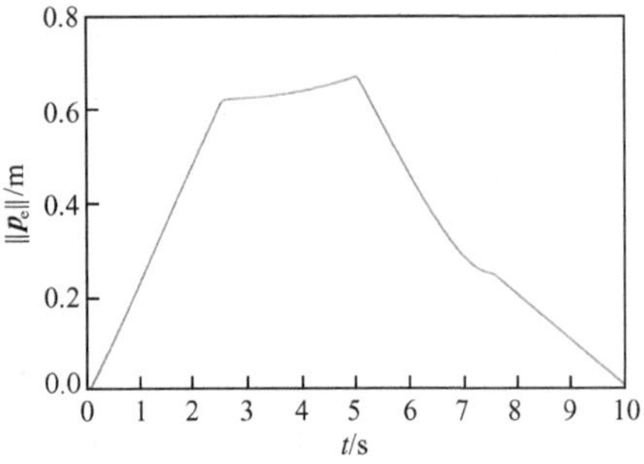

（e）位置跟踪误差

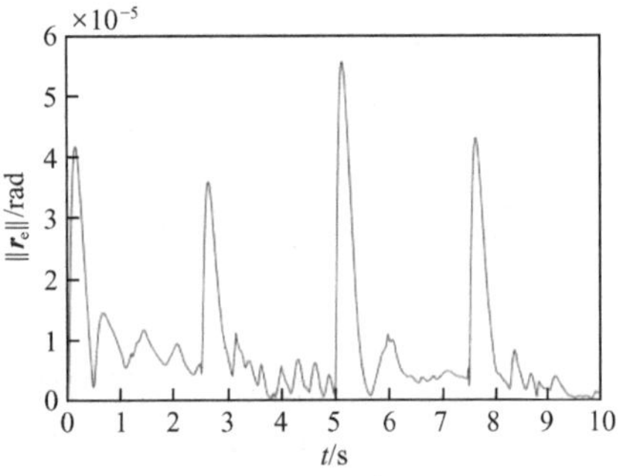

（f）姿态跟踪误差

图8-20　基于导纳控制的零重力拖动仿真结果

2. 力调控

导纳关系（8-46）可以修改成为力调控（force regulation）模型，用于在指定方向上进行恒

力控制。修改后的模型为

$$F_{ext}-SF_d=M_d\ddot{x}_e+B_d\dot{x}_e+(I-S)K_dx_e \tag{8-68}$$

其中，F_d 为机械臂末端施加给环境的期望广义力；S 是对角矩阵，对角线上的元素为 0 或者 1，分别对应在该方向上为导纳模式或力控模式。在具体实现时，将导纳控制器中读取的外力 F_{ext} 替换为 $F_{ext}-SF_d$，将刚度矩阵 K_d 替换为 $(I-S)K_d$ 即可。

以图 8-3 所示的手术机械臂擦黑板为例进行力调控仿真实验。机械臂的期望运动为从初始位置沿着基坐标系 y 轴方向直线运动 0.8 m，期望力为向下以 10 N 的力压住板擦。位置内环采用计算力矩控制，其中任务空间为 PD+ 控制［式（7-70）］，控制参数为：$K_x=1000I$，$B_x=200I$；零空间控制律采用式(7-65)，控制参数为：$K_n=20I$，$B_n=2I$。外环导纳控制器采用模型(8-68)，参数为：$M_d=I$，$K_d=1000I$，$B_d=2\sqrt{1000}I$，$S=\mathrm{diag}(0,0,0,0,0,1)$。黑板的环境刚度为 1×10^5 N/m。基于导纳控制的力调仿真结果如图 8-21 所示。在刚开始接触的暂态过程中，由于环境刚度较大，接触力发生振荡，随后稳定在期望值。稳态后，接触力和位置误差满足期望的导纳关系。

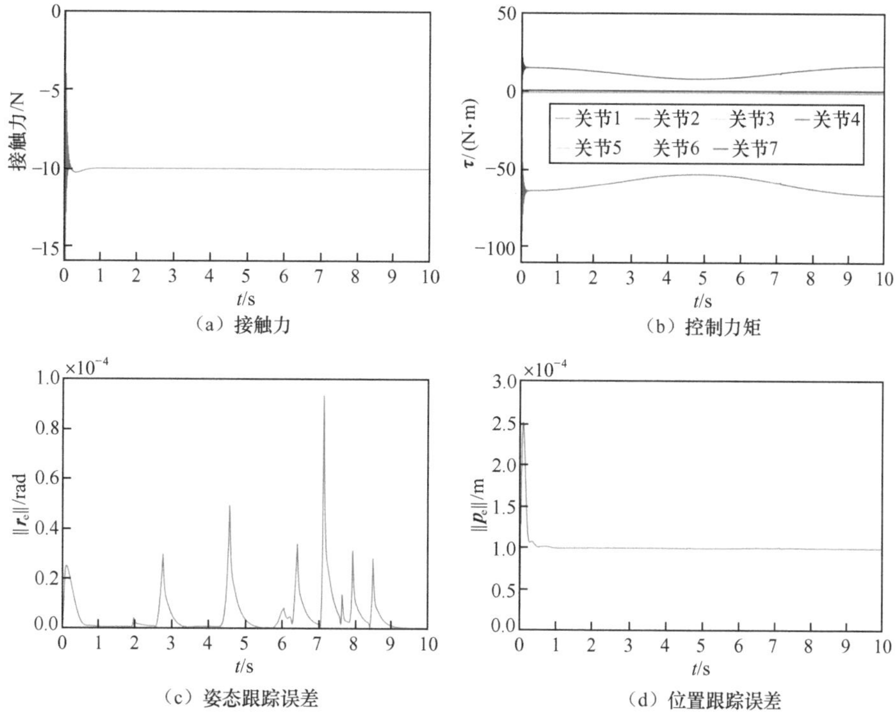

（a）接触力 （b）控制力矩

（c）姿态跟踪误差 （d）位置跟踪误差

图8-21 基于导纳控制的力调控仿真结果

8.5 六维力传感器标定及重力和惯性力补偿

安装在手术机械臂末端的六维力传感器测量的力包含了负载（手术器械和末端执行器等）的重力和惯性力分量，而这些分量与机械臂末端的姿态以及运动状态有关，会影响导纳控制中外力的计算，因此需要进行重力和惯性力补偿以获得准确的外力。由于力传感器存在零点偏移，也会影响测量精度，因此在进行重力和惯性力补偿之前需要对力传感器进行标定。

8.5.1 六维力传感器的标定

力传感器标定的目的是计算机械臂末端工具（负载）在力传感器坐标系中的质心坐标、质量以及传感器的零点偏移。由于力传感器安装在机械臂末端上，不失一般性，假设力传感器坐标系与机械臂末端坐标系重合。图 8-22 所示为手术机械臂、六维力传感器、末端工具的安装示意图和相关坐标系。设机械臂基坐标系的 z 轴垂直于地面，其中 {S} 表示机械臂基坐标系；{B} 表示机械臂末端坐标系，力传感器的读数均在 {B} 下表达；{C} 表示末端工具的质心坐标系，其姿态和 {B} 一致。用 $\mathcal{M}$ 表示末端工具质量，g 表示重力加速度常数，$\mathcal{F}_{\text{offset}}^{m}$ 和 $\mathcal{F}_{\text{offset}}^{f}$ 分别是力传感器的力矩和力分量的零点偏移，设 {C} 的原点在 {B} 中的坐标向量为 $\boldsymbol{p}_{\mathrm{C}}$，标定过程描述如下。

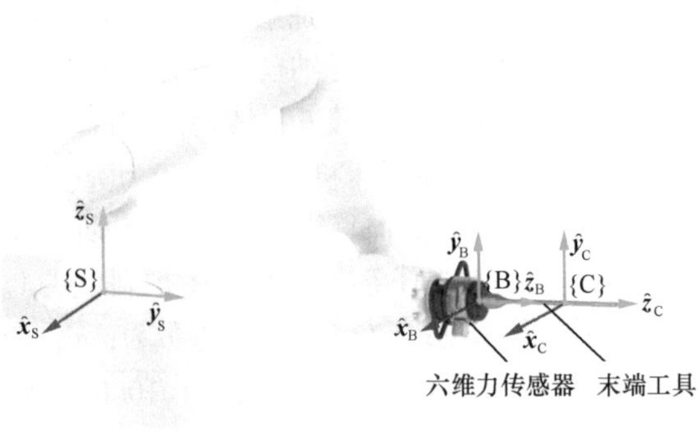

图8-22 手术机械臂、六维力传感器、末端工具的安装示意图和相关坐标系

（1）控制机械臂运动到不同的位姿下，共测量 n 个末端位姿（$n>3$）。设第 i 个末端位姿的旋转矩阵为 $\boldsymbol{R}_i$，用 $\mathcal{F}_i^m$、$\mathcal{F}_i^f$ 分别表示在第 i 个位姿下力传感器所测量的力矩和力分量，则 $\mathcal{F}_i^m$ 和 $\mathcal{F}_i^f$ 可通过下式计算。

$$\begin{cases}\mathcal{F}_i^m = \mathcal{F}_{\text{offset}}^m + \boldsymbol{p}_C \times \mathcal{M} g \boldsymbol{R}_i^{-1}\hat{z} \\ \mathcal{F}_i^f = \mathcal{F}_{\text{offset}}^f + \mathcal{M} g \boldsymbol{R}_i^{-1}\hat{z}\end{cases} \tag{8-69}$$

其中，$\hat{z}=[0,0,-1]^{\mathrm{T}}$ 表示重力方向在基坐标系下的单位向量。

（2）从 n 个末端位姿中任选两次测量 i、j，将两次力测量结果作差值可得

$$\mathcal{F}_j^f - \mathcal{F}_i^f = \mathcal{M} g(\boldsymbol{R}_j^{-1} - \boldsymbol{R}_i^{-1})\hat{z} \tag{8-70}$$

对上式两边取模，并将 n 次测量中的任两次进行处理后取平均值可得到 $\mathcal{M}$ 的估计值：

$$\bar{\mathcal{M}} = \frac{1}{|A| g}\sum_{(i,j)\in A}\frac{\left\|\mathcal{F}_j^f - \mathcal{F}_i^f\right\|}{\left\|(\boldsymbol{R}_j^{-1} - \boldsymbol{R}_i^{-1})\hat{z}\right\|} \tag{8-71}$$

其中，A 表示从 n 次测量中任选两次测量组成的集合；$|A| = \mathrm{C}_n^2$ 表示该集合的元素个数。

（3）从 n 个末端位姿中任选两次测量 i、j，将两次力矩测量结果作差值可得

$$\begin{aligned}\mathcal{F}_j^m - \mathcal{F}_i^m &= \boldsymbol{p}_{\mathrm{C}} \times \bar{\mathcal{M}} g(\boldsymbol{R}_j^{-1} - \boldsymbol{R}_i^{-1})\hat{z} \\ &= \bar{\mathcal{M}} g[\boldsymbol{p}_{\mathrm{C}}](\boldsymbol{R}_j^{-1} - \boldsymbol{R}_i^{-1})\hat{z} \\ &= \bar{\mathcal{M}} g\left[(\boldsymbol{R}_i^{-1} - \boldsymbol{R}_j^{-1})\hat{z}\right]\boldsymbol{p}_{\mathrm{C}}\end{aligned} \tag{8-72}$$

将集合 A 中的每对测量按照上式的方式写成矩阵相乘的形式：

$$\mathcal{F}^m = \bar{\mathcal{M}} g \boldsymbol{Z} \boldsymbol{p}_{\mathrm{C}} \tag{8-73}$$

其中，$\mathcal{F}^m \in \mathbb{R}^{3|A|}$；$\boldsymbol{Z} \in \mathbb{R}^{3|A|\times 3}$，使用线性最小二乘法得到 $\boldsymbol{p}_{\mathrm{C}}$ 的估计值：

$$\bar{\boldsymbol{p}}_{\mathrm{C}} = \frac{1}{\bar{\mathcal{M}} g}(\boldsymbol{Z}^{\mathrm{T}}\boldsymbol{Z})^{-1}\boldsymbol{Z}^{\mathrm{T}}\mathcal{F}^m \tag{8-74}$$

（4）将 $\bar{\mathcal{M}}$ 和 $\bar{\boldsymbol{p}}_{\mathrm{C}}$ 代入式（8-69）可以得到零点偏移估计值：

$$\bar{\mathcal{F}}_{\text{offset}}^{m}=\frac{1}{n}\sum_{i=1}^{n}\left(\mathcal{F}_{i}^{m}-\bar{\boldsymbol{p}}_{\mathrm{C}}\times\bar{\mathcal{M}}g\boldsymbol{R}_{i}^{-1}\hat{\boldsymbol{z}}\right) \tag{8-75}$$

$$\bar{\mathcal{F}}_{\text{offset}}^{f}=\frac{1}{n}\sum_{i=1}^{n}\left(\mathcal{F}_{i}^{f}-\mathcal{M}g\boldsymbol{R}_{i}^{-1}\hat{\boldsymbol{z}}\right) \tag{8-76}$$

至此，就完成了六维力传感器的标定。

8.5.2 重力和惯性力补偿

重力和惯性力补偿的目的是去除力传感器测量结果中的重力和惯性力分量，得到“纯粹”的交互力。如图 8-22 所示，末端坐标系 {B} 相对于质心坐标系 {C} 的变换矩阵为

$$\boldsymbol{T}_{\mathrm{CB}}=\begin{bmatrix}\boldsymbol{I} & -\boldsymbol{p}_{\mathrm{C}}\\ \boldsymbol{0}^{\mathrm{T}} & 1\end{bmatrix} \tag{8-77}$$

用 $\mathcal{I}_{\mathrm{C}}\in\mathbb{R}^{3\times3}$ 表示末端工具关于质心坐标系 {C} 的惯性张量，则表达在质心坐标系 {C} 中的末端工具动力学方程为

$$\mathcal{F}_{\mathrm{C}}^{\text{total}}=\mathcal{G}_{\mathrm{C}}\dot{\mathcal{V}}_{\mathrm{C}}-[\mathrm{Ad}_{\mathcal{V}_{\mathrm{C}}}]^{\mathrm{T}}\mathcal{G}_{\mathrm{C}}\mathcal{V}_{\mathrm{C}} \tag{8-78}$$

其中，$\mathcal{F}_{\mathrm{C}}^{\text{total}}$ 表示施加在末端工具上的总的力旋量；$\mathcal{V}_{\mathrm{C}}$ 是末端工具的速度旋量；$\mathcal{G}_{\mathrm{C}}\in\mathbb{R}^{6\times6}$ 是空间惯性矩阵：

$$\mathcal{G}_{\mathrm{C}}=\begin{bmatrix}\mathcal{I}_{\mathrm{C}} & 0\\ 0 & \mathcal{M}\boldsymbol{I}\end{bmatrix} \tag{8-79}$$

设 $\boldsymbol{J}_{\mathrm{C}}$ 为末端工具质心坐标系的雅可比矩阵，则有

$$\begin{cases}\mathcal{V}_{\mathrm{C}}=\boldsymbol{J}_{\mathrm{C}}\dot{\boldsymbol{q}}\\ \dot{\mathcal{V}}_{\mathrm{C}}=\dot{\boldsymbol{J}}_{\mathrm{C}}\dot{\boldsymbol{q}}+\boldsymbol{J}_{\mathrm{C}}\ddot{\boldsymbol{q}}\end{cases} \tag{8-80}$$

关于雅可比矩阵及其时间导数的计算方法在本书之前相关章节中均有介绍。关节速度和加速度通过机械臂关节编码器进行差分和滤波后得到。$\mathcal{F}_{\mathrm{C}}^{\text{total}}$ 由以下几个部分构成。

$$\mathcal{F}_{\mathrm{C}}^{\text{total}}=\mathcal{F}_{\mathrm{C}}^{\text{ext}}+\mathcal{F}_{\mathrm{C}}^{\text{gravity}}-\mathcal{F}_{\mathrm{C}}^{\text{sensor}} \tag{8-81}$$

其中，$\mathcal{F}_{\mathrm{C}}^{\text{ext}}$ 表示外部环境作用在末端工具上的力旋量；$\mathcal{F}_{\mathrm{C}}^{\text{gravity}}$ 表示末端工具重力产生的力旋量，即

$$\mathcal{F}_{\mathrm{C}}^{\text{gravity}}=\begin{bmatrix}\boldsymbol{0}\\ \mathcal{M}g\boldsymbol{R}^{-1}\hat{\boldsymbol{z}}\end{bmatrix} \tag{8-82}$$

用 $\mathcal{F}_{\mathrm{C}}^{\text{sensor}}$ 表示六维力传感器测量的表达在质心坐标系中的力旋量（去除零点偏移）。根据式（8-81）将 $\mathcal{F}_{\mathrm{C}}^{\text{ext}}$ 表达在末端坐标系下，有

$$\begin{aligned}\mathcal{F}_{\mathrm{B}}^{\text{ext}}&=[\mathrm{Ad}_{\boldsymbol{T}_{\mathrm{CB}}}]^{\mathrm{T}}\mathcal{F}_{\mathrm{C}}^{\text{ext}}\\ &=[\mathrm{Ad}_{\boldsymbol{T}_{\mathrm{CB}}}]^{\mathrm{T}}\left(\mathcal{F}_{\mathrm{C}}^{\text{total}}-\mathcal{F}_{\mathrm{C}}^{\text{gravity}}+\mathcal{F}_{\mathrm{C}}^{\text{sensor}}\right)\\ &=[\mathrm{Ad}_{\boldsymbol{T}_{\mathrm{CB}}}]^{\mathrm{T}}\left(\mathcal{F}_{\mathrm{C}}^{\text{total}}-\mathcal{F}_{\mathrm{C}}^{\text{gravity}}\right)+\mathcal{F}_{\mathrm{B}}^{\text{sensor}}\end{aligned} \tag{8-83}$$

其中，$\mathcal{F}_{\mathrm{C}}^{\text{total}}$ 由式（8-78）给出；$\mathcal{F}_{\mathrm{C}}^{\text{gravity}}$ 由式（8-82）给出；$\mathcal{F}_{\mathrm{B}}^{\text{sensor}}$ 是力传感器的读数（减去零点偏移）。这样就得到了环境作用在机械臂末端上的“纯”外力旋量。

8.5.3 六维力传感器标定实验

为了对比所测末端工具的测量值与真实值，末端工具采用规则的圆柱状长杆不锈钢体，在实验前先用电子天平测量其质量。假设末端工具的质量均匀分布，其质心坐标可以通过三维软件分析得到。力传感器采用 ATI 工业自动化（ATI Industrial Automation）公司的 Gamma 六维力传感器，安装在 KUKA LBR IIWA 机械臂的末端。末端工具的质量为 0.445 kg，材质为 304 不锈钢，密度为 7.93 g/cm³，长度为 236 mm，长杆直径为 8 mm，在三维软件中的质心坐标为（0.005, 0.07, 34.52）（单位：mm），如图 8-23 所示。按照 8.5.1 节的标定方法，开展了 10 次实验，每次实验测量 21 组不同位姿下的数据，表 8-2 所示为六维力传感器标定结果。可以看出，末端工具的质量平均误差为 0.007 kg，质心坐标的平均误差为 1.86 mm。

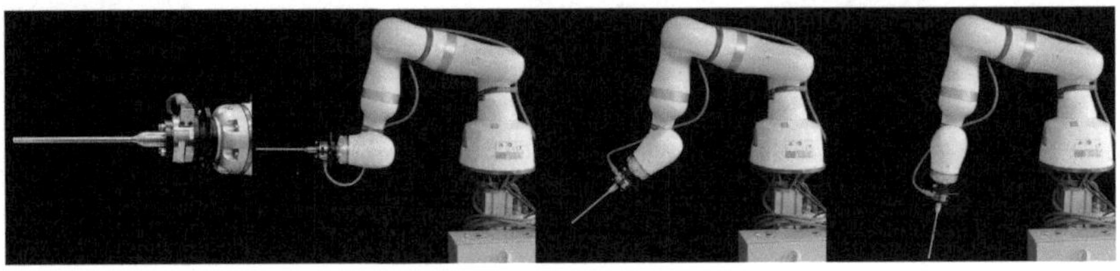

图8-23　六维力传感器标定

表8-2　六维力传感器标定结果

实验次数	1	2	3	4	5	6	7	8	9	10
质量误差/kg	0.008	0.009	0.009	0.009	0.009	0.007	0.005	0.005	0.005	0.005
平均值/kg	0.007									
质心误差/mm	2.01	2.07	2.02	1.97	1.95	1.81	1.72	1.71	1.63	1.72
平均值/mm	1.86									

8.5.4 重力和惯性力补偿实验

为了验证 8.5.2 节中重力和惯性力补偿算法的效果，将末端工具竖直朝下，重力方向和力传感器的 z 轴方向一致，如图 8-24 所示。控制机械臂做竖直方向 200 mm 的往复运动，平均线速度为 0.2 m/s。采集六维力传感器的数据，分别进行了无补偿、有重力和零位补偿、有重力和惯性力补偿的实时实验，实验结果如图 8-25 所示。

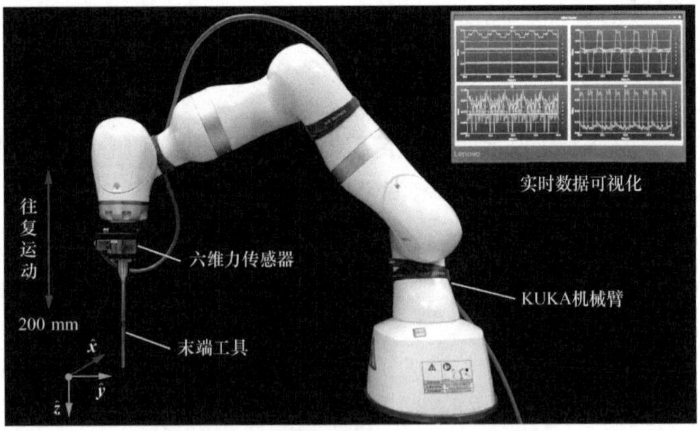

图8-24　重力和惯性力补偿实验设置

从图 8-25（a）可以看出六维力传感器存在零位偏差，以及由重力和运动加速度引起的偏差。然后根据 8.5.3 节的标定结果进行零位偏差和重力补偿，其结果如图 8-25（b）所示。可以看出，零位偏差和重力补偿后，力 F_x、F_y 以及力矩 M_x、M_y、M_z 的值分别小于 0.1 N 和 0.1 N·m，但是在运动方向（F_z）上会出现一个周期性的幅值为 0.4 N 左右的外力，这是由惯性力引起的。如图 8-25（c）所示，在进行重力和惯性力补偿后，F_z 的最大值在 0.1 N 以内。图 8-25（d）所示为只有重力补偿和重力、惯性力都补偿情况下合力的大小对比。可以看出，未进行惯性力补偿前，最大合力幅值为 0.47 N，经过惯性力补偿后，最大合力幅值在 0.14 N 以内，降低了约 70%，说明了惯性力补偿的有效性。

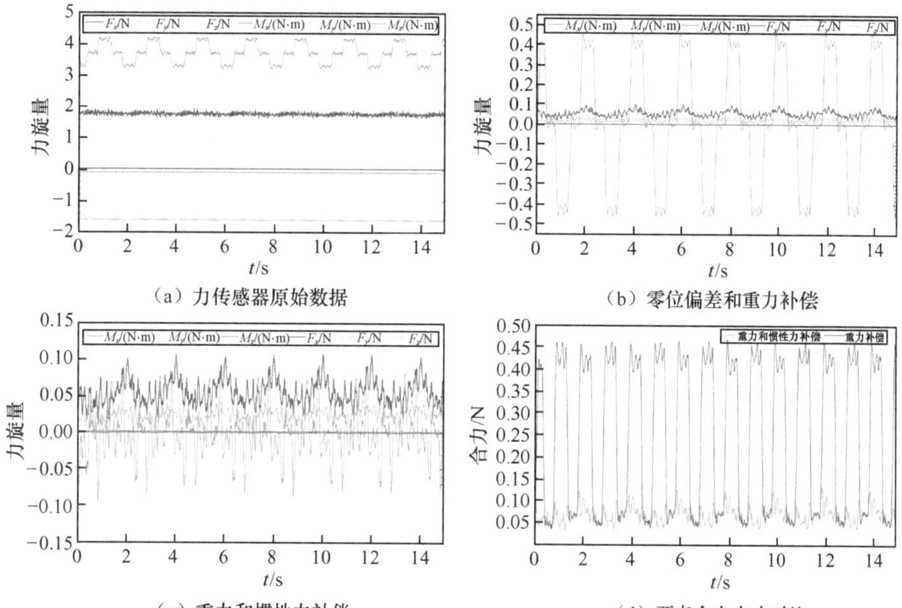

（a）力传感器原始数据 （b）零位偏差和重力补偿

（c）重力和惯性力补偿 （d）两者合力大小对比

图8-25 重力和惯性力补偿实验结果

8.6 虚拟夹具约束

虚拟夹具（virtual fixture, VF）又被称为主动约束，其概念由斯坦福大学的 Rosenberg 教授提出[9]。他将虚拟夹具的作用类比为画线时借助的直尺，其本质上是由控制算法实现的运动约束，用于提高人机交互的精度和效率。Abbott 等[10]按目的将虚拟夹具分为了禁止区域型虚拟夹具和引导型虚拟夹具，后续的研究一般沿用此分类方式。基于 Bowyer 等[11]对虚拟夹具技术的总结，虚拟夹具的作用过程可分为 3 个模块，即夹具几何体的规划、夹具与被约束对象相对几何关系评估以及夹具作用规则。

夹具几何模型形式多样，有点、直线、参数曲线、平面、参数曲面等基本形式。可单独构建引导或禁止虚拟夹具，也可通过装配不同的几何体构建复杂的虚拟夹具，如 Aarno 等[12]将多条线段组合在一起装配虚拟夹具，以完成更复杂的任务。此外，还可用多边形网格、点云、体积基元、显式表达、神经网络等形式来描述夹具几何体。

为了确定虚拟夹具是否发挥作用，必须评估机器人和夹具的相对几何关系。最常用的几何关系是机器人工具末端和虚拟夹具几何体的邻近距离，用于判断两者是否将发生碰撞。常用的评估方法有空间分区 / 边界体积层次法和特征跟踪法。空间分区 / 边界体积层次法可用于高效搜索几何对象间的相交点和最近点。

在确定当前被约束工具几何体和虚拟夹具几何体的相对位形关系后，夹具作用规则要根据所辅助任务的具体要求来制定，如引导型虚拟夹具需要将被约束几何体向虚拟夹具几何体进行引导，而禁止型虚拟夹具则需要产生反向作用。

本节将虚拟夹具约束与导纳控制模型相结合，分别介绍基于速度和位置的约束方法，从而增强手术机器人的交互安全性，使手术机器人在顺应医生动作意图的同时，也能满足安全性运动约束，避免伤害到人体健康的组织。

8.6.1 虚拟夹具约束实现

基于速度的自由拖动导纳控制模型为

$$\mathcal{F}_{\mathrm{b}} = \boldsymbol{M}_{\mathrm{d}}\dot{\mathcal{V}}_{\mathrm{b}} + \boldsymbol{B}_{\mathrm{d}}\mathcal{V}_{\mathrm{b}} \tag{8-84}$$

其中，$\mathcal{F}_{\mathrm{b}}$是作用在机械臂末端的外力旋量，由外力传感器测量；$\mathcal{V}_{\mathrm{b}}$是末端速度旋量；$\boldsymbol{M}_{\mathrm{d}}$和$\boldsymbol{B}_{\mathrm{d}}$分别是质量和阻尼矩阵。在自由拖动模式下，$\mathcal{V}_{\mathrm{b}}$直接通过雅可比矩阵的伪逆转化为关节速度$\dot{\boldsymbol{q}} = \boldsymbol{J}_{\mathrm{b}}^{\dagger}\mathcal{V}_{\mathrm{b}}$，然后发送给机械臂的速度控制器执行。但在虚拟夹具下，需要将$\mathcal{V}_{\mathrm{b}}$投影在约束可行的方向上，消除与约束方向垂直的速度分量。这种方法无法保证在违约方向上的位置误差收敛，因此精度较低，但计算量较小。

与基于速度的虚拟夹具约束不同，基于位置的虚拟夹具直接对目标位置进行约束，强制将导纳控制器输出的位置指令设定为满足约束条件的最邻近值，以实现约束效果，如图 8-26 所示。下一节将介绍两种简单的虚拟夹具约束模型。

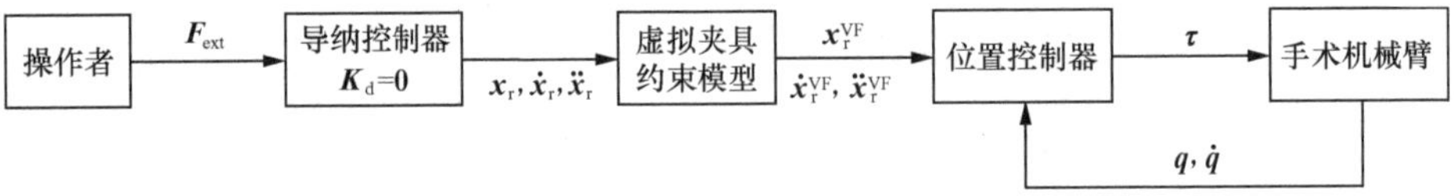

图8-26 基于位置的虚拟夹具约束控制

8.6.2 虚拟夹具约束模型

1. 直线虚拟夹具约束模型

直线虚拟夹具（见图 8-27）的作用是引导机器人的末端在一条预定的直线上运动。操作者可以在这条直线上自由拖动机器人的末端，但位置不能偏离这条直线。

如图 8-27 所示，通过在机器人基坐标系 {S} 中的两点${}^{\mathrm{S}}\boldsymbol{P}_1$、${}^{\mathrm{S}}\boldsymbol{P}_2$确定一条参考直线$l$作为虚拟夹具。用向量$\boldsymbol{p}_l = {}^{\mathrm{S}}\boldsymbol{P}_1 - {}^{\mathrm{S}}\boldsymbol{P}_2$表示直线的$z$轴方向，并在${}^{\mathrm{S}}\boldsymbol{P}_1$处建立虚拟夹具坐标系 {V}。用$\boldsymbol{T}_{\mathrm{SV}}$表示坐标系 {V} 相对于 {S} 的变换矩阵。机器人末端坐标系 {B} 相对于 {S} 的变换矩阵$\boldsymbol{T}_{\mathrm{SB}}$由机器人正运动学计算得出。将导纳控制器（见图 8-26）或者式（8-84）得到的末端位置$\boldsymbol{p}_r \in \mathbb{R}^3$或速度$\dot{\boldsymbol{p}}_r \in \mathbb{R}^3$转换到坐标系 {V} 中，分别记为${}^{\mathrm{V}}\boldsymbol{p}_r$和${}^{\mathrm{V}}\dot{\boldsymbol{p}}_r$。保留${}^{\mathrm{V}}\boldsymbol{p}_r$和${}^{\mathrm{V}}\dot{\boldsymbol{p}}_r$的$z$轴分量，令另外两方向的分量为零。再将按照上述方法修正后的${}^{\mathrm{V}}\boldsymbol{p}_r$或${}^{\mathrm{V}}\dot{\boldsymbol{p}}_r$经过合适的坐标系变换（例如转换到基坐标系下）用于机器人控制，即可实现直线约束效果。

2. 平面虚拟夹具约束模型

平面虚拟夹具（见图 8-28）能够约束机械臂在特定平面内运动，具体约束方法与直线约束类似。一个平面可由空间中不共线的三点表示。用${}^{\mathrm{S}}\boldsymbol{P}_1$、${}^{\mathrm{S}}\boldsymbol{P}_2$、${}^{\mathrm{S}}\boldsymbol{P}_3$定义一个虚拟夹具平面，并以${}^{\mathrm{S}}\boldsymbol{P}_1$为原点建立一个虚拟夹具坐标系 {V}。将导纳控制器（见图 8-26）或者式（8-84）得到的末端位置$\boldsymbol{p}_r \in \mathbb{R}^3$或速度$\dot{\boldsymbol{p}}_r \in \mathbb{R}^3$转换到坐标系 {V} 中，分别记为${}^{\mathrm{V}}\boldsymbol{p}_r$和${}^{\mathrm{V}}\dot{\boldsymbol{p}}_r$。保留${}^{\mathrm{V}}\boldsymbol{p}_r$和${}^{\mathrm{V}}\dot{\boldsymbol{p}}_r$的$x$、$y$

轴分量，令 z 轴的分量为零。再将按照上述方法修正后的 ${}^{\mathrm{V}}\boldsymbol{p}_r$ 或 ${}^{\mathrm{V}}\dot{\boldsymbol{p}}_r$ 经过合适的坐标系变换（例如转换到基坐标系下）用于机器人控制，即可实现平面约束效果。

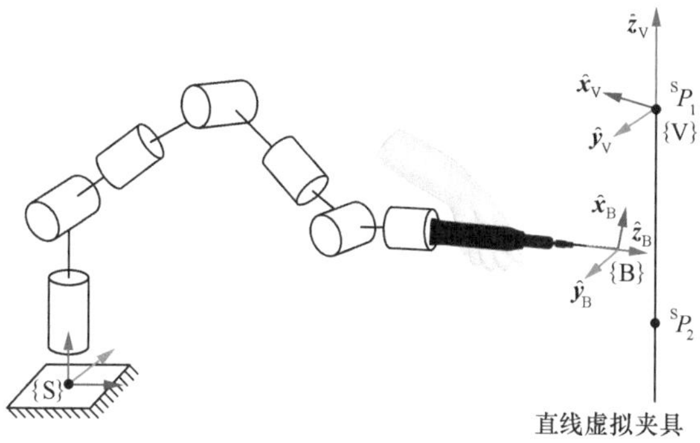

图8-27 直线虚拟夹具

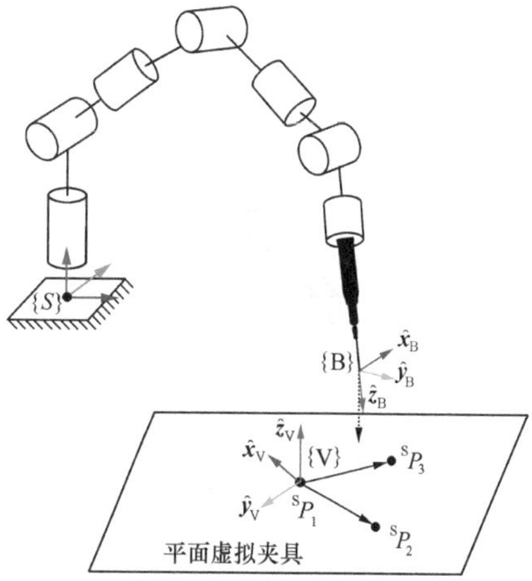

图8-28 平面虚拟夹具

8.6.3 实验验证

使用 UR5e 机械臂对虚拟夹具效果进行实验验证。在机械臂法兰安装六维力传感器进行外力测量。导纳控制参数如下：$\boldsymbol{M}_r = \mathrm{diag}(0.01, 0.01, 0.01)$，$\boldsymbol{B}_r = \mathrm{diag}(5, 5, 5)$，$\boldsymbol{K}_r = \mathrm{diag}(0, 0, 0)$，$\boldsymbol{M}_p = \mathrm{diag}(0.25, 0.25, 0.25)$，$\boldsymbol{B}_p = \mathrm{diag}(30, 30, 30)$，$\boldsymbol{K}_p = \mathrm{diag}(0, 0, 0)$。通过设定直线和平面虚拟夹具约束，将操作者对机械臂末端的自由拖动约束在规划路径内，并通过测量实际末端位置与理想约束之间的距离计算违约误差。

1. 直线虚拟夹具约束

将机械臂的运动约束于设定的直线上，操作者拖动机械臂末端进行 5 次往复运动，计算机械臂末端位置到虚拟夹具理论直线的距离作为违约误差。分别采用基于速度的虚拟夹具和基于位置的虚拟夹具控制方法。直线虚拟夹具约束实验结果如图 8-29 所示，其中 5 次实验的平均和最大违约误差统计于表 8-3 中。速度直线虚拟夹具约束由于无法对位置误差进行补偿，因此违约误差随往复运动的次数增加而不断累积。与之对比，位置直线虚拟夹具的违约误差不会积累，最大误差为 0.32 mm。

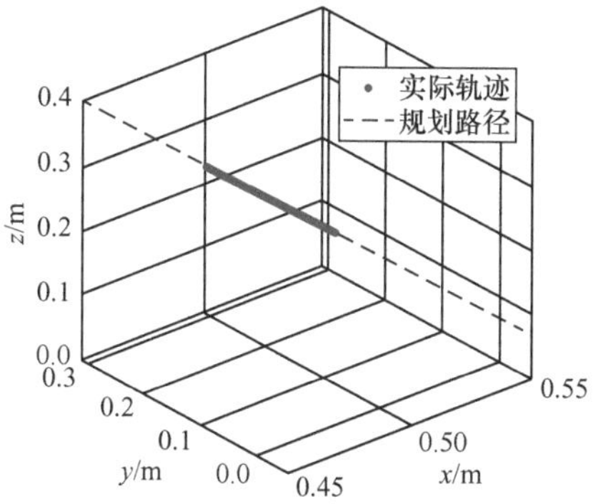

（a）基于速度控制的虚拟夹具约束下的机械臂末端空间轨迹

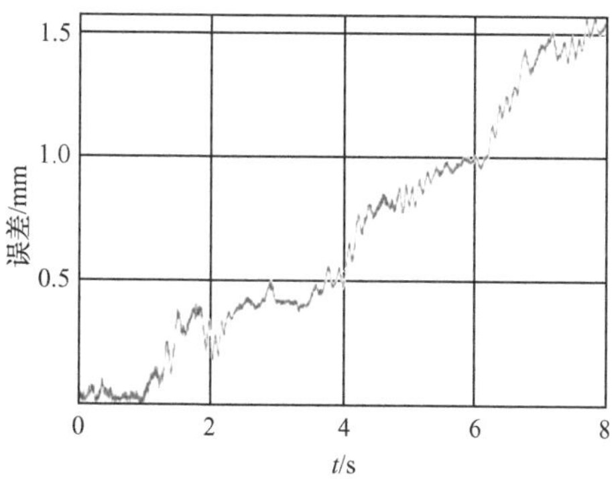

（b）速度直线虚拟夹具的违约误差

图8-29 直线虚拟夹具约束实验结果

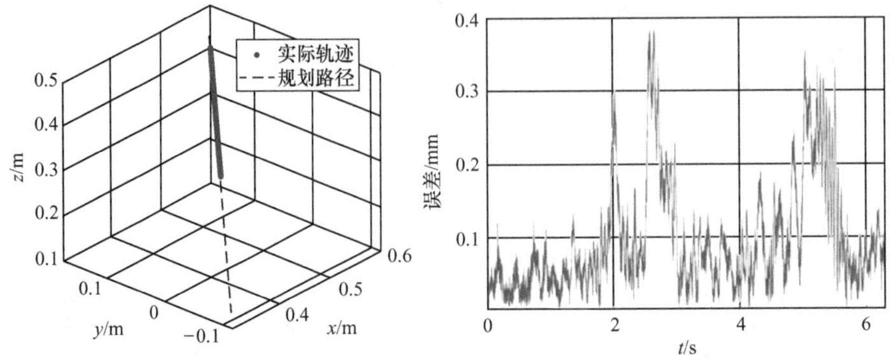

（c）基于位置控制的虚拟夹具约束下的机械臂末端空间轨迹　（d）位置直线虚拟夹具的违约误差

图8-29　直线虚拟夹具约束实验结果（续）

表8-3　直线虚拟夹具实验违约误差　（单位：mm）

控制内容	往复次数									
	1		2		3		4		5	
	均值	最大值	均值	最大值	均值	最大值	均值	最大值	均值	最大值
速度控制	0.45	0.98	0.63	1.85	0.87	1.34	1.16	2.04	0.72	1.95
位置控制	0.07	0.32	0.06	0.26	0.07	0.28	0.07	0.24	0.06	0.24

2. 平面虚拟夹具约束

将机械臂的运动约束于设定的平面上，操作者拖动机械臂末端在虚拟平面上进行任意运动，计算机械臂末端位置到虚拟夹具理论平面的距离作为违约误差。以上过程重复5次，分别采用基于速度的虚拟夹具和基于位置的虚拟夹具控制方法。平面虚拟夹具约束实验结果如图8-30所示，基于速度的虚拟夹具违约误差随时间增加而累积，基于位置的虚拟夹具方法则更为稳定。由表8-4可知，基于位置控制的平面虚拟夹具误差最大值为0.34 mm，远低于基于速度控制的违约误差。

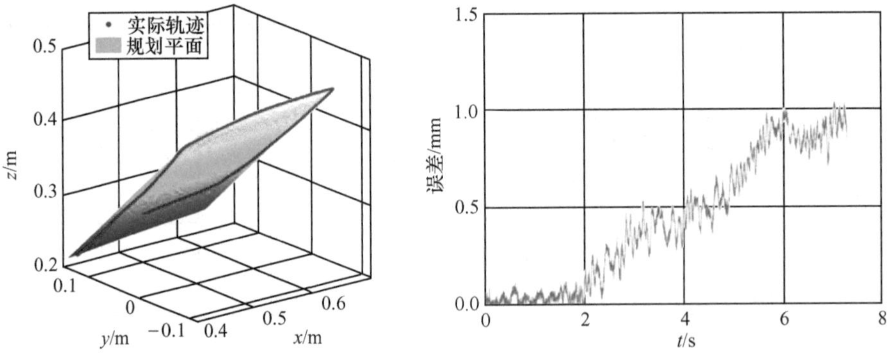

（a）基于速度控制的虚拟夹具约束下的机械臂末端空间轨迹　（b）速度平面虚拟夹具的违约误差

图8-30　平面虚拟夹具约束实验结果

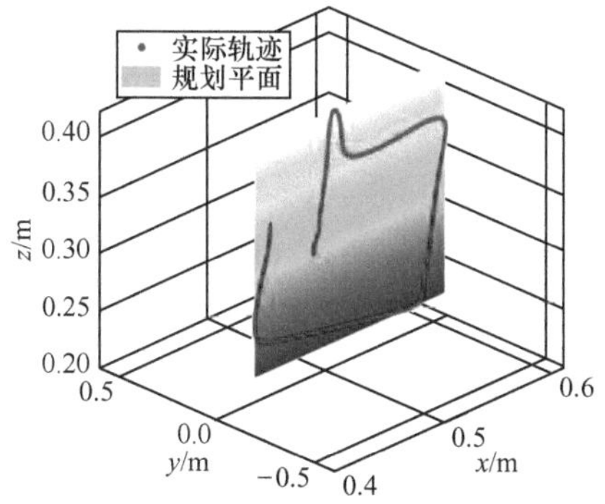

（c）基于位置控制的虚拟夹具约束下的机械臂末端空间轨迹

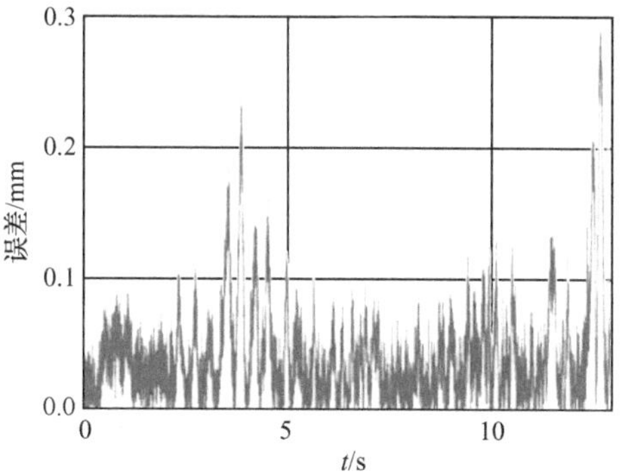

（d）位置平面虚拟夹具的违约误差

图8-30　平面虚拟夹具约束实验结果（续）

表8-4　平面虚拟夹具实验违约误差　（单位：mm）

控制内容	实验次数									
	1		2		3		4		5	
	均值	最大值	均值	最大值	均值	最大值	均值	最大值	均值	最大值
速度控制	0.21	1.06	1.22	2.34	0.71	1.97	0.39	1.37	0.45	1.34
位置控制	0.048	0.34	0.04	0.24	0.04	0.16	0.04	0.24	0.03	0.18

8.7 力控制在医疗机器人中的应用

本节介绍两种典型的关于医疗机器人的力控制应用场景，一个是机器人自动超声扫描，另一个是主从柔顺 RCM 控制。力控制算法均采用 8.4 节介绍的导纳控制，并通过实验对力控制性能进行验证。

8.7.1 自动超声扫描机器人

医学诊断中常用成像方式包括 CT、MRI、X 光、超声等。与其他成像方式相比，超声成像因其成本低、实时、无辐射等优点在临床诊断中占有重要地位。然而，临床超声医师在进行超声诊断成像时会进行多次重复操作，容易导致关节炎等职业疾病。机器人超声扫描可以协助医生解决此类问题，且位置扫描精度更高。在扫描过程中需要实现机器人末端执行器（超声探头）和人体之间的柔顺物理交互，以保证人机接触的安全性。

针对机器人超声扫描，研究人员在过去十年间开展了广泛研究，通过将超声探头连接到机械臂末端，来提高扫描精度、增强运动的可重复性及为图像提供实时位姿信息。随着机器人控制技术的发展，机器人超声扫描技术使远程诊断和自主扫描成为可能[13-17]，从而显著减轻超声医师在临床扫描过程中的身体负担，并避免感染风险[18-19]。然而，超声扫描图像的质量高度依赖于探头和人体之间的接触位置和接触力。在图像采集过程中，应保持超声探头与人体之间具有适当压力的物理接触，且探头的位置和方向要根据不同扫描对象进行调整。

图 8-31 所示为一个超声扫描机器人系统。使用 UR5e（Universal Robot，丹麦）机械臂，并在机械臂法兰上安装标称分辨率分别为 0.05 N 和 0.00125 N•m 的六维力传感器（Gamma，ATI

Industrial Automation，美国）。线性阵列超声探头（L12-4S, 迈瑞，中国）连接在力传感器的负载端。使用工控机（EPC-P3000，研华，中国）作为外部控制器通过实时数据传输协议（RTDE）控制机械臂，控制周期为2 ms。导纳控制算法采用C++语言编写，运行在安装有RT-Preempt实时补丁的Ubuntu 20.04操作系统上。导纳模型参数（国际单位制）设置为：$\boldsymbol{M}_r = \text{diag}(0.1,0.1,0.1)$，$\boldsymbol{B}_r = \text{diag}(2,2,2)$，$\boldsymbol{K}_r = \text{diag}(10,10,2)$；$\boldsymbol{M}_p = \text{diag}(0.25,0.25,0.25)$，$\boldsymbol{B}_p = \text{diag}(100,100,200)$，$\boldsymbol{K}_p = \text{diag}(300,300,300)$。

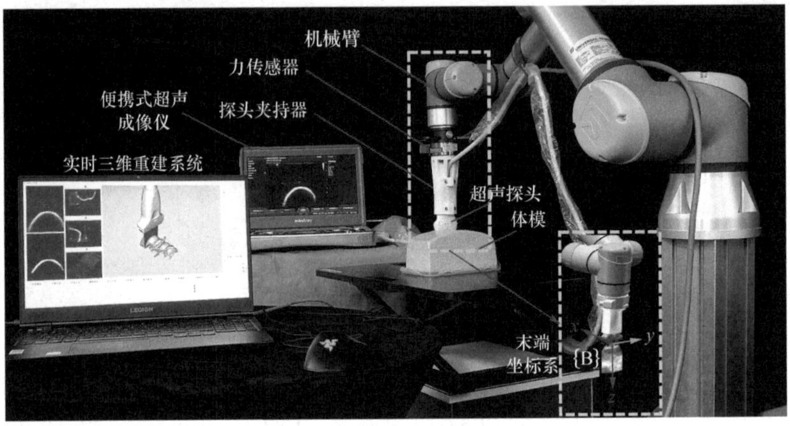

图8-31　超声扫描机器人系统

1. 六自由度柔顺实验

为验证机器人在任务空间中的柔顺性，在实验过程中对机器人的超声探头施加外部干扰力。机器人由8.4.4节介绍的混合导纳控制器控制，在末端坐标系{B}的x轴方向上以0.15 m/s的速度移动0.5 m。机器人移动过程中，操作人员于2.5 s至4 s时间内与超声探头进行力交互。图8-32展示了交互力旋量（力和力矩）以及由此产生的与期望轨迹之间的偏差（$\boldsymbol{r}_e$和$\boldsymbol{p}_e$）。可以看到，当存在外部作用力和力矩时，机器人将产生相应的位移和姿态偏差以实现对外部作用的柔顺行为。当外部干扰在4 s后消失时，偏差呈指数衰减趋势，并最终衰减至零，这使得机器人在无外力作用时重新回到期望轨迹。

2. 柔顺轨迹跟踪实验

为了体现混合导纳控制器的优势，开展不同导纳控制器下的轨迹跟踪实验。首先利用在线轨迹规划器[20]生成一个边长为0.5 m的正方形期望轨迹。之后分别用开环、闭环和混合3种导纳控制器控制机器人在自由空间内跟踪期望轨迹运动。实验中机器人移动速度为0.15 m/s。实际运动轨迹通过跟踪频率为60 Hz的光学定位仪进行记录，并计算和期望轨迹的偏移。在混合导纳控制

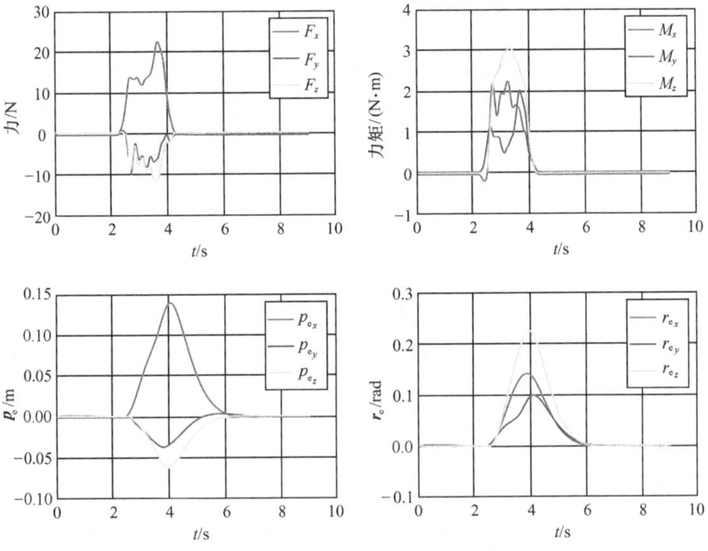

图8-32　六自由度柔顺实验

器中，外力阈值 σ 设为 1 N。重复进行 5 次跟踪实验。由于惯性力和重力补偿，且机器人在无外力作用的自由空间运动，此时混合导纳控制器和开环导纳控制器应表现出相同性能。图 8-33 展示了一次实验中 3 种控制器的期望轨迹与实际轨迹的对比。表 8-5 汇总了偏离期望轨迹的平均和最大位置误差。由实验结果可知，在自由空间运动时，开环导纳控制与混合导纳控制表现相似，平均轨迹跟踪误差小于 0.30 mm，优于闭环导纳控制器。

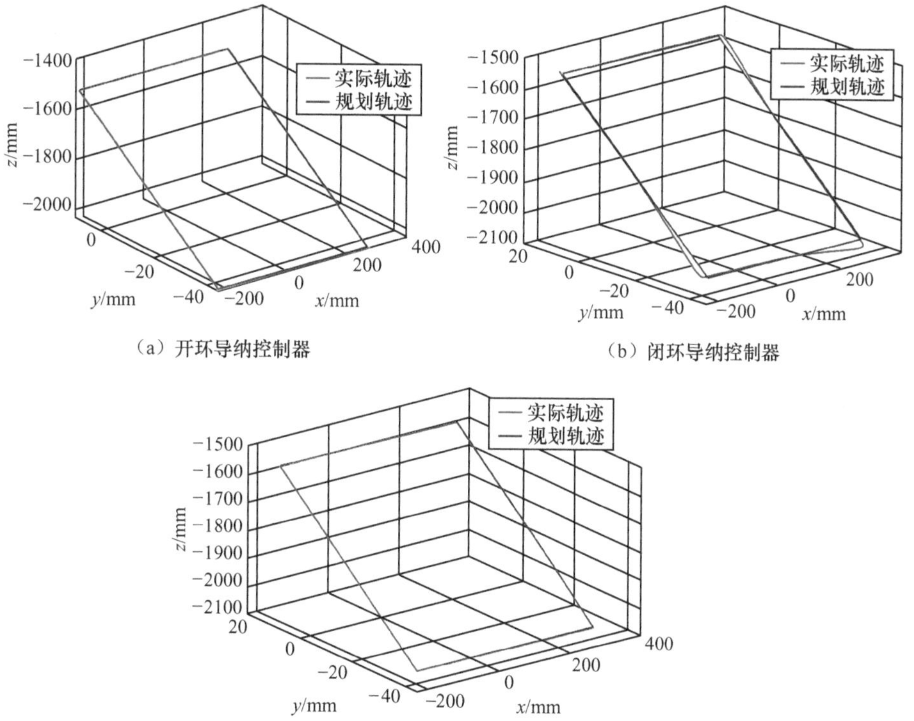

（a）开环导纳控制器

（b）闭环导纳控制器

（c）混合导纳控制器

图8-33 柔顺轨迹跟踪实验

表8-5 正方形轨迹跟踪精度 （单位：mm）

实验次数	开环导纳控制器时的位置误差		闭环导纳控制器时的位置误差		混合导纳控制器时的位置误差	
	均值	最大值	均值	最大值	均值	最大值
1	0.27	1.28	2.73	18.82	0.26	1.24
2	0.44	1.12	2.35	14.99	0.28	1.22
3	0.44	1.10	2.94	15.11	0.30	1.17
4	0.44	1.12	3.09	15.60	0.30	1.23
5	0.41	1.07	2.94	15.60	0.30	2.21

3. 接触稳定性实验

在控制参数相同的情况下，对比 3 种导纳控制器的人机接触稳定性(contact stability)。实际上，当相互作用力存在时，混合导纳控制器与闭环导纳控制器是等效的。实验过程中，操作人员用手握住机器人的超声探头并伸直手臂，以产生一个存在交互力的运动约束环境。之后，操作人员轻微晃动手臂，从而产生小的振动激励。记录激励后的交互作用力及机器人末端线速度的变化。实验结果如图 8-34 所示，在人机耦合约束环境中，开环导纳控制器的稳定性较差，容易产生振荡，而闭环及混合导纳控制器在相同控制参数下的稳定性有所改善。

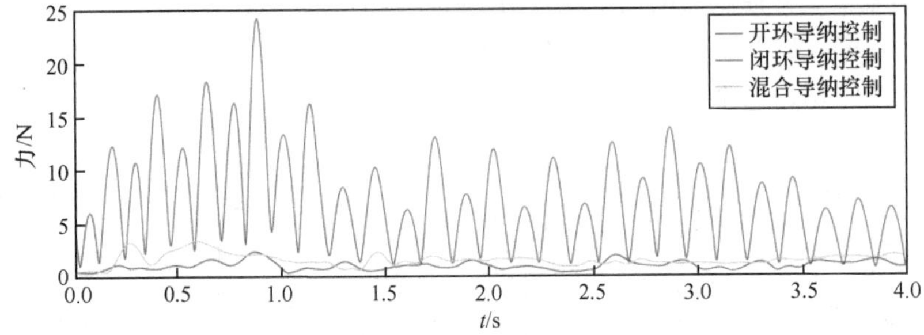

（a）交互力随时间的变化

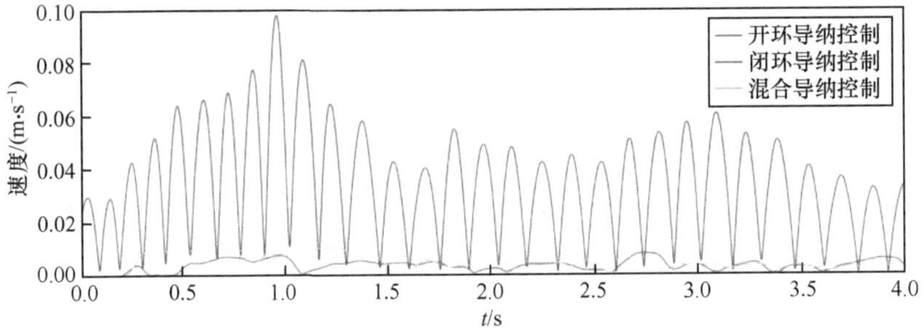

（b）机器人末端速度的变化

图8-34 接触稳定性实验

4. 力调控实验

（1）恒接触力控制实验

使用图 8-31 所示的体模对机器人超声探头进行恒接触力控制实验。机器人超声探头位于体模上方距离 20 mm 的初始位置。进行两种类型的接触力控制实验。第一种类型：控制机器人的超声探头，使其在垂直方向上对体模表面施加 3 N 的接触力。第二种类型：控制机器人的超声探头，使其在垂直方向上对体模表面施加 3 N 接触力的同时，在 2 N 虚拟力的牵引下沿着体模表面横向移动。针对以上两种类型，分别进行了 5 次实验。图 8-35 所示为实验过程中的接触力信号。稳定状态下，实际接触力与期望接触力的误差如表 8-6 所示（括号内为相对误差）。实验结果表明，当接触力收敛时，接触力平均相对误差优于 0.5%，接触力最大相对误差在 3% 以内，验证了力调控算法的有效性。

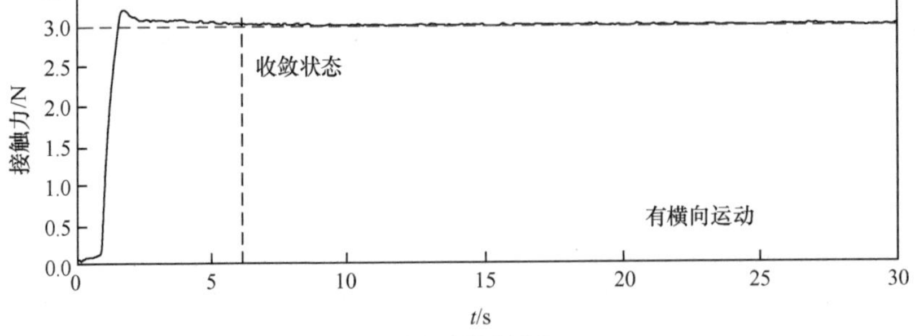

（a）有横向运动

图8-35 恒接触力控制实验

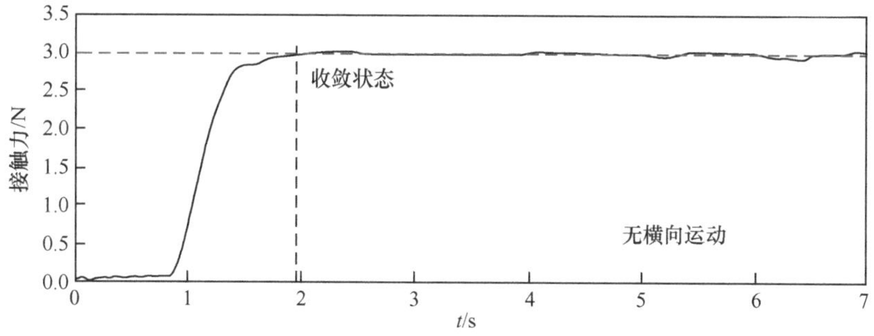

（b）无横向运动

图8-35 恒接触力控制实验（续）

表8-6 接触力控制精度 （单位：N）

实验次数	无横向运动时的误差		有横向运动时的误差	
	均值	最大值	均值	最大值
1	0.005（0.15%）	0.054（1.81%）	0.014（0.45%）	0.040（1.32%）
2	0.009（0.30%）	0.088（2.92%）	0.008（0.25%）	0.037（1.22%）
3	0.005（0.16%）	0.065（2.17%）	0.008（0.25%）	0.072（2.41%）
4	0.006（0.20%）	0.060（2.00%）	0.015（0.48%）	0.048（1.60%）
5	0.005（0.17%）	0.077（2.58%）	0.006（0.20%）	0.043（1.45%）

（2）六维力控制实验

分别对机器人超声探头末端坐标系 {B} 的 3 个正交方向的力和力矩进行控制，评价控制精度。对于力分量，在相应方向使机器人超声探头受到体模的阻挡约束，从而不产生运动、只产生力。将六维力传感器测量得到的实际接触力与期望作用力进行比较，计算力的控制误差。对于力矩分量，将机器人的超声探头嵌入到凝胶模型中，从而创建一个完全约束的无运动环境。将力传感器测量的力矩与期望力矩进行比较，计算力矩的控制误差。期望的力和力矩分别设置为 3 N 和 0.2 N•m。对于每个方向，进行 5 次实验。图 8-36 所示为在实验过程中测量的六维力的瞬态信号。表 8-7 所示总结了六维力控制的平均误差和最大误差（括号内为相对误差）。实验结果表明，控制稳定时力和力矩的平均相对误差分别小于 0.5% 和 0.8%，最大相对误差均小于 2.2%，验证了六维力控制的有效性。

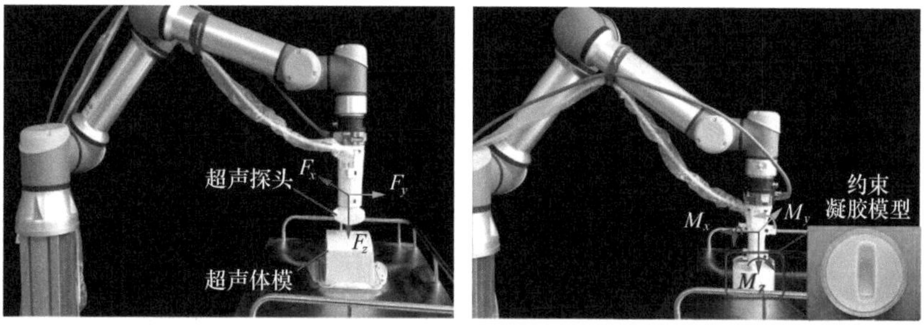

（a）实验场景

图8-36 六维力控制实验

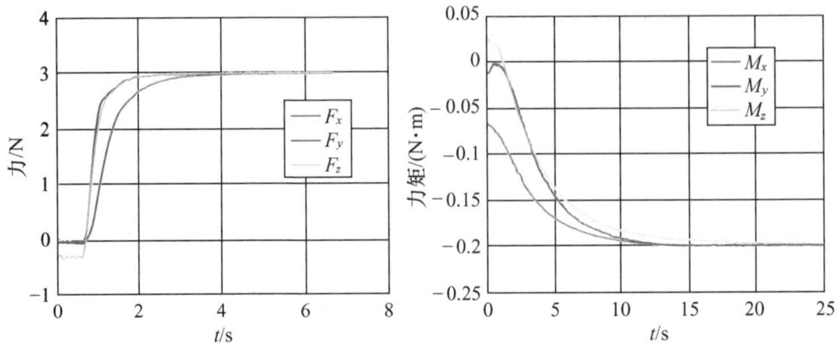

（b）实验过程中的六维力信号

图8-36　六维力控制实验（续）

表8-7　六维力控制精度

次数	F_x/N		F_y/N		F_z/N	
	均值	最大值	均值	最大值	均值	最大值
1	0.012（0.40%）	0.060（1.99%）	0.013（0.43%）	0.063（2.10%）	0.015（0.50%）	0.060（1.99%）
2	0.012（0.40%）	0.060（1.99%）	0.014（0.47%）	0.061（2.03%）	0.012（0.40%）	0.060（1.99%）
3	0.010（0.33%）	0.060（1.99%）	0.012（0.40%）	0.060（1.99%）	0.013（0.43%）	0.063（2.10%）
4	0.012（0.40%）	0.060（1.99%）	0.013（0.43%）	0.060（1.99%）	0.014（0.47%）	0.064（2.13%）
5	0.011（0.37%）	0.060（1.99%）	0.012（0.40%）	0.060（1.99%）	0.011（0.37%）	0.064（2.13%）
次数	M_x/(N·m)		M_y/(N·m)		M_z/(N·m)	
	均值	最大值	均值	最大值	均值	最大值
1	0.0011（0.55%）	0.0042（2.10%）	0.0012（0.60%）	0.0041（2.05%）	0.0012（0.60%）	0.0040（2.00%）
2	0.0013（0.65%）	0.0043（2.15%）	0.0011（0.55%）	0.0040（2.00%）	0.0015（0.75%）	0.0041（2.05%）
3	0.0013（0.65%）	0.0044（2.20%）	0.0013（0.65%）	0.0040（2.00%）	0.0016（0.80%）	0.0041（2.05%）
4	0.0012（0.60%）	0.0043（2.15%）	0.0015（0.75%）	0.0041（2.05%）	0.0012（0.60%）	0.0040（2.00%）
5	0.0012（0.60%）	0.0042（2.10%）	0.0014（0.70%）	0.0040（2.00%）	0.0011（0.55%）	0.0041（2.05%）

5. 人体扫描实验

图 8-37 所示为机器人超声系统在一名志愿者身上的应用情况。在导纳控制算法下，机器人末端具有六自由度柔顺能力。设定与人体的接触力为 3 N，控制机器人进行自主扫描以及对脊柱、肾脏和颈动脉的实时三维超声重建[21-22]。由于成像目标是非刚性的且缺少可用的先验三维几何信息，因此只进行定性的评估。重建后的三维图像如图 8-38 所示，通过对三维图像观察，超声医师可以容易地识别出一些关键结构，如椎板、关节突和棘突等。

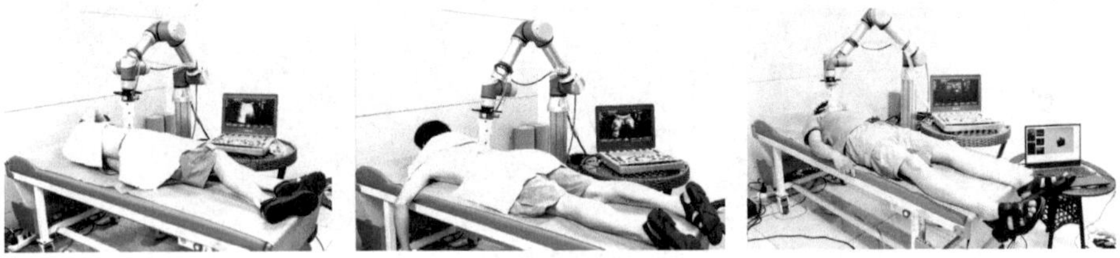

（a）肾脏成像　（b）脊柱成像　（c）颈动脉成像

图8-37　机器人超声系统在一名志愿者身上的应用情况

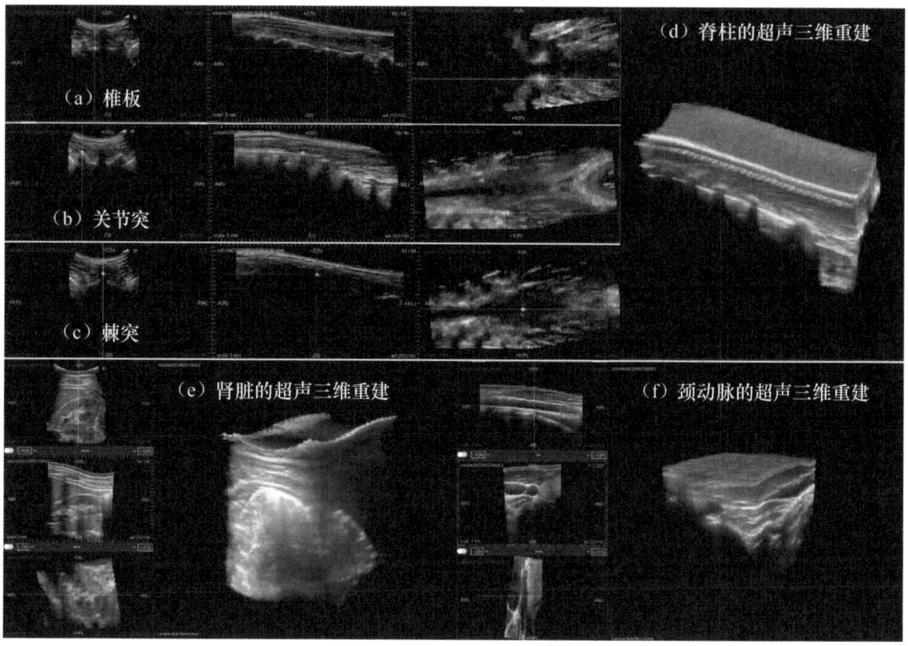

图8-38 重建后的三维图像

8.7.2 主从柔顺RCM控制

在机器人辅助腔镜类微创手术中，长杆状的微创器械（腹腔镜、钳子、电刀等）通过人体表面小切口或自然腔道进入患者体内[23]。这些器械在手术机械臂的控制下，在 RCM（远端中心运动）约束下在人体内进行手术操作，关于 RCM 约束的详细介绍见 6.5 节。术中患者的移动或意外挤压等干扰会在 RCM 约束处产生较大挤压力，这可能会损伤患者的脆弱组织。为了解决这个问题，可以赋予 RCM 约束一定的柔顺能力。本节将第 6 章介绍的 RCM 约束控制方法与本章介绍的导纳控制方法相结合，提出主从柔顺 RCM 控制方法，并进行 RCM 精确度实验、工具末端轨迹跟踪实验和 RCM 点交互力实验。主从柔顺 RCM 控制系统及实验场景如图 8-39 所示，一个用于模仿手术器械的细长圆柱状末端工具安装在 UR5e 机械臂的末端力传感器上，RCM 点位于工具轴线上，距离法兰面的距离可以通过程序设置。

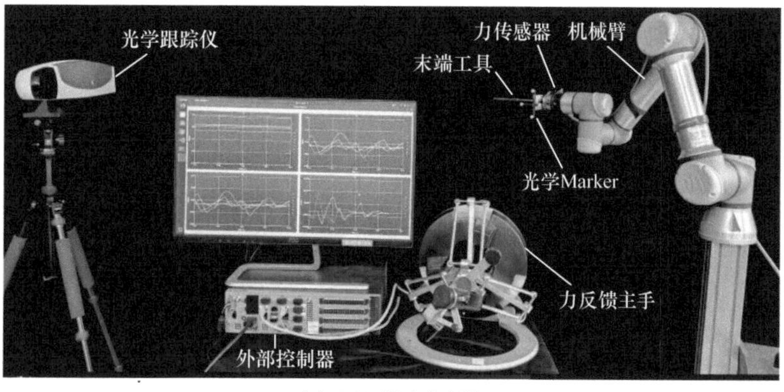

（a）RCM精确度实验

图8-39 主从柔顺RCM控制系统及实验场景

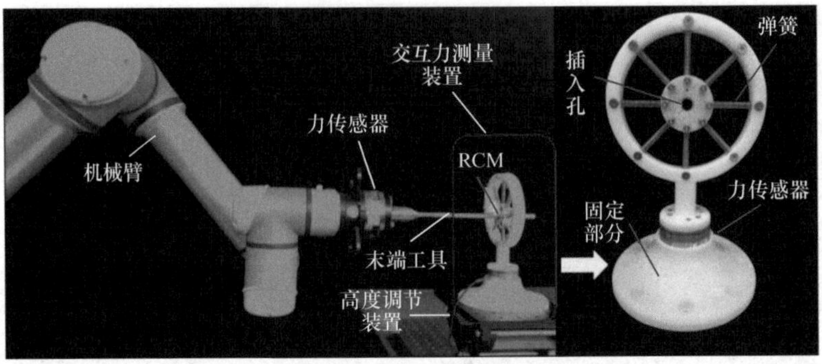

（b）RCM点交互力实验

图8-39　主从柔顺RCM控制系统及实验场景（续）

1. 不同控制器下的 RCM 精确度实验

为了评估不同导纳控制器下的 RCM 精确度，进行柔顺 RCM 精确度评价实验。由于没有受到外力干扰，此时混合导纳控制器相当于开环导纳控制器。实验场景如图 8-39（a）所示，操作者通过力反馈主手（Omega 7，Force Dimension，瑞士）控制机械臂进行 RCM 运动，RCM 点初始位置设在末端工具轴线距机械臂法兰面 150 mm 处。使用 NDI 光学跟踪仪实时跟踪安装在机械臂法兰侧面的光学 Marker，根据 6.5.4 节给出的度量方法对柔顺控制下的 RCM 精确度进行评估。当末端工具受到外力时，机械臂会表现出柔顺性，使得 RCM 点偏离初始位置。分别对开环导纳控制器、闭环导纳控制器、混合导纳控制器进行了 RCM 控制实验，并与基于位置的刚性 RCM 运动控制进行了对比，结果如表 8-8 所示。

表8-8　不同控制器下RCM精确度测量结果　（单位：mm）

控制器类别	实验次数及RCM精确度					均值
	1	2	3	4	5	
位置控制	0.31	0.37	0.32	0.36	0.38	0.35
开环导纳	0.35	0.39	0.34	0.35	0.34	0.35
闭环导纳	2.30	1.37	2.60	2.92	2.48	2.33
混合导纳	0.31	0.38	0.34	0.35	0.35	0.35

每类控制器都进行了 5 组实验，可以看出，开环导纳控制器和混合导纳控制器比闭环导纳控制器具有更好的 RCM 精确度，前两者的 RCM 精确度均小于 0.4 mm，与基于位置控制的 RCM 精确度相当。闭环导纳控制器的 RCM 平均精确度为 2.33 mm。可以看出混合导纳控制器在无外力作用下具有良好的跟踪精度。图 8-40 展示了在 3 种导纳控制器作用下运动过程中光学跟踪仪捕捉的工具轴轨迹，在自由空间闭环导纳控制器的 RCM 精确度最差。

2. RCM 约束下工具末端轨迹跟踪实验

在 RCM 约束下，控制工具末端以 40 °/s 的角速度做半径为 19 mm 的圆周运动。通过机械臂末端手眼标定矩阵将获取的工具末端位置（由光学跟踪仪记录）统一转换至初始时的法兰坐标系内进行比较。由于期望的圆轨迹也基于初始法兰坐标系，因此可直接将测量的工具末端位置和期望轨迹进行比较，计算均方根（root mean square, RMS）误差。针对 3 种导纳控制器和位置 RCM 控制器分别进行了 5 次实验，表 8-9 所示总结了期望轨迹和实际轨迹之间的 RMS 误差。当无外力作用时，混合导纳控制等同于开环导纳控制，具有与刚性 RCM 控制器相似的末端轨迹控制精度（平均 RMS 误差为 0.30 mm）。图 8-41 所示为 3 种导纳控制器下末端跟踪轨迹一组实验的期望轨迹与实际轨迹。

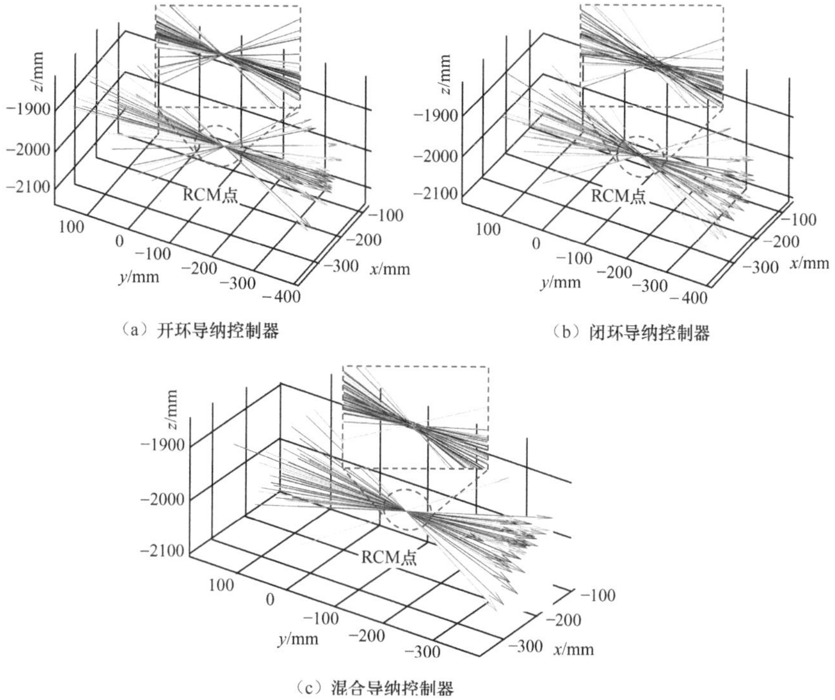

（a）开环导纳控制器

（b）闭环导纳控制器

（c）混合导纳控制器

图8-40　在3种导纳控制器作用下运动过程中光学跟踪仪捕捉的工具轴轨迹

表8-9　RCM约束下工具末端轨迹控制精度　　（单位：mm）

控制器类别	实验次数与RMS误差					平均值
	1	2	3	4	5	
位置控制	0.29	0.30	0.30	0.30	0.30	0.30
开环导纳	0.31	0.30	0.30	0.31	0.30	0.30
闭环导纳	1.17	1.38	1.17	1.30	1.32	1.27
混合导纳	0.30	0.30	0.30	0.30	0.30	0.30

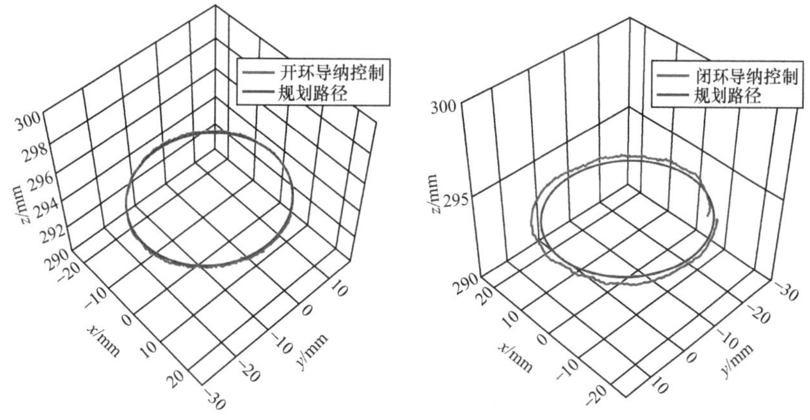

（a）开环导纳控制器

（b）闭环导纳控制器

图8-41　3种导纳控制器下末端跟踪轨迹

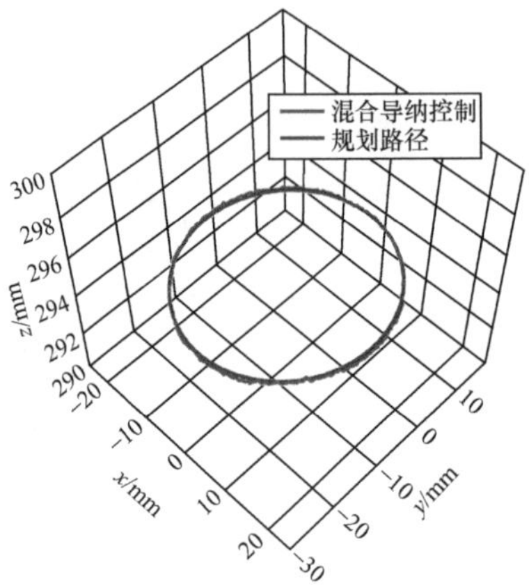

（c）混合导纳控制器

图8-41　3种导纳控制器下末端跟踪轨迹（续）

3.RCM 点交互力实验

首先设计了一种作用力测量装置，对 RCM 点的作用力进行测量。如图 8-39（b）所示，该装置主要由内环、外环、弹簧、六维力传感器（Mini45，ATI，美国）和固定底座组成。内环中间安装有 8 mm 轴套（J350，igus，德国）作为插入孔。内环外部通过 8 根弹簧与外环连接，选择合适刚度系数的弹簧来模拟人体组织。外环与六维力传感器的测量端连接。六维力传感器安装在固定底座上并与高度调节装置连接。通过高度调节装置模拟患者移动挤压 RCM 点的场景。

实验场景如图 8-39（b）所示，将末端工具插入力测量装置的内环孔中，末端工具轴上红色标记为 RCM 点，将其与内环孔对齐。控制机械臂在 RCM 约束下进行运动。在无偏移状态和将高度调节装置上调 10 mm 两种情况下，分别测量 5 组由位置控制器和混合导纳控制器控制时的 RCM 点交互力数据。实验结果如表 8-10 所示。

表8-10　RCM点交互力测量结果

高度调节装置偏移量	控制器	实验次数与RCM点的交互力					平均值
		1	2	3	4	5	
无偏移	位置控制/N	1.30	1.26	1.76	1.23	1.36	1.38
	混合导纳控制/N	0.88	0.97	0.97	1.01	1.00	0.97
	下降率/%	32	23	45	18	27	30
上调10 mm模拟挤压	位置控制/N	12.08	10.95	10.94	10.43	10.68	11.02
	混合导纳控制/N	2.09	1.96	1.95	1.94	1.96	1.98
	下降率/%	83	82	82	81	81	82

可以看出，在无挤压情况下，位置控制的 RCM 点受力平均值为 1.38 N，而混合导纳控制下的平均受力为 0.97 N，受力平均下降 30%。在调节 10 mm 高度模拟挤压的情况下，混合导纳控制的 RCM 点受力最大为 2.09 N，和位置 RCM 控制相比受力平均下降率为 82%。图 8-42 所示为机械臂在两种控制器作用下进行 RCM 约束运动时，RCM 点的受力情况实验结果。由图 8-42（a）可知，即使在无挤压的运动过程中，导纳控制与位置控制相比，其在 RCM 点产生的作用力也较小。当有挤压时，位置控制导致的平均作用力增大到无挤压时的 6 倍左右，而混合导纳

控制下的 RCM 点受力没有明显增大[见图 8-42(b)]。柔顺 RCM 约束可以有效减小意外导致的 RCM 点接触力，能有效提高手术安全性，避免患者组织受到损伤。在实际使用中，可以通过一个作用力阈值来切换位置控制和导纳控制，同时兼顾精度和柔顺性。

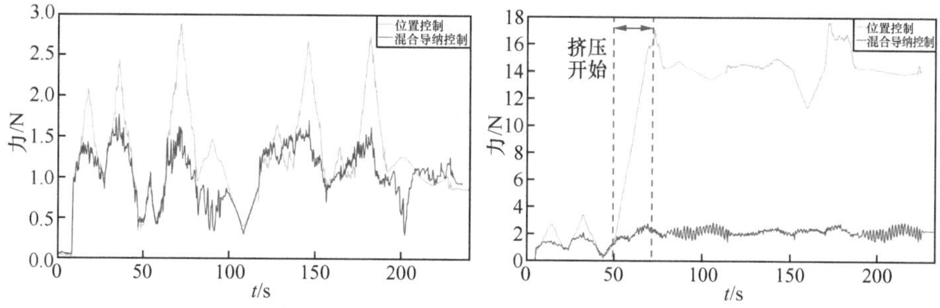

（a）无挤压　（b）偏移10 mm模拟挤压

图8-42　RCM点受力情况实验结果

本章小结

本章围绕手术机械臂的力控制问题，仍然采用旋量理论和李群李代数工具介绍了手术机械臂的各种力控制算法，包括基于理想模型的力 / 位混合控制算法、阻抗控制算法以及导纳控制算法。本章首先提出了一种基于瞬时导纳模型的混合导纳控制器，提高了机械臂在自由空间的轨迹跟踪精度，改善了机械臂在约束空间的交互稳定性；然后介绍了手术机器人的虚拟夹具约束及其实现方法；最后介绍了力控制在医疗机器人中的应用。

参考文献

[1] RAIBERT M H, CRAIG J J. Hybrid position/force control of manipulators[J]. Journal of Dynamic Systems, Measurement, and Control, 1981, 103(2): 126-133.

[2] HOGAN N. Impedance control: an approach to manipulation: part I—theory[J]. Journal of Dynamic Systems, Measurement, and Control, 1985, 107(1): 1-7.

[3] KHATIB O. A unified approach for motion and force control of robot manipulators: the operational space formulation[J]. IEEE Journal on Robotics and Automation, 1987, 3(1): 43-53.

[4] OTT C, MUKHERJEE R, NAKAMURA Y. Unified impedance and admittance control[C]// 2010 IEEE International Conference on Robotics and Automation. Piscataway, USA: IEEE, 2010: 554-561.

[5] VALENCY T, ZACKSENHOUSE M. Accuracy/robustness dilemma in impedance control[J]. Journal of Dynamic Systems, Measurement, and Control, 2003, 125(3): 310-319.

[6] GALLEGO G, YEZZI A. A compact formula for the derivative of a 3D rotation in exponential coordinates[J]. Journal of Mathematical Imaging and Vision, 2015, 51(3): 378-384.

[7] LAWRENCE D A. Impedance control stability properties in common implementations[C]// 1988 IEEE International Conference on Robotics and Automation. Piscataway, USA: IEEE, 1988: 1185-1190.

[8] WANG J, LU C, LV Y, et al. Task space compliant control and six-dimensional force regulation toward automated robotic ultrasound imaging[J]. IEEE Transactions on Automation Science and Engineering, 2023: 1-12.

[9] ROSENBERG L B. Virtual fixtures: perceptual tools for telerobotic manipulation[C]// Proceedings of

IEEE Virtual Reality Annual International Symposium. Piscataway, USA: IEEE, 1993: 76-82.

[10] ABBOTT J J, MARAYONG P, OKAMURA A M. Haptic virtual fixtures for robot-assisted manipulation[M]// THRUN S, BROOKS R, DURRANT-WHYTE H. Robotics research. Berlin Heidelberg: Springer, 2005: 49-64.

[11] BOWYER S A, DAVIES B L, BAENA F R Y. Active constraints/virtual fixtures: a survey[J]. IEEE Transactions on Robotics, 2014, 30(1): 138-157.

[12] AARNO D, EKVALL S, KRAGIC D. Adaptive virtual fixtures for machine-assisted teleoperation tasks[C]// 2005 IEEE International Conference on Robotics and Automation. Piscataway, USA: IEEE, 2005: 1139-1144.

[13] SULIGOJ F, HEUNIS C M, MOHANTY S, et al. Intravascular tracking of micro-agents using medical ultrasound: towards clinical applications[J]. IEEE Transactions on Biomedical Engineering, 2022, 69(12): 3739-3747.

[14] LI K Y, XU Y X, MENG M Q H. An overview of systems and techniques for autonomous robotic ultrasound acquisitions[J]. IEEE Transactions on Medical Robotics and Bionics, 2021, 3(2): 510-524.

[15] YANG G Z, NELSON B J, MURPHY R R, et al. Combating COVID-19—the role of robotics in managing public health and infectious diseases[J]. Science Robotics, 2020, 5(40). DOI: 10.1126/scirobotics.abb5589.

[16] NING G C, ZHANG X R, LIAO H E. Autonomic robotic ultrasound imaging system based on reinforcement learning[J]. IEEE Transactions on Biomedical Engineering, 2021, 68(9): 2787-2797.

[17] HENNERSPERGER C, FUERST B, VIRGA S, et al. Towards MRI-based autonomous robotic US acquisitions: A first feasibility study[J]. IEEE Transactions on Medical Imaging, 2017, 36(2): 538-548.

[18] WU S Z, WU D D, YE R Z, et al. Pilot study of robot-assisted teleultrasound based on 5G network: a new feasible strategy for early imaging assessment during COVID-19 pandemic[J]. IEEE Transactions on Ultrasonics Ferroelectrics and Frequency Control, 2020, 67(11): 2241-2248.

[19] TSUMURA R, HARDIN J W, BIMBRAW K, et al. Tele-operative low-cost robotic lung ultrasound scanning platform for triage of COVID-19 patients[J]. IEEE Robotics and Automation Letters, 2021, 6(3): 4664-4671.

[20] SUN Z, WANG T M, LU C H, et al. Robotic system with programmable motion constraint for transurethral resection[J]. International Journal of Computer Assisted Radiology and Surgery, 2022, 17(5): 895-902.

[21] LV Y, NING Y, SHEN Y, et al. A real-time interactive 3D ultrasound imaging system[C]// 2022 WRC Symposium on Advanced Robotics and Automation (WRC SARA). Piscataway, USA: IEEE, 2022: 113-119.

[22] LV Y, SHEN Y, ZHANG M, et al. Real-time 3D ultrasound imaging system based on a hybrid reconstruction algorithm[J]. Chinese Journal of Electronics, 2024, 33(1): 245-255.

[23] SUN Z, WANG T, LU C, et al. Robotic system with programmable motion constraint for transurethral resection[J]. International Journal of Computer Assisted Radiology and Surgery, 2022, 17(5): 895-902.

第9章

手术机器人系统开发与实验

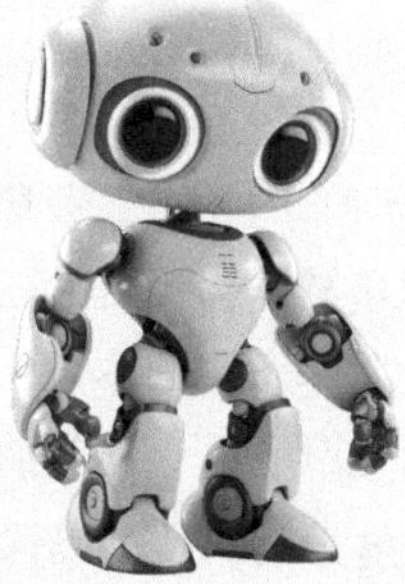

本章介绍笔者研究团队近3年开发的一些手术机器人系统样机和原理样机。从中选取了3种典型的系统，包括柔性手术机器人、主从式经自然腔道软组织手术操作机器人、穿刺导航定位手术机器人，涉及经自然腔道、神经外科、泌尿外科等临床应用场景。

9.1 经肛门内镜微创手术柔性机器人

经肛门内镜微创手术（transanal endoscopic microsurgery, TEM）具有无须外部切口、切除效率高、术后患者恢复快、能切除直肠较深部位肿瘤等优点[1]。但是手术工具特殊的细长形状增加了手术的难度，医生难以进行缝合、打结等复杂操作。使用高灵活度的手术机器人代替刚性工具可以有效降低手术的操作难度并提高操作精度和稳定性。TEM 作为一种经自然腔道手术，要求手术器械的体积小、灵活度高，同时具有一定的负载能力。经肛直肠镜是在该手术中创造通路的主要工具，所有手术工具都通过经肛直肠镜的操作通道进入人体，因此柔性机器人的结构设计需要满足一定的尺寸指标。直肠镜的最大内径为 40 mm，在双臂操作的情况下，单个柔性机器人弯曲时偏离轴线不得超过 20 mm，直肠镜尾部的操作孔直径为 15 mm，为了方便前后进给操作，要求单个柔性臂的最大直径不得超过 13 mm，经肛直肠镜的内部长度为 120 mm，手术器械的动作区段长度不可超过此长度限制。此外，为了避免手术器械遮挡内窥镜视野，需要以弯曲状态进行手术操作，要求单个柔性臂的末端可实现 60° 的弯曲。本节提出一种基于万向轴关节的串联杆件式柔性机器人结构，面向 TEM 的单孔手术，设计并实现了基于万向轴关节的主从操作型串联杆件式柔性机器人系统，提出了一种基于柔性体变形恒曲率模型的运动学建模优化方法，实现了机器人系统的人机协同控制并对机器人的定位精度和负载能力进行了实验验证。

9.1.1 柔性机器人设计

柔性机器人主要由以下 3 个部分构成。

（1）具有高灵活度的万向轴关节柔性臂：该部分由直径为 10 mm 的刚性杆件与万向轴关节串联组成，具有冗余自由度。

（2）末端执行机构（搭载在柔性臂末端的夹持钳）：此部分具有开合和腕部扭转 2 个自由度，在手术时与人体组织直接接触。

（3）传动机构（驱动箱）：驱动箱将电机的转动动作转化为丝线的牵拉动作，从而驱动柔性臂与末端夹持钳进行手术操作。

下面介绍各部分的细节设计。

1. 万向轴关节柔性臂设计

柔性末端部分主要由多个刚性连杆与万向轴关节穿插连接组成，如图 9-1（c）所示。每个万向轴关节具有两个轴线互相垂直的旋转自由度，整个柔性操作臂总共具有 4 个万向轴关节。末端柔性操作臂的俯仰和横摆运动由 4 根开环丝线控制，如图 9-1（d）中的 4 根红色线段所示，4 根控制线分别从 4 个线孔中穿出，线孔均匀分布在刚性杆中央通孔的周围。为了与 TEM 手术常用的经肛直肠镜配合使用，柔性手术器械的直径不得大于 15 mm，在综合考虑负载能力、结构稳定性、加工以及装配难度等问题后，将手术器械直径设计为 10 mm。为了最小化手术器械的体积，在保证灵活度和负载能力的前提下，将两个万向轴关节之间的距离设置为 16 mm。每个万向轴关节的其中一个轴可沿正向或负向旋转最多 20°，单个万向轴关节的极限转角为 28°，可以保证手术器械在产生弯折动作时，偏离轴线的距离小于 15 mm，允许双臂在直肠镜内部同时操作。

2. 末端执行机构设计

手术器械的末端执行机构有两个自由度，分别为腕部扭转自由度和夹持钳开合自由度。如

图 9-1（a）所示，丝线通过柔性臂内部的通孔到达末端夹钳处，从活动钳转轴的两侧绕过并固定形成闭环，两根丝线分别控制夹持钳的张开动作与闭合动作。

为了使柔性手术器械在手术环境中具有更高的灵活度，在夹持钳处设计有一个腕关节扭转自由度。如图 9-1（b）所示，两根丝线由中央通孔进入末端的导线槽中，导线槽将丝线的方向由沿柔性臂轴线方向转为沿横截面圆周方向，再分别沿顺时针和逆时针方向缠绕在转动件上并固定形成闭环，转动件与轴承装配在柔性段末端并与固定钳相连。

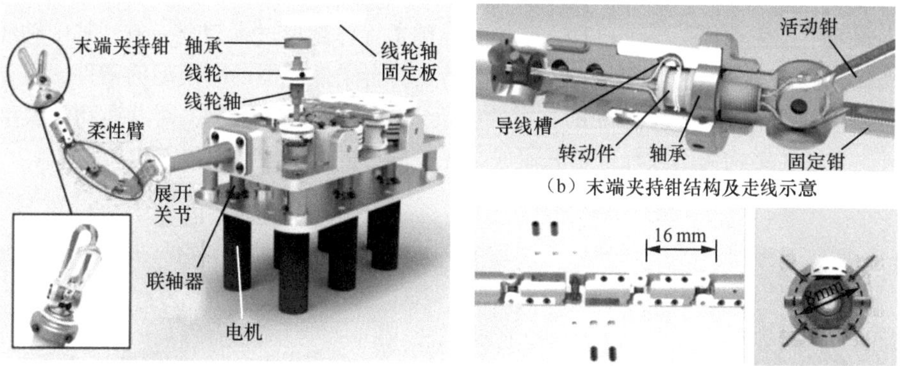

（a）柔性机器人整体结构设计
（b）末端夹持钳结构及走线示意
（c）柔性臂部分结构设计
（d）柔性臂横截面结构示意

图9-1　柔性机器人结构设计

3. 传动机构设计

柔性机器人采用体外线传动模式，所有的线轮、电机以及传动结构等均置于柔性臂的外部。线轮的结构与装配方式如图 9-1（a）所示，线轮固连在线轮轴上，线轮轴穿过底板与位于底板下方的电机通过联轴器相连。

传动机构的内部绕线结构如图 9-2 所示，①～④号线轮缠绕控制柔性臂动作的开环丝线，⑤⑥号线轮均为闭环线传动模式线轮，经过一个丝线张力调整模块（弹簧滑块机构，在丝线有效长度缩短时，丝线带动滑块压缩弹簧；在丝线有效长度拉长时，弹簧推出滑块从而张紧丝线）与末端执行器相连，分别控制夹持钳的开合和腕部自由度的扭转，⑦号线轮控制展开关节的左右横摆展开动作。

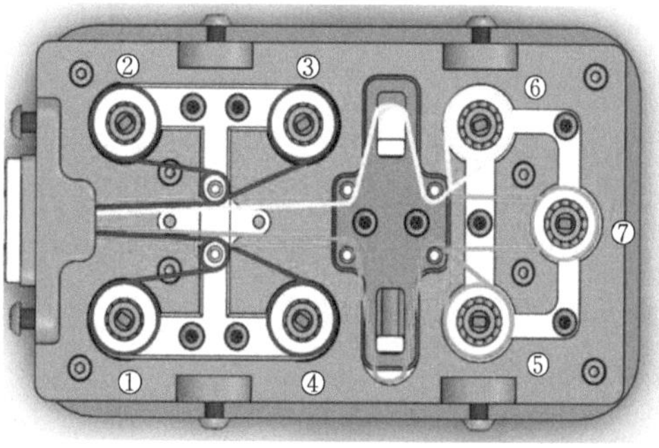

图9-2　传动机构的内部绕线结构

9.1.2　运动学分析

柔性体恒曲率模型目前被广泛应用在柔性连续体的运动学建模和控制方法分析中，该方法具有解算复杂度低并且精度较高的特点。

1. 万向轴关节构形基础

首先引入柔性体恒曲率模型的概念，该模型具有 3 个理论前提：① 弹性圆柱体的变形为等曲率变形，即发生变形时任一段圆柱体轴线的曲率相等；② 不考虑弹性圆柱体沿轴线方向的伸缩变形和绕轴线方向的扭转变形，只考虑其弯曲变形；③ 传动线与穿线孔之间的摩擦作用忽略不计，在柔性体发生弯曲时，其中轴线的形状为恒曲率圆弧。

对万向轴关节的构形进行分析，如图 9-3(a) 所示，点 A 为万向轴关节两个旋转轴的中心交点，O_i 为此关节下一杆件起始端面的中心点，O_{i-1} 为此关节上一杆件末尾端面的中心点，弯曲中心轴为 O_i 所在端面与 O_{i-1} 所在端面的交线，点 B 为弯曲中心轴与平面 AO_iO_{i-1} 的交点。经过简单的几何关系推导，可以证明 $\triangle ABO_i$ 与 $\triangle ABO_{i-1}$ 全等，即可证得 $BO_i = BO_{i-1}$，进而可以证明，O_{i-1} 所在端面以 BO_{i-1} 为半径绕弯曲中心轴转动一定角度后，可以与 O_i 所在的端面重合，符合柔性体恒曲率模型的变形特点。根据以上证明，可以得知万向轴关节在产生动作时具有类似柔性体变形的特性。

万向轴关节发生动作的整个过程，并不是与纯柔性体变形过程完全一致，其中轴线的长度会发生变化，最大变化量为 0.12 mm。因此，若要符合柔性体恒曲率模型的条件，需要将某个动作下的万向轴关节视为一个独立的类柔性区段，如图 9-3(b) 所示，对其运动学模型进行分析。此外，柔性臂结构为刚性杆件串联而成，在轴向方向的形变量可以忽略不计。

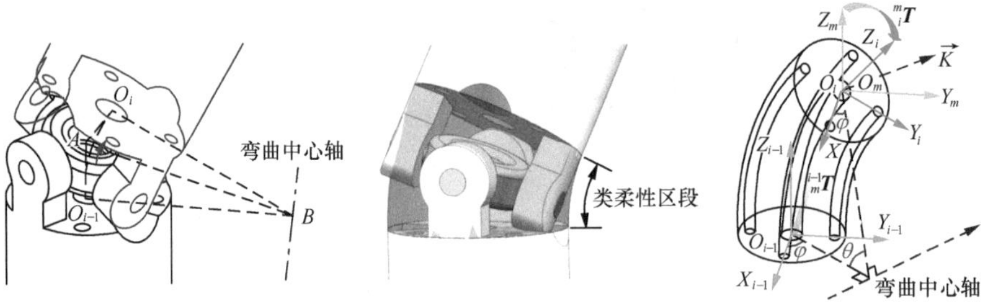

（a）万向轴关节　（b）万向轴关节类柔性区段　（c）恒曲率模型的坐标定义及参数

图9-3　万向轴关节类柔体特性

2. 柔性机器人运动学

柔性体恒曲率模型的正运动学可以用一个坐标变换表示，如图 9-3(c)所示，在第 i 段柔性体起始面建立坐标系 $O_{i-1}-X_{i-1}Y_{i-1}Z_{i-1}$，在终止面建立坐标系 $O_i-X_iY_iZ_i$，从坐标系 $O_{i-1}-X_{i-1}Y_{i-1}Z_{i-1}$ 到 $O_i-X_iY_iZ_i$ 的坐标变换即为该段柔性体恒曲率模型的齐次变换，将这一变换记为 ${}^{i-1}_{i}\boldsymbol{T}$。而 ${}^{i-1}_{i}\boldsymbol{T}$ 可以分解为从坐标系 $O_{i-1}-X_{i-1}Y_{i-1}Z_{i-1}$ 到坐标系 $O_m-X_mY_mZ_m$（记为 ${}^{i-1}_{m}\boldsymbol{T}$），再从坐标系 $O_m-X_mY_mZ_m$ 到坐标系 $O_i-X_iY_iZ_i$ 的变换(记为 ${}^{m}_{i}\boldsymbol{T}$)。${}^{i-1}_{m}\boldsymbol{T}$ 为平移变换，${}^{m}_{i}\boldsymbol{T}$ 为绕 K 轴的旋转变换，K 轴与恒曲率模型的弯曲中心轴平行，并经过终止面的原点 O_i。

平移变换的移动向量由式（9-1）给出，其中 φ 为柔性体的弯曲方向角，θ 为柔性体的弯曲角，中间参数 r 可由参数 a 和 θ 求得，a 为万向轴中心点到杆件端面的距离（如 AO_{i-1} 或 AO_i），为已知参数。

$$\begin{cases} {}^{i-1}_{i}\boldsymbol{P} = \begin{bmatrix} r \cdot (1-\cos\theta)\cos\varphi \\ r \cdot (1-\cos\theta)\sin\varphi \\ r \cdot \sin\theta \end{bmatrix} \\ r = a/\tan\dfrac{\theta}{2} \end{cases} \tag{9-1}$$

旋转变换的转轴为 K 轴，K 轴的方向可以由弯曲方向角 φ 求出，即

$$\boldsymbol{K} = \begin{bmatrix} k_x \\ k_y \\ k_z \end{bmatrix} = \begin{bmatrix} -\sin\varphi \\ \cos\varphi \\ 0 \end{bmatrix} \tag{9-2}$$

根据转轴K的方向以及弯曲角θ，即可求取旋转矩阵$\boldsymbol{R}_K(\theta)$，由式（9-3）给出，其中c为cos的缩写，s为sin的缩写（此后的公式均以此法表示）。

$$\boldsymbol{R}_K(\theta)=\begin{bmatrix} c^2\varphi\cdot c\theta+s^2\varphi & c\varphi\cdot s\varphi\cdot c\varphi & c\varphi\cdot s\theta \\ c\varphi\cdot s\varphi\cdot c\theta & s^2\varphi\cdot c\theta+c^2\varphi & s\varphi\cdot s\theta \\ -c\varphi\cdot s\theta & -s\varphi\cdot s\theta & c\theta \end{bmatrix} \tag{9-3}$$

由上述分析可以推得万向轴关节类柔性区段的正运动学齐次变换矩阵为

$$ {}^{i-1}_{\ \ i}\boldsymbol{T}=\begin{bmatrix} c^2\varphi\cdot c\theta+s^2\varphi & c\varphi\cdot s\varphi\cdot c\varphi & c\varphi\cdot s\theta & r\cdot(1-c\theta)\cdot c\varphi \\ c\varphi\cdot s\varphi\cdot c\theta & s^2\varphi\cdot c\theta+c^2\varphi & s\varphi\cdot s\theta & r\cdot(1-c\theta)\cdot s\varphi \\ -c\varphi\cdot s\theta & -s\varphi\cdot s\theta & c\theta & r\cdot s\theta \\ 0 & 0 & 0 & 1 \end{bmatrix} \tag{9-4}$$

除了万向轴类柔性区段外，还需计算刚性杆件的正运动学变换，该变换为简单平移变换，如式（9-5）所示，其中d_i为第i段刚性杆件的长度。

$$\boldsymbol{T}_{ri}=\begin{bmatrix} 1 & 0 & 0 & 0 \\ 0 & 1 & 0 & 0 \\ 0 & 0 & 1 & d_i \\ 0 & 0 & 0 & 1 \end{bmatrix} \tag{9-5}$$

柔性机器人的整体运动学为类柔性段和刚性段按照一定的顺序连乘，从柔性臂起始到末端的齐次变换矩阵为

$$\boldsymbol{T}=\prod_{i=1}^{n}\boldsymbol{T}_{ri}\ {}^{i-1}_{\ \ i}\boldsymbol{T} \tag{9-6}$$

3. 万向轴关节运动学优化方法

上面介绍的运动学模型基于万向轴关节的虚拟关节θ、φ给出，根据万向轴的真实关节构形，万向轴的运动关节实际为 2 个相互正交的旋转轴，可以使用绕动轴的真实关节角度α、β描述其姿态。万向轴关节的真实关节转角动作旋转矩阵为

$$\begin{aligned} {}^{i-1}_{\ \ i}\boldsymbol{R}_{YXZ} &= \begin{bmatrix} c\beta & 0 & s\beta \\ 0 & 1 & 0 \\ -s\beta & 0 & c\beta \end{bmatrix}\cdot\begin{bmatrix} 1 & 0 & 0 \\ 0 & c\alpha & -s\alpha \\ 0 & s\alpha & c\alpha \end{bmatrix}\cdot\begin{bmatrix} c\gamma & -s\gamma & 0 \\ s\gamma & c\gamma & 0 \\ 0 & 0 & 1 \end{bmatrix} \\ &= \begin{bmatrix} c\beta\cdot c\gamma+s\beta\cdot s\alpha\cdot s\gamma & -c\beta\cdot s\alpha+s\beta\cdot s\alpha\cdot s\gamma & s\beta\cdot c\alpha \\ c\alpha\cdot s\gamma & c\alpha\cdot c\gamma & -s\alpha \\ -s\beta\cdot c\gamma+c\beta\cdot s\alpha\cdot s\gamma & s\beta\cdot s\gamma+c\beta\cdot s\alpha\cdot c\gamma & c\beta\cdot c\alpha \end{bmatrix} \end{aligned} \tag{9-7}$$

与式（9-3）联立，可得如下方程组：

$$\begin{cases} -\sin\alpha=\sin\varphi\sin\theta \\ \sin\beta\cos\alpha=\cos\varphi\sin\theta \\ \cos\alpha\sin\gamma=\cos\varphi\sin\varphi\cos\theta \end{cases} \tag{9-8}$$

求解以上方程组可以解得万向轴关节的真实关节角度，当类柔性体模型的弯曲方向角φ不属于集合$\{0,\pi/2,\pi,3\pi/2\}$时，γ角不为 0。由于万向轴关节仅存在绕动轴的转动α、β，无法绕杆件的轴线方向转动，因此γ角会成为累积偏差，影响下一万向轴关节的姿态方向。以下提出一种优化方法。

计算出偏差角 γ 之后，在下一个万向轴关节处对此偏差进行补偿。由于偏差角 γ 是沿杆件轴线的旋转角度，可以通过修正下一万向轴关节的恒曲率模型弯曲方向角 φ，来补偿前一关节的偏差对下一个关节的影响。对于第 1 个万向轴关节，其恒曲率模型齐次变换为 $\boldsymbol{R}_1 = \boldsymbol{R}_{\varphi\theta}$，真实关节的变换矩阵记为 ${}^{i-1}_{\ \ i}\boldsymbol{R}_{YXZ}$。通过联立式（9-3）和式（9-7）计算出偏差角 γ_1，将该偏差角转化为绕动系 Z 轴的旋转矩阵形式 $\boldsymbol{R}_{\gamma1}$，将其下一万向轴关节的恒曲率模型齐次变换矩阵左乘 $\boldsymbol{R}_{\gamma1}$，即可获得修正矩阵 $\boldsymbol{R}_2 = \boldsymbol{R}_{\gamma1}\boldsymbol{R}_{\varphi\theta}$，如式（9-9）所示。将其与真实关节变换矩阵 ${}_{i+1}^{\ \ i}\boldsymbol{R}_{YXZ}$ 联立，即可求得第 2 个万向轴关节的偏差角 γ_2，以此类推到末端。

$$\boldsymbol{R}_2 = \boldsymbol{R}_{\gamma1}\boldsymbol{R}_{\varphi\theta} = \begin{bmatrix} c\gamma_1 & -s\gamma_1 & 0 \\ s\gamma_1 & c\gamma_1 & 0 \\ 0 & 0 & 1 \end{bmatrix} \times \begin{bmatrix} c^2\varphi \bullet c\theta + s^2\varphi & c\varphi \bullet s\varphi \bullet c\theta - c\varphi \bullet s\varphi & c\varphi \bullet s\theta \\ c\varphi \bullet s\varphi \bullet c\theta - c\varphi \bullet s\varphi & s^2\varphi \bullet c\theta + c^2\varphi & s\varphi \bullet s\theta \\ -c\varphi \bullet s\theta & -s\varphi \bullet s\theta & c\theta \end{bmatrix} \tag{9-9}$$

以优化后的变换矩阵代替恒曲率模型齐次变换矩阵进行正运动学分析，可以有效补偿万向轴关节产生的偏差 γ。

4. 机器人驱动空间映射

以万向轴关节 4 根驱动丝线的有效长度作为参数构建机器人的驱动空间，驱动丝线有效长度指万向轴关节中的丝线长度，如图 9-4（a）中的绿色线段所示。根据万向轴关节的正运动学模型，可以得到上一杆件终止面中心点到下一杆件起始面中心点的齐次坐标变换，由此，可以推导出上一杆件导线孔到下一杆件对应导线孔的齐次坐标变换，变换过程如图 9-4（a）中蓝色箭头所指路径所示。

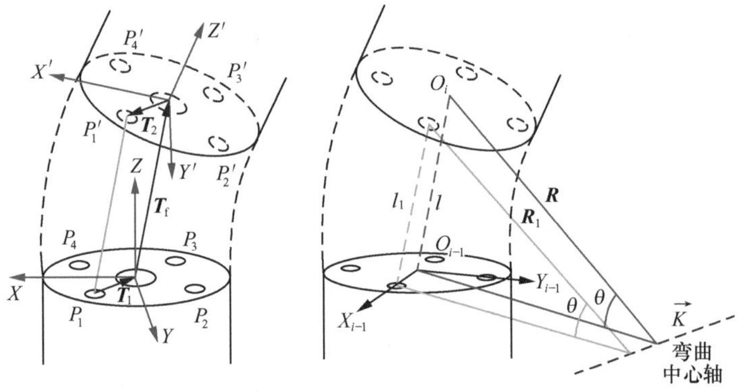

（a）驱动丝线有效长度计算　　（b）虚拟关节角度计算

图9-4　驱动丝线有效长度与虚拟关节角度的计算

首先由导线孔出口 P_1 变换至该杆件终止面的中心点，变换矩阵为 $\boldsymbol{T}_1$，再经过万向轴关节的正运动学齐次变换矩阵 $\boldsymbol{T}_\mathrm{f}$，最后经过下一杆件起始面中心变换至对应的导线孔入口 P_1'，变换矩阵为 $\boldsymbol{T}_2$，故由导线孔 P_1 到 P_1' 的齐次变换矩阵为

$$\boldsymbol{T}_{i1} = \boldsymbol{T}_1\boldsymbol{T}_\mathrm{f}\boldsymbol{T}_2 = \begin{bmatrix} 1 & 0 & 0 & -4 \\ 0 & 1 & 0 & -4 \\ 0 & 0 & 1 & 3 \\ 0 & 0 & 0 & 1 \end{bmatrix} \begin{bmatrix} c\beta_i & 0 & s\beta_i & 0 \\ 0 & 1 & 0 & 0 \\ -s\beta_i & 0 & c\beta_i & 0 \\ 0 & 0 & 0 & 1 \end{bmatrix} \times \begin{bmatrix} 1 & 0 & 0 & 0 \\ 0 & c\alpha_i & -s\alpha_i & 0 \\ 0 & s\alpha_i & c\alpha_i & 0 \\ 0 & 0 & 0 & 1 \end{bmatrix} \begin{bmatrix} 1 & 0 & 0 & 4 \\ 0 & 1 & 0 & 4 \\ 0 & 0 & 1 & 3 \\ 0 & 0 & 0 & 1 \end{bmatrix}$$

$$= \begin{bmatrix} c\beta_i & s\beta_i \bullet s\alpha_i & s\beta_i \bullet c\alpha_i & \begin{matrix} 4(c\beta_i + s\beta_i \bullet s\alpha_i) + \\ 3s\beta_i \bullet c\alpha_i - 4 \end{matrix} \\ 0 & c\alpha_i & -s\alpha_i & 4c\alpha_i - 3s\alpha_i - 4 \\ -s\beta_i & c\beta_i \bullet s\alpha_i & c\beta_i \bullet c\alpha_i & \begin{matrix} 4(-s\beta_i + c\beta_i \bullet s\alpha_i) + \\ 3c\beta_i \bullet c\alpha_i + 3 \end{matrix} \\ 0 & 0 & 0 & 1 \end{bmatrix} \tag{9-10}$$

其中，β_i、α_i 表示第 i 个关节的真实转角；矩阵 $\boldsymbol{T}_1$ 与 $\boldsymbol{T}_2$ 由杆件的实际几何参数确定。在确定了齐

次变换矩阵之后，即可通过其中的平移变换信息计算出丝线有效长度，计算公式由式（9-11）、式（9-12）给出。

$$\begin{cases} l_{i1_x} = 4(c\beta_i + s\beta_i \cdot s\alpha_i) + 3s\beta_i \cdot c\alpha_i - 4 \\ l_{i1_y} = 4c\alpha_i - 3s\alpha_i - 4 \\ l_{i1_z} = 4(-s\beta_i + c\beta_i \cdot s\alpha_i) + 3c\beta_i \cdot c\alpha_i + 3 \end{cases} \tag{9-11}$$

$$l_{i1} = \sqrt{l_{i1_x}^2 + l_{i1_y}^2 + l_{i1_z}^2} \tag{9-12}$$

根据以上方法可以类推出其他 3 条开环控制丝线的有效长度，则 4 条驱动丝线的有效长度如下。

$$\begin{cases} l_1 = \sum_{i=1}^{4} \sqrt{l_{i1_x}^2 + l_{i1_y}^2 + l_{i1_z}^2} \\ l_2 = \sum_{i=1}^{4} \sqrt{l_{i2_x}^2 + l_{i2_y}^2 + l_{i2_z}^2} \\ l_3 = \sum_{i=1}^{4} \sqrt{l_{i3_x}^2 + l_{i3_y}^2 + l_{i3_z}^2} \\ l_4 = \sum_{i=1}^{4} \sqrt{l_{i4_x}^2 + l_{i4_y}^2 + l_{i4_z}^2} \end{cases} \tag{9-13}$$

当 4 条丝线的有效长度发生变化时，记变化量为 Δl_1、Δl_2、Δl_3、Δl_4，则驱动电机的位置控制量为

$$\Delta P_j = \frac{\Delta l_j}{D/2}, j = 1,2,3,4 \tag{9-14}$$

解算出电机的位置控制量 ΔP_j 与万向轴关节角 β_i、α_i（其中 D 为绕线轮直径），即可根据驱动空间到关节空间以及关节空间到工作空间的映射控制柔性机器人末端的位姿。

根据万向轴关节的几何结构特性，可以建立驱动空间 (l_1,l_2,l_3,l_4) 到虚拟关节空间 (θ,φ) 的映射关系，根据图 9-4（b）中所示的几何关系（图中略去了丝线 l_2,l_3,l_4），可以得到

$$\begin{cases} \dfrac{\frac{l_3 - l_1}{2}}{2R \cdot \cos\varphi} = \sin\dfrac{\theta}{2} \\ \dfrac{l_4 - l_2}{2R \cdot \sin\varphi} = \sin\dfrac{\theta}{2} \\ l_1 + l_3 = l_2 + l_4 = 2l \\ l = 2R \cdot \sin\dfrac{\theta}{2} \end{cases} \tag{9-15}$$

图 9-4（b）中所标注的弯曲中心轴到 O 点的距离为 $R = a/\tan(\theta/2)$，其中 a 为已知量。将式（9-15）中的所有子式联立求解，即可解算出 4 根驱动丝线 l_1、l_2、l_3、l_4 的有效长度与万向轴类柔性体角度参数 θ、φ 之间的关系，由此可以得到从驱动空间到虚拟关节空间的映射。

5. 机器人主从映射

从主手工作空间开始，在主手交互设备的 YOZ 平面内划定一个矩形区域，在此区域内读取位置坐标 (y,z)，同时将关节空间的 β、α 角度值作为参数，建立一个矩形区域，然后建立上述 2 个矩形区域之间的映射。在确定了参数 β、α 之后，即可确定类柔性体的形状。此时根据已

经确立的真实关节参数 β、α 可以解算出 4 根驱动丝线的有效长度（关节空间到驱动空间的映射），再根据驱动空间到虚拟关节空间的映射，即可解算出虚拟关节空间参数值 θ、φ，最终通过关节空间到工作空间的映射可以解算出机器人的末端位置。

9.1.3 系统设计与实验

1. 柔性机器人系统设计与实现

面向 TEM 的柔性机器人系统整体架构如图 9-5 所示，其中核心信息处理部分为上位机软件控制系统，它读取主手位姿信息并将其处理为下位机逻辑控制指令输出。下位机接到上位机的逻辑控制指令之后，根据控制指令生成电机的控制信号，将此信号转译为 EtherCAT 报文从下位机（EtherCAT 主站）发出，传输到各个驱动器（EtherCAT 从站）进行处理，生成驱动电机的动作信号。其中的上位机为装有 TwinCAT 实时内核的 PC，下位机为运行 PLC 程序的工业 PC，主手交互设备采用Force Dimension公司的Omega 7，驱动系统硬件部分主要由两个24 V直流电源与 7 组驱动器和电机组成，驱动器型号为 Elmo Gold Solo Twitter，电机型号为 Maxon DCX22 直流电机。TEM 柔性机器人在确定了由驱动空间到关节空间、由关节空间到工作空间的映射之后，可以根据以上映射的结果进行控制，动作验证如图 9-6 所示。

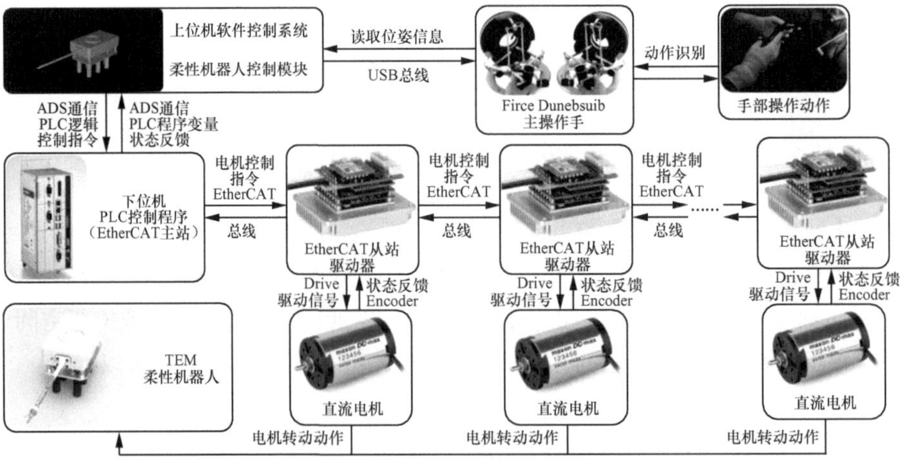

图9-5 面向 TEM 的柔性机器人系统整体架构

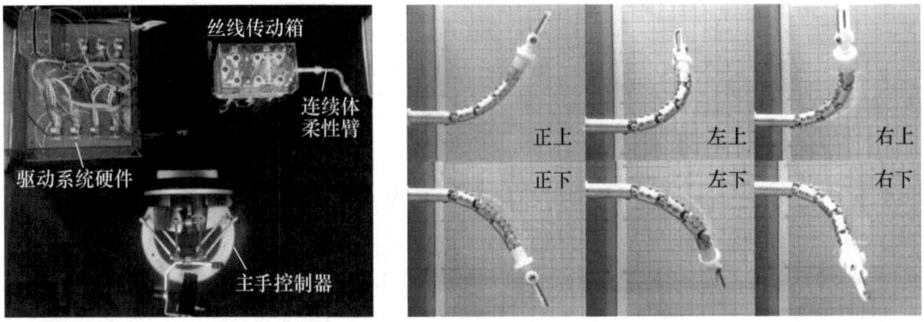

图9-6 TEM柔性机器人动作验证

2. 机器人绝对定位精度与重复定位精度实验

使用光学定位系统对柔性机器人的末端位置进行检测并测定其定位精度，在柔性机器人静态部分按照图 9-7 所示的方式安装定位标记，可以保证定位标记的 Z_M 轴方向与柔性机器人的轴线方向一致，但是存在绕此轴旋转方向的安装偏差。测定底板法向量 $\boldsymbol{n}$（图 9-7 中黄色箭头所示）与 Y_M 轴的方向之后，即可根据这 2 个方向向量计算出定位标记的安装偏差，进而可以得到标定矩阵 $\boldsymbol{T}_c$（$\boldsymbol{T}_c$ 为一个绕 Z_M 轴的旋转矩阵，用于描述安装偏差，将其右乘变换矩阵 ${}^{C}_{M}\boldsymbol{T}$ 时，得到新的变换矩阵 ${}^{C}_{M}\boldsymbol{T}'$，由该矩阵确定的空间坐标系 $\{M'\}$ 的 Y'_M 轴与底板法向量 $\boldsymbol{n}$ 平行）。

由于无法将标志坐标系与基坐标系直接重合固连，因此需要间接求取基坐标系。基坐标系的原点为第 1 个万向轴关节的中心点，探针难以直接检测该点，因此在检测到标志坐标系相对于相机坐标系 $\{C\}$ 的变换矩阵 ${}^{C}_{M}\boldsymbol{T}$ 之后，再到第 1 个万向轴关节的轴外侧检测 Y_B 轴与柔性臂外表面的交点 P_B，其在相机坐标系下的表示 ${}^{C}\boldsymbol{P}_B$ 点坐标由式（9-16）给出。

$$ {}^{C}\boldsymbol{P}_B = {}^{C}_{M}\boldsymbol{T}\,{}^{M}\boldsymbol{P}_B \tag{9-16} $$

可以推出 ${}^{M}\boldsymbol{P}_B = {}^{C}_{M}\boldsymbol{T}^{-1}\,{}^{C}\boldsymbol{P}_B$，利用此式即可以推得 P_B 点在 $\{M\}$ 坐标系下的表示，进而将此点向底板法向量 $\boldsymbol{n}$ 负向偏移 5 mm，即可以得到 $\{B\}$ 坐标系原点在 $\{M\}$ 坐标系下的表示 ${}^{M}\boldsymbol{O}_B$。矩阵之间的变换关系如图 9-7 所示。而 $\{B\}$ 坐标系的 Z_B 轴方向与 $\{M\}$ 坐标系的 Z_M 轴方向相同，将 $\{M\}$ 坐标系绕轴 Z_M 旋转 180° 即可得到 $\{B\}$ 坐标系的姿态矩阵，由此可以得到由 $\{M\}$ 坐标系到 $\{B\}$ 坐标系的变换矩阵 ${}^{M}_{B}\boldsymbol{T}$。

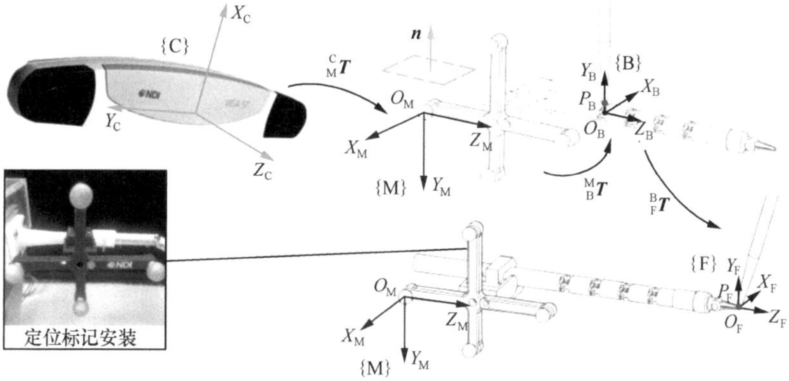

图9-7 机器人末端检测中的坐标变换

通过检测 P_B 点并进行矩阵变换得到了变换矩阵 ${}^{M}_{B}\boldsymbol{T}$ 之后，对柔性机器人末端夹持钳的尖端位置点 P_F 进行检测，得到该点在 $\{C\}$ 坐标系下的表示 ${}^{C}\boldsymbol{P}_F$，进而得到尖端点在 $\{B\}$ 坐标系下的坐标表示：

$$ {}^{C}\boldsymbol{P}_F = {}^{C}_{M}\boldsymbol{T}\boldsymbol{T}_c\,{}^{M}_{B}\boldsymbol{T}\,{}^{B}\boldsymbol{P}_F \Rightarrow {}^{B}\boldsymbol{P}_F = {}^{M}_{B}\boldsymbol{T}^{-1}\boldsymbol{T}_c^{-1}\,{}^{C}_{M}\boldsymbol{T}^{-1}\,{}^{C}\boldsymbol{P}_F \tag{9-17} $$

使用光学定位系统检测末端位置，通过以上方法计算末端位置在基坐标系下的表示，以此结果作为实验的测量值。在检测末端位置时，每次采点持续采集 3 s，每秒 60 帧，使用总计 180 帧数据求取平均值作为一组测量值。实验时设定 4 个实验点以及坐标，4 个实验点为事先设定的随机点，实验目标点的理论位置如表 9-1 所示，分别记为点 1、点 2、点 3、点 4，4 个点的坐标值表示其在主手操作平面内的位置，每个目标点分别测定 30 组数据。测定每组数据时，在主从控制模式下使机器人末端由初始位置运动到目标点位置，使用探针对末端点位置进行检测，重复此操作检测末端位置。

对每个目标点测量 30 组数据并求其平均值，最终求得主从映射实验目标点的平均测量位置，如表 9-2 所示，通过计算得到绝对定位误差 E。对比实验结果可以发现，当机器人末端靠近 {B} 坐标系的坐标轴 X_B 时，误差有增大的趋势，最大误差为 5.57 mm。

表9-1 实验目标点的理论位置

点	实验点坐标	X/mm	Y/mm	Z/mm
1	（42, 45）	−67.20	75.55	30.03
2	（27, 42）	−50.25	80.97	56.19
3	（25, 15）	−57.11	34.57	96.77
4	（41, 16）	−83.18	33.04	68.83

表9-2 实验目标点的平均测量位置与误差

点	X/mm	Y/mm	Z/mm	误差E/mm
1	−68.29	76.14	33.75	3.92
2	−48.37	77.57	55.64	3.93
3	−55.64	31.45	92.43	5.55
4	−80.31	33.57	64.09	5.57

根据以上实验数据，可以检测机器人的末端重复定位精度，实验结果如图 9-8 所示。在 4 个目标点位置，机器人的重复定位误差最大不超过 2.70 mm，并且在点 1、点 3 处的重复定位误差不超过 2.00 mm。整体来看，机器人末端的重复定位精度优于需求的指标 5.00 mm，满足手术要求。

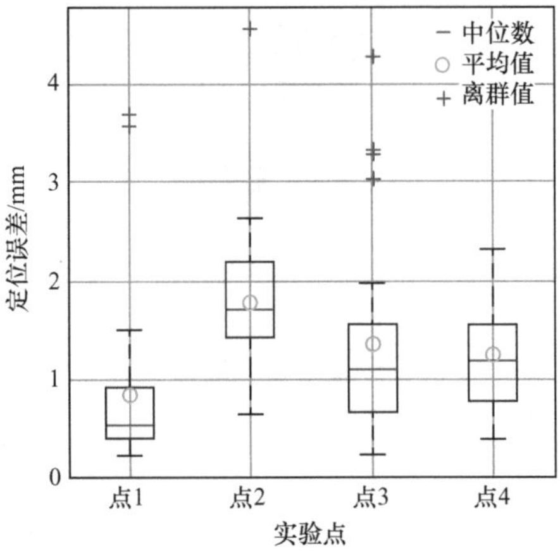

图9-8 重复定位精度实验结果

3. 机器人带载定位精度实验

选取 3 个目标实验点，在机器人末端分别施加 0 g、10 g、20 g、30 g、40 g 的负载，使用光学定位系统测定末端位置。在每组负载下记录坐标点 30 次，并取平均值，测量结果如表 9-3～表 9-5 所示。实验发现，当负载小于 40 g 时，柔性臂形状基本不受影响，表现出了足够的刚性；当负载超过 40 g 时，虽然能将重物举起，但是柔性臂的末端偏离了预设位置。在实际手术过程中需要夹持的缝合针质量为 15 g 左右，在机器人的负载能力范围之内。实验场景如图 9-9 所示。

表9-3 带载情况下目标点1末端平均位置与平均定位误差

负载/g	X/mm	Y/mm	Z/mm	末端误差E_{dis}/mm
0	−68.29	76.14	33.75	0.00
10	−69.44	75.68	34.05	1.27
20	−70.12	74.78	33.38	2.31
30	−69.40	73.02	37.11	4.72
40	−70.40	73.03	35.09	3.99

表9-4 带载情况下目标点2末端平均位置与平均定位误差

负载/g	X/mm	Y/mm	Z/mm	末端误差E_{dis}/mm
0	−77.55	50.45	31.11	0.00
10	−76.23	51.90	31.96	2.14
20	−76.97	49.37	32.42	1.79
30	−76.20	48.06	33.52	3.65
40	−76.13	47.52	33.06	3.80

表9-5 带载情况下目标点3末端平均位置与平均定位误差

负载/g	X/mm	Y/mm	Z/mm	末端误差E_{dis}/mm
0	−79.34	12.90	46.67	0.00
10	−79.68	11.55	46.22	1.46
20	-80.30	11.34	45.90	1.99
30	-80.74	10.42	45.89	2.95
40	-81.21	9.78	46.09	3.68

4. 机器人定位实验误差分析

机器人定位误差的来源主要有以下几个。

（1）驱动丝线选用直径为 0.80 mm 的尼龙丝线，为了保证丝线在通线孔中可以自由滑动，通线孔的直径被设计得略大于丝线线径。此处间隙的存在会降低关节运动的精确度。

（2）万向轴关节的轴与轴孔之间是滑动接触，因此轴孔的直径在制造时略微大于转轴的直径，轴孔与转轴之间存在间隙，在运动时会产生误差。

（3）柔性机器人在初始零位下应为垂直状态，但是由于机器人自重的影响，在横置状态下，柔性臂无法在初始位置下保持完美的垂直状态，会对后续的动作产生影响，降低位置精度。

（4）除了上述主要误差来源之外，还存在其他的误差，例如驱动丝线在牵拉时存在细微的弹性形变，影响定位精度。

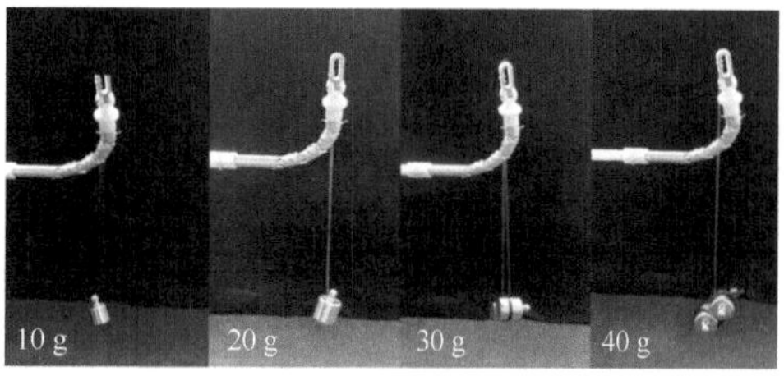

（a）目标点1

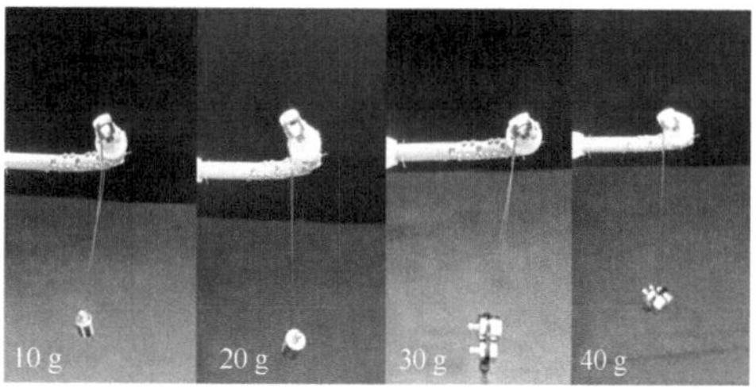

（b）目标点2

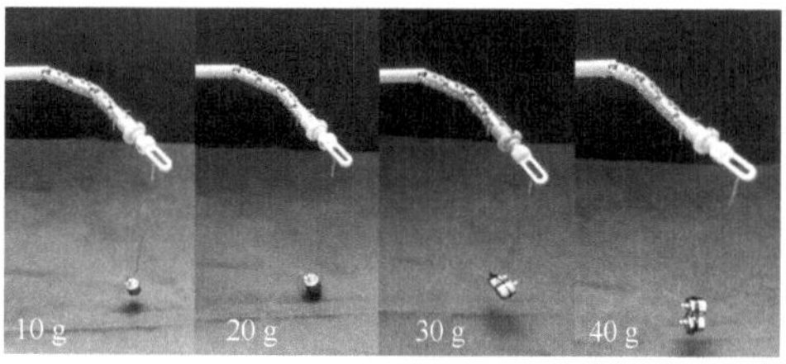

（c）目标点3

图9-9 柔性机器人带载定位精度实验场景

9.2 经尿道前列腺切除手术机器人

经尿道前列腺电切术（transurethral resection of the prostate, TURP）是治疗良性前列腺梗阻

下尿路症状的金标准手术治疗方式。在经尿道电切手术中，医生将电切镜插入患者尿道中到达前列腺处，然后医生用双手把持着电切镜，不断改变插入角度对不同区域进行组织切割。根据熟练程度，这个过程需要 30 ～ 90 min，这对外科医生来说是不小的体力负担。此外，手部的震颤和疲劳可能会增加出血和穿孔的风险。本节介绍一种具有可编程 RCM 约束的主从操作经尿道组织切除机器人系统。系统由一个主端控制台、一个从端七自由度机械臂和一个手术末端执行器组成。手术末端执行器是一个带有电机驱动单元的电切镜。采用 6.5.3 节介绍的可编程 RCM 约束控制方法实现机器人末端电切镜围绕患者耻骨联合部做 RCM 约束下的组织切除。通过实验对机器人系统的运动精度和准确性以及临床可行性进行了评价。结果表明，机器人系统可以以远程方式进行经尿道的组织切除，具有精度高、人机交互性好等潜在优势。

9.2.1 经尿道手术机器人系统设计要求

1. 临床 TURP 流程分析

TURP 是国际公认的治疗前列腺增生（腺体体积为 80 ml）的“金标准”，TURP 场景如图 9-10 所示。在 TURP 手术中，患者以截石位平躺在手术床上，医生手持电切镜面向患者一侧，在内窥镜成像系统的引导下将电切镜经患者尿道插入体内。电切镜（resectoscope）（见图 9-11）是一种将膀胱镜和电切刀组合使用的刚性外科手术器械，该器械主要由外鞘、内鞘、工作单元和膀胱镜组成。外鞘和内鞘经冲洗通道连通并连续灌入甘氯醇或生理盐水等冲洗液，以冲洗血液、尿液和剥落的组织，同时保证膀胱镜成像清晰。内鞘中是工作单元的电极和膀胱镜，工作单元的推动杆连接电极并将其从外鞘中推出和拉回。电极的末端是不同种类的电切环，根据手术需求进行更换。电极通过导线与能量平台连接，电切环在高频电流作用下完成对病变组织的切除。

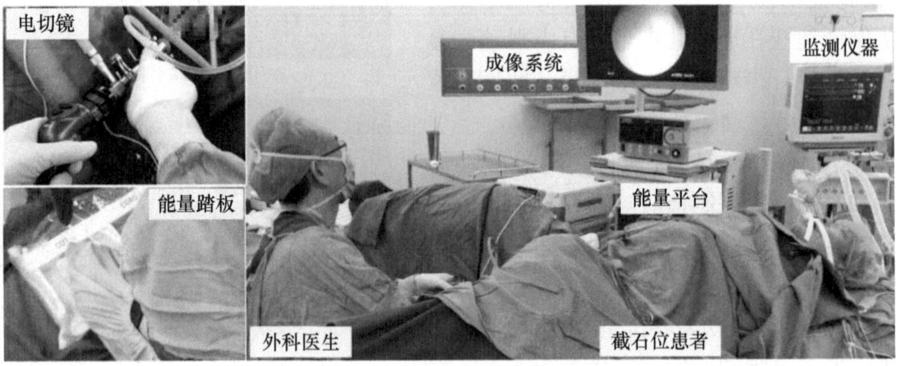

图9-10　TURP场景

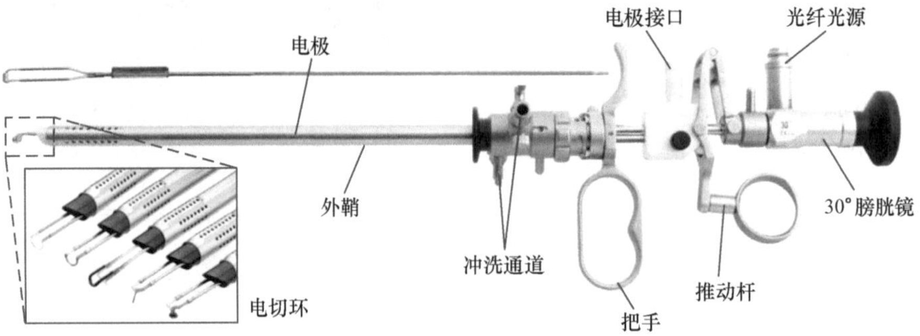

图9-11　电切镜的典型结构

TURP 的几个特点如下：① 电切镜的镜鞘以患者的耻骨联合处作为虚拟支点进行转动，类似腹腔镜手术中的套管（trocar）；② 手术过程中，医生对手术部位的定位和方向必须十分熟悉，要准确把握切割的深度，同时止血技术要求快速准确，要做到眼、手、脚协调配合；③ 手术过程中医生离患侧距离较近，冲洗液伴随着血液和尿液会飞溅到医生的面部和手术服上。本书针对这几个特点进行了分析：① 电切镜的转动过程是否符合微创手术中常见的远心约束运动（RCM 运动）；② 手术过程视野受限且手术质量受医生的经验和技巧影响较大，需采取安全策略来约束电切镜的运动范围以及与人体组织的交互力；③ 需要将医生从床旁解放出来，避免直接和患者接触，减少受感染的风险。

2. 机器人系统设计要求

经尿道手术机器人需要在操作精度、安全性、可靠性、相容性以及消毒等方面满足外科手术的要求，各个国家和国际组织也制订了相应的质量管理体系来规范医疗器械类产品，如美国食品药品监管局的 FDA QSR 820 认证，中国和大多数国家采用的 ISO 13485: 2016《医疗器械质量管理体系用于法规的要求》。与工业机器人不同，经尿道手术机器人的工作任务具有不确定性，工作环境具有非结构化等特点，同时经尿道手术机器人需要介入人体进行手术操作，医生需要根据手术环境和机器人的运动状态不断地做出判断。而且，手术机器人与非技术专业人员的外科医生、患者同处于一个工作空间内，需要考虑手术机器人与手术环境的相容性以及与床旁医务人员的协作性，保证机器人在完成手术操作的同时不会干涉医务人员，能够保障患者和医务人员的安全。此外，还需要考虑手术机器人的卫生消毒问题，设计合适的消毒方式，避免机器人在消毒环境中受损。综上，提出了经尿道手术机器人的系统设计要求，主要有以下 6 个方面。

（1）操作自由度的要求。经尿道手术中电切镜围绕耻骨联合处的虚拟支点进行定点转动，运动满足 RCM 约束。因此，为保证在 RCM 约束下器械末端的空间可达性，需要 4 个自由度：两个器械绕支点的旋转自由度（俯仰和偏转）、一个器械绕自身轴线的旋转自由度（回转）和一个器械沿轴线的平移自由度。

（2）操作方式的要求。在手术过程中，医生一直在患侧操作，工作强度大，生理和心理疲劳带来了操作风险，同时冲洗液混合血液和尿液会对医生造成污染。从人机工程学的角度进行设计时，应当考虑将医生从床旁“解放”出来，以一个相对舒适的姿势来操作机器人完成手术。而从目前商用的微创手术机器人的发展来看，主从操作是最理想的控制方式。

（3）运动精度的要求。在满足操作方式的前提下，经尿道手术机器人的工作空间和运动精度也必须满足一定的要求。在 TURP 中，前列腺外科包膜的平均厚度为 3.75 mm，且作为治疗良性前列腺增生（BHP）的手术界限，切除增生组织时不可超出前列腺外科包膜，否则会造成穿孔。考虑到操作的安全性，从端机器人的定位精度要求在 2 mm 以内，而对于 RCM 点的运动误差应该控制在 1 mm 以内。

（4）主从延迟要求。在手术过程中，为保证主端和从端之间的响应速度，系统的延迟时间不应超过 100 ms。

（5）RCM 点接触力的要求。由于机器人在 RCM 约束下的运动存在一定的误差，实际手术中 RCM 会与人体经尿道入路过程中的组织接触，传统手术中医生能够感知力的大小而进行调整，主从操作方式下需要机器人具备感知能力，结合文献调研和实际测量，该接触力应该小于 5 N。

（6）消毒的要求。在临床手术中，当人体组织受到破坏时，患者遭受感染的概率会比正常情况增加 40%。因此手术需要在无菌环境下进行，但机器人又是机电一体化的产品，无法直接置于预真空蒸汽消毒柜或消毒液中，需要对手术机器人进行分离可拆卸设计，不可拆卸部分采用无菌罩替代消毒，可拆卸部分进行常规消毒处理。

9.2.2 经尿道手术机器人系统总体方案

经尿道手术机器人系统的结构框图如图9-12所示。系统总体方案分为硬件系统和控制系统两部分。机器人硬件系统包括医生控制台1和患侧操作台2两个部分，如图9-13所示。医生控制台主要包括主端操作手4、脚踏板和上位机3。主端操作手将医生的动作转换为控制指令，通过滤波去抖、运动缩放等处理后发送给患侧操作台。不同脚踏板的功能包括使能脚踏板（只有踩下才会使能从端机械臂）、能量平台通断控制。上位机的主要功能包括较高级别的运动算法处理、传感器数据采集及处理、内窥镜图像和机器人状态显示。患侧操作台主要包括了实现可编程RCM约束运动的串联机械臂6、机械臂台车5、用于完成电切操作的末端执行器7以及用于保证安全性的力传感器和内窥镜成像系统。控制台与患侧操作台之间采用局域网通信连接，协议层包含EtherCAT、串口以及UDP。

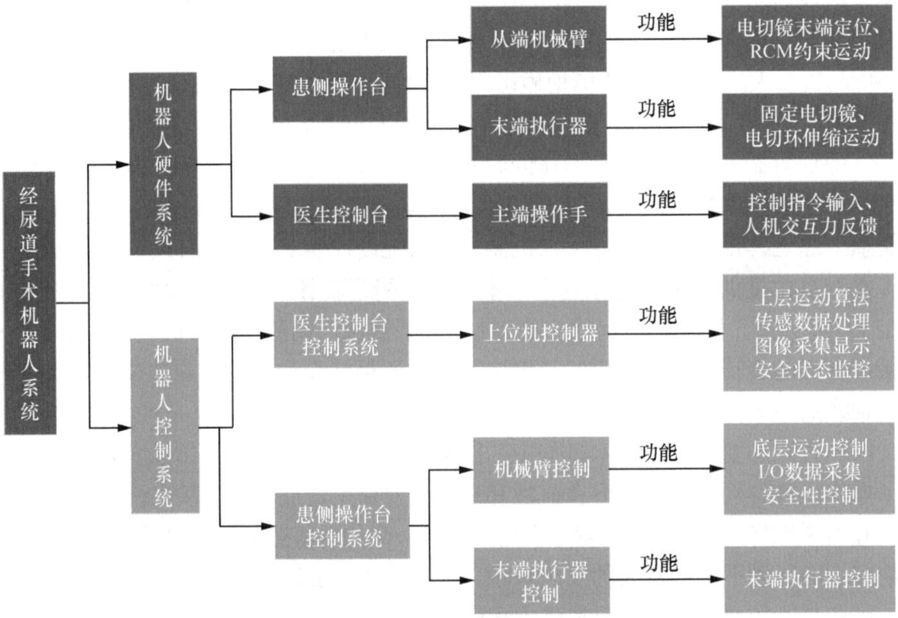

图9-12 经尿道手术机器人系统的结构框架

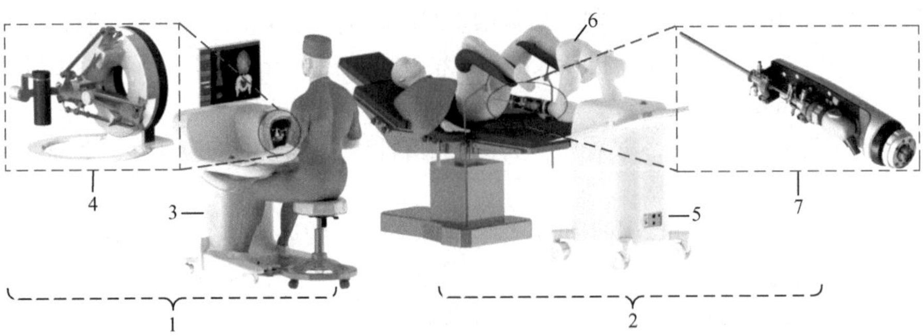

图9-13 经尿道手术机器人硬件系统

1—医生控制台；2—患侧操作台；3—上位机；4—主端操作手；5—机械臂台车；6—串联机械臂；7—末端执行器

机器人系统的操作流程如下。首先，术前采集患者的CT或MR医学图像，进行术前解剖结构的自动分割与建模，提取术前三维模型的点云轮廓，用于术中机器人安全性空间运动约束。其次，完成手术器械与机器人末端执行器的对接工作，在笛卡儿空间的零力拖曳模式下实现术前摆位，使得器械处于合理位置。然后，外科医生通过主端操作手操作从端的机器人在 RCM 约束下完成病变组织的切割。从端机器人带有力传感器，能够实时将力信息反馈至主端操作手，医生控制台的交互界面也能清晰地显示患侧的图像信息和机器人状态，软件控制系统能有效约束机器人的运动，通过一系列的反馈信息辅助医生进行判断和操作，寻找病变组织。当机器人末端执行器对准病变组织后，医生控制电切刀的伸缩和能量平台的通断完成切除操作。最后在患侧医助的操作下将手术器械与机器人系统进行分离，置入三腔导尿管并在囊内注水冲洗。至此，手术完毕。

9.2.3 经尿道手术机器人系统结构设计

1. 患侧操作台整体结构设计

根据设计方案，经尿道手术机器人系统采用主从操作的工作方式，患侧操作台用于执行医生控制台输入的指令动作。患侧操作台主要包括实现 RCM 约束运动的机械臂、机械臂台车以及承载手术器械的末端执行机构。采用 6.5.3 节介绍的可编程 RCM 约束的方式来实现末端手术器械的约束运动。这种方式主要依靠控制算法来实现，优点是结构简单，节省空间，RCM 点的位置可以根据手术的需要灵活配置，与达•芬奇手术机器人等专用的机械式 RCM 约束方式相比，不需要术前被动调整机构。机械臂本体采用了 KUKA LBR Med 7 R800 型号的七自由度机械臂。患侧机械臂台车整体结构设计，如图 9-14 所示。机械臂台车的上端用于连接机械臂和末端执行机构，在医务人员最容易触及的位置设置了急停按钮用于紧急状态停止。LBR Med 机械臂的控制器以及末端执行机构的驱动器和控制电路安装在台车柜体中。患侧操作台通过有线局域网与医生控制台的上位机连接。

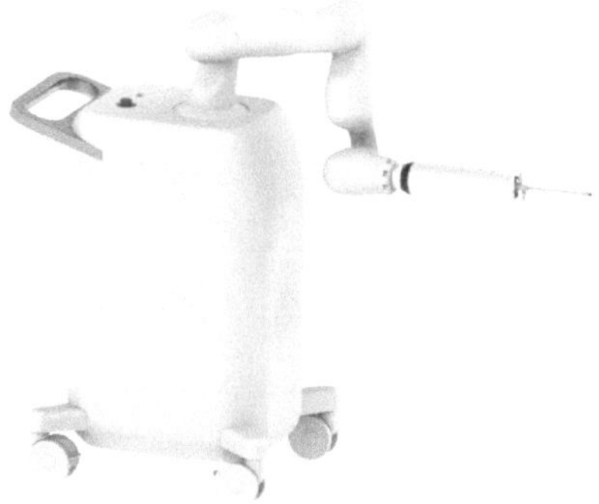

图9-14 患侧机械臂台车整体结构设计

2. 末端执行器设计

目前，经尿道手术机器人的末端执行机构主要包括两种，一种是采用单孔多通道柔性连续臂完成手术操作，这种方式主要受腹腔微创手术机器人的启发，但受尿道直径、手术部位的影响，经尿道手术环境要比腹腔微创环境苛刻，且前列腺和膀胱的活动范围非常有限。这些部位的手术往往不需要完成打结、缝合等灵活度较高的操作，而更在意手术操作精度和手术切除效率。另一种末端执行机构是电切镜。电切镜经过几十年的发展，其切除效率非常高。考虑电切镜的广泛应用，目前已经设计出模块化的末端执行器以兼容现，有人商用电切镜，兼容类型包括常用的单极电切镜、双极电切镜和等离子电切镜。

如图 9-15 所示，电切镜电极穿过工作元件内鞘下方的空心管与电极滑块相连，电极前端的半开口卡扣与内鞘套合，电极滑块在推动杆的推动下带动电极沿内鞘轴线做伸缩运动。因此，末端执行器的主要功能有两个：作为电切镜的载体，实现电切镜和机械臂的连接作用；替代医生实现电切镜的切除动作，复现医生在主控制台的切除动作。

在末端执行器的机构选择上，需要将电机的圆周运动转化为直线运动。常见的机构有曲柄滑块、同步带、凸轮机构、齿轮齿条、滚珠丝杠等，其中滚珠丝杠具有运动平稳、传动效率高、精度高和可靠性高等特点，在医疗设备中应用广泛。同时考虑尺寸结构问题，采用滚珠丝杠机构来实现电切环相对电切镜外鞘的伸缩运动，其结构设计如图 9-16 所示。主要构件及功能包括以下几方面。① 电切镜外鞘冲洗口后侧和内窥镜镜口两个部位通过卡扣锁紧装置与末端执行器进行连接，如图 9-17(a)、(b)所示，该装置在上合盖和支撑块之间、解锁块与支撑块之间分别设计了两组弹簧，可实现快速开合，便于术前快速安装和术中紧急拆卸电切镜。② 电极滑块通过连接件与导轨滑块相连，电极滑块的运动轨迹和导轨滑块一致。③ 丝杠螺母与导轨滑块固连，滚珠丝杠通过联轴器将伺服电机的旋转运动转化为导轨滑块的直线运动，同时在导轨滑块的两侧各安装有一个光电开关，将滑块的运动范围限制在电极滑块的行程内。④ 快换结构通过滚花螺母将末端执行器与法兰连接件锁紧，并将末端执行器内部电线通过电气接口与机械臂内部的走线通道连接，如图 9-17(c)所示。⑤ 零力拖曳按钮可实现术前的摆位工作，将机械臂和末端执行器调整至合适的位姿。⑥ 考虑到手术环境有液体飞溅，末端执行器在设计时要考虑一定的防水等级，因此在基板的边缘设计了防水密封槽，如图 9-17(d)所示，基板和外壳得通过密封橡胶圈连接，螺钉孔也采用密封圈进行防水处理。

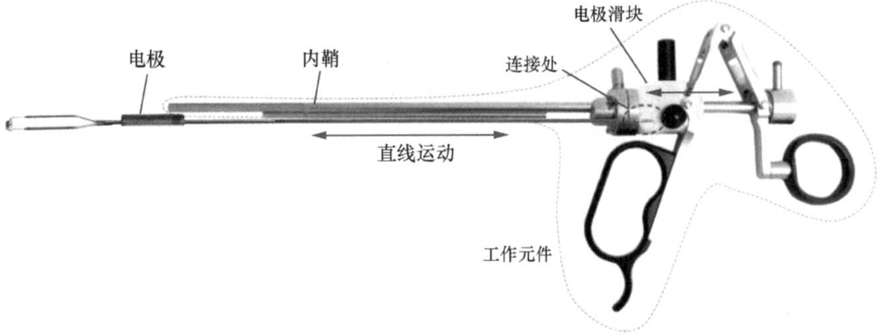

图9-15　电切镜运动分析

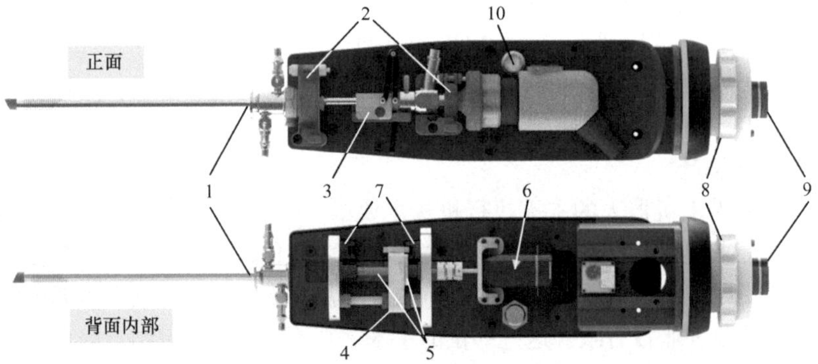

图9-16　末端执行器结构设计及组成

1—电切镜；2—卡扣锁紧装置；3—电极滑块；4—导轨滑块；5—滚珠丝杠和丝杠螺母；6—直流伺服电机；7—光电开关；8—快换结构；9—电气接口；10—零力拖曳按钮

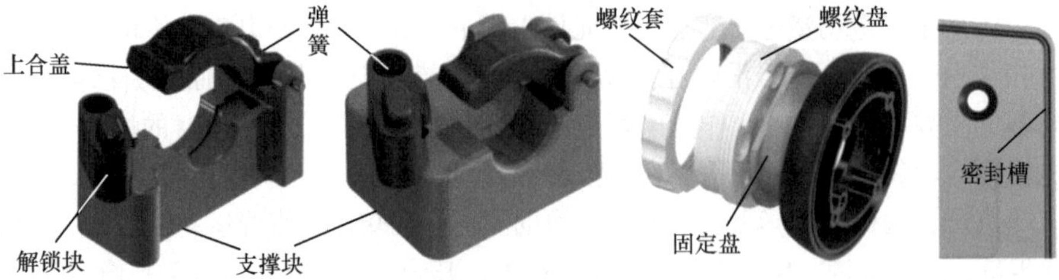

(a) 前卡扣锁紧装置　(b) 后卡扣锁紧装置　(c) 快换结构　(d) 密封槽

图9-17　末端执行器部分构件

3. 经尿道手术机器人主端操作手

经尿道手术机器人采用主从操作的控制方式来完成机器人辅助经尿道手术，这种方式下医生远离手术床，医生的动作通过主端操作手进行采集、转换，然后传送给患侧操作台。同时主端操作手作为和医生直接接触的人机交互设备，需要将患侧操作台与患者的交互信息（视觉信息或力觉信息）自然且真实地作用在医生手部，使医生产生力觉临场感，这种主端操作手也叫力反馈主端操作手（以下简称力反馈主手）。力反馈主手的设计应满足足够的工作空间以及灵活的自由度要求，同时也要考虑人机工程学，构型需要符合人体的动作习惯以增加医生的操作舒适感。

力反馈主手根据构型的不同主要分为串联型、并联型和串并混合型 3 种。串联型力反馈主手一般采用位姿分离的设计以保证运动学求解的准确和高效性。串联型力反馈主手的前 3 个自由度实现笛卡儿空间的定位，后 3 个自由度一般设计为腕关节的构型，实现姿态调整。串联型力反馈主手的特点是工作空间大，运动灵活且运动学求解简单，缺点是机构刚度较差。并联型力反馈主手的尺寸一般比较大，且工作空间相对较小，运动学求解比较复杂，但优点是刚度好，精度高。串并混合型力反馈主手则兼具了两者的优点，在空间定位时采用并联机构，而在姿态调整时采用串联式腕关节机构，且 3 个旋转关节的轴线交于一点，使其逆运动学存在封闭解。本系统采用 Force Dimension 公司的 Omega 7 串并混合型力反馈主手。Omega 7 力反馈主手采用位姿分离式构型设计，包括 7 个自由度，前 3 个自由度由 Delta 并联结构实现，能够实现笛卡儿空间的平移运动。第 4 ～ 6 个自由度由球形腕关节机构实现，3 个枢轴关节的轴线交于一点，如图 9-18（a）所示。在末端柱形握柄上增加了一个抓取自由度（第 7 个自由度），可实现抓手的开合运动。在经尿道手术机器人系统中，Omega 7 力反馈主手的 3 个旋转自由度 α、β、γ 和一个平移自由度 d 用于控制图 9-18（b）所示的从端机械臂实现电切镜（末端执行器）的 RCM 约束运动，第 7 个自由度用于控制电切镜电切环的伸缩运动。

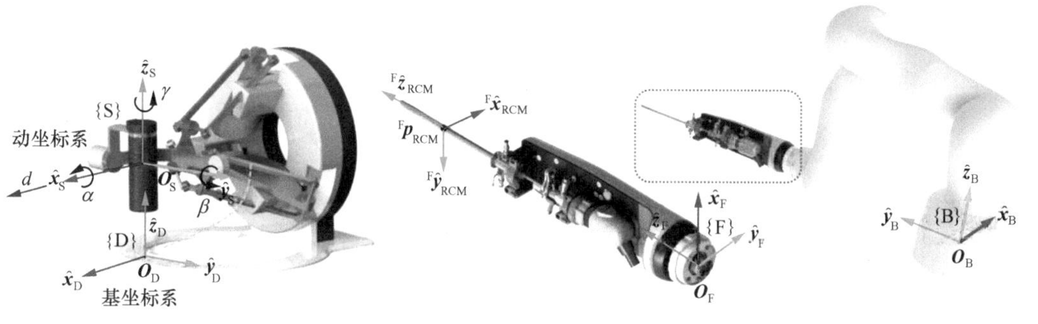

（a）主端Omega7力反馈主手　　（b）从端机械臂及电切镜

图9-18　主端Omega7力反馈主手与从端电切镜RCM约束运动的映射关系

9.2.4 经尿道手术机器人控制系统设计

1. 经尿道手术机器人控制系统硬件结构

经尿道手术机器人控制系统原理及组成如图 9-19 所示。医生控制台主端控制计算机（上位机）和各子模块之间、患侧操作台从端控制计算机（下位机）和各子模块之间、主从控制计算机之间根据系统的实时性、可靠性以及可扩展性要求选择了不同的硬件和接口协议。医生控制台主要包括主端控制计算机，Omega 7 力反馈主手，医用图像显示器、图像采集卡以及急停、踏板等 I/O 设备。Omege 7

力反馈主手和图像采集卡通过 USB 与控制计算机连接，主要实现力反馈设备的人机交互处理、内窥镜图像采集处理、机器人运动状态监控和实时模拟仿真。

患侧操作台主要包括从端控制计算机（下位机）、机械臂控制柜、电机驱动器等，如图 9-20 所示。控制计算机与机械臂控制柜通过 FRI（fast robot interface）协议进行实时通信，控制周期最高可达 1 ms。末端执行器的关节只有一个伸缩自由度，因此电机驱动器和控制计算机直接采用串口 RS232 进行通信。此外系统的电源管理单元设计了不间断电源系统（UPS）以防止因断电带来的手术安全问题。手术末端执行器的电机采用直流有刷伺服电机，配备增量式编码器。

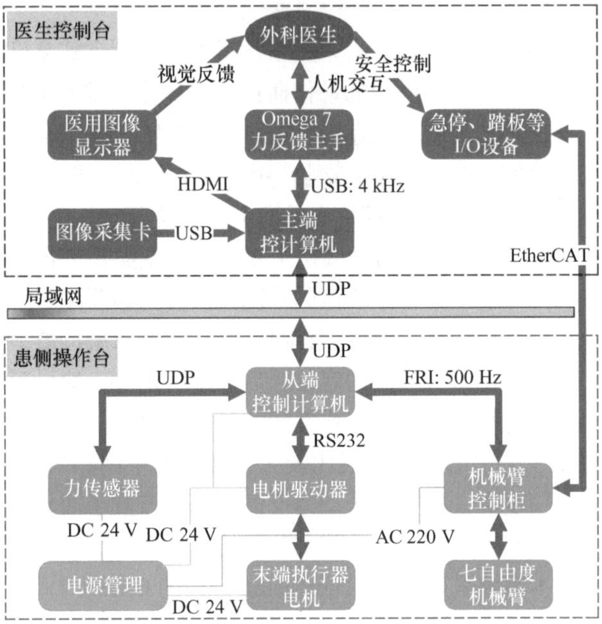

图9-19 经尿道手术机器人控制系统原理及组成

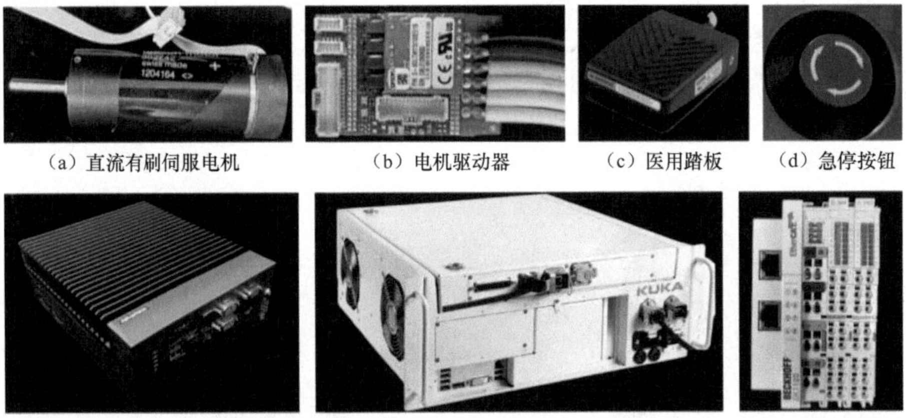

（a）直流有刷伺服电机 （b）电机驱动器 （c）医用踏板 （d）急停按钮

（e）从端控制计算机（下位机） （f）机械臂控制柜 （g）EtherCAT I/O模块

图9-20 经尿道手术机器人从端控制系统硬件

2. 经尿道手术机器人控制系统软件设计

医生控制台控制系统软件的主要任务包括：① 力反馈主手的人机交互控制；② 实现机器人运动状态监控及实时模拟仿真等可视化功能；③ 内窥镜图像信息处理。其中，力反馈主手的人机交互控制主要包括力反馈主手运动信号的采集与处理、基于患侧操作台状态进行力反馈等。机器人运动状态监控及实时模拟仿真等可视化功能可以帮助医生直观地了解患侧操作台的运行状态，以提高手术的准确性和安全性。内窥镜图像信息处理主要将电切镜成像系统的原始图像信息经采集卡传送至主端控制计算机中，然后经过图像处理和信息叠加将其清晰地显示在医生控制台控制系统软件界面（见图 9-21），与患侧成像系统显示画面一致，方便医生寻找方位和待切割组织。

患侧操作台控制系统软件的主要任务包括：① 基于旋量理论的机械臂 RCM 约束运动控制；② 基于导纳模型的机器人柔顺控制；③ 基于术前解剖模型生成虚拟夹具的机械臂空间运动约

束。为保证机器人运动控制的实时性，操作台控制系统软件的运行环境为安装了 Preempt RT 实时内核补丁的 Linux 系统，其特点是中断线程化、自旋锁转互斥锁以及互斥锁的优先级继承，这些特性保证了线程可抢占，任务处理结果具有时间确定性。对于机械臂的运动控制，将力反馈主手的输入指令通过主从映射转化为机械臂空间的 RCM 运动。手术中患者意外的移位会导致机器人与人体组织之间产生过大的接触力。六自由度导纳控制算法能够在保证运动跟踪精度的同时提高接触安全性，当接触力超过一定阈值后机器人表现出柔顺性，降低机器人与患者的接触力。虚拟夹具则确保电切镜的末端工作在安全区域内，避免损伤周围神经和正常组织。

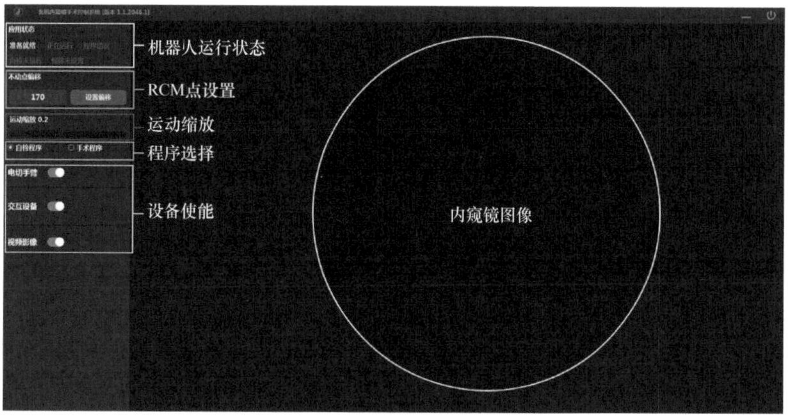

图9-21　医生控制台控制系统软件界面

9.2.5 经尿道手术机器人系统集成与测试

经尿道手术机器人系统样机如图 9-22 所示，该系统主要包括医生控制台、患侧操作台以及图像和能量平台。医生控制台上集成有机器人系统相关设置的控制面板、内窥镜图像以及机器人状态的显示窗口、辅助输入开关（急停、使能等），外科医生通常在医生控制台上操作输入设备来完成微创手术。患侧操作台作为机器人系统的主要执行机构，包含了七自由度串联机械臂、机械臂台车和末端执行器，主要功能为复现外科医生的输入操作，完成对异常组织的切除。图像和能量平台包括内窥镜成像系统和高频能量平台。内窥镜图像通过图像采集卡输入控制系统中，通过图像处理算法显示在软件主界面上。

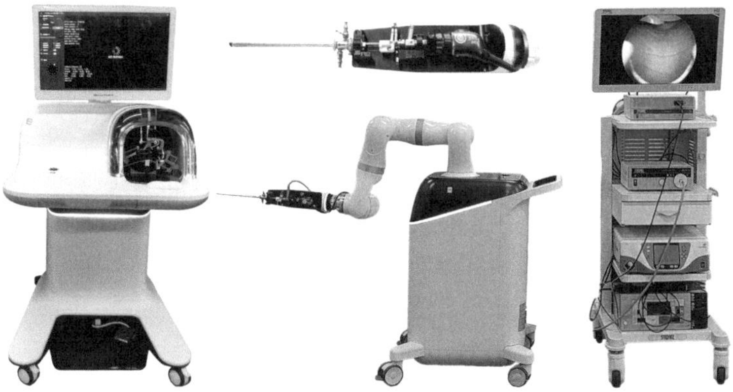

（a）医生控制台　　（b）患侧操作台　　（c）图像和能量平台

图9-22　经尿道手术机器人系统样机

1. 主从操作距离准确度测量

使用高精度测量设备，测量主端力反馈主手移动距离和从端执行器末端移动距离的差值来计算系统的距离准确度。所用测量设备为激光跟踪仪（型号 API R-20 Radian），它能够实时追踪靶球位置。主从操作精度测量系统如图9-23所示，为了提高测量系统的可重复性，在主端引入主端机械臂来替代人手的交互，主端机械臂通过工装与力反馈主手刚性连接。在从端工装和主端工装上安装有靶球托槽，将激光跟踪仪的靶球放在托槽内，可以测量靶球的位置。具体测量流程如下。

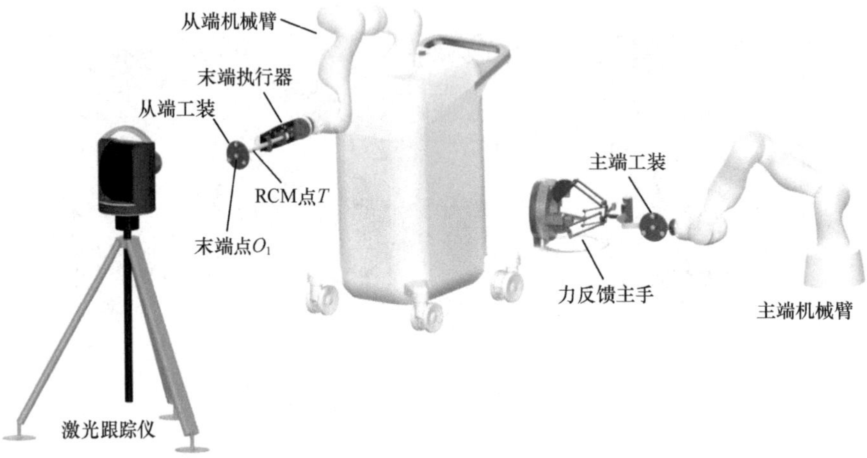

图9-23　主从操作精度测量系统

（1）确定工作空间内的测试位姿。当从端机械臂在初始位置时，用 O_1 表示从端工装的末端点，然后设置 RCM 点位于从端工装轴线上距离末端 30 mm 的 T 点，如图 9-23 所示。此时通过主端机械臂来控制主端力反馈主手的运动，从端机械臂的末端点也随之产生运动，并按照设定的位置在 RCM 约束下从初始位姿的 O_1 点依次到达 A_1、E、B_1、F、C_1、G、D_1、H 点，如图 9-24 所示。与这些测试点对应的主端输入位姿分别是 A'_1、E'、B'_1、F'、C'_1、G'、D'_1、H'，具体值如表 9-6 所示，其中 Δd 表示主端相对初始位姿的位置增量，$\Delta\alpha$、$\Delta\beta$、$\Delta\gamma$ 表示主端相对初始位姿的姿态增量。

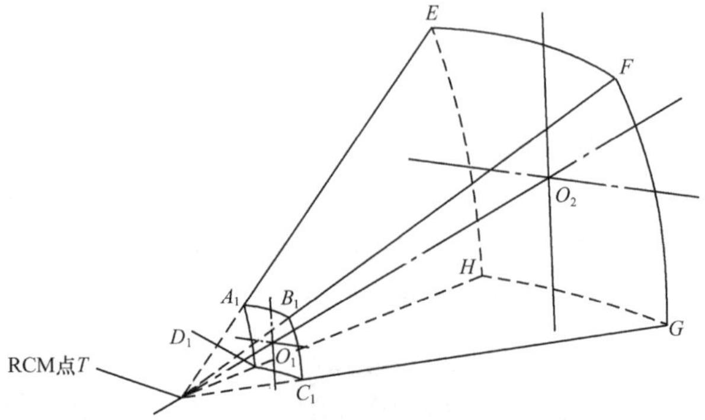

图9-24　从端测量的位姿点以及不动点的设置

表9-6　与从端测试位姿对应的主端输入位姿

输入位姿	Δd/mm	$\Delta\alpha$/（°）	$\Delta\beta$/（°）	$\Delta\gamma$/（°）
A'_1	0	45	20	20
E'	90	45	20	20
B'_1	0	45	20	−20
F'	90	45	20	−20

续表

输入位姿	Δd/mm	$\Delta\alpha$/（°）	$\Delta\beta$/（°）	$\Delta\gamma$/（°）
C_1'	0	45	−20	−20
G'	90	45	−20	−20
D_1'	0	45	−20	20
H'	90	45	−20	20

（2）平移距离测量。用主端机械臂将主端力反馈主手移动到位姿 A_1' 并保持不动，此时从端末端执行器移动至 A_1 处，用激光跟踪仪测量主端靶球的位置 $(x_{A_1'}, y_{A_1'}, z_{A_1'})$ 和从端靶球的位置 $(x_{A_1}, y_{A_1}, z_{A_1})$。以同样的方式测量 E' 和 E 点位置的坐标值，分别记为 $(x_{E'}, y_{E'}, z_{E'})$ 和 (x_E, y_E, z_E)。计算主端 A_1' 到 E' 的距离 d_M 和从端 A_1 到 E 的距离 d_S。以上过程重复 n 次。

（3）计算主从距离误差。主从操作下距离误差按照以下公式计算。

$$主从距离误差 = |\bar{d}_S - \bar{d}_M / k| \tag{9-18}$$

其中，$\bar{d}_M = \frac{1}{n}\sum_{i=1}^{n} d_{M_i}, \bar{d}_S = \frac{1}{n}\sum_{j=1}^{n} d_{S_j}$；$k$ 为主从映射比例，取 $k=1$，$n=10$。

重复步骤（1）～（3），分别对 B_1F、C_1G、D_1 线段进行测量。

2. 距离准确度测量结果

按上述方法对经尿道手术机器人主从操作下的距离误差进行测量，共测量了 10 组数据，每组对工作空间内的 4 条线段进行测量并求取平均值。图 9-25 所示为测量的主端和从端移动距离数据对比，可以看出，当输入移动距离指令为 $\Delta d = 90$ mm 时，主端和从端的移动距离都存在一定的误差。主端的移动距离误差是由主手和主机械臂的误差引起的，它和从端移动距离的差值反映了主从操作下的距离准确度。图 9-26 所示为 10 组数据的主从距离误差统计。可以看出，这 10 组主从移动距离的平均误差都在 0.5 mm 以内，组内线段的移动距离误差最大值为 0.71 mm，取所有组的误差平均值 0.39 mm 作为主从操作下的距离准确度。

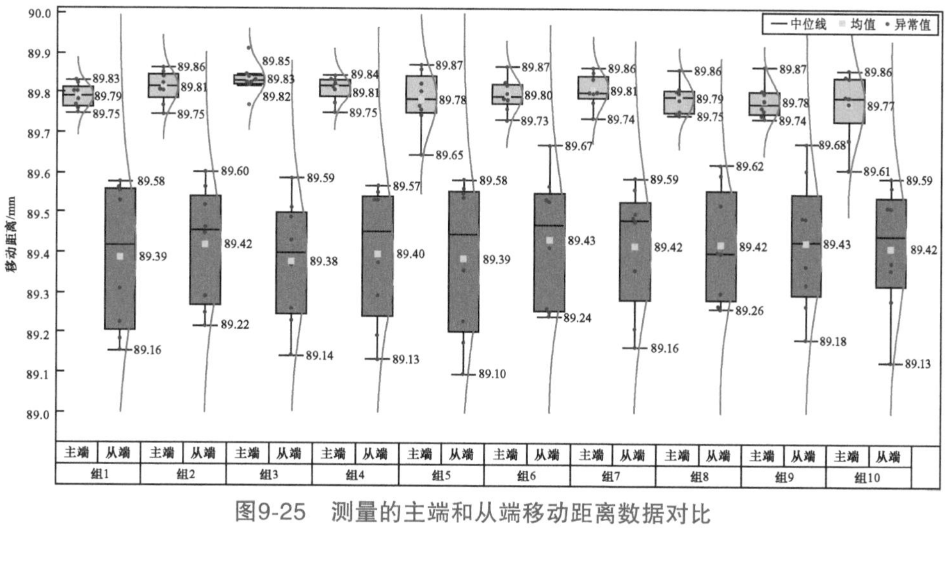

图9-25　测量的主端和从端移动距离数据对比

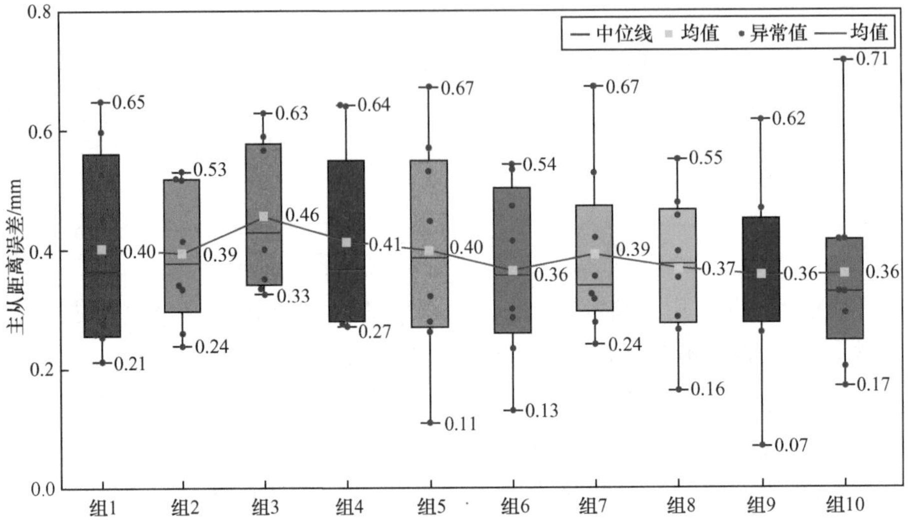

图9-26　10组数据的主从距离误差统计

3. 主从操作 RCM 准确度测量

主从操作 RCM 准确度的测量方法与距离准确度的测量方法类似，通过主端机械臂控制力反馈主手运动，进而映射为从端机械臂的 RCM 运动。通过测量从端机械臂在不同的位姿下工装轴线到不动点的距离来表示 RCM 的准确度。具体测量步骤如下。

（1）工装轴线的测量。如图 9-27 所示，在从端工装上以靶球 1 到靶球 3 之间的向量作为 x 轴，以靶球 3 到除靶球 1 之外的任意靶球之间的向量和 x 轴做叉乘可得到 z 轴（3 个靶球所在平面的法向量）。z 轴就是工装轴线的方向向量，再结合靶球 3 的坐标，就可以确定工装轴线的空间位置，用 $(\boldsymbol{p},\boldsymbol{s})$ 表示，其中 $\boldsymbol{p}$ 为靶球 3 的坐标，$\boldsymbol{s}$ 为工装轴线的单位方向。在初始位置时，RCM 点的坐标可以计算为 $\boldsymbol{p}_{\mathrm{rcm}}=\boldsymbol{p}-t\boldsymbol{s}$，其中 t 为 RCM 点距离工装末端的偏移，本实验中设为 $t=30$ mm。

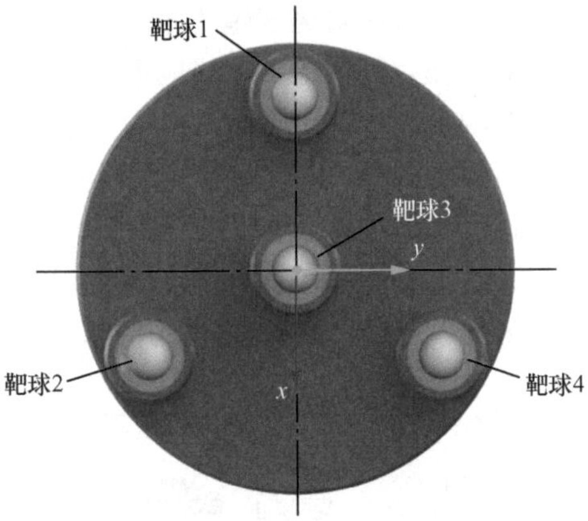

图9-27　从端测量坐标系的建立

（2）确定工作空间内的测试位姿。将从端机械臂运动到初始位姿，即从端工装末端点运动到 O_1 点。根据表 9-6 所示选取与初始位姿相关的主端力反馈主手的测量位姿 A'_1、E'、B'_1、F'、C'_1、G'、D'_1、H'，通过主端机械臂带动力反馈主手运动，从端工装末端相应地到达图 9-24 所示的 A_1、E、B_1、F、C_1、G、D_1、H 点。

（3）测量 RCM 点到工具轴线的距离。当从端机械臂带动从端工装末端点运动至 A_1 点时，根据步骤（1）计算工装轴的轴线，并计算 RCM 点到轴线的距离，记为 d_{A_1}。依次测量 E、B_1、F、C_1、G、D_1、H 位姿下 RCM 点到工装轴线的距离 d_E、d_{B_1}、d_F、d_{C_1}、d_G、d_{D_1}、d_H。计算 RCM 不动点到工具轴距离的平均值：

$$\bar{d}=\frac{d_{A_1}+d_E+d_{B_1}+d_F+d_{C_1}+d_G+d_{D_1}+d_H}{8} \tag{9-19}$$

将 $\bar{d}$ 作为本次测量的 RCM 误差。

4. RCM 准确度测量结果

对工作空间内的 RCM 点的误差进行测量，分别测量了 5 组数据，每组数据内测量 8 个位姿点。图 9-28 所示为测量结果，从端机械臂运动到 8 个顶点位姿后，RCM 点到工装轴线的平均误差为 0.51 mm，最大值为 0.99 mm，小于 1 mm 的设计要求。

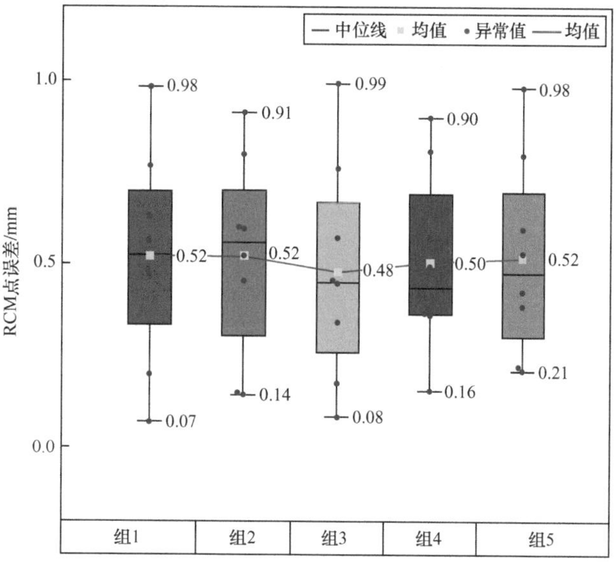

图9-28　RCM点准确度测量结果

5. 主从操作延时测量

为了测量主从操作延时，在主端工装下方和从端工装下方各安装了一个激光位移传感器，如图 9-29 所示。在同一时间基准下测量主端开始运动到从端开始运动之间的延迟。测量方法如图 9-30 所示，具体测量步骤如下。

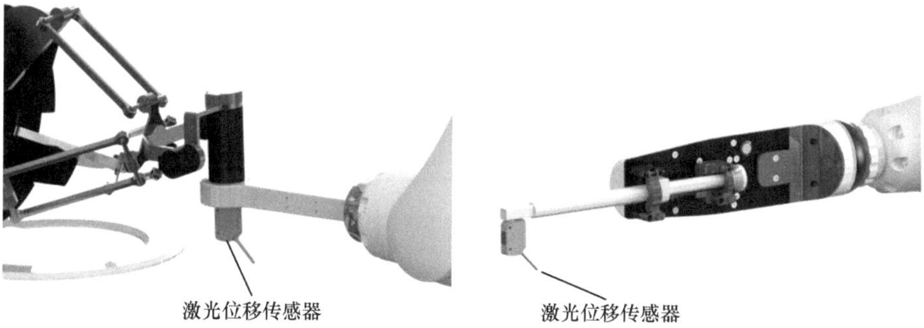

（a）主端　　（b）从端

图9-29　使用激光位移传感器测量主从操作延时

（1）安装主端和从端激光位移传感器，将两个激光位移传感器连接到同一个示波器通道上用于同步记录数据。

（2）通过主端机械臂控制主端力反馈主手在 200 ms 内从静止加速到 65 mm/s，并在该速度下沿力反馈主手的 x 轴匀速运动，再在 200 ms 内减速到静止状态，总行程为 60 mm。

（3）根据示波器读数测量主端和从端激光位移传感器的位移变化曲线。激光位移传感器在位移 D 从 0 mm 到 60 mm 的变化过程中，示波器的电压变化量 U 为 4.28 V，按照线性变化计算，电压位移转化参数 $K_m=D/U$，则可以从示波器的电压变化读出激光位移传感器的位移变化。

（4）记录主端开始运动的时间为 t_1，从端开始运动的时间为 t_2，则启动延时为 t_2-t_1。

（5）根据主端和从端的时间－位移曲线，当主端和从端的位移变化曲线斜率相等时，分别记录主端和从端对应的时间 t_3 和 t_4，则将 t_4-t_3 作为跟随延时。

（6）重复测试 5 次，取测量结果的平均值作为启动延时和跟随延时。

6. 主从操作延时测量结果

实验过程中示波器显示的延时测量曲线如图 9-31 所示，从曲线数据计算出主端和从端位移传感器电压变化时的时间差作为启动延时，计算主端和从端的时间－位移曲线斜率相等时的时间差作为跟随延时，结果如表 9-7 所示。取 5 次测量结果的平均值，主从操作的启动延时为 56.8 ms，跟随延时为 84 ms。

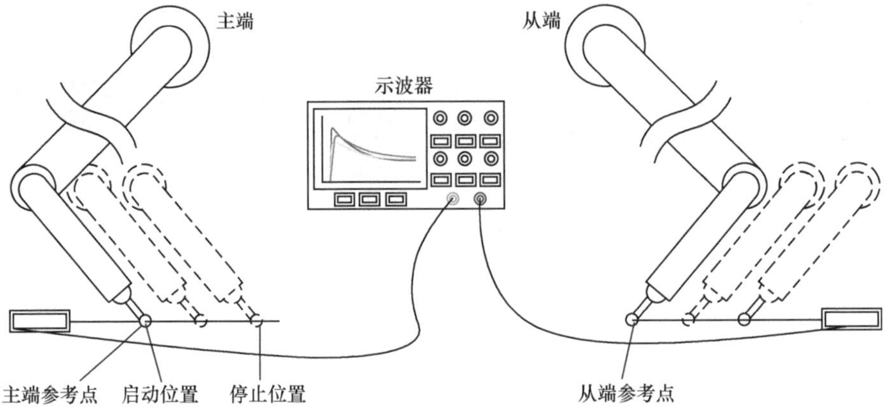

图9-30　主从操作延时测量

表9-7　主从操作延时测量结果　（单位：ms）

延迟项	组号					平均值
	1	2	3	4	5	
启动延时	40	58	58	62	66	56.8
跟随延时	80	80	86	94	80	84

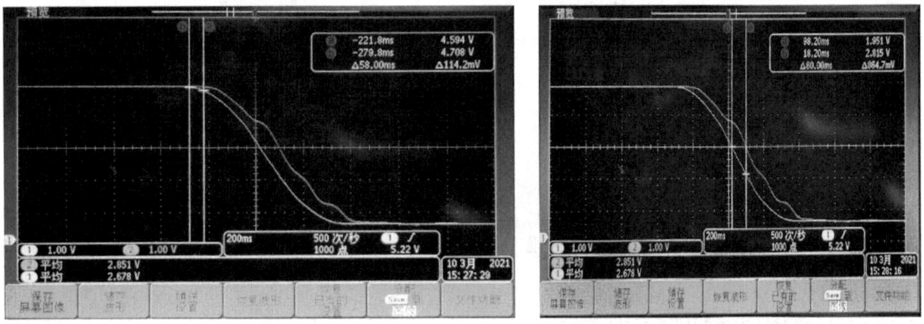

（a）启动延时　（b）跟随延时

图9-31　延时测量曲线

9.2.6　动物器官体外实验

为了模拟临床手术环境，采用动物器官体外实验模型进行了经尿道手术机器人的模型实验。如图 9-32 所示，动物器官体外实验模型主要由支撑外壳、工作部件、动物内脏组成。工作部件主要由一根管道和球形铰组成，球形铰用于模拟耻骨联合部。通过动物内脏（猪心脏和大肠）缝制的器官模型用于模拟泌尿系统尿道、前列腺、膀胱。实验所用仪器和手术器械包括：双极电切镜（型号：SMNKJ，司迈）、内窥镜成像系统（型号：TC300，卡尔史托斯）、高频能量平台（型号：ESG-400，奥林巴斯）。动物器官体外实验的实验过程如下。

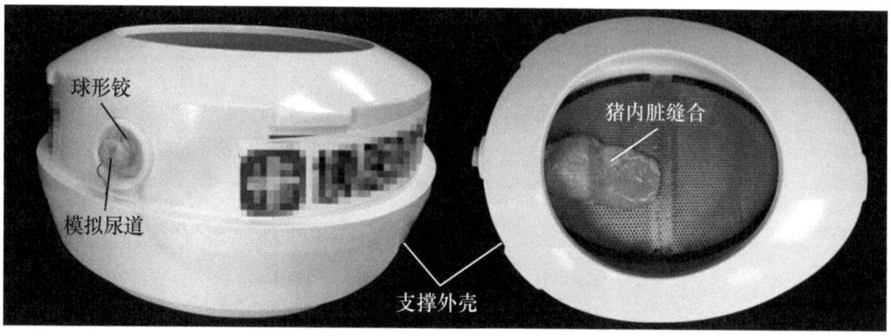

图9-32 动物器官体外实验模型

（1）如图 9-33 所示，本次将双极电切镜安装在经尿道手术机器人末端执行器上。按照模型和手术机器人的摆位，设定 RCM 点的位置为距电切镜尖端 15 cm 处。通过零力拖曳模式引导电切镜镜鞘插入模型尿道中。调试好冲洗通道，保证内窥镜视野清晰。

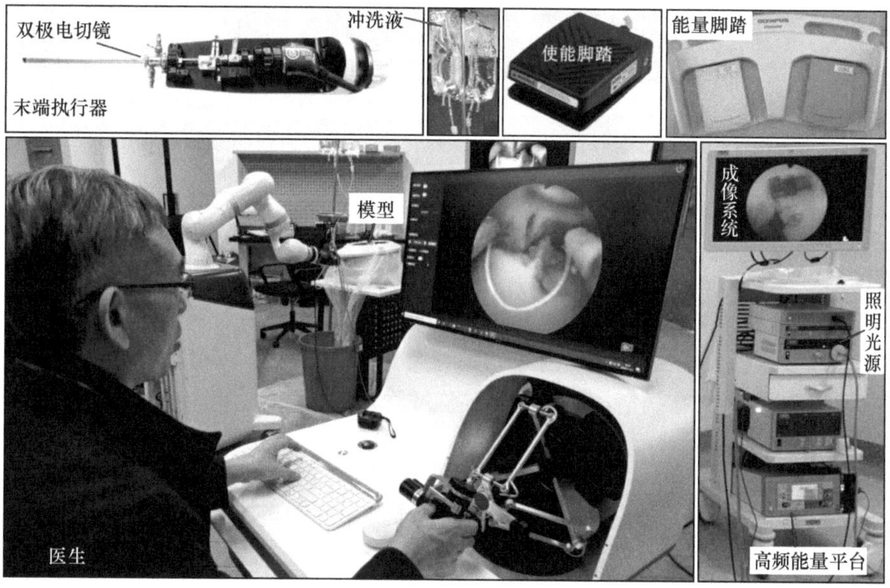

图9-33 动物器官体外实验

（2）打开循环冲洗通道，操作者通过显示屏上的图像观察内窥镜电切环的方位，踩下使能控制踏板，操作力反馈主手控制从端机械臂运动，不断调整角度寻找目标切除组织。确定目标组织后，扣动主手的扳机推出电切环，踩下能量通断踏板，与电切环协同动作切除目标组织。

（3）完成目标组织的切除后，通过快卸装置分离电切镜，将电切镜工作单元从电切镜上取下，将冲洗器接入外鞘，然后将切除的组织样本冲出外部。该收集过程与传统手术一致。

（4）实验完成后，将电切镜从模型内拔出，对内窥镜图像记录的切割过程进行影像分析，并对采集的样本进行称重和大小分析。

图 9-34 所示为动物器官体外实验模拟前列腺增生组织切除的过程。图 9-34（a）～（c）所示为切除前组织的形态；图 9-34（d）～（f）所示为切除过程，每次切除的厚度在 2 ～ 3 mm；图 9-34（g）～（i）所示为切除后组织的形态，可以看出前图中白色组织已经被完全切除到达了肌肉层（说明切割深度达到要求），且切除创口平整。

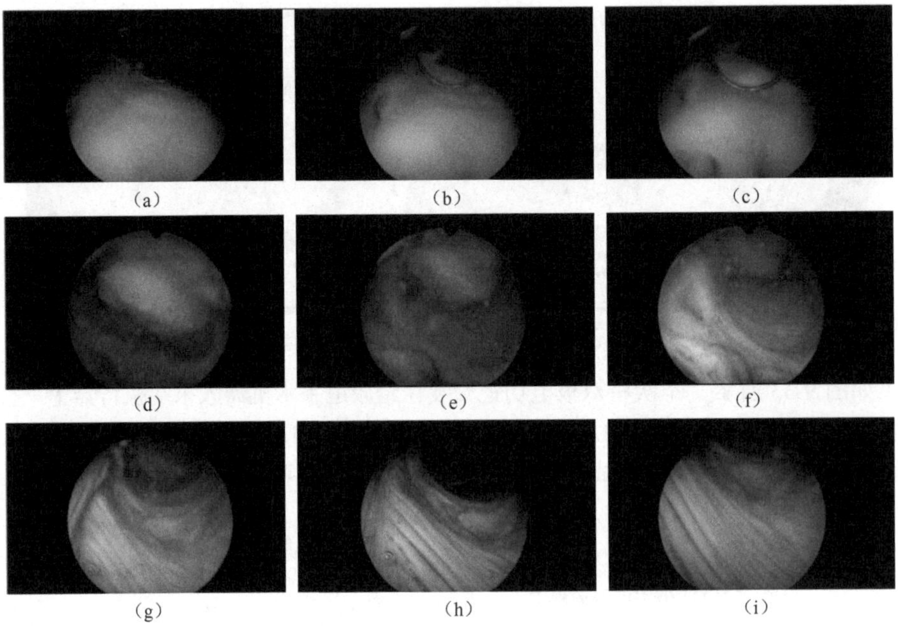

图9-34 动物器官体外实验模拟前列腺增生组织切除的过程

9.3 图像引导下的脑室穿刺手术机器人

脑室穿刺引流手术（external ventricular drainage, EVD）是一种神经外科术式，通过从外部打开通向脑室区域的通路来降低颅内压，是对大脑创伤患者的一种急救措施。因脑积水引起严重颅内压增高的患者，在病情危重，发生脑疝或昏迷时，应采用脑室穿刺和引流作为紧急减压抢救措施[2]，为进一步诊疗创造条件。脑室内有出血的患者，穿刺引流血性脑脊液可减轻脑室反应及防止脑室系统阻塞[3]。脑室穿刺引流手术在急救医学[4]、神经病学[5]、肿瘤学[6]、儿科学[7]等医学领域有广泛应用。其中在急救医学领域中，脑室穿刺引流手术是创伤性脑损伤（traumatic brain injury, TBI）的最主要急救手段[8]。本节介绍一种图像引导下的主从脑室穿刺手术机器人系统。

9.3.1 总体方案设计

脑室穿刺手术机器人系统的组成如图9-35所示，由术前规划系统、七自由度手术机械臂、穿刺执行器系统以及视觉导航系统4个子系统组成。术前规划系统负责穿刺路径规划。七自由度手术机械臂负责控制穿刺执行器的位置和姿态。穿刺执行器系统由从端穿刺执行器和主端力反馈交互设备组成，负责穿刺力反馈和

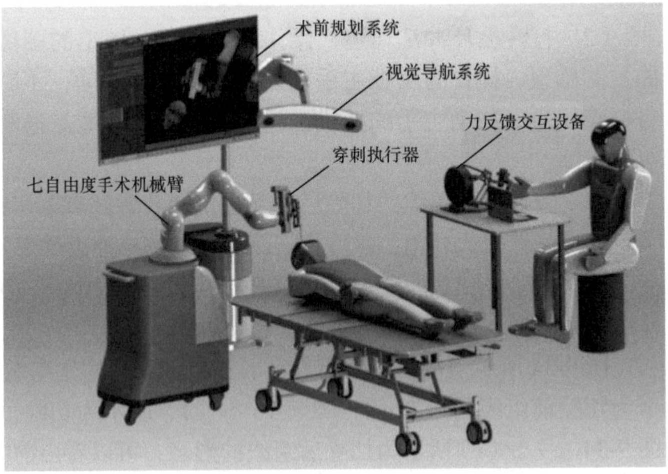

图9-35 脑室穿刺手术机器人系统的组成

穿刺动作。视觉导航系统由双目视觉相机以及固连在机械臂末端和手术对象上的视觉标志物组成，负责穿刺过程的视觉引导。

9.3.2 穿刺执行器系统设计

1. 穿刺执行器机构设计

穿刺执行器机构如图 9-36(a)所示，包括执行脑室穿刺钻孔的旋转电机、实时测量穿刺力的力测量模块、颅钻以及连接机械臂法兰的快速连接装置。穿刺执行器机构具有两个自由度，分别是颅钻的旋转和直线进给。颅钻的旋转采用无刷电机通过联轴器直接带动颅钻旋转。颅钻旋转电机固定在力测量模块的力传感器接触块上。力传感器接触块与直线轴承固连，能相对固定在底座上的导轨滑动。力传感器接触块两端固定力传感器，通过预紧力调节支架使两个力传感器与力传感器接触块紧密接触并保持一定的预紧力。直流电机驱动控制直线进给运动的进给机构，进给机构包括同步带传动、丝杠螺母机构、光电限位开关，并留有螺纹孔用于固定视觉标志物。穿刺执行器系统通过快速连接装置与机械臂连接。

2. 穿刺力测量与反馈

力测量模块如图 9-36(b)所示，采用差分法测量穿刺力。力传感器接触块与力传感器接触并有预紧力。在穿刺时颅钻受到轴向的反作用力，传导到与之固连的力传感器接触块上，与力传感器接触块固连的直线轴承与导轨之间产生微小位移，造成有预紧力的两端力传感器读数的变化。这样与滑块接触的两个力传感器可以根据差分法测量穿刺力。相对于颅钻穿刺力和颅钻的进给量，直线轴承与导轨之间的摩擦力与力传感器的形变可以忽略。在忽略力传感器形变和摩擦力的情况下，穿刺执行器机构在穿刺前后的工作状况可以视为斜面滑块模型，穿刺受力分析如图 9-36(c)所示。F_1、F_2 分别是两端力传感器的读数。G 是滑块及固连在滑块上的钻头整体的重力，将其沿斜面方向的分力记作 G_1。F 是钻骨时受到的轴向穿刺力，在未钻骨时值为零。

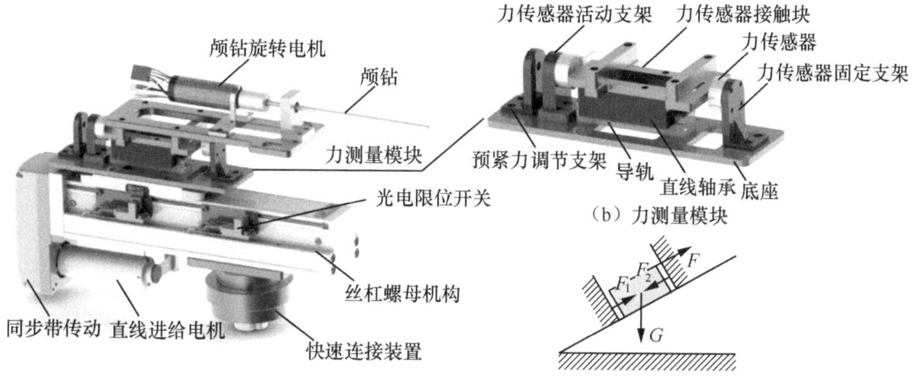

(a) 穿刺执行器机构　(b) 力测量模块　(c) 穿刺受力分析

图9-36 穿刺执行器

在手术过程中，机器人首先在视觉引导下到达规划的穿刺位置，做好穿刺准备。这个状态下力传感器的读数分别记作 F_{10} 和 F_{20}，重力在斜面上的分量记作 G_1，则沿斜面方向的力学关系为

$$F_{10} = G_1 + F_{20} \tag{9-20}$$

在穿刺过程中，由于姿态不变，只是钻头进给，所以 G_1 不变。沿斜面方向的力学表达式为

$$F_{11} + F = G_1 + F_{21} \tag{9-21}$$

其中，F_{11} 和 F_{21} 为穿刺过程中压力传感器的实时读数。整理可得实时穿刺力 F 的表达式为

$$F = (F_{21} - F_{20}) - (F_{11} - F_{10}) \tag{9-22}$$

由式（9-22）可以实时计算穿刺力，并通过主端的力反馈交互设备反馈给操作者。

9.3.3 控制系统架构

穿刺手术要求穿刺执行器对操作者的输入有快速精准的反应，因此穿刺执行器电机的控制总线采用高性能 EtherCAT 总线[9]。EtherCAT 是一种基于以太网的现场总线系统，是一种实时工业以太网，在现场总线的基础上兼备以太网的高带宽、灵活的拓扑结构与低成本等优势[10]。控制系统架构如图 9-37 所示。下位机控制器是一个工控机，搭载 Xenomai 实时扩展的 Linux 3.14 双内核操作系统，采用 IgH[11] EtherCAT 协议栈作为主栈。电机驱动器作为 EtherCAT 从站，接受主站的周期性控制指令驱动电机带动穿刺执行器运动。上位机负责视觉伺服和人机交互力反馈，将运动控制指令通过 UDP 通信发送给下位机控制器。

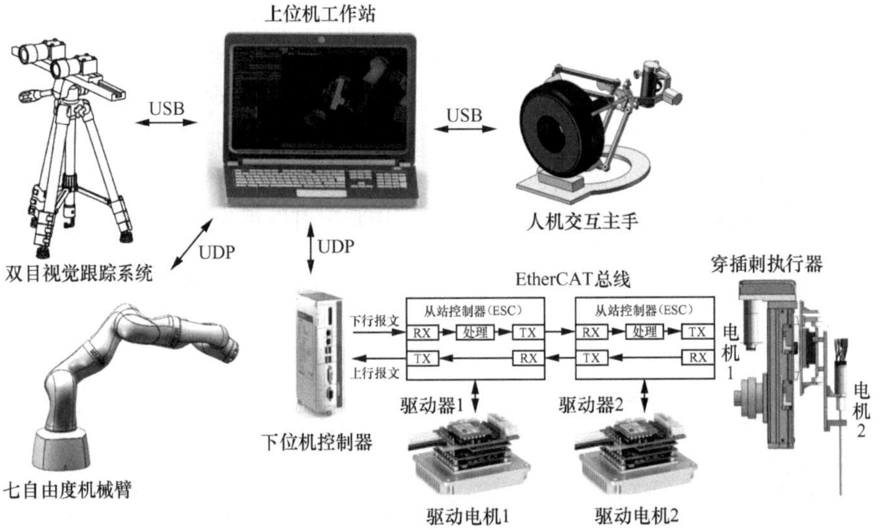

图9-37　控制系统架构

9.3.4 机械臂运动控制

穿刺操作的进给过程由穿刺执行器以人在环的主从控制形式实现。但如何将穿刺执行器定位到术前规划的位置和姿态就需要通过机械臂的运动控制来实现。机械臂的笛卡儿空间路径规划实际上是根据术前规划的穿刺执行器穿刺起始位姿进行运动学反解，解得对应关节空间变量的值并用轨迹规划的方式实现机械臂的平滑运动。

对于七自由度机械臂，由于关节空间自由度大于笛卡儿空间自由度（六自由度），理论上存在无穷组运动学反解[12]。考虑到该机械臂具有球形－旋转－球形（S-R-S）[13] 的特殊几何结构，具有闭合形式的运动学反解，故采用位置的解析反解实现路径规划。S-R-S 结构的机械臂最后 3 个关节的轴相交于公共角点，即具有球形腕部，这种结构的机械臂逆运动学问题可以解耦为腕部位置和方向逆运动学子问题。采用 Wang 等[14] 提出的避免关节极限的七自由度 S-R-S

构型机械臂逆运动学数值稳定算法，将S-R-S构型的臂角作为冗余参数，从而使反解在冗余参数固定时唯一确定。同时将关节空间的奇异条件映射到臂角空间，作为冗余参数选择的约束条件，从而以数值稳定算法完成机械臂逆运动学求解。

9.3.5 术前规划系统

1. 基于多模态影像融合的颅骨建模

脑部病灶信息的获取通常借助的是CT图像和MRI图像。CT和MRI这两种模态的成像原理不同，CT对颅骨显影清晰，MRI对脑软组织成像明显，因此分别从CT图像三维重建颅骨、从MRI图像重建大脑软组织。将两种模态图像配准可充分利用各模态图像优势，既可获得准确的颅骨三维信息，也可获得直观的大脑皮层三维信息。

在CT图像中先采用阈值法进行初始分割，然后使用孔洞填充、开操作、连通分量提取等[15]形态学方法处理更精细边缘分割及连通性问题，获得颅骨三维模型。采用自微调的3D U-Net神经网络[16]分割MRI图像中的大脑，从而获得大脑三维模型。颅骨CT模型和大脑MRI模型如图9-38(a)所示。采用基于B样条变换的可变形配准[17]将颅骨CT和大脑MRI图像配准，如图9-38(b)所示。在配准后的模型上就可进行直观的术前穿刺路径规划。

2. 术前穿刺路径规划

在传统的脑室穿刺手术中，医生直接在CT图像上观察脑室位置，进行穿刺路径规划，操作缺乏直观性且容易误伤其他组织。使用手术规划系统可以在三维模型上进行穿刺路径规划，操作直观简便。合适的脑室穿刺通路要求钻头垂直于头骨表面，如图9-38(c)所示，钻头延长线到达脑室并不对其他脑组织造成破坏。因此，医生可以在多个截面中不断调整钻头位姿，使穿刺通路在空间中满足要求。

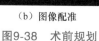

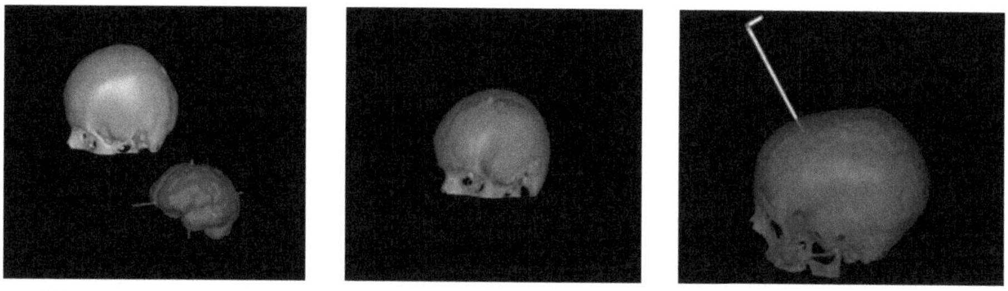

（a）颅骨CT模型和大脑MRI模型　（b）图像配准　（c）穿刺路径规划

图9-38 术前规划

9.3.6 视觉导航系统

视觉导航系统的核心设备是一个双目视觉跟踪定位系统，使用该系统完成空间配准和视觉伺服导航。

1. 三维空间配准

为了将术前图像空间规划的穿刺路径准确映射到术中机器人操作空间，需要将图像模型坐标系变换到固连在患者身上的视觉标志物空间坐标系下，即完成图像配准。穿刺执行器上也安装有视觉标志物，这样通过视觉系统就可以求出与穿刺执行器固连的机械臂的运动变化量，从而控制机械臂运动。双目相机如图9-39(a)所示，它能够跟踪定位图9-39(b)所示的视觉探针尖端和图9-39(c)所示的视觉标志物。将两个视觉标记物分别固连在患者身上和机器人末端，就可以实时计算两者之间的相对位姿。使用视觉探针尖端划取患者头部表面，记录探针尖端在患者视觉标志物中的坐标，获得点云形状。最后使用点云配准算法[18]将点云与术前模型匹配，从而实现图像空间坐标系与患者视觉标志物坐标系的统一（三维空间配准），如图 9-39(d) 所示。完成三维空间配准后，术前规划的穿刺路径就可以转化到机器人任务空间。双目视觉系统跟踪的末端穿刺执行器和患者之间的相对关系可以实时映射到术前图像空间，实现术中可视化导航。

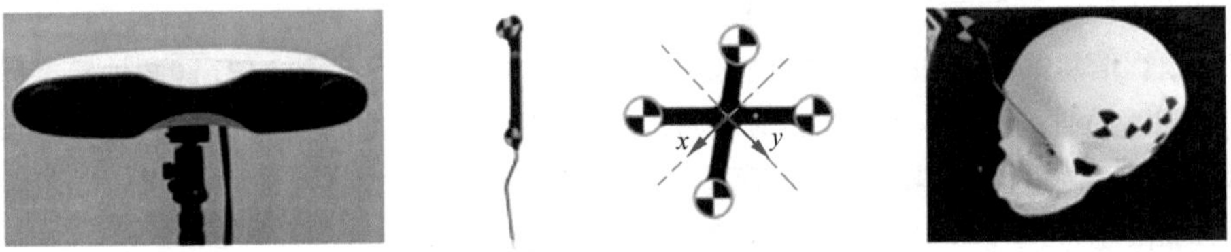

（a）双目相机　（b）视觉针探　（c）视觉标志物　（d）三维空间配准

图9-39　双目视觉跟踪

2. 术中视觉伺服

术中视觉伺服原理如图 9-40 所示。其中 $\{O_{\mathrm{TCP}}\}$ 为机器人末端工具坐标系的当前位置，$\{O_{\mathrm{M_F}}\}$ 为机器人末端的视觉标志物坐标系，$\{O_{\mathrm{C}}\}$ 为相机坐标系，$\{O_{\mathrm{M_B}}\}$ 为患者视觉标志物坐标系，$\{O_{\mathrm{M}}\}$ 为图像空间坐标系，$\{O_{\mathrm{VTCP}}\}$ 为 $\{O_{\mathrm{TCP}}\}$ 的期望位置。上述坐标系之间的转换关系如下：${}^{\mathrm{TCP}}_{\mathrm{M_F}}\boldsymbol{T}$ 是机器人末端的视觉标志物坐标系相对于机器人末端工具坐标系的位姿变换矩阵，由手眼标定方法[19]得到；${}^{\mathrm{C}}_{\mathrm{M_F}}\boldsymbol{T}$ 是固定于机器人末端的视觉标志物坐标系相对于相机坐标系的位姿变换矩阵；${}^{\mathrm{C}}_{\mathrm{M_B}}\boldsymbol{T}$ 是患者视觉标志物坐标系相对于相机坐标系的位姿变换矩阵；${}^{\mathrm{M_B}}_{\mathrm{M}}\boldsymbol{T}$ 是图像空间坐标系相对于患者视觉标志物坐标系的位姿变换矩阵，可以通过前述空间配准方法得到；${}^{\mathrm{M}}_{\mathrm{VTCP}}\boldsymbol{T}$ 是机器人末端工具坐标系相对于图像空间坐标系的位姿变换矩阵，在术前规划阶段给出。根据链式法则，有

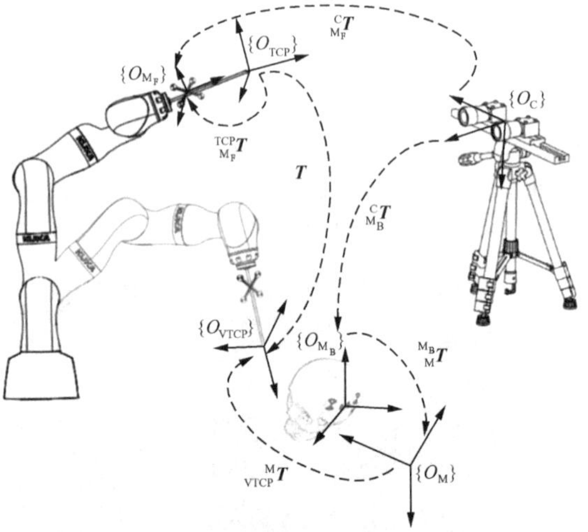

图9-40　术中视觉伺服原理

$$\boldsymbol{T}={}^{\mathrm{TCP}}_{\mathrm{M_F}}\boldsymbol{T}\left({}^{\mathrm{C}}_{\mathrm{M_F}}\boldsymbol{T}^{-1}\right){}^{\mathrm{C}}_{\mathrm{M_B}}\boldsymbol{T}\,{}^{\mathrm{M_B}}_{\mathrm{M}}\boldsymbol{T}\,{}^{\mathrm{M}}_{\mathrm{VTCP}}\boldsymbol{T} \tag{9-23}$$

其中，$\boldsymbol{T}$ 为机器人末端工具坐标系从初始位置到目标位置的变换矩阵。在每个机械臂的控制周期内实时计算该变换矩阵，作为期望姿态控制机械臂运动。

9.3.7 实验方法

脑室穿刺手术机器人样机如图 9-41 所示。穿刺执行器由直流有刷电机（Maxon DCX26L）驱动丝杠进给机构，由直流无刷电机（Maxon ECXSP22L）通过联轴器带动穿刺钻头旋转。两个直流电机由电机驱动器（Elmo Gold Solo Twitter G-SOLTWI15/100EE1S）驱动，并由搭载 Xenomai+Linux 3.14 双内核操作系统的工控机（Beckhoff C6920）控制。主端的力反馈交互设备采用 Omega 7 主手。手术机械臂采用 KUKA IIWA Med 7 七自由度手术机械臂。视觉导航系统的图像采集频率为 80 Hz，图像分辨率为 2048 像素 ×2048 像素，双目基线为 300 mm。

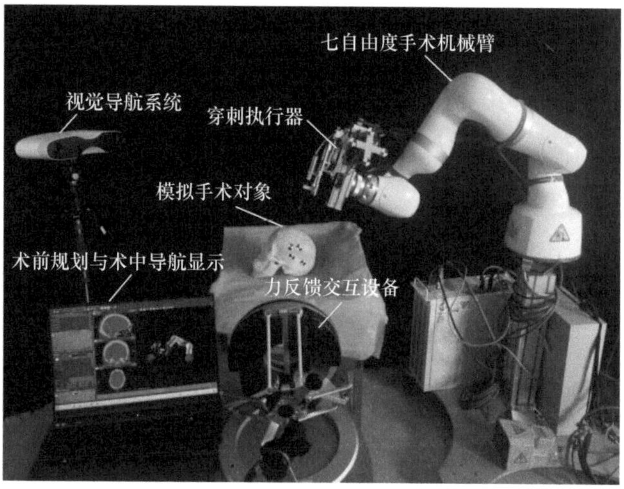

图9-41　脑室穿刺手术机器人样机

1. 脑室穿刺手术流程

脑室穿刺手术过程主要分为自动进行的视觉引导部分和医生参与的主从穿刺部分。首先进行空间配准，用视觉探针采集的头骨术中点云如图 9-42（a）所示。术中点云与头骨模型的配准结果如图 9-42（b）所示。配准结束后点云到模型的平均距离误差为 0.31 mm。

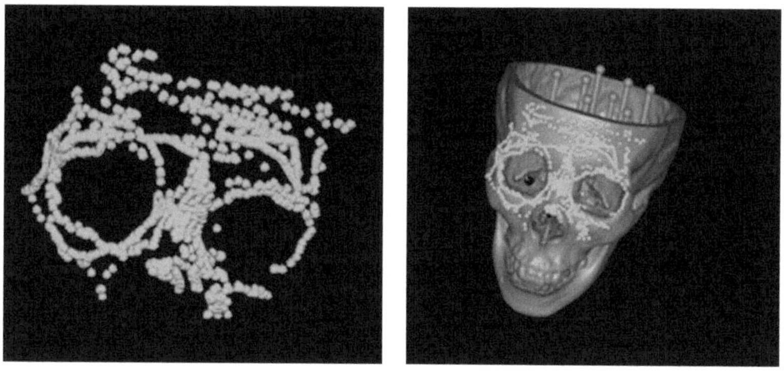

（a）头骨术中点云　　（b）术中点云与头骨模型的配准结果

图9-42　空间配准

配准完成后，机械臂根据术前规划的轨迹在视觉引导下使穿刺执行器到达穿刺起始的位姿。穿刺执行器到达穿刺工作位姿后，由操作者操作交互设备进行主从穿刺操作。交互设备作为输入控制穿刺执行器的进给运动，并根据式（9-21）、式（9-22）向操作者实时反馈穿刺力信息。在穿刺过程中，手术安全性有手术导航视觉显示和交互设备力反馈的双重保障。操作者根据力反馈合理控制穿刺执行器的进给速度，颅钻在穿破头骨时根据穿刺力的突变自动停止旋转和进给运动。随后医生进行插管引流的后续操作。

2. 脑室穿刺目标点导航精度实验

以头骨模型为对象验证手术导航精度，如图 9-43 所示。模型头骨内有多个半径为 4 mm 的实心球体。进行空间配准后，使用视觉探针接触头骨模型内的球体表面。在三维可视化导航软件上测量图像空间内虚拟探针末端到实心球球心的距离，该距离相对于小球半径的偏差视为目标点导航定位误差。

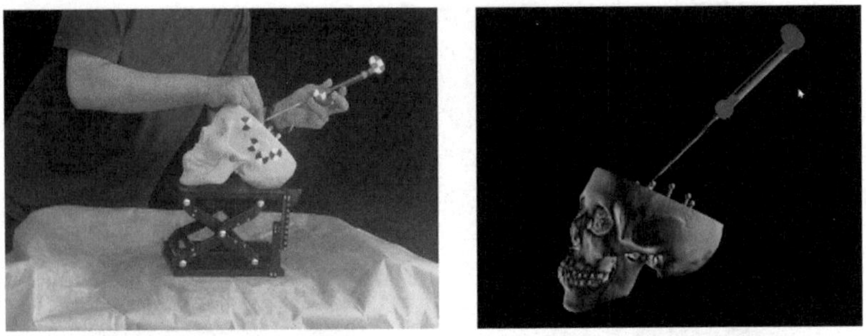

（a）视觉探针测量目标点坐标　　（b）图像空间视觉导航显示

图9-43　脑室穿刺目标点导航精度实验

3. 机器人穿刺精度实验

以头骨模型为实验对象，验证机器人穿刺精度。首先用视觉探针采集头骨特征点云，随后进行空间配准，获取图像坐标系与头骨视觉标志物坐标系的转换矩阵。配准完成后，在视觉导航的引导下穿刺执行器自动定位到穿刺位置，并执行主从穿刺动作。计算球心到穿刺轴线的距离作为机器人穿刺精度。机器人辅助脑室穿刺实验过程如图 9-44 所示。

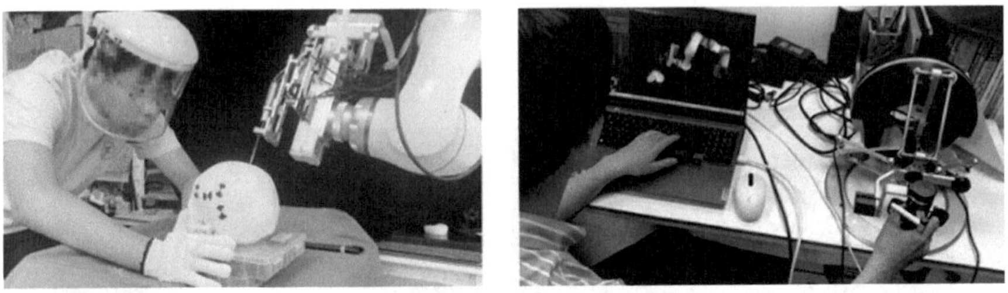

图9-44　机器人辅助脑室穿刺实验过程

4. 动物实验

以一条比格犬（雌性，1 岁，体重 10 kg）为实验对象，进行机器人辅助脑室穿刺手术动物实验。实验前将比格犬头部剃毛，粘贴钛钉作为空间配准的特征点，然后扫描 CT 影像。

如图 9-45(a) 所示，医生在实验犬头部 CT 图像中标记脑室所处位置（黄色点），并合理选择避开其他脑组织的钻孔位姿（蓝色的坐标系）。设置穿刺靶点 6 个，选择常用的脑室穿刺部位：双侧脑室前角、后角及基底节区。保存所有规划的穿刺位姿以便术中调取。在实验犬头部固定视觉标志物，并进行基于特征点对的配准，如图 9-45(b) 所示。

实验场景如图 9-45(c) 所示。空间配准完成后由机械臂自动定位到规划好的穿刺位姿，随后医生使用交互设备控制穿刺执行器完成脑室穿刺，如图 9-45(d) 所示。最后由医生执行脑脊液引流操作，如图 9-45(e) 所示。

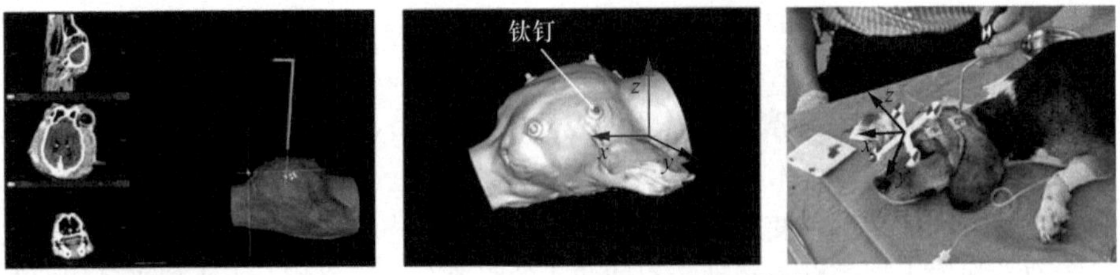

（a）穿刺路径规划　　（b）空间配准

图9-45　动物实验

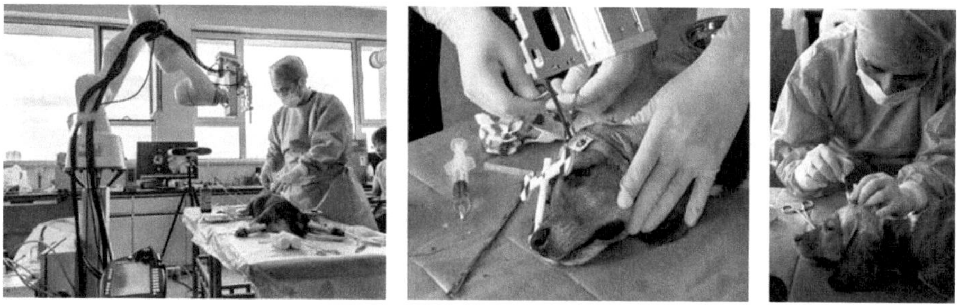

（c）实验场景　　（d）穿刺　　（e）引流

图9-45 动物实验（续）

9.3.8 实验结果

脑室穿刺目标点导航精度实验中，对模型上 7 个实心球进行测试，每个实心球以不同的姿态测量 3 次，计算平均误差为 0.55 mm。机器人穿刺每个靶点的误差如表 9-8 所示，平均误差为 0.74 mm。动物实验经过术后影像确认，术前规划的全部目标点均准确完成穿刺，穿刺平均误差为 1.22 mm，标准差为 0.54 mm。实验完成后 5 天内，该实验犬逐渐恢复了运动能力。

表9-8 机器人穿刺每个靶点的误差

实心球	误差/mm
1	0.45
2	0.91
3	0.55
4	1.14
5	0.81
6	0.52
7	0.79

本章小结

本章介绍了笔者团队开发的 3 种手术机器人系统，分别是经肛门内镜微创手术柔性机器人、经尿道前列腺切除手术机器人以及图像引导下的脑室穿刺手术机器人，并详细介绍了每种机器人系统的临床背景、系统组成、核心技术、评价方法以及实验结果。

参考文献

[1] 薛晓强, 林国乐. 经肛门内镜微创手术应用的新进展[J]. 中华结直肠疾病电子杂志, 2019, 8(2): 109-114.

[2] MURALIDHARAN R. External ventricular drains: management and complications[J]. Surgical Neurology International, 2015(6): 271-274.

[3] HELBOK R, BEER R. Cerebrospinal fluid and brain extracellular fluid in severe brain trauma[J]. Handbook of Clinical Neurology, 2018(146): 237-258.

[4] 包钟元, 季晶. 铁死亡在颅脑外伤中的研究进展[J]. 南京医科大学学报(自然科学版), 2022, 42(2): 270-278.

[5] DEY M, JAFFE J, STADNIK A, et al. External ventricular drainage for intraventricular hemorrhage[J]. Current Neurology and Neuroscience Reports, 2012(12): 24-33.

[6] BORKAR S, SINGH M, KALE S, et al. Spinal cerebrospinal fluid drainage for prevention of vasospasm in aneurysmal subarachnoid hemorrhage: A prospective, randomized controlled study[J]. Asian Journal of Neurosurgery, 2018, 13(2): 238-246.

[7] WHITELAW A, LEE-KELLAND R. Repeated lumbar or ventricular punctures in newborns with intraventricular haemorrhage[J]. Cochrane Database of Systematic Reviews, 2017(4). DOI: 10.1002/14651858.CD000216.pub2.

[8] CHAU C Y, CRAVEN C L, RUBIANO A M, et al. The evolution of the role of external ventricular drainage in traumatic brain injury[J]. Journal of Clinical Medicine, 2019, 8(9). DOI: 10.3390/jcm8091422.

[9] ORFANUS D, INDERGAARD R, PRYTZ G, et al. EtherCAT-based platform for distributed control in high-performance industrial applications[C]//2013 IEEE 18th Conference on Emerging Technologies & Factory Automation (ETFA), Piscataway, USA: IEEE, 2013: 1-8.

[10] DELGADO R, CHANG H H, SHIN W C, et al. Implementation and performance analysis of an EtherCAT master on the latest real-time embedded linux[J]. International Journal of Applied Engineering Research, 2015,10(24): 44603-44609.

[11] DELGADO R, KIM S Y, YOU B J, et al. An EtherCAT-based real-time motion control system in mobile robot application[C]//2016 13th International Conference on Ubiquitous Robots and Ambient Intelligence (URAI). Piscataway, USA: IEEE, 2016: 710-715.

[12] OZGOREN M K. Optimal inverse kinematic solutions for redundant manipulators by using analytical methods to minimize position and velocity measures[J]. Journal of Mechanisms and Robotics, 2013, 5(3). DOI: 10.1115/1.4024294.

[13] LUO R C, KO M C, CHUNG Y T, et al. Repulsive reaction vector generator for whole-arm collision avoidance of 7-DoF redundant robot manipulator[C]//2014 IEEE/ASME International Conference on Advanced Intelligent Mechatronics. Piscataway, USA: IEEE, 2014: 1036-1041.

[14] WANG J, LU C, ZHANG Y, et al. A numerically stable algorithm for analytic inverse kinematics of 7-degrees-of-freedom spherical-rotational-spherical manipulators with joint limit avoidance[J]. Journal of Mechanisms and Robotics, 2022, 14(5). DOI: 10.1115/1.4053375.

[15] GONZALEZ R C, WOODS R E. Digital image processing[J]. IEEE Transactions on Acoustics Speech and Signal Processing, 1980, 28(4): 484-486.

[16] JI H, LV Y, WANG J. Fast learning from imperfect labels to segment brain based on active contour model and 3D U-Net[C]//11th Asian-Pacific Conference on Medical and Biological Engineering.Paris: IFMBE, 2021: 240-248.

[17] MATTES D, HAYNOR D R, VESSELLE H, et al. PET-CT image registration in the chest using free-form deformations[J]. IEEE Transactions on Medical Imaging, 2003, 22(1): 120-128.

[18] 张英豪, 李维全, 陈家禾, 等 . 机器人辅助微创全膝关节置换手术系统[J]. 机器人, 2021, 43(4): 386-394.

[19] 王君臣, 王田苗, 杨艳, 等. 非线性最优机器人手眼标定[J]. 西安交通大学学报, 2011, 45(9): 15-20, 89.